U0238794

◎山东大学研究生核心课程教材

急诊创烧伤整形与重建

姜笃银　主编

山东大学出版社
SHANDONG UNIVERSITY PRESS
·济南·

图书在版编目(CIP)数据

急诊创烧伤整形与重建 / 姜笃银主编.—济南：
山东大学出版社，2023.6
ISBN 978-7-5607-7815-0

Ⅰ．①急… Ⅱ．①姜… Ⅲ．①急诊－创伤－整形外科
学 ②急诊－烧伤－整形外科学 Ⅳ．①R64

中国国家版本馆 CIP 数据核字(2023)第 052745 号

策划编辑　毕文霞
责任编辑　李昭辉
封面设计　王秋忆

急诊创烧伤整形与重建

JIZHEN CHUANGSHAOSHANG ZHENGXING YU CHONGJIAN

出版发行	山东大学出版社
社　　址	山东省济南市山大南路 20 号
邮政编码	250100
发行热线	(0531)88363008
经　　销	新华书店
印　　刷	济南华林彩印有限公司
规　　格	787 毫米×1092 毫米　1/16
	47 印张　1030 千字
版　　次	2023 年 6 月第 1 版
印　　次	2023 年 6 月第 1 次印刷
定　　价	199.00 元

《急诊创烧伤整形与重建》
编委会

季　易　副主任医师(南京医科大学附属儿童医院)

罗　鹏　副研究员(中国人民解放军陆军军医大学火箭军医学教研室)

赵耀华　主任医师、教授(江阴市人民医院)

赵　洁　副主任医师、博士(山东大学第二医院)

姜笃银　主任医师、教授(山东大学第二医院)

贾赤宇　主任医师、教授(南华大学附属第一医院烧伤整形与创面修复中心)

陶　克　主任医师、教授(温州医科大学附属第一医院创面修复与再生医学中心)

董征学　副主任医师(中国人民解放军联勤保障部队第九六○医院淄博院区)

韩军涛　主任医师、教授(中国人民解放军空军军医大学西京医院)

商洪涛　副主任医师、副教授(中国人民解放军空军军医大学口腔医院)

窦　懿　副主任医师、博士(上海交通大学医学院附属瑞金医院)

程　飚　主任医师、教授(中国人民解放军南部战区总医院)

其他参编人员（排名不分先后）

丁治红	王　超	王晓川	孙玉亮	邱道静
焦　亚	潘　攀	段景皓	苏忠平	杨　勇
康永杰	史雨林	祁永军	王　晓	王士强
王晓阳	王新月	刘沛航	时　念	邓运祥
陆美琪	张　乾	张静娟	贾珊珊	夏振宇
王一龚	思　宇	何　亭	计　鹏	曹　涛
张　智	刘　洋	刘梦栋	李娅萍	唐银科
楚菲菲	陈永军	张　钰	刘　维	马　静
张梦思	麻艺群	范月莹	李晋福	尹　斌
周永博				

编 写 秘 书　袁延巧　山东大学第二医院急诊医学中心

主编简介

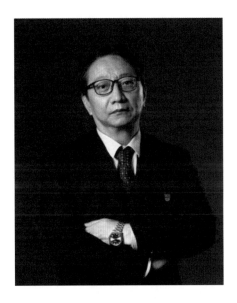

姜笃银，医学博士，主任医师，二级教授，博士研究生导师。山东大学第二医院急诊医学中心、急诊外科兼整形美容烧伤科主任，急诊医学党支部书记。

学术任职：中华医学会科学普及分会常委、组织修复与再生分会委员，中国医药生物技术协会皮肤软组织修复与重建技术分会副主委，中国中医药信息学会摄影分会副会长，中国老年医学学会烧创伤分会常委，国家卫生健康委能力建设和继续教育创面修复专科专家委员会委员，国家健康科普创烧伤整形专家库首批专家成员，中国康复医学会再生医学与康复专业委员会常委，中国研究型医院学会心肺复苏专业委员会副主委兼美容医学分会常委、创面防治与损伤修复专业委员会常委及糖尿病足学组副组长、生物材料临床应用分会常委，中华预防医学会组织感染及损伤预防与控制专业委员会压疮防治学组副组长，中国医疗保健国际交流促进会烧伤医学分会常委，国家级继续医学教育项目（烧伤外科）评审专家，科技部重点项目评审专家和教育部长江学者（通讯）评审专家，山东省医学会科学普及分会主任委员，山东省医学会创伤学分会副主任委员兼组织修复与重建学组组长，山东省中西医结合学会急救医学分会副主任委员，山东省医师协会急救医学医师分会副主任委员，山东省医师协会第二届烧伤科医师分会副主任委员，山东省预防医学会第三、第四届理事和中毒与急病防治分会主任委员，中国期刊源遴选专家，《中华烧伤杂志》《中华损伤与修复杂志（电子版）》《中华创伤杂志（英文版）》《中华医学杂志》《中国美容医学杂志》《创伤外科杂志》等刊物的编委或通讯编委。

专业特长：急诊创伤诊断和整形修复，急/慢性创面诊治和康复，大面积烧伤救治和复合皮应用，病理性瘢痕的预防与治疗。

学术成就：主要从事急/慢性创面修复失控机制、干细胞与再生修复和美容抗衰老、真皮替代物与组织工程皮肤等基础和临床应用研究。先后在医学核心期刊上发表论文

220 余篇（其中 SCI 收录 36 篇），主编《特殊人群创面管理与新技术应用》和《急救医学》等专著 12 部，参编著作 14 部，主持和完成国家自然科学基金面上项目 6 项，主持完成多项省、市级研究课题，主持过王正国创伤医学发展基金会项目和山东大学临床科研项目等，获国家科技进步奖二等奖 2 项，发明专利 5 项，获省部级科技进步奖一、二、三等奖各 2 项。

内容提要

　　皮肤软组织损伤是常见的临床疾病之一,轻者可引起疼痛、皮肤瘢痕愈合或功能障碍,重者可危及生命,因此在临床上有广泛的治疗需求。本书以急性皮肤软组织损伤后的整形及重建为主线,前十六章属于总论性质,介绍了急诊创烧伤的基础知识;后二十六章属于分论性质,介绍了急诊创烧伤临床整形与重建的内容。全书涉及学科众多,内容丰富,体例格式规范,逻辑关系清楚,结合当下"融合教材"的发展趋势,增加了经典的临床案例和图片,具有较强的科学性和实践指导价值,可作为急诊外科、烧伤整形科、手足外科、口腔颌面外科、小儿外科、美容外科、创面修复科、皮肤科、眼科、妇科、耳鼻喉科、头颈外科等整形和重建相关专业的研究生、规培生及专科医生的教材或参考书使用。

序

皮肤软组织损伤是人们在生活和劳动中较常见的一种损伤类型，其波及范围广、覆盖内容繁杂，涉及的诊疗技术与科室也较多。深入了解皮肤软组织损伤的防治特征，掌握该领域先进的诊疗技术与方法，对提高皮肤软组织损伤的治疗水平具有重要作用。

在此背景下，姜笃银教授与国内烧伤整形外科、手足外科和口腔颌面外科等领域的著名专家一起，经过较长时间的酝酿和准备，编撰出版了这部名为《急诊创烧伤整形与重建》的教材。该书以急性皮肤软组织损伤后整形与重建为主线，前十六章属于总论性质，介绍了急诊创烧伤的基础知识；后二十六章属于分论性质，介绍了急诊创烧伤临床整形与重建的内容。各位编者在总结以往实践和研究的基础上，汇集了相关单位在临床工作中收集的典型病例及图片资料，反映了近年来本领域的研究进展及未来发展方向。

编写出版本书希望达到以下目的：第一，转变急诊外科、创伤外科、烧伤科、整形外科等相关专业人员的急诊创伤救治理念，把早期生命救治和后期创面组织修复、整形与重建融为一体，强调在早期救治时就考虑为后期的修复再生和康复创造条件，从而降低病理性瘢痕和畸形的发生率；第二，通过介绍新理论和新技术的研发与转化应用，结合各种创烧伤典型病例临床实用新技术和治疗方法，进一步规范临床治疗行为，提高临床治疗效果，以最大限度地恢复人体组织结构和功能；第三，通过学术交流，希望有助于让相关医务工作者全面、系统地掌握创烧伤整形与重建的基础理论和创面治疗新技术，进而满足社会上日益增长的对创烧伤完美修复及再生的需求。

科技发展日新月异，各种新理论、新技术、新方法的不断出现，为人们达到理想的修复、整形、重建目标奠定了基础。希望本书的出版发行能够进一步启发和指导相关领域的从业人员提升临床诊疗水平，最终目标是培养高质量医学人才，满足人民群众对完美修复与再生的美好追求。

付小兵

2022 年 12 月

前　言

皮肤软组织损伤是正常皮肤组织在某种致病因子的刺激作用下所发生的皮肤软组织损害,导致皮肤完整性破坏及正常功能损伤,损伤可牵连相关的肌肉、肌腱、韧带、筋膜、神经和血管等。常见的致伤因素包括机械因素(如锐器切割、钝器打击、重力挤压)、物理因素(如高温、低温、电流、放射线)、化学因素(如强酸、强碱)、生物因素(如微生物感染,猫、犬、蛇、虫等导致的咬伤或蜇伤)和机体内在因素(如局部血供障碍)等。

皮肤软组织损伤是一种常见病、多发病,可对患者的生理及心理造成双重打击,通常伴有局部组织疼痛、肿胀、淤青,严重者可导致肢体功能障碍、截肢甚至危及生命。随着社会的发展和医疗科技水平的提高,皮肤软组织损伤的治愈标准早已不再是简单的组织修复,而是已经发展到肢体组织结构和功能的完美重建与康复,旨在让患者以健康的心态恢复正常的生活与工作。

《急诊创烧伤整形与重建》一书对皮肤软组织创烧伤后的急诊救治、整形/重建和康复进行了介绍,在总结以往相关研究和临床经验的基础上,汇集了多位编者在临床工作中搜集的典型病例及其图片资料,反映了近年来的研究进展和未来发展方向,以期为急诊外科、烧伤整形科、手足外科、口腔颌面外科、小儿外科、美容外科、创面修复科、皮肤科、眼科、妇科、耳鼻喉科、头颈外科等相关专业的研究生、规培生、专科医生提供急诊创烧伤整形重建的经验和学习参考。

在建设一流大学和一流学科的过程中,山东大学正在加大对医学及相关学科的建设布局及支持力度。在此背景下,我们首次申请并获准将《急诊创烧伤整形与重建》一书纳入山东大学研究生核心课程教材。对在本教材的修订、编写和定稿过程中给予我们大力支持的中国人民解放军总医院付小兵院士,山东大学第二医院、中国人民解放军空军军医大学附属医院、中国人民解放军陆军军医大学附属医院和中国人民解放军海军军医大学附属医院等各参编单位的人员,在此表示由衷的感谢! 同时,也感谢齐鲁医学院对本教材编写工作给予的支持和鼓励!

医学技术的发展日新月异,各种新理论、新技术不断出现。作为研究生教材,本书在急诊创烧伤整形与重建领域尚属首部,全书结构和内容组织方面难免存在局限性和疏漏之处。另外,因为涉及学科众多、涵盖面广、参编人员多,文笔风格及表述习惯也各不相同,书中不足之处在所难免,还望广大读者予以批评指正,以利于我们在今后的修订中不断加以改进和完善。

姜笃银

2022 年 12 月

目　录

第一章　皮肤的结构与功能

皮肤被覆于体表,与人体所处的外界环境直接接触,在口、鼻、尿道口、阴道口和肛门等处与体内各种管腔表面的黏膜互相移行。

第一节　皮肤的结构与生理功能

皮肤是人体最大的器官,约占体重的 16%。成人皮肤总面积为 1.5~2.0 m²。皮肤的厚度随年龄、性别、部位、营养状况的不同而不同,一般来说,人体皮肤的厚度为 0.3~4.0 mm,其中眼睑部皮肤最薄,而足底部皮肤最厚。皮肤对维护人体健康十分重要,具有保护、体温调节、感觉、分泌与排泄、吸收等功能。

一、皮肤的结构

皮肤由表皮、真皮、皮下组织及皮肤附属器(毛囊、皮脂腺、汗腺、甲等)组成。

(一)表皮

表皮是皮肤的最外层,是一种终末分化的复层鳞状上皮。表皮内没有血管,其主要细胞类型是角质形成细胞。角质形成细胞可以合成角蛋白,这是表皮中的主要蛋白质。表皮按细胞形态可分为 5 层,由外至内依次为角质层、透明层、颗粒层、棘细胞层、基底层。

1.角质层

角质层由 10~20 层扁平且没有细胞核的死亡角化细胞重叠堆积而成,手掌、脚掌部位的角质层比人体其他部位更厚、更耐摩擦。组成角质层的死亡角化细胞是从颗粒层迁移来的细胞。随着内层细胞往外推进,角质层会不断脱落。从细胞分裂到角质层脱落的时间约为 28 天,在病理情况下则会发生改变。

2.透明层

透明层由 2~3 层扁平、无核、透明的角化细胞构成,仅分布于手掌和脚底,由颗粒层细胞转化而来,细胞排列紧密。透明层富含磷脂,疏水性强,可以防止水和电解质通过,从而能控制皮肤的含水量,防止水分流失。

3.颗粒层

颗粒层由 2～4 层梭形细胞组成,细胞核已经开始萎缩退化,可防止水分流失和细菌感染。颗粒层中有一种被称为"晶样角质"的重要物质,具有折射、反射、过滤和吸收紫外线的作用,可减少进入体内的紫外线的量。

4.棘细胞层

棘细胞层是基底细胞向皮肤表面迁移形成的,是表皮中最厚的一层,由 4～10 层带棘的多角形细胞构成,靠近基底层的棘细胞层细胞具有增殖能力。棘细胞层可以给皮肤运输营养物质。

5.基底层

基底层为表皮的最内层,由一层柱状或立方形基底细胞组成。在无毛发皮肤和过度增殖的皮肤中,基底层会增厚。基底层的细胞可增殖生成新细胞,并逐渐向外层推移,分化为其他各层细胞。

(二)真皮

真皮位于表皮和皮下组织之间,其构成细胞有成纤维细胞、肥大细胞、巨噬细胞等。真皮含有丰富的胶原纤维、网状纤维、弹力纤维,并含有血管、淋巴管、感觉神经末梢和皮肤附属器。真皮可进一步分为乳头层和网状层,两者之间无明显界限。外侧的乳头层中胶原纤维较细且疏松,富含毛细血管网、淋巴网和神经末梢感受器;内侧的网状层组织致密,胶原纤维较粗且致密,交织成网,外绕弹性纤维及网状纤维,但血管较少。

皮肤的免疫反应主要发生于真皮,真皮浅层内的肥大细胞、巨噬细胞、树突状细胞等对免疫细胞的增殖、活化、游走,以及对免疫应答的诱导、炎症损伤和创伤修复等均具有重要的作用。真皮层也是产生瘢痕的主要部位。

(三)皮下组织及皮肤附属器

皮下组织位于肌肉筋膜以上、真皮以下,由脂肪小叶及疏松结缔组织组成,并含有血管、纤维、神经、淋巴管等,具有保温、缓冲、免疫防护等作用。皮肤附属器包括毛、皮脂腺、汗腺、指(趾)甲等,参与维持正常的皮肤功能。

二、皮肤的生理功能

(一)保护功能

皮肤是人体的第一道防御系统,有防止异物入侵、避免细菌感染的作用。皮脂腺分泌的油脂、角质细胞产生的脂质、汗腺分泌的汗液和表皮代谢产物、无机盐等会在皮肤表面形成皮脂膜,是皮肤屏障结构的最外层防线,可阻断体内水分过度蒸发,并阻挡外部水分的渗入,滋润角质层,防止皮肤干裂,抑制某些致病性微生物的生长,其弱酸性还可以缓冲碱性物质对皮肤的侵害。

角质层本身在细胞水平具有一种冲击阻力,可有效防止外力对表皮的进一步损伤,并防止化学物质和病原体经表皮渗入。角质层对电流有一定的绝缘能力,可防止一定量的电流对人体的伤害。角质层对弱酸、弱碱的腐蚀也有一定的抵抗力。此外,角质层和黑色素颗粒能反射和吸收部分紫外线,阻止其进入体内伤害内部组织。阳光照射会增加黑色素细胞的活性,上调黑色素的生成量,加快黑色素向角质形成细胞转移的速度。

真皮中含有大量胶原纤维和弹力纤维,使皮肤柔软且坚韧,具有一定的抗拉性和弹性。皮下组织含有大量脂肪细胞,可作为"软垫"缓冲外来撞击,保护内部组织。

（二）体温调节功能

外界环境温度高时,皮肤毛细血管网大量开放,体表血流量增多,汗液分泌和蒸发也增多,皮肤散热增加;外界环境温度低时,皮肤毛细血管网部分关闭,部分动脉血不经体表,直接由动脉-静脉吻合支进入静脉,使体表血流量减少,减少散热,保持体温。

（三）感觉功能

皮肤内含有丰富的感觉神经末梢,可感受外界的触觉、痛觉、压力觉、热觉、冷觉等不同感觉。

（四）分泌与排泄功能

汗腺分泌的汗液和皮脂腺分泌的皮脂在皮肤表面可形成皮脂膜,发挥多种保护和滋润作用;分泌汗液的同时也可排出体内代谢产生的废物,如尿酸、尿素等。

（五）呼吸功能

皮肤还可以通过汗孔、毛孔直接从空气中吸收氧气、排出二氧化碳,但比例极低,占整个肺部呼吸的1％左右。

（六）吸收功能

皮肤可以通过直接渗透、细胞间隙、毛孔和汗孔直接从外界吸收营养,其吸收能力与皮肤自身的性质、状态及被吸收物质的理化性质有关。

1.皮肤自身因素

（1）角质层越薄,营养成分越容易透入而被吸收。

（2）皮肤含水量越多,吸收能力越强。

（3）毛孔扩张时,营养物质可以通过毛孔到达真皮而被吸收。

（4）局部皮肤温度高,如按摩、敷热膜、蒸气喷面等导致汗孔张开时,营养物质可以通过汗孔进入真皮而被吸收。

2.被吸收物质的理化性质

脂溶性物质易被皮肤吸收,其中皮肤对动物脂肪的吸收能力较强,貂油、羊毛脂、猪油等对皮肤有良好的滋养作用,其次为植物油,皮肤对矿物油的吸收能力最差。脂溶性维生素易被皮肤吸收,如维生素A、维生素D、维生素E等;皮肤对水溶性维生素的吸收能力较差,如维生素B、维生素C等。皮肤对某些金属元素,如铅、汞等有一定的吸收能力,皮肤吸收、蓄积这些金属元素后会造成人体中毒,出现黑斑、皮疹等。

（七）新陈代谢功能

皮肤细胞有分裂增殖、更新代谢的能力,皮肤还参与全身的代谢活动。皮肤中有大量水分和脂肪,它们不仅使皮肤丰满润泽,还为整个机体活动提供能量,可以补充血液中的水分或储存人体多余的水分。皮肤可以储存糖类,调节血糖浓度,从而维持正常的血糖水平。

（八）免疫功能

皮肤的免疫功能主要与表皮内抗原递呈细胞,如朗格汉斯细胞(Langerhans cell, LC)的密度和功能相关。表皮可通过合成和分泌抗菌肽等物质,抵抗各种微生物的侵袭,增强人体固有的免疫功能。

第二节　皮肤组织的生理微环境

一、构成正常皮肤微环境的细胞外基质

（一）细胞外基质及其主要成分

细胞外基质(extracellular matrix, ECM)是由细胞合成并分泌到胞外,分布在细胞表面或细胞之间的大分子,其构成复杂的胞外网架结构,支持并连接组织结构,调节组织发生和细胞生理活动。上皮组织中细胞外基质含量较少,而结缔组织中细胞外基质含量较高。细胞外基质的组分及组装形式由产生其的细胞决定,并与组织的特殊功能需要相适应。

构成细胞外基质的大分子种类繁多,可大致归纳为四大类:胶原、非胶原糖蛋白、氨基聚糖与蛋白聚糖、弹性蛋白。

1.胶原

胶原(collagen)是动物体内含量最丰富的蛋白质,占人体蛋白质总量的30％以上。胶原遍布于体内各器官组织,是细胞外基质中的框架结构,可由成纤维细胞、软骨细胞、成骨细胞及某些上皮细胞合成并分泌到细胞外。

目前已发现的胶原至少有19型,由不同的结构基因编码,具有不同的化学结构及免疫学特性,其中Ⅰ、Ⅱ、Ⅲ、Ⅴ、Ⅺ型胶原为有横纹的纤维型胶原。各型胶原都是由三条相同或不同的肽链形成三股螺旋,含三种结构:螺旋区、非螺旋区及球形结构域。Ⅰ型胶原的结构最为典型。

胶原是细胞外基质的最重要成分,目前已发现的胶原中,根据结构和功能,可将其分为七大类。

（1）纤维性胶原(fibril forming collagen)。纤维性胶原是最经典的胶原,如Ⅰ、Ⅱ、Ⅲ、Ⅴ、Ⅺ型胶原,其肽链长达1000个氨基酸或更长,是结缔组织中含量最丰富的胶原。前胶原三螺旋的端肽被切除后纵向平行排列,其中每个胶原分子纵向稍偏移,相邻的肽链形成共价键交联,从而形成微纤维。前胶原一般需经前胶原肽酶催化,将羧基端肽去除后才能形成胶原纤维,但部分胶原可以带着氨基端肽而存在于胶原纤维表面,以阻止

胶原纤维继续增粗,从而起到调节胶原纤维直径的作用。

(2)网状胶原(network forming collagen)。网状胶原包括Ⅳ、Ⅷ、Ⅹ型胶原等,主要分布于基底膜中。与纤维性胶原不同,网状胶原的端肽不被去除。以Ⅳ型胶原为例,两条前胶原肽链的羧基端通过端-端相连形成二聚体,四条前胶原肽链的氨基端通过端-端相连形成四聚体,从而相互交联成三维网状结构。在肝脏中,Ⅳ型胶原主要分布于血管和胆管基底层,而且还分布于汇管区的成纤维细胞周围及正常肝血窦的狄氏(Disse)腔中。Ⅷ型胶原常与弹性纤维一起分布于肝脏的汇管区和包膜中,其功能尚不清楚。

(3)微丝状胶原(microfilament forming collagen)。微丝状胶原为Ⅵ型胶原,该型胶原通常分布在Ⅰ型和Ⅲ型胶原纤维之间,推测其功能是将血管结构锚定到间质中。另有研究发现,Ⅵ型胶原对多种上皮细胞和间质细胞的生长有促进作用,并可抑制细胞凋亡。

(4)锚丝状胶原(collagen of anchoring filament)。锚丝状胶原为Ⅶ型胶原,其肽链三螺旋长达 1530 个氨基酸,中间穿插着许多非胶原序列。两条前胶原肽链的羧基端通过端-端重叠交联形成二聚体,多个二聚体以羧基端交联区为中心,侧-侧聚集成锚丝状纤维。这一纤维的两个氨基端肽连接到基底膜的某种分子上起锚定作用,故名"锚丝状胶原"。

(5)三螺旋区不连续的纤维相关性胶原(fibril associated collagen with interrupted triplehelices,FACIT)。此类胶原包括Ⅸ、Ⅻ、ⅩⅣ、ⅩⅥ及ⅩⅨ型胶原,而且其新类型还在不断被发现。FACIT 本身不形成纤维,但可与纤维性胶原纤维的表面相连。目前对FACIT 的确切功能及组织、细胞分布尚不了解。ⅩⅣ型胶原曾被称为粗纤维调节素(undulin),但现在认为其特征性结构为胶原三螺旋,故名ⅩⅣ型胶原。

(6)跨膜性胶原(transmembrane collagen)。跨膜性胶原包括ⅩⅦ型胶原等,它有一个细胞内非胶原区、一个跨膜区和细胞外胶原尾巴。跨膜性胶原主要由皮肤基底角化细胞产生。

(7)尚未分类的胶原。尚未分类的胶原包括ⅩⅢ、ⅩⅤ、ⅩⅧ型胶原。ⅩⅢ型胶原在皮肤组织中主要分布于皮肤附属器,在骨、软骨、横纹肌、肠道黏膜中亦可见。

2.非胶原糖蛋白

非胶原糖蛋白包括纤维粘连蛋白和层粘连蛋白。

(1)纤维粘连蛋白。纤维粘连蛋白(fibronectin,FN)是一种大型糖蛋白,存在于所有的脊椎动物中,分子含糖量 4.5%～9.5%,糖链结构依组织细胞来源及分化状态而异。纤维粘连蛋白可将细胞连接到细胞外基质上。

细胞表面及细胞外基质中的纤维粘连蛋白分子间通过二硫键交联,组装成纤维。与胶原不同,纤维粘连蛋白不能自发组装成纤维,需要在细胞表面受体的指导下进行。纤维粘连蛋白只存在于某些细胞(如成纤维细胞)表面。

(2)层粘连蛋白。层粘连蛋白(laminin,LN)也是一种大型糖蛋白,与Ⅳ型胶原一起构成基膜,是胚胎发育中出现最早的细胞外基质成分。

层粘连蛋白是含糖量很高(达 15%～28%)的糖蛋白,参与基膜的构成。基膜是上皮细胞下方一层柔软的特化细胞外基质,它不仅起保护和过滤作用,还决定细胞的极性,影响细胞的代谢、存活、迁移、增殖和分化。

除层粘连蛋白和Ⅳ型胶原外,基膜中还有巢蛋白(entactin/nidogen)、串珠蛋白聚糖(perlecan)、饰胶蛋白聚糖(decorin)等多种蛋白。其中,层粘连蛋白与巢蛋白可形成1:1紧密结合的复合物,并通过巢蛋白与Ⅳ型胶原结合。

3.氨基聚糖与蛋白聚糖

(1)氨基聚糖。氨基聚糖(glycosaminoglycan,GAG)是由重复二糖单位构成的无分支长链多糖,其二糖单位通常由氨基己糖(氨基葡萄糖或氨基半乳糖)和糖醛酸组成,但在硫酸角质素中,糖醛酸由半乳糖代替。根据组成糖基、连接方式、硫酸化程度及位置的不同,氨基聚糖可分为六种,即透明质酸、硫酸软骨素、硫酸皮肤素、硫酸乙酰肝素、肝素、硫酸角质素。

透明质酸(hyaluronic acid,HA)是唯一不发生硫酸化的氨基聚糖。氨基聚糖一般由不到300个单糖基组成,而透明质酸可含10万个糖基。在溶液中,透明质酸分子呈不规则卷曲状态,如果强行伸长,其分子长度可达20 μm。透明质酸整个分子全部由葡萄糖醛酸及乙酰氨基葡萄糖二糖单位重复排列构成。由于透明质酸分子表面有大量带负电的亲水性基团,可结合大量水分子,因而即使浓度很低也能形成黏稠的胶体,占据很大的空间,产生膨压。

透明质酸虽不与蛋白质共价结合,但可与多种蛋白聚糖的核心蛋白质及连接蛋白质通过非共价键结合而参加蛋白聚糖多聚体的形成,在软骨基质中尤其如此。

除透明质酸及肝素外,其他几种氨基聚糖均不游离存在,而与核心蛋白质共价结合形成蛋白聚糖。

(2)蛋白聚糖。蛋白聚糖(proteoglycan)是氨基聚糖(除透明质酸外)与核心蛋白质的共价结合物。许多蛋白聚糖单体常以非共价键与透明质酸形成多聚体。蛋白聚糖多聚体的分子量可达108 kD以上,其体积可超过细菌。如构成软骨的聚集蛋白聚糖(aggrecan),其氨基聚糖主要是硫酸软骨素,也含有硫酸角质素。这两种成分含量不足或代谢障碍可引起患者长骨发育不良、四肢短小。

4.弹性蛋白

弹性蛋白(elastin)纤维网络赋予组织以弹性,而弹性蛋白由两种类型的短肽段交替排列构成:一种是疏水短肽,赋予分子以弹性;另一种短肽为富丙氨酸及赖氨酸残基的α螺旋,负责在相邻分子间形成交联。弹性蛋白的氨基酸组成类似胶原,但分子间的交联比胶原更复杂。

在弹性蛋白外围包绕着一层由微原纤维构成的壳。微原纤维是由糖蛋白构成的,其中一种较大的糖蛋白是原纤蛋白(fibrillin),它是保持弹性纤维的完整性所必需的。在发育中的弹性组织内,糖蛋白微原纤维常先于弹性蛋白出现,似乎是弹性蛋白附着的框架,对于弹性蛋白分子组装成弹性纤维具有组织作用。老年组织中弹性蛋白的生成减少、降解增强,导致组织失去弹性。

（二）细胞外基质的生物学作用

1.影响细胞的存活、生长与死亡

除成熟血细胞外，正常真核细胞大多需要黏附于特定的细胞外基质上才能存活，这称为定着依赖性（anchorage dependence）。例如，上皮细胞及内皮细胞一旦脱离细胞外基质就会发生程序性死亡，此现象称为凋亡（apoptosis）。

不同的细胞外基质对细胞增殖的影响不同。例如，成纤维细胞在纤维粘连蛋白基质上增殖加快，在层粘连蛋白基质上增殖减慢；而上皮细胞在纤维粘连蛋白及层粘连蛋白上的增殖反应则相反。

2.决定细胞形状

体外实验证明，细胞脱离了细胞外基质呈单个游离状态时多呈球形。同一种细胞在不同的细胞外基质上黏附时可表现出完全不同的形状。上皮细胞只有黏附于基膜上才能显现出其极性。细胞外基质决定细胞形状这一作用是通过其受体影响细胞骨架的组装而实现的。不同细胞具有不同的细胞外基质，介导的细胞骨架组装状况也不同，从而使细胞呈现出不同的形状。

3.控制细胞分化

细胞通过与特定的细胞外基质成分作用而发生分化。例如，成肌细胞在纤维粘连蛋白上增殖并保持未分化的表型，而在层粘连蛋白上则停止增殖进行分化，融合为肌管。

4.参与细胞迁移

细胞外基质可以控制细胞迁移的速度与方向，并为细胞迁移提供支架。例如，纤维粘连蛋白可促进成纤维细胞及角膜上皮细胞的迁移，层粘连蛋白可促进多种肿瘤细胞的迁移。细胞的趋化性与趋触性迁移皆依赖于细胞外基质，这在胚胎发育及创伤愈合中具有重要意义。

二、构成正常皮肤微环境的理化因素

若要皮肤维持正常的生理功能和新陈代谢，需要有稳定的局部微环境。皮肤所处环境中的理化因素也会对皮肤产生相应的影响。

（一）炎热潮湿的环境

炎热潮湿的环境下，汗液分泌增加，但不易蒸发，致使表皮汗管口的角质浸渍肿胀，堵塞汗孔。当内压升高时，滞留的汗液在不同水平上使汗管扩张、破裂，继而外溢，刺激周围组织发生丘疹、水疱等。同时，皮肤表面细菌数量增多，产生毒素，加重炎症。

（二）热而干的环境

热而干的环境下，皮肤表面水分蒸发的速率比天然油脂产生的速率快，因此会导致皮肤干燥，故皮肤经常需要额外的滋润，多饮水并给皮肤补水是有益的。

（三）寒冷的环境

寒冷的环境易使皮肤变干，需增加润肤次数以保持皮肤湿润。过低的温度会导致冻伤。

（四）空调环境

无论冷暖，开空调时室内空气湿度都很低，易导致皮肤失水、干燥。

（五）空气污染

空气污染会导致皮肤晦暗甚至产生色斑，容易出现过敏反应。

（六）紫外线照射

超过耐受量的紫外线到达表皮基底层时，会造成表皮角质形成细胞坏死，释放炎症介质如前列腺素、白介素(IL)和激肽等，导致真皮血管扩张、组织水肿，继而黑色素细胞加速合成黑色素，导致肌肤变黑并产生色斑，严重时会导致"日晒伤"。紫外线还会使皮肤失去弹性，加速生成皱纹，提前出现老化现象。

（七）压力、剪切力、摩擦力

在长时间压力、剪切力、摩擦力的影响下，皮肤软组织容易出现局部血管受压，血液循环受阻，进而导致局部微环境中血供及营养不足，细胞缺血、乏氧，形成压力性溃疡。

（八）化妆品

化妆品属于化学合成品，对人体既有保护和美化功能，也会挥发出各种有害物质，对人体皮肤产生较大的刺激作用。例如，增白类化妆品常含有无机汞盐和氢醌等有毒物质，长期使用可造成皮肤内重金属积聚，有时会引起色素过度沉着和面颈部接触性皮炎，甚至出现全身症状，如体重下降、倦怠、贫血、脱发、口炎、肾损伤等。

三、构成正常皮肤微环境的生化因素

（一）水分

水分可让人体获得充足的体液，亦可帮助身体排出废物。每日饮水 2000～3000 mL 有利于人体循环，并加速细胞生长。

（二）营养物质

良好的营养和皮肤健康有直接关系，各类营养物质（如维生素等）的缺乏易导致皮肤色素沉积、瘙痒、易过敏，甚至破溃出现红斑等。

（三）氧气

皮肤可通过汗孔、毛孔进行呼吸，直接从空气中吸收氧气，同时排出二氧化碳。新鲜的氧气可使人体皮肤每个细胞的代谢活动更加活跃，促进体内一氧化碳、二氧化碳和其他代谢废物的排泄，调节身体的生理功能。因此，充足的氧气供应可活跃皮肤血液循环，使皮肤健康并富有弹性。乏氧的皮肤损伤创面常出现局部细胞增殖和组织代谢缓慢，导致创伤修复困难和延迟。

（四）局部微环境 pH 值

如果皮肤组织发生创伤，随着创伤表面呈酸性的脓液或坏死组织被清除，局部血管扩张，有氧代谢逐渐取代糖酵解，创面局部 pH 值会逐渐升高。后期创面逐渐变浅、缩小，伴随着酸性角质油脂和外分泌腺分泌物的分泌，创面局部 pH 值会再次降低。

慢性创面多伴发感染，致病菌的产物（如氨等）会使局部 pH 值在短暂降低后迅速回升,失去生理愈合时 pH 值降低对中性粒细胞趋化和运动的抑制,导致中性粒细胞聚集,释放过量弹性蛋白酶,使炎症反应过度,加剧创面损害,使创面迁延不愈。

皮肤创面 pH 值的变化不仅会影响局部细菌的生长和繁殖,还可影响成纤维细胞的迁移和活性、局部酶蛋白的活性以及氧气的释放,对维持皮肤的正常生理功能及皮肤伤口创面的修复和再生都有较大影响。因此,有研究者正尝试将改变微环境 pH 值作为治疗皮肤伤口创面的一种方法。

(贾珊珊 王超 张基勋)

参考文献

[1] 刘玮.皮肤屏障功能解析[J].中国皮肤性病学杂志,2008,22(12):758-761.

[2] 杨扬.皮肤角质层的相关屏障结构和功能的研究进展[J].中国美容医学,2012,21(1):158-161.

[3] VENUS M,WATERMAN J,MCNAB I. Basic physiology of the skin[J]. Surgery,2011,29(10):471-474.

第二章 创烧伤概述

创烧伤是急诊外科最常见的疾病之一，本章围绕创烧伤急救修复学的概念、流行病学特征、病理生理特点等进行阐述。

第一节 创烧伤急救修复学的概念

创烧伤多由意外事故造成，具有突发性，一些严重的创烧伤，如大面积深度烧伤、多发伤、复合伤等常伴有大量失血、脏器损伤等危及生命的并发症。因此，对创烧伤患者的急救，早期应以抢救生命、控制出血、救治重要脏器损伤为首要环节；当患者的生命体征平稳后，组织修复则成为亟待解决的问题。

创烧伤急救修复学是研究修复组织损伤和缺损的科学，是急诊外科的重要组成部分。修复的主要目标在于快速闭合伤口、重建功能、促进愈合、减少并发症。修复质量直接影响着患处的外观与功能，必要时可采取整形美容修复手段。

第二节 创烧伤的流行病学特征

随着现代社会机动车辆的使用和基础设施建设的增加，各种意外事故造成的急性创烧伤也不断增加。另外，我国已步入人口老龄化社会，糖尿病、外周血管疾病等导致的慢性创面发病率逐年上升，慢性难愈性创面患者数也在逐年增长。

目前，创烧伤创面的主要类型已由急性创面向慢性难愈性创面转变，且慢性难愈性创面的比例呈整体升高趋势。慢性难愈性创面患者以中老年人为主，常合并糖尿病、外周血管疾病、冠状动脉粥样硬化性心脏病等基础性疾病。慢性难愈性创面好发于骨性突出、皮下脂肪薄、血供差的部位，如坐骨结节处、骶尾部、踝部及胫前等。慢性难愈性创面的治愈率低于急性创面，创面微生物培养阳性率高，以革兰氏阴性菌为主，急性创面患者则以革兰氏阳性菌感染为主。

第三节 创烧伤的病理生理特点

机体发生创烧伤后，会出现一系列与致伤因素、损伤部位及程度、机体基础状态等多种因素相关的病理生理改变。发生轻度创烧伤时，机体可通过自身调节维持正常的生理功能。发生严重创烧伤时，原有组织器官的正常生理功能发生改变，且各个组织器官的损伤影响相互叠加，超出机体的代偿能力，患者可表现出严重的病理生理紊乱，甚至危及生命。例如，创烧伤后大出血可引发失血性休克、凝血功能障碍；颅内出血可对局部组织器官产生压迫，即使出血量不多也会产生严重后果；创烧伤累及呼吸系统时，可出现气道梗阻、呼吸困难，导致低氧血症、呼吸衰竭，使机体组织器官缺氧，进一步加重原发损伤。

损伤后的病理生理过程大致可分为四个相互重叠的阶段：凝血期、炎症渗出期、肉芽组织形成期和组织重塑期。此外，对于闭合性创烧伤而言，组织细胞释放组胺、5-羟色胺、缓激肽等细胞因子，引起血管扩张，通透性增加，导致局部组织水肿。当水肿严重或持续时间过长时，会引起间室内压力过高，从而使灌注压下降，组织缺氧水肿加重，甚至发生恶性循环产生骨筋膜室综合征，引发截肢等严重后果。

（一）凝血期

在凝血期，软组织损伤导致血管破裂和血液成分渗出，一方面血管会立即收缩以减少出血，另一方面会激活凝血途径，形成纤维蛋白凝块进行止血。止血后局部血管舒张，通透性增加，得以让更多的血小板和血细胞到达创面。

（二）炎症渗出期

炎症渗出期发生于创面形成后 2～3 天内，组织损伤引起组胺和其他血管活性物质释放。此外，由于坏死组织、致病微生物引发炎症反应，中性粒细胞和巨噬细胞等炎细胞会向创面移动和集中。中性粒细胞会吞噬入侵的细菌，巨噬细胞会吞噬坏死的组织细胞碎片。组织细胞破坏后释放的自身蛋白溶酶也会起到清洁创面的作用，从而启动组织修复过程。

（三）肉芽组织形成期

伤后四天左右进入肉芽组织形成期，肉芽组织开始侵入组织间隙，大量新生毛细血管可带来氧气和营养物质；巨噬细胞可分泌生长因子，刺激纤维增生和血管生成。在纤维蛋白、纤维连接蛋白和透明质酸等分子的作用下，成纤维细胞产生细胞外基质，促进肉芽组织形成。

（四）组织重塑期

组织重塑期涉及细胞、胶原蛋白和细胞因子之间复杂的相互作用。伤后第二周出现肌成纤维细胞，促使伤口收缩。胶原蛋白重组及肉芽组织转化为瘢痕的过程依赖胶原蛋白持续的低速率合成和分解代谢。在最初三周内，伤口迅速积累胶原蛋白，此后胶原蛋白的合成和分解速率逐渐趋于平衡，通过形成更大的胶原束和增加分子间的交联数量进行组织重塑。然而,瘢痕组织无法达到与正常组织相同的抗拉强度,仅为未损伤皮肤的70%～80%。

第四节 创烧伤的分类与特点

机体任何部位均可受到不同种类及程度的创烧伤。为准确了解创烧伤的部位、性质及严重程度等,详细评估病情,给出准确的诊断及救治方案,需要先对创烧伤进行分类。创烧伤的具体分类方法有以下几种。

一、依据受伤原因分类

依据受伤原因,可将创烧伤分为机械性损伤、物理性损伤和化学性损伤。

(1)机械性损伤。机械性损伤包括交通事故伤、挫伤、撕裂伤、扭伤、切割伤、刺伤、擦伤、断裂伤、挤压伤、爆震伤、火器伤、战伤以及慢性劳损等。

(2)物理性损伤。物理性损伤包括烧伤、冻伤、光灼伤、电击伤和放射线（X 线、γ 射线等）损伤等。

(3)化学性损伤。化学性损伤包括各种有刺激的强酸、强碱引起的全身中毒反应,如有机磷农药中毒、虫咬/蜇伤等。

二、依据创口是否开放分类

依据创口是否开放,可将创烧伤分为开放性创烧伤和闭合性创烧伤。

(1)开放性创烧伤。开放性创烧伤的体表结构完整性遭到破坏,往往伴有伤口污染,易引发感染,如重度烧伤、擦伤、切割伤、刺伤、撕裂伤等。

(2)闭合性创烧伤。闭合性创烧伤患者的体表结构完整性未遭到破坏,感染的概率和程度相对较小,如挫伤、扭伤、挤压伤、震荡伤、闭合性内脏伤等。但是,某些闭合性创烧伤（如肠破裂等）可引发严重的腹腔感染,甚至危及患者生命。

第五节 重症体表损伤与全身炎症免疫

一、创伤与全身炎症反应综合征

全身炎症反应综合征（systemic inflammatory response syndrome，SIRS）是指机体

对感染、创伤、烧伤、手术以及缺血-再灌注损伤等感染性或非感染性因素严重损伤所产生的全身性、非特异性炎症反应,最终导致机体炎症反应失控的一组临床症状。SIRS 与感染或创伤的程度、并发症的发生以及患者病程和预后密切相关,是当前国际医学界研究的一大热点。

SIRS 是组织损伤后由坏死细胞或激活的免疫细胞释放的内源性因子引起的,称为损伤相关分子模式(damage-associated molecular patterns,DAMPs)。SIRS 与代偿性抗炎反应有关,其特征是抗炎细胞因子(如 IL-10 和转化生长因子 β)和细胞因子拮抗剂(如 IL-1-Ra)水平升高。这一过程取决于促炎和抗炎因子的平衡,反应可能回到基线或进展为持续性炎症、免疫抑制和分解代谢综合征(persistent inflammation,immunosuppression and catabolism syndrome,PICS),并增加发生多器官功能障碍和败血症的风险。

二、严重创烧伤感染与免疫炎症反应

防治感染仍然是临床救治严重创烧伤患者的关键所在。烧伤后,皮肤屏障被破坏,血液供应异常,患者可能出现低血容量性休克和机体高代谢状态,引起强烈的炎症反应,其特征为多种炎症细胞因子、组胺、趋化因子、补体和自由基大量产生与释放,进而造成血管扩张和组织水肿。抗炎反应和免疫抑制也是烧伤感染的重要特征,表现为抗炎细胞因子的诱生和免疫细胞功能障碍,可引发一系列严重并发症,如脓毒血症、脓毒性休克、弥散性血管内凝血、多器官功能障碍综合征,严重时可导致死亡。

脓毒血症和脓毒性休克是创烧伤感染导致重症患者死亡的主要原因之一,其病死率居高不下。创烧伤脓毒血症发病初期,大量促炎性细胞因子释放。随着病程进一步发展,免疫抑制(特别是细胞免疫功能低下)成为创烧伤脓毒血症后期的显著特征。免疫细胞的死亡方式是细胞免疫功能障碍的一大研究热点,包括细胞凋亡、铁死亡和焦亡等。

在创烧伤感染后,自然杀伤细胞(natural killer cell,NK 细胞)和 T 细胞相继被激活,诱导细胞程序性死亡。脂质过氧化可诱导 T 细胞铁死亡,这与肾衰竭有关。炎症小体,即细胞质感受器、细胞凋亡相关斑点样蛋白和前胱天蛋白酶 1 组成的三体复合物,在感染或代谢应激时被激活,通过活化胱天蛋白酶 1 引发细胞焦亡。

此外,发生脓毒血症时,内质网应激与自噬反应均可调节细胞存活能力,以应对创烧伤和感染的打击,共同维持细胞功能的稳态。随着单细胞测序技术的推广应用,创烧伤脓毒血症的免疫细胞亚群、起源、分布及功能不断被阐明,但不同细胞死亡方式之间的关联性和信号调节机制尚待进一步探索。

第六节　基础疾病对重症发生发展的影响

发生严重创烧伤后,机体会启动各种修复功能,修复损伤组织。然而,这种自然的生理过程往往受到内、外环境中各种因素的制约和干扰。其中,机体自身的基础疾病会严重影响重症创烧伤患者的恢复,如营养不良、心功能不全、糖尿病、胶原病、动(静)脉血管病变、代谢及遗传性疾病、自身免疫性疫病、皮肤病变及恶性肿瘤等。

糖尿病属全身慢性消耗性疾病,糖尿病患者创烧伤前或创烧伤修复过程中,始终伴随着高糖和代谢产物蓄积的内环境,可激活异常代谢途径,影响组织细胞、生长因子等的功能,导致细胞赖以生存的内环境紊乱,使机体氧化应激水平升高,出现慢性炎症、血管新生异常、组织低氧、生长因子缺乏、外周神经病变、细胞外基质异常和细胞凋亡失调等。这些因素相互影响,导致糖尿病患者的组织损伤修复困难。

严重心功能不全患者需要长期卧床,机体供血不足,易形成静脉血栓,导致循环障碍,影响损伤修复。贫血患者血液携氧能力下降,导致周围组织缺氧,从而影响损伤修复。恶性肿瘤患者营养消耗多,易发生营养不良,导致组织修复过程缺乏充足的营养支持;此外,肿瘤治疗,如化疗、放疗及靶向药物治疗等也会影响损伤组织的修复再生。胶原病及血管病变等均可因血管功能障碍影响局部血运,进而影响组织修复。自身免疫性疾病患者的免疫系统异常,长期使用激素类药物或免疫抑制剂导致体内含有大量紊乱的自身抗体,易导致组织损伤创面感染,影响其愈合。

第七节　创烧伤基础与临床研究

机体受到创烧伤后,会启动组织修复过程。因此,无论是基础研究还是临床研究,创烧伤修复都是研究的热点领域,对组织损伤的诊疗具有举足轻重的作用。

一、创烧伤基础研究

组织损伤后引起血管破裂导致出血,随后会经历组织修复的四个阶段,即凝血期、炎症渗出期、肉芽组织形成期和组织重塑期,具体过程上文已述及。这一过程借由免疫细胞和信号分子介导的一系列反应相互串联,最终完成组织损伤修复。

二、创烧伤临床研究

除传统的外科清创、缝合术、皮片及皮瓣移植修复等手术方法外,随着医学的不断发展,目前新的创烧伤修复方法正在不断出现,主要表现在物理治疗、药物治疗及外用敷料等方面。具体内容详见后文对创烧伤创面治疗新技术的介绍。

第八节 重症创烧伤损伤控制理论与实践

重症创烧伤往往合并多个部位组织器官的损伤,机体代偿已达极限,贸然长时间进行手术会对机体造成"二次打击",增加死亡率。随着损伤控制理论(damage control theory,DCT)在临床上的应用,重症创烧伤患者的救治发生了本质性的改变,由多学科医师组成的团队全程负责急诊复苏、紧急手术、重症监护复苏、稳定后的确定性手术这一整体化救治流程逐渐成为新的标准模式,甚至包括早期康复治疗。

一、损伤控制理论的理论基础

严重的创烧伤会对患者全身各系统的功能产生严重损害。由于存在严重的内环境紊乱,因此患者可表现为"死亡三联征",即低体温、凝血功能障碍和代谢性酸中毒。

(1)低体温。由于失血、大量液体复苏、体腔暴露,导致患者热量丢失增加,加之热功能损害,因此严重创烧伤患者的中心温度会明显降低。

(2)凝血功能障碍。约90%的创烧伤患者机体处于高凝状态,10%的创烧伤患者会发生凝血功能障碍。低体温会引起凝血酶、血小板量减少和功能损害,凝血因子Ⅴ、凝血因子Ⅷ合成减少,激活纤溶系统,纤维蛋白原裂解产物大量增加,且大量液体复苏引起的血液稀释会进一步加重凝血障碍。

(3)代谢性酸中毒。出现代谢性酸中毒和碱缺乏是创烧伤患者预后不良的预测指标。持续低灌注状态下,细胞能量代谢由需氧代谢转换为乏氧代谢,导致体内乳酸堆积;升压药物及低温所致的心功能不全会进一步加重酸中毒,而酸中毒又会进一步损害凝血功能。

损伤控制理论是对严重创烧伤患者进行阶段性修复的外科理论,该理论将外科手术看作复苏过程的一部分,而不是治疗的终结,旨在避免死亡三联征引起的不可逆性生理损伤。损伤控制理论通过减少创烧伤导致的第一次打击和救治过程中的第二次打击,调节创烧伤后炎症反应,对患者进行恰当的外科干预,提高了救治成功率。该理论既把创烧伤对患者的损害降到最低,又能最大限度地保证患者机体的生理功能,是兼顾整体和局部的逻辑思维的充分体现,其应用越早越好。

经典的损伤控制理论包括以下阶段:①第一次手术,包括判断损伤程度、控制出血和污染;②转入重症监护室(ICU)进行复苏、升温,纠正酸中毒和凝血功能障碍;③计划性再次手术,患者通常在24~48 h内回到手术室,对损伤脏器予以确定性的手术修复。

二、损伤控制理论的适应证

大多数创烧伤患者可以通过一期确定性手术治愈,而不需要采用损伤控制理论治疗,因此准确把握损伤控制理论的适应证意义重大。目前,损伤控制理论的适应证尚缺乏统一标准,一般来说,认为有以下情况者需采用损伤控制理论治疗:生理功能严重紊乱,严重代谢性酸中毒(pH 值小于 7.2),术前或术中低体温(低于 34 ℃),凝血功能障碍,严重出血(24 小时内输注红细胞超过 10 U)等。这些都提示患者内环境严重紊乱,估计手术时间不少于 90 min。

第九节　创面感染与分类

一、创面感染概述

随着创烧伤救治体系的逐步完善以及技术水平的不断提高,创烧伤患者的因伤死亡率已显著降低,但因伤后并发症所致的死亡率并无明显下降。机体在遭受创烧伤后,创面常被细菌等微生物侵袭。感染不仅是常见的创烧伤并发症之一,也是导致伤后其他严重并发症,如脓毒败血症、多器官功能障碍综合征、感染性休克的重要因素。

创面感染的临床表现具有一定的差异性,与组织损伤严重程度,病原体的种类、数量和毒力,机体免疫功能等因素相关,但主要表现为局部和全身炎症反应以及创面加深和延迟愈合。

治疗创面感染前,正确的评估十分重要。需要了解创面深度、软组织损伤和坏死程度以及感染的微生物种类等指标,以便选择合适的治疗方案,尽快控制感染,促进创面愈合。

创面感染处理的关键在于彻底清创并合理应用抗生素。彻底清创且充分引流是创面处理的基本原则,而合理应用抗生素是创面感染的辅助治疗手段,不能取代必要的外科处理。

二、创面感染的分类

根据不同的分类标准,创面感染可有不同的分类。

(一)根据伤口愈合速度分类

根据伤口愈合速度,创面感染可分为急性创面感染和慢性创面感染。

(1)急性创面感染。急性创面感染发生迅速、病程较短,具有明显的红、肿、热、痛等典型症状。

（2）慢性创面感染。慢性创面感染的病程超过两周,患者可发生反复感染,缺乏特异性表现。

（二）根据感染病原微生物的种类分类

根据感染病原微生物的种类,创面感染可分为特异性感染和非特异性感染。

（1）非特异性感染。非特异性感染的常见病原微生物包括金黄色葡萄球菌、铜绿假单胞菌、链球菌、大肠埃希菌等,这些都属于常见致病菌,患者的临床症状不具备特异性。

（2）特异性感染。特异性感染的常见病原微生物包括产气荚膜梭菌、破伤风梭菌、创伤弧菌等,患者感染后有独特的临床表现。

（祁永军　龚思宇　姜笃银）

参考文献

[1] 付小兵.创伤、烧伤与再生医学[M].北京:人民卫生出版社,2014.

[2] 姜笃银,邵明举,王兴蕾.急救医学[M].济南:山东大学出版社,2015.

[3] 王伯珉,吕小龙.软组织损伤的临床治疗[J].创伤外科杂志,2020,22(9):718-721.

[4] 韩兰芹,张春莉,赵雪莲,等.糖尿病患者皮肤损伤后影响伤口愈合相关因素的研究进展[J].中华全科医师杂志,2017,16(4):328-331.

[5] 张广峰,任卫星,刘国辉.损伤控制性手术理论在重症创伤患者中的应用[J].吉林大学学报(医学版),2011,37(4):590.

[6] 姚咏明,栾樱译.严重烧创伤感染及其并发症的免疫新认识[J].中华烧伤杂志,2021,37(6):524-529.

[7] JIANG Y F, HUANG S, FU X B, et al. Epidemiology of chronic cutaneous wounds in China[J]. Wound Repair and Regeneration, 2011, 19(2):181-188.

[8] LAROUCHE J, SHEORAN S, MARUYAMA K, et al. Immune regulation of skin wound healing: mechanisms and novel therapeutic targets[J]. Advances in Wound Care, 2018, 7(7):209-231.

[9] CHUN H, PARK Y. Oxidative stress and diabetic neuropathy[M]. Salt Lake City: Academic Press, 2020.

[10] SHAIKH-KADER A, HOURELD N N, RAJENDRAN N K, et al. The link between advanced glycation end products and apoptosis in delayed wound healing[J]. Cell Biochemistry and Function, 2019, 37(6):432-442.

[11] FIELD F K, KERSTEIN M D. Overview of wound healing in a moist

environment[J]. The American Journal of Surgery, 1994, 167(1A):2S-6S.

[12] ARMSTRONG D G, LAVERY L A.Diabetic foot study consortium. Negative pressure wound therapy after partial diabetic foot amputation: a multicentre, randomised controlled trial[J]. Lancet, 2005, 366(9498):1704-1710.

[13] BOULTON A J, VILEIKYTE L, RAGNARSON-TENNVALL G, et al. The global burden of diabetic foot disease[J]. Lancet, 2005, 366(9498):1719-1724.

[14] BALL C G.Damage control resuscitation:history, theory and technique[J]. Canadian Journal of Surgery, 2014, 57(1):55-60.

[15] JI M X, HONG X F, CHEN M Y, et al. A study of damage control theory in the treatment of multiple trauma mainly represented by emergency abdominal trauma [J]. European Review for Medical and Pharmacological Sciences, 2019, 23 (24): 11020-11024.

[16] SOARES M P, GOZZELINO R, WEIS S. Tissue damage control in disease tolerance[J]. Trends in Immunology, 2014, 5(10):483-494.

第三章　皮肤创面愈合机制

　　创面（wound）是指机体皮肤及邻近软组织因外部机械性刺激（如外伤、烧伤等）或内部因素（如炎症、肿瘤、血供不良等）导致的局部组织的完整性受到破坏，发生了组织缺失。

第一节　创面与创面类型

一、创面的分类

（一）根据创面持续的时间分类

根据创面持续的时间，创面可分为急性创面和慢性创面。

1.急性创面

急性创面一般是指病因明确、致伤因素单一且愈合时间较为固定（一般少于两周）的一类创面，如枪弹伤、切割伤、烧伤、虫咬伤等。由于致伤原因明确、致伤因素单一且时限短，因此急性创面的诊断较为容易，伤者一般会在第一时间得到医疗救治，经正规医疗干预后，创面会发生一期愈合，时间一般不超过两周。

2.慢性创面

慢性创面是指病因不甚明确，致伤因素多而复杂，创面出现隐匿且发展缓慢，诊断相对困难（特别是在创面出现的初期），经医疗干预后疗效不显著，导致创面愈合缓慢（疗程超过四周）且尚无明显愈合倾向的创面。

（二）根据致伤因素分类

根据致伤因素，创面分为创伤性创面、感染性创面、肿瘤性创面、血管性创面、营养代谢性创面、压力性创面、医源性创面、其他创面等，如表 3-1-1 所示。

表 3-1-1　根据致伤因素的创面分类

创面分类	致伤因素
创伤性创面	外界机械性损伤,如枪弹伤、交通伤、烧伤、虫咬伤等
感染性创面	各种微生物感染,如细菌、病毒、真菌等感染
肿瘤性创面	一般为皮肤性肿瘤所致,如基底细胞癌、鳞状细胞癌、黑色素瘤、皮肤附件肿瘤等
血管性创面	四肢动(静)脉血管性病变,常见的是动、静脉栓塞导致的局部血供不良
营养代谢性创面	营养代谢性创面,如糖尿病性溃疡、痛风性溃疡等
压力性创面	为长时间局部受压所致,如压疮,也称褥疮、压力性损伤或压力性溃疡
医源性创面	如放射性溃疡、血管内注射刺激性药物外渗、大血管穿刺后血液外渗等
其他创面	如自身免疫性疾病、器官移植后长期使用免疫抑制剂等

(三)根据创面的深度分类

这种分类方法常见于烧伤、压力性损伤和溃疡。

1.烧伤

对烧伤的分类一般采用四度五分法。

(1)Ⅰ度烧伤:损伤深及表皮角质层、透明层、颗粒层和棘状层,但生发层健在,可自我修复,常于较短时间内(3~5 天)愈合,不遗留瘢痕。

(2)浅Ⅱ度烧伤:损伤深及真皮浅层,包括整个表皮和真皮乳突层,表皮再生有赖于残存的生发层及皮肤附件的上皮细胞增殖,一般经过 1~2 周可自行愈合。一般不遗留瘢痕,可有一段时间的色素改变。

(3)深Ⅱ度烧伤:损伤深及真皮深层,但仍残留有部分真皮组织中的汗腺、皮脂腺等皮肤附件,可逐渐分层修复。但因修复过程一般为 3~4 周,故在愈合前创面已形成一定量的肉芽组织。创面愈合后多遗留有瘢痕。

(4)Ⅲ度烧伤:损伤深及皮肤全层,因皮肤自行修复所需的表皮和真皮附件全部被毁,故创面一般需手术植皮或皮瓣移植方能愈合。在Ⅲ度烧伤创面较小的情况下,仅靠创面四周上皮组织爬行,创面便可收缩而愈合。

(5)Ⅳ度烧伤:损伤深及皮下肌肉层甚至骨骼和内脏器官,创面修复必须依赖手术植皮或皮瓣移植。

2.压力性损伤

压力性损伤也称压疮,通常发生在骨骼突出部位,或是与医疗等装置有关的局部损害伤及皮肤和下面的软组织。压力性损伤是由强烈的和(或)长时间压力或压力与剪切力相结合造成的。软组织对压力和剪切力的耐受性也会受到微环境、营养、灌注和软组织状况的影响。

(1)压力性损伤的阶段。压力性损伤分为以下四个阶段。

①第一阶段压力性损伤:完整的皮肤具有局部区域的红斑,红斑在肉眼可见之前可

能发生皮肤感觉、温度或硬度的改变。

②第二阶段压力性损伤:第二阶段压力性损伤常存在部分厚度的皮肤损失与真皮暴露。暴露的真皮创面床呈粉红色或红色,潮湿,也可表现为完整或破裂的血清水疱。

③第三阶段压力性损伤:全层皮肤损伤,有时可见脂肪、腐肉和(或)焦痂甚至窦道。组织损伤的深度因解剖位置而异,筋膜、肌肉、肌腱、韧带、软骨和骨组织不暴露。

④第四阶段压力性损伤:全层皮肤和皮下组织损失,伴有暴露或可直接触及的筋膜、肌肉、肌腱、韧带、软骨或骨组织。

(2)不可分期的压力性损伤。不可分期的压力性损伤指模糊的全层皮肤和组织损失,溃疡内组织损伤的程度由于被蜕皮或焦痂遮盖而常常无法确认。如果移除蜕皮或焦痂,则会显示第三阶段或第四阶段压力性损伤。通常情况下,足跟或缺血肢体上稳定的焦痂(即干燥、粘连、完好,无红斑或波动)不应软化或除去。

(3)深层组织压力性损伤。皮肤局部出现持续的深红色、褐红色、紫色或表皮分离,表现为深色创面床或充血水疱,痛觉和温度觉改变通常先于肤色变化。深层组织压力性损伤是由骨骼-肌肉界面强烈的和(或)长时间压力和剪切力引起的。

(4)医疗器械相关的压力性损伤。医疗器械相关的压力性损伤是指由于使用医疗器械设备造成的组织损伤,其产生的压力性损伤通常与医疗器械设备上的图案或形状相一致。

(5)黏膜压力性损伤。黏膜压力性损伤是指黏膜上发生的压力性损伤,在创面部位有使用医疗器械的病史。由于组织解剖结构的限制,这些创面不能分期。

3.溃疡

糖尿病足溃疡在临床上最常采用的是瓦格纳(Wagner)分级,其将糖尿病足溃疡分为 0~5 六级,现分述如下。

0 级:皮肤完整无破溃,可能伴有蜂窝织炎。

1 级:溃疡深度局限于皮肤层。

2 级:溃疡深及韧带、肌腱、关节囊,但没有脓肿和骨髓炎。

3 级:溃疡深及韧带、肌腱、关节囊,且伴有脓肿和骨髓炎。

4 级:溃疡伴有干性或湿性坏疽,位于足底或足跟。

5 级:溃疡伴有广泛性坏疽,累及全足。

第二节　创面愈合过程

创面愈合(wound healing)是指机体组织因内外因素的影响导致正常解剖结构和完整性受到损伤,造成组织缺损后局部组织通过再生、修复和重建,进行自身修补的一系列病理、生理过程。从本质上说,创面愈合是机体组织对各种有害因素作用所致的组织细胞损伤的一种大然固有性防御反应。

创面愈合过程是机体在长期进化过程中出现的一种正常防御性功能,机体一旦受损,就会启动内在的修复功能,这是一种持续、动态、有规律的组织细胞自我修复过程。因此,从严格意义上讲,创面愈合并不存在分期和节段性,但是人们为了更精确地阐明创面愈合的机制,同时也为了更好地采取相应的医疗干预措施,缩短自然愈合周期,取得最佳治疗效果,便依据修复特性,把这一持续性修复过程分成以下几个时相和阶段。

一、炎症期

炎症期的表现主要是创面四周软组织充血,创面处有浆液性渗出和白细胞游走。由于创面中存在坏死组织和致病微生物的定植,因此可引发机体的防御性炎症反应,免疫细胞(如粒细胞和巨噬细胞)向创面移动和集中。粒细胞可吞噬入侵的细菌,巨噬细胞可吞噬消化坏死的组织细胞碎片,使创面变清洁,以便启动后续组织修复过程。同时,巨噬细胞也会刺激成纤维细胞增殖分化,合成胶原蛋白。

二、增殖期

增殖期一般分为肉芽组织形成和上皮化两个阶段。创面基底细胞的增殖可刺激肉芽组织生长,同时巨噬细胞释放的生长因子,如血小板衍生生长因子(platelet derived growth factor, PDGF)、转化生长因子-α(transforming growth factor-α, TGF-α)和转化生长因子-β(transforming growth factor-β, TGF-β)等均可加速肉芽组织的形成。肉芽组织由新生的壁薄毛细血管和增生的成纤维细胞组成,并伴有炎性细胞浸润。肉芽组织一方面可以填补创面的组织缺损,另一方面又可以防止细菌进一步感染,减少出血,机化血块和坏死组织,起到保护创面、创基的作用。健康的肉芽组织对表皮的再上皮化非常有帮助,因为它既可提供上皮再生所需的营养和生长因子,又可填补创面的空间结构,有利于创面周围的上皮爬行。

三、成熟期

创面表面上皮化是创面治疗及护理成功的重要标志。上皮化包括上皮细胞的活化、迁移、分裂及分化。损伤后,伤周正常皮肤的上皮细胞即刻因为损伤刺激而开始迁移,从伤周向中央推进,直至覆盖创面。但是,此时创面愈合进程并未真正结束,因为新生的肉芽组织和上皮细胞还需进一步重组和完善,一方面使刚刚愈合的创面更加结实、牢固,另一方面使创面愈合后的外形更加趋于正常,如局部颜色消退,硬结变柔软,明显高于四周皮肤的瘢痕逐渐回落。

第三节 创面愈合的影响因素

创面虽然为机体局部的组织损伤,但其愈合进程受各方面因素影响,这些因素可分为全身性因素和局部性因素两大类。

一、全身性因素

（一）营养状况

营养状况的好坏可直接或间接影响创面愈合的进程及速度。贫血或缺乏蛋白质常导致组织细胞增殖缓慢,肉芽组织形成受阻。缺乏维生素C常导致毛细血管形成和生长困难,成纤维细胞合成胶原的功能发生障碍;缺乏维生素A和B族维生素时会导致纤维化不良。缺乏微量元素（尤其是锌）时,组织细胞的增殖能力减弱、增殖速度减慢,从而使创面愈合延迟。

（二）年龄

组织细胞的增殖再生能力与周身血管通畅程度随年龄的增长而减退,因此创面愈合能力也随年龄的增长而逐渐下降。

（三）伴发疾病

如患者同时伴有糖尿病、血液性疾病、类风湿性关节炎、自身免疫性疾病、恶性肿瘤、器官移植后长期使用免疫抑制剂、重要器官功能不全等情况时,其创面愈合功能将会明显下降。

（四）用药情况

某些药物可严重影响组织细胞的增殖和再生。例如,非特异性消炎药物阿司匹林、吲哚美辛等可阻断前列腺素的合成,从而抑制创面愈合过程中的炎症反应,使创面愈合延迟。细胞毒性药物能抑制细胞的分裂和增殖,类固醇能抑制免疫反应,同时阻止成纤维细胞分裂与增殖。免疫抑制剂一方面可以降低白细胞的活性,使创面的清创过程受阻,另一方面又会增加发生感染的机会。化学药物治疗（简称化疗）在杀死肿瘤细胞的同时,对创面周围的正常组织细胞也有较大的毒性作用,可显著抑制组织细胞的分裂和增殖。上述药物会在多个层面上干扰创面愈合过程,从而导致创面愈合受阻。

（五）放射治疗

放射治疗简称放疗,它也会干扰细胞的生长和分化。临床研究证实,任何种类的放射治疗（包括γ射线、X射线、α射线、β射线等）既能直接造成难愈合的皮肤溃疡,也能通过其他因素影响创面愈合过程。

（六）其他因素

脂肪组织的血供相对较弱,而且创面四周脂肪组织过多会导致创面缝合后局部张力增加,使局部血供更加减少,影响创面愈合进程。此外,心理状态不稳定、不健康也会间接影响创面愈合。

二、局部性因素

(一)局部血供状态

组织细胞的修复需要良好的血液循环供应,以提供细胞增殖分裂所需的各种营养。因此,局部血供状态是影响创面愈合最为重要的因素之一。肢体血管异常会直接影响组织血供。如静脉和淋巴管回流不畅,则会引起肢体肿胀、组织水肿,局部张力过大导致创面局部血供不良,使创面延迟愈合。

(二)创面异物

任何异物残留在创面都会阻碍创面的愈合进程。通常,残留在创面的异物有坏死组织细胞碎片、外伤时带入创面的异物(如石块、金属碎片、木屑等)、外科缝线与创面敷料残留物(如纱布纤维)等。异物可能会导致创面感染加重,同时也会造成机体的免疫排斥反应,从而严重阻碍创面的愈合。

(三)创面感染

创面通常会带有微生物的污染,但不一定造成局部感染,因为机体有一定的抗感染能力。但是,若局部细菌污染严重或机体免疫力低下,则会发生创面感染,加重局部组织细胞坏死,使创面愈合进程迟缓。如果局部感染得不到及时有效的控制,其通过血流播散还可引发全身性感染,甚至危及生命。

(四)局部处理措施

创面的医疗干预措施对愈合进程有很大影响,及时、合理、规范的创面处理措施常常可防止或预防阻碍创面愈合的种种不利因素的发生。需要营造良好的微环境,如适宜的温度、湿度和透气性,保持良好的引流,保证创面局部渗出液能够及时排出,只有这样,创面局部的组织修复细胞才能发挥出最大功效,保证创面顺利愈合。

(五)细菌生物膜

细菌生物膜是由一些细菌附着并包埋于创面,与细胞外基质等一起形成的膜性结构。细菌生物膜由细菌及其产物、细胞外基质和坏死组织等共同组成,是存在于细胞水平上的一种由多种成分构成的膜性结构。在创面由急性转变为慢性的过程中,细菌便附着于创面并在创面上繁殖形成克隆,之后将自身包埋于由坏死组织、细胞外基质等形成的多层基质中,形成保护层(类似于一种膜样结构),这样,细菌就能抵抗各种治疗措施的作用。实际上,细菌生物膜的形成使细菌能逃逸抗生素对它们的杀灭。在急性创面,细菌生物膜的形成和作用并不明显,但是,当创面由急性转变为慢性,且细菌数量达到一定程度的时候,细菌生物膜可能就对创面能否顺利愈合起到决定性作用。

第四节　创面愈合的机制

创面愈合是一个非常复杂的过程,既受遗传基因的调控,又受环境因子的影响。创面愈合的机制涉及血液凝固、炎症发生发展、基质合成、血管再生、纤维组织增生、再上皮化、创面收缩及组织重构等。

一、止血和炎性反应阶段

创伤发生时血管损伤,首先启动的是止血过程。组织细胞内释放钙离子启动外源性凝血途径,反射性的血管收缩会进一步促进凝血的发生。最终,纤维蛋白凝块生成,并网罗大量血小板。随着血小板的脱颗粒,释放出许多创伤愈合必需的生长因子。这些生长因子能够增强许多与组织修复相关的机制,如趋化作用、细胞增殖、血管发生、胞外基质沉积、组织重构等。血栓形成后,堵塞创伤部位,形成一道阻止微生物入侵的屏障。此外,凝血块还为下一步细胞的浸润提供了支架,同时作为各种细胞生长因子的储存库,是作用于各种炎症细胞、成纤维细胞、内皮细胞的生长因子的来源。

从时间上来讲,创伤后的炎症反应期主要是伤后 8 h。在此期间,组织变化的最显著特征就是炎症反应。几乎与凝血反应同时,创伤区血管内皮细胞的细胞间黏附分子(intercellular adhesion molecule, ICAM)便大量表达,血液中中性粒细胞、单核细胞、淋巴细胞受创伤区趋化因子、细胞因子、生长因子、缺氧环境等刺激,与内皮细胞黏附分子互相作用后聚集并黏附于内皮层,进而穿过血管壁到达创伤区。

创伤发生后,最先进入创面的是中性粒细胞(在创伤后几分钟),其负责清除细胞碎片和进入创面的细菌,避免创面发生感染。中性粒细胞分泌的细胞因子可能是激活局部成纤维细胞和角质细胞活化的最早信号。到创伤后 48 h,中性粒细胞的数目达到峰值,然后淋巴细胞和单核-巨噬细胞开始进入创面,招募单核细胞的因子包括补体 5a(complement component 5a, C5a)、纤维蛋白降解物和转化生长因子-β(transforming growth factor beta, TGF-β)等。在各种细胞因子的刺激下,单核细胞转化为巨噬细胞,巨噬细胞释放的生物活性物质比中性粒细胞多,作用也更强。

炎症反应期的本质与核心是生长因子调控的结果。组织受伤后,出血与凝血等过程可释放出包括血小板衍生生长因子(platelet derived growth factor, PDGF)、成纤维细胞生长因子(fibroblast growth factor, FGF)和转化生长因子等在内的多种生长因子,生长因子招募中性粒细胞、单核细胞和成纤维细胞进入创面,向创面集聚、趋化、刺激成纤维细胞、血管内皮细胞分裂、增殖,为后期修复打下基础。

二、细胞增殖及肉芽组织形成阶段

该阶段表现为成纤维细胞、血管内皮细胞和表皮细胞的迁移、增殖及分化。伤后第三天,随着炎症反应的消退和组织修复细胞的逐渐增生,创面出现以肉芽组织增生和表皮细胞增生迁移为主的病理生理过程。此时,创面的组织形态学特征为毛细血管胚芽形成和成纤维细胞增生,并产生大量细胞外基质。

血管内皮细胞增生始见于伤后 24 h,最开始呈团状或条索状,逐渐变成由单层内皮细胞组成的新生毛细血管。新生毛细血管相互平行并与表面垂直生长,这种生长方式可以为结缔组织和表皮细胞提供充分的血供。随着肉芽组织增多,基质成分沉积,毛细血管逐渐减少甚至消失。

三、再上皮化阶段

哺乳动物表皮有多层细胞,通称为角质细胞,最下层为基底细胞。基底细胞通过整合素使细胞内角质素细胞骨架与基底膜中的层粘连蛋白(laminin)和缰蛋白(kalinin/nicein)连接形成半桥粒状连接。在创伤后约 12 h,创伤部位的胶原酶和纤溶酶原激活物等蛋白水解酶分解细胞周围的坏死组织和细胞外间质,为细胞迁移清除障碍,以便于细胞在创面迁移。同时,创面边缘基底细胞的形态及内部成分也开始发生变化,一些在静息细胞中不表达的基因开始表达,细胞开始变平,与基膜失去连接,间隙连接增加,迁移端出现 A5B1/AvB6 纤维粘连蛋白、肌腱蛋白受体、AvB5 玻连蛋白受体、胶原受体和分化分子簇 44(cluster of differentiation molecule 44,CD44)透明质酸受体,从而黏附细胞外间质向前移动。细胞内肌动蛋白肌丝插入新的黏附复合物中,通过收缩使细胞移动。

角质细胞迁移的方式有多种,而创伤后角质细胞的迁移方式可能有两种:滑动方式和蛙跳方式。滑动方式是指创伤边缘的基底细胞带动其后面与上面的细胞,以细胞块的方式一起向前移动,如果阻断迁移细胞对底物的黏附,迁移层即缩回。蛙跳方式是指创缘细胞不迁移而创缘后面和上面的细胞越过创缘细胞移动,以此循环往复,直到两侧细胞接触。除了基底细胞本身,基底细胞的上层细胞也可通过蛙跳方式迁移。

目前已通过研究证实,很多因素可调控再上皮化过程,如生长因子类、细胞外间质类等。生长因子类,如 TGF-α、TGF-β、角质形成细胞生长因子(keratinocyte growth factor,KGF)、表皮细胞生长因子等主要促进角质细胞的增殖;细胞外间质类,如胶原基质、纤维粘连蛋白、纤维蛋白、层粘连蛋白等主要在再上皮化过程的不同阶段促进或抑制角质细胞的迁移。此外,镁离子、钙离子浓度对角质细胞的迁移和分化也有一定影响。

四、成熟和重塑阶段

创伤愈合的最后一个阶段是基质的成熟和重塑阶段,这一阶段需经历相当长的组织改建时间。在这一阶段,胶原纤维强度增高,胶原酶或其他蛋白酶降解多余的胶原纤维,过剩的毛细血管网消退，创面黏蛋白和水分减少。在基质金属蛋白酶（matrix metalloproteinases，MMPs）及基质金属蛋白酶组织抑制物（tissue inhibitor of metalloproteinase，TIMPs）的共同调控下，旧胶原降解，新胶原重排、沉积。

在基质重构初期，由纤维蛋白和纤维粘连蛋白构成的基质被分解，取而代之的是蛋白聚糖和胶原蛋白（Ⅰ、Ⅲ型），它们通过酶促反应交联在一起，增加创面的韧性和抗张能力。而成纤维细胞分泌的胶原分子进一步装配成束，形成胶原纤维，交织成网状，构成急性创伤部位的主要连接组织。这一过程可持续 6～12 个月，基质重构与细胞增殖阶段相重叠。随着胶原的增多，创面部位的抗张能力也增强。随着时间的推移，巨噬细胞的数量开始减少，成纤维细胞和内皮细胞发生凋亡，最终完成创伤愈合。

第五节　创面感染的致病微生物

引起创面感染的致病微生物可以是细菌、真菌和病毒，其中细菌最多见。

一、创面细菌感染

（一）金黄色葡萄球菌感染引起的难愈性创面

金黄色葡萄球菌为革兰氏阳性球菌，可引起局部化脓感染，是人类化脓感染中最常见的病原菌之一。金黄色葡萄球菌感染引起的难愈性创面多发生于糖尿病患者及长期服用免疫抑制剂等免疫力低下的患者身上。医院里耐甲氧西林和其他抗生素的金黄色葡萄球菌已广泛流行，对万古霉素不敏感的菌株也有所增加，从而给治疗带来了很大的困难。因此，对此种创面的诊断来说，细菌培养鉴定和药敏试验尤为重要。

（二）链球菌感染引起的难愈性创面

链球菌为革兰氏阳性细菌，属于化脓性细菌，主要有化脓性链球菌、草绿色链球菌、肺炎链球菌、无乳链球菌等类型。链球菌可由皮肤创面侵入，引起皮肤及皮下组织化脓性炎症。链球菌感染引起的难愈性创面多发生于免疫力低下的患者，尤其见于糖尿病足溃疡感染，且多是混合感染，这种复杂性导致治疗困难且预后不良。

（三）铜绿假单胞菌感染引起的难愈性创面

铜绿假单胞菌为革兰氏阴性菌，是一种致病力较弱但抗药性较强的杆菌，在创面感染中较常见，能引起化脓性改变，感染后的脓汁和渗出液呈绿色。铜绿假单胞菌的致病特点是可引起继发感染，多发生在免疫力降低时，如大面积烧伤、长期使用免疫抑制剂等，可引起皮肤和皮下组织感染。

（四）表皮葡萄球菌感染引起的难愈性创面

表皮葡萄球菌为革兰氏阳性球菌，是常见的化脓性球菌之一，也是医院交叉感染的重要病原菌。表皮葡萄球菌在一般情况下不致病，当机体免疫功能低下或进入非正常寄居部位时,可引起皮肤和皮下组织感染。

(五)其他细菌感染引起的难愈性创面

具体菌种需要根据创面分泌物细菌培养结果而定(如大肠埃希菌等),也有可能是多种细菌导致的混合性感染。

二、创面真菌感染

创面感染的真菌以白色念珠菌和酵母菌居多,其次为毛霉菌、曲霉菌等。创面局部潮湿温暖的环境、组织水肿及局部受压、长期全身使用广谱抗生素、创面局部长期使用广谱抗感染药物、患者免疫力低下等情况,均可诱发创面真菌感染。大面积烧伤患者自身免疫功能下降,创面在溶痂阶段处于相对潮湿的环境中,再加上联合应用广谱抗感染药物,均可能诱发真菌感染。创面真菌感染可分为创面浅层真菌感染及创面深层真菌感染。

(1)创面浅层真菌感染。创面浅层真菌感染可表现为创面表面或覆盖的纱布表面出现灰白色、黄褐色等点状或片状真菌群,或创面出现豆腐渣样点/片状物黏附于创面且难以清除。创面浅层真菌感染若处理及时,通常不会引起严重后果。处理方法是避免创面局部潮湿,用碘伏涂擦痂上的真菌集落。

(2)创面深层真菌感染。如真菌侵入创面深部,则可进一步演变为全身播散性感染。创面可出现真菌性血管炎,表现为瘀点或瘀斑状出血、坏死。毛霉菌可引起软组织缺血坏死、肢体坏疽,并呈进行性发展。痂下脂肪组织可坏死,或出现皂化改变。如真菌感染波及皮下组织,出现感染侵袭,可广泛切除病灶,同时配合全身使用抗真菌药物。

三、创面病毒感染

感染创面的病毒主要有水痘-带状疱疹病毒、巨细胞病毒、EB 病毒等。创面病毒感染可见于Ⅱ度创面或供皮区等部位。

(一)临床特征

1.水痘-带状疱疹病毒感染

水痘-带状疱疹病毒可经呼吸道黏膜进入血液,形成病毒血症。病毒潜伏在脊髓后根神经节或脑神经感觉神经节内,当机体抵抗力下降时,潜伏病毒被激活,沿神经轴索下行到支配区域的皮肤内复制,临床特征为沿神经单侧分布的簇集状水疱,伴有神经痛。

2.巨细胞病毒感染

巨细胞病毒是一种 DNA 病毒,多为潜伏感染,免疫缺陷患者可合并内脏系统感染,皮肤感染较少见,皮肤表现为红斑、水疱、脓疱、糜烂、坏死性血管炎等。

3.EB 病毒感染

EB 病毒是一种嗜 B 细胞病毒,属于人类疱疹病毒之一,可引起皮肤种痘样水疱样损害,临床特征为继红斑后出现水疱、表皮坏死、溃疡等。

（二）诊断

创面病毒感染早期，创面组织学检查可发现病毒包涵体，但陈旧性病毒常不易分离出。创面病毒感染可因继发的葡萄球菌感染或铜绿假单胞菌感染等掩盖病毒感染的表现。在创面病毒感染的急性期和恢复期，可测定血清中的病毒抗体，以协助诊断。

（三）创面病毒感染的治疗

除加强全身支持治疗外，需要着重控制创面继发的细菌感染。在引流创面感染性渗液时，注意防止病毒及细菌在创面皮肤上播散。创面局部可予以单层药物纱布半暴露处理，在控制感染的同时为创面修复创造有益的条件。

第六节　急性创面慢性转变的细胞分子机制

急性创面在各种因素的作用下，不能通过正常的创面愈合进程实现愈合，而进入一种病理性炎症反应状态，就会成为慢性创面，甚至经久难愈。

急性创面迁延不愈发展为慢性创面后，成纤维细胞、表皮细胞、血管内皮细胞等组织修复细胞会出现核固缩与核染色质边缘化等典型表现。成纤维细胞是机体修复的主要细胞，它的增殖障碍将使细胞外基质（特别是胶原）的合成发生障碍，导致创面愈合延迟。目前，研究主要集中在基质金属蛋白酶（MMPs）和金属蛋白酶组织抑制物（TIMPs）上。

在慢性创面中，由于炎症介质的持续过度产生和大量中性粒细胞在创面聚集，因此与急性创面相比，慢性创面渗出液的 MMPs 含量升高而 TIMPs 含量显著降低。各种炎症介质与 MMPs 和 TIMPs 的相互作用机制仍在研究中。此外，用离体的人类皮肤进行实验，研究了 β-连环蛋白（β-catenin）和癌基因 $c2myc$ 在慢性创面中的作用，发现慢性创面中 β-catenin 可能通过几种不同的机制抑制角质形成细胞的迁移、生长和分化，包括激活其下游的癌基因 $c2myc$，封闭表皮生长因子的作用，进而影响细胞骨架蛋白的结构。

总的来说，组织修复细胞的支架改变、修复细胞过度凋亡、生长因子与靶细胞受体间信号转失联，以及多种因子间网络调节、失控均是体表创面慢性不愈合的发生机制。

（贾赤宇）

参考文献

［1］贾赤宇.创面愈合的管理［M］.郑州：郑州大学出版社，2019.

［2］杨彩哲.创面的内科治疗［M］.郑州：郑州大学出版社，2020.

第四章　创面种类及处理

创面是正常皮肤在外界致伤因子作用下所导致的损害,常伴有皮肤完整性破坏及一定量正常组织的丢失。正确地评估创面,对创面进行分期处理并选择合适的敷料及处理方法,是决定创面愈合速度的关键。

第一节　急性创面

一、概述

随着社会经济的发展和人们生活方式的改变,各种事件(如多种类型的交通事故、手术创伤)导致的急性创面也变得日益多样、复杂,增加了诊疗难度。组织缺损少、创缘整齐的急性创面急诊处理简单,一般可一期愈合,但大面积、复杂的急性创面处理困难,后期愈合也相对困难。

二、急性污染、感染创面典型病例

【典型病例 1】

病例简介:患者男性,39 岁,主因"鞭炮爆炸致全身多处烧伤 4 小时"入院。患者入院前 4 小时不慎被鞭炮炸伤,双手及双足烧灼、疼痛,于当地诊所涂抹烫伤药膏,后病情加重,拨打"120"送至医院急诊。急诊完善对患者的相关检查,补液对症治疗,以"全身多处Ⅲ度烧伤"收住院。

入院查体:患者嗜睡,精神欠佳,查体不配合,右上肢肘上 15 cm 至右手掌可见不规则片状创面,水肿明显,创面湿润,基底呈淡粉色,残余数个大水疱;双下肢膝上 20 cm 至双足底环周广泛性表皮脱失,创面湿润、发白,足背可见粗大扩张的网状血管,感觉迟钝,皮温低,双足底创面呈鲜红色,混杂沙石;右面部、颈部、右侧胸前散在红斑及小水疱,左手掌各指散在水疱,双上肢肢端温暖。

入院诊断:鞭炮炸伤(双上肢、双下肢、面颈部、躯干、双足,Ⅲ度烧伤,占总体表面积的55%),伴有吸入性烧伤。

诊疗经过:积极补液抗休克治疗,给予抗生素预防感染,烧伤创面清创,入院第2天行"双下肢烧伤创面及筋膜切开减压术＋异体脱细胞真皮基质覆盖",术后给予输血、补液、抗感染对症治疗,病程中患者血氧不稳,CT示双侧胸腔积液,给予胸腔闭式引流;于入院1周后行"双下肢烧伤创面削痂＋MEEK植皮术＋头皮取皮术",术后给予输血、补充白蛋白、补液、抗感染等对症治疗。住院期间,给予患者多次清创＋异体皮覆盖＋植皮手术。病程中部分创面提示有绿脓杆菌感染,经积极治疗后伤口痊愈。患者住院112天后痊愈出院(见图4-1-1)。

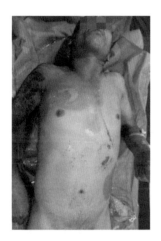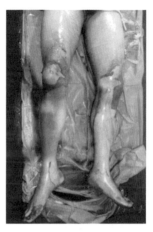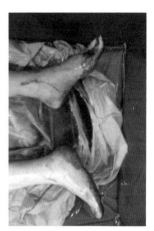

A.入院时情况

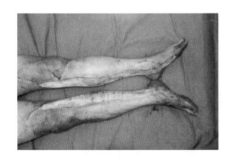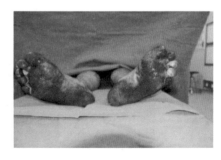

B.入院第2天手术清创削痂后

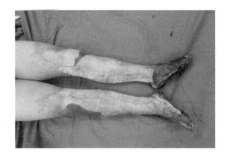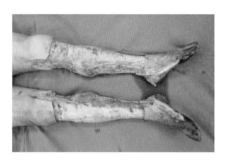

C.入院 1 周异体皮覆盖　　　　　　　　　　D.入院 1 周扩创后

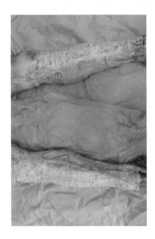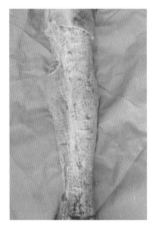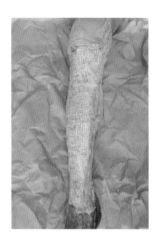

E.双下肢行 MEEK 植皮术后 3 天

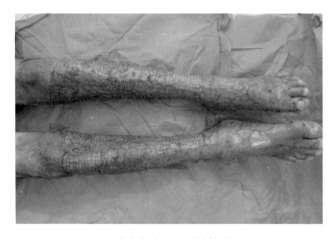

F.患者出院时双下肢情况

图 4-1-1　大面积烧伤患者入院、手术、出院相关情况

【典型病例 2】

病例简介:患者女性,45 岁,因"背部红肿疼痛 10 余天"入院。患者约 10 天前发现背部红肿疼痛,未予治疗,后红肿范围逐渐扩大,来院前发现红肿破溃流脓,遂就诊于医院门诊,测血糖 33 mmol/L。门诊以"背部巨大脓肿,糖尿病"收住院。

入院查体:背部皮肤红肿,范围约 20 cm×20 cm,中央可见皮肤隆起,大小约 18 cm×18 cm×3 cm,触之波动感明显,表面皮肤温度较高,触痛明显。

入院诊断:背部巨大脓肿,糖尿病,糖尿病酮症酸中毒。

诊疗经过:患者入院后积极完善术前检查,急诊行"背部巨大脓肿切开引流术",术后给予抗感染、创面规律换药清创、降血糖、创面封闭负压引流(VSD)等对症支持治疗。待创面感染控制后,行"背部创面清创缝合术"。患者住院 21 天后痊愈出院(见图 4-1-2)。

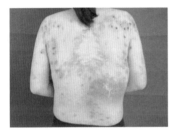
A.入院时

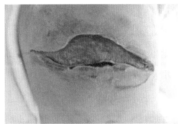
B.清创后

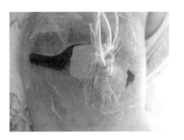
C.负压引流

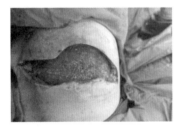
D.创面床

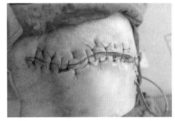
E.缝合

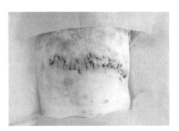
F.拆线前

图 4-1-2 背部巨大脓肿的治疗过程

第二节 慢性创面

一、概述

慢性创面是指病因不甚明确、致伤因素多而复杂、创面出现隐匿且发展缓慢、诊断相对困难(特别是在创面出现初期)、医疗干预后疗效不显著、创面愈合缓慢、疗程超过 4 周尚无明显愈合倾向的创面。

二、慢性创面的种类

(一)下肢静脉性溃疡

1.概述

下肢静脉性溃疡(venous leg ulcers,VLU)是下肢慢性溃疡中较常见的一种,占所有下肢慢性伤口的一半以上,患者常表现为下肢肿痛,抬高患肢时可有所缓解。

2.发病机制

下肢静脉性溃疡的病因及发病机制很复杂。从宏观上说,下肢静脉性溃疡主要是血流动力学改变引起下肢静脉高压,持续的静脉高压增高了毛细血管后血管透壁压,引起皮肤毛细血管损伤、局部微循环障碍、慢性炎症反应、代谢产物堆积、组织营养不良、下肢水肿和皮肤营养改变,最终造成皮肤溃疡。从微观上说,下肢静脉性溃疡的改变主要是血管内皮细胞的炎症反应及静脉微循环障碍。血管内皮细胞因静脉高压受损,继而激活白细胞,与内皮细胞黏附并浸润至局部组织,造成血小板和单核细胞聚集,产生更多的炎症介质,导致慢性炎症反应。慢性炎症反应又会继续导致静脉瓣膜、微循环受损,使静脉压力持续增加。静脉高压传递至微循环后,将导致毛细血管床变形和内皮间隙增宽、通透性增高,组织间隙液体、代谢产物堆积,引起皮肤病理性损害。

3.诊断

下肢静脉性溃疡患者的临床表现主要包括肢体疼痛、沉重感、水肿、色素沉着、脂质硬皮病、溃疡等。该病多发生于小腿足靴区、内踝上方,溃疡多为渗出性,基底为红色肉芽组织,表面覆盖黄色纤维蛋白。根据细菌感染及水肿情况的不同,溃疡部位会有渗出液及异味。

诊断下肢静脉性溃疡需注意患者的既往病史,如是否存在下肢静脉反流、深静脉血栓和其他血管疾病等,体检时重点观察患肢肿胀程度、皮肤色泽改变及溃疡大小、数量、部位等。

下肢静脉性溃疡的辅助检查包括:①彩色多普勒超声(CDUS)。CDUS可明确诊断静脉有无阻塞及反流,评估溃疡周围是否有病理性穿通静脉存在并定位。因其操作简便安全,是目前静脉疾病的首选辅助检查手段。②CT静脉造影(CTV)。CTV可用于CDUS无法明确的髂静脉疾病和先天性静脉疾病的诊断。③下肢静脉造影。下肢静脉造影是下肢静脉疾病诊断的"金标准",但一般不作为常规检查方法。下肢静脉造影对于深静脉瓣膜功能不全和先天性静脉疾病的诊断具有不可替代的地位,CDUS或CTV无法明确诊断时,可选择下肢静脉造影检查。④踝肱指数(nkle/brachial index,ABI)。该检查具有无创的特点,可初步评估患者是否合并其他血管疾病,如糖尿病足、下肢动脉硬化闭塞、血栓闭塞性脉管炎等。

4.治疗

(1)改变生活方式。抬高患肢是促进下肢静脉回流、减轻腿部酸胀的有效办法,注意患肢抬高水平应超过心脏。此外,加强营养、戒烟、减肥、健康心理支持等都有利于溃疡恢复,补充维生素 C、维生素 D 及锌均有利于溃疡愈合;规律有效的腓肠肌锻炼可有效加强小腿肌肉泵的作用,促进下肢静脉回流,缓解静脉高压。

(2)药物治疗。治疗药物包括静脉活性药物、己酮可可碱、舒洛地特、抗生素和阿司匹林、他汀类药物等。①静脉活性药物:静脉活性药物可增加静脉张力,降低血管通透性,促进淋巴和静脉回流。②己酮可可碱:己酮可可碱可改善血液微循环,提高血液携氧能力,降低血液黏度,减少血小板集聚和血栓形成。③舒洛地特:舒洛地特可降低血液黏度,改善血流动力学,有较强的抗血栓及纤溶作用。④抗生素:下肢静脉性溃疡常合并细菌感染,通常需要应用抗生素治疗。⑤阿司匹林、他汀类药物:阿司匹林能有效缩短溃疡愈合时间,缩小溃疡面积,但作用机制尚不明确。

(3)创面修复。若患者存在慢性感染,可给予碘伏和过氧化氢溶液清创。溃疡创面予以弹力绷带包扎前需覆盖敷料,常用的敷料有银离子敷料、水胶体敷料、水凝胶和泡沫敷料等。

(4)压力治疗。通过梯度压力对小腿进行加压,促进下肢静脉回流,减轻静脉淤血状态,在溃疡愈合过程中可起到促进作用。

(5)手术治疗。手术治疗的基本原则是纠正溃疡病因,包括下肢静脉反流、静脉回流障碍、穿通静脉功能不全,减轻或消除静脉高压。

(二)糖尿病性溃疡

1.概述

随着对糖尿病足(diabetes mellitus foot,DMF)认识的深入,人们逐渐认识到,糖尿病足是一组足部综合征,而不是单一症状。糖尿病足至少应具备这样几个要素:第一是糖尿病患者,第二是应当有足部组织营养障碍(溃疡或坏疽),第三是伴有一定的下肢神经和(或)血管病变,三者缺一不可。世界卫生组织对糖尿病足的定义是:与下肢远端神经异常和不同程度的周围血管病变相关的足部感染,有溃疡和(或)深层组织破坏。糖尿病下肢缺血是由于糖尿病患者同时出现了下肢动脉粥样硬化闭塞,无论两者发生的先后,只要具备这两个因素,就称其为糖尿病下肢缺血。

2.临床表现

糖尿病患者由于神经病变,患肢皮肤干而无汗,肢端刺痛、灼痛、麻木,感觉迟钝或丧失,呈袜套样改变,行走时有脚踩棉絮感。下肢缺血主要表现为皮肤营养不良、肌肉萎缩,皮肤干燥、弹性差,皮温下降,色素沉着,肢端动脉搏动减弱或消失,可合并有下肢间歇性跛行的症状。随着病变进展,间歇性跛行的距离逐渐缩短,直至在静息状态下也发生肢体疼痛,称为静息痛。患者可在趾端出现坏疽,在足跟和趾跖关节受压部位出现皮肤溃疡,部分患者还可表现为肢体感染。

3.诊断

糖尿病足血管病变的诊断要点包括:①糖尿病患者;②有前述血管病变的临床表现;③血管病变的辅助检查发现异常。

糖尿病周围神经病变(diabetic peripheral neuropathy,DPN)的诊断分四层,分别是:

(1)第一层:有 DPN 的症状或体征(踝反射、压力觉、振动觉、针刺觉、温度觉任一项体征为阳性),同时存在神经传导功能异常,即可确诊。

(2)第二层:有 DPN 的症状及一项体征为阳性,或无 DPN 的症状但有两项以上(含两项)体征为阳性,即可临床诊断。

(3)第三层:有 DPN 的症状但无体征,或无 DPN 的症状但有一项体征阳性,为疑似诊断。

(4)第四层:无 DPN 的症状和体征,仅存在神经传导功能异常,为亚临床诊断。

4.治疗

糖尿病足既不是单纯的内科疾病,也不是单纯的外科疾病,仅靠内科药物保守治疗或外科手术治疗都不能解决问题,需要进行综合治疗。

【典型病例 1】

病例简介:患者女性,69 岁,主因"右足破溃伴肿胀 1 个月,再发 1 周"入院。患者入院前 1 个月无明显诱因出现右足踇趾红肿伴破溃,外院给予右足踇趾切除术。入院 1 周前,患者前脚掌足底出现破溃伴流脓,门诊以"糖尿病足"收住院。

入院诊断:糖尿病足(右足),2 型糖尿病。

诊疗经过:患者入院后完善检查,控制血糖,抗感染,常规清创换药,排除手术禁忌后于入院第 20 天行"右足底创面清创+带蒂轴形皮瓣转移修复术",术后给予抗感染、创面护理、补液、止血、改善循环、降血糖等对症治疗。病程中皮瓣修复处再次出现破溃伴肿胀,清创换药后再次行"右足经跖骨截肢术"。患者住院 52 天后痊愈出院(见图 4-2-1)。

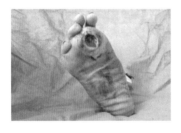
A.入院时

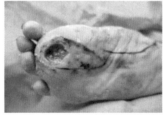
B.术前皮瓣设计

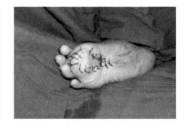
C.皮瓣修复后

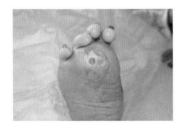
D.皮瓣破溃

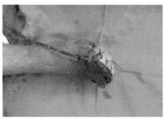
E.截肢术后

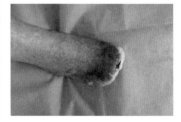
F.出院时

图 4-2-1 右足底糖尿病性溃疡修复

（三）压力性溃疡

1.概述

压力性溃疡又称压疮,通常发生在骨骼突出部位或与医疗装置有关的局部损害皮肤和下方软组织中。

2.诊断

(1)病史:有长期卧床和局部受压史,存在易感因素,如全身营养差、皮肤菲薄、皮肤神经感觉障碍或丧失。

(2)压力性损伤的易发部位:多发生于无肌肉包裹或肌肉层较薄、缺乏脂肪组织保护又经常受压的骨隆突处,如骶尾部、髂嵴、髋部、枕骨粗隆、肩胛部、肘、脊椎体隆突处、足跟。

(3)查体:在身体受压力量较大的部位和皮下脂肪菲薄、骨隆突处检查,注意皮肤有无局部色泽改变、出现水疱甚至破溃。

3.治疗

压力性创面的治疗手段有药物治疗、创面敷料、负压封闭引流、氧疗、气垫床疗法、外科干预等。

【典型病例 2】

病例简介:患者男性,43 岁,主因“骶尾部破溃 2 个月余”入院。患者半年前因双侧大脑额叶胶质瘤,在外院行姑息性脑部恶性肿瘤切除术,术后长期卧床,2 个月前出现发热,骶尾部疼痛,皮肤红肿伴破溃,考虑骶尾部压疮,外院给予常规清创换药,但压疮面积逐渐扩大,为求进一步诊治转院,以“骶尾部压疮四期,脑部恶性肿瘤术后,糖尿病”收住院。

入院诊断:骶尾部压疮四期,脑部恶性肿瘤术后,糖尿病。

诊疗经过:入院后完善检查,控制血糖,抗感染,常规清创换药,排除手术禁忌后于入院第 6 天行“骶尾部创面扩创术＋坐骨结节创面清创修复术＋VSD 负压封闭引流术”,术后给予抗感染、补液、止血、改善循环、降血糖等对症治疗。伤口创面准备后,于入院第 18 天行“骶尾部创面扩创术＋任意皮瓣形成术”。术后给予定期创区换药,规律康复。患者住院 45 天痊愈出院(见图 4-2-2)。

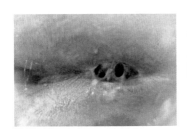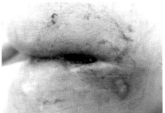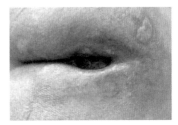

A.入院时

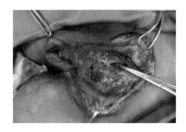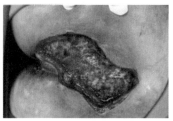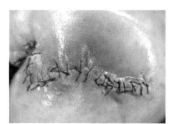

B.扩创＋伤口床＋术后

图 4-2-2　骶尾部压疮扩创＋皮瓣修复

（四）创伤性溃疡

创伤性溃疡（traumatic ulcer）是指有明确外伤史，并在此基础上发生的溃疡，临床表现依损伤性质不同而异，部位不确定。机械损伤性溃疡常由创面处理不当、清创不彻底、换药不当引起，继发的感染、坏死及血管/神经损伤可影响肉芽组织生长，妨碍伤口愈合。

创伤性溃疡强调手术治疗，彻底扩创后行皮瓣移植或植皮覆盖创面。对于溃疡不深、面积小或散在多发的创面（如烧伤后残余创面），非手术治疗也能治愈。非手术治疗的原则是控制感染、促进愈合。

（五）放射性溃疡

放射复合伤创面（radiation combined wound）也称放射性溃疡，常见于临床放射治疗、核事故和核恐怖活动，也可见于战时核爆炸等情况。

随着放射性治疗（简称放疗）技术的发展和广泛应用，放疗在肿瘤的综合治疗中发挥着越来越重要的作用。与此同时，放疗在治疗肿瘤的同时也损害了周围正常组织，受照射部位的放射性损伤正表现出逐渐增多的趋势。放射性损伤的严重程度与射线的种类、总照射剂量及分割剂量（剂量率）有直接关系，与放射生物学效应也有密切关系，与不同个体的放射敏感性差异更有重要关系。另外，紫外线、红外线、刺激性药物、化疗药物等理化因素也可增强组织对射线的敏感性。

皮肤与皮下组织是放射性损伤发生率最高的部位。皮肤及皮下组织、肌肉，甚至累及深层骨质的放射性损伤，组织细胞内外正常代谢发生障碍，局部血管受损引起血运障碍，都会形成慢性、疼痛、不易愈合的溃疡，最后甚至可发生癌变。

局部严重的纤维化是晚期放射性皮肤损伤的基本病理改变，也是病程演变的重要环节。多数放射性溃疡是在严重纤维化的基础上，一旦出现某些致病诱因（如擦破伤、水疱等），就会变为放射性溃疡并逐渐加深，难以自愈，严重影响患者的生存质量。

目前，各种皮瓣移植仍然是修复深度放射性溃疡的较好办法，但因溃疡部位存在广泛纤维化及血运、营养障碍，导致术后尚有许多问题需要解决。显微外科、再生医学等新兴学科以及负压封闭引流技术、高压氧、新型敷料等的问世，为放射性损伤的基础和临床研究提供了一系列可以选择的方法和思路。

【典型病例 3】

病例简介：患者女性，34 岁，主因"左侧乳腺癌术后放疗后皮肤破溃伴流脓半年余，加重 1 个月余"入院。患者 3 年前行乳腺癌切除术，半年前放化疗后出现左侧胸部皮肤破溃伴流脓，局部皮温较高，外院给予常规换药并于外院行清创术，术后在卫生院涂抹烧伤膏（具体不详），后左侧胸壁伤口颜色变绿，伴有局部疼痛、发热，外院脓液培养提示铜绿假单胞菌感染，为求进一步诊治就诊其他医院，以"左乳癌术后放射性皮肤溃疡"收住院。

入院诊断：左乳癌术后放射性皮肤溃疡。

诊疗经过：患者入院后完善检查，控制感染，常规清创换药，排除骨髓炎及手术禁忌后，于入院第 20 天行"左胸壁软组织清创联合负压封闭引流术"，术中保留肋骨及肋间组织，感染控制欠佳。入院 65 天再次行"左胸壁溃疡扩创＋异体皮覆盖术"，术后异体皮覆盖良好，外用碘酊定期消毒控制感染。入院第 90 天行"左侧胸壁溃疡扩创植皮术＋头皮取皮术"，术后给予抗感染、创面护理、消肿止痛等对症治疗。患者住院 172 天好转出院（见图 4-2-3）。

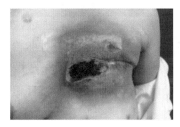 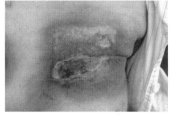 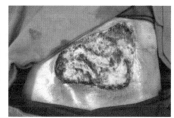

A.入院时

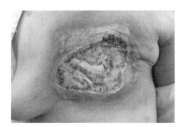 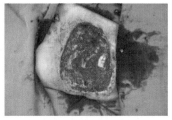 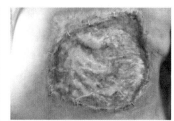

B.扩创后＋异体皮覆盖

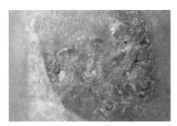 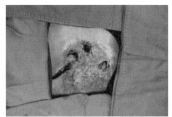 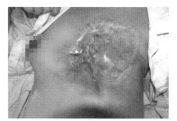

C.创面绿脓杆菌感染＋清创＋出院时

图 4-2-3 左侧乳腺癌术后放疗致皮肤慢性溃疡修复

（六）癌性溃疡创面

1.概述

癌性溃疡（canorous malignant ulcer）创面简称癌性创面，是由于原发性或转移性恶性肿瘤细胞浸润导致表皮完整性受损，或者由慢性溃疡恶变而产生的创面。癌性创面大约62%来源于乳腺癌，也可来自身体的任何其他部位，包括胃肠道、卵巢、头颈部、泌尿生殖系统等，也有部分还不清楚来源。

2.临床表现

由于癌细胞存在局部侵犯和转移，因此癌性创面的静脉和淋巴回流会发生变化，导致水肿渗出和组织坏死，并引发一系列症状，如渗出、感染、异味、出血、疼痛等。

3.治疗与管理

与其他创面不同，癌性创面更注重的是症状管理而不是创面愈合。癌性创面患者管理的总目标是提高舒适度和维护身心健康，减少孤独感，维持或改善患者的生活质量。

对于皮肤原发性肿瘤破溃，或者由慢性溃疡恶变形成的较表浅的癌性创面，外科手术是最有效的治疗方法。切除肿瘤组织后，可行皮瓣手术或植皮手术封闭创面。创面愈合后，可根据肿瘤类型、肿瘤分期和侵袭范围选择放疗、化疗或者免疫治疗等来辅助治疗，以减少复发和转移，提高生存率。相反，对于恶性肿瘤转移或者深部肿瘤破溃形成的创面，治疗原发肿瘤虽然可以缩小创面，但大多不能达到完全治愈，这就使为提高患者的舒适度和生活质量而进行的创面管理显得尤为重要。

【典型病例4】

病例简介：患者男性，58岁，主因"骶尾部创面长期不愈合20余年"入院。患者20余年前因车祸致高位截瘫后骶尾部出现压力性损伤，自行家中换药，创面长期不愈。入院前6个月创面增大，伴疼痛，外院给予多次清创后植皮，术后病理检查发现创面恶变，为高分化鳞状细胞癌，进一步检查发现肿瘤已转移至骶骨及右侧髂骨。患者入院前4个月开始放疗，2个月开始化疗，化疗过程中患者血压持续升高，收缩压最高达170 mmHg，遂暂停化疗。为进一步诊治，患者转院，以"骶尾部鳞状细胞癌，骶尾部压力性损伤（Ⅳ期），创伤性截瘫"收住院。患者自患病以来无发热，饮食可，小便失禁，大便经灌肠后可解，精神可，睡眠一般，体力和体重下降。

入院诊断：骶尾部鳞状细胞癌，骶尾部压力性损伤（Ⅳ期），创伤性截瘫。

诊疗经过：患者入院后完善相关检查，排除手术禁忌，于入院第3天行"骶尾部创面清创＋封闭负压引流术"，术后予创面持续负压引流，1周后引流管内开始出现黏稠分泌物并不时堵塞引流管，于是为患者拆除负压，并于入院2周时行"骶尾部创面清创＋异体皮覆盖术"，术后予抗感染、止血、止疼等对症治疗，异体皮存活可。入院1个月时行"骶尾部创面清创＋头皮取皮术＋游离皮片移植术"，患者住院期间多次分泌物培养提示大肠杆菌感染，术后给予抗感染、创面规律换药、红外线烤灯干燥创面等治疗，皮片存活良好（见图4-2-4）。

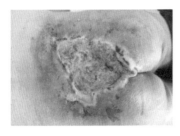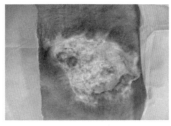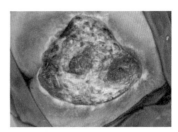

A.入院时＋术前

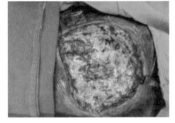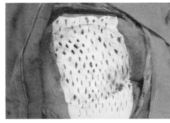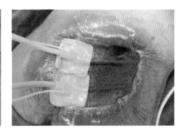

B.术中＋VSD

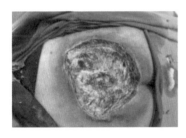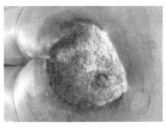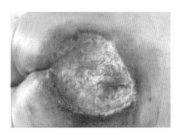

C.异体皮覆盖＋植皮

图 4-2-4　骶尾部慢性溃疡癌变植皮修复

（贾赤宇）

第三节　皮肤软组织多发伤和复合伤

一、皮肤软组织多发伤

（一）概念

　　皮肤软组织包括皮肤、皮下组织、骨骼肌及其所属的神经、血管、肌腱、韧带等，从广义上讲，皮肤软组织还包含内脏器官。多发伤是指皮肤软组织在单一机械致伤因素作用下,同时或相继遭受两个或两个以上解剖部位的损伤,其中一处损伤即使单独存在也可危及生命或肢体健康。

(二)临床表现

皮肤软组织损伤包括刀伤、枪伤、摔伤、殴打伤、挫伤、穿刺伤、擦伤、运动损伤等,伤处多有疼痛、肿胀、出血或骨折、脱臼等,广义上也包括一些内脏损伤。根据体表结构的完整性是否受到破坏,可将创伤分为开放性创伤和闭合性创伤两大类。开放性创伤包括擦伤、撕裂伤、刺伤、切伤和砍伤,闭合性创伤包括挫伤、挤压伤、扭伤、震荡伤和闭合性内脏伤等。开放性创伤的伤口易发生感染,但某些闭合性创伤(如肠穿孔等)也可发生严重的腹腔感染。

(三)伤情评估与诊断

1.院外伤情评估

(1)快速伤情评估。

①意识状况:通过呼唤伤者,观察瞳孔改变、眼球运动及神经系统的反射情况评估伤者意识状况。

②呼吸状况:重点了解伤者有无呼吸梗阻,评估患者的呼吸频率、节律,呼吸频率低于 10 次/分或超过 30 次/分提示创伤严重,应进行两肺(尤其是肺底部)听诊。发绀是缺氧的典型表现,动脉血氧饱和度低于 85% 时,在口唇、指甲、颜面等处会出现发绀。

③循环状况:了解伤者脉搏的频率、节律,听诊心音是否响亮,测量血压是否正常。尤其应迅速判断患者有无心搏骤停。不能扪及桡脉搏动或收缩压低于 90 mmHg,心率低于 50 次/分或超过 120 次/分均提示严重创伤。

④肢体及内脏损伤判断:应严密观察患者有无脏器活动性出血的可能。

(2)根据致伤机制和并存疾病评估。

①根据致伤机制评估:如之前有无坠落伤、交通伤、火器伤、挤压伤、烧伤等。

②根据并存疾病评估:了解患者伤前已经存在的基础疾病,如有无心脏疾病或肺部疾病史,或有无肥胖、糖尿病、恶性肿瘤、硬化、凝血功能障碍、血友病和应用抗凝血药物治疗等严重的慢性健康问题,这些基础疾病将增加创伤的严重程度。

2.院内伤情评估

(1)CRASH PLAN 系统评估。及早准确地判断伤情是提高严重多发伤抢救成活率的关键。查体和辅助检查应有的放矢、重点突出,目前公认的系统检诊程序是"CRASH PLAN"。对危重患者不必强求严格按照 CRASH PLAN 的检查顺序,应首先检查生命体征,即神志(呼叫、压眶反射)、瞳孔(对光反射)、脉搏(颈动脉波动)、心率、呼吸和血压。

进行创伤 CRASH PLAN 检查时,应按字母顺序依次检查,不留死角,具体操作如下:

C(Cardiac,心脏):心率快时注意休克的可能,心音遥远或不能闻及警惕心包破裂,心音位置偏向一边提示气胸。

R(Respiratory,呼吸):呼吸急促且呼吸困难提示气胸、血胸或血气胸。

A(Abdomen,腹部):观察腹部有无隆起,有无腹膜刺激征,有无压痛、反跳痛,有无移动性浊音,肝、肾区有无叩击痛,有无血便、血尿。

S(Spine,脊柱):观察有无后突、侧弯、畸形或错位,有无大小便障碍,有无下肢运动及感觉异常。

H(Head,头颅):观察神志、瞳孔大小及对光反射、眼底情况,注意有无高颅压综合征。

P(Pelvis,骨盆):开展骨盆挤压和分离试验,观察有无畸形。

L(Limbs,四肢):观察四肢有无压痛、畸形、脱位、弹性固定,关节能否屈伸活动。

A(Arterio,动脉):触诊外周动脉是否有搏动。如果存在血栓栓塞性疾病,可使用多普勒压电晶体帮助寻找脉搏。测量患者的血压。

N(Nerves,神经):观察患者的意识状态、行为和姿势,注意呼吸频率、模式和力度。观察患者是否有昏迷,瞳孔是否对称且对光反射存在,是否存在虹膜异位,是否表现出任何异常姿势。检查外周神经,观察神经反射的情况。

(2)影像学检查精确评估。现代影像学的发展为多发伤救治奠定了坚实的基础,恰当地运用影像学技术能从根本上降低延迟诊断和漏诊的风险,磁共振成像(MRI)、CT、放射性核素扫描能显著提高对骨折、腹腔和胸腔内脏器损伤的诊断水平。

(四)急救和修复

1.急救原则

(1)抢救生命:①徒手心肺复苏,清理呼吸道;②抢救休克;③建立静脉通路。

(2)伤口包扎:要求快、准、轻、牢,目的是加压止血,保持伤口清洁干燥,防止细菌侵入。

(3)骨折固定:用夹板固定或邻肢固定,颈椎损伤患者用颈托固定,注意对脊柱损伤患者的正确搬抬。

(4)迅速转运患者。

(5)其他科室处理:注意采取胸腔闭式引流、烧伤部位保护或包扎处理。

2.闭合创面

闭合创面是将已经切开或外伤断裂的组织、器官进行对合或重建其通道,恢复其功能,是保证良好愈合的基本条件。应根据缺损组织的种类、大小等,采取外科直接闭合、皮肤移植、皮瓣移植等方式闭合创面。闭合时,应按组织的解剖层次进行,使组织层次严密,不要卷入或缝入其他组织,不要留残腔,防止积液、积血及感染。

二、皮肤软组织复合伤

复合伤(combined injury)通常指两种或两种以上的致伤因素同时或相继作用于人体产生的损伤。皮肤软组织复合伤涵盖了放射复合伤(radiation combined injury)、烧冲复合伤(burn-blast combined injury)等。复合伤增加了创伤的复杂性,现场救护要针对不同性质的损伤采取相应的救护措施。

（一）放射复合伤

1.概念

放射复合伤是指在遭到核武器袭击时，人员受到以早期核辐射为主，同时又有光辐射、冲击波等两种或两种以上瞬时杀伤因素所致的复合性损伤。放射复合伤可分为放烧冲复合伤、放烧复合伤、放冲复合伤三类。

2.临床表现

（1）以放射损伤为主的放射复合伤具有放射病的基本特征，如分为初期、假愈期、极期和恢复期的病程阶段性，有造血功能障碍、感染、出血等主要病变和临床症状，病变及病程严重程度和预后结局主要取决于核辐射剂量。

（2）以烧伤为主的放射复合伤的病程经过和预后结局主要取决于烧伤的严重程度，通常也有休克期、感染期、恢复期。放射损伤可能对伤情有加重作用，但对整个伤情不起决定作用，与以放射损伤为主的放射复合伤有明显区别。

（3）以冲击伤为主的放射复合伤，病程经过和预后结局主要取决于冲击伤，临床表现类似于平时或常规战争中的严重创伤、外伤。

3.评估与诊断

在杀伤区对伤者进行抢救和后送时，应尽量从全身状态和伤处外观征象对有无创伤和烧伤及其伤情程度得出初步印象，从扼要询问中判断伤者是否遭受了放射性沾染和放射复合伤。在伤者出现呼吸困难、休克、昏迷、严重上吐下泻等情况时，应优先救治。

在早期救治机构，应根据伤者在爆炸时的情况、周围环境、烧伤情况、早期症状判断病情，以区别伤情轻重，确定优先处理和手术治疗的伤者，分出放射性沾染伤者进行洗消，以及安排留治或后送。

在后方医疗机构，应在杀伤区和早期救治机构分类诊断及积极救治的基础上，对伤者进行全面检查和确定诊断。主要是通过病史、症状、体征、血象、放射剂量检查等进行必要的了解，有条件时辅以 X 线片、心电图、超声波、放射性核素扫描和血液生化等方面的检查，进行综合分析，做出伤类伤情的确定诊断，据此进行及时有效的治疗。

4.治疗

放射复合伤有复合效应，故其治疗既不同于单纯辐射损伤，又不同于单纯烧伤或创伤。放射复合伤的治疗既要考虑复合效应特点，又应充分吸收各单一伤治疗的成功经验，力争变复合伤为单一伤，这是治疗放射复合伤的基本原则。

放射复合伤的急救与一般战伤基本相同，同时应强调尽早采取抗休克和抗感染措施。烧伤或外伤创面较大时，应预防感染并迅速后送；但在伤情允许的情况下，皆应先洗消，再做其他处理。

（二）烧冲复合伤

1.概念

核武器爆炸时，人员受到光辐射和冲击波两种杀伤因素的作用而造成的复合伤称为烧冲复合伤。烧冲复合伤多数以烧伤为主，少数以冲击伤为主。

2.临床表现

以烧伤为主的复合伤,烧伤常在整体伤情中起主导作用,主要临床表现是休克、呼吸系统症状,局部创面和全身感染也较严重,重症以上患者常出现肝肾功能障碍。

3.评估与诊断

发生烧冲复合伤时,患者体表烧伤情况较易察见,内脏损伤则较难判定,因此诊断的难点是确定内脏损伤情况,并查明有无复合放射损伤。

4.治疗

烧冲复合伤的治疗原则以烧伤的治疗原则为基础,并考虑复合冲击伤的特点,进行积极治疗,如抗休克、加强抗感染、保护心肺和肾脏等脏器功能。软组织外伤应按战时外伤处理原则及时进行早期清创,伤口用清洗液冲洗,清除异物,累及的筋膜应予切开,坏死的肌肉组织应切除。清创后,如伤口处无烧伤,则可按一般原则包扎,延期缝合;其中脸面部血液循环丰富,修复力较强,清创后可小心缝合,给予抗菌药物防治感染,促进愈合。如外伤伤口位于烧伤区内,则一般不包扎,可用有效的抗菌药物涂布;如果伤口面积较大,可采用同种皮肤覆盖,之后视情况采取进一步处理。

(陆美琪　孟宁波　董征学)

参考文献

[1] 郭光华,史春梦.特殊原因创面管理与新技术应用[M].郑州:郑州大学出版社,2020.

[2] 罗成基,粟永萍.复合伤[M].北京:军事医学科学出版社,2005.

[3] 贾赤宇.创面愈合的管理[M].郑州:郑州大学出版社,2019.

[4] 杨彩哲.创面的内科治疗[M].郑州:郑州大学出版社,2020.

[5] 中华医学会创伤学分会.中国创面诊疗指南(2015版)[M].北京:人民卫生出版社,2016.

[6] 侯经元,胡森.战、创(烧)伤性休克院前救治研究进展[J].中国全科医学,2010,13(6):660-662.

[7] 李辉,都定元.多发伤定义的发展与争议[J].中华创伤杂志,2022,3(10):865-870.

[8] 蒋劲松,虞聪.下肢静脉性溃疡的诊治策略[J].中国血管外科杂志(电子版),2021,13(2):107-110.

[9] 贾晓明.压疮的流行病学特点及诊断与治疗进展[J].中华损伤与修复杂志(电子版),2018,13(1):4-7.

[10] 中华医学会外科学分会血管外科学组.慢性下肢静脉疾病诊断与治疗中国专家共识[J].中国血管外科杂志(电子版),2014(3):143-151.

[11] 张云,杨志祥,朱茂祥.放射性皮肤损伤的研究进展[J].军事医学科学院院刊,2005,29(2):188-190.

[12] BUSS A，LAVERY L A，MONTEIRO-SOARES M，et al. Guidelines on the prevention of foot ulcers in persons with diabetes（IWGDF 2019 update）[J]. Diabetes/Metabolism Research and Reviews，2020，36（Suppl 1）:e3269.

第五章　特殊细菌感染创面

　　创面感染是创烧伤患者最主要的医院感染。创面感染会延长住院时间,导致医疗成本增加,影响患者预后,还可引起脓毒血症、败血症、多器官衰竭等严重并发症,甚至可导致患者死亡。本章主要讨论常见的特殊细菌感染创面。

第一节　创伤弧菌感染创面

一、概述

　　创伤弧菌(*vibrio vulnificus*)也称为海洋弧菌,是一种栖息于海洋中的细菌。如果伤口暴露在含有这种细菌的海水中,创伤弧菌就会在伤口上繁殖,可能导致组织坏死。

二、流行病学

　　创伤弧菌广泛分布在海水中,可从牡蛎等海产品中分离得到。创伤弧菌主要通过伤口接触海水或生吃牡蛎等海鲜造成感染,经伤口感染时可导致蜂窝织炎及骨髓炎等多种炎症,经口感染时常迅速导致菌血症或败血症。

三、临床表现

　　若感染创伤弧菌,临床最常出现的两种表现为伤口感染和原发性败血症。如果伤口接触到海水、贝壳或鱼类,便有可能感染创伤弧菌。一般来说,这样的感染多半很轻微,但在高风险族群中,创伤弧菌感染可以快速传播,并导致严重的肌炎和肌膜炎,引发严重坏疽。

四、创伤弧菌脓毒血症感染的治疗

　　创伤弧菌脓毒血症的临床诊断一经成立,应遵从脓毒血症及脓毒性休克的国际指南

(2016 年)推荐意见开展抢救。

(1)初始液体复苏。对于存在组织低灌注的患者(血乳酸水平超过 2 mmol/L),初始 3 h 内以不少于 30 mL/kg 的液体复苏,首选晶体液。初始液体复苏后,应反复评估血流动力学,以指导进一步补液。给予患者足够的氧疗,使血氧饱和度维持在 95% 以上。

(2)抗菌药物的选择。在诊断成立 1 h 内,尽快静脉使用敏感抗菌药物治疗。早年的药敏试验提示,创伤弧菌对各种抗生素均敏感。创伤弧菌脓毒血症治疗应遵循早期、联合、足量的用药原则,感染中晚期或严重感染时四环素类药物和注射用亚胺培南西司他丁钠的疗效较差,而以三代头孢菌素联合喹诺酮类药物的治疗效果最佳。

(3)感染灶的处理。早期外科干预有助于改善预后。创伤弧菌脓毒血症多学科会诊(multi-disciplinary treatment,MDT)小组成员或有相应经验的外科医师应尽快前往现场,评估是否需要急诊手术处理感染灶。

(4)重症监护室综合救治。患者经抢救室多学科协作初步处理后,需尽早入住急诊重症监护室(emergency intensive care unit,EICU)或重症监护室继续接受综合救治。积极实施无创或有创血流动力学监测,实现精细液体管理与复苏。继续抗感染治疗,支持对症治疗,维持脏器功能。监测患者的凝血系统及脏器功能,防治弥散性血管内凝血(disseminated inravascular coagulation,DIC)、多器官功能障碍综合征等,同时严密观察创面,每 24 h 更换创面敷料并重新评估,必要时及时再次清创。5～7 d 后,待病情稍平稳[如休克、急性呼吸窘迫综合征(ARDS)、急性肾衰竭等已被纠正]可转入烧伤专科病房,进一步清创联合自体皮移植修复创面及功能重建。对于病情严重者,尤其是血清肌酸激酶(CK)明显升高、肌肉坏死严重者,需要择期行截肢治疗。

【典型病例】

病例简介:患者男性,因足部被鱼刺扎伤引发严重感染入院。

入院诊断:足部鱼刺扎伤导致的感染性筋膜炎。

诊疗经过:患者入院当日完善血液学、心脏超声等检查,补液、降血糖、抗感染治疗的同时积极完善术前准备,行急诊清创术。术中见右足足背皮肤发黑区较入院时进展,部分出现暗紫色张力性水疱(见图 5-1-1A),切开右足足背坏死皮肤组织,可见创面色暗、无光泽,呈缺血性改变,有清亮液体渗出,伴有异味;继续探查见右足远端大部分组织坏死,第一跖趾关节可见脓性液体流出,肌肉及深部组织水肿,色暗、无光泽,电刀刺激肌肉未见收缩,温度低,无明显出血(见图 5-1-1B)。患者病情进展迅速,考虑为感染所致足部坏死性筋膜炎。

综合考虑后,给予患者截肢治疗,截肢平面为跗跖关节(见图 5-1-1C),去除多余骨质后行皮瓣修复(见图 5-1-1D)。入院第 2 天,患者右足残端皮瓣约 1/3 面积色暗,拆除部分缝线,见皮瓣下组织色泽晦暗,轻度异味,切开无出血,去除发黑的皮瓣以及活力欠佳的组织(见图 5-1-1E),过氧化氢溶液＋生理盐水冲洗创面,碘伏纱布填塞创面。患者入院第 3 天细菌培养提示创伤弧菌感染,明确诊断后结合患者病情综合考虑,在患者及其家属的同意下行右侧膝下截肢术(见图 5-1-1F)。术后规律给予头孢哌酮钠舒巴坦钠

(1.5 g，q12 h)抗感染，胰岛素控制血糖，苯磺酸氨氯地平(5 mg，qd)控制血压，适量补液补充电解质，维持水/电解质平衡。病程中患者血糖水平变化较大，经内分泌科反复调整，最终血糖稳定。经积极治疗，患者住院30天后痊愈出院。

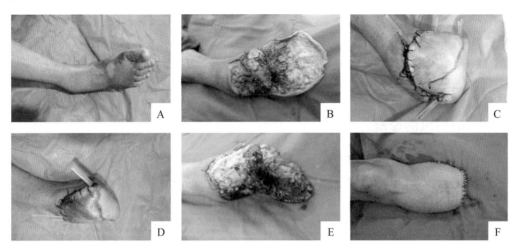

A.患者右足足尖至足中部肿胀显著，足背出现暗紫色张力性水疱；B.患者右足远端大部分组织坏死，肌肉及深部组织坏死，截肢平面为跗跖关节；C.去除多余骨质后，行皮瓣修复；D.覆盖皮瓣色暗，皮温降低，按之可闻及捻发音；E.二次清除坏死组织，截肢平面选择在膝下10 cm；F.膝下截肢术后外观

图 5-1-1 创伤弧菌感染致坏死性筋膜炎

第二节 破伤风杆菌感染创面

一、概述及流行病学

破伤风是由破伤风梭状芽孢杆菌通过皮肤或黏膜破口侵入人体，当恰好存在厌氧环境时，细菌就会大量繁殖，然后释放外毒素，进而引起的以全身骨骼肌持续性、强直性收缩及阵发性痉挛为主要特征的急性、特异性、中毒性疾病。随着病情进展，有时候即使轻微刺激也可能诱发患者全身强直性发作，甚至重症患者可因严重喉痉挛导致窒息、肺部感染以及器官功能障碍，最终引起死亡。

在当今社会，破伤风仍是一个重大的公共卫生问题，其具有严重和潜在的致命性，且相关重症病例的病死率居高不下。破伤风患者最常见的死因是心血管并发症(40%)和呼吸窘迫(15%)。在无机械通气保护的前提下，喉痉挛所致的呼吸衰竭是最常见的死亡原因，但在目前有创通气技术广泛应用的背景下，呼吸衰竭已降至破伤风死亡原因的第二位。

二、发病机制

破伤风梭状芽孢杆菌为革兰氏阳性菌,是严格厌氧性芽孢杆菌,其可以产生两种外毒素:破伤风溶血毒素和痉挛毒素。其中,痉挛毒素是毒性很强的神经毒素,是引起破伤风患者一系列严重临床表现的主要致病性物质。破伤风患者发病的早晚和严重程度主要取决于细菌的毒力、数目以及当时机体所处的免疫状态,还取决于患者在受到外伤后有没有及时、早期注射破伤风抗毒素。

三、破伤风的诊断

破伤风的诊断主要依靠其典型临床表现,比如牙关紧闭或苦笑面容,肌肉痉挛且疼痛。上述两种表现至少有一种,且有明确的外伤史是非常有助于诊断的,但外伤史并不是诊断的必要条件。对有疑问的病例,还可采用压舌板试验,此检查方法的敏感性和特异性均较高(敏感性为94%,特异性为100%)。

四、破伤风的临床表现及严重程度分级

破伤风致病的痉挛毒素主要波及肌肉组织,临床主要表现为张口困难、僵硬、颈项强直、典型的角弓反张、腹肌强直,严重时还有四肢抽搐痉挛。

根据肌肉痉挛发作情况、呼吸窘迫情况及自主神经功能障碍情况,可将破伤风发病的严重程度分为四级:轻型、中型、重型、特重型。

(1)轻型:患者有轻到中度的牙关紧闭,有的患者仅有轻微的吞咽困难。

(2)中型:患者有比轻型加重一点的张口困难,出现或仅是短时间存在肌肉痉挛发作,吞咽困难比轻型加重一点,呼吸频率达 30～40 次/分。

(3)重型:患者有比中型更加严重的牙关紧闭情况、更加严重且持续的肌肉痉挛发作和更加严重的吞咽困难,呼吸频率超过 40 次/分,外加无法正常发音的情况,心率甚至会超过 120 次/分。

(4)特重型:患者的张嘴困难情况、肌肉痉挛或抽搐情况、吞咽不能情况以及呼吸困难等与重型相似,但在自主神经功能障碍方面有了更严重的病情变化,如出现严重且持续的血压高、心率快,或反之出现血压低、心率慢。

五、破伤风的治疗

按严重程度分级属于重型、特重型的破伤风患者理应收入重症监护病房进行治疗,以实施有效的气道保护和充分的镇痛/镇静,控制严重持续危及生命的痉挛发作。破伤风的治疗要点包括处理伤口、中和游离毒素、控制肌肉痉挛、治疗自主神经功能障碍和管理气道等。

【典型病例】

病例简介：患者男性，38 岁，主因"牙关紧闭 1 天"入院。患者入院前 10 天有钢钉扎脚病史（见图 5-2-1），当时未予特殊处理。2 年前患者因车祸行颅脑去骨瓣减压手术，术后骨瓣未予还纳。

入院诊断：破伤风，重症肺炎，脑外伤去骨瓣减压术后。

诊疗经过：患者入院后完善检查，给予紧急气管插管，深度镇静、镇痛、止痛、肌松等治疗，先后给予注射用哌拉西林钠他唑巴坦钠、青霉素、甲硝唑、万古霉素、利奈唑胺、美罗培南、厄他培南、注射用头孢哌酮钠舒巴坦钠、头孢呋辛抗感染，辅以纤维支气管镜吸痰、雾化化痰、抑酸护胃、营养支持及纠正电解质紊乱等治疗，后行气管切开积极治疗。患者住院期间反复行分泌物检查未见破伤风杆菌，住院 52 天后痊愈出院。

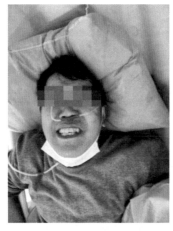 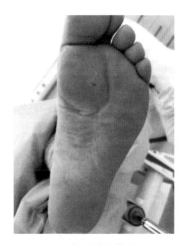

A.入院时牙关紧闭　　　　　　　B.入院时足底情况

图 5-2-1　钢钉扎伤足底致破伤风感染

第三节　犬咬伤感染创面

一、概述及流行病学

犬咬伤是指犬类等通过牙齿咬合、切割人体组织导致的皮肤破损、组织撕裂、出血和感染等损伤。除了一般的化脓性感染外，犬咬伤还可引起狂犬病、破伤风、气性坏疽等特殊感染。犬咬伤是狂犬病病毒最主要的传播方式，狂犬病的病死率几乎是 100%。从世界范围内来看，每年因狂犬病死亡的人数约为 5.9 万人，99% 的人狂犬病病例是由犬类传播的，小部分是通过野生动物（如狐狸、狼、豺狼、蝙蝠、浣熊、臭鼬或猫鼬等）传播。

犬咬伤是外科常见问题,正确的早期伤口处理、易感染伤口预防性应用抗生素、根据需要及免疫史进行狂犬病等疾病的预防是犬咬伤的基本处理原则。

二、犬咬伤的创口处理

对于有活动性出血的伤口应给予直接压迫止血,并应在伤口远端区域进行神经-血管评估。深及重要解剖结构的伤口应作为严重穿透伤处理。处理伤口不仅有利于保护重要解剖结构及功能恢复,而且是预防伤口感染、破伤风、狂犬病等的重要措施。临床上必须对犬咬伤的伤口处理高度重视,避免出现不必要的并发症。

(一)伤口冲洗和清洗

用肥皂水或其他弱碱性清洗剂和流动的清水交替清洗所有咬伤处约 15 min,然后用无菌纱布或脱脂棉将伤口处残留液吸尽。若清洗时疼痛剧烈,可给予局部麻醉,如条件允许可以使用专业清洗设备对伤口内部进行冲洗,以确保达到有效冲洗。最后,用生理盐水冲洗伤口,避免在伤口处残留肥皂水或其他清洗剂。

(二)消毒处理

彻底冲洗后,用稀碘伏或其他具有灭活病毒功能的医用制剂涂擦或清洗伤口内部,可以灭活伤口局部残存的狂犬病病毒。

(三)清创及扩创

犬咬伤伤口(尤其是撕裂伤)应清创去除坏死组织,必要时行扩创术。

(四)一期闭合伤口

闭合的方法因犬咬伤类型的不同而有差异:划伤及简单穿刺伤不需要一期闭合;单纯撕裂伤伤口可采取一期伤口缝合;如果有美观需要(如面部撕裂伤),也可以对这类伤口选择一期修复。缝合犬咬伤伤口时,需要进行充分冲洗、清创,如果可能的话避免深部缝合,同时给予预防性抗生素治疗以及密切随访。

(五)延迟闭合

对 6 h 以上的伤口或者易感体质患者(如免疫机能受损、无脾或脾功能障碍、静脉淤滞、糖尿病)的伤口等发生感染风险较高的伤口,不建议进行一期闭合。早期治疗中就必须进行伤口清洁和失活组织清创,将犬咬伤伤口开放引流,定时更换敷料,至受伤 72 h 以后,可视伤口情况行延迟闭合。

三、狂犬病的预防

(一)主动免疫预防

目前,我国使用的人用狂犬病疫苗均为经过浓缩、纯化的细胞培养疫苗。执行的人用狂犬病疫苗免疫程序有"五针法"(即 Essen 法,分别于第 0、3、7、14、28 天各肌内注射 1 剂)和"四针法"(即 Zagreb 法,执行 2、1、1 免疫程序,分别于第 0、7、21 天各肌内注射 2 剂、1 剂、1 剂)。关于人用狂犬病疫苗注射部位的选择,2 周岁及以上者选择三角肌,

2 周岁以下者选择大腿前外侧肌肉。狂犬病为高度危险的致死性疾病,暴露后进行人用狂犬病疫苗接种无任何禁忌。

(二)被动免疫预防

狂犬病被动免疫制剂的作用机制是在伤口局部浸润注射,以中和伤口经清洗、消毒后残留的病毒,产生局部免疫保护。目前,我国的狂犬病被动免疫制剂有人源狂犬病免疫球蛋白(通用名"狂犬病人免疫球蛋白")和马源狂犬病 F(ab)$_2$ 片段制剂(通用名"抗狂犬病血清")。狂犬病人免疫球蛋白和抗狂犬病血清的使用剂量分别为 20 IU/kg 体重和 40 IU/kg 体重。对于伤口多而严重的病例,被动免疫制剂剂量不足以浸润注射全部伤口,可以将其适当稀释,以满足全部伤口浸润注射的需要。

【典型病例】

病例简介:患儿女性,8 岁,主因"犬咬伤左面部 1 小时"入院。患儿入院前 1 小时不慎被自家小狗咬伤左面部致流血伴疼痛,当地诊所给予肥皂水、碘伏、过氧化氢溶液清洗后转诊入院。

入院诊断:犬咬伤,左面部撕咬伤。

诊疗经过:患儿入院后,立即给予注射狂犬病疫苗、狂犬病免疫球蛋白、破伤风免疫球蛋白等治疗,用过氧化氢溶液、生理盐水反复冲洗伤口,精细修剪后行一期整形缝合。术后给予患儿抗感染、换药治疗,住院 7 天痊愈出院(见图 5-3-1)。

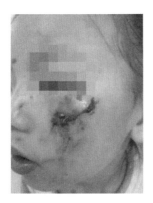 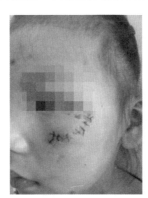 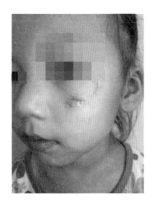

A.受伤后 1 小时　　　　　　B.缝合后 5 天　　　　　　C.拆线后 1 周

图 5-3-1　面部犬咬伤创面一期修复

第四节　结核杆菌感染创面

一、概述

目前,对于由结核分枝杆菌导致的感染创面,国际和国内医学界尚无标准性概念。

厦门大学医学院的贾赤宇教授团队根据创面形成的最初原因,结合最终的临床特点,提出了"结核性创面"的概念,即由结核分枝杆菌侵犯机体局部组织,导致受侵部位或邻近皮肤及皮下软组织坏死,最终导致皮肤破溃形成的创面。"结核性创面"属于较大的概念,泛指因结核分枝杆菌引发且最终导致的创面。

二、流行病学

结核病(tuberculosis,TB)由结核分枝杆菌复合群感染引起。近年来,结核病已被世界卫生组织列为主要的感染性疾病,据估计,全世界每年感染结核分枝杆菌的人数达800万。2015年,全世界约有1040万新发结核病病例,有140万人死于结核病,另外有40万人死于结核病和人类免疫缺陷病毒(HIV)引发的双重感染。

在肺外结核中,周围淋巴结结核、骨与关节结核、皮肤结核、胸壁结核等可因结核分枝杆菌感染,引起皮肤、皮下及软组织、骨、关节等的损害,最终导致形成结核性创面。有关研究称,我国每年约有10万患者因结核分枝杆菌感染引起机体皮下及皮肤软组织损害,部分会形成结核性创面。近年来,我国糖尿病患者合并结核病的发病率居世界首位。可以预见,未来结核性创面的发病率将进一步增加。

三、临床表现

患者早期的临床表现及创面形态多样,多无全身症状,可伴或不伴有午后低热、消瘦、食欲缺乏、全身乏力及夜间盗汗等结核中毒症状。局部可有溃疡、窦道、创面渗出物、术后创面不愈合等多种形式的表现。结核性创面多为单发创面,多发创面相对较少,部分创口周围皮肤红肿、有压痛。如果处理不当,常引起复发、迁延不愈,形成窦道及慢性溃疡。临床表现常不典型,容易误诊误治。

因为结核性创面是由结核分枝杆菌感染所致,故在发病后期,此类创面具有较为特殊的临床表现:①口小底大,皮肤破溃口一般较小,但皮下组织侵犯范围较大,累及的层次较深;②易侵犯骨质,如胸壁结核创面常累及胸骨,关节附近的创面常伴有骨结核或关节结核;③常形成多条窦道,轨迹曲折呈鼠洞状,可深达肌肉甚至骨面;④受累组织呈干酪样坏死,可伴有淡黄绿色脓性分泌物,无明显恶臭气味;⑤绝大多数创面有深部的明确的原发病灶,由于体位的因素,创面部位常比原发病灶的位置低。

四、诊断

结核性创面发病部位不固定,疾病初期多数患者无全身症状,单纯根据主诉、病史及临床表现难以对结核性创面进行确诊。诊断需要结合病史、创面临床特点(干酪样坏死、淡黄绿色脓性分泌物、鼠洞样窦道)、影像学特点、超声及实验室检查等资料综合判断。但是,由于结核性创面病史隐匿,初期临床症状不典型,容易同炎性肉芽肿病、肿瘤、慢性炎症等疾病混淆,且影像学检查亦难特异性地排除其他疾病,因此给诊断结核性创面带来了一定的困难,导致早期误诊率极高。现有的诊断手段有影像学检查、磁共振成像及三维重建,它们各有优势、相辅相成。

五、治疗

(一)传统治疗

结核性创面的传统治疗原则是在抗结核化疗的基础上,加上外科局部换药处理。在疾病早期局部组织坏死范围较小时,经过较长时间的处置会有一定疗效。但是,若病史较长、原发病灶较大、局部坏死组织范围较广、累及层次较深时,单纯依靠传统治疗手段就很难奏效了。在这种情况下,不仅病程迁延,而且病情往往会逐渐加重,严重影响患者的生存质量。

(二)清创手术＋负压封闭引流

处理结核性创面可采用清创手术＋负压封闭引流的方法。

1.清创手术

术前经窦道外口注入 1 mL 亚甲蓝溶液,以清晰显示病变范围及窦道走行。术中彻底切除窦道及其周围的失活组织,直至见到无亚甲蓝染色的正常组织。对合并骨质破坏者,用咬骨钳去除病变骨组织,切除物送病理学检查。创基采用体积分数 3% 的过氧化氢溶液及生理盐水反复冲洗。

2.负压封闭引流

放置海藻盐泡沫材料,充分填塞于创面腔隙内,留置冲洗管和引流管,使用生物半透性薄膜封闭。持续吸引 1～2 周,每 7 天更换一次敷料。

(三)创面覆盖

可根据患者的创面局部条件和术者的技术水平,选择合理的创面覆盖方法:若创基血运良好,肉芽红润,无明显水肿,可考虑中厚皮大张或者网状移植;若创面面积较大,创基血运一般,肉芽有轻度水肿,可考虑刃厚皮邮票状移植;若创基血运较差或有骨质外露,应考虑皮瓣覆盖;若清创后创面基底部缺损较大,需考虑肌瓣或真皮瓣填塞清创后造成的局部缺损,然后再用局部皮瓣覆盖创面。

选择皮瓣时,应优先考虑局部皮瓣,只有局部条件不允许时,才考虑远位皮瓣甚至游离皮瓣。即使由于病灶较小,直接拉拢缝合无明显张力,也不建议一期缝合,因为结核病灶很难确保一次清创彻底,一期缝合很容易导致局部创基感染。

六、研究进展

结核性创面大多属于散发,加上误诊、漏诊及就诊科室分散和不确定等因素,导致学术界对“结核性创面”的关注度一直较低,分析其缘由如下:①相比其他常见的创面类型而言,结核性创面发病率较低,不易引起人们的重视;②结核性创面对人类造成的危害较轻,发展也较为缓慢,且很多情况下不能及时确诊,往往被误认为是普通性质的创面;

③动物模型的复制非常困难,相应的基础研究不易进行;④结核分枝杆菌具有一定的传染性,人们对结核分枝杆菌存有一定的畏惧心理,研究环境的防护条件要求很高。

多年来,对结核性创面的研究几乎是一片空白。今后的发展趋势应该是应用高频超声、CT扫描和磁共振实时成像、三维重建精确显示创面的位置、大小、形态、内部结构以及与周围结构的关系,同时在基础研究方面对结核性创面的发生发展机制进行系统深入的研究。

第五节 非结核分枝杆菌感染创面

一、概述

非结核分枝杆菌(nontuberculous mycobacteria,NTM)是除结核分枝杆菌复合群和麻风分枝杆菌以外的其他分枝杆菌的统称。非结核分枝杆菌对不良环境有很强的抵抗力,可广泛存在于水(包括生活用水)、土壤、生物体表等各种环境中。目前我国已确定并命名的非结核分枝杆菌有190余种。

二、流行病学

因为NTM感染在我国并不强制报告,因此我国人群皮肤NTM感染的具体发病率和患病率尚不清楚。根据2010年全国第五次结核病流行病学调查的结果,NTM在分枝杆菌分离株中占22.9%,与1990年的4.9%和2000年的11.1%相比升高明显。皮肤NTM感染常发生于外伤、手术、美容、针灸、足疗、文身后,多与医源侵入性操作相关,这可能与NTM对氯、戊二醛、酒精、甲醛等医院常用消毒剂有较强的抵抗力有关;此外,免疫抑制状态下身体其他部位的NTM播散至皮肤也是近几年皮肤NTM感染的常见病因,如HIV感染、移植术后、使用免疫抑制剂、慢性肝肾疾病、糖尿病以及自身免疫性疾病等。

皮肤NTM感染的常见病原菌具有明显的地区差异性,我国以偶发分枝杆菌、脓肿分枝杆菌和海分枝杆菌为主,其他报道比较多的还有龟分枝杆菌、溃疡分枝杆菌、戈登分枝杆菌、鸟-胞内分枝杆菌等。

三、皮肤非结核分枝杆菌感染的诊断

外伤或手术创口部位皮肤出现非特异性感染性病变,在排除其他疾病并保证标本无污染的前提下,病变组织中NTM培养阳性即可诊断为皮肤NTM感染。不同NTM的药物敏感性和临床特征存在差异,故NTM感染确诊后,需进行菌种鉴定。当前,菌种鉴定的方法主要有传统细菌学鉴定法、菌体组成成分鉴定法和分子生物学方法。近年来，随着研究的深入，NTM中一些耐药性基因先后被发现，通过分子生物学手段检测NTM中相关基因来预测其耐药性将会在指导早期临床用药中发挥重要作用。

四、常见非结核分枝杆菌感染的临床表现和治疗

除溃疡分枝杆菌引起的"BRULI溃疡"和海分枝杆菌引起的"游泳池肉芽肿"外，大多数皮肤NTM病的临床表现和组织病理学表现缺乏特异性，主要病理学表现为慢性肉芽肿性病变和慢性非特异性化脓性炎症，临床可表现为丘疹、斑块、结节、毛囊炎、脓肿、蜂窝织炎、难以愈合的溃疡或者窦道等，大部分为单个局部的病变，少数免疫抑制的患者可为播散性病变。

（一）海分枝杆菌

海分枝杆菌的最适生存温度低于人体体温，故极少造成深部感染。大部分海分枝杆菌感染多位于上肢局部皮肤，且患者大都有水域活动或水生生物接触史，主要表现为继发于外伤皮损处单发或多发的孢子丝菌病样肉芽肿，可发展为结节性淋巴管炎、关节炎、腱鞘炎和滑囊炎。

海分枝杆菌对吡嗪酰胺和异烟肼耐药，对利福平、乙胺丁醇、大环内酯类、磺胺类较为敏感，一般推荐口服两种敏感抗生素至症状消除后1～2个月，总疗程为3～4个月。光动力治疗、电切治疗、X线治疗、冷冻治疗、局部高温治疗等也能取得良好效果。

（二）脓肿分枝杆菌

临床上分离得到的脓肿分枝杆菌一般是由脓肿亚种、马赛亚种和博莱亚种组成的复合菌群，故部分文献将其命名为"脓肿分枝杆菌复合群"。脓肿分枝杆菌属于快速生长分枝杆菌中毒力最强的一种，也是我国人群中肺NTM感染最常见的病原体。在免疫正常的个体中，皮损常表现为在手术或受伤部位形成柔软、波动、局限的皮下脓肿或结节；而在免疫抑制的个体中，病变则常为皮下多发脓肿且常合并肺部、淋巴结感染，患者往往全身症状严重且治疗困难。

脓肿分枝杆菌对一线抗结核药均耐药，通常只对克拉霉素、头孢西丁、阿米卡星、利奈唑胺和氯法齐明等敏感。脓肿分枝杆菌造成的皮肤软组织脓肿一般需要清创或者外科手术治疗，特别是由植入异物引起的感染，早期移除异物并彻底清创可明显减少细菌负荷。

（三）偶发分枝杆菌

偶发分枝杆菌所致的皮肤NTM感染大多发生于免疫力正常的青壮年身上，临床表现缺乏特异性，大都为创伤或手术部位的单一皮下结节，也可表现为丘疹、斑块、结节、毛囊炎、脓肿等。

偶发分枝杆菌对四环素类、大环内酯类、磺胺类、喹诺酮类等药物敏感，对利福平等一线抗结核药耐药。偶发分枝杆菌中的红霉素核糖体甲基化酶基因 *erm* 能够产生对大环内酯类药物的诱导耐药，不建议单用大环内酯类（如克拉霉素）治疗，应根据药敏结果至少选用2种敏感抗生素治疗4个月以上。对于局部病变者，联合局部手术治疗或局部

清创可以明显缩短治疗周期。笔者团队曾用光动力疗法联合抗生素成功治愈了一例抗生素治疗无效的双手多发分枝杆菌感染患者，在接受抗生素治疗的同时，接受光动力治疗一侧的症状改善明显优于未接受光动力治疗的一侧。在接受两次光动力治疗后，皮损缩小达 78.9%，出院后继续口服抗生素 1 个月达到完全治愈，随访无复发。

（四）龟分枝杆菌

龟分枝杆菌所致皮肤 NTM 感染的临床表现与脓肿分枝杆菌类似，为外伤或手术部位的皮肤软组织脓肿或结节，在免疫抑制的个体中可引起播散性病变，但龟分枝杆菌引起的肺病较少见，极少数免疫抑制个体的皮肤可出现孢子丝菌样病变。

龟分枝杆菌对克拉霉素、妥布霉素、利奈唑胺和亚胺培南敏感，对于一线抗结核药以及头孢西丁耐药。需要注意的是，龟分枝杆菌是快速生长分枝杆菌（rapidly growing mycobacteria，RGM）中唯一一种氨基糖苷类不首选阿米卡星的菌种。单纯的龟分枝杆菌皮肤病应根据体外药敏试验结果，至少选用 2 种敏感药物，治疗 4 个月以上。若形成脓肿或病变范围较大时，可联合外科手术或局部清创进行处理。

（五）溃疡分枝杆菌

溃疡分枝杆菌引起的相关疾病是继结核病和麻风病后第三常见的分枝杆菌病，主要发生在非洲和澳大利亚。除了一般认为的通过直接接触传播外，一些研究指出，溃疡分枝杆菌也可通过一些水生节肢动物的叮咬传播。与其他 NTM 不同，溃疡分枝杆菌可以分泌分枝杆菌内酯（mycolactone），这种毒素可引起组织细胞坏死和免疫细胞抑制等，故皮肤溃疡分枝杆菌病可以在极少疼痛和无发热的情况下进展。

溃疡分枝杆菌对氟喹诺酮类、大环内酯类和利福平敏感，对乙胺丁醇、异烟肼耐药。手术治疗已不作为常规治疗手段，只有不能耐受抗生素或抗生素连用 4 周未明显缓解、存在广泛皮肤或软组织坏死时才考虑手术清创。

五、总结和展望

总之，皮肤 NTM 感染的临床表现和病理改变多不典型，缺乏特异性。当前，大部分医疗机构缺乏对 NTM 的快速检测及精确鉴定能力，误诊漏诊的报道仍不少见。NTM 的耐药机制复杂多样，实际治疗结果往往与药敏试验并不一致，是否存在新的耐药机制以及不同耐药机制之间的互相作用仍有待进一步探索。目前，皮肤 NTM 感染缺乏标准诊疗方案或多中心大样本的临床用药试验，很多治疗方案多参照肺 NTM 感染的治疗方案，存在治疗周期长、不良反应多、患者依从性差等问题。对于皮肤 NTM 感染诊疗的研究仍有很长的一段路要走。

【典型病例】

病例简介：患者女性，38 岁，主因"注射美容后面部反复肿胀，破溃半年余"入院。患者约半年前于某机构行面部注射美容操作（患者自诉为液态线雕，具体药物及用量不详），注射后下颌缘、双侧发际线等多处针孔周围逐渐形成皮下硬结，无法自行消退。此后自行口服异烟肼、克拉霉素、利福喷汀胶囊及盐酸乙胺丁醇等药物，并于注射机构及当地多所医院多次行切开引流术,引流物送培养,多次培养阴性,其中一次分泌物培养结果为龟分枝杆菌脓肿亚种。此后双侧发际线等处肿块逐渐消退,但左侧下颌缘针孔处反复形成肿块,遂来某医院就诊,门诊以"面部软组织感染"收住院。

入院诊断:面部软组织感染。

诊疗经过:入院后完善围手术期检查,于入院第 3 天行"左下颌慢性溃疡清创术",手术顺利,术后给予抗感染、创面处理等治疗,创面分泌物细菌培养提示脓肿分枝杆菌。于住院第 11 天闭合伤口,住院第 12 天痊愈出院(见图 5-5-1)。

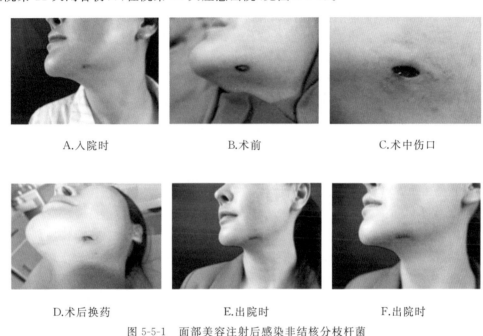

| A.入院时 | B.术前 | C.术中伤口 |
| D.术后换药 | E.出院时 | F.出院时 |

图 5-5-1 面部美容注射后感染非结核分枝杆菌

第六节 其他感染创面

一、痛风溃疡感染创面

(一)概述及流行病学

痛风溃疡感染创面属于一类特殊的代谢相关的难愈创面,又名痛风性溃疡。痛风性溃疡的流行病学资料目前缺乏完整统计,据近年来的调查显示,美国痛风发病率在 2007~2010 年约为 3.76%,2012 年英国痛风发病率约为 2.49%。我国痛风发病率为 1%~3%,并呈逐年上升趋势,男性高于女性,城市高于农村,沿海高于内陆,有 12%~35% 的痛风患者在全身不同部位会形成痛风石。

(二)临床表现

尿酸钠晶体沉积于关节处、关节周围组织或软组织即形成痛风石,痛风石凸出于皮肤表面,在摩擦、压力、低温、创伤等内外因素的长期作用下,导致覆盖于痛风石表面的组织破裂,脓性分泌物持续溢出,形成慢性溃疡。这类患者在临床上存在以下特点:①关节疼痛间歇性发作;②创面周围红肿明显,白色脓性分泌物持续溢出并伴有恶臭;③具有长期的痛风病史,伴有痛风既往史或目前处于慢性痛风状态,高尿酸血症未得到良好控制;④伴有不同程度的关节肿大、关节畸形、功能活动受限;⑤常规清创之后,脓性分泌物仍然反复渗出;⑥常伴有糖尿病、高血压、心血管疾病、外周性水肿等并发症,进一步阻碍了创面愈合;⑦创面暴露易引发感染,以金黄色葡萄球菌和铜绿假单胞菌为主。

(三)检查及诊断

痛风性溃疡的诊断需要结合创面临床特点(白色脓性分泌物持续溢出并伴有恶臭),同时进行生化检查及病理学检查,通常易于诊断。痛风性溃疡患者通常由于药物使用不当或不规律用药导致血清尿酸值不稳定,生化显示血清尿酸值高于正常范围(6.8 mg/dL),同时白细胞及 C 反应蛋白等炎症指标升高。活检组织检查可见真皮中有嗜酸性物质沉积,伴有慢性肉芽肿性炎症,即尿酸钠晶体周围伴有上皮样细胞和多核巨细胞,尿酸钠结晶在偏光显微镜下可见明显负性双折射性。

(四)治疗

痛风性溃疡是慢性痛风患者的常见并发症,临床医生常常忽略其具有慢性创面难愈合的特性,仅仅解决全身或局部的影响因素,而不对其进行有针对性的治疗。在这种情况下,痛风性溃疡的愈合就会十分缓慢与困难。对于痛风性溃疡的治疗,必须综合考虑整体与局部因素,用降尿酸药物配合局部保守治疗或外科治疗,同时注意改善生活方式。

(五)总结

痛风性溃疡具有复杂的病理生理机制及严重难愈性特征,即使在痛风控制良好的情况下,也无法确保溃疡在短时间内完整修复重建,这始终是临床医生所面临的一大棘手问题。为了更好地加强对该类难愈性创面的管理,有必要加强针对痛风性溃疡的基础研究及临床治疗研究。

【典型病例 1】

病例简介:患者男性,57 岁,主因"双足肿胀疼痛伴破溃 23 天"入院。患者有痛风病史 20 余年,未予以正规治疗,2013 年曾因膝关节及肘关节多处破溃行关节镜取痛风石手术;近来患者双足胀痛显著,入院前 23 天双足先后破溃,流出白色泥沙样液体,伴臭味,双足疼痛,行走受限,遂以"双足痛风性溃疡伴感染"收住院。

入院诊断:双足痛风石(破溃伴感染),糖尿病。

诊疗经过:入院后完善围手术期检查,于入院次日行"双足痛风创面扩创术＋异体皮移植术",手术顺利,术后给予控制感染、创面处理、控制血糖等治疗。入院第 20 天行"双足痛风性溃疡扩创植皮＋头皮取皮术",术后抗感染,消肿止疼,监测血糖,创区定期换药清创,皮片顺利成活。患者住院第 41 天痊愈出院(见图 5-6-1)。

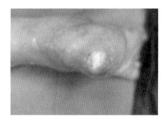
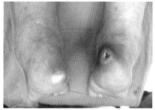
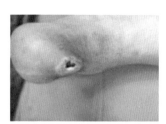

A.入院时双足跟情况

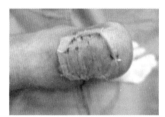
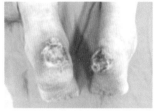
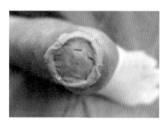

B.扩创＋异体皮覆盖创面

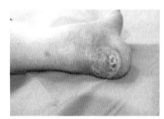
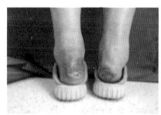
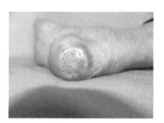

C.痊愈后

图 5-6-1 足底痛风性溃疡慢性创面修复

二、自身免疫性疾病创面

（一）概述

自身免疫性疾病（autoimmune diseases）是指机体对自身抗原发生免疫反应而导致自身组织器官损害和相应功能障碍，并以此为主要发病机制的一类疾病。许多疾病相继被列为自身免疫性疾病，多数患者体内可检测到自身抗体，但自身抗体的存在与自身免疫性疾病并非两个等同的概念。自身抗体可存在于无自身免疫性疾病的正常人（特别是老年人）体内，如抗甲状腺球蛋白、甲状腺上皮细胞/胃壁细胞的细胞核 DNA 抗体等，也可存在于慢性感染、肿瘤患者体内，因此只有自身免疫反应导致的组织器官损害和相应功能障碍才能称为自身免疫性疾病。有时，受损或抗原性发生变化的组织可激发自身抗体的产生，如心肌缺血时，坏死的心肌可导致形成抗心肌自身抗体，但此抗体并无致病作用，是一种继发性免疫反应。要确定自身免疫性疾病的存在，一般需要根据以下三点：

①有自身免疫反应的存在;②排除继发性免疫反应的可能;③排除其他病因的存在。

自身免疫性疾病分为器官特异性自身免疫性疾病和全身性自身免疫性疾病两大类。器官特异性自身免疫性疾病的病变局限于某一特定器官,如桥本甲状腺炎(Hashimoto thyroiditis/toxicosis)和胰岛素依赖型糖尿病(insulin-dependent diabetes mellitus,也称1型糖尿病,type 1 diabetes mellitus)等。全身性自身免疫性疾病又称系统性自身免疫性疾病,患者的病变常累及多个器官和组织,如系统性红斑狼疮(systemic lupus erythematosus,SLE)和系统性血管炎(systemic vasculitis)等。

(二)流行病学

在全球范围内,自身免疫性疾病的总体发病率和患病率分别为0.09％和7.6％～9.4％。因病种不同,自身免疫性疾病的发病率和患病率均存在较大差异。系统性红斑狼疮和类风湿关节炎是常见的自身免疫性疾病,在全球范围内的患病率分别约为0.02％和0.5％,在我国的患病率分别为0.03％～0.04％和0.35％。

自身免疫性疾病的患病率存在明显的性别差异。在系统性红斑狼疮、甲状腺炎、硬皮病和干燥综合征患者中,女性患者占该病患病总人数的85％以上;在1型糖尿病患者中,男女患病比例无明显差异;而在其他自身免疫性疾病中(如强直性脊柱炎),男女患者的性别比约为2:1。

(三)病因

机体免疫系统具有识别"自己"与"非己"抗原物质的能力。正常情况下,免疫系统对自身抗原不产生或只产生极微弱的免疫应答反应,这种现象称为免疫耐受。当机体免疫耐受功能受到破坏时,免疫系统在体内产生针对自身组织成分的抗体或致敏淋巴细胞,造成自身组织损伤和相应功能障碍,导致疾病发生。自身免疫性疾病的确切病因目前尚不清楚,多数学者认为,在多种致病因素作用下,机体免疫耐受状态被破坏导致持久而过度的自身免疫反应。

(四)治疗

患者病情处于活动期时应注意休息,必要时卧床休息。由于多数自身免疫性疾病需要应用糖皮质激素治疗,可能导致类固醇糖尿病、高血压、骨质疏松等,因此患者饮食应低糖、低脂、低盐,并注意饮食卫生及个人卫生,防止感染。伴有雷诺(Raynaud)现象的患者应注意保暖,尽量避免暴露在寒冷环境中,避免使用能够诱发或加重血管痉挛的药物。

自身免疫性疾病的治疗包括一般治疗(如抗炎及免疫抑制治疗、扩血管治疗等)和特殊治疗(如血浆置换与免疫吸附、干细胞移植等)。此外,针对合并创面较严重的患者,药物及普通治疗效果不佳时,可以配合手术清创的方式修复破溃的创面,同时加强内科药物治疗,达到内外兼治的效果。

【典型病例2】

病例简介:患者男性,47岁,主因"右足破溃12年,进行性加重20天"入院。患者12年前因右足瘙痒,抓挠致右足背皮肤破损,未给予特殊处理,伤口周围红肿,破溃范围增大,于外院行"右足背清创植皮术",术后术区破溃,后自行换药,期间脊柱、足趾关节间断性疼痛;9年前再次在外院行创面清创植皮术,皮片未成活。近来患处反复破溃感染,20天前加重,为求进一步诊治来某医院就诊,门诊以"右足背皮肤慢性溃疡,强直性脊柱炎"收住院。

入院诊断:右足背皮肤慢性溃疡,强直性脊柱炎。

诊疗经过:入院后完善检查,行下肢血管彩超及X线片检查,明确有无骨髓炎及血管通畅情况,行相关激素检查,排除手术禁忌,创面清创换药,分泌物培养提示绿脓杆菌感染。伤口床准备,于入院5天后行"右足背溃疡扩创术",术后给予抗感染、换药治疗,病程中给予负压引流+扩创+异体皮覆盖+植皮术+定期规律换药,病情反复。患者住院第265天痊愈出院(见图5-6-2)。

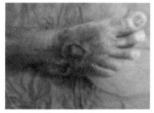
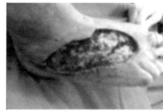
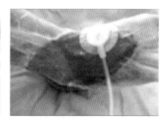

A.入院时创面+VSD

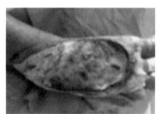
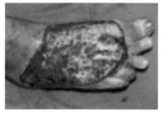
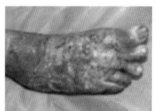

B.异体皮覆盖+创面床准备

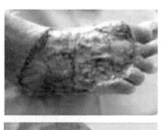
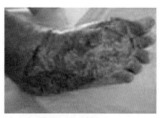
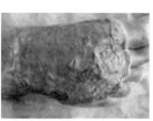
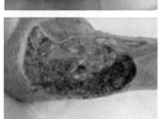
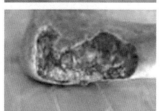
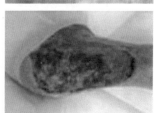

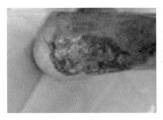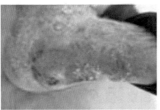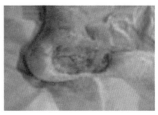

C.创面植皮＋多次换药＋出院时创面

图 5-6-2　下肢自身免疫性疾病慢性溃疡修复

（贾赤宇）

参考文献

［1］杨彩哲.创面的内科治疗［M］.郑州：郑州大学出版社,2020.

［2］《非新生儿破伤风诊疗规范(2019 年版)》编写审定专家组,《外伤后破伤风疫苗和被动免疫制剂使用指南(2019 年版)》编写审定专家组.非新生儿破伤风诊疗规范(2019 年版)［J］.中华急诊医学杂志,2019,28(12):1470-1475.

［3］高薇,王洪生.皮肤非结核分枝杆菌病治疗进展［J］.中国麻风皮肤病杂志,2019,35(1):61-64.

［4］洪广亮,卢才教,赵光举,等.创伤弧菌脓毒症诊疗方案(2018)［J］.中华急诊医学杂志,2018,27(6):594-598.

［5］李欣影,严彩丽,钟慧婷.手术切口非结核分枝杆菌感染 1 例［J］.中国感染控制杂志,2014,13(9):568-570.

［6］路杰,崔凌凌,李长贵.原发性痛风流行病学研究进展［J］.中华内科杂志,2015,54(3):4.

［7］岳陈达,谭杨,杨涛,等.皮肤非结核分枝杆菌病诊治进展［J］.中国热带医学,2021,21(2):191-196.

［8］中国创伤救治联盟,北京大学创伤医学中心.中国破伤风免疫预防专家共识［J］.中华外科杂志,2018,56(3):161-167.

［9］中国医师协会急诊医师分会,中国人民解放军急救医学专业委员会,北京急诊医学学会,等.成人破伤风急诊预防及诊疗专家共识［J］.解放军医学杂志,2018,43(12):991-1001.

［10］中国医师协会急诊医师分会,中国人民解放军急救医学专业委员会,北京急诊医学学会,等.中国犬咬伤治疗急诊专家共识(2019)［J］.临床急诊杂志,2019,20(9):665-671.

第六章　创烧伤后瘢痕形成机制

瘢痕是组织创伤修复的一种结果,是机体所有损伤发生后最常见的并发症。大部分修复的结果是生理性瘢痕,往往没有明显的临床症状。但是,有些修复过程因创伤、感染及个体差异等因素的影响,会导致形成病理性瘢痕(pathological scar),主要分为增生性瘢痕(hyperplastic scar)和瘢痕疙瘩(keloid)。病理性瘢痕是一类以成纤维细胞异常增殖并分泌大量胶原为主要特征的皮肤纤维化疾病,其在功能和外观上都会给患者的身心健康带来一定的危害。

第一节　瘢痕的临床表现、分类及分期

一、瘢痕的临床表现和分类

病理性瘢痕通常继发于烧伤、外伤以及外科手术,是一种真皮纤维增生性疾病,主要特点为细胞外基质异常聚集。愈合过程中的增生期延长会导致胶原蛋白、弹性蛋白、α-平滑肌肌动蛋白(α-smooth muscle actin,α-SMA)、纤连蛋白持续表达,形成突出于创烧伤表面的无功能组织,对患处局部的外观和功能产生极大的负面影响。

根据瘢痕的临床表现、组织学形态和形态学区别,临床上将其分为表浅性瘢痕(superfacial scar)、增生性瘢痕(hypertrophic scar)、萎缩性瘢痕(atrophic scar)、挛缩性瘢痕(contracted scar)、痤疮瘢痕(atrophic acne scars)、瘢痕疙瘩和瘢痕癌(scar carcinoma)等类型。

(一)表浅性瘢痕

表浅性瘢痕多因皮肤受轻度擦创伤,或由于浅Ⅱ度灼伤,或皮肤受表浅的感染后而形成,一般累及表皮或真皮表层。

表浅性瘢痕的临床表现:瘢痕表面粗糙,有时有色素改变;局部平坦、柔软,有时与周边正常皮肤界限不清;一般无功能障碍,不需要特殊处理。

（二）增生性瘢痕

凡损伤累及真皮深层，如深Ⅱ度以上灼伤、切割伤、感染、切取中厚皮片后的供皮区等，均可能形成增生性瘢痕。

增生性瘢痕的临床表现：瘢痕明显高于周围正常皮肤，局部增厚变硬。在早期因有毛细血管充血，瘢痕表面呈红色、潮红或紫色，此期痒和痛为主要症状，甚至可因搔抓而致表面破溃；经过相当一段时间后，充血减少，表面颜色变浅，瘢痕逐渐变软、平坦，痒痛减轻以致消失，该增生期的长短因人和病变部位的不同而不同。一般来说，儿童和青壮年增生期较长，而 50 岁以上的老年人增生期较短；发生在血供比较丰富部位（如颜面部）的瘢痕增生期较长，而发生在血供较差部位（如四肢末端、胫前区等）的瘢痕增生期较短。增生性瘢痕虽可厚达 2 cm 以上，但与深部组织粘连不紧，可以推动，与周围正常皮肤一般有较明显的界限。增生性瘢痕的收缩性比挛缩性瘢痕更小，因此，发生于非功能部位的增生性瘢痕一般不致引起严重的功能障碍，而关节部位大片的增生性瘢痕由于其厚硬的"夹板"作用，妨碍了关节活动，可导致关节功能发生障碍。位于关节屈面的增生性瘢痕在晚期可发生明显的收缩，从而产生诸如颌颈粘连等明显的功能障碍。

（三）萎缩性瘢痕

萎缩性瘢痕的损伤累及皮肤全层及皮下脂肪组织，可发生于大面积Ⅲ度灼伤、长期慢性溃疡愈合后，以及皮下组织较少的部位（如头皮、胫前区等）受到电击伤后。

萎缩性瘢痕的临床表现：瘢痕坚硬、平坦或略高于皮肤表面，与深部组织如肌肉、肌腱、神经等紧密粘连。瘢痕局部血液循环极差，呈淡红色或白色，表皮极薄，不能耐受外力摩擦和负重，容易破溃而形成经久不愈的慢性溃疡。如长期时愈时溃，则晚期有发生恶变的可能，病理上多属鳞状上皮癌。萎缩性瘢痕具有很大的收缩性，可牵拉邻近的组织、器官，造成严重的功能障碍。

（四）挛缩性瘢痕

挛缩性瘢痕是以肢体或器官功能受到的影响而划分的一类瘢痕，多见于较大面积的烧伤肉芽创面愈合后，瘢痕深而厚，范围较大，也可见于外伤较深且跨越关节部位的直线瘢痕。

挛缩性瘢痕的临床表现：患处不仅有明显的功能障碍，还存在明显的外观改变。瘢痕由于自身收缩和增生造成关节活动受限、器官变形和移位畸形，如关节部位形成蹼状瘢痕，关节伸展受限；又如手背增生性瘢痕，既有增生又有挛缩，长期病变可造成骨骼、肌肉、神经、血管发育畸形。因此，对此类瘢痕应早期进行治疗。

（五）痤疮瘢痕

痤疮瘢痕是一种常见的影响患者容貌及心理的皮肤疾病，是青春期常见面部皮肤病——痤疮的常见并发症。痤疮瘢痕产生的主要原因是真皮组织受损，而新生的结缔组织生长让原来有序、整齐的胶原纤维产生错乱、萎缩、挤压、断裂，使新产生的皮肤出现凹凸不平、色素异常的现象。

痤疮瘢痕的临床表现：痤疮瘢痕多长在下颌两侧或前胸及后背，散在分布，多见于青年男性。非瘢痕体质痤疮患者痤疮感染消失后，往往留下凹陷性瘢痕和色素沉着；而瘢痕体质患者则很容易形成瘢痕疙瘩。有些较严重的痤疮在创伤愈合过程中引起受累区域胶原组织破坏，从而导致皮肤表面凹陷，形成面部萎缩性瘢痕。

（六）瘢痕疙瘩

瘢痕疙瘩具有明显的个体差异，大部分瘢痕疙瘩发生在局部损伤一年后，包括外科手术、撕裂伤、文身、灼伤、注射、动物咬伤、疫苗接种、粉刺及异物反应等，许多患者的原发病史可能已被忘记。

瘢痕疙瘩的临床表现：不同患者的差异较大，一般表现为高出周围正常皮肤的、超出原损伤部位的持续性生长肿块，扪之较硬，弹性差，局部痒或痛，早期表面呈粉红色或紫红色，晚期多呈苍白色，有时有过度色素沉着，与周围正常皮肤有较明显的界限。病变范围大小不一，从直径 2～3 mm 的丘疹样到手掌大小的片状。瘢痕疙瘩的形态呈多样性，可以是较为平坦的、有规则边缘的对称性突起，也可以是不平坦的、具有不规则突起的高低不平的团块，有时甚至像蟹足样向周围组织浸润生长（又称"蟹足肿"），其表面为萎缩的表皮，但耳垂内瘢痕疙瘩的表皮可以接近正常皮肤。大多数病例为单发，少数病例呈多发性。瘢痕疙瘩在损伤后几周或几个月内迅速发展，可以持续性连续生长，也可以在相当长的一段时期内处于稳定状态。病变内可因残存的毛囊腺体而产生炎性坏死，或因中央部缺血导致液化性坏死。瘢痕疙瘩一般不发生挛缩，除少数关节部位引起轻度活动受限外，一般不引起功能障碍。瘢痕疙瘩一般不能自行退化，偶有报道称病变在绝经期后退化，其退化与病程、部位、病因或症状无关。瘢痕疙瘩的恶变曾有过报道，但发生率很低。

（七）瘢痕癌

瘢痕癌是由各种原因所致皮肤瘢痕或瘢痕疙瘩发生癌变而形成的皮肤癌。瘢痕癌是在瘢痕或瘢痕疙瘩形成的基础上，短则几年、长则几十年逐渐病变发展而成，多由于瘢痕奇痒而挠抓、摩擦致瘢痕破损和糜烂，形成经久不愈的溃疡恶变而成。

瘢痕癌的临床表现：瘢痕癌变的潜伏期较长，其恶变几乎无不经过创面反复发生溃疡且经久不愈的慢性溃疡阶段。如果瘢痕区过敏和奇痒，反复溃破、经久不愈，且溃疡分泌物多、恶臭，触之易出血，外观如火山样或菜花样，伴明显的坏死、感染等，就需要及时行病理检查，但需与溃疡感染相区别。

二、瘢痕的临床分期

瘢痕的病程可分为增生期、成熟期与消退期，一般增生期可长达 3 个月至半年，增生期瘢痕组织会发红、瘙痒，可能也会高出皮肤表面，继而进入成熟期。当瘢痕开始变软、颜色变淡之后就转入消退期，此时瘢痕颜色变暗，由鲜红色逐渐变成暗红色，逐渐接近正常皮肤的颜色，高度也逐渐降低，质地逐渐变软。

增生性瘢痕的临床分期有增生期、衰退期和成熟期。

（一）增生期

增生期始于瘢痕形成的早期 1～3 个月，持续 3～6 个月，少数可持续 1～2 年，极个别的可持续数年。临床特征为局部肿胀充血，逐渐增厚，高出体表，凸出表面，外形不规则，表面呈红色，毛细血管肉眼可见；质地坚韧，有痛、痒感觉，温度增高、情绪激动或食辛辣刺激食物后加重。增生期的瘢痕不宜手术治疗，多以压力疗法、药物外用、理疗激光等非手术治疗方法来预防和治疗。

（二）衰退期

衰退期始于瘢痕形成后 3 个月至 1 年，增生期持续时间长者可自 1 年或 2 年后开始，此期需 6 个月至 1 年。临床特征为瘢痕由活跃增生期转而衰退，高度或厚度逐渐减小，硬度也开始向软转化，颜色由红色向紫色、褐色、暗红色转变，瘢痕表面的毛细血管扩张消失，痒痛症状逐渐减轻、消退。此期瘢痕仍然不稳定，不是最佳手术时期，主张通过非手术治疗方法继续治疗，但若影响功能活动，尤其是涉及五官及小关节等活动部位时可以考虑手术治疗。

（三）成熟期

成熟期也称静止期，多在瘢痕形成 1 年后开始，少数患者自 2～3 年后开始，可持续数年或数十年。临床特征为瘢痕老化稳定，不再继续增生，无明显变化，一般维持减退后的厚度和硬度不变，但此期的瘢痕一般仍高于皮肤，质地稍硬于周围皮肤，颜色暗褐色或接近周围正常皮肤颜色，痒、痛症状完全消失，瘢痕与基底和周围皮肤边界清楚。此期是瘢痕的最佳手术时期。

第二节　创烧伤后瘢痕组织形成的细胞

伤口愈合经历三个动态且相互关联的阶段，即炎症期、增生期（随着肉芽组织的发展）、成熟和瘢痕形成的重塑期，这些阶段在时间上相互重叠。瘢痕组织形成中的细胞主要包括成纤维细胞、肥大细胞和巨噬细胞。

一、成纤维细胞（fibroblast，FB）

成纤维细胞是一种多形性细胞，在静息状态下一般称为纤维细胞。研究表明，在机体正常发育过程及创伤修复过程中，胶原几乎都由成纤维细胞合成。成纤维细胞在创面形成后的第 3 天出现，随后迅速增多，由比较原始的中胚叶细胞受激发后分化形成，向创面游走、移动、增殖，并开始合成胶原和黏多糖。成纤维细胞产生胶原和黏多糖（糖胺聚糖）的功能是相互独立的。

肉芽组织中的成纤维细胞被激活后称为肌成纤维细胞。这些肌成纤维细胞负责合成和沉积细胞外基质成分，逐渐取代临时基质。肌成纤维细胞也表现出收缩特性，在肉芽组织的收缩、牵引和成熟中起主要作用。此外,肌成纤维细胞过多是导致过度瘢痕形成的主要机制。阻断促生存的机制,特别是与机械环境相关的机制,并改变肌成纤维细胞表型以获得能够重塑细胞外基质过度沉积的细胞,无疑是开发瘢痕治疗方案的新途径。

二、肥大细胞(mast cell，MC)

肥大细胞的数量或活性与成熟组织中的瘢痕和纤维化有关。与正常皮肤或正常瘢痕相比,肥大性瘢痕(来自人类和动物模型)和人类瘢痕疙瘩中的肥大细胞数量显著增加。肥大细胞的颗粒成分在免疫应答及炎症反应方面起重要作用,可增高血管通透性,引起充血、瘙痒和疼痛。与正常个体比较,患者血液中组胺水平增高,瘢痕组织中肥大细胞数量增多,这些肥大细胞可释放组胺等瘙痒介质,引起瘙痒。一般认为,瘢痕局部血液循环减少、肥大细胞减少和血清组胺水平下降可使瘢痕变软、变白,同时瘙痒和其他不适也可减轻。研究表明,肥大细胞可以通过多种机制促进瘢痕组织的产生,包括肥大细胞对成纤维细胞的旁分泌、间接影响和直接影响。

三、巨噬细胞(macrophages，Mφ)

巨噬细胞起源于血液中的单核细胞,机体皮肤受到创伤后,血液中的单核细胞在多种炎症介质的趋化下,继血小板、中性粒细胞后很快到达创伤局部,并被激活转化为巨噬细胞。巨噬细胞一方面作为炎症阶段主要的吞噬细胞,负责清除损伤细胞和病原体等;另一方面释放多种生物活性物质和酶类。其中,生物活性物质包括多肽生长因子(如转化生长因子)、白介素、肿瘤坏死因子、血小板衍生生长因子和胰岛素样生长因子等,酶类包括胶原酶、弹性蛋白酶、纤溶酶原激活剂等,这些物质对创伤愈合及瘢痕形成都有重要的调控作用。

第三节　细胞外基质在瘢痕形成中的作用

瘢痕的病理基础是修复过程中,以成纤维细胞为主的修复细胞过度合成胶原、纤维连接蛋白及糖蛋白等细胞外基质,以及这些基质降解、塑形不足的过程。是否产生增生性瘢痕以及其增生程度如何,取决于细胞外基质的合成与降解这一平衡是否被打破及其程度。

一、瘢痕中细胞外基质成分的差别

正常皮肤含有胶原纤维、弹力纤维及网状纤维。胶原纤维较细,直径 $0.5\sim12~\mu m$,交织成网。创伤愈合后,正常瘢痕中胶原纤维束界限清楚、结构规整,排列与表面皮肤平行,网状纤维明显增多并与胶原纤维嵌合,弹力纤维减少或消失;增生性瘢痕的胶原纤维呈扁平状,直径可达 75 μm,界限不清楚,排列不规则,长短不一,有较多短纤维,还有旋涡状或结节样结构,但大多数纤维仍与表面皮肤平行;瘢痕疙瘩中胶原纤维粗大,散乱而不成束状,排列极不规则,与表面皮肤不平行,含有较多粗大、脆性的透明样胶原纤维,有较多结节样结构。

以上结构在扫描电镜下才能将增生性瘢痕与瘢痕疙瘩区别开来,在光镜下则很难区分。正常皮肤中,Ⅰ型胶原占 80%～85%,Ⅲ型胶原占 15%～20%,年幼者体内Ⅲ型胶原含量相对略高;而在增生性瘢痕中,Ⅲ型胶原占比高达 30% 以上,增生早期最高,随着瘢痕的逐渐软化而慢慢趋于正常。

增生性瘢痕和瘢痕疙瘩中,纤维连接蛋白多糖的含量均有明显增加。瘢痕疙瘩中,黏蛋白状基质成分更加丰富,尤其是在其结节状结构中。在蛋白多糖的多种成分中,各种成分的变化也不尽相同。增生性瘢痕中,胶原酶活性较正常皮肤中明显增高,瘢痕疙瘩中胶原酶的活性更高。此外,在病理性瘢痕中,出现了正常组织中没有的血清蛋白酶抑制剂 α_1 抗胰蛋白酶和 α_2 巨球蛋白。

二、瘢痕中基质成分变化的病理基础

创伤后,血小板立即脱颗粒并激活补体,形成凝血块止血并成为后期修复的支架。血小板脱颗粒时,释放并激活一系列细胞因子,包括 EGF、IGF-I、PDGF、TGF-β,这些细胞因子趋化、聚集中性粒细胞、巨噬细胞、肥大细胞、内皮细胞及成纤维细胞,而局部的吞噬作用、细胞因子的释放及肉芽组织的形成又需要炎症细胞的增殖与分化。

在创烧伤等严重创伤或感染时,炎症反应严重且时间延长,增加了纤维源性细胞因子,如 TGF-β 和 IGF-I 的释放及活性作用,也就增加了发生增生性瘢痕的可能性。肉芽组织的形成及塑形需要细胞外基质降解及合成达到平衡才能实现理想的愈合。细胞外基质的主要成分是以成纤维细胞为主的细胞合成并分泌的胶原、纤维连接蛋白及蛋白多糖(主要有透明质酸、硫酸软骨素、硫酸皮肤素等),而细胞外基质的降解主要是由巨噬细胞、肥大细胞、内皮细胞及成纤维细胞分泌的胶原酶、糖蛋白酶和其他蛋白酶完成的。成纤维细胞过度合成胶原、纤维连接蛋白及糖蛋白,以及这些基质成分的降解、塑形不足,均可导致病理性瘢痕的发生。

虽然病理性瘢痕中胶原酶的活性比正常皮肤中的高,但仍比胶原合成的增高倍数低,且胶原酶对胶原发挥降解作用还受到多种因素的限制,其中,蛋白多糖的作用得到了研究者的极大重视。另外,增生性瘢痕及瘢痕疙瘩中存在 α_1 抗胰蛋白酶和 α_2 巨球蛋白等血浆蛋白,这些血清蛋白酶抑制剂可以阻止结缔组织的降解。

三、瘢痕中细胞外基质代谢的调控

细胞外基质的代谢是一个连续、复杂的过程,受多种因素调节,其中任何一个或多个

环节调节失衡,均可导致病理性瘢痕的产生和发展。随着细胞培养技术及分子生物学技术的发展,各种细胞因子在病理性瘢痕形成中的作用及其基因表达水平的改变正不断被揭示。细胞外基质的合成主要受纤维源性细胞因子的调控,包括 PDGF、IGF-I、TGF-β、bFGF,其中最受瞩目的是 TGF-β。TGF-β 通过增加胶原、纤维连接蛋白、糖胺聚糖的合成,增加蛋白酶抑制剂(金属蛋白酶 I、金属蛋白酶 II 和 α_2 巨球蛋白)的含量以减少蛋白酶的作用,从而加速组织修复,其主要作用是促使胶原成分大量合成。但当严重创伤、反复感染等使 TGF 大量分泌、持续存在时,便会引起细胞外基质过度沉积,导致病理性瘢痕的发生。PDGF 通过刺激巨噬细胞及成纤维细胞大量增殖,诱导其他细胞因子的释放,放大急性炎症反应,并直接刺激糖胺聚糖的大量生成。IGF 可以促进成纤维细胞中 I、III 型前胶原 mRNA 的表达增加,并直接减少胶原酶的释放,从而促进病理性瘢痕的产生。

第四节　炎症免疫因素对创烧伤后瘢痕形成的作用

增生性瘢痕,特别是瘢痕疙瘩被切除后迅速复发并继续增大的现象,与机体的炎症免疫反应十分相似,即机体暴露在某抗原下致敏产生免疫记忆,当再次与原抗原接触后,就会激活体液免疫和细胞免疫,发生迟发型超敏免疫反应。瘢痕组织中的胶原纤维周围有大量免疫球蛋白(如 IgG、IgA、IgM、IgE)沉积,局部免疫反应在病理性瘢痕的形成中起着重要的作用。细胞炎症免疫反应是伤口愈合中调节细胞外基质合成的主要因素,瘢痕疙瘩组织中有大量白细胞浸润,组织中趋化因子含量增加,树突状细胞表达趋化因子受体也增加。大量研究表明,这些因素在创伤愈合及瘢痕形成中发挥着非常重要的作用。

一、参与瘢痕形成免疫反应的细胞

参与瘢痕形成免疫反应的细胞有皮肤自身的朗格汉斯细胞、肥大细胞,以及创伤初期血液来源的巨噬细胞与淋巴细胞。

(一)朗格汉斯细胞

朗格汉斯细胞是表皮细胞中唯一具有 IgE-Fc 受体、IgG-Fc 受体、C3 受体及 La 抗原的免疫活性细胞,能介导混合表皮细胞-淋巴细胞培养反应,诱导出杀伤性 T 细胞,并具有抗原呈递作用,具有吞噬细胞的功能,故被称为表皮巨噬细胞。IL-1 是巨噬细胞分泌的多肽类细胞因子,朗格汉斯细胞也可产生 IL-1。IL-1 与细胞表面受体结合后,能趋化角质细胞、中性粒细胞及淋巴细胞。有研究者认为,应用 IL-1 后,成纤维细胞合成弹力纤维的数量明显增加,但当作用过度时,则会导致瘢痕过度增生。可见,朗格汉斯细胞在瘢痕形成过程中起着重要作用。

（二）肥大细胞

增生性瘢痕组织中，肥大细胞数量显著增多。肥大细胞以脱颗粒的方式分泌组胺等多种生物活性物质，在其颗粒中还含有 TGF-β、TNF-α、bFGF、IL-1 等。肥大细胞和成纤维细胞通过分泌和释放的生长因子的相互作用，在瘢痕过度增生过程中发挥重要作用。

（三）巨噬细胞

巨噬细胞作为皮肤免疫系统的主要成员，在愈合纤维化的过程中作用明显。组织损伤后，血液中的单核细胞在多种炎症递质的趋化作用下转化成巨噬细胞，吞噬和清除损伤的细胞，同时释放多种细胞因子（如 TGF、IL、TNF、PDGF）和酶类（胶原酶、弹性蛋白酶、纤溶酶原激活物），它们对成纤维细胞增殖、胶原合成以及血管内皮细胞分裂/迁移和血管化等多个方面起调节作用。瘢痕组织中含有大量巨噬细胞，这也充分说明它在瘢痕形成过程中发挥着重要作用。

（四）淋巴细胞

增生性瘢痕形成过程中，血管周围有大量细胞外渗现象，而外渗的细胞多为 T 淋巴细胞。免疫细胞化学研究证实，增生性瘢痕与外周血中的 CD3+ T 细胞和 CD25+ 细胞有关。T 淋巴细胞通过释放干扰素，影响成纤维细胞的增殖活性和胶原沉积，并通过对局部组织中巨噬细胞、单核细胞等免疫细胞活性的影响，改变微环境中细胞因子的成分和含量，影响愈合后的瘢痕形成。

二、参与瘢痕形成免疫反应的免疫因子

参与瘢痕形成免疫反应的免疫因子包括免疫球蛋白、生长因子等。

（一）免疫球蛋白

免疫球蛋白包括 IgG、IgA、IgM、IgE 等，其中 IgE 与瘢痕发生关系密切。IgE 与肥大细胞上的受体结合后，释放组胺、肝素和蛋白酶等。组胺能促进体内成纤维细胞的生长和胶原的合成，竞争性抑制赖氨酰羟化酶，阻碍胶原分子内和分子间的醛胺缩合反应，使三螺旋结构的稳定性和胶原的溶解性发生改变，引起分子异常交联，促进基质更新。

（二）生长因子

生长因子都是由免疫活性细胞产生的与瘢痕关系密切的细胞因子，能上调或下调成纤维细胞及表皮细胞的活性，而且可以通过抑制纤维连接素的产生，间接增加真皮内成纤维细胞胶原酶的合成。除此之外，细胞因子作为免疫递质参与瘢痕的形成过程，是免疫细胞发挥作用的重要中间媒介，这方面的细胞因子包括 TGF-β、CTGF、PDGF、FGF、TNF-α、IFN、GF-1、IL 等。越来越多的研究表明，这些细胞因子在创伤愈合及瘢痕形成中发挥着非常重要的作用。

第五节 瘢痕挛缩及瘙痒机制

一、瘢痕挛缩机制

瘢痕挛缩是指组织损伤后或炎性病变后,由于瘢痕组织增生而产生的组织挛缩现象。瘢痕挛缩如发生在面部,可引起面部畸形,如眼睑外翻、唇外翻、口歪斜等。轻者只是皮肤及皮下软组织挛缩,重者可造成肌肉、肌腱、血管、神经的缩短,甚至骨关节畸形,多年的挛缩可造成肢体扭曲呈蛇状畸形,完全丧失功能。瘢痕挛缩的力量可超过骨、关节、韧带、肌腱的张力,使关节扭曲、关节半脱位或脱位。儿童时期的肢体瘢痕挛缩畸形如不及时进行治疗,可造成骨生长迟缓、骨发育受限、骨弯曲畸形等。

深度受伤后,伤口的愈合必将伴随成纤维细胞的增生与胶原纤维的沉积以填补组织缺损,增加损伤部位的组织强度,而肌成纤维细胞牵拉使创缘带动四周正常皮肤呈向心性收缩,创面逐渐缩小,这是创面愈合的机制,但同时也导致了瘢痕挛缩。

一般来说,创面愈合所需的时间越长,瘢痕挛缩的可能性就越大,愈合时间超过 3 周的创面往往挛缩瘢痕伴有增生的情况。若伤口出现感染,会导致创面延迟愈合以及局部炎症反应加重,这些都可以加重后期瘢痕挛缩的情况。另外,若受伤面积过大或受伤部位张力过大,患者经常处于局部制动、牵拉状态,就会导致形成挛缩瘢痕。

二、瘢痕瘙痒机制

(一)与细胞相关的瘙痒机制

瘢痕疙瘩的炎症期延长,免疫细胞持续释放细胞因子和生长因子,高浓度的炎症细胞(包括肥大细胞、巨噬细胞、淋巴细胞和中性粒细胞)以及 Th2 细胞因子(包括 IL-4 和 IL-13)都与瘙痒有关。

(二)与神经元功能障碍相关的瘙痒机制

瘢痕疙瘩中的小 C 神经纤维功能受损,神经损伤的严重程度与瘙痒的严重程度相关。另外,瘢痕疙瘩病变本身会引起压迫性神经病样表现。随着成纤维细胞的过度增殖和随后过量、杂乱的胶原蛋白沉积,感觉神经元的传入神经受到压迫。这种压迫会导致传入神经受损(如发生压迫性神经病)。因此,再生的、不受抑制的 C 神经纤维在瘢痕疙瘩内传递瘙痒感。此外,与正常皮肤相比,瘢痕疙瘩皮肤中的神经纤维更长、更细,这可能继发于过度胶原沉积造成的压缩,这些都是与神经元功能障碍相关的瘙痒机制。

(焦亚 王晓川 姜笃银)

参考文献

［1］CHEN H M，XU Y W，YANG G B，et al. Mast cell chymase promotes hypertrophic scar fibroblast proliferation and collagen synthesis by activating TGF-β1/ Smads signaling pathway［J］. Experimental and Therapeutic Medicine，2017，14（5）: 4438-4442.

［2］CHOI Y H，KIM K MIN，KIM H O，et al. Clinical and histological correlation in post-burn hypertrophic scar for pain and itching sensation［J］. Annals of Dermatology，2013，25（4）:428-433.

［3］CHUN Q，ZHI Y W，FEI S，et al. Dynamic biological changes in fibroblasts during hypertrophic scar formation and regression［J］. International Wound Journal，2016，13（2）:257-262.

［4］COLWELL A S，PHAN T T，KONG W Y，et al. Hypertrophic scar fibroblasts have increased connective tissue growth factor expression after transforming growth factor-beta stimulation［J］. Plastic and Reconstructive Surgery，2005，116（5）: 1387-1392.

［5］DONG X L，YU D. Application of cicatricial contracture release principles in muscular torticollis treatment［J］. Aesthetic Plastic Surgery，2013，37（5）:950-955.

［6］DENG X W，ZHAO F，ZHAO D，et al. Oxymatrine promotes hypertrophic scar repair through reduced human scar fibroblast viability，collagen and induced apoptosis via autophagy inhibition［J］. International Wound Journal，2022，19（5）: 1221-1231.

［7］HUANG C Y，FENG C H，HSIAO Y C，et al. Burn scar carcinoma［J］. Journal of Dermatological Treatment，2010，21（6）:350-356.

［8］KWAK I S，CHOI Y H，JANG Y C，et al. Immunohistochemical analysis of neuropeptides（protein gene product 9.5，substance P and calcitonin gene-related peptide）in hypertrophic burn scar with pain and itching［J］. Burns，2014，40（8）: 1661-1667.

［9］PITCHE P. What is true in "spontaneous" keloids［J］. Annales de Dermatologie et de Vénéréologie，2006，133（5 Pt 1）:501.

［10］LIANG X，CHAI B，DUAN R，et al. Inhibition of FKBP10 attenuates hypertrophic scarring through suppressing fibroblast activity and extracellular matrix deposition［J］. Journal of Investigative Dermatology，2017，137（11）:2326-2335.

［11］LIMANDJAJA G C，VAN DEN B L J，BREETVELD M，et al. Characterization of in vitro reconstructed human normotrophic，hypertrophic，and keloid scar models［J］. Tissue Engineering Part C-Methods，2018，24(4)：242-253.

［12］LIMANDJAJA G C，VAN DEN B L J，WAAIJMAN T，et al. Reconstructed human keloid models show heterogeneity within keloid scars［J］. Archives of Dermatological Research，2018，310(10)：815-826.

［13］MA L，GAN C J，HUANG Y，et al. Comparative proteomic analysis of extracellular matrix proteins secreted by hypertrophic scar with normal skin fibroblasts［J］. Burns & Trauma，2014，2(2)：76-83.

［14］NIESSEN F B，SCHALKWIJK J，VOS H，et al. Hypertrophic scar formation is associated with an increased number of epidermal Langerhans cells［J］. The Journal of Pathology，2004，202(1)：121-129.

［15］SHIRAKAMI E，YAMAKAWA S，HAYASHIDA K. Strategies to prevent hypertrophic scar formation：a review of therapeutic interventions based on molecular evidence［J］. Burns & Trauma，2020，8：tkz003.

［16］SMITH C J，PAYNE V M，SCOTT S M，et al. Immunoglobulin E levels and anticollagen antibodies in patients with postburn hypertrophic scars［J］. Journal of Burn Care & Rehabilitation，1997，18(5)：411-416.

［17］TAN J L，WU J.Current progress in understanding the molecular pathogenesis of burn scar contracture［J］.Burns & Trauma，2017(2)：79-84.

［18］TREDGET E E，LEVI B，DONELAN M B.Biology and principles of scar management and burn reconstruction［J］. Surgical Clinics of North America，2014，94(4)：793-815.

［19］VAN DER V W M，BLOEMEN M C T，ULRICH M M W，et al. Potential cellular and molecular causes of hypertrophic scar formation［J］. Burns，2009，35(1)：15-29.

［20］YANG J H，YOON J Y，MOON J，et al. Expression of inflammatory and fibrogenetic markers in acne hypertrophic scar formation：focusing on role of TGF-β and IGF-1R［J］. Archives of Dermatological Research，2018，310(8)：665-673.

第七章　创烧伤急救措施

随着工业和交通业的快速发展,高能量损伤事故的发生率正在不断增加。在我国,创伤每年造成约 70 万人死亡,居人口死因构成的第四位,在 45 岁以下人群中排名第一。本章将对合并皮肤软组织损伤的严重创伤的急救措施进行阐述。

第一节　气道管理

当出现气道不通畅、无法呼吸时,患者将于数分钟内死亡,因此,对于所有的创伤患者来说,气道管理(airway management)是第一要务。对于头面部或颈部损伤患者,可能由于解剖结构破坏、出血、血肿以及继发肿胀导致气道阻塞。气道阻塞可能于创伤后立即发生,也可能延迟发生。在救治患者时,需要动态评估气道情况,及时预测气道阻塞的可能性,并在通气失败之前进行干预。

一、气道管理常用干预措施

常用的气道管理干预措施包括常规氧气治疗(氧疗)、无创正压通气和建立人工气道。

（一）常规氧气治疗

常规氧气治疗的常用装置有低流量装置、高流量装置和储氧系统。

1.低流量装置

低流量装置提供的空气-氧气混合气体流速低于自主吸气时的气体流速,吸气时有外源性空气补充。常用低流量装置为鼻导管吸氧装置和普通面罩吸氧装置。

2.高流量装置

高流量装置提供的空气-氧气混合气体流速高于自主吸气时的气体流速,吸气时没有外源性空气补充。常用高流量装置为文丘里面罩和高流量氧疗设备。

3.储氧系统

储氧系统可将氧气储存在储气囊中,吸气时可不需要外源性气体补充,但若储气囊未能储存足够多的氧气,则吸气时将增加吸气负荷。常用储氧系统为储氧面罩。

(二)无创正压通气

无创正压通气(non-invasive positive pressure ventilation,NIPPV)是指不需要侵入性或有创性的气管插管或气管切开,只是通过鼻罩、口鼻罩、全面罩或头罩等方式将患者与呼吸机相连接进行正压辅助通气的技术。

NIPPV 的适应证为轻/中度呼吸衰竭的早期救治和有创-无创通气序贯治疗。绝对禁忌证为心脏骤停或呼吸骤停/微弱。相对禁忌证为:①意识障碍;②无法自主清除气道分泌物,有误吸的风险;③严重上消化道出血;④血流动力学不稳定;⑤上气道梗阻;⑥未经引流的气胸或纵隔气肿;⑦无法佩戴面罩的情况,如面部创伤或畸形;⑧患者不配合。

(三)建立人工气道

人工气道分为无创气道和有创气道。其中,无创气道包括经口/经鼻气管插管、声门上技术(如喉罩)等,有创气道包括气管切开、环甲膜穿刺/切开等。气管插管是建立人工气道的主要方法。

气管插管的适应证包括:①不能保护或维持气道;②不能有效通气或不能维持基本氧合;③根据经验预判患者可能会出现上述情况。在存在致命性呼吸衰竭的情况下,气管插管无绝对禁忌证,其相对禁忌证为:①喉水肿;②急性咽峡炎/喉炎;③气管黏膜下血肿;④气管离断;⑤严重凝血功能障碍。

二、临床气道管理流程

临床气道管理流程如图 7-1-1 所示。急诊困难气道是指接受过系统培训的急诊医师在面罩通气或气管插管时遇到困难,或两者兼有的一种临床情况。当出现困难面罩通气时,需按照紧急气道处理。另外,当患者处于深度昏迷、濒临死亡、循环崩溃,不能保证基本的通气氧合,即出现崩溃气道(crash airway)时,也需按紧急气道处理。

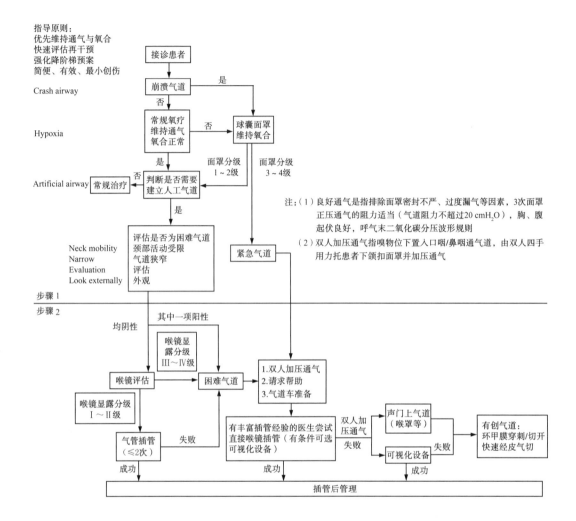

图 7-1-1　临床气道管理流程

(一)评估气道情况

当接诊患者后,在保证患者生命安全、确保通气与氧合的前提下,需要按照"CHANNEL 原则"初步评估患者的气道情况。此时的首要目标为保证患者的生命安全。

1."CHANNEL 原则"

"CHANNEL 原则"中各字母所代表的含义如下:

C:崩溃气道(crash airway)。如果患者是崩溃气道,则需按紧急气道处置;如果排除崩溃气道,则首先采用常规氧疗,如能维持通气与氧合,则进一步判断患者是否需要建立人工气道。如果不能维持通气与氧合,则需按紧急气道处置。

H:低氧血症(hypoxia)。对于自主呼吸节律稳定的患者,可采用鼻导管或普通面罩吸氧装置进行氧疗;对于自主呼吸不稳定或采用鼻导管/普通面罩后通气氧合情况仍不能纠正的患者,需采用球囊面罩辅助通气。当采用以上方法均不能纠正,或出现困难面罩通气(面罩通气分级中的 3~4 级,见表 7-1-1)时,则判断为紧急气道,按照紧急气道处理。

表 7-1-1　面罩通气分级

分级	定义	描述
1 级	通气顺畅	仰卧嗅物位,单手扣面罩即可获得良好通气
2 级	轻微受阻	置入口咽/鼻咽通气道,单手扣面罩或单人双手托下颌扣紧面罩即可获得良好通气
3 级	显著受阻	使用 1 级和 2 级的方法无法获得良好通气,需要双人加压辅助通气,能够维持 $SpO_2 \geqslant 90\%$
4 级	通气失败	双人加压辅助通气下不能维持 $SpO_2 \geqslant 90\%$

A:人工气道(artificial airway)。对于采用常规氧疗能够维持通气氧合以及面罩通气分级 1~2 级的患者,根据病情判断不需要建立人工气道的,转入进一步治疗;如需建立人工气道,则继续进行气道评估。

N:颈部活动度(neck mobility)。对于合并颈部活动受限(如颈部损伤、颈部制动等)的患者,直接应用喉镜插管难以充分暴露视野,建议改用可视喉镜、支气管镜等可视化的插管技术。

N:狭窄(narrow)。当出现气管外组织压迫(肿瘤、脓肿、血肿等)、气管内异物(呕吐物、血块等)、气管自身病变(瘢痕挛缩等)等各种可导致气管内径减小甚至完全阻塞的情况时,也会增加气管插管的难度。

E:评估(evaluation)。这里的评估是评估直接喉镜暴露声门的难易程度,常用的方法有"3-3-2 法则"和改良的马氏(Mallampati)分级。

L:外观(look externally)。颈部粗短、过度肥胖、下颌短小、尖牙过长、外伤畸形等导致特殊面部结构改变,会导致气管插管难度增加。

2."3-3-2 法则"

"3-3-2 法则"用于评估口轴、咽轴、喉轴的相关性,当三轴能够调整到同一直线上时,则经口气管插管的成功率更高。如果张口程度能够大于患者本人 3 横指,则提示容易容纳喉镜到达气道;如果颏至下颌舌骨的距离能够大于患者本人 3 横指,则提示下颌下有足够的空间进行插管操作;如果甲状软骨上窝至下颌舌骨的距离小于患者本人 2 横指,则提示咽部在颈部的位置太高,应用喉镜暴露视野有困难。

3.改良的马氏分级

改良的马氏分级用于评估咽部结构,分级越高表示喉镜暴露视野越困难,Ⅲ~Ⅳ级提示困难气道(见表 7-1-2)。

表 7-1-2　改良的马氏分级

分级	描述
Ⅰ级	张口可见软腭、咽腔、腭垂、咽腭弓
Ⅱ级	张口可见软腭、咽腔、腭垂
Ⅲ级	张口仅见软腭、腭垂基底部
Ⅳ级	张口看不见软腭

(二)建立人工气道

当患者需要建立人工气道且没有困难气道存在时,需行喉镜显露分级,以进一步评估气道情况。医生取得患者配合或经适当镇静、镇痛、肌松后,采用喉镜显露,根据视野暴露程度的不同进行分级(见表 7-1-3),分级越高表示喉镜暴露视野越困难,Ⅲ~Ⅳ级提示困难气道。

表 7-1-3　喉镜显露分级

分级	描述
Ⅰ级	喉镜下可显露会厌和声门
Ⅱ级	喉镜下可显露会厌和部分声门
Ⅲ级	喉镜下仅能看见会厌
Ⅳ级	喉镜下看不到会厌

对于喉镜显露分级Ⅰ~Ⅱ级,可尝试直接气管插管,但当尝试两次仍未成功时,需按照困难气道处理。

对于困难气道,首先应用球囊面罩辅助通气,维持患者通气氧合情况良好,同时寻求有经验的医师支援,使用气道管理车保证气道管理设备齐全。采用直接喉镜插管、可视化技术引导下插管或声门上气道等技术建立人工气道。如果仍不能成功建立,可考虑采用环甲膜穿刺、气管切开等有创气道建立技术。

可视化技术的常见设备有可视化喉镜、可视管芯、支气管镜等,可以更为容易和清晰地显露声门,目前已广泛应用于临床。

声门上气道技术常用于合并喉及喉下气道非痉挛性梗阻时,尤其在患者气管插管失败或以球囊面罩无法通气时,可作为一种应急措施。常用设备包括喉罩气道、I-gel 声门上气道、金氏喉气管气道(King LT airway)、食管-气管联合导气管,其中喉罩常被用作紧急通气的辅助工具。当出现喉镜暴露困难、通气困难或使用支气管镜引导插管时,喉罩可作为"桥梁"将气管导管插入声门;并且在严重低氧血症患者中,喉罩可迅速建立有效气道,便于进一步处理。但其长久稳定性不如气管插管,且清醒患者往往难以耐受。

环甲膜穿刺/切开是一种快速建立确定性气道的临时方法,常用于异物阻塞、喉上外伤、上呼吸道损伤、血管神经性水肿、上呼吸道出血、会厌炎、伪膜性喉炎或其他经口插管失败的紧急情况。环甲膜穿刺或切开的禁忌证包括解剖标志无法识别、喉气管断裂并且远端气管收缩至纵隔、未满 8 岁的儿童,相对禁忌证有凝血功能障碍、喉部病变和操作者技术不熟练。

气管切开术可以建立长久稳定的确定性气道。对于直接气道创伤患者,气管插管时需采取"双重设置"准备,即在插管准备阶段做好气管切开手术的准备。对于无法行经口/经鼻气管插管的患者,可行气管切开术建立确定性气道。

（三）插管后管理

1.确定气管插管位置

放置气管导管后,确认其在气管内的合适位置,具体方法包括体格检查、呼气末二氧化碳监测、胸片、支气管镜等。

2.气管插管固定

一旦气管插管位置合适,则需将插管正确固定到患者身上,以尽量减少脱管风险。可使用胶带、气管插管固定装置等。

3.避免发生低血压

低血压是一种常见的插管后事件,治疗包括用适当的液体复苏以维持足够的预负荷,同时也可使用血管活性药物,如去甲肾上腺素等。

4.镇痛和镇静

镇痛和镇静方面,可参见本章第六节的内容。

（赵洁）

第二节　止血、包扎、固定和搬运

创烧伤导致的大量失血是导致低血容量性休克的重要原因,救治患者时,及时有效的止血至关重要。另外,如何安全有效地转运患者也是需要关注的问题。

一、止血

止血（hemostasis）是创伤现场急救的最重要的挽救生命的措施之一。现场急救时,最常用的方法是直接压迫止血。对于肢体严重出血者,首选使用止血带;对无法使用止血带的部位（如腋窝、腹股沟等）,可用止血敷料塞入伤口并加压包扎;有条件时,可使用止血及抗纤溶药物加速止血。

（一）直接压迫止血

直接压迫止血是现场急救时最常用的方法,具体包括指压止血法、直接压迫伤口止血法、加压包扎止血法、填塞止血法。

1.指压止血法

指压止血法是止血的短暂应急措施,需要用手指压迫出血的近心端,把动脉压迫闭合在骨面上阻断血流,以达到止血的目的。针对不同出血部位,压迫的位置也不同:头颈部大出血时,可压迫一侧颈总动脉、颞动脉或颌动脉;头顶部、额部出血时,可压迫颞浅动脉(耳前 1 cm 处);面部出血时,可压迫面动脉(双侧下颌角前 1 cm 凹陷处);前臂出血时,可压迫肱动脉(上臂中部,也就是平时测血压的地方);手掌出血时,可同时压迫桡动脉和尺动脉;手指出血时,可压迫指根左右两侧;下肢出血时,可压迫股动脉。

2.直接压迫伤口止血法和加压包扎止血法

直接压迫伤口止血法和加压包扎止血法都是通过直接压迫创口而达到止血的目的。其中,加压包扎止血法适用于四肢、头颈、躯干等一般小动脉和静脉损伤出血。可用无菌纱布或洁净敷料覆盖伤口,再用绷带/三角巾加压包扎,包扎的压力要均匀,范围应够大,压迫以能够止血而肢体远端仍有血液循环为宜。

3.填塞止血法

填塞止血法适用于颈部、臀部或其他部位较深、难以加压包扎的伤口,同时也适用于腹腔脏器的广泛渗血。操作时,先用无菌纱布填塞到创伤伤口内,直至不再出血为止,再用绷带包扎固定。一般于术后 3～5 日慢慢去除填塞纱布,过早去除纱布易发生再出血,过晚去除纱布则易引起感染。

(二)止血带法止血

止血带法是通过在创伤肢体的近心端施加足够的压力,同时阻断动脉、静脉血流而达到止血的目的,多用于肢体严重出血且加压包扎无法止血的情况。在现场急救中,可选用旋压式止血带,其操作方便、效果确定;而在急诊室和院内急救中,多选用局部充气式止血带;在紧急情况下,也可以使用橡皮管、三角巾或绷带代替,但应在止血带下放好衬垫物;禁止用细绳索或电线等充当止血带。

止血带缚扎部位应为上臂或大腿,需注意:①松紧适度,以出血停止且远端动脉搏动消失为度,止血带的压力上肢为 250～300 mmHg,下肢为 400～500 mmHg;②应用止血带的时间不宜过长,一般在 1 h 左右,不宜超过 4 h;③应用止血带时,应每隔 1 h 放松1～2 min,但如果无法送至医院或无替代止血办法时,则在得到正规救援前不解除止血带;④预计松开止血带后,无法有效止血、休克、肢体离断或应用止血带超过 6 h 的患者,禁止松解止血带;⑤应用止血带的伤者必须有显著标志,并注明启用时间,优先转运;⑥切勿将止血带固定在上臂中段,以免损伤桡神经;⑦切勿将止血带固定在前臂和小腿,因固定在此部位时,血管从双骨中间通过,止血带达不到止血效果,还可能造成局部组织的损伤。

(三)药物止血

对于存在出血或存在出血风险的患者,建议尽早(创伤后 3 h 内)应用氨甲环酸,具体方法为:首剂应用 1 g,输注时间为创伤后 10 min 以上,随后追加 1 g,输注时间为创伤后 8 h以上。如果创伤时间超过 3 h,除非有证据证明存在纤溶亢进,否则应避免应用氨甲环酸。

二、包扎

包扎的目的在于保护伤口、减少污染、压迫止血、固定骨折等。包扎最常用的材料有绷带、三角巾和四头带,如果没有上述物品,则可就地取材,选用干净的毛巾、手绢、衣物等。操作时,既要保证敷料固定和压迫止血,又不能影响肢体血液循环。包扎敷料应超出伤口边缘5～10 cm;对于外漏污染的骨折断端或腹腔脏器不可轻易还纳;如果有腹腔组织脱出,应先用干净器皿保护后再包扎,不要将敷料直接包扎在脱出的组织上;对于眼部损伤者,需要先用硬质眼罩保护眼睛,再行包扎。

三、固定

对于骨折的患者,需尽早固定骨折部位。固定骨折部位的注意事项有:①固定范围需包括骨折两端两个关节;②在骨突出的部位,夹板两端需垫以衬物;③固定材料可选取夹板,也可就地取材,选择树枝、木板、雨伞等;④如无合适材料,则上肢骨折时可固定于躯干,下肢骨折时可固定于另一健肢;⑤外露的骨折断端不可还纳,以免造成污染扩散;⑥怀疑脊柱损伤的患者,需要通过平抬或轴线翻身,将患者整体翻动到木板或门板上,将患者与木板或门板妥善固定后再行转运;⑦怀疑骨盆骨折的患者,需要予以骨盆带固定,如果没有骨盆带,可选择床单等物品。

四、搬运

创烧伤患者的搬运包括两个方面:一是将伤者从受伤现场转移到安全的地点;二是在现场完成对伤者的急救后,将伤者转运至附近的救治点。需要注意,必须在原地对伤者的伤势进行检伤、包扎止血以及简单固定后再行搬运;对于挤压综合征和电击伤发生室颤的患者,更重要的是确定在现场环境安全的前提下,就地实施高质量心肺复苏和电除颤,以尽可能提高患者的生存率。常用的转运方法包括徒手搬运法和担架搬运法。

（一）徒手搬运法

徒手搬运法适用于病情较轻伤者的短距离转运,常用方法有:①扶行法:适用于清醒、不伴有骨折、伤势轻、能够自行行走的患者;②背负法:适用于年老体弱、幼龄、体重轻、清醒的患者;③拖行法:适用于患者体重和体形较大、不能移动且现场非常危险,必须立即离开的情况,拖行时需注意不要弯曲或旋转伤者的颈部和背部;④双人拉车法:适用于意识不清的患者。

（二）担架搬运法

担架搬运法是搬运伤者的最佳方法,适用于病情较重、不易徒手搬运、需要转运较远路途的患者。急救人员一般以2～4人为一组,将伤者水平托起,平稳地放在担架上,脚在前、头在后,以便观察;抬担架人的步调行动要一致,平稳前进。

搬运时需注意:①需将伤者固定在担架上,以避免途中滑落;②伤者四肢切勿太过靠近担架边缘;③转运途中需保持伤者足在前、头在后,以便于观察病情变化,如有病情变化,应立即停止转运,就地抢救伤者,先放脚、后放头。

搬运特殊患者时,需注意这几个方面:①怀疑颈椎损伤的患者,应由专人牵引头部,颈下需放置一小软垫,使患者头部与身体呈水平位置,患者颈部两侧用沙袋或颈托固定;②怀疑胸/腰椎骨折的患者,急救人员须分别托住患者的头、肩、臀和下肢,同步将患者抬到或翻到担架上,使患者取俯卧位,胸上部垫高,将患者固定在担架上;③对开放性气胸患者,需先用敷料严密堵塞伤口,搬运时应采用半卧位并斜向伤侧;④对于怀疑颅脑损伤的患者,需保持呼吸道通畅,患者头部两侧应用沙袋或其他物品固定;⑤存在颌面部损伤的患者,应采用健侧卧位或俯卧位,以便于其口腔内血液和分泌物外流,保持呼吸道通畅,防止窒息。

(赵洁)

第三节 休克诊断和治疗

休克(shock)是机体有效循环血容量减少、组织灌注不足、细胞代谢紊乱和功能受损的病理生理过程。创烧伤失血导致的低血容量性休克在创伤患者当中最为多见。各类休克共同的病理生理基础为有效循环血容量锐减、组织灌注不足及产生炎症介质。创伤失血性休克从发病到死亡的中位时间仅为 2 h,因此早期快速识别、尽早干预至关重要。

一、创伤失血性休克的诊断与评估

(一)诊断

创伤失血性休克(traumatic hemorrhagic shock)的早期诊断标准为:①有导致大出血的创伤;②患者意识改变;③脉搏细数,超过 100 次/分或不能触及,休克指数大于 1.0;④皮肤湿冷,胸骨部位皮肤指压痕阳性(指压后再充盈时间超过 2 s),皮肤可见花斑、黏膜苍白或发绀,尿量低于30 mL/h或无尿;⑤收缩压低于 80 mmHg(1 mmHg= 0.133 kPa);⑥脉压低于 20 mmHg;⑦原有高血压者收缩压较原收缩压下降 30%以上。符合①以及②~④中两项或⑤~⑦中一项即可诊断。

(二)评估

根据患者失血量、生命体征及临床表现,可将创伤失血性休克分为轻、中、重、危重四个级别,如表 7-3-1 所示。

表 7-3-1 创伤失血性休克的分级

分级	失血量占血容量百分比/%	脉搏	脉搏	血压	脉压差	尿量	意识状态	瞳孔	微循环	休克指数
轻	15~20	较快,约100次/分	正常或稍弱	正常或稍低	稍低	36~50 mL/h	清醒或躁动	正常	变化不明显	1.0~1.5
中	20~40	加快,不低于120次/分	较弱	收缩压60~90 mmHg	低于20 mmHg	24~30 mL/h	烦躁,定向力尚存,或意识模糊	正常	颈静脉充盈不明显,肢体末端厥冷	1.5~2.0
重	40~50	加快,不低于120次/分	减弱	收缩压低于60 mmHg或测不出	进一步降低	低于18 mL/h甚至无尿	意识模糊,定向力丧失,甚至昏迷	正常或扩大,对光反射迟钝	颈静脉不充盈,肢体末端厥冷,范围向近端扩大	>2.0
危重	>50	难以触及	微弱	测不出	测不出	无尿	昏迷	正常或扩大,对光反射迟钝	重度发绀	>2.0

除了上述分级中提到的生命体征和临床表现外,临床上最常用的评估方式还有以下几种。

1.实验室检查

实验室检查包括血常规、动脉血气分析、凝血功能指标和生化指标。

(1)血常规:动态观察血常规的变化能够有效判断患者失血程度及凝血情况。

(2)动脉血气分析:动脉血气分析能够反映患者通气/换气情况及酸碱平衡状态。

(3)凝血功能指标:凝血功能指标能够对患者的急性创伤性凝血功能障碍(acute traumatic coagulopathy,ATC)和创伤性凝血病(trauma-induced coagulopathy,TIC)进行评估并指导治疗。

(4)生化指标:生化指标能够有效评估患者的电解质平衡状态,进而指导治疗,同时还能评估患者的肝肾功能。

2.影像学评估

影像学评估包括创伤超声重点评估(focused assessment with sonography for trauma,FAST)和计算机体层成像(computed tomography,CT)。

(1)FAST:FAST 筛查具有便捷性、快速性、不需要移动患者、便于动态观察等优点。

(2)CT:对怀疑存在出血的患者,在血流动力学稳定或对液体复苏有反应的情况下,应考虑进行 CT 扫描,必要时可进行增强 CT 检查。

二、休克的治疗

对于创伤患者的救治,应该遵循"抢救生命第一,保护功能第二,先重后轻,先急后缓"的原则。基本治疗措施包括控制出血、气道管理、液体复苏、疼痛管理、积极预防和处理"死亡三联征"等;同时,需要重视损伤控制手术策略。

（一）液体复苏

对于出血已经得到有效控制的患者,在心脏功能可耐受的情况下,选择进行确定性复苏;对于出血尚未得到有效控制的患者,建议采取允许性低血压复苏策略,直到已确定完成早期出血控制。

1.复苏路径

急救现场复苏路径首选外周静脉通路,但当外周静脉通路建立困难时,可考虑进行骨髓腔穿刺输液;院内复苏路径首先应建立有效的外周静脉通路,随即尽早建立中心静脉通路,必要时也可考虑行骨髓腔穿刺输液。

2.目标血压

对于出血尚未得到有效控制的患者,采取允许性低血压复苏,建议在出血得到控制前将复苏目标血压控制在收缩压 80～90 mmHg,持续时间不能超过 60 min,必要时可采用低温辅助措施以保护重要器官功能。而对于颅脑损伤患者,则需要适当提高目标血压,15～49 岁或 70 岁以上的颅脑损伤患者收缩压建议保持在 110 mmHg 以上,50～69 岁患者收缩压建议保持在 100 mmHg 以上。

3.选择复苏液体

对于创伤失血性休克患者,晶体液与胶体液均可应用,一般按照 2∶1 的比例,先使用晶体液,再使用胶体液。更优的选择是直接使用晶胶复合液,其中以霍姆复合液为代表,即高渗氯化钠羟乙基淀粉 40 注射液,其主要成分为 4.2% 的 NaCl 溶液＋7.6% 的羟乙基淀粉溶液,渗透浓度为 1440 mmol/L。应用较小剂量霍姆复合液便能达到快速恢复血容量的效果。另外,晶胶复合液还能抑制全身炎症反应,降低全身炎症反应综合征（systemic inflammatory response syndrome，SIRS）的发生率。

4.输血策略

输血策略参见本章第九节。

5.血管活性药物

应用血管活性药物一般需建立在早期液体复苏的基础上。当出现危及生命或液体复苏亦不能纠正的低血压时,可在液体复苏的同时给予血管活性药物,以尽快使平均动脉压（MAP）达到 60 mmHg 并维持更好的血流动力学。首选药物为去甲肾上腺素,推荐给药途径为中心静脉通路,常用剂量为 0.1～2.0 μg/(kg·min)。

（二）预防和处理"死亡三联征"

1.体温管理

体温管理参见本章第五节。

2.治疗创伤性凝血病

创伤性凝血病（trauma-induced coagulopathy，TIC）是指在严重创伤打击下,以多种因素最终导致的凝血功能障碍为主要表现的临床病症。TIC 的主要病理机制包括创伤导致的凝血物质消耗(即消耗性凝血病)、液体复苏导致的血液稀释(即稀释性凝血病)、低体温、酸中毒等。

(1)实验室检查诊断标准:①凝血酶原时间(PT)超过 18 s;②活化部分凝血活酶时间(APTT)超过 60 s;③凝血酶时间(TT)超过 15 s;④凝血酶原时间比值(PTr)超过 1.6;⑤有活动性出血或潜在出血,需要血液制品或者替代治疗。满足以上一项即可诊断。另外,血栓弹力图(TEG)和旋转式血栓弹力图(ROTEM)可以通过测量凝血块强度及血凝块形成时间来反映机体的凝血功能,既可以诊断 TIC,也能指导临床补液。

(2)治疗措施:主要的治疗措施包括早期应用氨甲环酸、输血、应用重组活化因子Ⅶa(rFⅦa)、应用凝血酶原复合物等。

①在创伤发生 3 h 内应用氨甲环酸,以达到早期抗纤溶的目的,首剂应用 1 g(创伤发生 10 min 后),随后追加 1 g(创伤发生 8 h 后)。

②当血红蛋白低于 70 g/L 时,建议按照全血比例输血或输注浓缩红细胞,维持目标为 $70 \sim 90$ g/L。

③当出现血小板计数下降时,建议输注血小板,维持目标为超过 50×10^9/L;对于合并创伤性颅脑损伤的患者,维持目标为超过 100×10^9/L。

④当血浆纤维蛋白原水平低于 $1.5 \sim 2.0$ g/L,或血栓弹力图提示明显的纤维蛋白原缺乏时,建议输注纤维蛋白原或冷沉淀,初始剂量为纤维蛋白原 $3 \sim 4$ g,冷沉淀50 mg/kg,随后根据纤维蛋白原的检测水平和血栓弹力图结果,指导是否需要进一步补充。

⑤对已经采取标准的控制出血策略后出血及 TIC 仍不能控制的患者,建议应用基因重组 rFⅦa 治疗,对于单纯颅脑损伤引起的颅内出血则不建议应用 rFⅦa。

⑥对于低钙血症患者应适当补充钙剂,维持目标为 0.9 mmol/L;对于大量输血的患者,则需要监测血浆钙水平,并维持其在正常范围内。

⑦对既往应用抗血小板或抗凝治疗的患者:单独应用阿司匹林者可使用去氨加压素($0.3 \mu g/kg$);口服维生素 K 依赖抗凝药物者可早期应用浓缩凝血酶原复合物以紧急拮抗;应用抗Ⅹa药物(利伐沙班、依度沙班等)者,当存在致命性出血时,可应用大剂量凝血酶原复合物($25 \sim 50$ U/kg)。

3.控制酸中毒

只有积极纠正休克、保证组织灌注,才能从根本上纠正酸中毒。对症纠正酸中毒的措施为:①静脉应用 5% 的碳酸氢钠,轻度酸中毒 24 h 用量为 $300 \sim 400$ mL,重度酸中度 24 h 用量为 600 mL;②对于伴有心、肾功能不全的患者,可应用 3.5% 的氨基丁醇,轻度酸中毒用量为 $300 \sim 400$ mL,重度酸中毒用量为 $500 \sim 800$ mL;③避免应用大量含氯液体。纠正酸中毒的目标为 pH 值高于 7.2。

(三)损伤控制性手术

损伤控制性手术(damage control surgery,DCS)内容详见本章第十一节。

(赵洁)

第四节 心肺复苏技术

心肺复苏(cardiopulmonary resuscitation，CPR)是针对呼吸和循环骤停所采取的抢救措施，目的是恢复患者的自主呼吸和循环，并尽可能恢复患者中枢神经系统的功能。创伤后发生的创伤性心搏骤停(traumatic cardiac arrest，TCA)在流行病学、发病机制、复苏策略等多个方面均有别于非创伤性心搏骤停(non-traumatic cardiac arrest，NTCA)，因此针对 TCA 的心肺复苏也有别于 NTCA。

一、成人基础生命支持

成人院外生存链包括启动应急反应系统、即时高质量心肺复苏、快速电除颤、高级生命支持和心搏骤停恢复自主循环后的治疗及康复。基于此，创伤现场成人基础生命支持的具体措施包括评估现场环境是否安全、识别和启动应急反应系统、高质量 CPR 及快速除颤和快速转运。

（一）评估现场环境是否安全

救援人员在抢救患者时，首先必须评估现场环境是否安全，如现场环境安全，则立即对患者进行救治；如不能保障环境安全，则需要寻求增援，切勿贸然进入现场。

（二）识别和启动应急反应系统

当救援人员判断患者丧失意识后，应立即启动应急反应系统，目的在于求助于专业急救人员，并尽快获取体外除颤器(AED)。同时，快速检查患者的呼吸和脉搏，判断时间为 5～10 s。对于非医务人员，可仅判断呼吸情况。

（三）高质量 CPR 及快速除颤

当医务人员判断患者呼吸心跳停止后，应立即开始 CPR，待除颤器准备完毕后，尽早进行除颤，除颤后需立即继续进行心肺复苏，每 2 min 检查一次心律，直至患者恢复自主心律。必要时可重复除颤。

CPR 的基本流程为"胸外按压→开放气道→通气"。胸外按压的位置位于胸骨下半段，双乳头连线中点；按压频率为 100～120 次/分，按压深度为 5～6 cm。徒手开放气道的主要手法为仰头抬颏法和托颌法，对于怀疑颈椎脊髓损伤的患者，应采用托颌法以避免牵拉颈部。当条件允许时，应尽早建立高级气道；高级气道建立前，单人及双人 CPR 的按压/通气比均为 30：2。高级气道建立后，采用正压通气，通气频率为每 6 s 一次，同时进行不间断的胸外按压。

早期除颤也是保证患者复苏成功的重要因素，其适用范围为室颤及无脉性室速的患者。除颤仪不同，则首次电击能量也不同，单相波除颤仪首次能量为 360 J，双相波除颤仪一般选择 120～200 J，且对于室颤患者，双相波的效果优于单相波。对于不可电击心律，即无脉性电活动和心搏停止的患者，则需要尽早应用肾上腺素。

（四）快速转运

快速转运可参见本章第二节的内容。

二、特殊患者的基础生命支持

（一）婴儿和儿童

婴儿和儿童基础生命支持顺序与成人相同，CPR 的基本流程也与成人相同，区别点在于按压/通气比和按压深度：当实施单人 CPR 时，按压/通气比为 30：2，双人时则为15：2；按压深度至少需达到胸部前后径的 1/3，婴儿约为 4 cm，儿童约为 5 cm。

（二）孕妇

考虑到孕妇生理的特殊性，在复苏时需要在提供高质量 CPR 的同时，减轻主动脉和下腔静脉的压力，故当宫底高度超过肚脐水平时，应徒手将子宫向左侧移位，同时尽早寻求产科专家协助，必要时随时终止妊娠。

三、不同受训情况的救援人员

对于未经培训和仅培训过胸外按压的旁观者，无论有无调度员指导，都应实施仅胸外按压的 CPR；对于培训过胸外按压和人工呼吸的旁观者，应在持续胸外按压的基础上实施人工通气；对于急救医疗服务人员和医务人员，在高级气道建立之前，应实施 30：2 的CPR，在高级气道建立之后，在不间断胸外按压的情况下，给予每 6 s 一次的正压通气。

（赵洁）

第五节　体温管理

人体核心温度低于 35 ℃即可诊断为低体温。当发生低体温时，机体内环境稳态受到影响，呼吸系统、循环系统、泌尿系统等多个系统的脏器功能受损甚至衰竭，这也是创伤失血性休克后发生多器官功能障碍综合征（multiple organ dysfunction syndrome，MODS）的重要病理生理基础。另外，低体温会诱发血小板释放肝素样因子，发挥抗凝作用；凝血酶的酶动力活性降低；改变血小板的形态，影响其功能，通过将血小板限制在肝、脾内，使血液中血小板的含量降低，进而严重影响外周血液成分及凝血因子的分布和活性，导致创伤性凝血病进一步加重。

考虑到创烧伤患者损伤情况的复杂性，预防措施主要为减少热量丢失，去除低体温的危险因素，具体包括：①脱离低温环境，在转运及抢救过程中保持合适的室温，或采用配有电热恒温装置的创伤床。②尽快去除患者身上的湿冷衣物,并予以保温毯保暖。③加温输注容量复苏所用的液体(含血制品)。④选用温热液体进行创面冲洗。⑤予以患者湿热吸氧治疗,或采用保湿加温过滤器或加温湿化罐进行机械通气。

对已经发生低体温的患者,则要进行复温,具体措施有体表复温法和中心复温法。

(1)体表复温法:体表复温法即采用外源性热源使患者体表温度升高,从而实现复温,常用的热源有热水袋、复温毯、电热毯等。

(2)中心复温法:中心复温法即在复温过程中优先复温机体中心温度,尤其是心脏的温度和功能,是目前复温速率最快且较安全的复温方法。中心复温法的常用方法有:①加温输液(输血),可直接输注加温后的液体,也可通过加温装置输液,后者也是目前临床上最常用且有效的复温方法。②持续血液滤过复温。③体外循环复温技术。④体腔灌洗复温技术等。其中,后三种方法由于操作复杂,在创烧伤患者的早期急救中实现困难,因此应用较少。

需要注意的是,对于合并重度颅脑损伤的患者,在其他部位的出血得到控制后,可应用 $33\sim35\ ℃$ 的亚低温脑保护疗法并维持 48 h 以上,以减轻脑损害。

(赵洁)

第六节　镇静和镇痛

对创烧伤患者的诊治需要采用合适的镇静、镇痛措施。在对患者镇静、镇痛治疗之前,应对患者的基本生命体征(意识、心率、呼吸、血压、体温等)进行评估,以选择合适的药物及剂量,并在应用过程中持续监测。当镇静、镇痛不足时,患者可能出现人机对抗、呼吸浅促、潮气量减少、心率增快、血氧饱和度降低等;当镇静、镇痛过深时,患者可能出现呼吸频率过慢、幅度减小、心率过慢、血压下降、缺氧和(或)二氧化碳蓄积等。对于血流动力学不稳定的患者,需选择对循环影响相对较小的药物,并在镇静、镇痛的同时积极处理循环问题。对于怀疑合并颅脑损伤、呼吸衰竭的患者,在无气道保护的情况下,尤其需要注意镇静、镇痛药物的呼吸抑制作用。

一、镇痛药物的选择

镇痛药物是一类在不影响意识和其他感觉的情况下,能选择性地缓解或消除疼痛及伴随的不愉快情绪(如恐惧、紧张、不安等)的药物。

(一)阿片类药物

阿片类药物为强效中枢镇痛剂,具有镇痛效果强、起效快、可调性强、价格低廉等优点,是非神经性疼痛患者的首选药物。由于作用的阿片类受体及药理特点不同,在实际应用中,应根据患者的具体情况选择合适的药物(见表7-6-1)。常用的阿片类药物包括吗啡、芬太尼、瑞芬太尼、舒芬太尼、二氢吗啡酮、地佐辛等。阿片类药物常见的不良反应有呼吸抑制、血压下降、胃肠蠕动减弱。需要注意的是阿片类药物的封顶效应,即阿片类药物在达到一定剂量后,其治疗作用不再随剂量的增加而增强,仅会增加不良反应的发生率。

1.吗啡

吗啡具有镇痛作用强大、效果确切,镇静作用明显、可产生欣快感、消除紧张等优点,但大剂量应用可能引起低血压及呼吸抑制,且具有成瘾性。

2.芬太尼

芬太尼的镇痛效价是吗啡的100～180倍,且对循环功能影响轻微。芬太尼的呼吸抑制作用弱于吗啡,目前也是临床常用镇痛药物。但芬太尼不宜作为长期镇痛治疗的药物。此外,大剂量快速静注芬太尼可引起颈、胸、腹壁肌强直,胸顺应性降低,影响通气功能。

3.舒芬太尼

舒芬太尼的镇痛作用很强,为芬太尼的5～10倍。舒芬太尼的镇痛效果明确,起效快,蓄积小,对呼吸抑制作用小,有良好的血流动力学稳定性,具有协同镇静作用。与芬太尼相比,舒芬太尼的蓄积作用更小,呼吸抑制作用程度类似,但对呼吸抑制作用的时间短于镇痛时间;肌强直作用类似芬太尼,但持续时间更长。

4.瑞芬太尼

瑞芬太尼的镇痛作用略强于芬太尼,其为芬太尼类 μ 型阿片受体激动剂,在组织和血液中被迅速水解,故起效快、维持时间短。与芬太尼相比,瑞芬太尼的呼吸抑制作用程度类似,但持续时间短,停药后恢复快;同样可引起肌强直,但发生率更低。

表 7-6-1　常用阿片类药物的药学特性

	起效时间	半衰期	负荷剂量	维持剂量	给药途径
吗啡	5～10 min	3～4 h	2～4 mg	2～30 mg/h	静注,通常按负荷剂量间断追加给药;短时间镇痛可间断注射,1～2 h重复
芬太尼	1～2 min	2～4 h	0.35～0.50 μg/kg	0.7～10.0 μg/(kg·h)	持续静脉泵入给药
舒芬太尼	1～3 min	784 min	0.2～0.5 μg/kg	0.2～0.3 μg/(kg·h)	持续静脉泵入给药
瑞芬太尼	1～3 min	3～10 min	0.5～1.0 μg/kg	0.02～0.15 μg/(kg·h)	负荷剂量可静脉注射(超过 1 min),持续静脉泵入给药

(二)非阿片类药物

对于非神经性疼痛,氯胺酮、非甾体抗炎药、加巴喷丁能够有效减轻患者的疼痛。对于神经性疼痛,加巴喷丁和卡马西平镇痛效果较好。可联合应用非阿片类镇痛药物,以减少阿片类药物的用量及相关不良反应。

二、镇静药物的选择

目前临床上常用的镇静药物有苯二氮䓬类、丙泊酚和右美托咪定(见表7-6-2)。

1.苯二氮䓬类药物

苯二氮䓬类药物是中枢神经系统 γ-氨基丁酸受体激动剂,具有抗焦虑、遗忘、镇静、催眠和抗惊厥作用。地西泮不作为一线用药。目前最常用的是咪达唑仑,其作用强度是地西泮的 2~3 倍,具有起效快、持续时间相对短、血浆清除率较高等优点,能够联合其他镇痛/镇静药使用,以降低彼此的不良反应。但注射过快或剂量过大时,可引起呼吸抑制、血压下降,长时间用药后会产生蓄积和镇静效果延长,可能导致谵妄和耐药。

2.丙泊酚

丙泊酚具有起效快、作用时间短、撤药后能快速清醒、镇静深度呈剂量依赖性的优点,同时也有遗忘作用、抗惊厥作用,可减少脑血流量,降低颅内压(ICP)和脑氧代谢率,是目前临床上(尤其是诱导麻醉气管插管中)最为常用的镇静药物。丙泊酚单次注射时可出现暂时性呼吸抑制和血压下降、心动过缓。

3.右美托咪定

右美托咪定是选择性 α₂ 受体激动剂,可减轻交感兴奋风暴,使个体冷静,具有抗焦虑和轻度的镇痛镇静作用,患者应用后更容易唤醒,呼吸抑制较少,可以预防、治疗谵妄。右美托咪定最常见的不良反应是低血压和心动过缓,静脉负荷剂量给予过快可引起血压及心率波动。另外,右美托咪定不具有抗惊厥作用。

表 7-6-2　常用镇静药物的特点

镇静药物	首剂后起效时间	清除半衰期	首次剂量	维持剂量	给药途径
地西泮	2~5 min	20~120 h	5~10 mg	0.03~0.10 mg/kg	肌内注射、缓慢静脉注射
咪达唑仑	2~5 min	3~11 h	0.01~0.05 mg/kg	0.02~0.10 mg/(kg·min)	肌内注射、静脉给药
丙泊酚	1~2 min	34~64 min	5 μg/(kg·min)	1~4 mg/(kg·h)	静脉泵入
右美托咪定	5~10 min	1.8~3.1 h	1 μg/kg	0.2~0.7 μg/(kg·h)	静脉泵入

三、神经-肌肉阻滞剂

在建立人工气道的过程中,由于肌肉痉挛或受刺激后的反射性肌紧张会使声门暴露困难,此时可使用神经-肌肉阻滞剂治疗。需注意的是,必须在充分镇痛/镇静的前提下才可应用此类药物。临床上常用起效迅速的氯化琥珀酰胆碱和罗库溴铵。

（赵洁）

第七节　导尿管留置

对创烧伤患者进行导尿管留置，能够更加精准地判断患者的尿量。另外，腰部、腹部、会阴部严重皮肤软组织损伤的患者常常合并有泌尿系损伤。

一、合并肾脏损伤

肾脏损伤患者大多存在血尿。当肾挫伤涉及肾集合系统时，可以出现镜下血尿或轻度肉眼血尿；当肾脏近集合系统部位裂伤并伴有肾盏、肾盂黏膜撕裂时，可有明显的血尿；当肾全层裂伤时，可表现为大量全程肉眼血尿。需要警惕的是，血尿程度与外伤程度不一定一致。

二、合并输尿管损伤

输尿管黏膜损伤时，血尿一般会自行缓解和消失。但是，输尿管完全离断者不一定会有血尿出现，因此血尿的有无或轻重与输尿管外伤程度并不绝对一致。

三、合并膀胱损伤

对于怀疑合并膀胱损伤的患者，留置导尿管后，如果能引出 300 mL 以上的清亮尿液，则基本可排除膀胱破裂。如没有尿液引出或仅可引出少量血尿，则膀胱破裂的可能性大，此时可经导尿管向膀胱内注入生理盐水 200～300 mL，片刻后引出，如果存在尿液外漏，则引出量减少；如果存在腹腔液体回流，则引出量增多；如果液体出入量差异大，则提示膀胱破裂。

四、合并尿道损伤

对于合并前尿道损伤的患者，可表现为鲜血自尿道外口滴出或溢出，伴有局部血肿、尿外渗和排尿困难。对于该类患者，可以进行诊断性导尿，以了解尿道的完整性和连续性。如能一次性导尿成功，则提示尿道损伤不严重，可留置导尿管引流尿液并支撑尿道；如置入困难，则说明尿道裂伤或断裂伤，不应勉强反复试插。

对于尿道连续性尚存的尿道挫伤，可置入导尿管引流尿液 1 周；对于可顺利置入导尿管的尿道裂伤患者，需留置导尿管 2 周左右。如置入导尿管失败，则需考虑存在尿道部分裂伤,条件允许时应立即行经会阴尿道修补术,并留置导尿管 2~3 周。对于尿道完全断裂的损伤,则应行尿道端-端吻合术并留置导尿管 3 周;如患者条件不允许时,也可仅做耻骨上膀胱造瘘术,待二期修补尿道。

(赵洁)

第八节　营养支持

创烧伤患者代谢改变的主要特征为静息能量消耗增高、高血糖和蛋白质分解增加。一般来说,可经口进食者,首选经口进食;如不能经口进食,则予早期肠内营养(48 h 内),营养途径可经鼻胃管/鼻十二指肠管鼻饲或胃/空肠造瘘;对存在经口进食或肠内营养禁忌者,则需在 3~7 天内启动肠外营养;同时,为避免过度喂养,营养目标可在 3~7 天内达标。

一、能量代谢计算

对于接受呼吸机辅助通气治疗的患者,建议采用间接测热法测定能量消耗。如无法采用间接测热法测量,可通过经肺动脉导管测得的耗氧量(VO_2)或经呼吸机参数推算出的二氧化碳生成量(VCO_2),进而采用韦尔(Weir)公式测定机体静息能量消耗(REE,单位为 kJ/d)。REE 的计算公式为:

$$REE=(3.9×VO_2+1.1×VCO_2)×6025$$

当以上方法也没有条件施行时,可采用哈里斯-本尼迪克特(Harris-Benedict)公式计算机体基础能量消耗(BEE,单位为 kJ/d),需注意,严重创烧伤患者的实际 REE 可增加 20%~30%。BEE 的计算公式为:

男性 BEE=[66+13.7×体重(kg)+5×身高(cm)−6.8×年龄]×4.184
女性 BEE=[655+9.6×体重(kg)+1.8×身高(cm)−4.7×年龄]×4.184

二、肠内营养

肠内营养途径包括口服和管饲两种,其中管饲的途径包括鼻胃管、鼻十二指肠管、鼻空肠管、胃造瘘、空肠造瘘等。

肠内营养制剂包括非要素性制剂(适用于胃肠功能较好的患者)、要素性制剂(适用于胃肠道消化、吸收能力部分受损的患者)、组件性制剂(可针对完全性肠内营养制剂进行补充或强化)和疾病专用制剂(根据不同疾病特征设计的、针对特殊患者的专用制剂)。

肠内营养输注方法包括一次性投给、间歇性重力滴注和连续经泵输注三种。对于严重创伤患者,更推荐连续经泵输注。输注时应遵循循序渐进的原则,开始时需低浓度、低剂量、低速度,随后逐渐增加营养液浓度、滴注速度和投给剂量。一般第一天用总需求量的四分之一,如能耐受,第二天增加到一半,第3～4天增加至全量,使胃肠道有一个逐步适应耐受肠内营养的过程。

三、肠外营养

肠外营养是指通过胃肠道以外的途径(即静脉途径)提供营养的方式,其适应证包括:①一周以上不能进食、胃肠道功能障碍或不能耐受肠内营养者;②经肠内营养无法达到机体需要的目标值,需补充肠外营养者。

肠外营养由糖类、脂肪乳剂、氨基酸、水、维生素、电解质和微量元素等基本营养素组成,以提供患者每日所需的能量及各种营养物质,维持机体正常代谢。其中,葡萄糖的供给量一般为3～5 g/(kg・d),供能约占总能量的50%,严重应激状态下,葡萄糖供给量降至2～3 g/(kg・d);氨基酸供给量为1.2～2.0 g/(kg・d),严重分解状态下氨基酸的供给量需增加;脂肪乳剂供给量为0.7～1.3 g/(kg・d),供能应占总能量的30%～40%,患有高脂血症的患者应减少或停用脂肪乳剂。

肠外营养输注途径主要有中心静脉途径和周围静脉途径。中心静脉途径适用于需采用长期肠外营养、高渗透压营养液的患者,常用途径有颈内静脉、锁骨下静脉、经外周静脉穿刺的中心静脉导管(PICC)。周围静脉途径仅适用于需短期(少于2周)肠外营养者。

(赵洁)

第九节　输　血

一、概述

输血作为一种替代性治疗,可以补充血容量、改善循环、增加血液携氧能力、提高血浆蛋白水平、改善凝血功能。严格掌握输血适应证和合理利用各种血液制品,有效防止输血并发症的发生具有重要意义。

二、输血指征

输血指征包括大量失血、贫血或低蛋白血症、重症感染及凝血功能异常。

(一)大量失血

当由于手术、严重创伤或其他各种原因导致低血容量性休克时,需输血以补充血容量。补充的血量/血制品应根据失血量、失血速度和患者的临床表现确定。

(二)贫血或低蛋白血症

当患者存在慢性失血、红细胞破坏增加或白蛋白合成不足时,可表现为贫血或低白蛋白血症,可根据检验结果输注浓缩红细胞、血浆或白蛋白。

(三)重症感染

由于全身性严重感染或脓毒血症导致骨髓抑制,继发难治性感染者,当出现中性粒细胞水平低下、抗生素治疗效果不佳时,可考虑输入浓缩粒细胞控制感染,但需警惕巨细胞病毒感染、肺部并发症等不良反应。

(四)凝血功能异常

凝血功能异常患者可输注新鲜冰冻血浆,而对于某些特殊情况,则需补充相应的血液成分,如甲型血友病患者可输注Ⅷ因子或抗血友病因子(AHF);缺乏纤维蛋白原者可补充纤维蛋白原或冷沉淀;血小板减少症或血小板功能障碍者可输血小板。

三、主要血液制品及不同血液制品的应用指征

(一)红细胞

红细胞主要用于纠正贫血,提高血液携氧能力,保证组织供氧。常用红细胞制品如表 7-9-1 所示,具体应用指征如下。

(1)对于急性失血患者,当失血量达总血量的 10%～20%(500～1000 mL)时,应根据有无血容量不足的临床症状及其严重程度,并参照血红蛋白和血细胞比容(HCT)选择治疗方案。如患者出现活动时心率增快、体位性低血压,但血细胞比容无明显变化时,可输入适量晶体液、胶体液及少量血浆代用品。若失血量超过总血容量的 20%(1000 mL)时,除输注晶体液和胶体液以外,还应输入适量浓缩红细胞,以提高血液的携氧能力。当失血量超过总血容量的 30%时,可输全血和浓缩红细胞各半,配合晶体液、胶体液、血浆以补充血容量。当失血量超过总血容量的 50%且大量输入库存血时,还应及时监测血白蛋白、血小板、凝血因子等,及时补充。

(2)对于复苏后的创伤患者,当血红蛋白低于 70 g/L 时,推荐输注红细胞,使血红蛋白维持在 70～90 g/L;当血红蛋白在 70～100 g/L 时,应根据患者的贫血程度、心肺代偿功能、有无代谢率增高及年龄等因素,决定是否输注红细胞;当血红蛋白高于 100 g/L 时,不需要输注红细胞。

(3)对于术后的创烧伤患者,若存在胸痛、体位性低血压、心动过速且输液无效或伴有充血性心力衰竭时,输注红细胞的指征可放宽至血红蛋白不高于 80 g/L。

(4)对于合并严重心血管疾病的创烧伤患者,当血红蛋白低于 100 g/L 时,需考虑输注红细胞。

(5)对于中度/重度颅脑损伤患者,当血红蛋白低于 100 g/L 时,需考虑输注红细胞。

(6)对于复苏后的创烧伤患者,如合并有急性肺损伤或有 ARDS 风险,应尽量避免输注含有白细胞成分的红细胞。

（7）对于需要大量输血的严重创烧伤患者，推荐输注储存时间少于 14 天的红细胞，以减少创伤性凝血病、急性肺损伤、感染、高钾血症及肾衰竭等并发症的发生率。

表 7-9-1 红细胞制品

品名	特点	适应证
浓缩红细胞	每袋含 200 mL 全血中的全部红细胞，总量 110～120 mL，血细胞比容为 70%～80%	各种急性失血、慢性贫血等
洗涤红细胞	200 mL 中含红细胞 170～190 mL，内含少量血浆、无功能白细胞及血小板，去除了肝炎病毒和抗 A、抗 B 抗体	对白细胞聚集素有发热反应，肾功能不全、不能耐受库存血中高钾者
冰冻红细胞	200 mL 中含红细胞 170～190 mL，不含血浆，能在 $-80\ ℃$ 或更低温度下保存 3 年，有利于稀有血型的保存	同洗涤红细胞，自身红细胞的存储
去白细胞红细胞	去除全血中 90% 的白细胞，残留白细胞仅为 $2\times10^6/mL$ 左右，可减少人类白细胞抗原（HLA）的同种免疫反应	多次输血后产生白细胞抗体，预期需长期反复输血者

（二）新鲜冰冻血浆（flesh frozen plasma，FFP）

新鲜冰冻血浆是全血采集后 6 h 内分离并立即置于 $-30～-20\ ℃$ 条件下保存的血浆，多用于补充凝血因子以防治出血，应避免用于扩容、纠正低蛋白血症和增强机体免疫力。以下几种情况推荐输注新鲜冰冻血浆，推荐首剂量为 10～15 mL/kg：①PT 和 APTT 均大于 1.5 倍参考值上限，国际标准化比值（INR）大于 1.5 或血栓弹力图参数 R 值延长者；②严重创伤大出血，预计需要输注不低于 20 U 红细胞者；③明确存在凝血因子缺乏的创伤患者；④既往口服华法林，为紧急逆转其抗凝血作用的创伤患者。

（三）血小板

血小板制剂可用于治疗再生障碍性贫血和各种血小板水平低下的患者，以及大量输注库存血或体外循环手术后血小板锐减的患者。成人输注 1 个治疗量的机采血小板可使血小板数量增加 $(20～30)\times10^9/L$。以下几种情况推荐输注血小板，推荐首剂量 1 个治疗量机采血小板，根据血栓弹力图参数 MA 值及时调整输注量：①血小板低于 $50\times10^9/L$；②血小板在 $(50～100)\times10^9/L$，合并自发性出血或伤口渗血；③对于创伤性颅脑损伤或严重大出血多发伤、需大量输血的患者，应将血小板维持在 $100\times10^9/L$；④当术中出现不可控制的渗血，或存在低体温，血栓弹力图示 MA 值降低，提示血小板功能低下时，血小板输注量不受上述限制。

（四）纤维蛋白原（fibrinogen，Fib）和冷沉淀

Fib 用于补充纤维蛋白原，100 mL FFP 可制备 1 U 冷沉淀，适用于出血明显且血栓弹力图表现为功能性 Fib 缺乏或血浆 Fib 低于 1.5～2.0 g/L 者。推荐首剂量为 Fib 3～4 g 或冷沉淀 2～3 U/10 kg，根据血栓弹力图参数 K 值及 α 角决定是否继续输注。紧急情况下应使 Fib 浓度维持在 1.0 g/L 以上。

(五)回收式自体输血

回收式自体输血是将收集到的创伤后体腔内积血或手术过程中失血经血液回收机抗凝、过滤后,得到红细胞比容 $50\%\sim60\%$ 的浓缩红细胞,再回输给患者的方法。其适应证主要是外伤性脾破裂、异位妊娠破裂等造成的腹腔内出血;大血管、门静脉高压症手术等术中失血和术后 6 h 内引流的血液回输等。禁忌证包括血液已经受到胃肠道内容物、消化液或尿液等污染;血液可能受到肿瘤细胞污染;肝、肾功能不全者;脓毒血症患者;胸、腹腔开放性损伤超过 4 h,或血液在体腔中存留超过 6 h 者。

四、输血注意事项

输血前,需双人仔细核对患者姓名、血型、交叉配血单,检查血袋是否渗漏、血液颜色是否异常及保存时间。除生理盐水外,不能往血制品内加入任何药物和溶液。输血时应严密观察患者,询问有无不适症状,检查体温、脉搏、血压、尿色等,如发现问题需及时处理。输血完毕后,及时观察有无迟发性输血反应。输血后血袋应保留一天,以便必要时化验检查。

五、输血不良反应及处理

(一)发热反应

发热反应是最常见的早期输血不良反应之一,发生于输血开始后的 $15\sim120$ min 内,主要表现为畏寒、寒战、高热,体温可达 $39\sim40$ ℃,可伴有头痛、出汗、恶心、呕吐、皮肤潮红,严重者可出现抽搐、呼吸困难、血压下降甚至昏迷。

治疗上,对于症状较轻的患者,可先减慢输血速度,严重者应停止输血;患者发热时可使用阿司匹林,严重者予以物理降温及糖皮质激素治疗;寒战者可肌内注射异丙嗪或哌替啶;对于多次输血者或经产妇,可选择洗涤红细胞。

(二)过敏反应

过敏反应可在输血过程中或输血后发生,临床表现为皮肤局限性或全身性瘙痒、荨麻疹,严重者可出现支气管痉挛、血管神经性水肿,表现为咳嗽、喘鸣、呼吸困难、腹痛、腹泻,甚至过敏性休克、昏迷、死亡。

1.治疗措施

当患者仅表现为皮肤症状时,应暂停输血,口服抗组胺类药物,并严密观察病情变化;严重者应立即停止输血,肌内注射肾上腺素和(或)静脉输入糖皮质激素;合并呼吸困难者应气管插管或切开,防止窒息。

2.预防措施

对有过敏史患者,应在输血前半小时口服抗过敏药或静脉输注糖皮质激素;有过敏史者不宜献血;献血前 4 h 内应禁食;对 IgA 低下或检出 IgA 抗体的患者,如需输血,可选择洗涤红细胞。

（三）溶血反应

溶血反应是输血最严重的并发症，发生率低，但后果严重、死亡率高。其常见原因为误输 ABO 血型不匹配的红细胞，少数可能由于血液在输入前处理不当（如血液保存时间过长，温度过高或过低，血液受剧烈震动或误加入低渗液体），致大量红细胞被破坏所致。

溶血反应的典型症状为：患者输注 10～20 mL 异型血后，立即出现寒战、呼吸困难、腰酸背痛、头痛、胸闷、心率加快，甚至血压下降、休克，随后出现血红蛋白尿、溶血性黄疸，严重者可出现少尿、无尿、急性肾衰竭。麻醉中的手术患者常见的首发表现为不明原因的血压下降和术野渗血。

若怀疑有溶血反应，应立即停止输血，抽取静脉血离心后观察血浆色泽，若为粉红色即证明有溶血。此时应进行以下治疗：①抗休克；②保护肾功能；③防治 DIC；④维持水、电解质与酸碱平衡；⑤血浆交换治疗。

延迟性溶血反应（DHTRS）多发生在输血后 7～14 天，主要由于输入未被发现的抗体致继发性免疫反应造成，多表现为原因不明的发热、贫血、黄疸和血红蛋白尿。多数患者经对症处理可痊愈，但严重者可引起 SIRS，甚至 MODS，应引起临床注意。治疗可选择置换性输血治疗。

（四）循环超负荷

由于输血速度过快、过量而引起的急性心力衰竭和肺水肿多见于心功能低下、老年、幼儿和低蛋白血症患者。患者多表现为输血中或输血后突发心率加快、呼吸急促、发绀、咳血性泡沫样痰、颈静脉怒张、静脉压升高，肺内可闻及大量湿啰音。治疗上应立即停止输血，使用强心剂、利尿剂以改善循环负荷，排出过多的体液；对于心功能低下的患者，应严格控制输血速度及输血量。

（五）输血相关性急性肺损伤（TRALI）

TRALI 是由于供血者血浆中存在白细胞凝集素或 HLA 特异性抗体，导致受血者出现与左心衰竭无关的急性肺水肿，发生率为 1/190 000～1/5 000。TRALI 常发生于输血后 1～6 h 内，患者多表现为急性呼吸困难、严重的双侧肺水肿、低氧血症，可伴有发热和低血压，后者对容量复苏无反应。诊断时需排除心源性呼吸困难。

在采取及时有效的治疗措施 48～96 h 内，包括气管插管、机械通气等，患者的临床和生理学改变将得到明显改善。TRALI 为一种非常严重的输血反应类型，输注任何血制品均可诱发，其有效的预防措施为禁用多次妊娠供血者的血浆作为血液制品。

（六）输血相关性移植物抗宿主病

输血相关性移植物抗宿主病（transfusion associated graft versus host disease, TA-GVHD）是指将含有免疫能力异体淋巴细胞（主要是 T 淋巴细胞）的血液制品输注到有严重免疫缺陷的受血者体内以后，引起严重攻击和破坏宿主体内细胞和组织的免疫反应，多见于既往免疫力低下、低蛋白血症、淋巴细胞减少或骨髓抑制等基础疾病患者，临床症状主要为发热、皮疹、皮炎、腹泻、骨髓抑制、感染等。

TA-GVHD 是一种罕见的严重输血不良反应，发病率仅为 0.01%～0.1%，但死亡率高达 90％以上,至今仍没有有效的治疗手段。高危患者输注血液制品时,应经 γ 射线辐照等物理方法去除免疫活性淋巴细胞。

（七）疾病传播

病毒、细菌性疾病以及梅毒、疟疾等均可通过输血途径传播。预防措施包括严格掌握输血适应证,严格进行献血员体检,在血制品生产过程中采用有效手段灭活病原体,以及尽量采用自体输血等。

（八）大量输血相关不良反应

当 24 h 内用库存血细胞置换患者全部血容量或数小时之内输入血量超过 4000 mL 时,患者可出现低体温、碱中毒、低钙血症、高钾血症、凝血异常等并发症。治疗上应及时补充新鲜冰冻血浆,必要时补充冷沉淀和血小板,并予以补钙、降钾等相应对症处理。

六、术中和术后减少输血的措施

术中充分止血、术中术后合理应用止血药物能够有效减少出血,提高输血疗效,减少对血液成分的输注。常用的止血药物有抗纤溶药物、rF Ⅶa 和凝血酶原复合物（PCC）。

抗纤溶药物可参见本章第二节的介绍。rF Ⅶa 仅适用于钝性伤患者,且要满足以下所有条件:①已采取多种措施控制出血;②积极补充血液成分及抗纤溶药物,维持 HCT>0.24,血小板高于 $50×10^9$/L,Fib>2.0 g/L;③已纠正重度酸中毒、严重低体温、低钙血症;④仍然持续存在的顽固性出血。PCC 适用于需要紧急逆转华法林治疗效果的创伤患者。当使用 PCC 无效时,可使用 FFP。

七、大量输血

大量输血是指 24 h 内给成人输注超过 20 U 红细胞,或输注血制品超过患者自身血容量的 1～1.5 倍,或 1 h 内输注血制品超过一半自身血容量,或输血速度高于 1.5 mL/(kg·min)。

在临床上,对于急性失血量达自身血容量 30％～50％的患者,往往需要大量输血。当预计总需求红细胞不低于 20 U,或存在明显的失血性休克和活动性出血的证据时,需要紧急启动大量输血方案（MTP）。常用方案有:①红细胞∶FFP∶血小板考虑按 6∶4∶1 输注,相当于 12 U 红细胞∶800 mL FFP∶1 U 血小板;②红细胞∶FFP∶血小板考虑按 1∶1∶1 输注,相当于 1 U 红细胞∶100 mL FFP∶1 U 血小板。

MTP 的流程如下:

(1)主管医师或麻醉医师电话通知输血科,同时采集血液样本,派专人送检。

(2)输血科立即派主治或以上级别医师参与整个 MTP 过程。

(3)输血科在急诊配血完成后,按以下预案配发血制品:①第一组:红细胞 4～6 U,搭配相应的 FFP、血小板、Fib 和(或)冷沉淀;②第二组:红细胞 4～6 U,FFP 800 mL (10～15 mL/kg),并尽早使用 FFP;③根据病情及实验室指标加发红细胞、FFP、血小板、Fib 或冷沉淀,并尽早(伤后 3 h 内)使用抗纤溶药物,对于顽固性出血的患者,考虑加用 rF Ⅶa;④每次输血前后复查一次实验室检查(包括动脉血气分析、凝血功能等),监测患者体温;⑤实验室检查结果恢复正常和(或)没有活动性出血时,停止 MTP。

八、紧急输血

(一)紧急同型输血

在对严重创伤患者进行抢救时,输血科接到紧急配血样本后,应立即进行 ABO＋RhD 血型鉴定和交叉配血试验,并在 15～30 min 内提供第一袋(2 U)同型红细胞。

(二)紧急非同型输血

在抢救患者特别紧急的情况下,可遵循配合性输血原则,暂时选用 ABO 和 RhD 血型相容的非同型血液,以尽力抢救患者生命,具体原则如下:

(1)对于 RhD 阴性的男性患者或无生育需求的女性患者,在一时无法提供 RhD 阴性血液且没有检测到抗-D 的情况下,可输注 RhD 同型或相容性 RhD 阳性的红细胞。

(2)对 RhD 阴性且有生育需求的女性患者(包括未成年女性),原则上先考虑 RhD 同型或相容性 RhD 阴性的红细胞;若一时无法提供 RhD 阴性血液且没有检测到抗-D,可先输注 RhD 同型或相容性 RhD 阳性的红细胞进行抢救。

(3)对于需立即输血的危及生命的 RhD 阴性患者,即使检测到抗-D,也应先输注 RhD 阳性血进行抢救。输注 RhD 阳性红细胞不超过 2 U 者,应在输注后 72 h 内肌内注射 RhD 免疫球蛋白;输注超过 2 U 者,应争取在 72 h 内使用 RhD 阴性红细胞进行血液置换,并肌内注射 RhD 免疫球蛋白对抗残留的 RhD 阳性红细胞。

(4)对于所有 RhD 阴性患者需要输注血浆、机采血小板和冷沉淀时,可按 ABO 同型或相容性输注,RhD 血型可忽略。

需要注意的是,所有非同型输血须征得患者和(或)其家属的签名同意,还需在《输血治疗同意书》上注明将来再次输血的注意事项及可能出现的不良反应,并报医疗科备案。

(赵洁)

第十节　预防感染

创烧伤患者感染的主要来源包括开放的伤口/创面,各种导管使用中造成的院内感染,胃肠道细菌或内毒素移位,长期使用广谱抗生素发生的二重感染,等等。感染可激发炎症因子释放,导致 SIRS,进而发展为 MODS/多器官功能衰竭(MOF),这是创烧伤后期患者死亡的最主要原因。因此,防治感染是降低死亡率的一个重要环节。

防治感染的主要措施包括早期彻底清创、预防院内感染和应用抗生素。

(1)早期彻底清创。清创手术一般应在伤后 6 h 内进行,最晚不宜超过 72 h。冲洗伤口的灌洗液可用生理盐水和没有添加剂的无菌水,无法获取无菌水的情况下,可使用饮用水冲洗伤口,不推荐使用添加抗生素的液体进行伤口灌洗。彻底去除异物和坏死组织,条件允许时可一期缝合,术中逐层缝合,消灭死腔,较深的伤口应留置引流管;如伤口污染重可延期缝合,必要时可采用 VSD 技术。

(2)预防院内感染。由于创烧伤患者留置导管较多,如气管插管、深静脉置管、导尿管、引流管等,因此医护人员应注意无菌操作,完善消毒隔离制度,增强无菌意识。

(3)应用抗生素。可先采用经验性用药,选用广谱强效抗生素,再根据细菌培养及药敏结果选择有针对性的抗生素。

(赵洁)

第十一节　损伤控制

一、损伤控制外科的概念和理论基础

损伤控制外科(damage control surgery,DCS)是将患者的存活率放在治疗的第一位,而非手术成功率,先以快捷、简单的操作,控制危及生命的原发性损伤,避免病情进一步恶化,避免由于低体温、凝血功能障碍及酸中毒组成的"死亡三联征",维持患者生命体征的稳定和机体内环境稳定,待患者度过急性创伤反应期后,再有计划地进行完整、合理的手术。

(一)低体温

患者由于失血、大量液体输注、体腔暴露等原因,机体丢失大量热量,并导致全身细胞代谢障碍、心律失常、心输出量减少,促使氧解离曲线左移而降低组织间氧的释放,影响凝血功能。

(二)凝血功能障碍

低体温可引起凝血酶、血小板量减少和功能损害,凝血因子耗竭,纤溶系统激活,纤维蛋白原裂解产物大量增加。大量输血也是导致稀释性血小板减少的重要因素。

(三)酸中毒

酸中毒是指严重创伤早期血液 pH 值小于 7.25,可为代谢性或混合性,组织的血流灌注减少,细胞无氧代谢增强,导致体内乳酸堆积;严重酸中毒会影响心肌收缩力,降低心输出量,进一步加重酸中毒。在酸性环境中,凝血因子将被大量灭活,进而损害凝血功能。

二、损伤控制外科的适应证

并非所有创烧伤患者都适用 DCS，目前 DCS 尚无公认的适应证。当患者可以耐受常规手术时，采用常规手术完成治疗即可，只有少数患者状况较差、生理潜能接近极限时，才需要采用 DCS 处理。这就需要手术医师能尽快判断患者的损伤及生理状况，预先考虑病情的发展，而非在患者生理耗竭时才进行救治。对于创烧伤患者来说，当出现"死亡三联征"中的某一项或某两项，并存在血流动力学极不稳定、躯干高能量钝性伤、伤情严重且估计手术时间不短于 90 min、复苏输液量不少于 12000 mL 或输血量超过 5000 mL 时，建议采用 DCS 处理。

三、损伤控制外科的技术步骤

DCS 依赖三个基本原则：①出血控制（保持循环容量，减少失血）；②允许性低血压（将收缩压保持在 80～90 mmHg）；③预防和治疗凝血障碍（早期使用红细胞和凝血产品）。DCS 分为三个阶段：①初步复苏的同时进行止血和污染控制手术，可通过结扎血管、纱布填塞等方式进行创面止血；②继续复苏，重点是恢复组织灌注、支持呼吸、复温、纠正酸中毒和凝血障碍；③计划性再手术，全面探查，解剖重建。

第一次手术后 24～48 h 是实施计划性手术的最佳时机。如果患者全身炎症反应综合征加重，可能出现多器官功能障碍综合征，导致发生感染的可能性急剧升高，造成不良预后。对于大面积烧伤患者来说，其早期阶段病情危重，自身代偿调节能力较差，合并吸入性损伤、低血容量性休克、伤后延迟复苏、肠源性感染者则病情更加复杂。大面积烧伤后应尽量早期、全部切/削痂并封闭创面，但失血量及开放程度远远高于其他外科手术，手术创伤大，可引发急性非特异性、与抗感染力减弱有关的全身性免疫反应，对患者造成二次打击。因此，应全面评估患者病情，预判切/削痂及植皮对患者的影响。

经过液体复苏，待血流动力学稳定后，进行第一阶段的初始简化手术，手术去除创面坏死组织并用异种皮覆盖，可保留间生态组织，将手术时间控制在 2 h 以内；第二阶段继续进行复苏与生命器官支持，使患者的生理状态恢复稳定，以便耐受下一阶段的手术修复；待患者的生命状态稳定后进行确定性手术，一次手术不能解决的，可分多次进行。

（贾珊珊　姜笃银）

参考文献

[1] 陈小伍,于新发,田兆嵩.输血治疗学[M].北京:科学出版社,2012.

［2］姜笃银,赵洁,王兴蕾,等.创伤性心搏骤停预防策略［J］.中华危重病急救医学,2020,32(4):508-512.

［3］急诊氧气治疗专家共识组.急诊氧气治疗专家共识［J］.中华急诊医学杂志,2018(4):355-360.

［4］李伦超,单凯,赵雅萍,等.2018年欧洲肠外肠内营养学会重症营养治疗指南(摘译)［J］.临床急诊杂志,2018,19(11):6-11.

［5］宋国栋,石文,高聪,等.大面积深度烧伤的早期切除与皮肤移植［J］.中华损伤与修复杂志(电子版),2017,12(1):56-60.

［6］孙培龙,王宏升,胡静波,等.损伤控制性手术［J］.中国现代手术学杂志,2009,13(1):75-78.

［7］王正国,梁华平.战创伤感染与脓毒症防治新策略［J］.中华卫生应急电子杂志,2015,1(1):1-3.

［8］于布为,吴新民,左明章,等.困难气道管理指南［J］.临床麻醉医学杂志,2013,29(1):93-98.

［9］中国研究型医院学会卫生应急学专业委员会,中国中西医结合学会灾害医学专业委员会.急性创伤性凝血功能障碍与凝血病诊断和卫生应急处理专家共识(2016)［J］.中华卫生应急电子杂志,2016,2(4):197-204.

［10］中国医师协会急诊分会,解放军急救医学专业委员会,解放军重症医学专业委员会,等.创伤失血性休克诊治中国急诊专家共识［J］.中华急诊医学杂志,2017,26(12):1358-1365.

［11］中国医师协会急诊医师分会,解放军急救医学专业委员会,中国医师协会急诊医师分会急诊外科专业委员会.止血带的急诊应用专家共识［J］.中华急诊医学杂志,2020,29(6):773-779.

［12］中华医学会重症医学分会.中国重症加强治疗病房患者镇痛和镇静治疗指导意见(2006)［J］.中华外科杂志,2006,44(17):1158-1166.

［13］中华医学会重症医学分会.中国成人ICU镇痛和镇静治疗指南［J］.中华危重病急救医学,2018(6):497-514.

［14］张睿,崔翔,潘子杰,等.损伤控制手术的发展概述［J］.中国急救复苏与灾害医学杂志,2022(8):17.

［15］张新超,钱传云,张劲农,等.无创正压通气急诊临床实践专家共识(2018)［J］.临床急诊杂志,2019,20(1):1-12.

［16］占卫兵,仇旭光,王野平,等.损伤控制理论在大面积烧伤中的应用［C］.2012浙江省烧伤外科学学术年会论文集,2012.

［17］EMMANOUIL P, JAY D. Emergency medicine, trauma and disaster management: from prehospital to hospital care and beyond［M］. Cambridge: Springer, 2021.

[18] ATKINS D L，BERGER S，DUFF J P，et al. Pediatric basic life support and cardiopulmonary resuscitation quality：2015 American heart association guidelines update for cardiopulmonary resuscitation and emergency cardiovascular care［J］. Circulation，2015，132(18 Suppl 2)：S519-S525.

[19] BUTLER F K.Fluid resuscitation in tactical combat casualty care：yesterday and today[J]. Wilderness & Environmental Medicine，2017，28(2S)：S74-S81.

[20] BALVERS K，HORST M V D，GRAUMANS M，et al. Hypothermia as a predictor for mortality in trauma patients at admittance to the intensive care unit[J]. Journal of Emergencies Trauma & Shock，2016，9(3)：97-102.

[21] CARRICK M M，MORRISON C A，TAPIA N M，et al. Intraoperative hypotensive resuscitation for patients undergoing laparotomy or thoracotomy for trauma：early termination of a randomized prospective clinical trial［J］. Journal of Trauma and Acute Care Surgery，2016，80(6)：886-896.

[22] CARNEY N，TOTTEN A M，O'REILLY C，et al. Guidelines for the management of severe traumatic brain injury，fourth edition[J]. Neurosurgery，2017，80(1)：6-15.

[23] CORMACK R S，LEHANE J. Difficult tracheal intubation in obstetrics[J]. Anaesthesia，1984，39(11)：1105-1111.

[24] GERECHT R.The lethal triad：hypothermia，acidosis & coagulopathy create a deadly cycle for trauma patients[J]. Journal of Emergency Medical Services，2014，39(4)：56.

[25] GIORDANO S，SPIEZIA L，CAMPELLO E，et al. The current understanding of trauma-induced coagulopathy（TIC）：a focused review on pathophysiology[J]. Internal and Emergency Medicine，2017，12(7)：981-991.

[26] LAVONAS E J，DRENNAN I R，GABRIELLI A，et al.Part 10：special circumstances of resuscitation：2015 American heart association guidelines update for cardiopulmonary resuscitation and emergency cardiovascular care［J］. Circulation，2015，132(18 Suppl 2)：S501-S518.

[27] MERSKEY H. Pain terms：a list with definitions and notes on usage. Recommended by the IASP subcommittee on taxonomy[J].Pain，1979，6(3)：249.

[28] MCELWAIN J，MALIK M A，HARTE B H，et al. Comparison of the CMAC videolaryngoscope with the macintosh，glidescope，and airtraq laryngoscopes in easy and difficult laryngoscopy scenarios in manikins[J]. Anaesthesia，2010，65(5)：483-489.

[29] NEUMAR R W，SHUSTER M，CALLAWAY C W，et al. Part 1：executive summary：2015 American heart association guidelines update for cardiopulmonary

resuscitation and emergency cardiovascular care[J]. Circulation，2015，132（18 Suppl 2）：S315-S367.

[30] OUELLET J F，ROBERTS D J，TIRUTA C，et al. Admission base deficit and lactate levels in Canadian patients with blunt trauma：are they useful markers of mortality？[J]. Journal of Trauma and Acute Care Surgery，2012，72（6）：1532-1535.

[31] ROSSAINT R，BOUILLON B，CERNY V，et al. Management of bleeding following major trauma：an updated European guideline[J]. Critical Care，2010，14（2）：R52.

[32] SAMSOON G L，YOUNG J R.Difficult tracheal intubation：a retrospective study[J].Anaesthesia，1987，42（5）：487-490.

[33] SOAR J，PERKINS G D，ABBAS G，et al. European resuscitation council guidelines for resuscitation 2010：section 8. cardiac arrest in special circumstances：electrolyte abnormalities，poisoning，drowning，accidental hypothermia，hyperthermia，asthma，anaphylaxis，cardiac surgery，trauma，pregnancy，electrocution[J].Resuscitation，2010，81（10）：1400-1433.

[34] SPINELLA P C. Warm fresh whole blood transfusion for severe hemorrhage：U. S. military and potential civilian applications [J]. Critical Care Medicine，2008，36（7 Suppl）：S340.

[35] TOBIAN A，SAVAGE W J. Transfusion therapy clinical principles and practice[J]. Transfusion，2011，51（4）：843.

[36] VINCENT J L，SHEHABI Y，WALSH T S，et al. Comfort and patient-centred care without excessive sedation：the eCASH concept [J]. Intensive Care Medicine，2016，42（6）：962-971.

[37] YOUNG P P，COTTON B A，GOODNOUGH L T. Massive transfusion protocols for patients with substantial hemorrhage[J]. Transfusion Medicine Reviews，2011，25（4）：293-303.

第八章　创烧伤的诊断、评估和防治原则

　　皮肤软组织损伤可单独发生，也可合并重要神经、血管及肌腱损伤，严重者可同时发生骨折及其他重要脏器损伤。通常我们把皮肤软组织的连续性中断、组织结构破坏的形态学变化称为皮肤伤口（skin wound），临床上常表现为出血及功能障碍。此外，闭合性创伤时，尽管外表皮肤完整，但皮下软组织可发生肿胀、淤血，严重者可伴有肌肉裂伤、组织坏死等，因此我们也将其归为皮肤伤口，称为闭合性伤口（closed wound）。

第一节　急诊创烧伤种类与分型

　　皮肤损伤的表现多种多样，伤口的临床体征常表现不一，因而处理原则也有所区别。对伤口进行系统分类，有助于医生迅速对创伤作出正确诊断，以便及时救治，同时有助于日后对临床资料进行比较分析，统计发生率，评估不同治疗方法的预后。

一、皮肤伤口分型

　　皮肤伤口通常是以致伤部位、致伤原因、损伤程度、损伤后的时间等进行分型。例如，根据致伤部位，皮肤伤口分为颌面部伤口、胸腹部伤口、腰背部伤口和四肢伤口等；根据致伤原因，皮肤伤口可笼统地分为外源性伤口和内源性伤口；根据伤口是否与外界相通，皮肤伤口可分为开放性伤口和闭合性伤口；根据皮肤损伤时间的长短，皮肤伤口可分为急性伤口和慢性伤口；根据伤口的形状，皮肤伤口可分为瓣状伤、线状伤、粉碎伤和贯通伤等。

　　在实际急诊工作中，习惯根据致伤原因对伤口进行分类，外源性伤口主要由机械外力引起，如刀刺伤、擦伤、切割伤和撕裂伤等，绝大多数属于急性伤口。内源性伤口大多因机体内在系统性疾病引起，如静脉性皮损、恶性溃疡、神经营养不良性溃疡和糖尿病引起的皮肤坏死等。由于内源性皮肤损伤大多建立在慢性疾病的基础上，病程较长，迁延不愈，因此通常不需要急诊手术处理。

二、常见的皮肤软组织损伤及其临床特点

(一)擦伤

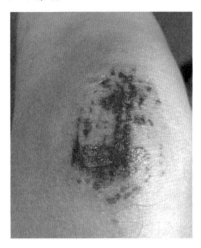

图 8-1-1　擦伤(由邱道静供图)

擦伤是最轻微的皮肤损伤,是皮肤表层与硬物的粗糙面摩擦而导致的浅表破损。擦伤创面常有污秽或异物附着,可有点状出血(见图8-1-1)。由于伤后感觉神经末梢暴露,因此伤处疼痛明显。

擦伤的处理方式为:用无菌纱布反复擦拭创面,彻底清除伤口表面附着的泥沙等异物,防止创面感染和后期外伤。现代超声清创仪已应用于临床,适用于各种污染较重的擦伤,清创效果良好。擦伤伤口可以暴露,外涂壳聚糖,或任其干燥结痂后自行愈合。经常摩擦的部位(如肘关节处)的擦伤可用凡士林纱布覆盖伤口,外覆无菌纱布。

(二)刺伤

急诊科常见的刺伤多为刀刺伤、木棍刺伤或钉子扎伤,多表现为盲管伤(又称非贯通伤),伤口小而深。因刺伤的深度不同,其临床表现也不一样。如大腿部刺伤伤及股动脉,可发生大出血甚至休克;面部刺伤伤及面神经,可造成面瘫;胸部刀刺伤常导致气胸、血气胸和肺损伤;颌面部刺伤伤及腮腺,可表现为涎瘘,伤口愈合后伤处遗留瘘管,并有唾液向外溢出。

处理刺伤时,需要特别注意排除贯通伤,若刺伤累及胸腹腔内的重要脏器,如肝脾破裂,须积极抗休克,并联系专科医师会诊处理,必要时行手术探查。由于刺伤的特殊致伤机制,细菌或异物被带至伤口深部且伤道狭小,易被血凝块或异物堵塞,导致伤口深部异物存留、积血、感染。尤其是厌氧菌,最常见的是破伤风杆菌感染。

刺伤的处理原则是早期彻底清除伤口深部异物和血凝块,严密止血,分层缝合,消灭死腔(又称无效腔),及时注射破伤风抗毒素。必要时可将伤口扩大,留置引流条,并适当加压包扎。

(三)切割伤

切割伤常由刀刃、玻璃等锐器引起,伤口污染轻,边缘整齐,血运良好,通常无软组织缺损(见图8-1-2)。切割伤可伤及四肢深部重要的神经、肌腱和血管等,造成机体感觉、功能障碍和出血或肢(指)端缺血。切割伤需早期行清创缝合,确切止血,离断的重要神经、肌腱和血管应予以吻合。

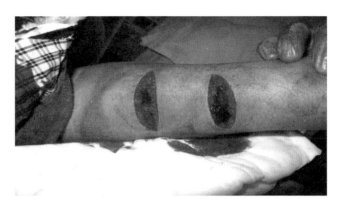

图 8-1-2 切割伤(由姜笃银供图)

(四)砍伤

砍伤系较重而钝的刀器缘(如刀背、斧头等)切割或撞击体表造成的损伤。日常生活中有一类特殊的损伤,如不慎摔倒时撞击门框缘而导致的体表裂伤,其致伤机制和伤口特点与一般的砍伤相同,故而也将其列入砍伤范畴。

与切割伤不同,砍伤的致伤机械力较大,组织损伤严重,伤口通常较深,可合并骨折、肌肉断裂等,伤口边缘可因受挤压而血运欠佳,故砍伤后伤口周围的炎症反应较切割伤更明显。处理砍伤时,应注意修复深部损伤的肌肉、肌腱等,并且需要仔细辨别伤口边缘的血运情况,必要时修剪瘀伤的皮缘,确切止血后缝合伤口。

(五)挫伤

挫伤是最常见的创伤,系钝性暴力作用于机体而引起的皮下或深部软组织损伤,如重物砸伤、摔伤。挫伤部位表面通常无开放性伤口,故挫伤属于闭合性损伤。临床表现为伤处局部肿胀、压痛,常有皮肤表面瘀斑或皮下血肿,严重者可伴有肌肉撕裂、关节脱位和韧带受损等。

治疗挫伤的原则包括镇痛、止血、促进皮下血肿吸收、预防感染和功能康复。伤后早期局部可用冰敷,并适当加压包扎以压迫止血。若皮下血肿较大,可用注射器将积血抽出后,用弹力绷带局部加压包扎。如果皮下血肿形成时间较长,估计血液已经凝固而不能被注射器抽出者,可使用消肿药物、局部热敷、红外线照射等处理,促进血肿吸收。如果皮下血肿发生感染,皮肤表面出现充血、红肿、皮温高等临床表现,则应果断切开皮肤,彻底清除血凝块、坏死组织及脓液,用3%的过氧化氢溶液和生理盐水反复冲洗病灶,建立引流。如果出现脓腔或形成空洞,可予碘仿纱条充填缺损。感染的伤口应每天换药,并给予抗生素抗感染治疗。

(六)挫裂伤

挫裂伤是一类较严重的皮肤软组织开放性损伤,常因钝器等暴力作用于人体,造成皮肤裂伤的同时合并深部软组织挫伤(见图8-1-3)。

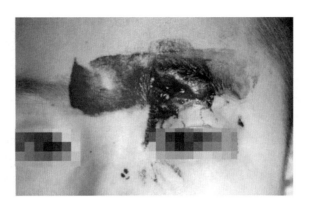

图 8-1-3　挫裂伤（由邱道静供图）

挫裂伤的伤口边缘组织受碾压而常见发绀、坏死。挫裂伤的伤口通常较深且宽,致伤暴力较大时可伴有开放性骨折、组织毁损粉碎、肢体变形等。处理挫裂伤时,常需扩大伤口,彻底清除伤口内或创缘血运差及坏死的组织。根据清创后新鲜伤口的大小,伤口边缘皮下适当游离减张,直接缝合伤口或设计局部皮瓣/组织瓣修复伤口缺损。

（七）撕裂伤

撕裂伤常由快速行进中的钝性暴力引起,如运行中的机器、机动车辆等牵拉力作用于体表,造成皮肤软组织撕裂。撕裂伤的伤口常有较重的污染,外观上残留部分组织与机体相连。

处理撕裂伤时,需仔细判断伤口内组织血运。如果组织血运良好,则可复位缝合;如果少部分组织血运差,将其修剪后直接缝合估计会影响局部血供,切忌勉强缝合,可行局部皮瓣转移,或行自体皮肤移植术消灭剩余创面;如果撕裂的瓣部较小,则将其剪除,并将不规则的伤口修整为规则伤口,伤口两侧皮下充分游离,遗留的伤口直接缝合或设计局部皮瓣覆盖缺损;若撕裂组织面积较大且血运差,则按撕脱伤修复原则处理。

（八）撕脱伤或剥脱伤

撕脱伤是一种常见的严重创伤,致伤机制为巨大机械暴力作用于表面皮肤,将其连同皮下组织一并撕脱(见图 8-1-4)。撕脱伤常见于工厂作业的女工,其工作时不慎将长发卷入机器,造成大片头皮从帽状腱膜下层撕脱,严重者会连同双耳、上睑一并撕脱,伤情危重。交通伤也是引起撕脱伤的常见因素,因人体在路面拖行,造成体表大片皮肤撕脱。撕脱组织常有严重的挫伤,血运差。还有一种常见的手部撕脱伤(脱套伤),即工厂工人在作业时,手部不慎被运行中的齿轮挤压,出于本能的保护反应,伤者迅速回抽伤手而引起手部皮肤整片撕脱,状如脱手套。

撕脱伤需要与闭合性内脱套伤进行区别,后者属于闭合性损伤,是指皮肤软组织遭受碾锉后,皮下组织广泛剥离、撕脱,但皮肤表面无明显开放性损伤。发生闭合性内脱套伤后,皮肤组织血供破坏严重,极易坏死。

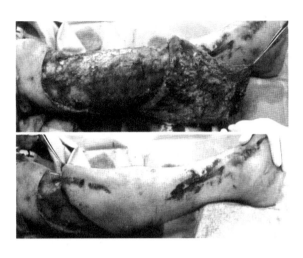

图 8-1-4　撕脱伤（由姜笃银供图）

撕脱伤可引起剧烈疼痛、肌肉血管离断、大出血，易导致休克。撕脱伤的创面污染重，创缘不规则，常合并皮下组织不同程度的挫伤。处理撕脱伤时，需全面检查患者伤情，仔细询问受伤经过，尽快评估患者伤情，判断是否合并其他外伤，特别是骨折、颅脑外伤或内脏伤。立即予以患者止血、镇痛，合并休克者需足量补液。待患者生命体征稳定后应尽早手术。术中应仔细判断撕脱组织的血运情况，若撕脱组织未离断且蒂部较宽、组织血运良好，可复位缝合并建立引流；若撕脱组织无血运，则切忌简单原位缝合。如果主要血管无明显挫伤，则立即行吻合血管的撕脱组织原位再植术；若血管受挫伤或挫灭，亦无供吻合之血管，则彻底清除坏死组织后，修剪撕脱皮肤的皮下组织，将其修薄成中厚或全厚皮片，做反取皮移植后打包固定。若撕脱的组织有严重挫伤，或伤后时间已超过8 h，则取自体健康的皮肤游离移植，覆盖创面。

（九）咬伤

咬伤是一种常见的皮肤损伤，在农村常见于猫狗等家畜咬伤，在城市常见于宠物咬伤。咬伤的致伤机制除了机械性因素外，还合并有生物性因素（如狂犬病病毒）。据统计，看上去"健康"的猫狗携带狂犬病病毒的概率高达17％。咬伤后是否发生狂犬病，与伤口的深度、部位、处理方式和疫苗注射是否及时等密切相关。由于狂犬病的致死率极高（约为100％），故在临床工作中，对待动物撕咬形成的伤口要高度警惕。

动物咬伤的伤口内所含细菌多而杂，且污染严重，极易发生感染。处理这类特殊的伤口，原则上只进行彻底清创，禁止一期缝合，伤口敞开，建立引流，适当包扎。但如果伤情不重，伤口早期彻底清创后可行缝合，尤其是当血管、神经、关节等重要组织外露或颌面部伤口，注意皮下留置引流条。如果伤口污染严重，或伤后时间过长，则仔细清创后可暂时对位缝合，并留置引流条，经抗感染治疗后延期缝合伤口。术后静滴抗生素预防感染，并注射破伤风抗毒素。对疯狗或者疑似疯狗的咬伤，应立即注射狂犬病疫苗。

(十)火器伤

火器伤特指因火药爆炸引起的高速投射物作用于人体而造成的创伤,如弹片、枪伤等。火器伤战时常见,和平年代主要是工程爆破时误伤。火器伤的伤情复杂、严重,常伴有热力伤,处理难度较大。投射物撞击人体后,会形成火器伤特有的原发伤道,伤道周围组织有明显挫伤,48 h 后炎症反应明显。在挫伤区的四周,因组织受投射物高速行进时的侧方冲击力作用,造成循环障碍,这部分组织称为震荡区。火器伤的伤口常是贯通伤,即既有入口也有出口,通常入口较大;如果只有入口则为盲管伤,或称为非贯通伤。与刀刺伤引起的盲管伤不同,这类盲管伤的伤口内必有异物存留。此外,投射物在体表形成的出入口相连的伤口称为切线伤。极少数情况下出入口相同,称为反跳伤。

火器伤损伤范围大,创缘不整,挫伤严重,组织缺损常见,伤口内异物多、污染重,常伴大量软组织坏死,极易发生感染。故在生命体征平稳的条件下,应早期清创,及时应用抗生素预防感染。清创后,原则上不进行一期缝合,皮下放置引流。如果伤口内异物数目较多或体积细小,且异物位于组织深层,勉强取出极易伤及重要器官时,可不必强行取出异物,以免造成更大的手术创伤。投射物伤及关节腔或胸腹腔时应设法取出,并关闭体腔,同时建立引流。

(十一)挤压伤

挤压伤系肢体长时间受外力挤压,造成肌肉缺血、坏死,常见于地震等自然灾害时,倒塌的房屋长时间压迫肢体,引起受压组织血液循环障碍。当肢体压迫被解除后,伤处组织间液增多,导致肢体肿胀,筋膜间隙内压(intra-compartment pressure,ICP)增高,加重肢体缺血,进一步引起组织坏死,大量坏死产物(如肌红蛋白)释放入血,被机体回吸收后导致急性肾衰竭,即挤压综合征。国外的一项调查结果表明,临床上有 5%～10% 的急性肾衰竭由横纹肌溶解引起,而其中的 30%～40% 又由创伤引起。某些特殊原因(如止血带使用不当、绷带包扎过紧等)也能造成挤压综合征。挤压伤的治疗原则包括抗休克、镇痛镇静、预防感染、碱化尿液、筋膜间隙切开减压及维持水电解质平衡等。受压肢体严禁热敷或按摩。如果肢体毁损严重,则应及早行截肢术。

(十二)注射伤

注射伤常见于工人作业时不慎将高压液体注入手部皮下,造成严重的组织损伤。除高压液体引起的机械性损伤外,注射液体常导致化学性损伤,引起继发损害。临床上化疗药物外渗引起广泛的皮肤软组织损伤也属于注射伤的范畴,但其机械性损伤轻微。注射伤的临床特点为伤口较小(通常只有数毫米),但皮下损伤范围较大。致伤液体的种类不同,引起的损伤性质、范围也有所区别,大多会引起组织坏死、感染及纤维化。由于注射枪产生的压力极高,会驱使注射液体广泛深入组织间隙,使手术清创难度较大,故常需多次清创。清创时,要充分暴露皮下损伤的腔隙,以便彻底清除外渗的液体。初次清创不强求彻底清除致伤液体,但需要剪除变质的组织。通常,需及时修复重要的血管,避免引起继发性组织坏死,而神经、肌腱等组织待 6 周后二期手术时修复。首次清创后 3 天行第二次清创术,此时黏附于组织内的异物逐渐松脱,易被清理彻底,并缝合伤口。

（十三）烧伤

广义的烧伤指由热、电流、酸碱、射线等造成的组织损伤，而我们通常所称的烧伤一般是指热烧伤，即由热力导致的烧伤，包括热液、高温气体、火焰、高温固体等引起的组织损害。

烧伤分Ⅰ度烧伤、浅Ⅱ度烧伤、深Ⅱ度烧伤和Ⅲ度烧伤。Ⅰ度烧伤仅累及表皮层，表现为红斑；浅Ⅱ度烧伤累及真皮浅层，水疱大小不一，创面潮红，疼痛剧烈，通常2周可自愈，不遗留瘢痕；深Ⅱ度烧伤累及真皮网状层，皮肤附件受损，有小水疱，创面红白相间，感觉减退；Ⅲ度烧伤累及真皮全层，感觉消失，焦痂形成。

根据病理特点，临床上将烧伤的病程分为四期：①体液渗出期：伤后迅速发生，表现为局部组织水肿，严重者可持续48 h以上，伴有血流动力学改变，进而出现休克，故又称休克期。对于大面积烧伤，需积极抗休克治疗。②急性感染期：伴休克期同时出现或休克后出现，因烧伤后皮肤屏障功能受损，机体免疫抑制，抵抗力降低，易感性增加，故防止感染是关键。③创面修复期：修复所需时间与烧伤深度相关，深Ⅱ度烧伤残存毛囊、汗腺，如无感染，一般4周可自愈；Ⅲ度烧伤创面需手术切痂/削痂并植皮处理。④康复期：深度烧伤愈合后形成瘢痕，在外观、功能和患者心理层面均需要康复，且在较长时间内瘢痕常出现瘙痒、疼痛、水疱等，需调整适应。

正确诊断和处理烧伤，需根据烧伤区域占全身体表面积的百分比，估算烧伤面积。我国常用九分法，即发、面、颈部分别占3%；双上臂占7%，双前臂占6%，双手占5%；躯干前占13%，躯干后占13%，会阴占1%；双臀占5%，双大腿占21%，双小腿占13%，双足占7%。12岁以下的儿童头部占比较大，在计算时，头颈部需加上（12减去年龄）%，双下肢需减去（12减去年龄）%。此外，无论成人还是儿童，其手掌面积均约占体表面积的1%，可用来估算烧伤面积。

临床上，将烧伤面积9%以下的Ⅱ度烧伤称为轻度烧伤；10%～29%之间的Ⅱ度烧伤或10%以下的Ⅲ度烧伤称为中度烧伤。重度烧伤是指烧伤面积在30%～49%，或Ⅲ度烧伤面积10%～19%，或烧伤面积不足30%但合并下列情况之一者：①全身情况较重或已出现休克；②伴有较重的复合伤；③存在中度或重度吸入性损伤。特重度烧伤指烧伤总面积达50%以上，或Ⅲ度烧伤面积20%以上。

第二节　急诊创烧伤的诊断顺序

发生创烧伤后，对于生命体征平稳、无活动性出血的伤口，现场首选的急救措施是冷疗，即用流动的自来水冲洗伤口30 min左右。冷疗可收缩毛细血管，减轻组织肿胀程度，同时冲刷异物，防止感染。若受伤部位不便长时间冲洗（如会阴部），可用毛巾冷敷。

患者被送达急诊室后，应立刻评估伤情，详细询问受伤时的情况、致伤原因、处理经过等。急诊科医师在处理大批伤者、多发外伤时,务必分清缓急,尤其是对精神淡漠、看似安静的患者,应特别留心。

如果患者外伤严重,存在危及生命的因素,如气道异物、大出血、张力性气胸等,必须及时消除,争分夺秒,挽救生命。合并休克时应迅速扩容,纠正循环血量不足。对重要脏器损伤且危及生命者应优先抢救,不宜立即行清创术。如果血压较低,在补液足量的条件下,可用小剂量多巴胺升压。根据患者的生命体征情况,尽快完善相关检查,明确伤情,积极进行术前准备。早期使用抗生素预防感染,并肌注破伤风抗毒素。

在急诊室处理皮肤伤口时,尽管越来越多的学者提出按整形外科原则,对伤口做精细化处理,以便达到最佳愈合效果,但必须以上述创伤急救原则为前提。在患者病情稳定后或伤情不重时,方可根据患者的要求,仔细而迅速地修复伤口。

第三节　急诊创烧伤评估及检查技术方法

目前,创伤已成为40岁以下患者死亡的主要原因。具体来说,首先,高能量多发损伤容易引起患者严重的生理紊乱,如代谢性酸中毒、低温和凝血障碍(称为"致死三联征")。其次,是严重感染、全身炎症等二次打击。全身性炎性反应综合征和脓毒血症均可导致多器官功能障碍综合征。在治疗过程中,由于患者存在多处复杂的损伤,早期不适当的治疗可能会加重损伤,甚至导致患者死亡。因此,如何在治疗早期有效控制原发性损伤并积极预防继发性损伤,已成为急诊创伤外科医生亟待解决的问题。多发性损伤的损伤控制治疗的主要目的是:早期有效地控制各种原发性损伤和出血,保持内环境稳定,避免耗尽患者的生理潜能,使多发性损伤得到损伤控制治疗。

损伤控制理论(damage control theory,DCT)是损伤控制的核心。DCT是一种紧急手术分级原则,而不是采取最终手术进行解剖修复。DCT强调暂时控制出血和进一步污染,同时进行复苏,以确保最小的组织灌注,避免过度低温。DCT包含两个主要概念:损伤控制手术(damage control surgery,DCS)和损伤控制复苏(damage control resuscitation,DCR)。DCS作为一种对严重创伤患者进行周期性康复的手术策略,旨在避免"致死三联征"造成的不可逆生理损伤。有学者提出,DCS三阶段原则是早期简化手术、重症监护室复苏和晚期确定性手术。合理应用损伤控制可有效降低复杂创伤患者的死亡率。DCR源于DCS,于2006年被首次提出。DCR的基本原则是快速识别高风险异常凝血机制患者,通过液体复苏逆转异常凝血、高热和代谢性酸中毒。

严重多发伤患者常死于二次打击,如多器官功能障碍综合征。作为创伤的直接结果,第一次打击发生得很早。二次打击是由全身炎症反应综合征、败血症、多器官功能障碍综合征等引起的一系列炎症反应,是第一次打击治疗不当和最终手术造成的。DCT的治疗目的是:①尽量减少二次打击对患者的影响。"黄金一小时"一直被认为是最快的有效复苏速度,而"新的黄金一小时"是指患者在手术室发生"致死三联征"之前的关键时间段。DCT 认为手术是复苏的一部分,患者的预后在很大程度上取决于其生理极限。②控制、减缓或预防原发外伤造成的失血和感染。③减少手术带来的损害,以此稳定患者的全身状况,为后续治疗创造机会。

一、初步评估

对创伤患者的初步评估包括:①院前分流("该患者是否需要送到创伤中心?");②创伤中心名称("有多个不同级别的创伤中心,哪一个最合适?");③医院内分诊分层反应("谁来治疗患者?")。创伤患者应直接送往最合适的创伤中心。尽管对患者进行现场分诊的因素很多,但最终取决于患者伤情的严重程度。生理学参数可作为准确的分类标准,如呼吸、循环及意识状态等指标。

气道检查从评估通畅性开始,一般来说,能够正常说话的患者不会出现气道阻塞。呼吸检查的目的是确定是否存在危及生命的血胸或气胸。连续脉搏血氧测定可以发现潜伏期低氧血症。若胸部外伤出现了其他表现,如明显畸形、皮下气肿、呼吸急促等,应进一步开展检查(如 X 线胸片)或介入治疗。对危急患者,放置双侧胸管不仅可以诊断,而且可以治疗大多数危及生命的胸部损伤。

快速评估血液循环情况可通过触诊中央和远端脉搏的方式来进行。有明显的桡动脉或股动脉搏动者,可不必立即测量血压。如需测量血压,应手动进行,因为休克患者使用无创血压计可能导致测量结果不准确。同时,应使用大口径导管开放静脉通路。若不能立即开放静脉通路,应考虑开放骨内通路。其他辅助检查包括胸部和骨盆平片、快速诊断性腹膜穿刺,以便快速发现有无腔内出血。不稳定胸内或腹内损伤患者应立即送往手术室。

格拉斯哥昏迷评分(Glasgow coma score,GCS)应在神志改变出现后立即进行,并在复苏过程中按顺序进行。持续性 GCS 不超过 8 分提示应行气管内插管。注意,全身性躁动是三、四级休克的典型症状,需要快速评估和治疗。有脊髓损伤迹象的患者应快速评估其可能的损伤程度。在完成全面检查后,要注意维持患者体温,可使用保温毯、加温静脉输液等。

二、二次评估

对危及生命的损伤进行初步评估后,需进一步对各个部位进行更彻底和详细的检查。记录脉搏、呼吸频率、血压、血氧饱和度和体温等生命体征后,应详细了解患者的病史,并进行全面体格检查。对于皮肤软组织局部损伤或缺损,具体评估内容包括以下方面。

(一)皮肤及浅筋膜评估

(1)可保留有活力的组织:患处表现为皮肤血运良好、颜色正常,真皮层结构良好,皮下组织贴合牢固。

（2）活力可疑的组织建议清除：患处表现为皮肤血运差、颜色发暗，皮下瘀斑形成。

（3）已失活的组织必须清除：患处表现为皮肤无血运、颜色发黑，皮下组织完全撕脱，脂肪破碎游离，重度污染。

（二）筋膜、肌肉评估

按照"4C 原则"逐一记录，即颜色（color）、韧性（consistency）、出血（capacity to bleed）和收缩性（contractility）。

（三）肌腱评估

肌腱主动、被动活动正常则为活力良好，反之肌腱失去张力或呈绿色则为活力差。

（四）骨评估

骨膜内瘀斑、骨膜与周围组织完全分离时需要清除；小片游离骨可以清除，大块骨块要尽量保留。

（五）神经评估

（1）合并剧痛、感觉迟钝提示神经受压。

（2）若患者对疼痛刺激无反应、无反射，提示合并神经损伤。

（3）若患者出现功能丧失，如足下垂、垂腕、爪形手等，提示神经断裂。

评估时应注意：①四肢可应用止血带以便于探查；②较深的伤口探查前需麻醉；③尽量清除伤口内的异物；④必要时借助影像检查定位；⑤合并骨折、严重肌腱或肌肉撕裂、重要神经损伤时，应请相应的专科医师协助评估治疗。

第四节　创烧伤的防治原则

一、生命体征和全身情况的评估原则

患者到达急诊室时，需初步评估生命体征和全身状况。美国外科医生学会创伤委员会的"高级创伤生命支持"（advanced trauma life support，ATLS）协议对创伤患者的管理提出了标准化和程序化的原则：①根据 A-B-C-D-E 的顺序对气道（airway）、呼吸（breathing）、循环（circulation）、神经损伤程度（disability）和全身检查（exposure）进行基础诊断，并立即启动救生程序，注意广泛软组织损伤的患者可能合并血液、骨碎片和异物阻塞气道；②控制出血和体腔减压的"损伤控制手术"；③精心诊断，包括全身放射学检查（仅适用于循环稳定的患者）；④"延迟一期手术"（delayed primary surgery，DPS），包括不需要立即开展的手术干预，优先处理危及生命的情况。

二、软组织损伤的评估原则

在生命体征及重要脏器评估完成后，再进一步评估局部软组织损伤情况。软组织损伤的评估包括致伤原因、部位、大小、深度、污染程度、创面边缘损伤情况、组织活力等,是否合并存在骨折、窦道、血管/神经/肌腱损伤等情况。需要全面检查,检查组织开放性损伤的同时还需注意有无皮肤瘀斑、血肿或血清肿等情况。仔细检查有可能漏诊的部位,如头发下的头皮、腋窝、腘窝、会阴以及腹部或乳房下褶皱等。如已经进行了初步处理,需注意检查绷带包扎得是否过紧、止血带时间、止血带肢体远端有无缺血表现等。

三、创面处理的"TIME"原则

有条件时需尽早闭合创面,否则可能导致局部和全身感染,严重时会危及生命。创面处理应遵循"TIME"原则,其中"T"(tissue)指清除失活的坏死组织,同时保留健康有活力的组织以利于功能康复;"I"(infection/inflammation)指控制炎症和感染,以促进创面愈合;"M"(moisture)指保持适宜的创面湿度,因为在湿润环境下,创面愈合较快,创面过度干燥会影响成纤维细胞增殖和表皮细胞的爬行,影响愈合速度,但创面过于潮湿会让细菌迅速繁殖,容易导致创面感染,因此在创面不同的愈合阶段,维持适宜的创面湿度非常重要;"E"(edge of wound)指创缘的修整,创缘挫伤、感染、水肿等因素均可影响愈合,清创时应修整至新鲜创缘。

四、急诊清创原则

根据创面闭合时机,创面闭合可以分为一期闭合和二期闭合。要有效地清除失活组织、异物等,尽可能保留健康组织。生命体征稳定、创面污染较轻、伤后不超过 12 h 者可以考虑一期闭合,否则考虑延期修复。如果患者存在休克、合并脏器外伤导致生命体征不平稳、不排除厌氧菌感染、伤口污染重、伤后时间长、伤口感染、损伤部位血供差等情况,则需考虑二期手术方案。如一期手术无法直接封闭创面,也可考虑二期手术。

五、创面修复的阶梯原则

创面修复需遵循阶梯原则,即由简至繁,能直接缝合则不选择植皮,能植皮修复则不做皮瓣,能用任意皮瓣修复则不用轴型皮瓣,能使用非主干血管皮瓣修复则不用主干血管皮瓣,能用轴型皮瓣修复则不选择游离皮瓣。

修复方案遵循以次要组织修复重要组织,先简单后复杂,重视供区外观和功能的原则。随着显微外科技术的进步,穿支皮瓣和游离皮瓣已成为较成熟的修复手段,熟练应用这两种皮瓣技术可以提高创面修复的质量。因此,重建的阶梯原则并非不能逾越,在安全的基础上获得更高的修复质量和带来更小的供区损伤是创面修复的最终目标。

(邱道静　姜笃银)

参考文献

［1］王炜.中国整形外科学［M］.杭州:浙江科学技术出版社,2019.

［2］王振杰,石建华,方先业.实用急诊医学［M］.3 版.北京:人民军医出版社,2012.

［3］姜笃银,邱道静.急诊皮肤伤口的分类与整形修复［J］.创伤外科杂志,2017,19(1):78-80.

［4］靳风烁,梁培禾.挤压伤和挤压综合征的发病及救治［J］.创伤外科杂志,2010(2):191-193.

［5］王涛,顾玉东,姜宗圆,等.手部高压注射伤的治疗［J］.中华手外科杂志,2003(4):38-39.

［6］中国创伤救治联盟,国家创伤医学中心,北京大学人民医院创伤救治中心,等.急诊开放性伤口清创缝合术专家共识［J］.中华医学杂志,2020,100(21):1605-1610.

［7］TALAIE H, PAJOUHMAND A, ABDOLLAHI M, et al. Rhabdomyolysis among acute human poisoning cases［J］. Human and Experimental Toxicology, 2007, 26(7):557-561.

［8］QUINN J V, POLEVOI S K, KOHN M A. Traumatic lacerations:what are the risks for infection and has the "golden period" of laceration care disappeared? ［J］. Emergency Medicine Journal, 2014, 31(2):96-100.

第九章　创烧伤急救领域的模拟教学技术

当今社会,实习医生能够在患者身上练习临床操作技能的机会越来越少。传统授课模式很难模拟真实的创伤急救现场,而急救培训的匮乏也使部分实习医生难以独立完成临床工作。目前,医学教育中迫切需要采取更加真实的模拟教学。随着科技手段的进步,从心肺复苏教学中使用的"复苏安妮"到开腹手术教学中使用的大型腹腔镜模拟器,模拟教学(simulation education)在医学课程学习中的应用越来越广。

模拟教学是一种使用高仿真模拟器和临床情景代替真实患者进行临床医学教学的教学手段,它改进了传统授课方式中"纸上谈兵"的状况,为学员提供了更真实的临床情景。通过在模拟人或其他模拟器上进行临床技能操作,学员可以更好地掌握临床技能,在实践中锻炼自己。

近年来,虚拟现实(virtual reality,VR)技术在医学教学领域的应用范围不断扩大,发挥了不可忽视的作用。在对手术操作精细化要求很高的外科教学中,针对VR技术的相关研究也日渐增多,其发展前景也较为广阔。外科学是一门以解剖学为基础的学科,操作性极强,手术操作者需要有扎实的解剖学理论基础和娴熟的手术技能,才能确保手术的准确性和安全性。

VR技术是一种能够模拟真实环境与感知环境的技术。在医学教育领域,它结合了相关医学解剖学影像资料,通过电脑建立一个具备视觉、听觉、触觉等多种真实感觉的虚拟环境,让学员与带教者沉浸在这一虚拟环境中,有助于让学员直观地感受并理解操作技能,同时完成相关外科手术训练。此外,VR技术也有助于引导学员身临其境地学习人体各部位的解剖结构,掌握实际手术操作过程,从而跳过观察学习阶段,快速掌握相关操作要领并模拟实际情况,检验知识掌握程度。

VR技术的沉浸感、交互性和构想性等特点,为临床外科手术基础操作教学开辟了一个崭新的教学模式,通过触觉交互式模拟训练器等模拟设备,可以显著降低学习外科操作的时间成本。本节重点探讨创伤急救领域模拟教学的相关内容,旨在为医学教学介绍一种新思路,促使医学生更好地掌握操作技能。

第一节 外科和创伤领域模拟教学

根据所使用模拟器的功能和在教学中发挥作用的不同,可以对模拟器进行以下简单的分类:①"精确放置"类模拟器,如用于学习静脉注射的乳胶臂等;②"简单操作"类模拟器,如支气管镜训练模拟器等;③"复杂操作"类模拟器,如肢体创伤模拟器等;④"集成程序"类模拟器,如关节镜模拟器等。下面分别介绍这四类模拟器在教学中的应用。

一、"精确放置"类模拟器

"精确放置"类模拟器是医学教学中最简单的模拟器,也是最早出现的医学教学模拟器之一。这类模拟器首先需要模拟准确的人体解剖结构,从而使学员掌握精准的解剖结构,并在模拟器上学习或练习针或其他设备的精确放置。由于注射或穿刺是一种单一的操作过程,例如为脊椎麻醉或建立静脉通路插入针头,因此视觉上的模拟可以接近于真实,且可以高保真地通过选择适当的材料来增加真实的触觉。

目前市面上已有静脉乳胶手臂模拟器等一系列成熟的商业产品,不仅可以用于医学生和住院医师的静脉采血或中心静脉导管(peripherally inserted central catheter, PICC)置管教学,还可以用于培训护士和检验科静脉采血技师。用于胸腔穿刺、腹腔穿刺、骨髓穿刺、腰椎穿刺的各类人体模型在各大教学医院的技能培训中心也得到了应用。

穿刺教学主要包含两大部分内容:解剖位点识别和穿刺技术教学。模拟人一般拥有清晰且标准的体表标志(比如胸腔穿刺时需注意的肩胛下角、清晰易触及的肋缘)和贴合实际操作的真实触感(如使用腰椎穿刺模拟人练习时,进针可体验到两次落空感,符合人体操作时黄韧带及硬脊膜的穿刺手感)。在传授穿刺技巧时,由于模拟人逼真地模仿了人体的相应构造,因此学员在学习时也可以更好地体会、领悟到相应的穿刺位点及穿刺手法。

由于上述模拟器的相关教学体系已经成熟,故可以很容易地将它们融入现有课程中,如高级创伤生命支持(ATLS)、基础心脏生命支持(BCLS)、高级心脏生命支持(ACLS)和麻醉教学培训等。

二、"简单操作"类模拟器

较"精确放置"类模拟器来说,"简单操作"类模拟器要更复杂一些,它需要满足基于导管或内窥镜操作的一系列技能需求。与用于采血的乳胶手臂静脉模拟器或福莱(Foley)导尿管模拟器不同,使用"简单操作"类模拟器时,需要学员具备相应的临床知识和解剖认知能力。

"简单操作"类模拟器操作完全是一种微创手术,依赖导管、内窥镜或器械操作。基本的手眼协调技能相对简单和直接,如推进和引导导管,操纵灵活的内窥镜,或用超声探头扫描等。掌握这些基本技能后,在操作中还有更多的细微差别等待学员练习。例如,让导管绕过一个较大的角度,使内窥镜通过一个环路,或者找到超声探头的正确角度,等等。

有些"简单操作"类模拟器结合了抽吸/冲洗、造影剂注射和使用治疗设备(如支架、圈套和活组织检查钳)等操作。学员可以从视频监视器上看到术野情况和设备的操作情况,有很强的实时反馈能力。目前市面上还有一些支气管镜模拟器和冠状动脉血管成形术模拟器等,除可提供栩栩如生的视觉模拟外,其与人体模型和触觉设备的结合使用还可使学员获得更真实的操作体验。

三、"复杂操作"类模拟器

"复杂操作"类模拟器的功能集中于某个相对复杂的操作项目上,如缝合吻合口或清创伤口,并包含了这些技能操作的视觉和触觉呈现。肢体创伤模拟器可以通过更换不同的组件模拟各种人体创烧伤,包括Ⅱ～Ⅲ度烧伤、挫伤、刀刺伤、开放性骨折及闭合性骨折等。通过形象、逼真地模拟常见创伤,"复杂操作"类模拟器为学员提供了仿真的操作手感,如夹住出血的血管、切除坏死的肌肉,并从伤口上取出弹片、骨头和碎片。"复杂操作"类模拟器可以让学员完整地进行创伤部位的清洗、消毒包扎、固定和搬运等操作,适合急诊外科创伤急救技能训练。

在诸多"复杂操作"类模拟器中,比较有名的是挪度(Laerdal)公司的 SimMan 全功能模拟患者。该全功能模拟患者装备了多种传感器,对其进行医疗操作时能够实时反映对应的生理参数,其仿真生理结构及可更换的创伤模块使学员可以进行多种技能操作练习;友好的人机交互界面和疾病模拟系统也方便学员上手操作;吻合口模拟器可以让学员学习双手缝合管状结构,如血管、肠管或输尿管等,吻合完毕后可注水检验练习效果,使学员可以得到实时反馈。

上述模拟器通过跟踪手部运动,并实时显示施加在组织上的压力,可为学员提供对他们手部操作质量的即时反馈。此外,操作过程的数据会被收集,并在操作结束后以学员该次操作"成绩单"的方式显示。

四、"集成程序"类模拟器

最高级别的模拟器是"集成程序"类模拟器。这类模拟器承担了许多不同的任务,如切割、解剖、缝合吻合口,并将它们组合成一个完整的外科手术程序。目前已有的"集成程序"类模拟器是模拟手术室。模拟手术室一般具备中心供氧、负压吸引、手术床、无影灯、摄像、自动门、空气净化、中央控制系统等各类设备,完全模拟了现代手术室的环境条件,并配备有手术所需的麻醉机、人工心肺机、高频电刀、心电图仪、手术内窥镜、除颤器、监护仪、输液泵等医疗仪器和刀、剪、钳、镊等手术器械。在临床工作中,传统的临床实习无法对手术室相关内容进行细致的培训,而模拟手术室则可以较好地实现对手术室严格无菌原则及设备操作的教学。

"集成程序"类模拟器要求学员执行多项任务,以完成一个完整的任务。这类模拟器包含许多不同的组织、器官和手术器械,以及计算机创建的 VR 系统。"集成程序"类模拟器使用局部或整体人体模型(如头部或躯干),使用视频监视器观察术野,正如手术室中微创手术的情形一样。由于目前腔镜手术等在术中通常使用视频监视器观察电刀、吸引器的操作,因此"集成程序"类模拟器非常适合结合视频图像的 VR 模拟教学。

麻醉模拟器的构成比较复杂,其人体模型具有模仿呼吸的逼真胸部运动、用于气管内插管的口咽系统和模拟手指对刺激做出反应的"反射"。麻醉模拟器可以根据学员调控麻醉气体的情况改变人体模型的各项生理参数,静脉注射器也可通过电子方式校准"给药"的剂量。麻醉模拟器可以模拟所有可能用到的精细操作,用于指导学员学习麻醉过程和掌握麻醉并发症的处理。

总之,"集成程序"类模拟器通过将学员置于与真实手术完全相同的环境中,而训练学员的专注力和处理突发情况的能力。

第二节 急救领域的模拟教学

讲到急救领域的模拟教学,不得不提"复苏安妮"。1960 年,挪度公司开发出了世界上第一个用于心肺复苏培训的模拟人——"复苏安妮"。最早的"复苏安妮"模拟人不具备传导系统,只能对其进行人工呼吸及胸外按压等操作。随着技术水平的提升,"复苏安妮"的功能不断增加,可进行的操作也随之增加。在 ACLS 相关技能的学习培训中,"复苏安妮"高质量心肺复苏术(quality cardioplumonary resuscitation,QCPR)急救模拟系统有助于将心肺复苏术培训的精准性和熟练度提升到一个新的高度。通过使用与真正急救情况相同的程序、设备和技术培训,专业急救人员可以完善个人技能和培养团队合作精神。

作为世界上第一个复苏模型,多年来,"复苏安妮"得到了一系列升级,现在其可以与应用程序搭配使用,为急救相关专业人员提供精准培训、游戏化学习和客观反馈。正确的胸部解剖结构模型配合三种胸部弹簧,可让学员识别不同的胸部刚度,并调整其按压力度。在教学过程中,"复苏安妮"高仿真的气道和头部模型可以训练学员正确使用一些声门上设备,如可视喉镜等。另外,"复苏安妮"还具有先进的触觉反馈传感器,可向学员提供更准确的指导,如胸外按压的手掌位置、按压技巧等,通过灵敏的触压传感系统实时输出结果,配套的平板上可以显示学员做的每次心肺复苏的参数,以获得有关按压、通气等的准确反馈,学员对心肺复苏技能的掌握也会更牢固。除胸外按压和气道处理外,"复苏安妮"还可以提供静脉注射手臂,从而更好地满足学员的急救复苏训练需求。

基于"复苏安妮"的成功案例,人们逐渐意识到,急救知识特别适合设计基于 VR 的严肃游戏,即基于教育目的、专为生命支持训练而设计的游戏。此类游戏大致可分为两类:单人游戏和多人游戏。单人游戏是最常见的用于生命支持训练的严肃游戏类型,用于评估急救方案并决定需要执行哪些治疗,主要供医学生、护理人员和医生使用,以训练团队合作技能、更新决策等。多人游戏通常被称为协作虚拟环境或多人虚拟世界,主要用于培养急救时的团队合作能力。

中国人民解放军陆军军医大学的专家团队设计了战场止血穿刺模拟救治系统,并用于学校的急救培训。该系统通过高分辨率的薄截面解剖图像重建了 3D 伤口模型,构建了仿真系统和相应的交互式 3D-PDF(包括 3D 模型、图形说明和教学视频)。在模拟教学的理论部分,该系统向学员解释了数字压力止血、环甲膜穿刺、气胸穿刺、骨髓腔穿刺的知识及其应用解剖信息,还介绍了模拟软件和 3D-PDF。在模拟教学的实践部分,该系统允许学员使用模拟软件练习止血和穿刺技术。通过收集大量数据研制的模拟救治系统反映了真实的损伤信息及其详细的剖面和 3D 解剖结构,可以帮助学员学习并掌握急救知识,提高判断损伤的准确性和治疗能力。

第三节　烧伤救治领域的模拟教学

烧伤救治属于外科基础操作,包括处理创面、治疗休克、纠正水电解质平衡紊乱等外科基础内容。由于基础理论内容抽象,因此目前的教学方式主要是将模式图和文字融入幻灯片进行传统的大班授课。这种教学方式以教师为中心,教学过程枯燥,静止的二维模式图无法再现复杂的烧伤后病理生理动态过程,学员也难以理解。

此外,烧伤救治须具备娴熟的临床操作技能,如气管切开、焦痂切除、外科植皮等。目前,大多数操作培训仍采用临床跟学的传统方式,通常是临床看一点、教师教一点、学员悟一点,学员缺乏系统性学习。气管切开、深静脉穿刺置管等均属于病情危急时的急救操作,在抢救生命的有限时间内,学员很难有上手操作的机会。这些因素导致学员在平时很难系统操练临床技能,在面对危重烧伤患者时常显得手忙脚乱、束手无策。因此,模拟教学就成了让学员获取知识和培训技能的主要方法。

在使用模拟器教授切痂术的临床应用中,经常使用高保真模拟训练器。目前用于烧伤护理培训的商业化高保真模拟训练器成本较高,很难在基层教学中推广。为此,一些院校构建了低成本、低保真度的烧伤创面模型,该模型仅使用基础材料,包括气泡膜(模拟脂肪组织)、塑料食品保鲜膜(模拟筋膜)、红色泡沫瑜伽垫(模拟肌肉)、橡皮筋(模拟真皮结构)和氯丁橡胶胶带(模拟焦痂)等,包含了切痂术期间会遇到的相关解剖层,并允许学员接收有关焦痂和更深层真皮结构的触觉反馈。在学员动手模拟期间,由经验丰富的烧伤治疗专家进行监督教学,提供即时反馈,以确保学员在切痂时操作正确,如是否选择了合适的切口位置和适宜的切除深度等。

在烧伤模拟教学中,除了局部创伤模拟器之外,还有一些整体模拟器,用来指导学员进行烧伤救治的系统化学习。高保真人类患者模拟(HFHPS)由计算机化的人体模型组成,可以连接到监视器上显示生命体征和心脏遥测参数等。该模型可以编程或手动给出自主神经反应,忠实地复制患者对临床干预的反应。学员的操作技能(包括触诊脉搏、建立静脉通路和执行气管插管的能力)可由指导者进行评估。通过 HFHPS,学员能够在安全可控的环境中,通过基于团队的方法练习多种技能。HFHPS 允许学员直接参与具体的、以实际问题为中心的临床环境,并且在学员模拟操作之后会提供实时反馈,这也为学员提供了反思与进步的机会。

第四节　整形外科领域的模拟教学

在整形外科领域的教学实践中,很重要的一条原则是在不危及患者安全的情况下,模拟常见临床场景和外科手术。患者对整形的不同需求和对手术精细程度的要求,决定了整形外科手术需要更周密的计划和更熟练的技巧。对学员来说,在正式进入临床工作前接受更多的训练对个人发展而言是十分重要的。

以唇腭裂手术为例,模拟器和局部皮瓣训练器等模拟设备的出现,使此类整形外科的临床教学多了一种培训手段,受训学员可以从严格的手术模拟教学中受益。在技术上,唇腭裂手术需要操作者仔细观察解剖结构并熟练掌握术式,以获得最佳预后。唇腭裂手术模拟系统通过动画、术中视频片段以及画外音旁白的方式,详细介绍了唇腭裂畸形的相关手术解剖结构和唇腭裂手术的基本程序,之后再通过操作触觉模拟器,使学员对教学内容的掌握更加深入。

近年来,在国外的整形外科教学中,已开始使用谷歌眼镜作为临床教学增强现实设备。谷歌眼镜对学员的适用性主要有三重:首先,主治外科医生可以记录和流式传输外科手术程序,使学员能够以专家的视角查看手术。这在过去的手术中往往难以实现,因为外科实习生在手术室里的站立位置不合适等客观原因往往使他们看不到主刀的关键步骤。在此基础上,可以建立一个外科视频库,满足初学者观摩各类手术精细操作的需求。其次,谷歌眼镜可允许两个佩戴者进行实时视频通信,因此住院医师可以在高级医师的指导下独立进行部分手术。在术中,主治外科医生可以通过视频亲眼看到住院医师的操作,进行指导或沟通。最后,谷歌眼镜具有其他功能,如可以显示实验室检查结果、成像和进行医疗记录等。

除谷歌眼镜之外,一些虚拟现实技术在整形美容领域也得到了长足发展,如一些头戴式设备支持操作者在术前查看三维成像等。一些应用程序还集成了虚拟现实功能,允许操作者进入沉浸式环境以模拟操作。这些都可以为外科实习生提供良好的帮助。

第五节 模拟教学的目标

外科手术需要综合认知、情感和心理方面的多种技能。通过恰当的模拟教学,学员的各项能力均能得到一定的提升。仿真化的创伤实例也可锻炼学员的心理承受力,使学员在日后开展真实救治时能沉着冷静、有条不紊。另外,如果实际教学过程可能对患者造成伤害,则应首先使用模拟器教学,让学员掌握处理临床问题的基本能力。因此,在学员掌握处理临床问题所需的最低水平能力之前,需要在模拟器上接受指导练习。

模拟教学的首要目标是提高学员的救治操作技能,通过类似 VR 技术的交互式反馈,让学员发现自己在操作过程中的问题与错误,真实地了解到自己的每一步操作将带来什么样的后果,从而在错误中吸取经验教训,习得正确的操作技能。同时,模拟教学的另一个优势在于,通过终端可以更改模拟器的各个变量,从而模拟多种临床突发状况及并发症,使学员习得随机应变能力。

除了操作之外,汇报和反馈也是模拟教学不可或缺的部分。汇报和反馈对于评估学员的表现、确定学员的优点和缺点、确定学员是否需要进一步练习以及确定将来学习的领域非常有必要。最后,在教学过程中使用模拟器不仅能加深学员对外科操作技能的掌握,同时对患者来说,也提高了术中或急救过程中操作的安全性,因此模拟教学技术在临床工作中具有广阔的应用前景,值得大力推广。

(陆美琪 赵洁 王晓川)

参考文献

[1] 张帆,鹿楠,孙璟川,等.VR 技术在外科手术基本操作教学中的效果分析[J].中国继续医学教育,2022,14(6):120-123.

[2] 郑勇军,刘洋,王治国.VR 技术在烧伤临床教学中的应用[J].科教文汇(上旬刊),2021(3):100-101.

[3] 倪爱娟.急救止血训练模拟系统的建模、仿真与实现[D].北京:中国人民解放军军事医学科学院,2008.

[4] SATAVA R M.Surgical education and surgical simulation[J]. World Journal

of Surgery，2001(25)：1484-1489.

[5] SUET G，BLANIE A，DE MONTBLANC J，et al. External cardiac massage training of medical students：a randomized comparison of two feedback methods to standard training[J]. The Journal of Emergency Medicine，2020，59(2)：270-277.

[6] HU X，LIU L，XU Z，et al. Creation and application of war trauma treatment simulation software for first aid on the battlefield based on undeformed high-resolution sectional anatomical image（Chinese Visible Human dataset）[J]. BMC Medical Education，2022，22(1)：498.

[7] ZHANG I Y，THOMAS M，STEWART B T，et al. Validation of a low-cost simulation strategy for burn escharotomy training[J].Injury，2020，51(9)：2059-2065.

[8] KANTAR R S，ALFONSO A R，RAMLY E P，et al. Knowledge and skills acquisition by plastic surgery residents through digital simulation training：a prospective，randomized，blinded trial[J]. Plastic and Reconstructive Surgery，2020，145(1)：184e-192e.

[9] SCHMIDT M W，KÖPPINGER K F，FAN C，et al. Virtual reality simulation in robot-assisted surgery：meta-analysis of skill transfer and predictability of skill[J]. BJS Open，2021，5(2)：zraa066.

第十章 创烧伤局部处理

急诊处理创烧伤局部创面时,应遵循固定、规范的步骤,从而提高治疗的一致性,降低伤口并发症的发生率。首先,要正确评估伤口的类型和深度;其次,当确定在急诊清创室处理伤口后,即可准备伤口清创;最后,需要选用合适的方法闭合伤口。

第一节 创面常规处理

急诊中,皮肤软组织损伤的处理主要包括冲洗、清创、缝合等步骤。有效的冲洗可减少伤口周围皮肤菌群的数量,降低局麻过程中将细菌接种到软组织中的概率。麻醉起效后,需要对伤口深度进行彻底评估,清除异物和失活组织。闭合伤口前,需要继续以大量生理盐水冲洗伤口。

一、冲洗

急诊伤口常有污秽或异物附着,组织表面的细菌在早期尚未大量繁殖,易被冲刷离开伤口,因此应及时冲洗。冲洗时,用无菌纱布覆盖伤口,用大量肥皂水和生理盐水交替冲洗伤口周围的皮肤,同时刷洗周围皮肤上的泥沙等异物。然后再进行伤口内冲洗,需要反复冲洗,并初步检查伤口的范围和深度。

二、清创

伤口冲洗完成后,需要常规碘伏消毒,铺洞巾,在1%的利多卡因局部浸润或神经阻滞麻醉下彻底清创。务必清除伤口内所有的失活组织及泥沙等异物,严密止血。如果伤口边缘合并不同程度的挫伤,则应仔细修剪皮缘至新鲜组织,再次消毒伤口后进行缝合。在处理头面部伤口时,应避免大量去除正常组织。由于头面部血供极其丰富,愈合能力和抗感染能力都很强,所以对头面部伤口要尽可能地保留正常组织,以免造成术后头面部缺损畸形,影响美观。

三、缝合

伤口能否一期缝合，要根据受伤后的时间、部位、致伤原因及污染情况决定。对伤后 6~8 h 内的伤口，清创后均应一期缝合；对伤后 8~12 h 内的伤口，若污染轻、软组织损伤不严重、局部血运良好，清创后也应一期缝合，局部放置引流条。以往认为，头面部伤口若超过 48 h 则不应缝合；但现在认为，头面部血供丰富，抗感染能力和愈合能力强，为保持面部容貌完整及减少瘢痕，普通伤口几乎都可以缝合，不受时间限制。关节周围的伤口以及暴露肌腱、血管、神经、骨的伤口都要争取一期缝合。

第二节　创面清创技术

创面清创技术主要包括创面周围清洗和消毒、麻醉、创面冲洗、清创缝合术等。合理、规范、有效的创面清创操作可减轻患者的痛苦，有利于皮肤损伤愈合，减少创面感染、延迟愈合或不愈合、瘢痕增生等并发症的发生。笔者在此依据 2020 年提出的《急诊开放性伤口清创缝合术专家共识》，对创面清创技术介绍如下。

一、伤口周围清洗和消毒

处理急性伤口，尤其是污染较重的伤口前，首先将伤口周围皮肤清洗消毒，消毒范围至少 15 cm。具体的清洗消毒步骤为：以无菌敷料覆盖伤口，用清水、肥皂水反复清洗伤口周围至少两遍，然后用碘酒＋酒精或碘伏消毒两遍，再去除伤口敷料，准备处理伤口。

二、麻醉

对于较大、较深的伤口，若直接冲洗则疼痛较剧烈，可根据患者伤情，予以局部麻醉以提高清创的准确性。必要时可以请麻醉医师给予患者镇静或全身麻醉。由于儿童配合度较差，因此可选用表面麻醉剂，注意手指、鼻和耳垂部的伤口禁用表面麻醉。

三、冲洗

伤口冲洗时间和冲洗量取决于伤口大小和污染程度。对于小而深的伤口，应适当扩创后冲洗，避免伤口内水流交换不充分。低压冲洗不利于清除伤口表面致密的纤维蛋白膜，而过高的压力冲洗则会导致继发损伤，因此推荐压力及水温可控、能显示冲洗量和冲洗时间的专业伤口冲洗设备。

由于垂直冲洗伤口时易将冲洗液、污染物、细菌带入伤口深部，造成组织水肿、污染物残留和感染，因此冲洗时应注意斜向创面冲洗，使水流与接触的创面呈一定角度，避免水流与创面垂直。在冲洗的同时,可用棉球擦拭伤口,以去除污染物。

常见的伤口冲洗液有自来水、生理盐水、表面活性剂(如肥皂水、苯扎氯铵等)、消毒剂(如聚维酮碘、氯己定等)、抗生素溶液等。多次报道显示,使用过氧化氢溶液冲洗伤口可出现气体栓塞、心搏骤停等严重并发症,因此现已不推荐将过氧化氢溶液常规用于伤口冲洗。

四、清创与缝合

冲洗完成后,常规消毒铺巾,彻底清除伤口内异物和失活的组织,确切止血,必要时修剪皮缘。再次消毒伤口,皮下适当游离减张,准备缝合。缝合后消毒皮肤,外加包扎,必要时固定、制动。对于有感染风险的伤口应慎重一期缝合,皮肤缝线可暂不打结,伤口内留置引流条,24～48 h后无明显感染者可将缝线打结封闭伤口。如伤口感染,则按感染伤口处理。

第三节 不同类型皮肤软组织损伤的治疗策略

急诊皮肤软组织损伤种类较多,需要对皮肤伤口进行合理分类,选择恰当的修复方法,运用整形外科原则和技术予以处理,这对促进伤口愈合、减轻瘢痕形成、改善局部外观至关重要。

一、线状伤口

线状伤口常由刃器切割或钝力挫裂造成,创缘整齐,伤口垂直并可深及皮下,污染轻。对此类伤口,常规消毒铺巾后,局部浸润麻醉,开始缝合皮下深部组织时,从伤口深层进针,然后针穿过一侧真皮,再进入对面伤口边缘相对应的真皮,然后转入浅筋膜,打结后皮缘靠拢,线结埋在深层,并使皮肤可以在无张力状态下严密对合(见图 10-3-1)。最后经皮单纯缝合伤口。

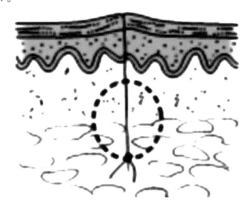

图 10-3-1 线状伤口深部缝合[由亚历山大(T. Alexander)供图]

二、斜坡状伤口

斜坡状伤口通常也是由刃器所致,但其伤口边缘呈斜坡状,两侧厚薄不一,薄侧创缘极薄,极易坏死,术中需要将薄侧边缘的表皮仔细剪除。经皮缝合时,从薄侧进针、厚侧出针,保持薄侧边距稍大些(见图10-3-2)。如果斜坡状伤口不大,可将伤口的厚薄两侧均做垂直切除,形成普通线状伤口,伤口两侧皮下适当剥离减张,缝合伤口(见图10-3-3)。

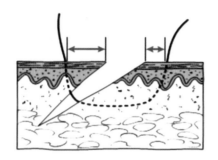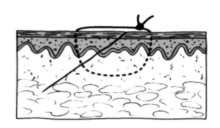

图 10-3-2　斜坡状伤口两侧不均匀缝合[由亚历山大(T. Alexander)供图]

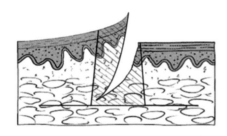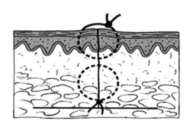

图 10-3-3　斜坡状伤口切除两侧坡形创缘后缝合(由邱道静供图)

三、"V"形伤口

"V"形伤口在整形手术中最常见,如"Z"成形术。急诊常见的"V"形伤口与之相似,常由粗钝暴力引起,使皮肤从基底掀起,形成三角形皮瓣。但由于致伤因素不同,故"V"形伤口常有皮瓣部挫伤或创缘不齐。手术时,仔细修剪皮瓣部边缘至新鲜出血组织,形成一个稍小的皮瓣。此时皮瓣若不足以完整覆盖伤口,则勉强缝合会导致皮瓣张力过大,甚至引起皮瓣坏死。故局部可采用"V-Y"成形术,将原"V"形伤口变成"Y"形伤口(见图10-3-4)。在缝合"Y"字交点时,需要用到三角皮瓣尖端的缝合技巧:如果三角皮瓣血运好,可直接复位缝合,并采用半埋式水平褥式缝合法缝合尖端。术中从非皮瓣侧经皮进针,穿过真皮,然后水平通过皮瓣尖端的真皮层,再从对面同一平面出针。这种缝合技巧对尖角部分的血运影响最小。

此外,临床上挫裂伤掀起的小型三角皮瓣也很常见,这类皮瓣蒂部不宽,容易坏死,可直接将其切除,遗留的小三角形缺损以长宽比 3∶1 的比例沿着长轴进行梭形扩创,以关闭伤口。

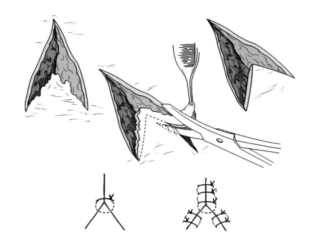

图 10-3-4　采用"V-Y"成形术缝合"V"形伤口［由亚历山大(T. Alexander)供图］

四、瓣状伤口

瓣状伤口通常由斜形外力造成,形成一边带蒂、其余各边组织与基底分离的伤口。瓣状伤口的外观与整形外科设计的局部皮瓣相似,仅留蒂部相连。这类伤口的皮瓣边缘极薄,仅为表皮层,创缘呈斜坡状。瓣状伤口与前文所述的斜坡形线状伤口的区别在于:瓣状伤口的皮瓣部与创面基底分离,仅有一蒂部与机体相连。

瓣状伤口若仅做单纯缝合,则皮瓣边缘极易坏死,且伤口愈合后常因瘢痕增生形成瓣部隆起。在实际临床工作中,对于皮瓣部很薄但皮瓣血运好的瓣状伤口,因为其携带皮下组织较少,故可适当修剪皮瓣边缘,同时将斜坡状创缘修成垂直创缘。由于皮瓣偏小,缝合后使皮瓣保持了适当的回缩力。后期在皮瓣回缩力的作用下,伤口瘢痕平整,局部不形成隆起畸形。

如果伤口很小或皮瓣血运很差,建议切除掀起的组织。切除后的局部缺损无法直接拉拢缝合时,应首选局部皮瓣修复创面(如"A-T"皮瓣),如图 10-3-5 所示。沿底边向伤口两侧延长切开,两侧新切口的长度与原底边大致相等,并于两侧切口远端各切除一个小三角形。皮下潜行剥离,将缺损两侧的皮肤向中间推进,关闭创面,形成倒"T"形状,皮瓣相交处采用半埋式水平褥式缝合。

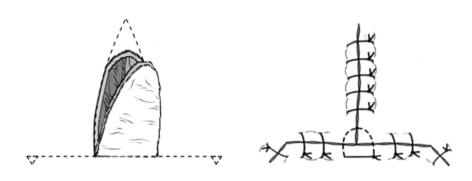

图 10-3-5　瓣状伤口修复(由邱道静供图)

五、三角形伤口

三角形伤口常见于皮肤挫裂伤,或"V"形伤口的皮瓣部严重挫伤。仔细修剪失活组织后,遗留近似三角形的较大缺损,且不能经简单梭形扩创后直接缝合。术中需将挫裂组织边缘仔细切除,创面基底也要仔细修剪平整。对于新形成的近似三角形缺损,可设计"A-T"皮瓣修复,具体方法如前文所述。

六、圆形伤口

圆形伤口常见于挫裂伤,如木棍等粗钝硬物戳伤或石子等异物损伤,表现为皮肤破损伴皮下组织挫伤,严重者有大面积皮肤缺损,如交通伤时因汽车拖行造成的大面积皮肤挫裂伤需及时清创,并予以自体皮肤移植。

修复圆形伤口的皮瓣较多,如菱形皮瓣、双短斧头状皮下蒂皮瓣、双叶皮瓣、单蒂滑行皮瓣等,需根据缺损的位置、大小及周围组织移动度选择特定的修复方式。如圆形缺损面积较大,直接缝合有困难,术中可采用双"V-Y"推进方法修复:沿缺损两侧分别做"V"形切开,"V"形尖端朝向两端,将两侧组织向缺损处推进,缝合伤口。

七、平行伤口

平行伤口常见于自伤患者,多表现为腕部数个紧邻的平行伤口或并行伤口,伤口深浅不一,术中需仔细探查排除肌腱和神经损伤。如果伤口表浅,未划破皮肤全层,可用免缝合胶带粘贴。对于多个深达皮下的紧邻的平行伤口,可用水平褥式缝合法,缝线依次从真皮层穿过,对合所有伤口,这种修复方法对平行伤口间皮桥的血运影响较小。若中间皮桥损伤严重,有发生坏死的可能且皮桥不宽时,可直接切除皮桥,两边拉拢缝合。

八、两边不等高伤口

对于两边不等高伤口,严密对合创缘两侧的每一层组织是伤口缝合的主要准则,因为这会直接影响伤口愈合的时间和质量。处理这类伤口时,务必设法使伤口两侧表面在同一高度水平。临床上通常采用半埋式水平褥式缝合法,即从伤口高侧经皮进针后,于创缘皮下出针,然后从低侧创缘更深层水平进针,并于同一层次从低侧创缘水平出针,于原先高侧创缘出针的同一水平再进针,经皮穿出,缝线拉紧后,低侧创缘被相应提升,与高侧创缘对合。

九、两侧创缘不等长伤口

对于两侧创缘不等长伤口,如果从一端依次单纯缝合,则另一端将不可避免地出现"猫耳"畸形。均分法缝合是最常用的处理两侧创缘不等长伤口的缝合方法,即从一侧中点进针,再从对侧中点出针,仔细对合创缘,然后再从余下边缘的中点缝合,以此类推。如果出现"猫耳"畸形,可从伤口末端向冗余的一边斜切开,切口方向与伤口呈 45°,切除多余组织,缝合后伤口呈"曲棍球棒"样外观。

第四节　减张、减压切开术

钝性挤压伤是骨筋膜室综合征最常见的病因。骨筋膜室综合征需要紧急处理,因为骨筋膜室的内容物增加或其容积降低会导致骨筋膜室压力上升,进而引起组织缺血。肌肉局部缺血和缺血性肌挛缩将导致严重的长期后遗症,因此在急诊处理外伤时,要密切监测患者的组织缺血情况,及时诊断并处理潜在的骨筋膜室综合征。

一、骨筋膜室综合征的诊断

骨筋膜室综合征的诊断主要依赖临床表现,如疼痛(持续性、进行性加重)、肢体苍白、无脉、感觉异常和麻痹等。患者可有肢体活动障碍,如手指伸屈障碍、足趾背屈障碍、足趾跖屈障碍等。此外,还有部分不常见的次要症状,往往在骨筋膜室综合征的后期出现。

测定骨筋膜室内压力是诊断骨筋膜室综合征的较为客观的辅助方法,最简单的测压方法为怀特塞德(Whiteside)法,即将 18 号针头直接插入所需测量的骨筋膜间室内,末端连接水银血压计,直接测量筋膜室内压力。如测量结果低于 25 mmHg 提示正常,需继续临床观察,若恶化需重复测量;测量结果为 25～30 mmHg 提示怀疑骨筋膜室综合征,需继续临床观察并每 2 h 重复测量一次。由于骨筋膜室内压力与患者血压相关,仅用筋膜室压力作为标准可能造成不必要的切开减压,因此结合患者血压、临床表现及骨筋膜室内压力来诊断更为准确。若患者血压正常而有临床表现,且骨筋膜室内压力超过 30 mmHg,持续时间少于 8 h,则诊断为骨筋膜室综合征;若患者精神状态改变且骨筋膜室内压力超过 30 mmHg,持续时间少于 8 h,则高度怀疑为骨筋膜室综合征;若患者低血压且骨筋膜室内压力较舒张压仅低 20 mmHg,持续时间少于 8 h,则高度怀疑是骨筋膜室综合征。

二、筋膜切开时机

当患者出现上述症状、骨筋膜室内压力超过 30 mmHg 或较舒张压仅低 20 mmHg,应立即行筋膜切开。如果发生症状和体征的时间未知,或患者反应迟钝或无意识,需立即行筋膜切开术。如果组织缺血时间达 4~6 h,应预防性行筋膜切开。肌肉/神经缺血 8 h 后,会产生不可逆的影响。

筋膜切开术及筋膜室解压是治疗骨筋膜室综合征的唯一办法。抬高患肢并不能减轻筋膜室内压力,因为抬高患肢会减少组织灌注,进一步增加缺血性损伤。

三、手术方法

以前臂为例,为解除正中神经、尺神经和掌侧筋膜室压力,可行前臂筋膜切开术。具体操作方法如下。

(1)切口始于手掌和小鱼际之间(类似于腕管切口)。在腕横纹处,横向切开直达盖氏(Guyon)管,解除对尺神经的压迫。避免横断正中神经的掌侧分支,同时避免腕横纹处直切口。

(2)在前臂尺侧近腕横纹处做一 5 cm 切口,腕部小皮瓣覆盖正中神经。

(3)桡侧做曲线切口,切口应到前臂桡侧 1/2 或 2/3 处。

(4)在内上髁处,从尺侧到桡侧做一切口,探查肱动脉,避免直切口横穿肘窝。将切口扩展到肘上,以解除对肱二头肌腱膜的压迫。在筋膜切开术初期还不能确定肌肉损伤的程度,因此不需切除坏死肌肉。

(5)在切口桡侧远端解除对手背筋膜区的压迫。表浅掌筋膜室解压后,必须继续解除对浅层肌腱和桡侧腕屈肌之间深部掌筋膜室的压迫,预防深部掌筋膜室内肌肉的缺血性萎缩。掌侧筋膜室切开后,可明显减少前臂背侧张力。若掌侧筋膜室压力完全解除而背侧区域仍存在很大张力,可沿背侧中间切开。

四、围手术期的管理

在围手术期,应密切监测患者的血钾、肌酐激酶、尿液 pH 值和肌红蛋白等指标,来判断患者是否有挤压综合征和系统性大量肌坏死的后遗症,根据结果确定治疗方案及终止治疗的时机。为防止肌红蛋白尿造成肾衰竭,应积极水化或应用乙酰唑胺和甘露醇碱化尿液,并保证尿量维持在 0.5~1 mL/(kg·h)。

五、术后处理

术后不需要封闭创面,但应在暴露的动脉和神经上松弛地缝合皮肤。可用细纱布覆盖切口,然后抬高患肢。需注意监测神经和血管功能,评估手术是否有效。若病情无好转,则应在 24～48 h 内行二次探查术以清除坏死组织。创面应在 10 天内彻底闭合,如果伤口愈合困难,可在清创后植皮。

第五节 显微外科技术

显微外科技术是指在光学放大设备下,应用精细的手术器械和材料进行操作的一项外科技术。在手术野放大的情况下进行外科手术操作,可使手术更加精确、细致,减少组织创伤,有利于组织愈合,大大提高手术质量,同时亦扩大了外科手术的治疗范围,使过去无法在肉眼下进行的手术通过视野放大设备得以清晰、精确地进行操作。

一、选择显微外科手术适应证的原则

(1)采用常规简单手术可达到同样效果者,就不宜应用相对复杂的显微外科手术。

(2)采用不吻合血管的邻近组织转移修复能达到相同手术效果者,就不宜应用吻合血管的游离组织移植。

(3)只能采用次要部位的组织作为供区来移植修复重要受区部位。

(4)既要考虑受区的功能与外观形态,同时亦应尽可能减少供区功能与外观形态的损失。

二、显微外科的基本仪器、器械和材料

显微外科基本仪器是光学放大设备,包括手术显微镜和手术放大镜。显微外科的手术器械和材料主要包括显微镊子、剪刀、持针器、止血夹、缝合针线及双极电凝等。

三、显微外科操作技术

显微血管吻合技术是显微外科的基本缝合技术。

(一)显微血管吻合技术的分类

显微血管吻合技术的基本吻合方法为端-端吻合及端-侧吻合,这两种也是临床上最常用的手工血管吻合方法。其他吻合方法有机械吻合、套管吻合、黏接吻合、高频电凝吻合、激光吻合、可溶性材料支撑下吻合等。

（二）显微血管吻合技术的基本方法

（1）端-端吻合法：端-端吻合法即血管两断端的端对端直接吻合，是最常用的一种血管吻合方法。血管端对合符合生理血流方向，能保持血液的最大流速和流量。

（2）端-侧吻合法：在两端血管直径相差悬殊或受区血管不宜被切断做端-端吻合时，宜采用端-侧吻合法。

（三）显微外科技术的应用

显微外科技术主要用于断肢（指）再植、足趾移植再造手指、周围神经损伤修复、皮瓣移植术和肌肉/肌皮瓣移植、神经移植、骨移植或骨膜移植、吻合血管的关节移植等。

（四）显微外科的术后处理

显微外科的术后处理和监测吻合血管的通畅与手术操作同等重要。

（1）一般处理：一般情况下，患者术后应至少卧床1周，伤肢以略高于心脏水平为宜，不宜侧卧。术后当日应给予镇静剂、止痛剂，及时处理腹胀、恶心，避免便秘，进食易消化的食物。

（2）局部血液循环监护：常用的监护指标包括皮肤温度、皮肤颜色、组织肿胀程度和毛细血管充盈反应，必要时可行针刺或小切口放血试验。

（3）术后"三抗治疗"：抗痉挛、抗感染、抗凝。

第六节　伤口缝合技术

一、缝合材料选择

临床采用的缝合线一般分为可吸收缝线、不可吸收缝线和编织缝线、非编织缝线（见表10-6-1）。为减少缝合后线结反应或远期皮下线结外露的可能，进行皮下缝合时，可采用5-0或4-0的可（慢）吸收线，而经皮缝合时首选5-0或6-0单股尼龙线。

表 10-6-1　常见的伤口缝合材料

缝合材料	是否可吸收	单丝或编织	半衰期	强度测评	吸收时间	用途
纯肠线（plain gut）	可吸收	单丝	7~10天	7天时还剩75%	2个月	小儿皮肤
铬线（chromic）	可吸收	单丝	2周	14天时还剩12%	3个月	黏膜
薇乔线（Vicryl）	可吸收	编织	2~3周	2周时还剩65%，4周时还剩8%	2个月	深层真皮、肌肉

续表

缝合材料	是否可吸收	单丝或编织	半衰期	强度测评	吸收时间	用途
聚二恶烷酮线（PDS）	可吸收	单丝	4 周	3 周时还剩 70%，6 周时还剩 25%	6～8 个月	肌肉、筋膜
聚卡普隆线（Monocryl™）	可吸收	单丝	1～2 周	1 周时还剩 50%，2 周时还剩 20%	3～4 个月	深层真皮、表皮下
丝线（Silk）	不可吸收	编织	永久	—	—	加固、止血
尼龙线（Nylon）	不可吸收	单丝	永久	—	—	皮肤
丙纶线（Prolene™）	不可吸收	单丝	永久	—	—	皮肤、肌腱

注：PDS 为聚二恶烷酮缝线（polydioxanone suture），Monocryl™ 为聚卡普隆 25 缝线（poliglecaprone 25 suture），Prolene™ 为丙纶缝线（polypropylene suture）。

急诊科室应用的缝合针也分很多种类，例如圆针适用于肌肉、软骨和黏膜缝合，半圆的皮针适用于缝合皮下组织，3/8 圆的皮针适用于缝合皮肤。

二、缝合方法

临床上常用的缝合方法包括单纯间断缝合、连续缝合、连续皮内缝合、垂直褥式缝合、水平褥式缝合、半埋式水平褥式缝合等。

三、伤口缝合技巧

（1）设计辅助切口时，兼顾皮肤张力线。
（2）伤口分层缝合，不留死腔。
（3）垂直进针或出针，保持皮缘轻微外翻。
（4）打结避免过紧，避免水肿或坏死。
（5）真皮紧密对合，以减轻伤口张力。
（6）灵活采取垂直褥式和水平褥式缝合技术，使伤口边缘外翻，并减少伤口张力。
（7）适当皮下游离，减小伤口张力。

四、伤口缝合新技术

单纯连续缝合结合垂直褥式缝合在支持皮缘外翻的同时，利用间断缝合使伤口对合更加紧密，也减少了瘢痕宽度。连续"V"形水平褥式缝合外露缝线少，形成"蜈蚣"样瘢痕的风险也小，适用于需要延长拆线时间的高张力伤口（见图 10-6-1）。

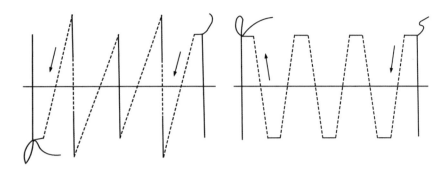

A.单纯连续缝合结合垂直褥式缝合　　　　B.连续"V"形水平褥式缝合

图 10-6-1　改良褥式缝合示意图（由姜笃银供图）

　　经皮埋没垂直褥式缝合对操作区域视野要求低,适用于不易进行操作的狭小伤口;连续经皮埋没垂直褥式缝合操作简便,可迅速止血、缩短手术时间、减少患者的不适感,适用于中等张力的伤口。上海市第九人民医院的章一新医师提出了使用倒刺缝线的连续经皮埋没垂直褥式缝合,即章氏超减张缝合,可吸收倒刺缝线,能够牢固锚定组织,防止缝线在组织内滑动,且缝线吸收缓慢,可为伤口提供长时间的减张支持。部分埋没水平褥式缝合使用大面积的皮肤来分担张力,适用于大多数伤口的缝合（见图 10-6-2）。

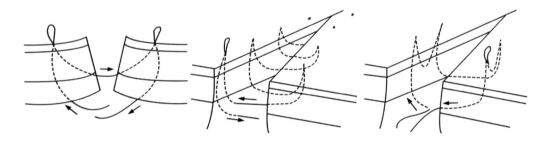

A.经皮埋没垂直褥式缝合　　　B. 连续经皮埋没垂直褥式缝合　　　C. 部分埋没水平褥式缝合

图 10-6-2　经皮原位回针缝合示意图（由姜笃银供图）

第七节　伤口换药技术

　　创面敷料可覆盖、保护伤口,同时具有减少感染、促进愈合等治疗作用。敷料的选择取决于受伤原因、创面大小、创面深度、创面位置、渗出程度、伤口污染程度及患者经济状况等。大面积创面常需同种异体皮临时覆盖,为皮肤移植或皮瓣转移赢得时间。对于血运差、大块组织缺损的开放性损伤等,还需要负压封闭引流敷料。

一、敷料的分类

创面敷料包括传统敷料和新型敷料两大类。传统敷料(如纱布)对创面的愈合无明显作用,只有保护创面、具有可吸收性、制作简单、价廉等特点,其中最常用的纱布易与创面粘连,浸透后发生伤口感染的概率较高。传统敷料主要用于临床上各类伤口的包扎。新型敷料(如生物活性敷料)可为创面提供低氧、微酸、湿润的环境,加速创面修复进程。新型敷料主要用于手术切口、压疮、轻度烧伤、糖尿病足溃疡、供皮区、静脉溃疡等。

二、非感染伤口换药

术后3～5天,观察创面有无感染、液化。换药步骤为:①顺着伤口方向去除原有敷料;②用酒精或碘伏棉球消毒创面周围皮肤;③如有必要,进行拔除引流管、拆线等操作;④创面覆盖无菌敷料(至少4层)。

三、感染伤口换药

伤口感染早期,全层敞开换药,并彻底清除异物、脓液等。连续换药待肉芽组织新鲜后行二期缝合。感染伤口换药的处理原则有:①引流排脓,必要时拆线,扩大伤口,充分引流。②伤口内用过氧化氢溶液和生理盐水反复冲洗,可用抗生素纱布填塞。③谨慎使用抗菌药物。

(邱道静 姜笃银)

参考文献

[1] 亓发芝.美容外科学[M].北京:中国医药科技出版社,2005.

[2] 贾珊珊,王晓川,焦亚,等.皮肤伤口缝合技术及其临床应用研究进展[J].中华烧伤杂志,2021,37(11):1099-1104.

[3] 邱道静,王晓,焦亚,等.皮肤瓣状伤口的定义与修复技巧[J].中华损伤与修复杂志(电子版),2017,12(2):146-150.

[4] 中国创伤救治联盟,国家创伤医学中心,北京大学人民医院创伤救治中心,等.急诊开放性伤口清创缝合术专家共识[J].中华医学杂志,2020,100(21):1605-1610.

[5] ALEXANDER T T. Wounds and lacerations:emergency care and closure[M]. Philadelphia:Elsevier Mosby,2005.

[6] BEATTIE C,HARRY L E,HAMILTON S A,et al. Cardiac arrest following

hydrogen peroxide irrigation of a breast wound[J]. Journal of Plastic, Reconstructive & Aesthetic Surgery, 2010, 63(3):e253-e254.

[7] FORSCH R T, LITTLE S H, WILLIAMS C. Laceration repair:a practical approach[J]. American Family Physician, 2017, 95(10):628-636.

[8] FRY D E. Pressure irrigation of surgical incisions and traumatic wounds[J]. Surgical Infection, 2017, 18(4): 424-430.

[9] QIU D J, WANG X L, WANG X, et al. Risk factors for necrosis of skin flap-like wounds after ED debridement and suture[J]. The American Journal of Emergency Medicine, 2019, 37(5):828-831.

[10] QIU D J, JIANG D Y. Reply:skin flap-like wounds debridement considerations:what to do in emergency department[J]. The American Journal of Emergency Medicine, 2019, 37(5):1585-1586.

第十一章　创烧伤局部肿胀及干预措施

机体遭受创烧伤后，由于炎症反应、血液循环受阻、淋巴回流障碍等因素，导致皮肤组织间隙中过量的体液潴留，临床表现主要为局部淤血、肿胀、疼痛等，尤其是在伤后2～4天肿胀达到最高峰，甚至出现张力性水疱，严重者可引起骨筋膜室综合征导致伤肢坏死而致残。大多数软组织肿胀是一过性的，但若水肿程度严重或肿胀持续存在，则需临床医生及时干预，以期尽早控制病情，防止发生严重并发症。

第一节　创伤性水肿

一、病因及病理

严重创伤可直接损伤血管，使毛细血管破裂出血，随即血管会立即收缩以减少出血，血小板迅速聚集在局部形成血凝块，防止血液继续流失。血管受损、收缩以及血凝块形成均可引起静脉回流障碍，从而导致局部软组织水肿。

淋巴管回流障碍也是引起肢体水肿的重要原因，如乳腺癌术后易发生上肢淋巴水肿，其原因主要是常规的腋窝淋巴结清扫术会破坏腋窝处的淋巴管、血管和神经，损伤上肢淋巴循环系统，引起淋巴回流和（或）静脉回流受阻，造成大量富含蛋白质的淋巴液滞留在细胞外，形成淋巴管炎和蜂窝织炎，加剧淋巴管的梗阻、硬化，从而导致上肢水肿，严重者甚至会出现"象皮肿"。

创伤后，全身或局部会释放大量炎症因子，以清除并修复受损组织，这是机体的保护性反应。但是，一方面，这些因子会刺激神经发布疼痛信号，反射性地引起肌肉痉挛，导致静脉及淋巴管淤滞、回流障碍，造成其管壁扩张和通透性增加；另一方面，在炎症因子的浸润下，血管壁的通透性进一步增强，使过多液体渗入组织间隙，导致组织水肿。局部肿胀会使组织压力增加，使氧气及营养物质在毛细血管与组织细胞之间的扩散受阻，受创区域的代谢废物排出也受到影响，进而加重水肿。

此外，严重创伤、大量失血等因素会导致血浆白蛋白丢失，在治疗过程中快速、大量地输入晶体液会造成血液稀释,使血浆白蛋白水平进一步下降。渗透压梯度的改变促使血管内液体向组织间隙转移,导致肢体水肿。

二、临床表现

轻度创伤性水肿一般表现为局部肿胀、皮下淤血、压痛等,此外,患者可有麻木、灼热、瘙痒以及患肢"沉重感",一般可自行消退。若水肿程度加重,可出现张力性水疱,轻者表现为受压皮肤单个或多个透明疱疹,浸润较浅,破溃后有淡黄色液体渗出,疼痛较轻,可有灼痒感;重者张力性水疱大小不一,周围有红晕,破溃后可有大量黄色液体渗出,浸润深者可为血性渗液,患肢疼痛剧烈;更加严重者可进展为骨筋膜室综合征,典型症状和体征为"5P 征",即疼痛(pain)或由疼痛转为无痛(painless)、苍白(pallor)、无脉(pulselessness)、麻痹(paralysis)、感觉异常(paresthesia)。当患者出现明显的"5P 征"时,往往提示最佳治疗时机已过,可能导致肢体残疾甚至截肢等严重后果。一些患者的水肿症状可持续存在,形成慢性水肿,影响创伤修复和愈合。组织长期供血不足、血液和淋巴回流受阻,继发感染的可能性增加,最终可形成慢性溃疡。

三、诊断及鉴别诊断

创伤性水肿的诊断并不困难,但需要通过 X 线片、B 超等辅助检查排除骨折,以及皮下和深部软组织出血等所引起的血肿。此外,还需与其他可引起软组织水肿的疾病相鉴别,如心源性水肿、肾源性水肿等。创伤性水肿一般表现为局部性,水肿通常发生在受创部位;而心源性水肿首先出现在身体低垂部位(如脚踝部),呈凹陷性水肿,随着病情进展逐渐发展至全身;肾源性水肿一般从组织疏松部位(如眼睑、颜面部)开始,逐渐遍及全身。可通过病史、临床表现以及尿常规、肾功能试验、血浆总蛋白/白蛋白测定等检查进行初步诊断。

闭合性脱套伤是一种特殊的皮肤软组织损伤肿胀,通常是由于剪切力的作用,导致皮肤、皮下组织与深层筋膜组织发生分离,从而形成含有血液、组织液以及液化脂肪等的潜在腔隙。闭合性脱套伤的临床表现除局部皮肤软组织肿胀外,还会出现皮下瘀斑、皮肤活动度增加、皮肤感觉减退,并可触及波动感。超声检查是评估闭合性脱套伤最有效和最简单的方法,可显示位于皮下脂肪层和筋膜层的积液,并可根据积液内部的回声特点大致判断积液成分。在疾病急性期,超声下可表现为混杂回声;随着血肿液化,回声会越来越低。磁共振成像也是评估闭合性脱套伤的极佳手段,可根据信号的不同判断积液成分,从而确定疾病的病变特征及时期。此外,X 射线体层摄影、计算机断层扫描等对闭合性脱套伤的诊断也具有一定价值。

四、创伤性水肿的一般治疗

(一)抬高患肢

如果肢体位置低于心脏平面,则静脉回流就要克服循环阻力和重力的双重影响,不利于消除肿胀。将患肢抬高，置于心脏平面以上，使重力转化为动力性因素，可加快消除肿胀。

（二）压力治疗

压力治疗包括弹力绷带加压包扎和空气波压力治疗。

1.弹力绷带加压包扎

弹力绷带加压包扎的作用主要有增加损伤组织内部压力，促进小血管闭合，减少出血；改善静脉和淋巴回流；减少组织液的有效滤过；增加肌肉和关节活动时的泵送能力；防止组织液再次淤积；为失去弹性的组织提供支撑。

弹力绷带加压包扎患肢时，必须采用"面"加压，使整个患肢各处均匀受压且松紧适度，过松达不到效果，过紧则会影响肢体的血供，切忌形成条索状，初次包扎要请专科医师指导。加压包扎后要注意观察远端肢体的血供情况，若有麻木感、痉挛或疼痛加重，说明包扎过紧，应立即松解。

2.空气波压力治疗

空气波压力治疗通过对淋巴组织部位的定向施压，促进受阻的淋巴液向近心处回流。此外，其借助压力泵原理，采用多腔体充气囊进行方向性、渐进性的充气、膨气、放气操作，在有效促进淤积的静脉血及淋巴液回流的同时，促进疼痛代谢产物和炎性致病因子的排出。

空气波压力治疗的绝对禁忌证有心源性水肿、外周动脉疾病、急性感染，相对禁忌证包括高血压、心律失常及心力衰竭、神经感觉敏感度下降或丧失、身体部分或全部麻痹、糖尿病、恶性淋巴水肿。

（三）激光治疗

激光（低水平激光辐射）易穿透目标组织，且其能量不足以引起组织损伤，但能够刺激机体的生物反应以促进愈合。激光治疗减轻水肿的机制是扩张血管、促进循环和淋巴引流、增加前列腺素的合成等。

（四）中医治疗

穴位按摩是中医常用的特色治疗方法。中医研究理论认为，脉络创伤加气血不足是导致创伤性水肿的主要原因，气血运行不畅导致气滞血瘀，血瘀则水聚。故中医主张以益气活血、通络化瘀为原则。临床上可通过对相关穴位的按压来达到活血通络、减轻水肿之功效。

第二节　创面冷疗技术

冷疗是指通过对创伤部位施加冷刺激，如冲洗、浸泡以及冷敷等，促使血管收缩，减少局部血液循环和代谢，从而达到治疗目的。

一、冷疗的作用机制

冷疗能立即降低创面局部温度,迅速缓解烧伤后余热对尚有活力组织的继续损伤,抑制创面继续加深。低温一方面可促进血管收缩,降低血管通透性,减少出血量;另一方面可降低局部代谢需求,调节免疫和内分泌系统,减少损伤因子的产生,减轻组织细胞损伤。此外,冷疗能降低疼痛传导速度,减少前列腺素、缓激肽、组胺等炎症介质的产生,有效缓解疼痛。冷疗处理还有一定的机械清洗作用,且低温可抑制细菌繁殖,防止感染。

二、冷疗的方法

冷疗的方法主要有自来水冲洗或浸泡和冰袋冷敷。

(一)自来水冲洗或浸泡

自来水是日常生活中方便且充足的冷疗来源,尤其对于烧伤所引起的水肿,具有显著的治疗作用。烧伤后立即用自来水冷敷或浸泡伤处,是最早可采取的自我冷疗措施。为减少创面渗出并促进重吸收,自来水冷疗开始的时间越早越好,水温通常为 $10\sim20\ ^\circ\text{C}$,温度过低对创面愈合不利。研究表明,烫伤后使用低于 $4\ ^\circ\text{C}$ 的冷水直接接触患处会使创面愈合后形成瘢痕的概率增加。

(二)冰袋冷敷

冰袋不应直接接触皮肤,可使用毛巾包裹,并联合弹力绷带以固定在创伤区域。最适宜且有效的冷疗持续时间目前尚未达成共识,应根据实际情况以及个人情况和需求进行调整,但应避免冷敷时间过长而产生相关并发症。

三、冷疗的禁忌证

冷疗一般适用于无开放性伤口的创面,且无严重休克和合并伤患者。对于中小面积的Ⅱ度烧伤,特别是四肢部位的烧伤,冷疗是十分有效的。冷疗的禁忌证有以下几种。

(1)开放性伤口。

(2)成人烧伤面积超过 20% 或婴幼儿烧伤面积超过 5%。冷疗可使中心体温下降,不利于休克期复苏;大面积烧伤患者使用冷疗不仅不能缓解烧伤,反而会使局部血管收缩致组织循环阻力增加,引起缺氧而加剧组织损伤,诱发或加重休克。

(3)某些化学物品烧伤:某些化学物品,如生石灰、氢氧化钠等遇水后会发生剧烈的化学反应,放出大量的热,造成更严重的损伤。

(4)冷疗的禁忌部位为枕后/耳郭/阴囊处(易引起冻伤)、心前区(易引起反射性心率减慢、心律不齐)、腹部(易引起腹痛、腹泻)和足底(易引起反射性末梢血管收缩而影响散热)。

第三节　药物预防和治疗

一、局部外用药物

针对水肿的局部治疗措施中，传统方法通常采用 50％的硫酸镁湿敷患处，通过其高渗作用促进组织水肿消退，但由于硫酸镁易形成结晶，需要多次更换，操作烦琐，故目前临床上已较少应用。对于不伴开放性伤口的局部软组织肿胀，可外用复方七叶皂苷钠凝胶、巴布膏等药物。复方七叶皂苷钠凝胶以七叶皂苷钠和二乙胺水杨酸为主要成分，七叶皂苷钠可改善局部血流，有较好的抗炎、抗渗出作用，同时可以通过提高静脉张力改善循环，促进淋巴回流，从而减轻水肿；二乙胺水杨酸是常见的非甾体抗炎药，本身具有镇痛、抗炎的作用，可加强七叶皂苷钠对局部消肿镇痛的效果。巴布膏基质具有良好的水溶性和脂溶性，载药量大，可与多种药物相结合，利于药物的透皮吸收，目前临床上常用的有氟比洛芬巴布膏、吲哚美辛巴布膏等，广泛应用于外伤后局部软组织损伤的治疗。此外，云南白药、红花油、跌打损伤膏等中成药物也具有消肿、止痛、抗炎的作用。

二、全身用药

甘露醇和地塞米松是临床上减轻水肿的常用药物。甘露醇通过改变血浆渗透压、减少组织液的生成和利尿作用来减轻水肿，但连续使用易引起电解质紊乱及肾功能损害。地塞米松可增加抗炎介质的合成，减少促炎介质的产生，降低血管通透性，减少渗出。对于没有禁忌证的患者而言，短期使用类固醇一般不会产生严重不良反应，但长期使用可能导致高血糖、肾功能不全和感染，以及心血管、胃肠道、皮肤、眼等多系统损害。

地奥司明是一种血管保护剂，其活性成分为黄酮类化合物，可延长肾上腺素收缩静脉壁的时间，并通过减少炎症介质释放来降低毛细血管的通透性，具有增加静脉张力、改善微循环和促进淋巴循环等作用。马栗种子提取物可以降低毛细血管通透性，并能通过抑制炎症介质释放减轻局部炎症反应，减少局部渗出，提高静脉张力，改善循环，促进淋巴回流等多方面发挥抗渗出和消肿的作用。

感染是伤口愈合缓慢或不愈合的主要影响因素，也是引起组织水肿的重要原因之一。伤口分泌物细菌培养、活检等可确定感染的存在，并可为选择抗生素提供依据。感染控制后，局部水肿也会相应减轻。此外，白蛋白不仅可改善患者的营养状况，也可提高患者的胶体渗透压，通过增加组织液回收减轻水肿。

第四节 外科手术干预

由于外伤性水肿继发于创伤,为了预防严重水肿的发生,对原发性创伤的治疗尤为关键。对开放性伤口应尽早进行清创,去除坏死组织一方面对于促进伤口愈合十分必要,另一方面也可通过减少局部炎症刺激而减轻水肿。

炎性水肿主要是病原微生物产生的毒素、组织缺氧以及炎症介质等共同作用导致的,使用敏感的抗生素进行抗感染治疗是治疗炎性水肿的主要方法。若由于化脓性感染而形成脓肿,则应在抗感染治疗的同时及时切开引流,切口应选在波动感最明显处,并与皮纹方向平行;切口应足够长且尽量选择低位,以方便引流。

发生外伤后,大多数软组织肿胀是一过性的。若水肿程度严重或水肿持续存在,影响日常活动,且接受药物治疗后未见好转,则需及时手术干预。骨筋膜室综合征为手术的绝对适应证,一旦确诊,应立即进行骨筋膜室切开减压,手术过程中切忌使用止血带。骨筋膜室综合征的手术指征包括:①肢体明显肿胀与疼痛;②筋膜间隙压力大、压痛;③肌肉被动牵拉疼痛;④有或无神经功能障碍体征;⑤筋膜间隙测压在 30 mmHg 以上。具有上述体征者应立即进行手术,对可疑患者也应进行手术,避免手术时机延迟引发神经、肌肉缺血坏死等严重后果。传统手术方式包括前臂掌侧切开减压术、小腿双切口筋膜切开减压术、掌骨间隙切开减压术等。随着技术的发展,新的微创手术如微创筋膜刀治疗、网状切口治疗、有限切开负压吸引术等也在临床上得到了应用,但对于小切口无法彻底减压的中晚期患者,应及时采取大切口充分减压,不能一味追求小切口而耽误病情。

术后早期处理主要是针对缺血-再灌注损伤导致的一系列代谢紊乱的治疗,包括高钾血症、代谢性酸中毒、横纹肌溶解、肌红蛋白尿等。此外,用敏感抗生素进行抗感染治疗也是必不可少的,水化、碱化尿液有助于防止肌红蛋白尿造成的肾衰竭。病情好转后,应尽早进行功能锻炼,早期以主动活动为主,被动活动为辅,后期应逐渐进行负重等功能锻炼。

(张静娟　姜笃银)

参考文献

[1] 淳于兴华,李珂,宋亚波.巴布膏剂的研究综述[J].齐鲁药事,2007(7):422-424.

[2] 郝嘉宁,张宝林.面部整形术后水肿的治疗进展[J].中国美容医学,2020,29(5):

183-186.

　　[3] 梁炳生,贾英伟,常文凯.急性骨筋膜室综合征的危险因素及早期诊断[J].实用手外科杂志,2005(1):20-22.

　　[4] 苗盈盈,王达利,魏在荣.冷疗在早期烧伤创面中的临床应用[J].西南军医,2012,14(4):651-665.

　　[5] ZUTHER J E, NORTON S. Lymphedema management:the comprehensive guide for practitioners[M]. 3rd ed.New York:Thieme, 2013.

　　[6]DONALDSON J, HADDAD B, KHAN W S. The pathophysiology, diagnosis and current management of acute compartment syndrome[J]. The Open Orthopaedics Journal, 2014, 8:185-193.

　　[7] HERRERA E, SANDOVAL M C, CAMARGO D M, et al. Motor and sensory nerve conduction are affected differently by ice pack, ice massage, and cold water immersion[J]. Physical Therapy, 2010, 90(4):581-591.

　　[8] SAWADA Y, URUSHIDATE S, YOTSUYANAGI T, et al. Is prolonged and excessive cooling of a scalded wound effective? [J]. Burns, 1997, 23(1):55-58.

　　[9] SZCZESNY G, OLSZEWSKI W L. Post-traumatic edema:pathomechanism, diagnosis and treatment[J]. Ortop Traumatol Rehabil, 2001, 3(3):385-394.

第十二章 创烧伤创面治疗新技术

随着对皮肤软组织损伤机制的研究不断深入，相关理论得到了不断创新，治疗皮肤软组织损伤的新技术也在不断涌现。这些技术包括新型敷料、新型促愈药物与因子、新型皮肤减张和闭合技术、新型电刺激技术以及干细胞治疗技术等，它们为皮肤软组织损伤修复带来了全新的手段，有力地促进了皮肤软组织损伤治疗水平的进步与提高。

第一节 功能性敷料

皮肤是人体最大的器官，具有抵御外界微生物入侵、排泄、防止水分蒸发、调节体温等重要作用。皮肤损伤后的创面覆盖对皮肤损伤修复极为重要。近年来，材料技术的革新对创面敷料的发展产生了巨大的推动作用，越来越多的新型创面敷料被用于损伤修复，为治疗皮肤软组织损伤提供了更多更好的选择。

一、概述

（一）功能性敷料的定义

功能性敷料并没有非常严格的定义，一般是指区别于传统纱布类的现代敷料，其基本特征是除了敷料本身的功能之外，还具有某些有利于创面修复的其他特殊作用，如止血、良好的渗液吸收、抗感染、促进创面愈合、防止瘢痕生长等。

（二）功能性敷料的分类

功能性敷料具有不同的分类方法，尤其是随着新的功能性敷料的不断发展，其分类方式也在发生变化。临床上，可以根据功能性敷料的材料与功能，将其分为人工合成敷料、天然皮肤或内脏膜、组织工程皮肤或支架三大类。其中，人工合成敷料是功能性敷料的主要类型，在临床上应用最广泛。

（1）人工合成敷料。人工合成敷料包括采用高分子材料（如硅树脂、聚氨酯、聚丙烯酰胺等）制备的人工合成高分子敷料和采用天然材料（如胶原、甲壳素/壳聚糖、海藻酸纤维生物、丝素蛋白、纤维素等）制备的人工聚合敷料。

（2）天然皮肤或内脏膜。天然皮肤或内脏膜包括自体皮、同种异体皮、异种皮（如猪皮、青蛙皮、鱼皮等动物皮材料）、羊膜、内脏膜等。

（3）组织工程皮肤或支架。组织工程皮肤或支架是指采用组织工程技术制备的类皮肤结构的创面敷料，如人工合成真皮、生物膜（Biobrane）、人造皮肤（Apligraf）、皮肤替代物（Integra）等。

（三）功能性敷料在创面修复中的作用与应用

理想的创面敷料应该具有保温保湿、促进创面愈合、防治感染、保护创面、防止再次损伤、吸收渗液和舒适化等多种功能。但目前来看，任何一种敷料都不包含所有的理想化功能。新型敷料最大的特点在于能针对不同的创面需求提供最适合的敷料。不同创面的需求不同，同一创面的不同愈合阶段的需求也不同，因此功能性敷料的种类有很多。根据创面的需求，功能性敷料主要从以下几个方面在创面修复中发挥作用。

（1）管理渗液：湿性愈合理论是渗液管理的主要理论依据，维持创面相对湿润的环境有利于创面修复。

（2）控制感染：感染是创面的最主要并发症，控制感染对创面的预后转归具有重要意义。

（3）清创作用：清除坏死组织是创面愈合的第一步，具有自溶清创功能的敷料能加快创面坏死组织脱落，加速创面愈合的启动过程。

（4）主动促愈作用：创面愈合分为炎症、增殖、重塑三个过程，能主动诱导创面肉芽生长和促进表皮爬行的敷料有利于加速创面愈合进程，提高创面修复质量。

二、功能性敷料与损伤修复

功能性敷料包括人工合成高分子敷料、含银敷料和智能敷料。

（一）人工合成高分子敷料

1.薄膜型敷料

薄膜型敷料一般是由单种材料制成的、具有均一结构的膜状材料，主要作为短期敷料，用于覆盖浅度烧伤和供皮区创面。典型的薄膜型敷料包括聚氨酯薄膜（polyurethane，PU）敷料和聚醚型聚氨酯薄膜（polyether polyurethane，PEU）敷料。薄膜敷料是一种透明而有弹性的半通透性膜，其对水蒸气的透过率比正常皮肤高，但低于创面的液体渗出率。水蒸气、氧气等气体可以通过薄膜敷料，但水及外界微生物不能通过，因此其能保持湿性愈合环境，有助于细胞移行，促进创面愈合。

薄膜型敷料适用于浅度烧伤、浅表伤口或渗液少的伤口，静脉留置针固定和导管护理等；但由于其几乎没有渗液吸收功能，故不适用于渗液多或感染的伤口，也不能用于无效腔或腔洞伤口。若发生膜下积液，需及时更换。

2.泡沫型敷料

泡沫型敷料是一类具有和大量液体结合的多孔性结构的敷料，外层为疏水材料，内层为亲水材料。泡沫型敷料具有多孔性，表面张力低，富有弹性，可塑性强，轻便，对液体具有较强的吸收能力,管理创面渗液的功能较强。

泡沫型敷料适用于中至大量渗液的伤口,支持自溶清创,可用于中至深部伤口,也可用于含窦道伤口(吸收腔洞内的渗液)和感染伤口,但不能用于干性伤口、含有黑色坏死组织和焦痂的伤口。

3.水凝胶类敷料

水凝胶类敷料是一种能够在水中溶胀,吸收和保持水分,而又不溶于水,达到溶胀平衡后仍然能保持其形状的聚合物。水凝胶具有三维网络结构,水在凝胶中以自由水、中间水和结合水三种状态存在。吸水溶胀是水凝胶的重要特征。水凝胶覆盖物符合仿生学原理,具有良好的生物相容性,一般由亲水性高分子材料(如聚丙烯酰胺和环氧聚合物)组成。

水凝胶类敷料主要适用于干燥或少量渗出的创面(如Ⅱ~Ⅳ期褥疮)和有黑色硬痂的伤口,也可用于Ⅰ、Ⅱ度烧伤或放疗引起的皮肤损害。但是,水凝胶类敷料吸收渗液的能力一般,不能用于严重感染的伤口。此外,水凝胶类敷料无黏性,需加用第二层敷料。

4.水胶体类敷料

水胶体类敷料是由聚合的基材及接在基材上的水胶体混合物组成的敷料,由明胶、果胶和羧基甲基纤维素等组成。水胶体敷料多掺杂液体石蜡或橡胶黏结剂,从而使其比较容易黏附在伤口上。

水胶体类敷料用于小到中等量渗出的创面或伤口,有自溶性清创作用,可用于有一定坏死组织的伤口或创面。但是,此类敷料不透明,不易观察,故不适用于感染伤口或大量渗出的创面。由于水胶体类敷料处于密闭状态,限制了气体交换,因此也不适用于怀疑有厌氧菌感染的伤口。

(二)含银敷料

含银敷料是典型的功能性敷料,通过释放银离子或纳米银颗粒而获得抗菌性能。含银敷料常用的含银化合物包括硝酸银、硫酸银、氯化银、磷酸锆钠银、磺胺嘧啶银等,负载银化合物或纳米银的主要敷料基材包括医用脱脂纱布、非织造布、高分子材料、碳纤维、水凝胶、藻酸盐等。不同的基材在吸水、保湿、透气等物理特性方面存在差异,在临床上应根据创面的不同需求,选择合适的含银敷料。临床常用的含银敷料包括美皮康银、德湿银、藻酸盐银、磺胺嘧啶银脂质水胶敷料和爱康肤银等。

1.含银敷料的适应证

含银敷料的适应证主要有烧伤创面、急性开放性创面、肉芽创面、慢性创面、糖尿病足和压疮。

(1)烧伤创面。由于大量坏死组织的存在,导致烧伤创面极易感染,严重时会发生脓毒血症,危及生命,因此防治创面感染对于烧伤的治疗非常重要。对于不同深度和面积的烧伤创面,含银敷料的适应证分别为:

①浅Ⅱ度创面:对于中小面积的浅Ⅱ度创面,采用常规换药处理,多能避免创面感染;对于大面积的浅Ⅱ度创面,感染风险会增加,因此含银敷料主要用于大面积浅Ⅱ度创

面的感染预防,在这种情况下优先选择非黏性含银敷料。

②深Ⅱ度创面:深Ⅱ度烧伤的坏死组织多,易发生感染,含银敷料可作为优先选用的敷料用于深Ⅱ度创面治疗。鉴于深Ⅱ度创面存在炎症渗出、坏死组织溶解、创基血管化、创面上皮化等序贯过程,因此在选用含银敷料时,应充分考虑不同愈合时期创面的不同特点,以便合理选择适宜的含银敷料。

③Ⅲ度创面:Ⅲ度烧伤多数需要手术治疗。含银敷料可用于小面积的Ⅲ度创面,在这种情况下,优先选择具有自溶清创作用的含银敷料,可加快坏死组织溶解脱落,防治创面感染,促进创面愈合。

(2)急性开放性创面。急性开放性创面是指各种外力因素(如手术、创伤、车祸等)所致的体表组织缺损,具有渗液或坏死组织多、存在潜在腔隙和高感染风险等特点。因此,应根据创面情况决定是否使用含银敷料。若创面无明显坏死组织,宜使用有良好引流作用或质地柔软、利于腔隙填塞的含银敷料;若创面存在大量坏死组织,应尽早行清创手术。

(3)肉芽创面。肉芽创面血运丰富,抗感染能力较强,但大范围的肉芽创面暴露可诱发全身感染或脓毒血症。因此,含银敷料主要用于较大面积肉芽创面或暂时不适宜手术患者的肉芽创面,所选敷料宜有一定的保湿作用,目的在于为手术准备良好的创基条件。

(4)慢性创面。慢性创面是指经过1个月以上治疗未愈合或无愈合倾向的创面。感染是创面慢性不愈的重要影响因素,因此含银敷料是治疗慢性创面的有效敷料。鉴于导致慢性创面的原因不一,创面特点也存在较大差异,因此宜根据创面情况选择合适的含银敷料。

(5)糖尿病足。糖尿病足是指由糖尿病导致的神经和血管病变引发的足部溃疡或深层组织破坏,主要表现为足溃疡与坏疽。感染是糖尿病足迅速发生发展的主要诱因,因此临床上要根据创面情况选择具有良好渗液吸收能力或自溶清创作用的含银敷料,同时应密切关注局部感染状况,必要时结合抗生素抗感染治疗。

(6)压疮。压疮是指某些具有高危因素的患者因局部长期受压引起的皮肤和组织损伤,好发于骨性隆突部位,如骶尾部、足跟等。感染是压疮的常见并发症,但不同分期压疮的创面情况差别较大,因此应根据实际情况合理选用含银敷料。对于坏死组织较多的压疮,优先选用的治疗方式为手术清创。

2.含银敷料的禁忌证

含银敷料的禁忌证或慎用情况包括:①对任何形式的银过敏者禁用含银敷料;②对孕妇、哺乳期妇女、新生儿及婴幼儿慎用含银敷料;③对坏死组织导致的创面感染,禁止单一使用含银敷料作为创面感染的防治措施。

(三)智能敷料

近年来,随着科学技术的发展,人们逐渐尝试将智能多聚物材料、传感器技术、微型药物储存运输技术与智能多聚物材料整合成创面外用敷料,以达到实时监测和传递创面信息、对创面变化作出智能化反应、自行缓释给药等目的。

除具备一般敷料的特性外,智能敷料可实现对创面温度、湿度、酸碱度、氧含量、细菌生长等情况的智能监测,可以让医护人员及时了解创面微环境的变化。同时,通过传感器接收创面的变化信息,可自动调整敷料内抗感染外用药物、生长因子等的释放,并达到对创面愈合及瘢痕生长等多方面的智能调控。目前,智能敷料尚处于研究阶段,主要包括智能监测敷料、智能给药敷料和智能调控敷料。

三、临床应用功能性敷料的主要原则与注意事项

(一)主要原则

临床上,在使用功能性敷料之前,首先应对创面进行系统评估,了解创面的病因以及当前影响创面愈合的主要因素,确定使用功能性医用敷料的必要性。在此基础上,根据创面的特点与需求,合理选用恰当的功能性敷料。这是使用功能性敷料的主要原则,具体来说包括以下几点。

(1)基于创面渗液量合理选择。对于渗液量多的创面,建议使用具有良好渗液吸收引流作用的敷料,如泡沫敷料;若渗液多的主要原因是感染,则可选择具备复合抗菌作用的泡沫敷料,如美皮康银等;对于渗液量少且表浅的创面,建议选用薄膜型敷料,以利于观察伤口、隔绝外界细菌入侵和保持湿润环境,促进创面愈合;对于渗液量少至中等的创面,根据创面是否残留坏死组织,可选择水胶体敷料或水凝胶敷料;若存在坏死组织,建议选用水凝胶敷料,其在吸收渗液的同时可起到一定的自溶清创作用。

(2)基于创面是否存在腔隙合理选择。对于凹凸不平或存在腔隙的创面,建议使用柔软度高的敷料,便于敷料与创面良好贴合,消灭无效腔,如藻酸盐敷料、藻酸盐含银敷料、水凝胶敷料等。

(3)基于降低创面换药疼痛感选择。对于浅Ⅱ度烧伤、坏死组织溶解脱落的深度创面或肉芽创面,建议选择非黏性敷料,以减少换药时的疼痛感,如亲水纤维敷料、水凝胶敷料、磺胺嘧啶银脂质水胶体敷料等。

(4)基于抗感染能力选择。基于创面感染的不同程度,选择不同类型的抗感染敷料,常用的为含银敷料。此外,也可以选择含有活性炭的银离子敷料,其有助于吸附细菌和吸收内毒素,增强抗感染效果;或者选择含有脂肪酸衍生物疏水涂层的含银敷料,以利于隔离创面细菌和吸附细菌微生物,在更换敷料时微生物随之被带走,从而增强了敷料清除细菌的能力。

(二)注意事项

临床应用功能性敷料时,为防止发生感染等,需注意以下方面。

(1)创面修复是一个多因素作用下的序贯过程,任何敷料的使用仅仅是创面处理的辅助措施或其中一环,不能替代创面清洁、清创、手术以及全身因素的良好调节与控制。

(2)在功能性敷料的使用过程中,应对创面进行经常性动态评估,正确判断创面存在的主要问题或创面变化趋势,根据创面的情况决定是否继续使用,或需要调整、更换功能性敷料。

(3)除考虑创面需求外,选择功能性敷料时还要结合患者的个体状况,如在生理上是否对某些敷料有过敏反应,在心理上是否接受存在明显气味的敷料(如水胶体和藻酸盐类敷料),在经济上是否接受较高价格的新型敷料等,以增加患者对敷料使用的满意度和治疗认同感。

(李娅萍　张家平)

第二节　生长因子

近年来,随着对皮肤损伤修复过程研究的深入,人们发现生长因子与修复细胞有密切关系,生长因子在皮肤软组织损伤修复中起关键作用。细胞在受到损伤因素的刺激后,可释放多种生长因子,刺激同类细胞或同一胚层发育的细胞增生,参与损伤组织重建,加速修复过程。

一、概述

(一)生长因子的定义与分类

生长因子是一类由细胞分泌的、类似激素的信号分子,多数为肽类或蛋白质,来源于多种不同组织。生长因子的靶细胞亦各不相同,其通过受体介导的细胞信号转导调节靶细胞的生长与分化。目前已发现的肽类生长因子已有数十种,且数量还在不断增加。常见的生长因子如表 12-2-1 所示。

表 12-2-1　常见的生长因子

名称	组织来源	功能
成纤维细胞生长因子(FGF)	内皮细胞、平滑肌细胞、巨噬细胞	促进内皮细胞游走和平滑肌细胞增殖,促进新血管形成
表皮生长因子(EGF)	单核细胞、外胚层细胞	促进表皮与上皮细胞生长,尤其是消化道上皮细胞的增殖
血小板源性生长因子(PDGF)	血小板、平滑肌细胞	促进间质及胶质细胞生长,促进血管生成
粒细胞-巨噬细胞集落刺激因子(GM-CSF)	单核细胞、巨噬细胞	促进内皮细胞、成纤维细胞和角质形成细胞增殖
神经生长因子(NGF)	颌下腺	营养交感神经和某些感觉神经元,防止神经元退化
血管内皮生长因子(VEGF)	低氧应激细胞	促进血管内皮增殖和新生血管分化

名称	组织来源	功能
转化生长因子-α(TGF-α)	肿瘤细胞、巨噬细胞、神经细胞	作用类似于 EGF,促进细胞增殖
转化生长因子-β(TGF-β)	肾、血小板	对某些细胞起促进和抑制双向作用
胰岛素样生长因子(IGF)	血清	促进硫酸盐掺入软骨组织中,促进软骨细胞分裂,对多种组织细胞起胰岛素样作用

（二）生长因子在创面修复中的作用与应用

创面修复包括局部炎症反应、细胞增殖分化及肉芽组织形成、组织重建塑形三个阶段,是一个多因素参与的复杂生物学过程,涉及多种修复细胞、靶分子蛋白和生物因素。现已证实,创面修复各个阶段均有生长因子的参与和调控,主要包括 FGF、EGF、PDGF、GM-CSF 等。目前认为,生长因子在创面修复中的主要作用机制为:①趋化炎症细胞和成纤维细胞进入创面;②促进各类修复细胞增殖;③加速创面的血管化;④调节细胞外基质的产生和降解;⑤诱导邻近细胞合成各类生长因子和细胞因子。

创面修复是一个复杂而漫长的过程,尽管许多外在因素、化学介质都可影响细胞的再生与分化,但多肽类生长因子的作用较为关键,它们不仅可以刺激细胞增殖,而且还参与了损伤组织的重建。创面局部生长因子及其受体活性下降、数量相对或绝对缺乏,可能是创面难愈的重要病理生理基础。随着相关研究的深入和基因工程技术的进展,人们已开始通过基因重组技术合成外用重组生长因子并应用于临床,以促进各种创面的愈合。

二、生长因子与损伤修复

（一）FGF

FGF 是生物体内一种重要的多肽类物质,由于其在体外能刺激成纤维细胞生长,故名。FGF 对来源于中胚层和神经外胚层的组织细胞具有广泛的生物学作用,参与创伤修复、代谢调控、新生血管形成和胚胎发育等过程。FGF 为一个同源性的多肽家族,具有促进成纤维细胞有丝分裂、中胚层细胞生长的作用,还可刺激血管形成,对伤口愈合具有重要意义。

目前,FGF 家族中常用的有酸性成纤维细胞生长因子(aFGF, pI=5.6)、碱性成纤维细胞生长因子(bFGF, pI=9.6)和角质形成细胞生长因子(KGF)。FGF 家族通过影响上皮细胞的增殖和分化而抑制细胞凋亡,从而促进上皮再生。

1.bFGF

bFGF 是第一个被分离纯化的 FGF 家族成员,其能刺激成纤维细胞生长,促进内皮细胞分裂及血管新生。在伤口愈合过程中,在一定范围内,bFGF 局部浓度的上调与伤口上皮再生呈正相关。bFGF 促进创面愈合的可能生物学机制如下。

（1）促血管生成作用。bFGF 在体内和体外均能明显促进新生血管形成,趋化各类参与血管形成的细胞,并促进其增殖和迁移。

（2）损伤修复作用:组织损伤后,局部 bFGF 表达增加,通过趋化作用使单核细胞、中性粒细胞、巨噬细胞、成纤维细胞等向损伤部位聚集,促进肉芽组织增生。

2.aFGF

aFGF 最初于 1984 年从牛脑中分离纯化得到,是第二个被分离纯化的 FGF 家族成员。aFGF 是多种细胞的有丝分裂原,参与组织修复的多个过程。aFGF 可促进成纤维细胞等皮肤组织修复相关细胞的增殖和迁移,从而促进创面愈合,其主要机制包括促有丝分裂活性(主要表现为促进细胞增殖、分裂)和非促有丝分裂活性(如减少局部缺血等)。

3.KGF

KGF 也是 FGF 家族成员,包括 KGF-1 和 KGF-2。KGF 由间质细胞产生,通过旁分泌途径分泌,与上皮创伤愈合、胚胎发育、肿瘤形成及发展、免疫重建等关系密切。在创面修复中,KGF 虽然可以特异性地高效促进上皮细胞增殖和迁移,但由于其生物半衰期短、稳定性差、易降解失活,且又有潜在的促肿瘤发生的缺点,从而限制了它在创面修复方面的应用。有研究表明,早期诱导 KGF 表达对于正常伤口愈合过程中的快速再上皮化可能有重要作用。

（二）EGF

EGF 家族的主要成员包括 EGF、肝素结合表皮生长因子(HB-EGF)和 TGF-α。EGF 是人体内的一种活性蛋白质,是另一个有丝分裂原家族的成员,对伤口愈合有重要影响。EGF 主要作用于创面修复中晚期的再上皮化过程,在创面修复的整个过程中占有重要地位。EGF 最大的特点是能够促进细胞增殖与分化,从而以新生细胞代替衰老和死亡的细胞。EGF 主要通过与 EGF 受体(EGFR)结合,在细胞内构成复杂的代谢网络,从而控制细胞代谢、细胞分化等生物学活动。

（三）GM-CSF

GM-CSF 是一种多功能造血生长因子,因具有刺激造血前体细胞形成粒细胞或巨噬细胞集落的功能而得名。研究发现,创伤刺激可上调创面 GM-CSF 的表达。GM-CSF 作为一种有丝分裂剂和免疫增强剂,可参与启动创面愈合过程,作用于创面愈合的每个阶段并发挥重要作用,促进创面愈合。

（四）NGF

NGF 是一类对神经元的存活、生长发育、分化、再生和功能维持起调控作用的多功能细胞因子,其生物学效应广泛。NGF 是神经系统损伤修复中的重要修复因子,可促进神经细胞分化,加快有丝分裂,使神经细胞数目增加,对正常神经细胞起营养因子的作用,对损伤的神经起保护和修复作用。NGF 在创面修复中也具有重要作用:当机体受损伤时,损伤部位周围的组织或细胞会分泌多种促进创面愈合的因子,NGF 即是其中之一,它们含量甚微,却起着极其重要的作用。

（五）VEGF

VEGF 是一种高度特异性的促血管内皮细胞生长因子,具有增加血管通透性、促进细胞外基质变性、促进血管内皮细胞迁移/增殖和形成血管等作用。VEGF 在伤口愈合过程中由多种细胞产生,是内皮细胞增殖和迁移的有效刺激剂。在创面修复过程中,VEGF 与 bFGF 协同刺激内皮细胞生长,促进创面的血管化进程。VEGF 家族成员包括 VEGF-A、VEGF-B、VEGF-C、VEGF-D、VEGF-E、胎盘生长因子等。

（六）TGF

TGF 包括两大类多肽类生长因子,即 TGF-α 和 TGF-β。TGF-α 是 EGF 家族成员,具有同 EGF 类似的促上皮发育功能。有研究显示,TGF-α 应用于糖尿病动物模型可加速创面愈合,TGF-α 与人血小板衍生生长因子-BB(PDGF-BB)联合使用可加快难愈性创面的愈合速度,但在临床创面修复应用中鲜有报道。TGF-β 是一类多功能生长因子,参与调节体内许多生化反应,参与创面修复的全过程。

（七）IGF

IGF 是与胰岛素前体结构功能相似的一类多肽物质,具有广泛的促进蛋白质合成和刺激生长效应。IGF 分为 IGF-Ⅰ 和 IGF-Ⅱ,IGF-Ⅰ 是促代谢型药物,IGF-Ⅱ 是抗代谢型药物,可全身性地作用于多种细胞。研究表明,IGF-Ⅰ 依赖生长激素调节,可促进体外培养的多种细胞增殖,促进蛋白质和 DNA 合成,提高组织代谢水平;IGF-Ⅱ 不依赖生长激素调节,被认为是出生前的主要生长因子,对胎儿的生长更有意义,与 IGF-Ⅰ 有相似的刺激生长和促进创面愈合的作用。IGF 在创面修复中的应用目前仍停留在体外实验及动物实验阶段,有待于进一步的深入研究。

三、生长因子的具体用法与注意事项

外用生长因子有效作用于各种创面的前提是清创,其在使用前必须去除创面上明显的坏死组织,有效地控制创面感染,形成清洁或可能污染创面,这样有利于让生长因子与肉芽组织充分接触,以提高疗效,避免炎性创面中高浓度细菌及聚集的中性粒细胞释放的酶类降解生长因子的活性。

（一）具体用法

1.给药方式

生长因子半衰期短,单独使用易被酶降解,构建可负载各种生长因子的平台(如缓释海绵、聚乳酸-羟基乙酸共聚物微球、聚合物颗粒、电纺丝纳米纤维、生物相容性细胞外基质仿生递药系统等)作为支架与生长因子共价结合可使生长因子持续有效地释放。

2.给药剂量

目前,外用生长因子的使用支持剂量效应,使用剂量在 $100\sim1000$ IU/cm² 时均有效。

3.给药时间

生长因子在创面局部维持生物活性的时间有限,因此需要对创面足量、均匀地施药。

给药间隔每天不少于一次,有条件时可每天多次给药(如糖尿病足溃疡创面);若间隔多日才能换药,则给药时应适当加大剂量。用药疗程一般可持续到创面愈合或创基良好适宜植皮时。

4.联合用药

联合应用生长因子有利于充分发挥其生物学效应,提高效价比,更好地发挥出生长因子促进创面愈合及再上皮化的作用,提高创面愈合质量。此外,在使用生长因子时还可联合其他创面治疗技术。我国研究人员对生长因子与负压系统、红外线治疗仪、氧/高压氧舱、新型敷料(如胶原蛋白/明胶海绵双层人工真皮)及传统中医药联合处理各类创面均有探索,并且肯定了各种联合疗法在临床中取得的治疗效果。

(二)注意事项

应用生长因子的注意事项包括:①使用前创面需要彻底清创,故污染/感染创面、创周炎症反应严重、渗出明显的创面不建议外用生长因子;②联合应用生长因子时,避免与具有蛋白活性的溶剂(如乙醇溶液、过氧化氢溶液等)和重金属制剂(如银离子产品等)合用;③若与其他药物(比如银离子敷料)联用,需先应用生长因子,再用其他药物,以确保药物与创面直接接触;④生长因子禁用于癌性创面、恶病质患者的皮肤创面或恶性溃疡创面,以免加速肿瘤生长;⑤生长因子联合创面负压治疗时,药物停留于创面的时间每次不少于 30 min;⑥目前,对于孕妇、哺乳期妇女、儿童、65 岁以上的老年人等人群,尚缺乏应用生长因子的充足安全性研究报告。

(李娅萍　张家平)

第三节　高压氧治疗

正常创面愈合需经历炎症、血管生成与再上皮化和组织重塑的有序过程,此过程中包括代谢、基质合成、细胞迁移和增殖等,都需要氧的参与。缺氧是导致慢性创面难愈的关键因素。目前认为,创面愈合所需的适宜氧分压为 50～100 mmHg。然而,慢性创面(如糖尿病足溃疡)的氧分压仅为 10～30 mmHg,不能满足创面愈合的需求。因此,改善组织氧合程度对创面愈合至关重要。高压氧治疗能增加皮肤与周围组织的氧量,进而促进创面愈合,已被广泛应用于各种急、慢性创面愈合和组织修复治疗。

一、概述

(一)高压氧治疗的定义

高压氧治疗(hyperbaric oxygen therapy,HBOT)是指采用至少 1.4 个标准大气压的纯氧气治疗方法。高压氧治疗可以提高创面的氧分压,促进创面愈合,是目前用于治疗创面的一项成熟且重要的临床技术。

（二）高压氧治疗的作用机制

在生理情况下，人体内 98% 的氧与血红蛋白结合，仅 2% 的氧为溶解氧。根据亨利（Henry）法则，大气压越高，溶解氧含量就越高。采用大于 1 个标准大气压的高压氧治疗，可以使组织的含氧水平提高 10 倍以上。高压氧治疗促进慢性创面愈合的机制主要包括以下方面。

（1）改善组织缺氧。缺血或组织灌注不足是创面慢性不愈的重要原因。高压氧治疗时，溶解氧可增加 10 倍以上，有利于氧气进入缺血组织。此外，高压氧治疗可使动脉血氧分压增加，血管舒张，氧含量高的血液进入组织，进一步改善组织缺氧。高压氧治疗增强组织氧供的效应可持续 2~4 h。

（2）促进血管生成。充足的氧供可促进创面上皮化和肉芽形成。已有大量研究表明，高压氧治疗可直接促进新生血管生成，并且呈剂量依赖性。系列梯度实验表明，2.5 个标准大气压的高压氧治疗促进血管生成的效应最强。

（3）抑制细胞凋亡。细胞凋亡是组织缺血性损伤的重要基础。高压氧治疗能增加血浆中的可溶解氧并将其转运至低氧组织，减少细胞凋亡。

（4）增强抗感染能力。高压氧治疗产生的游离氧自由基可以直接破坏厌氧菌的 DNA 链，有利于预防和治疗创面厌氧菌感染；高压氧治疗可以新建被缺氧破坏的防御机制，增加白细胞和巨噬细胞的吞噬效应与氧化杀伤机制；此外，高压氧治疗还能增强部分抗生素的活性。

二、高压氧治疗的临床应用

（一）提高创面移植组织和皮瓣成活率

通过前瞻性对照研究对比观察创面皮片移植术后高压氧治疗（2 个标准大气压，100% 纯氧，每天 2 次，共 2 h，治疗 3 天）对皮片成活的影响，发现与传统处理组相比，高压氧治疗组的皮片成活面积约为 92%，而对照组仅为 63%。

（二）治疗糖尿病足溃疡等慢性创面

高压氧治疗用于治疗糖尿病足溃疡已有半个多世纪，其治疗作用表现在以下方面：

（1）提高溃疡愈合率。我国学者王莉华等对 10 篇相关文献的 483 例患者进行了分析，结果表明，短期随访（不超过 6 个月，共 117 例）中，高压氧治疗组溃疡愈合 65 例（80.2%），对照组溃疡愈合 13 例（36%）；长期随访（不短于 1 年，共 366 例）中，高压氧治疗组溃疡愈合 192 例（62.5%），对照组溃疡愈合 29 例（16.7%）。以上结果提示，高压氧治疗能显著提高糖尿病足溃疡的愈合率。

（2）降低患者的截肢率。对 4 项研究共 734 例患者的分析显示，高压氧治疗组截肢率为 7.4%，显著低于对照组（截肢率为 28.5%）。

（三）促进供皮区创面愈合

我国学者陈保国等对比观察了高压氧治疗对中厚皮取皮术后供区创面愈合的影响，

共纳入患者 30 例,其中 15 例术后第 2 天开始行高压氧治疗,连续 6 天。术后第 7 天打开外层包扎敷料,观察创面渗出和感染等情况,之后每天更换外层敷料,直至创面愈合。结果显示,高压氧治疗组供皮区创面的平均愈合时间为 10 天,无感染发生,而对照组供皮区创面的平均愈合时间为 17 天,提示高压氧治疗显著缩短了供皮区创面愈合的时间。

三、临床应用高压氧治疗的注意事项

虽然高压氧治疗是一种相对安全的治疗方法,但长时间处在高浓度氧环境中对人体是有害的,尤其是对于血供丰富的脑与肺而言。其他潜在的气压损害部位包括耳和鼻窦,气压伤的发生率约为 0.52%。为预防氧毒性,一般建议高压氧治疗的时间每次不超过 2 h,压力不超过 3 个标准大气压。

高压氧治疗的绝对禁忌证为未经处理的张力性气胸,相对禁忌证包括脑室直接外引流、颅底骨折伴脑脊液漏、严重上呼吸道感染、高血压(收缩压高于 180 mmHg,舒张压高于 110 mmHg)、慢性阻塞性肺疾患伴二氧化碳潴留、妊娠、幽闭恐惧症等。

(李娅萍　张家平)

第四节　富血小板血浆

细胞和分子生物学的发展以及创面愈合和组织再生过程研究的进步,促进了相关学科的研究和发展。富血小板血浆(platelet rich plasma,PRP)的出现和应用使再生医学领域发生了革命性变化。富血小板血浆是一种用于刺激和加速组织愈合的新型生物治疗物质,其生物学效应主要由血小板分泌体和血浆信号蛋白等成分决定。富血小板血浆可在不同的病理微环境下,通过不同的再生机制(包括止血、炎症、生成血管、合成细胞外基质等)促进创面愈合,缩短创面愈合的时间。此外,富血小板血浆还能减轻水肿、瘢痕生成和疼痛,降低感染率和截肢率,提高患者的生活质量。

一、概述

（一）富血小板血浆的定义
富血小板血浆是指血小板浓度高于健康全血的血浆,也可以指含有丰富血小板的血浆、高血小板浓聚物、自体血小板凝胶等。
（二）富血小板血浆的作用与机制
1.血小板的作用
血小板来源于巨核细胞,包含三类血小板颗粒:α 颗粒、致密体和溶酶体。α 颗粒是

目前已知最大的细胞器,每个血小板含有 $50\sim80$ 个 α 颗粒。α 颗粒直径 $200\sim500$ nm,包含 30 多种生物活性蛋白,其中许多在止血和(或)组织愈合中起重要作用。α 颗粒储存有黏附蛋白、趋化因子、细胞因子、生长因子等多种生物活性物质。有研究表明,促血管生成因子和抗血管生成因子可能存在于不同的颗粒亚型中,可以调节伤口愈合炎症后期相关的血管生成过程。致密体所携带的生物活性因子如三磷酸腺苷、二磷酸腺苷、血清素、5-羟色胺、多巴胺、组胺、腺苷和钙离子等也参与组织恢复过程。溶酶体中含有与蛋白质、糖类及脂质降解有关的多种酶类。尽管这些酶类的功能尚未被充分探索,但可以肯定的是,它们在吞噬和消化胞质成分、受体分裂、纤溶、细胞外基质降解和重构、血管系统调节中发挥着重要的作用。

血小板活化后,除了发挥止血功能外,在炎症和组织再生中也发挥着重要的作用,其通过释放生长因子、细胞因子、趋化因子和细胞外基质调节剂等生物活性物质来介导伤口愈合。生物活性物质与不同的细胞跨膜受体结合后,激活细胞内信号,最终影响核基因表达。血小板含有纤维连接蛋白、玻连蛋白和层粘连蛋白,血小板因子、5-羟色胺、基质金属蛋白酶及其组织抑制剂的共同作用诱导了细胞外基质的生成和重塑。除了基质合成作用外,血小板还可诱导间充质干细胞向组织特异性细胞的增殖和分化。

2.白细胞及其他抗菌活性物质

白细胞在伤口愈合过程中起着关键作用。第一种迁移到伤口部位的白细胞是中性粒细胞,它们的主要作用是吞噬碎片、微生物和坏死组织,清洁伤口,防止感染。激活后的中性粒细胞可产生一系列炎性介质,引起炎症级联反应。单核细胞是在伤口部位招募的第二种白细胞,它们成熟后变为巨噬细胞。巨噬细胞可以吞噬死亡的中性粒细胞,进一步清除组织碎片。巨噬细胞还可以释放生长因子和细胞因子,并招募其他细胞,刺激血管生成。除了生长因子,白细胞还可表达多种蛋白酶,如丝氨酸蛋白酶和金属蛋白酶,它们在伤口愈合中起关键作用。

富血小板血浆的抗菌机制尚未完全确定。目前已明确,血小板具有宿主防御效应细胞的结构和功能。激活后的血小板颗粒可释放多种生物活性物质,包括趋化因子、协同刺激分子和抗菌肽等,共同参与炎症反应。活化的血小板可与白细胞结合,激活白细胞的功能。血小板还可以合成蛋白质,包括促炎性细胞因子 1。血小板激活后,可释放 7 种抗菌肽,这些抗菌肽对大肠杆菌、葡萄球菌、白色念珠菌和新生隐球菌等均有良好的抗菌活性。

二、富血小板血浆的临床应用

(一)富血小板血浆的临床制备与激活

针对富血小板血浆产品的主要细胞和分子成分,基于白细胞和纤维蛋白含量,可将富血小板血浆产品分为四大类:富白细胞-血小板血浆(L-PRP)、纯富血小板血浆(P-PRP)、富白细胞-血小板纤维蛋白(L-PRF)和纯富血小板-纤维蛋白(P-PRF)。也有学者根据白细胞是否存在、纤维蛋白含量、血小板激活或不激活、血小板浓度以及制备类别,提出了更详细的分类方法，以规范富血小板血浆的分类。

富血小板血浆的制备尚无统一标准，目前主要包括血浆分离置换法和密度梯度离心法，其原理是根据全血中各种成分的沉降系数不同，通过不同的离心方法提取富血小板血浆，其影响因素包括离心转速、离心时间、离心次数、激活剂等。制备方法不同，最终的产品质量和临床疗效也不同。目前多采用二次密度梯度离心法：第一次离心分离红细胞，第二次离心分离贫血小板血浆（PPP）和富血小板血浆。

富血小板血浆制备完成后，其在抗凝状态下可稳定保存 8 h 或更长时间。血小板激活是研究富血小板血浆产品的一个重要标准。近年来，人们发现了不同的激活剂，如牛凝血酶/凝血活酶、凝血酶受体激动剂肽、衣康酸（ITA）胶凝剂、巴曲酶、氯化钙、抗坏血酸等。最常见的激活剂是钙/凝血酶混合剂，可生成富血小板血浆凝胶。这种激活剂中，钙可抵消采血时添加的抗凝血剂。除激活血小板外，凝血酶还可以使纤维蛋白原激活为纤维蛋白。不同激活剂对富血小板血浆的性状、生物活性物质的产生及疗效影响也不同。

（二）富血小板血浆的临床应用

1.单一应用

正常的伤口愈合是一种动态协调的组织修复过程，涉及多种细胞类型、生长因子、细胞因子和趋化因子的相互作用。然而，由于不同的病因，如慢性静脉疾病、外周动脉疾病、神经病变、动脉高压、物理创伤、血液病、皮肤感染、炎性疾病、肿瘤、营养和医源性改变等，导致正常的愈合过程中断，慢性炎症阶段持续阻滞，出现慢性难愈性创面，表现为持续高水平的基质金属蛋白酶和促炎细胞因子，持续低水平的金属蛋白酶组织抑制剂和生长因子。低氧和重复感染促进蛋白水解酶过量表达，随之而来的是生长因子和纤维蛋白的缺失，阻滞了伤口的愈合。

富血小板血浆发挥治疗作用的关键机制是调节持续的炎症阶段。在炎性病变背景下，富血小板血浆通过分泌生长因子、细胞因子、趋化因子等炎性介质以及趋化因子受体的表达而发挥作用。为了消除炎症，富集的活化血小板可表现出良好的促炎因子和抗炎因子的平衡能力。富血小板血浆能够调节损伤部位主要炎症细胞（如中性粒细胞和巨噬细胞）的分泌及招募，可以重新启动愈合过程，将伤口从炎症循环转移到愈合的增殖阶段。在对慢性难愈性伤口研究的荟萃分析中，证实富血小板血浆治疗可以积极影响创伤愈合的相关因素。

2.联合应用

除了作为一种治疗创面难愈合的药物外，富血小板血浆在与其他疗法，如创伤负压治疗技术（NPWT）、脂肪源性干细胞（ASC）的联合使用方面也表现出了显著的疗效。在一项为期 18 个月的随机对照试验中，对照组有 24 例患者、31 个创面，实验组有 16 例患者、21 个创面。在接受对照组治疗的基础上，实验组患者联合使用 PRP＋ASC，结果表明：联合使用 PRP＋ASC 后，创面愈合速度明显加快，且无不良反应发生。

三、注意事项

临床应用富血小板血浆治疗创面难愈合的注意事项如下：

（1）富血小板血浆治疗属于注射治疗，因此对凝血机制严重异常、局部存在严重感染等不适合注射治疗的患者，不能行富血小板血浆注射治疗。

（2）目前缺乏大样本研究，有关富血小板血浆治疗的不良反应报道较少。有研究显示，3～5 倍自身浓度的富血小板血浆是较为合适的治疗浓度；如果富血小板血浆浓度过高，反而有可能会影响患者的胶原蛋白合成。

（3）由于临床上用于治疗软组织损伤所采集的富血小板血浆都来自自体血，所以临床上自体输血的相关禁忌证，如近期有感染发热、脓毒血症、肿瘤患者等同样不适合应用富血小板血浆治疗。

（4）有学者认为，白细胞在组织损伤修复中并未起到抗菌作用，反而促进分解代谢，延缓组织修复的时间，因此对于富血小板血浆中是否应含白细胞仍存在争议。

（5）在制备富血小板血浆的过程中，由于离心次数及离心时间的不同，导致产品的浓度不同，而不同浓度的富血小板血浆与创面修复之间存在何种量效关系仍需进一步深入研究。

（李娅萍　张家平）

第五节　干细胞创面治疗技术

当前，随着我国人口老龄化加剧以及人们生活方式的改变，压疮、糖尿病足、下肢静脉性溃疡、创面感染等创面难愈问题的发生率逐年增加。在创面愈合领域，干细胞疗法的积极作用已经得到了广泛的认可，其在创面愈合过程中发挥着促进血管生成、改善创面微环境、促进生长因子分泌等诸多作用。同时，自体或异体来源的干细胞作为"种子细胞"，在组织工程领域也得到了广泛的应用。

一、干细胞的种类及其作用机制

干细胞疗法是指将健康的干细胞通过多种途径移植到患者体内，修复或替换受损细胞或组织，从而达到治疗目的的一种医疗技术。干细胞的来源广阔，临床废弃物如脂肪、脐带等均为良好的干细胞来源。目前参与干细胞治疗的干细胞有造血干细胞、诱导多能干细胞（iPSC）、间充质干细胞（MSC）等。其中，间充质干细胞是一类具有多向分化潜能的多能干细胞，可以分化为间充质来源的多种细胞谱系。由于免疫原性低、来源广泛且较少涉及伦理问题，间充质干细胞逐渐成了干细胞治疗中的主要"种子细胞"，在皮肤损伤及创面修复中发挥了广泛的作用。间充质干细胞的种类繁多,常见的有骨髓间充质干细胞(BMSC)、脂肪间充质干细胞(ADSC)、脐带间充质干细胞、人羊膜间充质干细胞等。

干细胞在创面治疗上的应用主要体现在以下三个方面:

(1)替代作用:干细胞可以通过其多向分化作用分化为相应的组织细胞,起到补充替代作用。

(2)分泌作用:干细胞可以通过旁分泌效应分泌多种细胞因子,如促进血管形成的VEGF-α、PDGF等,以及抗炎细胞因子如IL-10、TGF-β等。

(3)免疫调节功能:干细胞在植入宿主体内后,可以分泌一些免疫调节因子如HGF、PGE_2等,从而抑制免疫排斥反应或降低免疫排斥反应的发生率。

除上述之外,干细胞来源的外泌体在创面修复中也发挥了显著的作用,其主要机制包括参与转录调控基因的表达、抑制炎症反应、促进创面再上皮化、工程化外泌体用于药物递送等。

二、干细胞注射或外用

临床上将各种原因引起的、经过1个月以上治疗未愈合或无愈合趋势的创面称为慢性难愈合创面,多见于糖尿病、长期卧床、静脉曲张、烧伤等慢性病和急性损伤患者。慢性难愈合创面的特点是发病机制复杂,治疗难度大,愈合周期长。

干细胞疗法为创面治疗提供了新的方向。干细胞治疗最常见的给药途径是局部注射(包括皮下注射和肌内注射)。相对于静脉给药,局部注射减少了干细胞归巢至靶器官的环节,有效提高了创面的干细胞浓度,且避免了受体血管内形成微血栓的风险。

目前,干细胞疗法在创面修复过程中的给药途径除了局部给药外,还有全身给药。随着基础研究与临床实验的进展,人们认识到不同的干细胞给药途径会产生不同的治疗效果。有研究表明,静脉注射干细胞不仅可以促进糖尿病大鼠创面的愈合,也改善了其高血糖状况。因此对患者来说,静脉注射干细胞除改善病灶局部之外,干细胞的归巢特性及相关信号分子的趋化作用可能还会带来全身的有益效果。但同时也应注意,静脉注射干细胞可引起小鼠肺栓塞,且具有剂量依赖性。

对比干细胞的局部注射和静脉注射疗法,干细胞局部外用的用药方式安全性更好,对患者来说也更加方便、快捷。在近年来的研究中,将多种类型的干细胞与多种生物活性材料组合,制备创面外用敷料已成为糖尿病慢性创面治疗的新方向。使用水凝胶、纳米支架、脱细胞真皮支架等生物材料作为细胞载体后,对比以往局部注射干细胞的治疗方式,生物活性材料的引入使干细胞的活性得到了更好的保存,干细胞在创面的存留时间更长,创面治疗效果也更加显著。

(陆美琪　刘国军　姜笃银)

第六节 羊膜与内脏膜

天然生物敷料使用广泛,主要包括异体皮、异种皮、羊膜、动物内脏膜等。由于异体皮来源的有限性、伦理问题和价格昂贵,限制了它的应用。相反,异种皮或异种生物敷料来源广泛,在临床使用中较为普遍,常见的有新鲜猪皮、辐照猪皮、脱细胞猪皮、羊膜和各种内脏膜等。这些生物敷料可作为暂时性皮肤替代物,具有一定的皮肤屏障功能和良好的生物细胞相容性。本节主要介绍羊膜与内脏膜在组织损伤修复中的应用。

一、概述

(一)定义

1.羊膜

羊膜是来源于胎儿的绒毛膜,是无淋巴、无血管、无神经的光滑透明薄膜,无免疫原性、无毒,黏附性、透气透水性、柔韧性及强度较好,是良好的皮肤替代物。1910 年,戴维斯(S. Davis)开创了羊膜临床应用的先河,他首次把羊膜作为创面敷料用于皮肤移植。

2.内脏膜

内脏膜又称无菌生物护创膜,是无色(或浅黄色)、透明(或半透明)的生物薄膜,通常来源于动物内脏膜,经去除抗原等一系列生化处理及病毒灭活而制成。

(二)羊膜与内脏膜的作用及特点

1.羊膜

妊娠早期的羊膜与胎儿皮肤结构相似,内层是上皮细胞层,外层是结缔组织,电镜下观察类似婴儿皮肤结构,孔径细小。羊膜含胶原、糖蛋白、蛋白多糖等多种成分,并表达多种生长因子及相关蛋白,有利于细胞的生长繁殖,是细胞的良好载体。羊膜孔隙数平均为 $2 \times 10^5 / mm^2$,孔径为 $0.3 \sim 3.4 \mu m$,具有隔绝细菌的作用。

羊膜应用于切痂创面,可以使肉芽新鲜、创面细菌含量减少,促进创面血管生长,减少局部创面水分蒸发及电解质丢失。羊膜来源丰富、制作简单。因为单层羊膜质脆、易裂、不耐压、低温保水性差,因此临床上多将其制成复层辐照羊膜,或经戊二醛浸泡处理,这样可以去除免疫原性,附着性和透气性也更好。复层辐照羊膜无生物活性、无免疫排斥性、无菌、无刺激性,能有效保护创面、防止感染、促进上皮生长、加速愈合、减少瘢痕。

2.内脏膜

临床上常用的内脏膜为无菌生物护创膜(商品名:得膜建)。得膜建是动物腹膜经过处理制成的薄膜,具有良好的通透性、可塑性,其表面平整,内部为胶原纤维聚集、交叉形成的多孔结构,具有柔韧性及透气性,有利于营造和维持创面适度的湿润环境,促进坏死组织清除和皮肤再生,加速深Ⅱ度烧伤创面愈合,改善创面愈合质量,减轻或抑制瘢痕增生。

二、临床应用

(一)羊膜的临床应用

羊膜分毛糙面和光滑面,毛糙面可与创面黏附,应用时将毛糙面朝向创面。羊膜覆盖后能与创面紧贴,形成一个隔绝的环境,减轻创面疼痛,预防感染。此外,羊膜的透亮度好,可以直接观察创面变化,但由于其透水性较高,不能有效地防止水分蒸发,因此应用时必须包扎,否则创面易干燥。羊膜用于覆盖创面时不易形成膜下积液,若一旦发生,应及时引流或更换,以免诱发或加重感染。羊膜在 4 ℃时可保存 2～3 周,−30 ℃以下低温可保存 2～6 个月,低温保存需加冷冻保存剂;也可采用戊二醛处理或冷冻干燥保存。临床上,既可采用低温保存的新鲜羊膜,也可采用戊二醛处理的羊膜。但是,用作创面覆盖物时,以戊二醛处理过的牛的羊膜为佳。羊膜主要用于覆盖浅度创面,起到保护膜的作用。

(二)内脏膜的临床应用

内脏膜主要用于覆盖新鲜创面,有止痛、抗感染作用;也可用于烧伤早期切削创面,与微粒皮移植相结合,起到一定的皮肤屏障作用,促进微粒皮生长。与异体(种)皮比较,内脏膜的优点是没有占位问题,不妨碍自体皮生长。

得膜建是临床上常用的一种内脏膜,其主要特点是:①生物相容性好,无免疫原性;②多方位去抗原,可在创面覆盖 40 天或更长时间,直至创面愈合而不发生溶解;③具有组织诱导作用,可促进创面愈合;④能在短时间内形成血管化,促进新生皮肤组织的生长;⑤拥有良好的保湿、透气性,不透过细菌,对创面可起到较好的保护作用;⑥使用方便,产品柔韧性、顺应性和黏附性佳,易于展开敷贴,使用方便。

(李娅萍　张家平)

第七节　负压封闭引流

负压封闭引流是一种用于促进急、慢性创面愈合的有效技术。近年来,基于负压封闭引流的各种组合治疗方法不断涌现,新型填充敷料的研发也日新月异,进一步推动了负压封闭引流技术的进步与发展。负压封闭引流不仅是目前软组织损伤修复治疗领域的一项重要技术,而且是目前软组织损伤研究领域的一项热点技术。

一、概述

负压封闭引流又称真空辅助闭合(vacuum-assisted closure,VAC)或负压创面治疗(negative pressure wound therapy,NPWT),是指一种非侵入性的,通过在皮肤软组织伤口或创面局部进行封闭负压吸引,促进伤口或创面愈合的处理技术。

负压封闭引流的基本工作原理为:以多孔泡沫敷料覆盖创面或伤口,并采用薄膜封闭,使局部创面或伤口形成与外界隔绝的密闭环境,然后以一定大小的负压持续或间断抽吸。这样一方面能引流伤口或创面渗液,发挥良好的抗感染作用;另一方面能使局部组织受到负压的刺激作用,促进伤口或创面形成良好的微环境,从而加快伤口愈合,有利于创面修复。

二、负压封闭引流采用的装置

负压封闭引流采用的装置主要包括用于填充或接触创面的泡沫敷料、引流管、半透性粘贴薄膜、三通接头和负压源,如图 12-7-1 所示。

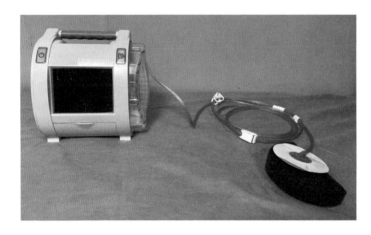

图 12-7-1　负压封闭引流采用的装置(山东大学第二医院张基勋教授供图)

三、负压封闭引流的作用原理

(一)机械形变与创面收缩

在负压作用下,泡沫敷料的孔隙塌陷和泡沫对伤口表面施加的向心力使伤口收缩、面积变小。负压的机械形变作用取决于负压值、泡沫的体积、泡沫的孔隙体积分数以及伤口类型。其中,负压值、泡沫体积以及泡沫的孔隙体积分数越大,创面收缩作用越强。当前述参数固定时,创面收缩的程度在很大程度上就取决于伤口的变形性。伤口的变形性与皮肤下方的组织类型有关:若皮肤下方的组织弹性差,则伤口的变形性弱。由于身体不同部位皮肤下方的组织不同,因而负压作用在伤口上产生的收缩程度存在较大的差异。

(二)微小形变与细胞效应

微小形变是指在负压作用下,泡沫材料引起的创面组织在微米到毫米范围内的起伏变化,即机械应力在组织细胞层面产生的作用。机械应力可通过细胞外基质传递给单个细胞,引起细胞膜及细胞骨架的变形,传导力学信号至细胞内,力学信号进而转变为化学信号,从而启动许多有助于创面愈合的细胞效应。

（三）清除渗液与减轻水肿

水肿是多数慢性创面的特征，也是创面难愈的重要机制。组织肿胀后，一方面增大了组织细胞间的距离，阻碍了细胞间的氧气弥散和物质交换；另一方面压迫局部的微血管和淋巴系统，不利于组织灌注，使创面得不到营养物质，阻碍了创面愈合。负压封闭引流有利于引流出创面渗液，减少组织间液的积聚，减轻水肿对微血管和组织细胞的压迫，使流向该区域的血流量增加。

（四）提供湿性、封闭的环境

负压封闭引流可以使创面由开放性转变为封闭性。创面封闭可防止创面干燥，形成局部湿润环境，利于保持细胞活力，促进生长因子释放，刺激细胞增殖，加快表皮细胞迁移。封闭湿润的微环境也有利于创面坏死组织的溶解脱落，通过持续的引流作用，使溶解脱落的坏死组织得以从创面上清除。另外，创面封闭可使创面局部形成低氧环境，形成有利于抑制细菌增殖的微酸性环境；同时，低氧本身也有利于促进血管内皮细胞增殖和肉芽组织形成。

（五）改变局部血流量

2011 年，博格奎斯特（O. Borgquist）等建立了猪背部创面模型，采用三种不同的方法，研究了不同负压（−20 mmHg、−40 mmHg、−80 mmHg 和 −125 mmHg）作用下，创面边缘不同区域的血流量变化。结果表明，负压封闭引流可增加创面边缘数厘米范围内的血流量，而在创面边缘约 0.5 cm 的范围内有一个相对低灌注区域，负压值越大，此区域的低灌注越明显（见图 12-7-2）。此外，负压的传导效果也与组织的软硬程度有关，就负压导致的创面边缘缺血效应而言，软组织的最佳负压值为 −75 mmHg，而肌肉组织的最佳负压值为 −100 mmHg。

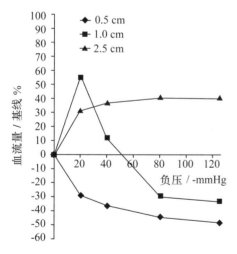

A.负压与创面边缘血流量变化的关系，离创缘 0.5 cm 处血流量减少，离创缘 1.0～2.5 cm处血流量增加

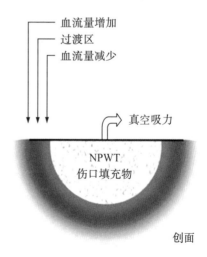

B.负压导致的创面边缘血流量变化

图 12-7-2 负压导致的创面边缘血流量变化

（六）降低细菌负荷量

创面延迟愈合常与伤口感染有关。负压封闭引流可以使创面处于封闭状态,避免交叉感染,同时局部低氧环境和负压作用均可抑制细菌增殖。通过持续引流又可减少渗出物和坏死组织,有利于减少细菌繁殖。

（七）促进血管新生与肉芽组织形成

负压封闭引流可促进创面血管生成,这与其微变形作用和造成创面表层的低灌注有关。由于负压封闭引流导致创缘表层血流量减少,造成局部组织缺氧,从而刺激低氧诱导结合蛋白-1（HIF-1）上调和血管内皮生长因子表达,血管内皮生长因子在创面形成定向的浓度梯度,进而诱导血管定向生长。另外,负压作为机械应力,通过细胞膜及细胞骨架的变形可传导力学信号至细胞内,促使细胞合成与分泌细胞因子,促进成纤维细胞、血管内皮细胞等细胞增殖,也参与血管生成和肉芽组织生长。负压封闭引流还可营造湿性封闭的环境,显著降低创面细菌的负荷量,有效清除渗液与减轻水肿,这些作用最终提供了有利于肉芽组织生长的良好微环境。

（八）促进外周神经反应

研究表明,负压封闭引流能激活神经-皮肤系统,刺激外周神经生长和神经肽表达,上调的神经肽包括P物质、降钙素基因相关肽和神经营养因子。神经肽是创面愈合过程中关键的动态平衡因子,因此负压封闭引流诱导外周神经反应也是其促进创面愈合的重要机制。

四、负压封闭引流的应用原则

（一）严格掌握适应证与禁忌证

负压封闭引流具有广泛的临床适应证,可用于不同类型创面的处理,包括各种原因导致的急、慢性创面（溃疡）或窦道等。此外,利用负压固定和引流作用,负压封闭引流还可替代普通的敷料包扎而用于植皮手术,尤其是对于不易包扎的部位,该技术具有良好的临床实用价值。

负压封闭引流的禁忌证分为绝对禁忌证和相对禁忌证。绝对禁忌证包括血管暴露性创面、活动性出血创面、恶性肿瘤溃疡、存在脑脊液漏的颅脑或脊柱创面、含有大量坏死组织的创面、神经/肌腱裸露创面和合并厌氧菌感染的创面。相对禁忌证包括凝血功能障碍患者、脏器吻合术口和有内脏器官裸露的创面。

（二）选择合理的敷料类型与治疗参数

1.敷料选择

目前,商品化的负压治疗产品通常采用聚乙烯醇（PVA）或聚氨酯（PU）泡沫敷料。对泡沫敷料和负压治疗参数（包括负压模式、大小等）的选择取决于创面类型、特点和负压治疗的目的等。聚乙烯醇泡沫敷料孔隙致密,肉芽不易长入网孔,其刺激诱导的肉芽较为致密,故可优先用于深部创腔或窦道。聚氨酯泡沫敷料孔隙相对稀疏,不易堵管,适用于渗出液较多或残留少量坏死组织的感染性创面。相对于聚乙烯醇泡沫敷料,聚氨酯泡沫敷料不容易变硬,因此适用于间隙治疗模式。

2.治疗参数

负压封闭引流有三种治疗模式:持续模式、间歇模式和循环模式。持续模式是指治疗期间持续维持设定的负压值,对多数创面适用。间歇模式通常为持续负压 5 min,间隙暂停 2 min,如此循环。该模式适用于血运欠佳的创面(如糖尿病足)或环形创面,以免持续负压作用引起组织缺血坏死。但是,在间歇模式下,由于创面负压频繁升降,对创面骚扰大,患者疼痛明显。循环模式是指负压值在设定的范围内上下循环波动,类同于间歇模式,不同之处在于循环模式下创面始终处于负压状态。多数情况下,适宜的负压值是$-125 \sim -80$ mmHg。

(三)及时更换敷料

在使用负压封闭引流治疗的过程中,创面敷料的更换时机应视敷料类型、创面情况以及负压实施过程中引流管有无堵塞等而定。若引流液变浑浊、创面疼痛加重或创周出现皮肤红肿等,则提示创面可能有感染,此时应果断拆除敷料,进行必要的手术探查和再次清创。若负压封闭不严,长时间严重漏气超过 2 h,也需要更换敷料,以免发生创面感染。

(四)有效避免各种并发症

出血、疼痛、泡沫残留和周围皮肤过敏、浸渍等是负压封闭引流治疗常见的并发症。其他并发症包括创面感染、组织压迫坏死、皮肤张力性水疱、关节功能障碍和低蛋白血症等。其中,最为严重的并发症为大出血,处理不及时将发展为低血容量性休克,甚至导致患者死亡。

五、负压封闭引流的临床应用

(一)操作步骤

1.创面准备

良好的创面准备是实施负压封闭引流的重要前提。在开始引流之前,应对伤口/创面进行彻底的清洁、清创。对于深度烧伤或电击伤,必须切除焦痂及所有坏死组织;对于感染性创面,必须打开所有腔隙,予以彻底清创,并用过氧化氢溶液/生理盐水反复冲洗,以防引流过程中诱发厌氧菌感染;对于复杂窦道创面,应进行探查,以清除深部感染病灶、坏死组织或残留异物。创面清创后应仔细止血,对于小血管应予以结扎或缝扎止血,切忌电凝止血,否则在负压封闭引流过程中凝痂会脱落,导致出血等并发症。

2.填充敷料

在创面放置或填充泡沫敷料时,必须以完全覆盖创面为原则。对于含有腔隙或窦腔的创面,应将敷料充分填塞,确保不留死腔。填充敷料时,注意敷料不能与正常皮肤边缘过多重叠,以免发生皮肤浸渍。为防止不慎发生异物滞留,填充敷料时应清点敷料的数量,并详细记录于病历中。

3.贴膜封闭

用贴膜完全封闭敷料和创面是有效实施负压封闭引流的关键环节。若伤口/创面的局部条件较好,贴膜应与正常皮肤边缘至少重叠3~5 cm,以确保密封效果。若单张贴膜难以一次性地完整封闭创面,可用数块贴膜拼接封闭,但应确保贴膜之间充分重叠,避免漏气。

4.连接负压

将引流管连接三通接头,再与负压装置或病房中心负压相连。设置好负压参数后,启动装置。观察泡沫敷料的形变,确认泡沫向下收缩、塌陷,同时检查系统有无泄漏,观察引流管中引流液的性状,确保引流通畅。

(二)临床应用

1.控制创面感染

感染是皮肤软组织损伤不愈合或愈合延迟的最主要原因,同时皮肤软组织感染还是诱发全身脓毒血症的重要途径。负压封闭引流可将创面由开放性转变为封闭性,通过引流、抑菌生长以及促进创面血液循环等多方面作用,可使创面的感染迅速得到控制(见图12-7-3)。

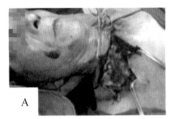 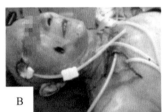 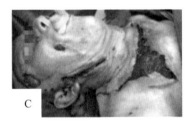

A.术前创面情况;B.术中清创后予以负压封闭引流治疗;

C.负压封闭引流治疗5天,创面感染得到良好控制

图12-7-3 负压封闭引流治疗颈胸部急性蜂窝组织炎的感染创面

2.预防术区感染

手术部位感染是术后常见并发症。负压封闭引流用于预防不同的手术切口感染已有较多应用报道。基于负压封闭引流的良好引流和抗感染作用,对感染创面清创后直接行负压封闭引流辅助下的网状皮移植术,不仅植皮成活率高,而且一次手术即可完成大部分创面修复,缩短了住院时间,减少了对抗生素的使用,效果良好(见图12-7-4)。

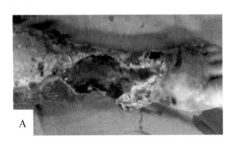 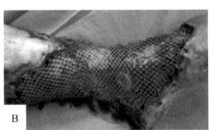

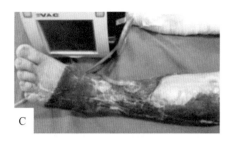
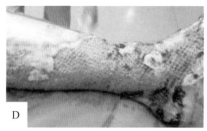

A.术前左下肢深度烧伤的感染创面情况;B.术中清创后予以网状皮移植;
C.术中采用负压封闭引流替代传统敷料包扎;D.治疗 4 天后拆除装置,见网状皮成活良好
图 12-7-4　应用负压封闭引流预防网状皮移植术后感染

3.促进肉芽生长

肉芽生长障碍是诸多慢性溃疡和骨质外露创面迁延不愈的主要原因。负压封闭引流能显著促进创面肉芽生长,为创面自愈或手术修复创造有利条件。然而,不同原因导致的慢性创面肉芽生长障碍的机制存在较大差异,在使用负压封闭引流治疗时,应结合不同慢性创面的特点,采取个性化治疗方案,以利于创面愈合或修复(见图 12-7-5 和图 12-7-6)。

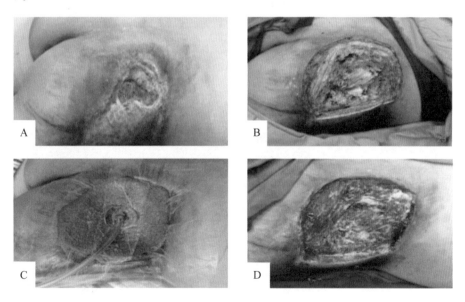

A.右侧臀部放射性溃疡(术前);B.手术扩大清创;C.清创后予以负压封闭引流
治疗(负压值为－80 mmHg,持续模式,5 天/次);D.治疗 4 个周期后创基肉芽新鲜
图 12-7-5　NPWT 促进放射性溃疡创面肉芽生长

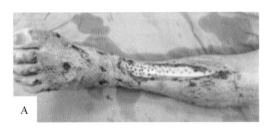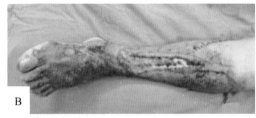

<table>
<tr><td>A.左胫骨钻孔术后</td><td>B.两次负压封闭引流治疗后肉芽生长良好</td></tr>
</table>

图 12-7-6　负压封闭引流促进骨钻孔术后创面肉芽生长

4.促进腔隙性创面闭合

窦道或窦腔在老年压疮、穿通伤、电击伤和深部组织感染创面中较为常见。负压封闭引流除可促进引流、控制感染、刺激肉芽生长外,还具有促进相邻组织向中心靠拢的独特作用,从而有利于闭合腔隙。因此,窦道或窦腔创面是负压封闭引流治疗的良好适应证(见图 12-7-7)。

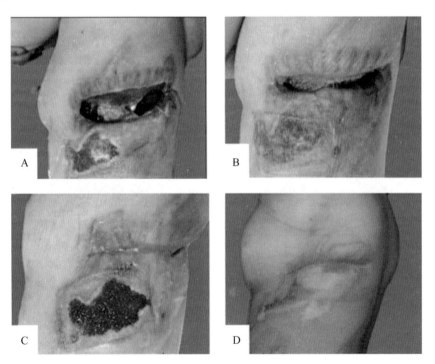

A.左侧多发肋骨骨折内固定术后,切口裂开伴肋骨外露;B.负压封闭引流治疗 3 次后
(负压值为－125 mmHg,7 天/次);C.负压封闭引流治疗 5 次后;D.腔隙闭合
图 12-7-7　负压封闭引流用于治疗侧胸部窦腔性创面

5.固定移植皮片,提高植皮成活率

传统植皮术后多采用包扎方式固定,对不易包扎的部位一般采用打包加压的方式固

定皮片,但耗时费力,且一旦拆除敷料后难以再次良好固定,容易导致术后移植皮片移位、感染,影响植皮成活率,这长期以来一直是困扰临床的一大难题。采用负压封闭引流有利于移植皮片的整体固定,减少剪切力,缩短植皮时间,也有利于减少植皮区渗液和细菌污染,促进创面微血管形成,降低手术感染率,提高移植皮片的成活率(见图 12-7-8 和图 12-7-9)。

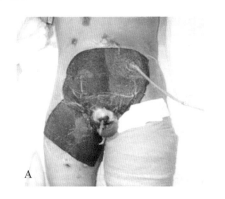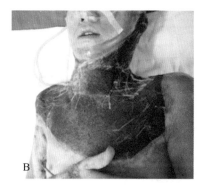

A.大腿根部及腹部创面植皮后采用负压封闭引流固定;

B.颈胸部创面植皮后采用负压封闭引流固定

图 12-7-8　负压封闭引流用于固定不易包扎部位的移植皮片

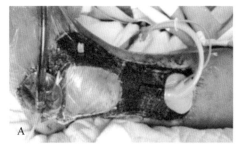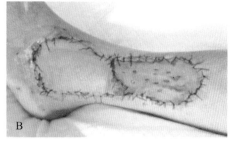

A.负压封闭引流用于小腿外侧皮瓣供瓣区植皮固定;

B.负压封闭引流治疗 4 天后,启视创面见皮片成活

图 12-7-9　负压封闭引流用于皮瓣移植术供瓣区的植皮固定

6.促进自溶清创,加快深Ⅱ度烧伤的创面愈合

大面积深Ⅱ度烧伤的创面治疗一直是临床上的一大棘手问题。无论是包扎疗法还是暴露疗法,均存在弊端。负压封闭引流能减轻深Ⅱ度烧伤创面的组织水肿,促进创面自溶清创,对于偏浅的深Ⅱ度烧伤创面效果确切;通过引流作用,又能使创面溶解脱落的坏死组织及时被清除,不但能有效预防创面感染,而且能使创面愈合加快,同时大幅减少医护人员的工作量,减轻患者的换药疼痛感,一举克服了包扎疗法和暴露疗法的弊端,是治疗偏浅的大面积深Ⅱ度烧伤创面的创新疗法(见图 12-7-10)。

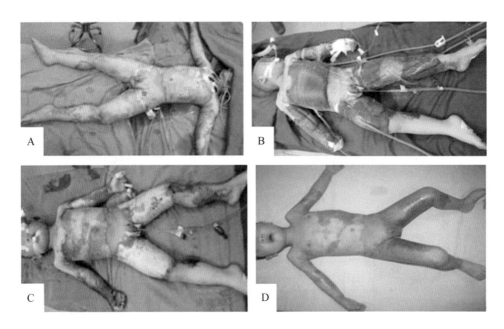

A.患儿休克期后全身创面情况;B.伤后 44 h 于全身麻醉下行负压封闭引流治疗;
C.负压封闭引流治疗 7 天后,于全身麻醉下拆除聚氨酯泡沫敷料,见创面清洁新鲜,
残留坏死组织少;D.伤后 2 个月,创面愈合质量好

图 12-7-10 负压封闭引流用于治疗大面积偏浅的深Ⅱ度烧伤创面

（李娅萍　张家平）

第八节　减张闭合技术

在临床实践中,经常需要解决组织缺损修复而周边局部组织不足或自体皮匮乏的问题,例如急性皮肤软组织损伤、皮瓣移植后供瓣区、大面积烧伤等。为对抗创面的组织张力以闭合创面,减张闭合技术应运而生。减张闭合技术主要包括皮肤牵张技术和皮肤软组织扩张技术。

一、减张闭合技术概述

(一)定义

1.皮肤牵张技术

皮肤牵张技术是使用牵张器装置,通过线性牵拉皮肤组织,使皮肤伸展,动员创周的正常皮肤向创面中心靠拢,从而获得"额外"的皮肤以闭合创面的技术,常用于治疗急性组织缺损创面。

2.皮肤软组织扩张技术

皮肤软组织扩张技术是指将皮肤软组织扩张器置入正常皮肤组织下,通过注水壶向扩张器注射液体,增加扩张器的体积,对局部皮肤软组织进行扩张,利用新增加的皮肤软组织转移覆盖创面、修复缺损的一种方法。

（二）技术原理

1.皮肤的黏弹性与机械蠕变

皮肤的真皮层中有弹力纤维、胶原纤维等,可承受皮肤牵拉过程中产生的张力,从而使皮肤具备良好的黏弹性,是皮肤牵张与皮肤软组织扩张的技术基础。目前认为,皮肤伸展特性分为四类:固有弹性、机械伸展性、生物伸展性和化学伸展性。正是由于这四种伸展特性,在外力的持续牵拉作用下,皮肤可以逐渐被拉伸、变长,这一过程被称为皮肤的机械蠕变。

2.皮肤的应力松弛性

皮肤的另外一种特性被称为应力松弛性,即皮肤维持一定的拉伸长度所需要的拉力随时间的延长而逐渐下降。如果在皮肤同一部位反复进行应力弛张动作,一段时间后在该处就会形成永久性的皮肤拉伸,且应力持续时间越长,皮肤伸展后的性质就越趋于拉伸前的皮肤。

二、临床应用

（一）皮肤牵张技术

1.牵张器械的类型

（1）克氏针式皮肤牵张器。克氏针式皮肤牵张器的基本组件为两根或多根克氏针,配套组件包括可滑动的克氏针固定装置和螺母。在创面彻底清创后,于创面长轴平行的创面两侧正常皮肤处置入克氏针,距离创缘约 1.5 cm。将克氏针两端 2.5～3.0 cm 长度留在皮肤外侧,并分别安装固定装置和调节螺母,使用螺母调节牵张力至合适（见图 12-8-1）。安装完毕后,保持切口一定的张力,一般在 3 天后开始调节皮肤牵张器的牵张力,视情况每日可调节 2～3 次。根据创面大小,一般调节 1 周左右创面可对合,缝合对合的创缘以彻底封闭创面。缝合后可拆除牵张器,亦可保留至确保创面愈合良好。

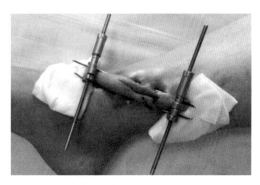

图 12-8-1 克氏针式皮肤牵张器

（2）外夹式皮肤牵张器。外夹式皮肤牵张器的组件主要包括牵引柄、螺旋调节杆、支撑架、调节板、调节板固定架、牵引臂、牵引夹头。外夹式皮肤牵张器的使用方法是将待牵张组织放入牵引夹头之间，旋紧牵引柄，至患者能忍受的最大限度，同时牵引臂不滑脱，将牵引柄与牵引锤相连，中间可连接弹簧秤等计量装置。将牵张器挂于支架上，以不同重量的牵引锤每日牵张，牵张负荷可逐渐增加。每次牵张 2 h，每天牵张 2～3 次。根据牵张目的，一般牵张 30 天可使皮肤伸展 6～8 cm。

（3）粘贴式皮肤牵张器。粘贴式皮肤牵张器的组件包括两个粘贴板、一根牵张条和一对锁扣。粘贴式皮肤牵张器的使用方法是将创面彻底清创后，在创面长轴两侧距离创缘约 2 cm 处放置粘贴式皮肤牵张器粘贴板，每间隔 3～5 cm 固定一对粘贴板，粘贴板通过胶条粘到皮肤表面；粘贴不够牢靠或牵张所需张力较大时，亦可用皮钉或张力缝合线对粘贴板加强固定（见图 12-8-2）。将牵张条插入锁扣，逐渐牵拉牵张条，使粘贴板向创面中心靠近，从而牵张皮肤。宽 3～4 cm 的创面一般需要 3 周左右的牵张时间。

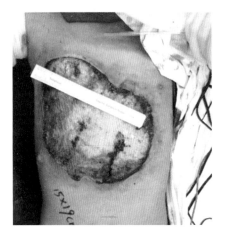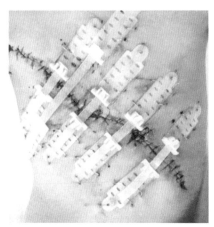

图 12-8-2　粘贴式皮肤牵张器

（注：患者前躯干部位皮肤缺损 15 cm×19 cm，清创后使用粘贴式皮肤牵张器牵张，一期封闭创面，术后换药见创面张力可，切口愈合良好）

（4）拉杆式皮肤牵张器。拉杆式皮肤牵张器的组件包括钩针、套杆、钩针卡槽、弹簧模块和拉杆。拉杆式皮肤牵张器的使用方法是将创面彻底清创后，在创面长轴两侧高张力部位安装钩针，皮肤入针点距创缘 5～10 mm；安装钩针卡槽和拉杆，对合两排钩针使创缘尽量靠拢，通过张力指示器测量创面的初始闭合张力。以扩展皮肤 4 min、松弛皮肤 1 min 为一次循环，反复循环牵拉，术中监测动脉搏动、创面边缘血液循环变化等情况。待皮肤充分伸展和实现应力性松弛，张力指示器测量显示创面的最终闭合张力低时，可拆除牵张器，以缝线低张力闭合创面。应用拉杆式皮肤牵张器的总牵引时间为 50～80 min。

2.临床应用

目前，皮肤牵张技术主要应用于各种急性创面和高张力切口的早期封闭，具体来说有以下方面。

(1)外伤引起的各类急性皮肤软组织缺损。此类缺损包括各种急性损伤所致的皮肤软组织缺损，特别是切割伤、撕脱伤和火器伤等。为避免因早期组织水肿引起牵张处皮缘豁裂等问题，一般于清创后 2~3 天开始牵张。

(2)各种张力较高的外科切口。此类情况包括骨筋膜室综合征减张切口的封闭、截肢术保留肢体残端、各类皮瓣移植手术的供瓣区等。

(3)慢性创面。对于糖尿病足、足跟后皮肤缺损等患者，使用皮肤牵张技术可以达到一次愈合的目的，可以避免使用皮瓣移植造成的皮瓣臃肿需要行二次手术修整等问题。

(二)皮肤软组织扩张技术

1.扩张器类型

目前临床上主要使用可控型扩张器。可控型扩张器由扩展囊、注水壶和导管组成，应用时，可根据需要选择不同容量、不同形状的扩张器。常用的扩张器形状有长方形/立方形(临床上常用)、球形/半球形/椭圆形/铁饼形等(扩张后皮肤面呈半球面，中央扩张率最高，周围扩张率递减，多用于乳房扩张)、肾形/新月形(扩张后外侧皮肤扩张率大于内侧)、圆柱形/半球柱形(多用于四肢皮肤扩张)和三角形(可用于鼻背部重建)。

2.临床应用

皮肤扩张器可以提供额外的皮肤软组织以修复缺损，解决供区不足的问题，所以临床应用范围非常广泛。目前在临床上，皮肤扩张器可用于创烧伤后畸形的修复，头皮(秃发)、耳、鼻等器官再造，肿瘤切除后的修复等各类整复手术。

(1)头皮。头皮缺损较多时，常无法以头皮皮瓣行令人满意的修复，用皮片或远位皮瓣则不能解决秃发问题。使用皮肤扩张技术，将扩张器植入帽状腱膜下层，既能满足修复创面的需求，又能形成接近正常的头皮以避免秃发。

(2)面颈部。面颈部使用皮肤扩张技术可以取得较好的形态效果，在男性患者中使用扩张器可以产生足够的带须皮肤，从而能有效修复胡须缺损部分。植入扩张器时，应避免损伤面部神经。

(3)乳房。乳房是扩张器常用部位。老年乳腺癌患者术后使用扩张器安全有效，乳房假体植入后轮廓好，并发症发生率低。

(4)四肢及躯干。创伤患者皮肤软组织缺损以及伤后瘢痕的治疗中使用扩张器，可有效解决供区不足的问题，不产生新的供皮区或供皮区瘢痕。

三、应用要点与注意事项

(一)皮肤牵张技术

1.牵张速率与时间

研究显示，皮肤受牵张影响时，长度延伸在牵张后 24 h 最明显，面积增加在牵张后 72 h 最明显，前者主要源于皮下组织移位，后者则是真正意义上的皮肤延伸，因此应根据不同创面大小及周围组织活动度选取不同的牵张时间。

2.牵张力

牵张时,注意观察创面皮缘,若发现较严重的皮肤颜色改变时,要延缓牵张或及时减轻牵张力,牵张力以不引起皮缘苍白为宜。

3.减轻肿痛

对四肢使用皮肤牵张器时,可适当使用消肿药物,以减轻患肢肿胀和疼痛。若牵张过度,影响肢体远端血供,则必须减小牵张力。

4.避免感染

使用皮肤牵张器时,换药时一定要注意无菌操作,根据伤口情况决定抗菌药物的应用时间,降低创面感染的风险。

5.不规则创面

对于不规则创面的牵张,首先应确定创面长轴,将不规则创面修剪为规则创面,或采用多个牵张器分别进行牵张。

(二)皮肤软组织扩张技术

1.手术方案设计

术前应设计完整的手术方案。从埋置扩张器开始就要考虑以后的治疗全过程,包括扩张部位的选择、扩张器的大小、形状数量的选择、切口的选择、埋置层次及范围的选择等。手术方案设计应以病变为中心,按照"局部→邻位→远位"的顺序进行皮肤软组织扩张。先考虑病变局部扩张,在病变局部缺乏或无可利用的正常皮肤时才考虑邻位扩张,最后才考虑远位扩张。

2.扩张器植入区的选择

在扩张器植入区的选择方面,优先选择与欲修复部位的皮肤软组织色泽、质地、毛发分布最相近的部位,如选择颞顶部有发区作为修复头顶部秃发的扩张区,额面部的病损可选择颊部、下颌缘及颈部或头顶部为扩张区,在肢体、躯干也是首选病变相邻的正常皮肤为供区;只有在病损周围无合适扩张区域时,才考虑远位供区扩张,通过带蒂或游离皮瓣转移的方式来修复缺损。

3.扩张器埋置层次

扩张器应埋置在合适的层次,如扩张头皮时,扩张器一般埋置在帽状腱膜深面,面颊部宜在表浅肌肉腱膜系统(SMAS)的筋膜层浅面,颈部位于颈阔肌浅面或深面,躯干和四肢一般置于深筋膜深面。

4.扩张器注液扩张

一般选择无菌生理盐水进行注射扩张,埋置扩张器后,应立即进行首次注液扩张,这样有利于扩张器展开,减少死腔,有助于压迫止血。扩张周期应根据病损大小及扩张皮瓣情况而定,一般为2~3个月,但是具体扩张体积和倍数主要依靠术者的经验判断。也有研究人员通过人工智能(AI)程序计算埋置扩张器的大小、形状、扩张体积等作为参考,从而简化、标准化了扩张器的临床应用。

(李娅萍　张家平)

第九节　弱直流电治疗

广义的电磁疗法包括直流电疗法、低频电刺激疗法、高频电场疗法、高压电位疗法、电磁场疗法等。基于不同的治疗目的,电场与磁场可以联合或单独用于治疗。2002 年,电刺激(electric stimulus,ES)疗法在美国获得认可,被用于治疗常规方案治疗无效的创面,为慢性创面治疗提供了新的选择,但目前我国对电磁疗法的应用较少。

一、概述

(一)定义

弱直流电(LIDC)治疗是指利用低强度的直流电促进组织修复和功能康复的电磁疗法,主要包括电刺激疗法和电场疗法两大类。在电的形式上,可以是单向脉冲电,也可以是持续直流电。采用单向脉冲电有利于减轻对组织的热损伤。

(二)生物学作用

1.电刺激疗法

(1)改善循环。电刺激疗法可以促进血液循环,改善局部缺血。脉冲电流促进局部组织血液循环的可能机制包括:①轴突反射。电刺激疗法可以刺激皮肤感受器,引起轴突反射;还可以刺激小动脉壁,使微小动脉扩张。②释放生物活性物质。电刺激疗法可以刺激皮肤释放 P 物质与乙酰胆碱等,扩张小动脉,而组胺的释放增加可致毛细血管扩张,引起更为持久的充血。③诱导血管内皮生长因子合成及释放,刺激新生血管的形成。

(2)镇痛效应。100 Hz 的低频脉冲电流具有良好的镇痛作用,其机制包括:①电刺激经感觉神经粗纤维传至脊髓后角胶质细胞,引起非痛性刺激,通过竞争性抑制使疼痛感觉传入受阻,进而达到镇痛效果。②电刺激疗法可以刺激神经系统释放内源性吗啡样神经介质(如脑啡肽、内啡肽等),引起镇痛效应。

(3)抑菌效应。有研究采用 0.2~140 mA 的直流电刺激大肠杆菌,结果发现大肠杆菌的生长受到显著抑制,其机制可能与电化学反应有关。

(4)调节神经兴奋性。电场对神经系统的影响因其作用极性的不同而存在差异。当阳极置于腰骶部、阴极置于颈后部时,上行电流通过脊髓可使神经反射的兴奋性升高;反之,下行电流通过脊髓则可使神经反射的兴奋性降低。对神经系统的作用是电场治疗脊髓损伤患者的主要生理基础之一。

2.电场疗法

(1)激活细胞的趋电性。在直流电场的作用下,细胞可以沿着电场方向发生迁移,使细胞由随机运动变为定向迁移,这种细胞在电场作用下发生定向迁移的特性称为细胞的趋电性(galvanotaxis),这是电场治疗促进组织修复的细胞学基础,其机制可能与电场刺激导致细胞膜上相关通道开放等有关。

(2)促进创面愈合。在细胞水平,施加与创面强度相当的直流电场(200 mV/mm)可引起表皮细胞发生上皮-间叶细胞转化(EMT 转化),增强细胞的运动能力和单层细胞的侧向迁移,加速单层表皮细胞划痕创面愈合。

(3)促进血液循环。电场的阳极可以产生偏酸性物质,阴极可以产生偏碱性物质。电场刺激局部组织释放组胺、多肽而致血管扩张,具体表现为电极下皮肤充血,局部血流量可增加 1.4 倍左右,持续时间可达 30 min 以上,这种效应在阴极更为明显。

二、临床应用

(一)电刺激疗法

目前发现,电刺激不仅能促进创面新生血管形成,加速创面愈合,还可改善糖尿病足溃疡创面愈合不良相关的血流不畅、感染、细胞反应不足等。以吸液保湿医用材料为基体,在其表面黏附装载金属颗粒,则不需要外接电源即能在一定条件下产生微电流,这类微电流敷料可减轻炎症反应,促进血管再生,加速上皮化。

(二)电场疗法

难愈性创面的内源性电场往往趋于衰竭,这是导致创面愈合困难的原因之一。电场是引导创面修复细胞迁移的重要方向性信号。除引导细胞迁移外,电场还能促进细胞增殖和分裂等。利用外源性电场进行电刺激来弥补创面电场,有利于创面愈合。

三、注意事项

电刺激疗法的不良反应较少,偶有皮肤刺激和治疗后疼痛感。出于安全考虑,弱直流电治疗不推荐用于下述情况。

(1)恶性肿瘤。电刺激可促进肿瘤细胞分裂增殖,故患有恶性肿瘤者慎用电刺激疗法。

(2)骨髓炎。电刺激可加快骨组织愈合,可能导致骨髓炎病灶提前闭合而不利于引流和感染控制。

(3)电子植入体植入术后。电流可对电子植入体的正常运转造成干扰和影响,尤其是有心脏起搏器植入者禁用电刺激疗法。

(4)深部存在重要脏器或神经。人体前胸部和颈部存在重要脏器或神经,如颈动脉窦、膈神经、副交感神经节、心脏等,它们对电流刺激敏感,因此前胸部和颈部创面慎用电刺激疗法,以免引起严重的不良反应。

(5)伤口覆盖含金属离子敷料。某些敷料可能含有金属化合物或金属离子(如聚乙烯吡咯铜、锌等),在电流的作用下,金属离子可被吸收入血而产生毒性,故使用电刺激疗法前,必须将此类物质从创面移除和清洗干净。

(李娅萍　张家平)

第十节　激光和红/蓝光治疗

光照射疗法又称光照治疗(phototherapy),是指应用人工光源或自然光源防治疾病的治疗方法,简称光疗法。光疗法分为可见光疗法和不可见光疗法。可见光疗法主要有红光疗法和蓝光疗法,不可见光疗法主要有红外线疗法和紫外线疗法。光照射疗法始于日光疗法,后逐渐过渡到利用人工光源进行照射治疗。目前,光照射疗法已成为理疗学的重要组成部分,在临床上得到了广泛的应用。

一、弱激光与创面治疗

(一)概述

弱激光疗法(low level laser therapy,LLLT)是指采用波长 600～1000 nm,能量输出为 1～500 mW 的低能量激光(红光或者近红外光)照射生物组织,进而发挥治疗作用的方法,又称为光生物调节治疗。弱激光疗法具有促进创面愈合、减轻患者病痛、提高患者生活质量的重要作用,目前被广泛用于各种慢性难愈性创面的治疗。

(二)临床应用

一般认为,波长在 500～700 nm 范围内的低能量激光适用于治疗表浅的组织创伤,波长在 800～1000 nm 范围内的低能量激光适用于治疗更深的组织损伤,波长在 405～470 nm 范围内的低能量激光(尤其是波长 415 nm 的蓝光)具有杀菌作用,波长 635 nm 和 810 nm 的光可通过增加胶原沉积来促进上皮化和溃疡愈合。大量临床观察表明,红光最有效的波长是 613.5～623.5 nm,远红光最有效的波长是 667.5～683.7 nm。

目前,低能量激光在各种创伤、烧伤、糖尿病创面、溃疡、压疮、瘘口、慢性创面等的治疗中已经得到了广泛的应用,但并不是所有的创面都适合激光治疗。另外,不同创面的理想治疗参数还需要继续探索总结。

二、红光与创面治疗

(一)概述

红光是指波长 600～700 nm 的可见光。红光治疗已广泛应用于临床,治疗不同的疾病。在创面治疗领域,红光治疗起初用于创烧伤创面消肿和促愈。随着对红光治疗的临床研究越来越多,其在各种急/慢性创面治疗中显示出了诸多优势,效果确切,安全性高,不良反应少,治疗方便,患者容易接受。

(二)临床应用

红光的组织穿透力强,对创面无刺激。红光可被细胞线粒体内的细胞色素 C 氧化酶强烈吸收,产生酶促反应,促进细胞新陈代谢及组织修复,缓解炎症及疼痛,促进创面愈合。红光的临床应用有以下方面。

(1)减少创面渗液。红光照射后,血管内皮细胞增生,形成新的毛细血管,毛细血管通透性降低,血流速度增加,血管外胶体渗透压降低,管外液体回流加速,这些综合因素减少了血管内液体的渗出,促进了渗出液体的回收。

(2)促进创面和溃疡愈合。红光通过增加细胞色素C氧化酶的活性而增加ATP合成,加快RNA、DNA及蛋白质的合成,提高生长因子的表达,刺激成纤维细胞增生及血管内皮细胞增生,促进肉芽组织生长,从而促进创面愈合。

(3)消炎止痛。红光对创面急性、亚急性和慢性炎症引发的疼痛均有疗效。创面5-羟色胺等炎症介质含量高,使机体产生疼痛。红光照射后,创面局部血液循环改善,细胞新陈代谢加快,可降低炎症部位5-羟色胺的含量,达到镇痛的效果。

三、蓝光与创面治疗

(一)概述

蓝光是指波长为400~500 nm的可见光。蓝光在临床上治疗新生儿黄疸及痤疮已有多年历史。蓝光具有较广泛的杀菌作用,有利于创面愈合。需要注意的是,波长400~450 nm的短波蓝光可引起视网膜细胞损伤,导致视力下降甚至丧失。因此,在使用蓝光治疗时,需要用眼罩保护好患者眼睛,避免损伤视网膜。

(二)临床应用

蓝光治疗创面感染是一种快速且有效的方法,具有广阔的应用前景。蓝光在临床上的抗感染治疗始于治疗痤疮。痤疮丙酸杆菌的代谢产物卟啉遇到蓝光照射后产生单态氧,而痤疮丙酸杆菌是厌氧菌,因此单态氧能迅速杀灭痤疮丙酸杆菌。与抗菌药物相比,蓝光杀菌有以下优点:①蓝光是一种光,其光子不会在体内残留;②蓝光光束能够局限在细菌感染区域,不影响其他非感染部位;③在不添加外源性光敏剂的条件下就可以杀灭细菌;④光照强度可以精确调控,相对于抗菌药物,蓝光的安全性更高。

(李娅萍　张家平)

第十一节　三维皮肤打印技术

生物三维打印技术(bio-3D printing technology)基于快速成型分层制造原理,可以通过对细胞、细胞外基质材料等生命物质单元的准确定位与运输,在体外构建具有仿生三维结构及功能的类组织前体,为制造结构复杂的组织或器官提供了新的可能。

一、概述

三维皮肤打印技术是一种先进的技术,可用于制造具有类似于原生皮肤结构层的皮肤组织,用于解决皮肤移植中供材不足的问题,其本质是添加剂制造技术的扩展应用。

生物墨水是由细胞、基本结构材料和其他必要成分组成的生物材料。三维皮肤打印技术将生物墨水制成所需的形状和尺寸,并具有几何复杂性,以创建多方面的三维模拟组织结构。

使用三维生物打印机,可以在高密度环境下正确地分布和定位生物材料、信号因子及异质细胞,形成组织工程结构。生物打印支架的质量受其生物相容性、生物降解性、细胞反应和暴露的组织微环境的影响。

二、现有的三维皮肤打印技术

(一)激光辅助皮肤打印技术

激光辅助皮肤打印(laser-assisted skin printing)基于激光诱导正向转移(LIFT)效应,由三个主要组件组成,即脉冲激光源、色带(由涂有激光吸收金属层的透明载玻片和最上面的生物墨水组成)和收集印刷材料的接收基质。预定义的计算机辅助设计和扫描镜控制的激光脉冲诱导金属层汽化,从而产生生物墨水液滴。随后,生物墨水液滴沉积到接收基质上,完成打印。

(二)基于喷墨打印的皮肤打印技术

喷墨式生物 3D 打印(inkjet-based 3D bioprinting)是从传统的 2D 桌面喷墨打印机衍生出来的一种打印技术。在这种非接触式生物打印的过程中,图像重建在基板上,在计算机的控制下创建精确到皮升水平($1\sim100$ pL)的生物墨水液滴。

基于喷墨打印的皮肤打印技术主要包括连续喷墨(continue ink jet,CIJ)打印和按需喷墨(drop on demand,DOD)打印两种。连续喷墨打印依赖液流的固有趋势,并经历形态转换,最终产生连续、离散的墨水液滴(直径 $10\sim150$ μm)。由于这些墨水液滴是导电的,因此可由磁场和电场将其引导到目标位置上。按需喷墨打印可通过热方法或压电方法产生压力脉冲,从而喷射生物墨水液滴。

(三)基于挤压的皮肤打印技术

基于挤压的皮肤打印技术(extrusion-based skin printing technology)是指在压力下,将一种或多种物质从模具孔口中挤出,形成可以以特定图案铺设的长链,并通过多层堆叠这些长链来增加高度的打印方法。

(四)其他三维皮肤打印技术

除了上面提到的之外,目前可用的三维皮肤打印技术还有利用声波的声学皮肤打印技术、利用光辅助的立体光刻皮肤打印技术和基于磁悬浮原理的磁性三维皮肤打印技术。这些皮肤打印技术可以单独使用或组合使用,以实现所需的添加剂制造目标。

（五）不同皮肤打印技术的对比

不同皮肤打印技术的对比如表 12-11-1 所示。

表 12-11-1　不同皮肤打印技术的对比

主要参数	激光辅助皮肤打印技术	基于喷墨打印的皮肤打印技术	基于挤压的皮肤打印技术
打印模式	以线为单位	以点为单位	以点为单位
打印组织大小	10 mm×10 mm×2 mm	9.6 mm×9.6 mm	10 mm×10 mm×2 mm
打印细胞密度	$1×10^8$/mL	$1×10^6$/mL	$1×10^6$/mL
打印材料	胶原	胶原	胶原＋海藻酸
打印分辨率	≤100 μm	300 μm	＞300 μm
打印速度	＞10 mm/s	＜3 mm/s	7 mm/s
打印压强	无	6 kPa	(151±5)kPa
能否同时打印多种材料	不能	能	能
打印支架空隙大小	不均匀	不均匀	150～200 μm
喷头大小	100 μm	可达毫米级	300 μm
细胞存活率	＞90％	＞86％	＞95％
体外动物模型	大鼠背部	—	大鼠背部
支架交联试剂	氢氧化钠溶液	碳酸氢钠溶液	1-乙基(3-二甲基氨基丙基)碳二亚胺盐酸盐溶液(EDC溶液)
支架弹性	低	低	低/中

三、三维打印技术的优势

相较于手动沉积，三维打印技术具有很多明显的优势，包括：

（1）打印出来的皮肤模型在其培养过程中可以保持整体形状、结构和大小稳定。

（2）可以在培养过程中增减外源性因子。

（3）能够精确控制细胞定位和构建体的尺寸，还可以在一个步骤中构建多层结构，而不是像手动沉积方法那样，在不同时间进行两个步骤。

（4）可以将多种合成或天然支架材料和其他细胞类型（如朗格汉斯细胞、黑色素细胞、血管内皮细胞等）在精确的位置整合到皮肤模型中。

（5）可以通过调整生物材料的类型、凝胶化过程、凝胶化温度以及打印过程中的其他辅助因子（如盐、缓冲液、酸碱度等）来获得更高的稳定性和活性。

四、总结与展望

三维皮肤打印技术是最早应用于临床的三维生物打印技术,相较于其他器官的三维打印,三维皮肤打印方面积累的经验更多。目前,三维皮肤打印技术主要包括激光辅助皮肤打印技术、基于喷墨打印的皮肤打印技术和基于挤压的皮肤打印技术。其中,激光辅助皮肤打印技术由于分辨率和细胞活性更高等优势而成为更多人的选择。三维皮肤打印技术的最终目标是产出功能上理想的皮肤组织,但由于生物墨水的局限性,例如有限的生物材料选择、血管形成不足以及打印结构的链分辨率有限等,使得目前打印出的皮肤组织尚不够理想。但是,随着人工智能和材料科学的不断进步、分子生物学和细胞生物学的发展以及多种技术的综合运用,相信利用三维皮肤打印技术制备出功能理想的皮肤组织终将成为现实。

(邓运祥　赵洁　姜笃银)

参考文献

[1] 付小兵.创面治疗新技术的研发与转化应用系列丛书[M].郑州:郑州大学出版社,2019.

[2] 韩春茂,姜笃银,付小兵.组织工程在创面治疗中的应用[M].郑州:郑州大学出版社,2019.

[3] 刘毅,郭树忠.形体雕塑与脂肪移植外科学[M].杭州:浙江科学技术出版社,2012.

[4] 关广聚,姜笃银.人体组织工程学概论[M].济南:山东大学出版社,2012.

[5] 付小兵,程飚,盛志勇.生长因子应用于临床创伤修复——十年的主要进展与展望[J].中国修复重建外科杂志,2004,18(6):508-512.

[6] 胡锦花,王玲,石然,等.三维打印皮肤组织研究进展[J].中国科学:生命科学,2017,47(4):423-442.

[7] 林志琥,王君,梁尊鸿,等.干细胞治疗糖尿病足创面的研究进展[J].中华烧伤与创面修复杂志,2022,38(3):281-286.

[8] 潘伊,姜笃银.胎儿真皮间充质干细胞在烧伤创面治疗中的作用研究进展[J].中华烧伤杂志,2021,37(1):1298-1301.

[9] 汪华侨,常湘珍,朱庆棠,等.负压封闭引流技术专题座谈会专家意见[J].中华显微外科杂志,2014,37(3):209.

[10] 张自鹏,陈绍宗,李学拥,等.封闭负压引流联合局部给氧治疗兔耳缺血性创面

的实验研究[J].现代生物医学进展.2011,11(10):1851-1854.

[11] 中华医学会烧伤外科学分会,《中华烧伤杂志》编辑委员会.皮肤创面外用生长因子的临床指南[J].中华烧伤杂志,2017,33(12):721-727.

[12] 中华医学会烧伤外科学分会.负压封闭引流技术在烧伤外科应用的全国专家共识(2017版)[J].中华烧伤杂志,2017,33(3):129-135.

[13] 周俊峰,罗高兴,吴军.生长因子促进创面愈合研究进展[J].中华烧伤杂志,2010,26(2):164-166.

[14] BAHARESTANI M, AMJAD I, BOOKOUT K, et al. Therapy in the management of paediatric wounds: clinical review and experience[J]. International Wound Journal, 2009, 6(Suppl 1):1-26.

[15] BORGQUIST O, ANESÄTER E, HEDSTRÖM E, et al. Measurements of wound edge microvascular blood flow during negative pressure wound therapy using thermodiffusion and transcutaneous and invasive laser Doppler velocimetry[J]. Wound Repair and Regeneration, 2011, 19(6):727-733.

[16] CHEN Y, LIANG Y, LIU J, et al. Optimizing microenvironment by integrating negative pressure and exogenous electric fields via a flexible porous conductive dressing to accelerate wound healing[J]. Biomaterials Science Journal, 2021, 9(1):238-251.

[17] FERGUSON M W J, DUNCAN J, BOND J, et al. Prophylactic administration of avotermin for improvement of skin scarring: three double-blind, placebo-controlled, phase Ⅰ/Ⅱ studies[J]. The Lancet, 2009, 373(9671):1264-1274.

[18] FLEISCHMANN W, BECKER U, BISCHOFF M, et al. Vacuum sealing: indication, technique, and results[J]. The European Journal of Orthopaedic Surgery and Traumatology, 1995, 5(1):37-40.

[19] GOMBERT A, BABILON M, BARBATI M E, et al. Closed incision negative pressure therapy reduces surgical site infections in vascular surgery: a prospective randomised trial (AIMS trial)[J]. European Journal of Vascular and Endovascular Surgery, 2018, 56(3):442-448.

[20] GUPTA S, GABRIEL A, LANTIS J, et al. Clinical recommendations and practical guide for negative pressure wound therapy with instillation[J]. International Wound Journal, 2016, 13(2):159-174.

[21] HORCH R E, LUDOLPH I, MÜLLER-SEUBERT W, et al. Topical negative-pressure wound therapy: emerging devices and techniques[J]. Expert Review of Medical Devices, 2020, 17(2):139-148.

[22] KALLIANINEN L K, HIRSHBERG J, MARCHANT B, et al. Role of platelet-derived growth factor as an adjunct to surgery in the management of pressure

ulcers[J]. Plastic and Reconstructive Surgery，2000，106(6):1243-1248.

[23] KANTAK N A，MISTRY R，HALVORSON E G. A review of negative-pressure wound therapy in the management of burn wounds[J].Burns，2016，42(8):1623-1633.

[24] KIM B S，LEE J S，GAO G，et al. Direct 3D cell-printing of human skin with functional transwell system[J]. Biofabrication，2017，9(2):025034.

[25] KOCH L，DEIWICK A，SCHLIE S，et al. Skin tissue generation by laser cell printing[J]. Biotechnol Bioeng，2012，109(7):1855-1863.

[26] LEE V，SINGH G，TRASATTI J P，et al. Design and fabrication of human skin by three-dimensional bioprinting[J]. Tissue Engineering Part C:Methods，2014，20(6):473-484.

[27] LUO R，DAI J，ZHANG J，et al. Accelerated skin wound healing by electrical stimulation[J]. Advanced Healthcare Materials，2021，10(16):e2100557.

[28] MATAI I，KAUR G，SEYEDSALEHI A，et al. Progress in 3D bioprinting technology for tissue/organ regenerative engineering [J]. Biomaterials，2020，226:119536.

[29] MELONI M，IZZO V，VAINIERI E，et al. Management of negative pressure wound therapy in the treatment of diabetic foot ulcers[J]. World Journal of Orthopedics，2015，6(4):387-393.

[30] MORGAN F L C，MORONI L，BAKER M B. Dynamicbioinks to advance bioprinting[J]. Advanced Healthcare Materials，2020，9(15):e1901798.

[31] MORYKWAS M J，ARGENTA L C，SHELTON-BROWN E I，et al. Vacuum-assisted closure:a new method for wound control and treatment:animal studies and basic foundation[J]. Annals of Plastic Surgery，1997，38(6):553-562.

[32] SOGORSKI A，LEHNHARDT M，GOERTZ O，et al. Improvement of local microcirculation through intermittent negative pressure wound therapy(NPWT)[J]. Journal of Tissue Viability，2018，27(4):267-273.

[33] YI L，HAO T，JIE L，et al. Application of stable continuous external electric field promotes wound healing in pig wound model[J]. Bioelectrochemistry，2020，135:107578.

第十三章 创烧伤游离皮片移植技术

皮肤是身体最大的器官,其功能包括保护内部结构、维持稳态、调控体温以及免疫监视。皮肤覆盖皮下组织、结缔组织和深层结构,并起到附着点的作用(如筋膜)。皮肤由外层的表皮和内层的真皮组成,表皮不断再生更替,而真皮为皮肤提供弹性、柔韧性、神经及血供。

第一节 皮片移植概述

对于烧伤、外伤、组织感染坏死等各种原因引起的皮肤软组织缺损,目前治疗的主要方法是采用组织移植修复。最常见的包括游离皮片移植和皮瓣移植,其中游离皮片移植根据皮片的来源,可分为自体皮片移植和异体皮片移植。

皮肤移植最早可追溯到 3500 年前的古印度,据记载,当时的古印度医生曾使用臀部皮肤及皮下脂肪修复患者的鼻部及嘴唇。1823 年,邦杰尔(C. Bunger)教授受古印度方法的启发,从患者大腿取全层皮肤移植物以修复鼻部缺损并获部分成功,这是人类近代史上皮肤移植的首次记录。1870 年,波洛克(G. Pollock)为一位大腿严重烧伤的 8 岁女童进行了植皮,这是人类首次为烧伤患者创面植皮。1964 年,美国亚特兰大市的坦纳(J. C.Tanner)医生开发了网状植皮技术,减少了供区面积,并覆盖了更大的缺损面积。1990 年,荷兰医生克瑞斯(R. W. Kreis)改良了米克(MEEK)植皮术,将皮片扩张到 1∶9。总之,在约两个世纪的时间里,近现代游离皮片移植技术得到了快速发展,极大地推动了整形烧伤外科修复重建工作的进步。

第二节　自体皮片移植

一、皮片的种类与适应证

自体皮片移植简单易行,可用于身体任何部位皮肤缺损的修复,只要受区基底有足够的血运供移植皮片生存即可。游离皮片移植不适用于这些情况:①去除骨膜的皮质骨面,以及去除软骨膜的软骨面;②去除腱膜的肌腱;③去除神经外膜的神经;④放射治疗后的组织;⑤细菌数超过 $10^5/g$ 的感染创口;⑥溶血性链球菌感染的创口;⑦异物存留,如钢板、螺钉、硅橡胶、羟基磷灰石等。

（一）按照皮片厚度分类

按照皮片的厚度,可将皮片分为刃厚皮片、中厚皮片、全厚皮片和含真皮下血管网皮片。较薄的皮片移植后成活率高,但术后皮片收缩较多;较厚的皮片移植成活率低,但术后不易收缩,后期外形和功能较好。

1.刃厚皮片

刃厚皮片(0.2～0.3 mm)包括表皮及部分真皮乳头层。由于皮片薄,供皮区容易愈合,头皮、背部、大腿外侧供皮区愈合后可以重复供皮,极少遗留瘢痕。但刃厚皮片耐磨性差,移植成活后容易收缩,因此不适用于颜面、双手及关节等功能部位。临床上,刃厚皮片主要用于创烧伤及感染所致的肉芽创面、慢性溃疡、大面积深度烧伤后的切削痂创面、非功能及外观要求低的部位,以及补修口腔、鼻腔、眼窝、阴道的黏膜缺损等。

2.中厚皮片

中厚皮片(0.3～0.45 mm)包括表皮和真皮的 1/3～1/2,又分为薄中厚皮片(含真皮乳头层)和厚中厚皮片(含真皮网状层)。相比于刃厚皮片,中厚皮片含真皮较多,愈合后耐磨性较好,收缩小,外观和功能均较刃厚皮片更好,因此适用于颜面、双手、双足及关节等功能部位深度烧伤的早期切痂创面或后期健康的肉芽创面,以及晚期瘢痕切除后创面的修复。通常,中厚皮片供皮区为背部、腹部、大腿外侧,供皮区一般可以自行愈合,术后通常遗留浅表瘢痕,伴色素沉着或脱失。如果皮片切取过深,术后可能伴有瘢痕增生或挛缩。

3.全厚皮片

全厚皮片包括表皮和全部真皮。由于皮片更厚,术后皮肤收缩率很小,色素沉着少,肤色接近正常,耐磨性好,主要用于修复面、颈、手掌、足底、上下眼睑部的小块皮肤移植(见图 13-2-1),保留毛囊的全厚皮片移植可以再造眉毛。但是,由于切取全厚皮片后,供皮区需要拉拢缝合才能愈合,因此供皮面积和部位受到限制。对于较大面积皮肤缺损需全厚皮片移植的,可以通过扩张器预扩张供皮区以扩大供皮面积。全厚皮片的另一个缺点是不易成活,因此刘于有感染或瘢痕切除术后创面血液循环较差的部位,慎用全厚皮片移植。

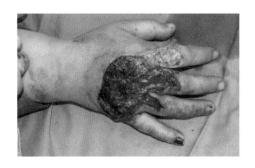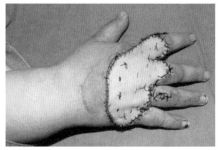

图 13-2-1　右手背热压伤,清创后移植全厚皮片

4.含真皮下血管网皮片

含真皮下血管网皮片包括表皮、真皮全层,并含有真皮下血管网。此类皮片比全厚皮片厚,术后弹性好,不收缩,柔韧性接近正常皮肤,可用于修补前额区、上下眼睑皮肤缺损,手掌、足底、关节屈曲面等功能部位的新鲜创面,以及凹陷缺损创面。在修复的同时,可以获得外形丰满的效果。

含真皮下血管网皮片的切取也采用切取全厚皮片的方法,一般需要在手术放大镜下细心修剪脂肪,在真皮下和血管网层之上保留厚约 1 mm 的脂肪层,这样既可避免损伤血管网,又可使移植后皮片和受区创面之间减少瘢痕粘连。供皮区一般行拉拢缝合,对于供皮区面积较大无法拉拢缝合的,可以采用自体刃厚皮片移植修复。与全厚皮片移植一样,含真皮下血管网皮片同样存在血运建立困难和来源有限的缺点。

(二)按照不同的植皮方式分类

按照植皮方式的不同,可分为大张植皮,邮票状植皮,网状植皮,自体、异体皮肤相间移植,点状植皮,微粒植皮,小皮片异体镶嵌植皮,MEEK 植皮,皮浆移植等。

1.大张植皮

大张植皮是指由鼓式取皮机或者电动取皮机切取整张皮片(面积通常大于 4 cm×4 cm)植皮。大张植皮的优点是移植后比较美观,瘢痕较小,尤其是整张中厚皮片,术后挛缩率较小,有利于外形和功能的恢复;缺点是对手术技术要求较高,供皮区部位有限,另外供皮区愈后多不能重复供皮。因此,大张植皮多用于颜面及功能部位等较小的Ⅲ度烧伤创面修复,厚度多为中厚皮片。

2.邮票状植皮

邮票状植皮是指用徒手取皮刀切取自体皮片,剪裁成边长 1～2 cm 的正方形皮块,然后移植于创面。邮票状植皮的优点是能迅速消灭创面,皮片与皮片之间留有间隙利于引流,较大张植皮容易成活,预后瘢痕较点状植皮轻,对取皮技术和供皮区部位要求不高。邮票状植皮主要用于对外形功能要求不高且需要迅速修复的创面,或者慢性溃疡等局部血液循环差的创面。

3.网状植皮

网状植皮是在大张自体皮肤上切若干大小、距离相等的平行小切口,小切口之间的行距相等,但与邻近的小切口位置交错,拉成网状。这样可以扩大皮片面积,节约自体皮肤,并且利于引流,预后外形比较整齐,弹性较好,瘢痕挛缩较点状植皮和邮票植皮轻。

按照创面大小和皮源多少,拉网比例为 1：(1～9),比例越大,修复面积也越大,但由于创面裸露太多,容易导致感染,预后所形成的瘢痕也越严重,一般拉网比例以 1：3为宜。同面积皮片,如果切口大、行距小,则网眼大而密,扩增面积广;反之,如果切口小、行距大,则网眼小而稀,扩增面积小。另外,拉网比例在一定程度上也与皮片的厚度和弹性有关。网状植皮主要适用于大面积非功能部位的皮肤软组织缺损修复,对于特大面积烧伤、自体皮源缺乏或功能部位创面的修复,也可以酌情选用(见图 13-2-2)。

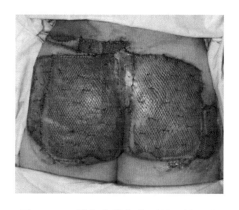

图 13-2-2　臀部化学烧伤后的网状植皮

4.自体、异体皮肤相间移植

自体、异体皮肤相间移植是指在植皮过程中,自体皮片和异体皮片依次相间移植的方法。该方法主要用于治疗大面积深度烧伤脱痂或剥痂后的肉芽创面、非功能部位切削痂或肉芽组织切除后的创面,以及由于自体皮源缺乏无法移植整张自体皮的患者。利用异体皮暂时覆盖间隙创面以减少渗出,皮片移植存活后,通过自体皮片生长扩展替代异体皮片,相互融合完成创面修复。一般来说,异体皮片宽度为 1～1.5 cm,自体皮片宽度为 1 cm。若自体皮片太宽,则所需自体皮源太多;而若异体皮片太宽,则自体皮片扩展覆盖创面所需的时间延长,会增加愈合时间。

5.点状植皮

点状植皮是将自体皮片剪切至边长 0.3～1.5 cm 正方形皮片并用于移植,适用于各种原因引起的皮肤软组织缺损后形成的肉芽创面,以及大面积烧伤自体皮源奇缺的创面。依据创面大小和皮源多少,可调整皮片之间的距离,但一般不超过 1 cm。点状植皮操作简单,对取皮和创面的要求比较低,皮片成活率比较高,且单个皮片愈合不良对周围皮片愈合的影响很小,因此也适用于封闭创基不良创面。点状植皮的另一个优点是可以节省自体皮源,根据皮片之间的间距大小调整、扩大相应的植皮面积。但需注意,点状植皮预后有较严重的瘢痕畸形,影响外形和功能,因此不适用于颈面、双手等重要器官及关节部位创面的修复。

6.微粒植皮

微粒植皮是将自体刃厚皮片剪成微粒状(面积小于 1 mm²),均匀分散在大张异体皮的真皮面,再将如此制备好的异体皮移植覆盖创面。移植后,微粒自体皮在异体皮的保护下生长扩展、修复创面。自体皮片制成微粒后间距近,易生长融合,因此只需少量自体皮即可修复较大创面。通常按 1∶15 的比例扩大自体皮与拟覆盖创面。微粒植皮后,创面基本一次愈合,具有手术操作简单、省时、省力、省物的特点。微粒植皮的缺点是预后瘢痕增生较多,易遗留残余创面,需要多次补充移植自体皮片。

7.小皮片异体镶嵌植皮

小皮片异体镶嵌植皮是先在创面上移植打好洞的异体皮(洞间距离 1.0～1.5 cm),然后立即或术后 2～3 天向异体皮洞眼内移植小块自体皮,此法主要适用于大面积Ⅲ度烧伤切痂创面,亦可用于新鲜、平整的肉芽创面。其优点是创面覆盖严密,减少渗出和消耗,节约自体皮源;缺点是预后仍留有瘢痕,因此自体皮源充足时,不推荐对功能部位采用小皮片异体镶嵌植皮。

8.MEEK 植皮

MEEK 植皮是使用 MEEK 植皮机对自体整张刃厚皮片切割后,按照不同比例进行扩展,制备扩展面积不同的"邮票皮"(见图 13-2-3)。该方法弥补了微粒植皮手术过程中异体皮源缺乏和邮票皮片制备中手工操作复杂的问题,而且皮片之间的距离恒定、统一,手术操作简单,植皮效果比较好。根据皮源的扩大比例不同,术后会有不同程度的瘢痕。MEEK 植皮的最终结果比其他广泛扩张的网状植皮更美观。

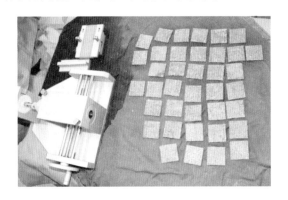

图 13-2-3　MEEK 植皮机及切割的皮片

9.皮浆移植

皮浆移植是将自体刃厚皮片经碎皮机剪碎成显微镜下所见为细胞团的极小微粒(呈0.3～0.5 mm 的微球状),并加生理盐水调制成糊状皮浆,无论着床在真皮面还是表皮面,皮片均能成活。皮浆移植常联合大张异体皮进行操作,可将皮浆直接涂抹在异体皮的真皮面;或者在异体皮的真皮面划出沟,将皮浆种植在沟内,然后整体将带自体皮浆的异体皮移植到创面上。皮浆移植供区与受区的面积比为1:(20～30)。移植1个月后,创面被上皮覆盖,组织结构近似于正常皮肤,但表皮细胞层次较少,无皮肤附件形成;3～6个月后,表皮层逐渐增厚并接近正常,结合异体真皮移植者可见真皮层纤维排列整齐。

二、游离皮片移植的病理生理过程

游离皮片移植后48 h内,主要依靠皮片与创面间的血浆弥散获得营养并维持生存。植皮后不久,创面的血管扩张,血浆渗出,纤维蛋白除可使皮片与创面黏接外,还可成为新生毛细血管芽的支架。植皮后48～72 h,皮片与创面间血管已逐步开始吻合,红细胞已能缓慢流入皮片,但流量与速度均不够,故含氧量较低。植皮后4天,由创面长入皮内的毛细血管芽和皮片血管吻合,在活体显微镜下已可见有血液循环建立,皮片开始变得红润。植皮后7天,血液循环已经建立充分,但皮片尚不牢固,故更换敷料时若操作不小心,仍有撕掉移植皮片的可能。植皮后10天,皮片下形成一层纤细的结缔组织,使皮片牢固附着。植皮后12天,皮片内毛细血管密度恢复正常。因此,皮片移植后4天即可判断是否存活,但确定游离皮片移植后完全成活则需在术后10天左右。

三、植皮方法与皮片成活的影响因素

游离皮片移植后,其成活情况取决于皮片与受皮区创面间重建血运的速度和程度。因此,凡是影响血运重建的因素,均可影响皮片的成活。

缺血期延长可导致移植皮片的存活率降低。移植失败的原因包括受体部位血运不足、血肿、感染、张力过强、存在机械剪切力和术后护理不当等。即使在缺血期过去后,其他因素也可能导致供血减少,如吸烟、糖尿病、低蛋白血症、严重的微量元素或维生素缺乏等。某些全身系统药物,如类固醇激素、化疗药物、免疫抑制药物、抗凝血剂等也可能干扰创面愈合。移植缺损后感染并不经常发生,所以通常不给患者口服抗生素。然而,有糖尿病、免疫抑制或术中时间延长的住院患者,可口服覆盖葡萄球菌和链球菌的抗生素。

第三节　异体(种)皮肤移植

一、异体(种)皮肤移植的种类及适应证

在大面积烧伤救治中,异体(种)皮肤移植的应用由来已久,而且目前其仍然是临床上治疗大面积烧伤的皮肤替代物的选择之一,因为异体(种)皮肤具有与人体正常皮肤相

同或类似的结构,移植于创面后可临时发挥部分正常皮肤的生理功能。

猪皮与人类皮肤具有较为相似的组织结构,在临床实践中也取得了较好的使用效果。与异体皮肤相比,猪皮的缺点是质地偏硬、毛孔粗大、渗出多,移植后容易干燥,存活时间短。

除了异体(种)皮肤外,人们也曾尝试将羊膜、纤维蛋白膜等作为皮肤替代物,但由于制作工艺较为复杂且缺少统一的制作标准和疗效判定,因此未能推广使用。近年来,一些新的疗法取得了较好的临床效果,如通过改进猪真皮、猪腹膜等,进行脱细胞处理后制备成真皮基质。

二、异体(种)皮肤移植后的病理生理过程及转归

由于存在免疫排斥反应,异体(种)皮肤移植后不能永久存活,临床上主要用于创面的暂时覆盖,减少渗出,预防感染,为自体微粒皮增殖扩展、覆盖创面提供适宜的微环境,并为后期分次自体皮肤移植赢得宝贵的时间。

免疫排斥反应一般发生于植皮后 2～4 周,习惯上将其分为三个阶段:①输入阶段:抗原物质进入所引流的淋巴结,即免疫识别异体抗原并进行加工处理和抗原提呈阶段;②中心反应阶段:宿主免疫系统在局部淋巴结内活化,即免疫细胞活化阶段;③输出阶段:活化的免疫细胞攻击和破坏移植物,即细胞毒性反应阶段或效应阶段。在没有淋巴引流时或者在没有 T 细胞的动物体内,皮肤移植物的存活时间相对延长;当淋巴引流被完全隔绝时,异体皮肤移植的排斥反应将明显减弱。

(王超　姜笃银)

参考文献

[1] CELIKÖZ B, DEVECI M, DUMAN H, et al. Recontruction of facial defects and burn scars using large size freehand full-thickness skin graft from lateral thoracic region[J]. Burns, 2001, 27(2):174-178.

[2] FIGUS A, LEON-VILLAPALOS J, PHILP B, et al. Severe multiple extensive postburn contractures:a simultaneous approach with total scar tissue excision and resurfacing with dermal regeneration template [J]. Journal of Burn Care & Research, 2007, 28(6):913-917.

[3] FUJITA K, MISHIMA Y, IWASAWA M, et al. The practical procedure of tumescent technique in burn surgery for excision of burn eschar[J]. Journal of Burn Care & Research, 2008, 29(6):924-926.

［4］HARRISON C A，MACNEIL S. The mechanism of skin graft contraction：an update on current research and potential future therapies［J］. Burns，2008，34（2）：153-163.

［5］HOUSEWRIGHT C D，LENIS A，BUTLER D F. Oscillating electric dermatome use for harvesting split-thickness skin grafts［J］. Dermatologic Surgery，2010，36（7）：1179-1182.

［6］JABAITI S K. Use of lower abdominal full-thickness skin grafts for coverage of large skin defects［J］. European Journal of Scientific Research，2010，39（1）：43-55.

［7］OGAWA R，HYAKUSOKU H，ONO S. Useful tips for successful skin grafting［J］. Journal of Nippon Medical School，2007，74（6）：386-392.

［8］O'MARA M S，HAYETIAN F，SLATER H，et al. Results of a protocol of transfusion threshold and surgical technique on transfusion requirements in burn patients［J］. Burns，2005，31（5）：558-561.

［9］RATNER D. Skin grafting：from here to there［J］. Dermatologic Clinics，1998，16（1）：75-90.

［10］RODE H，MARTINEZ R，POTGIETER D，et al. Experience and outcomes of micrografting for major paediatric burns［J］. Burns，2017，43（5）：1103-1110.

第十四章　创烧伤皮瓣移植

第一节　皮瓣概述

近年来,随着交通运输业等的发展,各种开放性外伤患者的数量明显增多。对于皮肤、软组织缺损,特别是有肌腱或骨关节外露的创面,采用皮瓣技术进行修复是行之有效的方法。1917年,带蒂皮瓣移植术得到应用;1963年,吻合血管的游离皮瓣移植术得到应用。此后,这些技术逐渐被更多的创伤医师所掌握,大量肢体创伤患者得到了更加有效的治疗。1992年,腓肠神经营养血管皮瓣的解剖结构和临床应用被报道,这是皮瓣发展史上的又一里程碑,自此,更多部位的皮神经营养血管皮瓣被发现并应用于临床。

随着显微解剖学的进展,近年来,穿支皮瓣的应用逐渐增多。穿支皮瓣是以小管径(0.5～0.8 mm)的皮肤穿支血管为蒂的皮瓣,是对传统皮瓣技术的改良,优点是保存了供区的肌肉、筋膜、神经等结构,降低了对供区的损害。穿支皮瓣是显微外科领域的一大进步,也对整形外科和显微外科医师提出了更高的技术要求。

皮瓣种类繁多,手术医师应熟悉皮瓣的解剖结构,根据组织缺损的部位、范围和自身的技术水平,结合患者的诉求,选择恰当的手术方式,以取得令人满意的手术效果。

第二节　皮瓣移植的原理

皮瓣是由具有血供功能的皮肤及其附着的皮下脂肪组织所构成的。皮瓣成活的基本条件是血液循环良好。皮瓣的血管形态及分布规律是选择和设计皮瓣所必需具备的知识。

一、皮瓣血供的解剖学基础

(一)皮瓣的解剖层次结构

皮瓣可大致分为三层(见图 14-2-1):第一层为皮肤,包括表皮层和真皮层,真皮层又分为浅部的乳头层和深部的网状层;第二层为浅筋膜层,含有较多较大的血管,脂肪小叶间隔内的血管及其分支相互吻合,形成皮下血管网;第三层为深筋膜层,由致密组织构成,包绕四肢的肌肉和血管、神经等,其在四肢的肌群之间构成肌间隔。由于重要的血管和神经都沿着肌间的筋膜间隙走行,所以了解深筋膜的解剖结构有助于寻找重要的血管和神经。

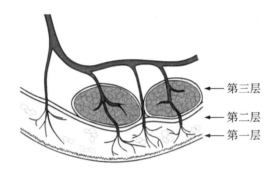

图 14-2-1　皮瓣解剖层次(图片由山东大学第二临床学院贾珊珊医师修订)

(二)皮瓣内的血管构造

1.真皮下血管网

真皮下血管网位于真皮和浅筋膜交界处,由皮瓣血管在真皮下层形成的放射状分支相互吻合而成,是大部分皮肤的直接血供来源。修薄皮瓣时,保留皮下 2~3 mm 厚的浅层脂肪组织不会损伤真皮下血管网,可以使皮瓣获得更高的成活率,这是保证超薄皮瓣血供的解剖学依据。超薄皮瓣优点突出,可减少供区损伤,缩小皮瓣切取面积,避免皮瓣臃肿,降低二次整形的概率。

2.浅筋膜血管网

浅筋膜内的动脉和静脉分支、分布基本一致,只是静脉的管径较粗,管壁较薄。浅筋膜内的血管及其分支相互吻合形成血管网,由此血管网发出的分支又在脂肪小叶中形成血管网。浅筋膜的血管网在浅筋膜中层最丰富。

3.深筋膜血管网

深筋膜血供十分丰富,对皮瓣成活具有重要作用。深筋膜血管网分为深筋膜上血管网和深筋膜下血管网,两者的血管互相交通。深筋膜血管网具有明显的方向性,大多沿肢体纵轴走行,因此筋膜皮瓣血供接近轴型皮瓣,即使不带血管蒂转移,其成活面积和长宽比也要优于随意皮瓣。

（三）皮瓣血供的解剖学

1.轴型皮瓣的血供

轴型皮瓣内含有一组和皮瓣纵轴平行的轴心动脉、静脉，供应皮瓣的动脉可直接起源于深部动脉干，也可以由深部动脉干的分支发出。皮瓣供区以轴心动脉的供血和轴心静脉的回流构成皮瓣区域的循环系统。根据轴心血管来源、位置、走行和分布的不同，可将轴型皮瓣的血供分为以下四类。

（1）直接皮动脉：皮血管从主干发出后，经过肌间隙，直接穿过深筋膜，行走于皮下组织内。其在皮下组织内行程较长，沿途发出分支，营养皮下组织和皮肤。

（2）肌间隙皮血管：血管主干位置较深，沿途发出的分支经肌间隙穿深筋膜后到达皮下，分支供养皮下组织和皮肤。由此类血管供血的皮瓣较多，如臂内侧皮瓣、膝内侧皮瓣、足底内侧皮瓣和足底外侧皮瓣等。

（3）主干带小分支血管：动脉主干走行于深筋膜深面，贯穿皮瓣全长，沿途发出数量众多、管径细小的分支。分支穿深筋膜并相互吻合成网，以网状血管的形式供应皮瓣。由此类血管供血的皮瓣有桡动脉皮瓣、足背动脉皮瓣等。

（4）肌皮血管：肌皮动脉是皮瓣的轴心动脉，其动脉主干发出缘支、肌支和肌皮穿支。

2.非轴型皮瓣的血供

非轴型皮瓣无粗大的知名轴心动脉或静脉，无法实行血管吻合，所以不能作为吻合血管的游离皮瓣，只能作为带蒂皮瓣转移至邻近的皮肤缺损区域。非轴型皮瓣的血供主要来源于深筋膜血管网、浅筋膜血管网和真皮下血管网。

3.皮神经营养血管皮瓣的血供

皮神经营养血管皮瓣是一种特殊类型的非轴型皮瓣，其血供除了来自深筋膜血管网、浅筋膜血管网和真皮下血管网外，还有沿皮神经干纵行排列的皮神经旁血管网和皮神经干血管网。这两组纵行血管网又有大量侧支和邻近的皮下血管网相互吻合，这是较大面积皮神经营养血管皮瓣能够成活的血管解剖学依据。

二、技术原理

根据皮瓣是否与供区完全分离、是否需要吻合血管，可将皮瓣分为游离皮瓣和带蒂皮瓣两种。游离皮瓣的移植即将切取的皮瓣与皮瓣供区完全分离，无任何组织相连，然后将皮瓣移植到皮肤缺损部位，将皮瓣血管与受区血管相吻合，以建立皮瓣血液循环。

带蒂皮瓣在皮瓣切取与转移过程中不能完全离断，必须有提供血运部分与供区相连，此相连的部分称为蒂部，用于保持血液供应。皮瓣的其他部分与供区分离，转移到皮瓣受区，暂时仍由蒂部供应营养，待皮瓣受区创面的血管长入皮瓣、建立血运后，再将蒂部切断。注意，局部皮瓣或岛状皮瓣转移后不需要将蒂部切断。

带蒂皮瓣的转移有两种：一种是解剖分离出的皮瓣带有一定宽度的皮肤筋膜蒂，皮瓣内无轴型血管，皮瓣的血供是靠皮肤筋膜蒂的血管网供血。此种皮瓣的面积受皮蒂的比例限制，一般长宽比为 1.5 : 1，血管较丰富的部位（如面、颈、手等）长宽比可达 2 : 1，超过此限度则皮瓣常因血供不足而部分坏死。另一种是带有轴型血管蒂的皮瓣,这是近几十年来显微外科技术和显微解剖学发展的结果,是目前常用于临床的一种转移皮瓣。这种皮瓣的面积不受长宽比限制,可根据受区的需要切取皮瓣,保留血管蒂或带有血管蒂部的部分皮肤,以保护血管蒂。

第三节　皮瓣移植的手术要点及注意事项

皮瓣移植手术可使患者获得良好的治疗效果,但创伤较大,不可滥用。使用皮瓣修复创面时,不仅要遵循基本的手术原则,还要了解患者的全身情况(如能否耐受手术),以及医院的设备和医师的技术水平是否具备。

一、皮瓣手术的选取原则

(1)术前做好相关检查,了解患者的全身情况,有重要脏器功能损害者应接受相应治疗,待全身情况稳定后,再选择安全、简单、损伤小、快速的皮瓣手术。

(2)根据患者血管条件选取,如果是高龄、有多年糖尿病史、动脉粥样硬化等血管条件差者,应不用或慎用游离皮瓣移植,否则会增加手术失败率。

(3)优先考虑带蒂皮瓣转移,然后考虑游离皮瓣移植。

(4)能使用分支血管蒂皮瓣时,就不切取主干血管皮瓣。

(5)能切取次要组织来修复,就不牺牲重要组织。

(6)优先选取血管解剖结构恒定、变异少、切取容易、成功率高的皮瓣。

(7)根据医师个人的技术水平,选择操作技术成熟的皮瓣。

二、手术要点和注意事项

(一)术前皮瓣设计

1.术前了解缺损处的情况

术前需要了解所需皮瓣的部位、形状、大小、周围皮肤条件、创面基底条件等,并针对上述情况选择适当的皮瓣供区。如位于关节部位或有挛缩,则瘢痕松解后的缺损区有可能增大。

2.带蒂皮瓣的设计

设计带蒂皮瓣时,应使蒂部略宽,以保证血液循环。皮瓣的动脉固然重要,但其静脉回流亦不可忽视:如果静脉回流不佳,则皮瓣会肿胀或起水疱并变成暗紫色,最后由于严重组织肿胀压迫动脉,使血流完全阻断,皮瓣坏死。

3.探查血管

术前可用超声血流探测仪确定皮瓣的轴心点和动脉的行走方向,游离皮瓣供区和受植区的血管口径应尽可能相近。

4.正确掌握皮瓣设计要点

手术前需要正确掌握皮瓣设计要点,了解皮瓣点、线、面的解剖学和手术操作(见图14-3-1)。

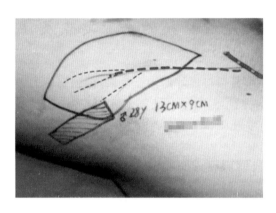

图 14-3-1　腹股沟髂骨皮瓣的点、线、面设计

(1)点:①解剖学:"点"是指营养皮瓣的轴心血管进入皮肤或组织的部位,这个"点"可作为设计皮瓣的轴心点。②手术操作:在游离皮瓣时,因该点常为皮瓣轴心血管进入皮肤的部位,故在解剖游离到此处时应特别小心。可将此点定为关键点。

(2)线:①解剖学:"线"是指皮瓣轴心血管在皮瓣内走行的体表投影线。②手术操作:这条"线"可作为设计皮瓣时的轴心线,在游离单纯皮瓣时,应在该线两旁各 1 cm 范围内的深筋膜下进行,这对保护皮瓣血供至关重要。

(3)面:在皮瓣的设计与游离过程中,应注意三个面的解剖学知识:①解剖游离平面,即手术时皮瓣掀起的解剖层次。②皮瓣切取面,即皮瓣切取时应定出的四周界线。③最大面积,即所能切取皮瓣的最大面积。

(二)术中皮瓣切取

术中,需要无创性地解剖、游离供区组织及受区血管,可用亚甲蓝在皮瓣供区画出外形,应比缺损处实际面积稍大,以预防皮瓣转移后收缩。切取皮瓣时,应操作轻巧,避免损伤组织,切不可损伤神经。血管蒂应足够长,同时尽量缩短皮瓣的缺血时间,一般在受区基底创面和吻合血管准备好后再断蒂。血管吻合应力争一次成功,避免吻合口内形成血栓。皮瓣缝合前要充分止血,防止血管蒂扭曲、旋转、过长、过短及受压。注意血管蒂的方向、张力,在隧道内无受压。

转移皮瓣后,应将供皮区创面直接缝合,若有张力则需用游离皮片移植,不要有创面暴露,以免引起感染。需断蒂者一般在术后3~4周进行。

（三）术后处置和护理

1.正确识别与处理血管危象

术后 72 h 内是游离皮瓣最容易发生血管危象的时候,应从以下方面辨别。

（1）颜色:皮瓣应与供区皮肤颜色相一致。若变暗、发紫,提示有静脉淤血;若显苍白色,提示有动脉缺血。

（2）温度:皮瓣温度不应低于正常皮温 3～6 ℃。

（3）皮纹:皮瓣有正常的皮纹皱褶,血管危象时皮瓣肿胀,皮纹消失。

（4）质地:皮瓣可有轻度肿胀。若皮瓣肿胀明显、质地变硬,应考虑血管危象。

（5）毛细血管充盈试验:皮瓣血管危象早期或较轻时,表现为轻度的充血或淤血现象,以手指轻压,放开后可见变白的区域再度泛红,该过程超过 5 s 提示微循环功能很差,需要紧急处理。

（6）针刺出血试验:无菌状态下,以 7 号针头刺入皮瓣 0.5 cm,适当捻动针头,拔起后轻挤周围组织,如见鲜红血液流出,提示动脉血供良好,否则提示血管危象。

2.预防血管危象的措施

（1）保温护理:术后保温尤为重要,皮瓣局部予以 60 W 烤灯持续照射 7～10 天,距离为 30～40 cm。用无菌巾遮盖灯罩和皮瓣,使之保暖,但要注意烤灯距皮瓣不要太近,以免烫伤。夏季应间歇照射。

（2）术后体位:术后的正确体位是保证皮瓣血供和静脉回流、促进皮瓣成活的重要措施。术后应保持患肢高于心脏,抬高患肢 10°～15°,维持功能位或根据手术部位适当调整,以保证动脉供血且有利于静脉回流。禁止患侧卧位,防止皮瓣受压或牵拉。尽量采取让患者舒适的体位,要经常巡视患者,特别是熟睡患者,注意保持其体位,同时向患者解释体位固定的重要性,使其密切配合治疗。

（3）疼痛护理:疼痛可使机体释放 5-羟色胺,5-羟色胺有强烈的缩血管作用,不及时处理可致血管痉挛或血栓形成,故术后应及时给予止痛。皮瓣移植处局部包扎固定,保护肢体,避免活动时损伤皮瓣,引起疼痛;包扎不要过紧,以防压迫。术后所有的治疗与护理操作均需动作轻柔,如注射、输液、换药、拔引流管等,以尽量减轻患者的疼痛。

（4）有效血液循环:血容量不足可使周围血管收缩,从而影响皮瓣血供,威胁再植组织存活。故术后应注意观察患者的生命体征及全身情况,补足血容量,同时予以抗痉挛、抗血栓等治疗,注意观察药物疗效及不良反应。

（5）预防伤口感染:早期及时、合理应用抗生素,严格无菌操作,保持敷料清洁干燥,保持皮片引流通畅,观察引流液的颜色、量和性质并做好记录,防止皮瓣空隙处积血,影响皮瓣成活。嘱患者进食高蛋白、高热量、高维生素饮食,增强抵抗力,以利于组织修复。同时,要加强基础护理,预防压疮;病房每日进行空气消毒,定时开窗通风。

（6）一旦出现血管危象要及时处理,必要时再次行手术探查。

第四节　皮瓣移植术的临床应用

皮瓣自身有血液供应,同时又有皮下脂肪组织,具有一定厚度,因此已被广泛用于修复有肌腱、骨、关节、血管、神经等组织外露的新鲜或陈旧性创面。对于紧贴骨面的疤痕或合并有溃疡的瘢痕,如果需要加强局部软组织的厚度,或后期需要进行肌腱、神经、骨、关节等组织的修复,也应该施行皮瓣修复。此外,皮瓣移植术也可在畸形矫正过程中用于修复皮肤缺损、重建指(趾)蹼等特殊部位的组织结构。

一、上肢皮肤软组织缺损的修复

对上肢皮肤和软组织缺损的修复,应遵循利于功能、外观的恢复,手术方法相对简单,疗程较短,对供区损害较小的原则。术者需要具备娴熟的显微外科操作技术,采用恰当的游离皮瓣、组织瓣移植或带蒂移植来修复缺损。供上肢修复的游离皮瓣供区较多,可以根据缺损的大小、部位及深度来决定。在急诊或显微外科手术条件不太完善的情况下,可采用局部岛状皮瓣转位或逆行岛状皮瓣转移,这两种方法操作简便,效果亦令人满意,缺点是供区部位外露,切取皮瓣植皮后残留瘢痕,影响美观。

（一）上臂软组织缺损的修复

上臂严重撕脱伤比较少见,常与前臂损伤同时存在。因上臂接近肩胛部和胸背部,因此以带血管蒂皮瓣或肌皮瓣修复为主。侧胸皮瓣或背阔肌皮瓣带蒂转移方便,手术安全可靠,而且供皮面积大,完全可以满足皮肤缺损的长度和宽度要求,术后护理也很方便。如果肌肉严重损伤,可以用带蒂背阔肌皮瓣移位。若同时皮肤撕脱广泛,单纯用背阔肌皮瓣无法完全覆盖深部组织时,可以采用巨大的侧胸皮瓣与背阔肌皮瓣联合移位修复。只有在无法采取带血管蒂皮瓣修复时,才考虑远处游离皮瓣或肌皮瓣移植。

（二）前臂软组织缺损的修复

前臂和手部受伤的机会较多,特别是机械因素造成的前臂碾轧伤和旋转撕脱伤,患者的皮肤和深部软组织常伴有毁损或撕脱,即使不撕脱,其挫灭的组织大部分也都失去活性,导致清创后出现广泛的软组织缺损,使骨骼、肌腱、神经、血管等结构外露。这类创面不能进行游离皮片移植,需要用带蒂皮瓣或游离皮瓣修复。

大多数四肢和躯干部位的皮瓣供区均可行前臂皮肤缺损组织的修复。肩胛皮瓣、背阔肌皮瓣是首选的供区,其次是髂腹股沟皮瓣、下腹壁皮瓣、胸外侧皮瓣等。股前外侧皮瓣也是可供选择的良好皮瓣,其供区较隐蔽,切取面积大,不牺牲主干动脉,还可以带有肌肉和阔筋膜,在修复皮肤缺损的同时还能修复肌肉/肌腱缺损(见图 14-4-1)。当上肢皮肤和皮下组织广泛缺损,同时伴有大段血管缺损时,为挽救肢体、重建血供,可选择对侧上肢的桡动脉或尺动脉皮瓣移植,或小腿内侧皮瓣移植,在修复皮肤缺损的同时,也完成了对血管缺损的修复。

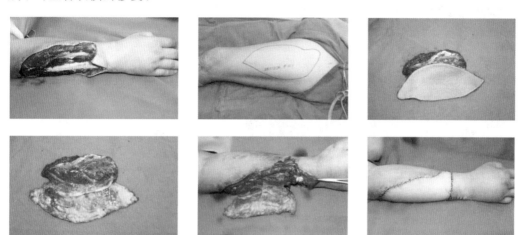

图 14-4-1　股前外侧皮瓣同时修复前臂背侧皮肤缺损合并伸肌肌群缺损
（海南中德骨科医院的丁治红医师供图）

　　采用吻合血管的游离皮瓣、肌皮瓣移植修复前臂广泛损伤,手术可一次完成,避免带蒂皮瓣长时间固定肢体给患者带来的痛苦。该手术一般适用于损伤面积 20 cm×10 cm 左右,尺动脉和桡动脉有一组健全、另一组可作为受区的血管吻合者。

　　腹部大型轴状皮瓣由多根直接皮动脉供血,血运丰富,如由上腹部进入皮瓣的供血动脉、双侧胸外侧动脉和胸廓内动脉,甚至还有肋间动脉参与。下腹部供血动脉有旋髂浅动脉、腹壁浅动脉和会阴浅动脉。腹部大型轴状皮瓣可作为以上腹部和下腹部为蒂的顺行或逆行皮瓣转位,此类皮瓣适用于手及前臂严重碾压、撕脱造成的大面积、非环形软组织缺损。清创后,根据创面的情况,在腹部设计相应的腹部大型轴状皮瓣,蒂部的位置因受伤部位而异,桡侧或掌侧的皮瓣适合蒂在上方的顺行皮瓣,背侧或尺侧创面则做蒂在下方的逆行皮瓣。

　　（三）手部皮肤软组织缺损的修复

　　多种因素均可导致手部的皮肤缺损,使肌腱、骨、关节外露。急诊清创后,首个非常重要的问题就是皮肤覆盖。早期应消除创面,争取一期愈合,这样可以预防感染,避免肌腱、骨坏死;还应开展早期功能锻炼,预防晚期疤痕粘连与挛缩等。对较小的骨端或骨面外露,可利用周围筋膜等软组织瓣覆盖后游离植皮,但大面积挤压撕脱伤伴有开放性骨折及肌腱、重要的血管、神经损伤外露时,则应采用皮瓣转移或游离皮瓣转移的修复方法。

　　手指末节指端损伤时,为了保留长度,可做局部推进皮瓣。手指皮肤缺损可做局部指动脉背侧支或筋膜蒂翻转皮瓣（见图 14-4-2）、掌背动脉皮瓣（见图 14-4-3）、邻指皮瓣、鱼际皮瓣、腹部带蒂皮瓣等,以及各种游离皮瓣修复缺损。

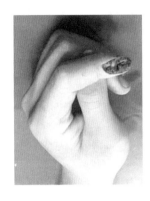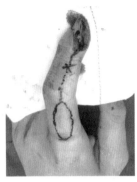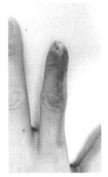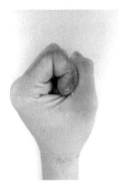

图 14-4-2　食指末节刀切伤,部分组织缺损,局部筋膜蒂翻转皮瓣修复
（上海长征医院骨创伤科的张荣峰医师供图）

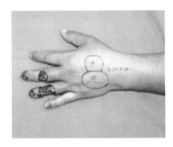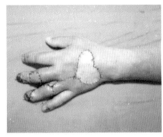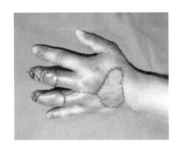

图 14-4-3　中指、环指背侧皮肤缺损,采用掌背动脉分叶皮瓣修复
（海南中德骨科医院的丁治红医师供图）

　　手部皮肤缺损可选用前臂供区的皮瓣,如前臂骨间背侧皮瓣、尺侧皮瓣、桡动脉腕上支皮瓣,作为岛状皮瓣逆行移植,以修复手部皮肤软组织。前臂供区皮瓣血供丰富,不需要吻合血管,手术操作简便,时间短,在修复手部皮肤软组织缺损中有其独特的优越性,特别适合作为急诊皮瓣;缺点是供区部位外露,切取皮瓣植皮后残留瘢痕,有碍美观。吻合血管的小腿内侧或外侧皮瓣、股前外皮瓣（见图 14-4-4）或足背皮瓣供区隐蔽,皮瓣较薄,皮肤弹性好,可带感觉神经,能恢复手的感觉功能。

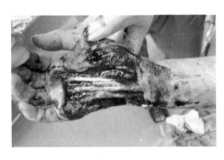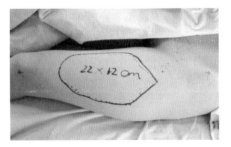

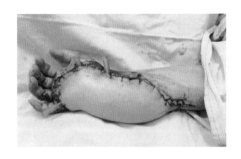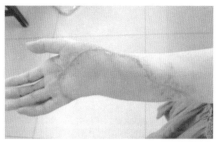

图 14-4-4 车祸伤致手部、腕部大面积皮肤缺损,股前外皮瓣修复
(上海长征医院骨创伤科的张荣峰医师供图)

随着显微外科技术与穿支皮瓣研究的发展,腹部游离皮瓣可以最大限度地降低供区损伤,皮瓣的选择更加精细化。腹股沟区皮瓣的血管蒂主要由旋髂浅动(静)脉及其发出的穿支血管组成。利用旋髂浅动脉浅支蒂腹部穿支皮瓣修复手部创面缺损,较常规腹部皮瓣的供区损伤更小,手术时间更短,是修复手部中小面积皮肤软组织缺损的较好方法,临床效果良好。

对于手掌皮肤缺损,如果从皮肤质地、色泽及术后功能外观的角度来衡量,那么足底内侧皮瓣是最合适的。全手皮肤套状撕脱伤可选用带腹壁下血管的岛状胸脐皮瓣。

二、下肢皮肤软组织缺损的修复

下肢创伤性皮肤软组织缺损最多见于小腿,其次是膝部。大腿部由于肌肉丰富,一般植皮即可,即使有部分软组织缺损,大部分也都能用局部皮瓣、肌皮瓣修复。

(一)膝部皮肤软组织缺损修复

膝关节周围缺少肌肉保护,皮下即为骨、关节、血管、神经等重要结构。因此,膝部的开放性损伤必须在清创后予以一期闭合创面。当皮肤缺损不能一期闭合时,需要用显微外科技术的皮瓣、肌皮瓣转移或移植的方法修复(见图 14-4-5),常用方法有以下几种。

(1)带血管蒂的腓肠肌肌皮瓣。根据需要,可用腓肠肌外侧头或内侧头肌皮瓣,也可两者同时应用。带血管蒂的腓肠肌肌皮瓣用于膝部时,由于旋转弧度很大,故最好将起点切断,仅保留神经血管蒂相连。肌皮瓣转位后,留下的创面可用游离皮片移植修复。

(2)膝内侧皮瓣。膝内侧皮瓣又称为隐动脉皮瓣,其血管蒂较长,皮肤质地良好,适于修复膝部及腘窝的皮肤缺损。因其不带肌肉,外观不臃肿,而且可作为带血管蒂的岛状皮瓣带蒂转移,故旋转范围较大,覆盖创面较方便。

(3)股前外侧逆行岛状皮瓣。以旋股外侧动脉降支为蒂的股前外侧皮瓣移植,旋股外侧动脉降支与膝关节周围动脉有多种吻合类型,主要与膝外上动脉吻合,可以做成逆行岛状皮瓣,修复膝关节的软组织缺损。

(4)小腿内侧皮瓣。以胫后动脉为蒂的小腿内侧皮瓣翻转至膝部,可以修复膝前、膝内侧及腘窝的较大皮肤缺损。缺点是需牺牲主要血管胫后动脉,故必须在胫前动脉及腓动脉完好的情况下才可考虑使用。

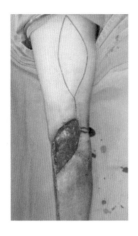
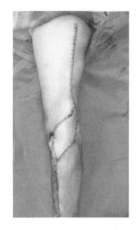
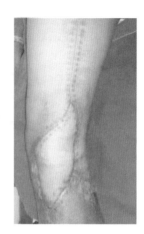

图 14-4-5　车祸外伤术后遗留膝外侧部皮肤缺损，采用股后外侧穿支皮瓣修复膝关节创面
（海南中德骨科医院的丁治红医师供图）

（二）小腿皮肤软组织缺损修复

小腿胫骨前侧位于皮下，骨折多发，骨折端常向前方刺出，造成皮肤软组织挫伤。如创面较大且伴骨外露，则需肌瓣、岛状皮瓣、岛状肌皮瓣转位，或游离股前外皮瓣、肩胛皮瓣、侧胸皮瓣移植修复。腓肠肌内侧头肌皮瓣顺行可修复小腿上段的皮肤缺损，逆转肌瓣可修复小腿中下段的皮肤缺损。小腿穿支（"螺旋桨"）皮瓣的应用越来越广泛，可以修复大部分小到中度的皮肤缺损（见图 14-4-6），不需要牺牲主干动脉，也不需要吻合血管。

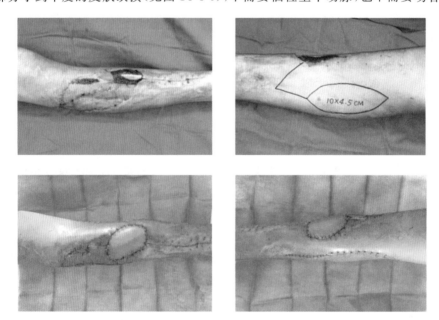

图 14-4-6　小腿外伤术后遗留胫前皮肤缺损伴骨外露，采用小腿内侧胫后动脉穿支皮瓣修复
（海南中德骨科医院的丁治红医师供图）

对于小腿中下段的严重软组织缺损的创面,由于局部血管损伤或软组织条件较差,当无法用局部转移皮瓣或游离皮瓣转移修复时,可用交腿皮瓣修复(见图 14-4-7),术后双下肢固定 4 周断蒂。

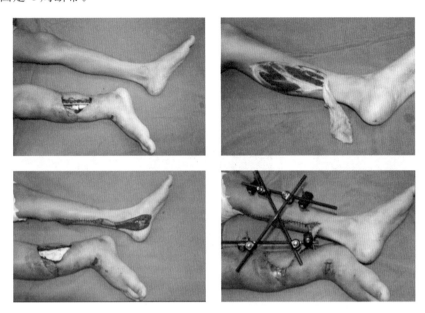

图 14-4-7　右小腿完全离断再植术后遗留皮肤缺损,采用左侧小腿胫后动脉内踝上穿支
提供血运的交腿皮瓣修复(海南中德骨科医院的丁治红医师供图)

(三)足踝部皮肤软组织缺损修复

踝部皮肤缺损可用内踝上或外踝上皮瓣修复,也可用腓肠神经营养皮瓣逆行修复(见图 14-4-8)。以足背动脉为蒂的足背岛状皮瓣翻转可修复踝部、足部的皮肤缺损,但必须在胫后动脉通畅、足部血运良好时方可应用。

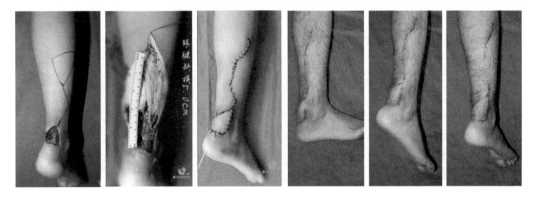

图 14-4-8　腓动脉穿支皮瓣联合腓肠肌腱膜修复跟腱缺损(长度约 5 cm)合并皮肤缺损,
术后足部活动良好,跖屈有力(海南中德骨科医院的丁治红医师供图)

足部皮肤的解剖结构和生理要求对创伤后皮肤缺损的修复有不同标准。足背皮肤和皮下组织薄而疏松,外伤时易撕脱,造成肌腱、血管、神经、骨及关节外露,如不及时修复,很容易发生感染、坏死。面积较大的缺损最好用皮瓣修复,常用的皮瓣为肩胛皮瓣、股前外皮瓣(见图 14-4-9)、腹股沟皮瓣(见图 14-4-10)等。较小的皮肤缺损也可采用腓肠神经营养皮瓣、内踝上或外踝上皮瓣修复(见图 14-4-11)。足跟部皮肤坚韧耐磨,皮下脂肪致密,皮肤活动度小,最好带有感觉神经,不然极易形成溃疡。首选足底内侧皮瓣修复,当存在足跟部合并周围皮肤软组织缺损,同侧足底内侧动脉走行区域皮肤缺损,对侧足底内侧皮瓣不足以覆盖创面时,可选用足底内侧皮瓣串联股前外侧穿支皮瓣修复创面。

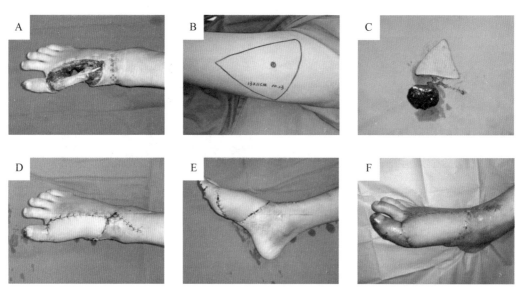

A.右足内侧足背、足底皮肤及软组织完全缺损;B.设计股前外皮瓣;C.切取的肌皮瓣;

D.E.肌皮瓣修复缺损;F.拆线后的外观,皮瓣完全成活

图 14-4-9　股前外皮瓣修复足部皮肤软组织缺损(海南中德骨科医院的丁治红医师供图)

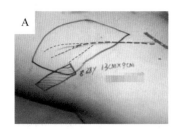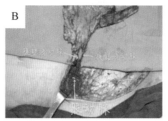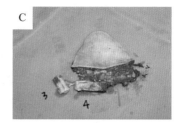

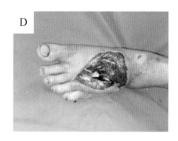
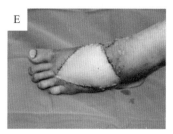
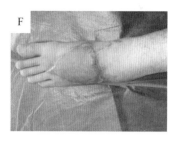

A.皮瓣设计点、线、面；B.切取皮瓣；C.切取皮瓣后；D.足部第 3～4 跖骨合并足背皮肤缺损；

E.腹股沟皮瓣复合髂骨瓣修复缺损；F.术后 3 个月随访

图 14-4-10　腹股沟皮瓣复合髂骨瓣修复第 3～4 跖骨合并足背皮肤缺损

（海南中德骨科医院的丁治红医师供图）

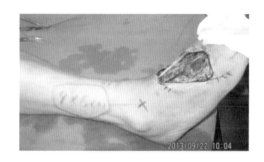
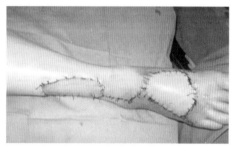

图 14-4-11　外踝上皮瓣修复足背皮肤缺损合并肌腱外露

（海南中德骨科医院的丁治红医师供图）

（潘攀　张荣峰）

参考文献

［1］陈占斌,曹广超,杨龙,等.带阔筋膜游离股前外侧皮瓣修复伴肌腱缺损的创面[J].实用手外科杂志,2021,35(3):320-323.

［2］刘林峰,臧成五,丛锐.应用旋髂浅动脉浅支为蒂的穿支皮瓣修复手部皮肤缺损[J].中华手外科杂志,2020,36(2):140-141.

［3］吕乾,朱跃良,浦绍全,等.足底内侧皮瓣串联股前外侧穿支皮瓣移植修复足跟及周围软组织缺损[J].中华显微外科杂志,2020,43(6):549-552.

［4］韦平欧,谭海涛,江建中,等.足背皮瓣带趾伸肌腱修复手背皮肤肌腱缺损 20 例[J].中华显微外科杂志,2013,36(4):394-395.

[5] 肖添有,司徒朴,赵克森.真皮下血管网皮瓣的基础研究进展[J].中华整形烧伤外科杂志,1997(4):291-293.

[6] 邢帮荣,史德海,庄泽.同种异体肌腱联合股前外侧皮瓣一期修复手背软组织缺损[J].中华显微外科杂志,2013(1):24-27.

[7] 杨光,田晓菲.并指分指术中重建指蹼皮瓣的临床进展[J].中华整形外科杂志,2020,36(12):1405-1410.

[8] 杨柳,褚庭纲,吴蓓茸.薄型股前外侧穿支皮瓣个体化修复四肢创面[J].中国修复重建外科杂志,2018,32(11):1491-1493.

[9] 姚伟涛,蔡启卿,王家强,等.三种皮瓣修复足跟部恶性黑色素瘤术后缺损的疗效比较[J].中国修复重建外科杂志,2011,25(7):800-804.

[10] 赵洪顺,周倚墨,李永刚,等.背阔肌皮瓣转移腋窝成形联合瘢痕松解术在腋部严重瘢痕挛缩畸形治疗中的应用[J].中华解剖与临床杂志,2020,25(2):159-163.

[11] ELLABBAN M A, AWAD A I, HALLOCK G G. Perforator-pedicled propeller flaps for lower extremity reconstruction[J]. Seminars in Plastic Surgery, 2020, 34(3):200-206.

第十五章　蜇伤或咬伤

第一节　虫蜇伤

一、虫蜇伤概述

昆虫主要通过叮咬、寄生、吸血以及传播病原体等方式危害人类健康。常见的可引起皮肤损害的昆虫有蚊、人体虱、跳蚤、蜂、蚁、隐翅虫等。

二、虫咬皮炎

(一)病因与发病机制

蚊、跳蚤、白蛉、蠓虫、臭虫、人体虱等节肢动物的唾液中含有多种抗原成分,随叮咬注入皮肤内可引起变态反应而致皮炎。

(二)诊断

1.症状及体征

虫咬皮炎多见于夏秋季节,好发于暴露部位。皮损呈丘疹、风团或瘀点,亦可出现红斑、丘疱疹、水疱,皮损中央常有刺吮点,常呈散在分布或数个成群(见图 15-1-1)。患者自觉奇痒、灼痛,一般无全身不适,1 周左右可消退;严重者可有恶寒发热、头痛、胸闷等全身中毒症状。

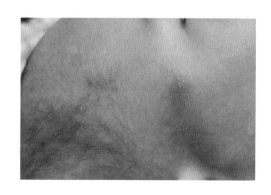

图 15-1-1　虫咬皮炎,皮损位于颞部,为丘疱疹,中央有刺吮点
(昆明医科大学附属儿童医院烧创伤整形外科供图)

2.实验室检查

部分患者可出现嗜酸性粒细胞比例增高,皮损继发感染可出现白细胞计数增高。

（三）鉴别诊断

1.水痘

水痘患者的皮损多位于头面部及躯干,呈向心性分布,丘疹、水疱、结痂同时存在,常有黏膜损害。发病前常有水痘患者接触史,发病时伴有低烧等全身症状,自觉不痒或轻痒,愈后常有色素沉着。

2.荨麻疹

荨麻疹表现为风团样皮损,呈鲜红或苍白色,形态不一,发作时间不定。虫咬皮炎的表现不是单纯风团,而是混合性损害,即风团丘疹或风团水疱。

（四）预防及治疗

1.预防

防治结合,注意保持个人及环境卫生,消灭臭虫、跳蚤、虱、蚊及其他昆虫。衣服和床上用品要常换洗、晾晒,儿童要避免去蚊虫多的地方玩耍。出门玩耍时注意穿长衣、长裤,皮肤暴露处可喷洒避蚊胺、驱蚊酯、柠檬桉油等驱蚊产品。

2.治疗

（1）局部治疗。局部治疗主要是抗炎止痒,外用炉甘石洗剂、氧化锌、薄荷醇或糖皮质激素乳膏等,也可用局部麻醉剂如利多卡因、苯佐卡因等。合并感染时,可根据药敏试验结果外用抗生素。

（2）系统治疗。对外用药物控制不佳者,可酌情口服抗组胺药,如马来酸氯苯那敏片、氯雷他定等,严重者可使用泼尼松。

三、隐翅虫皮炎

（一）病因与发病机制

隐翅虫皮炎是由于皮肤接触毒隐翅虫体内毒液而引起的线点状、条状或片状皮肤炎症。我国常见的三种毒隐翅虫是梭毒隐翅虫、青翅蚁形隐翅虫和黑足蚁形隐翅虫。隐翅虫（见图15-1-2）常栖息于草地腐木或石下,昼伏夜出,有向光性,虫体各段均有毒素。当虫体被击碎时,毒素沾染皮肤,患者往往于数小时内发病。

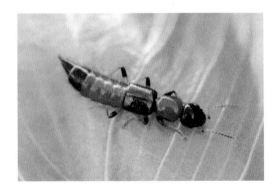

图 15-1-2　隐翅虫

（二）诊断

1.症状及体征

隐翅虫皮炎的皮损常发生于面颈部、胸、背、上肢、下肢等暴露部位。皮肤接触毒素后出现点片状、条索状水肿性红斑，上布密集丘疹、水疱、脓疱，部分可融合成片（见图15-1-3），抓破后可出现糜烂、结痂、坏死，有灼热、疼痛或瘙痒不适，严重者可出现发热、头痛、头晕、恶心、淋巴结肿大等全身症状。皮损位于眼周者可出现眼睑水肿、结膜充血，继发角膜炎、结膜炎；皮损位于腋窝、会阴部者可出现水肿，糜烂、渗出明显。病程为1～2周，脱痂愈合后可遗留色素沉着。

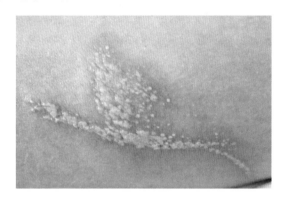

图15-1-3 隐翅虫皮炎的皮损表现

2.实验室检查

皮损面积较大或症状较明显者可出现白细胞计数升高、中性粒细胞比例升高和嗜酸性粒细胞比例升高。

（三）预防及治疗

1.预防

在学校、工地、社区粘贴隐翅虫图片，进行疾病宣教；搞好环境卫生，消灭住宅附近的杂草、垃圾等隐翅虫孳生地；安装纱窗、蚊帐等防虫设备，睡眠时熄灭室内灯光；尤其注意避免直接拍打在皮肤上的虫体。

2.治疗

接触部位应尽早用肥皂水清洗，外涂炉甘石洗剂、糖皮质激素乳膏，用3％的硼酸、1：8000的高锰酸钾溶液湿敷；有局部感染时，可外用莫匹罗星、夫西地酸软膏；发生眼部损害时，可用左氧氟沙星滴眼液、妥布霉素地塞米松眼膏等。

四、蜱咬伤

（一）病因与发病机制

蜱虫（见图15-1-4）常栖居于树林、草地、墙壁等处，当人或动物经过时，突然跳到人或动物身上伺机吸血，同时还可分泌抗凝剂和毒素至人或动物体内。蜱虫不仅吸血损害皮肤,而且是螺旋体、立克次体、病毒、细菌感染的媒介,可引起莱姆病、蜱传脑炎(也称森林脑炎)、斑疹伤寒、巴贝虫病等疾病。我国常见的蜱媒传染病主要有发热伴血小板减少征、人粒细胞无形体病、莱姆病、蜱传脑炎等。

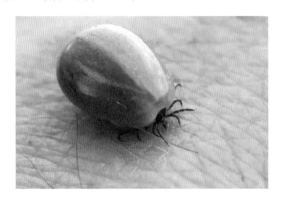

图 15-1-4 蜱虫

(二)诊断

1.症状及体征

(1)皮肤上有虫体停留是蜱虫咬伤患者的典型表现。叮咬后 24～48 h,患者可出现红斑、瘀点、瘀斑,严重者可出现水肿性红斑、丘疹、水疱、结节、溃疡,结节可持续数月或数年,可有疼痛、瘙痒等不适。

(2)蜱虫神经毒素可引起蜱麻痹,表现为上行性麻痹。患者可因呼吸中枢受侵而死亡,多见于儿童。

(3)蜱虫叮咬 1～2 天后,可出现发热、寒战、头痛、腹痛、呕吐等不适。

2.实验室检查

蜱虫咬伤致多器官功能障碍可出现白细胞计数升高、凝血功能异常、肾功能损害(血清肌酐、尿素升高)、心肌损害(血清肌红蛋白、血清乳酸脱氢酶、血清磷酸肌酸激酶、血清磷酸肌酸激酶同工酶升高)、低蛋白血症(总蛋白、血清白蛋白降低)等。

(三)预防及治疗

1.预防

消灭家禽和牲畜体表的蜱,喷洒杀虫剂;加强个人防护,进入林区或野外作业时穿长衣长裤,注意遮盖颈部,选择浅色衣物,以便发现附着在衣物上的蜱虫;裸露皮肤表面涂抹邻苯二甲酸丁酯,以驱避蜱虫。

2.治疗

(1)局部行消炎、止痒、止痛等对症处理。

(2)附着于皮肤的蜱不可强行拔出,以免撕伤皮肤或将口器折断留在皮内而引起继发损害,可用乙醚、松节油、氯仿、煤油涂在蜱的头部使其自行脱离,或用凡士林、液体石蜡、甘油厚涂蜱的头部使其窒息而亡。若口器断于皮肤内,要手术取出。

(3)出现全身症状时,可系统使用抗组胺药、糖皮质激素;出现多器官功能障碍者,需根据具体症状对症治疗。

五、蜂蜇伤

蜂的类型有很多,常见的蜇人蜂有胡蜂、蜜蜂、土蜂等,蜂尾均有刺器和毒腺。

（一）病因与发病机制

蜂尾的刺器与蜂体后部数节的毒腺相通。蜂蜇人时,毒刺刺入皮肤,将毒液注入皮肤内。毒液可分酸性和碱性两种,酸性毒液中含有盐酸、蚁酸、正磷酸等,碱性毒液中含有神经毒素。毒液可引起严重的全身变态反应、溶血、横纹肌溶解,严重时可导致多器官功能障碍。

（二）诊断

1.症状及体征

皮肤被蜂类蜇伤后,局部表现为红肿、疼痛、瘙痒不适,可发生风团或水肿,被蜇伤处中央有一淤点,严重者局部可出现硬化、化脓及坏死,若多处被蜇伤可产生大面积显著的水肿,并伴有剧痛。除有局部症状外,还可出现不同程度的全身症状,如肺水肿、休克、多器官功能衰竭,患者常于数小时内或数日后死亡,因此对有全身症状者,要及早进行治疗。

2.实验室检查

蜂蜇伤致多器官功能障碍者可出现白细胞计数升高、肾功能异常(血肌酐、血尿素氮升高,血尿、蛋白尿)、心肌损害(肌酸激酶、肌酸磷酸激酶同工酶、乳酸脱氢酶、α-羟丁酸脱氢酶升高)、肝功能异常(谷丙转氨酶、谷草转氨酶、总胆红素、直接胆红素升高)、凝血功能异常(凝血酶原时间、活化部分凝血酶原时间延长)、贫血(血红蛋白降低)等。

（三）预防及治疗

1.预防

与蜂类接触时穿长袖衣服,戴披肩、面罩及手套。蜂类在飞行时不要追捕,教育儿童不要玩耍蜂巢。

2.治疗

(1)检查患处,如发现有毒刺应立即拔除,然后用清水或生理盐水清洗。

(2)若为蜜蜂蜇伤,则其毒液为酸性,局部可涂肥皂水、3%～10%的氨水或5%～10%的碳酸氢钠溶液;若为黄蜂蜇伤,则其毒液为碱性,局部可涂食醋或弱酸性液体。

(3)止痛消肿,24～48 h内给予局部冰敷,疼痛剧烈时可于患处皮下注射盐酸吐根碱溶液 3 mL,或 1%～2%的普鲁卡因 2～4 mL,于蜇伤近端或周围皮下注射,也可口服抗组胺药及止痛药。

(4)对有休克等严重全身反应者要立即抢救,用 1∶1000 的肾上腺素 0.3～0.5 mg (儿童为 0.01 mg/kg,不超过 0.3 mg)皮下或肌内注射,15 min 后可重复一次;氧化可的松 100～200 mg、甲泼尼龙 40～80 mg 静脉滴注。

（5）出现溶血、横纹肌溶解等症状时，可予等渗晶体液静滴，以扩容并水化尿液，增加尿量，促进毒素排出；或用5％的碳酸氢钠溶液静滴以碱化尿液，防治急性肾损伤。

（6）发生多器官功能障碍时，可选择血液灌流、血浆置换、连续肾脏替代治疗、血液透析等方式净化血液。

（7）蜂蜇伤创面若长期不愈合，可选择手术治疗。

【典型病例】

病例简介：患儿男性，13岁零9个月。因蜂蜇伤后尿少30 h、气促12 h入院。患儿于2020年9月5日12时被大黄蜂蜇伤，伤后全身出现多处针尖大小的皮损，局部感觉红肿、灼热，后立即出现颜面部肿胀。送至当地医院就诊，予输液治疗（具体不详），次日凌晨出现气促、呼吸困难，时有咳嗽，伴恶心、呕吐（6～7次，非喷射性），呕吐物为口水及胃内容物，无咖啡渣样物及呕血，小便1次，为酱油色尿，为进一步治疗转院。

查体：体温36.0 ℃，心率113次/分，呼吸困难，经皮氧饱和度90％，血压151/108 mmHg，体重58 kg。一般情况及精神极差，呈深度昏迷状态，Glasgow评分3分，对声、光刺激均无反应，疼痛刺激回缩弱。全身皮肤轻度黄染，头部及四肢可见蜂蜇伤口，以头部为主。部分伤口有脓性分泌物，头面部肿胀明显，双眼肿胀，不能自主睁眼，双结膜充血，巩膜略黄染。咽部及颈部检查不能完成（颈部肿胀明显）；呼吸困难，三凹征（＋）；双肺呼吸音粗，未闻及干、湿性啰音；余无特殊。

辅助检查：血气分析：pH值为7.36，二氧化碳分压32.37 mmHg，氧分压106.73 mmHg。血细胞分析：白细胞计数25.61×10^9/L，中性粒细胞计数23.35×10^9/L。降钙素原12.85 ng/mL。凝血指标：D-二聚体1.06 μg/mL，纤维蛋白原4.18 g/L。心肌标志物：高敏肌钙蛋白T 29.94 pg/mL，肌红蛋白3000 ng/mL。电解质＋肝功＋肾功＋心肌酶＋葡萄糖检测：丙氨酸氨基转氨酶979 U/L，天门冬氨酸氨基转氨酶1651 U/L，总胆红素69.0 μmol/L，直接胆红素18.2 μmol/L，总胆汁酸35.4 μmol/L，尿素19.73 mmol/L，尿酸735.3 μmol/L，肌酐328.54 μmol/L，乳酸脱氢酶3671 U/L，乳酸脱氢酶同工酶599 U/L，α-羟丁酸2268 U/L，肌酸激酶1230 U/L，肌酸酶同工酶949 U/L，钾5.54 mol/L，镁0.98 mol/L。

临床诊断：急性肾损伤（Ⅲ期），呼吸衰竭，蜂蜇伤，肝功能障碍，脑功能障碍，心肌损害，凝血功能异常。

治疗经过：①呼衰治疗：经口气管插管，呼吸机辅助呼吸，持续心电、动脉血压、血氧饱和度监测。②急性肾损伤（Ⅲ期）治疗：呋塞米20 mg利尿，碳酸氢钠1 mL/kg碱化尿液，血液滤过及血液透析清除毒素，减少炎性介质。③保护重要脏器：还原型谷胱甘肽1.2 g qd＋丁二磺酸腺苷蛋氨酸1 g qd护肝；甘露醇2.5 mL/kg q8h脱水保护脑细胞；维生素C 3 g qd营养心肌；乌司他丁10万单位/次 q8h抗炎，甲泼尼龙琥珀酸钠0.5 g qd冲击稳定细胞膜；奥美拉唑20 mg qd保护胃黏膜。④纠正酸碱失衡及电解质紊乱：患儿病程中出现横纹肌溶解、电解质紊乱（高钾、低钙、低钠、低氯、高镁血症）、失代偿性代谢性酸中毒，加用葡萄糖酸钙拮抗钾离子、纠正低钙血症，碳酸氢钠纠正代谢性酸中毒、促进钾离子排出，低钠、低氯予以补充浓钠溶液对症治疗。⑤纠正贫血：因凝血功能异常，患儿出现中度贫血，输注悬浮红细胞。⑥感染预防：头孢哌酮舒巴坦 40 mg/kg q12h 用药，蜂蜇伤口外用"季德胜蛇药片"及"莫匹罗星软膏"。⑦创面处理：伤后 24 天，患儿全身症状好转，头皮多处蜂蜇伤口不愈合，行"头皮残余创面清创缝合术"，术后 2 周患儿头皮创面愈合出院（见图 15-1-5）。

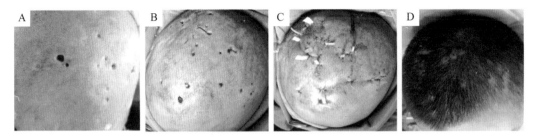

A.伤后 1 个月创面化脓、坏死及窦道；B.清创术后；C.术口皮下留置引流片；D.术后 2 周创面愈合

图 15-1-5　头皮蜂蜇伤创面（昆明医科大学附属儿童医院烧创伤整形外科供图）

（麻艺群　付晋凤）

第二节　宠物咬伤

随着社会的发展和人们生活水平的提高，我国居民对于宠物饲养的热情持续高涨。在宠物中，占比最高的是猫狗。据统计，2019 年我国城镇猫狗数量已达 9915 万只，并有逐年增多的趋势，与之对应的是流浪猫狗数量的激增。同时，鼠类和两栖爬行类宠物也逐步进入大众视野，饲养数量日渐增多。在此环境下，宠物咬伤事件也在不断增加。

一、犬咬伤

（一）流行病学

犬咬伤是指犬齿咬合、切割人体组织导致的皮肤破损、组织撕裂、出血和感染等损伤。犬咬伤不仅可以导致复杂、严重的伤口和并发症，还可以导致机体组织/器官损毁、身体残疾甚至死亡。犬咬伤是急诊外科常见外伤，全世界每年有近亿人次被犬咬伤。我国是世界上犬只数量最多的国家，2012 年就达到 1.3 亿只，每年被犬咬伤的人数超过 1200 万。

犬咬伤是狂犬病病毒最主要的传播方式，不夸张地说，狂犬病的病死率高达 100%。全世界每年因狂犬病死亡的人数约 5.9 万，99% 的人狂犬病病例是由犬只传播的，极少部分是通过野生动物（如狐狸、狼、豺、蝙蝠、浣熊、臭鼬等）传播的。近年来，虽然我国的狂犬病病例数逐年下降,但我国仍然是世界卫生组织认定的狂犬病高风险国家之一。狂犬病仍居我国 37 种法定报告传染病死亡人数前列,对我国人民群众的身心健康和社会安定造成了危害。

(二)诊断

1.犬咬伤临床表现

犬咬伤导致的伤口多种多样,从小伤口到较大且复杂的伤口均可能出现,如划伤、穿刺伤、撕裂伤等。大型犬咬合时可产生强大力量并伴有撕扯,可导致被咬者严重受伤。致死性损伤通常发生在幼儿头颈部,或见于幼儿重要器官的直接贯穿伤。大龄儿童或成人被犬咬伤时,面部、四肢(尤其是优势手)是最易受伤的部位(见图 15-2-1)。性别上,男性受伤概率比女性略高。

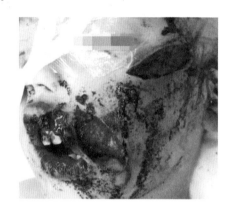

图 15-2-1　犬咬伤致面部撕裂伤(昆明医科大学附属儿童医院烧创伤整形外科供图)

2.伤口感染特征

犬咬伤的创口感染率高达 18%～25%,咬伤伤口感染的临床表现包括发热、红肿、压痛、脓性分泌物和淋巴管炎,并发症包括皮下脓肿、手部间隙感染、骨髓炎、脓毒性关节炎和菌血症。感染的全身体征包括发热和淋巴结肿大等。局部蜂窝织炎可亚急性发作,损伤后 24～72 h 开始出现,其中不到 20% 的患者会发生全身性感染,感染可能累及骨、关节、血液和脑膜。咬伤后治疗不及时是导致感染的重要因素。受伤后超过 24 h 就诊的患者很可能已经出现感染,并且就诊的原因往往是感染性症状或体征。

3.实验室检查

对于有感染的犬咬伤伤口和出现全身性感染体征的患者,需要在接受抗生素治疗前进行需氧和厌氧菌血培养。发生蜂窝织炎、关节感染、骨髓炎或脓毒血症的患者,白细胞计数、C 反应蛋白、降钙素和红细胞沉降率均可增高,但这些指标正常也不能排除上述感染。

4.影像学检查

超声检查有助于识别感染伤口的脓肿形成情况,以及定位感染伤口内的异物。关节附近的深部咬伤有必要行 X 线平片或 CT 扫描检查,以评估骨/关节破坏以及异物证据。

对于明显感染的伤口,需行影像学检查,以判断骨/软组织损伤以及骨髓炎的相关改变。犬咬伤头部时,严重者可导致颅骨凹陷性骨折、颅内感染。因此,对于深及头皮的犬咬伤患者,尤其是对于 2 岁以内的婴儿,需要进行头部 CT 和(或)MRI 检查。CT 扫描显示颅骨骨折、刺穿颅骨外板、颅内积气,则表明有穿透伤的存在。

（三）治疗

犬咬伤伤口为污染伤口,属于破伤风高风险暴露伤口。患者的生命体征稳定后,需要及时对伤口内部进行彻底冲洗、消毒以及后续外科处置,这对预防狂犬病、避免继发细菌感染具有重要意义。

1.生命体征评估

犬咬伤的软组织损伤严重、并发症多,伤情复杂,严重者可危及生命。对危及生命的患者,首先要稳定生命体征,关键在于维持气道通畅,给予呼吸支持,稳定血流动力学,控制出血。

2.创面处理

(1)创口评估:所有犬咬伤创口均应仔细探查。由于犬强大的咬合力和撕扯力,所致的严重咬伤软组织损伤严重,伤情复杂。即使表面看起来并不引人注目的穿刺伤,也可能并发重要的神经、血管、肌腱、韧带甚至骨骼损伤。因此,所有的犬咬伤创口均需进行仔细探查,避免遗漏严重的合并损伤。对于有活动性出血的伤口,应给予直接压迫止血,并应在伤口远端区域进行神经血管评估。深至重要结构的伤口应作为严重穿透伤处理。

(2)创面冲洗及清创:狂犬病病毒经皮肤或黏膜破损处侵入机体后,对神经组织有强大的亲和力。病毒不随血流传播,在伤口局部肌细胞停留至少 72 h(最长可达 2 周以上)才能进入末梢神经,并沿神经轴索向心性扩展,这就给冲洗伤口中的病毒和阻止病毒进入末梢神经提供了有利时机。

急诊处理时,可先用肥皂水或其他弱碱性清洗剂和流动的清水交替清洗所有咬伤处约 15 min,然后用无菌纱布或脱脂棉将伤口处残留液吸尽。对面部、会阴部及婴幼儿创面,采用 3% 的过氧化氢溶液、0.1% 的新洁尔灭、络合碘生理盐水反复冲洗 10～15 次约 30 min,同时排出伤口积血、淤血、积液,清除异物,剪除失活组织,使伤口内无出血和异物。其他部位可采用 20% 的肥皂水、75% 的酒精、2% 的碘酒或生理盐水反复冲洗,可以灭活伤口局部残存的狂犬病病毒。通过有效的伤口清洗加立即接种狂犬病疫苗并完成暴露后预防程序,99% 以上的患者可以存活。

(3)创面修复:处理伤口不仅有利于保护重要解剖结构及功能恢复,同时也是预防伤口感染、预防破伤风和狂犬病的重要措施。在临床上,必须高度重视伤口处理,避免出现不必要的并发症。

①一期缝合。伤口缝合的方法因咬伤类型的不同而异:划伤及简单穿刺伤不需要一期缝合;单纯撕裂伤伤口可采取一期缝合;临床无感染,咬伤 6 h 以内的头面部伤口因美观需要,应尽量选择一期缝合。给予恰当的伤口处理对于接受伤口缝合患者的预后和降低感染风险极为重要。缝合咬伤伤口时,需要进行充分的冲洗、清创,并应植管或橡皮管

引流,必要时做对口引流以保证伤口充分引流,预防性应用抗生素治疗,密切随访。

②延迟缝合。对于犬咬伤 6 h 以上且污染严重的伤口,以及免疫机能受损、无脾或脾功能障碍、静脉淤滞、患有成人糖尿病等易感染的患者,感染风险较高,不建议进行一期缝合。早期治疗时进行伤口清洁和失活组织清创,将咬伤伤口开放引流,定时更换敷料,至受伤 72 h 后,可视伤口情况行延迟缝合。对于创面软组织缺损较大、感染风险较高的犬咬伤创面,早期彻底清创后可选择创面负压治疗,创面负压治疗能促进创面迅速生长,为后期植皮或皮瓣移植做好创面准备。伤口缝合既要能充分引流,又要有利于局部组织的功能恢复,如皮肤缺损严重者应转移皮瓣修复,特别是颜面部位,更应考虑伤后的整形美容。

(4)预防感染:预防感染的措施有以下几条。

①预防和治疗普通感染。预防性应用抗生素可减少一些犬咬伤的感染发生率,尤其是高危伤口(如深部刺伤),挤压伤相关的中度到重度伤口,在有静脉和(或)淋巴受损区域的伤口,手部、生殖器、面部、靠近骨或关节(尤其是手和人工关节)等部位需要缝合的伤口,发生在缺乏抵抗力的宿主身上的咬伤,等等。临床上常联合使用青霉素类抗生素＋甲硝唑静脉滴注预防感染,如果患者表现出青霉素过敏的情况,可以选择大环内酯类抗生素对患者进行干预。

②预防狂犬病。狂犬病是由狂犬病病毒感染引起的一种动物源性传染病,患者大多表现为特异性恐水、怕风、咽肌痉挛等,病死率几乎 100%。要想预防狂犬病,除伤口外科处置外,还需根据伤口暴露等级,接种狂犬病疫苗及应用被动免疫制剂。

③预防破伤风。犬咬伤伤口为破伤风易感伤口,尤其是穿刺伤及撕裂伤的伤口,应结合破伤风主动免疫史,评估是否需要注射破伤风被动免疫制剂。可注射 1500 U 破伤风抗毒素(TAT),或注射破伤风免疫球蛋白。

④处置咬伤感染。临床上,应密切观察患者的伤口情况,早期识别感染征象,并注意可能的病原体。如果咬伤伤口疑似被感染,应采取以下措施:①在应用抗生素前,取伤口分泌物和血液做需氧菌及厌氧菌培养;②如果已经形成脓肿或怀疑存在骨、关节或其他重要深部结构感染,可能需进行手术探查和清创术,引流物应送需氧菌及厌氧菌培养;③对接受口服抗生素治疗效果不佳、有全身感染症状或感染有进展的患者,应根据药敏试验结果更换敏感抗生素或更改为静脉给药。

(5)心理干预:对于犬咬伤患者及其家属,部分患者会出现恐惧、害怕犬类,其家属会出现自责、担心伤口愈合不良等心理问题,甚至出现创伤后应激障碍综合征(PTSD)。对于出现 PTSD 的患儿,如果没有给予积极恰当的干预,可能会导致大脑发育障碍、生物行为或社会行为异常。在治疗过程中,医护人员应对患者抱有同情之心,用温和的语气与患者交谈;对于头面部咬伤患者,待病情好转后,可选择适当的机会每天让其照镜子,建立后期康复的信心。

【典型病例】

病例简介:患儿男性,3 岁,被犬咬伤头面部 3 h 入院。

查体：患儿头皮多处撕裂伤，颅骨外露，头颅CT检查显示无颅骨骨折及颅内出血。

治疗经过：急诊全麻下行创面清创，用3％的过氧化氢溶液、碘伏、生理盐水反复冲洗创面，清除创面内异物，伤口周围浸润注射狂犬病免疫血清，创口5-0缝线一期缝合，留置皮下引流管3根，每根引流管均接20 mL注射器负压引流。术后静脉输注头孢唑林钠＋甲硝唑3天预防感染，术后2天拔出引流条，患儿伤口愈合良好，未出现感染（见图15-2-2）。

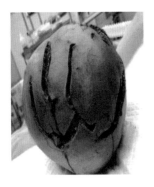 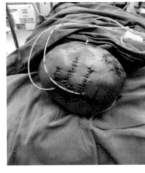 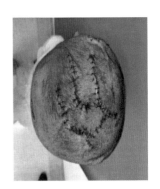

A.犬咬伤致头皮撕裂　　　　B.手术清创缝合　　　　C.术后7天伤口无感染

图15-2-2　犬咬伤头皮后一期缝合（昆明医科大学附属儿童医院烧创伤整形外科供图）

二、猫咬伤

猫咬伤是第二常见的哺乳动物咬伤。如果处理不当，猫咬伤可能会引发伤口感染和长期残疾等问题，严重者甚至可导致死亡。猫咬伤的主要部位集中在上肢，尤其是手部（占45％～63％）。据报道，猫咬伤的感染率为30％～50％，是犬咬伤的两倍，这很可能是因为猫的牙齿很细且锋利，能够穿透皮肤、肌腱及其鞘、关节囊和骨骼，形成脓肿、腱鞘炎、化脓性关节炎和骨髓炎。由于猫狗咬伤后感染的病原菌及处理方式有较多重合，故在此选择猫抓病作为主要介绍内容。

（一）流行病学

猫抓病又名猫抓热或良性淋巴网状细胞增多症，是一种主要由汉氏巴尔通体（*Bartonella Henselae*）引起的，以亚急性局部肉芽肿性淋巴结炎为主要特征的人畜共患的感染性疾病。猫抓病传播给人的方式主要为猫抓伤和咬伤，极少数通过黏膜接触的方式传播。据报道，全球每年猫抓病发病数超过万例，多见于青少年及儿童，其中80％在21岁以下，男性略多于女性。在温带和热带地区，该病常发于秋冬季。随着养猫人数的增多，本病的发病率有明显升高的趋势。据报道，在美国，估计猫抓病每年的发病人数约2.2万，全球每年猫抓病的发病人数超过4万。

（二）临床表现

多数猫抓病患者症状轻微，具有自限性，特点是孤立的淋巴结肿大伴发热。典型的猫抓病患者可在受伤部位形成丘疹或脓疱，继而于1～2周至数月内发生局部淋巴结炎，常出现头、颈或上肢淋巴结肿大，腹股沟部位少见，多有触痛，少数可化脓。部分患者伴有发热、全身不适、疲劳、肌痛、关节痛，有皮肤红斑、体重下降、肝脾肿大，甚至呈播散性猫抓病。

猫抓病为自限性疾病，多数患者在 6～8 周内自愈。5％～13％的猫抓病患者为非典型病例，可表现为皮疹、腮腺炎、乳房肿块、视网膜炎、中枢神经系统损害、面神经麻痹、胃肠炎、骨髓炎、肺炎、脊髓炎等，有免疫功能损害者尚可出现杆菌性血管瘤或紫癜、复发性菌血症。

（三）诊断

猫抓病的临床表现多样，容易误诊。目前，猫抓病通用的临床诊断标准是：①有猫或狗密切接触史，或有被猫或狗抓、舔或咬破皮肤史；②猫抓病皮肤抗原试验阳性；③其他原因引起淋巴结肿大的实验室检查阴性（如结核病、布鲁氏菌病、传染性单核细胞增多症、性病淋巴肉芽肿、淋巴瘤等）；④存在淋巴结组织活检的病理特征，即淋巴结内可见网状细胞增生、坏死性肉芽肿，并有多发性微小脓肿或星状脓肿形成，用沃辛-斯特里(Warthin-Starry)银染色和布朗-霍普(Brown-Hopp)染色可见到革兰氏阴性、嗜银性、多形性杆菌。以上四项中，具备三项者即可临床诊断为猫抓病。

基于安全及实用性问题，目前一般已不主张做猫抓病皮试。血清学检查由于方便、快捷、创伤少，是目前猫抓病病原学诊断的主要方法，其中以间接荧光抗体(IFA)法或酶联免疫吸附测定(ELISA)法为首选。有人比较过 IFA 法及 ELISA 法检测抗体的特异性，发现 ELISA 法较好，且可用于对病程及抗生素疗效的评估。在临床上，通过病理及病史诊断，发现 ELISA 法的实际可操作性较强。

（四）治疗

猫抓病为自限性疾病，一般预后良好。体外药敏试验发现汉氏巴尔通体对多种抗生素有较高的敏感性，包括青霉素类、头孢菌素类、氨基糖苷类、四环素类、大环内酯类、喹诺酮类、复方新诺明和利福平等。但在临床应用中，口服效果最好的是利福平、环丙沙星、复方新诺明和阿奇霉素，而庆大霉素则是最有效的静脉用药。为提高疗效、减少复发，对重症病例建议抗生素治疗时间应在 2 周以上，对免疫功能损害者（如艾滋病患者）的治疗时间应更长。此外，对并发中枢神经系统损害者，应用类固醇皮质激素可能对缩短病程、减轻症状有益。抗炎效果不好时可行淋巴结穿刺抽脓或切除术，但不宜切开引流，其疗效可能与病原体清除有关。

目前，猫抓的发病仍以散发为主，尚未见大规模流行的报道，但其发病率已呈现逐年上升的趋势。由于目前尚缺乏对猫抓病的了解，临床上误诊、误治较为普遍。一般认为，对不明原因导致的淋巴结肿大伴发热患者应考虑该病的可能。详细询问患者有无猫抓/咬伤史，以及尽早进行淋巴结组织活检有助于确诊。治疗方面，建议选用庆大霉素、利福平、环丙沙星、克拉霉素、复方新诺明和阿奇霉素，必要时也可考虑手术切除肿大的淋巴结。

（张梦思　付晋凤）

第三节　其他咬伤

一、蛇咬伤

(一)流行病学

世界上已知有毒蛇 650 余种,其中有剧毒的毒蛇达 195 种。我国已知的有毒蛇近 50 种,有剧毒的毒蛇 10 余种。据报道,我国每年毒蛇咬伤病例达 10 万人次,其中 73% 为中青年;蛇咬伤死亡率为 5%～10%,其中有剧毒的眼镜王蛇咬伤的死亡率达 90% 以上;蛇咬伤致残而丧失劳动能力者占 25%～30%。

近年来,国内关于毒蛇咬伤的流行病学研究和报道逐渐增多。毒蛇咬伤常发生在农民、渔民、野外作业人员和从事毒蛇养殖及研究的人员当中,山区儿童也时有受伤。在有受伤部位统计的报道中,高发部位基本集中在四肢,躯干、头部等部位较少见。在四肢咬伤中,大多数报道称下肢多于上肢。

(二)蛇毒的分类及其毒理

毒蛇的毒液分泌器官位于头部,有毒腺、排毒导管和毒牙。毒蛇咬人时,其腭肌收缩,挤压毒腺,毒液经排毒导管输送到毒牙,注入咬伤的创口,经淋巴和血液循环扩散,引起被咬伤者局部和全身的中毒症状。

蛇毒是毒蛇从其毒腺中分泌的一种毒液,属于生物毒素。蛇毒的生物学功能主要是帮助毒蛇捕食和消化食物,其有毒成分主要是神经毒素、心脏毒素、细胞毒素、出血毒素、促凝/抗凝组分和一些酶等,具体含量或有无随蛇种而异。

(三)诊断

1.毒蛇咬伤的临床表现

不同毒蛇咬伤的临床表现各不相同,20%～50% 的毒蛇咬伤为"干咬",即毒蛇只咬而不释放毒素,患者无明显中毒症状和体征;产生明显症状和体征的毒蛇咬伤不足咬伤总数的 50%。

(1)局部表现:毒蛇咬伤局部可见两颗较大且呈"··"状分布的毒牙咬痕,亦有呈"∶∶"形者。除毒牙咬痕外,还可出现副毒牙咬痕的分布形状。神经毒素类毒蛇咬伤局部症状不明显,无红、肿、痛、出血等,或起初仅有轻微的痛、肿和麻痒感,牙痕小且不渗液;血液毒素类毒蛇咬伤后,局部可出现明显的肿胀、疼痛、瘀斑,轻者血液自牙痕或伤口处流出并难以凝固,严重者可出现伤口流血不止;细胞毒素类毒蛇咬伤主要导致局部剧痛、红肿、水疱和皮肤软组织坏死。有两排整齐、深浅一致的牙痕者多属无毒蛇咬伤,局部可有成排细小牙痕,牙周伴或不伴轻微充血,无其他中毒症状,少数患者可出现头晕、恶心、心悸、乏力等症状。

(2)全身症状:神经毒素类毒蛇咬伤的临床特点是蛇毒吸收快、伤口反应较轻。因咬伤局部症状不明显,容易被临床医生忽视或轻视,一旦出现全身中毒症状,则病情进展迅速且危重。神经毒素类毒蛇咬伤的全身症状一般在咬伤后 1~3 h 开始出现,可表现为头晕、视物模糊、四肢无力、恶心、胸闷、呼吸困难、晕厥、眼睑下垂、流涎、声音嘶哑、牙关紧闭、语言及吞咽困难、惊厥、昏迷等,重者迅速出现呼吸和循环衰竭,呼吸衰竭是患者的主要死因。血液毒素类毒蛇咬伤后,可有局部剧痛或灼痛,肿胀蔓延迅速,2~3 h 可出现皮下青紫或瘀斑,起水疱、血疱,局部淋巴结肿大和触痛,有的伤口短期内可发生组织溃烂、坏死,严重者可出现伤口流血不止。患者全身各部位如鼻腔、牙龈、巩膜、尿道、消化道甚至脑部均可出血,重者可合并弥散性血管内凝血。细胞毒素类毒蛇咬伤后,肿胀可延及整个患肢甚至躯干,溃烂坏死严重者可致患肢残疾,心肌损害可出现心功能不全,横纹肌破坏可出现肌红蛋白尿合并肾功能不全,病情恶化时可出现全身炎症反应综合征甚至多器官功能障碍综合征。混合毒素类毒蛇咬伤后,可同时出现神经毒素、血液毒素和(或)细胞毒素中毒的临床表现,如眼镜王蛇咬伤以神经毒素中毒表现为主,合并细胞毒素中毒的表现;五步蛇咬伤以血液毒素和细胞毒素中毒表现为主。

2.实验室检查

血常规示白细胞增高,中性粒细胞升高,核左移;出血过多或溶血时红细胞减少,血红蛋白水平下降;出现蛇毒诱发消耗性凝血病(VICC)时可伴血小板减少。急性血管内溶血时有血红蛋白尿,肌肉损害时出现肌红蛋白尿,肾功能不全时少尿,有蛋白和管型,相对密度下降。凝血纤溶系统检查可见出/凝血时间、凝血酶原时间、部分凝血活酶时间、纤维蛋白原、D-二聚体、抗凝血酶Ⅲ和3P试验等异常,有助于血液毒素中毒的诊断。肝、肾、心脏等器官功能损害时,会出现肝肾功能指标异常及心肌酶异常,合并感染时降钙素原、超敏 C 反应蛋白等炎症指标升高。

3.影像学检查

肺部受损时,胸片可见肺水肿、肺出血和胸腔积液等。CT 和 MRI 有利于发现内部脏器有无出血等改变。超声检查有助于探查心包积液、心功能障碍、胸腹腔积液或其他潜在病变等。

(四)治疗

有时毒蛇咬伤与无毒蛇咬伤不易鉴别,一旦发生蛇咬伤,均应按毒蛇咬伤处理,要分秒必争地抢救。被咬伤者应保持安静,不要惊慌奔走,以免加速毒液吸收和扩散。毒蛇咬伤的救治原则是迅速清除和破坏局部的毒素,减缓毒素的吸收,拮抗或中和已吸收的毒素;根据蛇毒种类,尽快使用相应的抗蛇毒血清,防治各种并发症。

1.伤口局部处理

被蛇咬伤后,立即用绷带(或软绳、带子)在伤口的近心端肢体或肿胀部位上方缚扎。每隔 15~20 min 放松绷带一次,每次 1~2 min,以防止患肢淤血及组织坏死。到达医院后冲洗、清洁伤口,有效治疗(如注射抗蛇毒血清、伤口处理)10~20 min 后方可去除绷带。局部皮肤切开排毒,即以牙痕为中心做"十"字形或纵形切口,长 2~3 cm,深达皮下但不伤及肌膜,使淋巴液及血液外渗。创口冲洗并用负压排毒。

局部解毒用胰蛋白酶 2000～5000 U 加 0.25％～0.5％的普鲁卡因或蒸馏水稀释后,做局部环形封闭。胰蛋白酶是一种广谱解毒剂,宜早用,可反复局部应用。使用过程中若出现荨麻疹等变态反应,可用抗过敏药物治疗。伤口有潜行性坏死时,应尽量切开清除坏死组织。依地酸钙钠能与蛇毒蛋白水解酶中的金属离子螯合,形成无毒性金属螯合物自尿液排出,从而对抗蛋白水解酶的毒性。可尽早用 2％～5％的依地酸二钠冲洗伤口,或用 1％的普鲁卡因做伤口及周围组织的皮下浸润注射。

2.应用抗蛇毒血清

抗蛇毒血清是中和蛇毒的特效解毒药。在蛇咬伤患者中,应尽早、足量地应用抗蛇毒血清。进入体内的蛇毒会与靶器官的蛋白质结合,对人体造成损害。抗蛇毒血清不能通过破坏结合状态的蛇毒起到解毒作用,故抗蛇毒血清最好在咬伤后 24 h 内使用。抗蛇毒血清分单价和多价两种,只用一种毒蛇的毒液免疫动物产生的抗蛇毒血清为单价,其只能中和这种毒蛇的毒液,而对其他蛇毒没有疗效或疗效不显著;用好几种毒蛇免疫动物产生的抗蛇毒血清为多价,其作用广泛,适用于多种毒蛇咬伤的治疗。我国生产的抗蝮蛇蛇毒血清对蝮蛇咬伤的治愈率达 99％。

3.应用中医药

祖国医学对毒蛇咬伤有独特的研究。中医学认为,清热解毒是治疗毒蛇咬伤的关键,基本方含白花蛇舌草、黄连、黄柏、黄芩、大黄等药材,神经毒素类毒蛇咬伤加防风、白芷、僵蚕、胆南星等,血液毒素类毒蛇咬伤加石膏、水牛角、生地、赤芍、栀子等,混合毒素类毒蛇咬伤加徐长卿、蝉衣、姜黄、蚤休等,浓煎后喂服。临床上常使用的由中草药制成的蛇药包括季德胜蛇药(南通蛇药)、上海蛇药、群生蛇药片及蛇伤解毒药(广州)等。

4.对症支持治疗

出现呼吸衰竭、休克、心肌损害、心力衰竭、弥散性血管内凝血、急性肾衰竭、继发感染等并发症时,应及时处理。特别是呼吸衰竭,其发病急、死亡率高,发现患者呼吸肌麻痹,应及时行气管插管或气管切开,维持呼吸道通畅,人工加压呼吸或机械通气是毒蛇咬伤抢救成功的关键。神经毒素类毒蛇咬伤患者出现横纹肌弛缓性瘫痪时,应使用新斯的明,辅助机体尽快恢复,降低死亡率。

蛇咬伤不需要常规预防性抗感染,对有局部组织坏死、伤口脓性分泌物或脓肿形成者,应给予抗感染治疗(常规注射破伤风抗毒素 1500 U)。当患者出现少尿、固定低比重尿时,提示发生急性肾衰竭,此时应根据尿量控制进液量,早期应用利尿药物;尿闭伴尿毒症、高血钾时,应予以透析治疗。早期使用糖皮质激素可减轻蛇毒引起的炎症反应、溶血反应和过敏反应,降低毛细血管的通透性,消除对蛇毒的变态反应,抑制溶血,防止发生弥散性血管内凝血,因此应早期使用糖皮质激素。

5.创面修复

伤口处理应在使用抗蛇毒血清后及早进行。清创的目的主要是发现和清除可能残留的断牙、局部坏死组织、污染创面或感染灶。少数蛇咬伤伤口肿胀明显,有发展为骨筋膜室综合征的风险,需及时切开减压。此外,伤口不要求做预防性切开,因切开会增加出血和损伤神经、血管、肌腱的风险,诱发感染。如凝血功能障碍未纠正,会导致出血不易控制。有条件时,可采用创面负压封闭引流术,其对患肢肿胀、溃烂甚至坏死都有良好的疗效,有助于预防骨筋膜室综合征的发生,但仍需更多的临床验证。或者采用胰蛋白酶或 1∶1000 的高锰酸钾溶液行伤口内注射冲洗,以破坏或排出伤口局部的蛇毒。对坏死皮肤和组织的清理或植皮应在出/凝血功能基本恢复、病情稳定后再实施。如确定肢体或指(趾)坏疽,可考虑截去坏疽部分。

【典型病例】

病例简介:患儿男性,3 岁,因"蛇咬伤左足 8 天"入院,入院时一般情况差。

查体:患儿左足、左小腿肿胀淤青明显,左足皮肤及皮下软组织坏死,脓性分泌物较多。实验室检查见白细胞 $23.7 \times 10^9/L$,红细胞 $2.74 \times 10^{12}/L$,血红蛋白 75 g/L,白蛋白 23.6 g/L。创面分泌物细菌培养提示金黄色葡萄球菌及鲍曼不动杆菌阳性。MRI 检查示左足、左小腿皮下积液积气。

治疗经过:静脉输注悬浮红细胞纠正贫血,输注白蛋白纠正低蛋白血症,万古霉素＋头孢哌酮舒巴坦抗感染治疗。入院后第 4 天,全麻下行左足背、左小腿切开清创,手术刀沿着深筋膜层做连续的"Z"形切口,切开皮肤全层,见左足、左小腿皮下大量黄白色、臭味脓液从潜腔及窦道中流出,窦道内见大量白色坏死组织附着。将水动力清创系统调节至 3～4 挡,刀头插入皮下潜腔和窦道中,启动后逐次清除创面附着的坏死组织及分泌物。左小腿皮下留置引流管,左足背裸露创面行负压封闭引流,负压压力设定为 80 mmHg,持续吸引模式。术后 10 天创面肉芽生长良好,予以自体中厚皮移植。术后 1 个月术区瘢痕增生不明显,左下肢功能恢复正常(见图 15-3-1)。

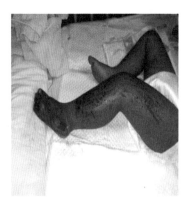 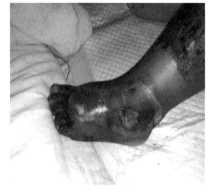

A.左下肢蛇咬伤后创面　　　　　B.左足背皮肤坏死,左小腿肿胀

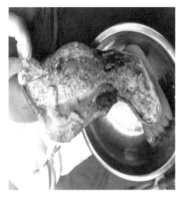

C.术中清创,左足背及左小腿
深筋膜层见大量组织坏死

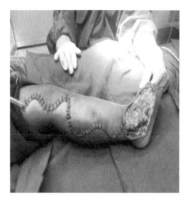

D.左足背、左小腿清创术后

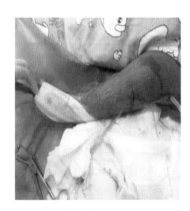

E.负压持续吸引

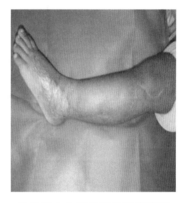

F.出院1个月后复诊瘢痕情况

图 15-3-1　蛇咬伤后左下肢清创修复(昆明医科大学附属儿童医院烧创伤整形外科供图)

（张梦思　付晋凤）

二、猪咬伤

猪是一种杂食性哺乳动物,主要分家猪与野猪两大类。家猪作为人类最早驯养的哺乳动物之一,距今已有数千年的历史。野猪多指欧亚野猪,其环境适应力极强,在温带与热带均有分布。近年来,生态环境的改善和对野生种群的保护为野猪繁衍生息创造了有利条件,导致野猪入侵人类生活空间的事件时有发生,造成经济损失甚至人员伤亡。

（一）流行病学

猪咬伤可分为家猪咬伤和野猪咬伤。家猪咬伤较为罕见,主要发生于抓捕、捆绑或运输家猪的过程中。有文献报道,家猪咬伤仅占养猪场职业病伤害的 3%,相关病例报道极少。相比之下,野猪咬伤较常见。一般情况下,野猪不会主动伤害人类,仅在受伤或受惊时会发起攻击。近年来,随着野猪种群的不断扩大,野猪伤人事件时有发生。野猪有锋利的犬齿,造成的伤害也往往更严重。同时,野猪还携带有多种病原体,容易传播狂犬病、猪布氏杆菌病、猪流感、细螺旋体病等传染性疾病,危害家畜甚至人类的生命安全。

（二）诊断及治疗

家猪咬伤多发生在家猪养殖过程中,受伤部位多为上肢。野猪典型的进攻方式是在追逐中从背后发动攻击,致受害者倒地后继续攻击其他部位。成年野猪平均肩高90 cm,大约对应于成人大腿的高度,因此野猪咬伤的受伤部位多见于大腿后部。对于其他部位的伤口,多认为是患者腿部受伤倒地后造成的。患者伤口严重时会导致死亡,已有因野猪袭击导致颅脑损伤和腹部穿透伤致死的相关案例。因为野猪具有尖且长的獠牙,故其咬伤伤口多为撕裂伤或穿透伤。野猪本身重量大、咬合力强,伤者可能出现内脏器官损伤、深部动脉和神经损伤;野猪咬伤还可穿透儿童的关节或颅骨等重要结构,因此怀疑有骨骼损伤时需行 X 线片检查。

猪的口腔中有大量致病微生物,因此猪咬伤伤口的感染风险较高,易引起蜂窝织炎并形成脓肿。目前,从家猪咬伤感染的伤口中分离出的病原菌包括金黄色葡萄球菌、猪链球菌、米勒链球菌、类白喉菌、多杀巴氏杆菌、其他巴氏杆菌、支原体、流感嗜血杆菌、猪放线杆菌、类黄杆菌Ⅱb、脆弱拟杆菌和其他革兰氏阴性厌氧杆菌。

处理伤口时,首先用大量生理盐水加压冲洗,减少伤口内的细菌数量。尽量将失活的组织去除,探查伤口内是否有神经、肌腱、关节和血管损伤。从外观、功能和感染风险三方面考虑是否进行一期缝合。因为猪口腔内菌群十分复杂,应视为感染高风险伤口,建议放置引流、二期缝合。面部伤口的感染风险通常较低,从外观角度出发,通常做一期缝合处理。手部治疗以恢复功能为首要目的,而手部伤口本身感染的风险较高,因此手部伤口通常应保持开放,待伤口清洁后再行二期处理。

抗感染治疗是治疗猪咬伤中重要的一环。给予伤者强效广谱抗生素是最佳选择,推荐使用阿莫西林加克拉维酸,其抗菌谱可以覆盖大多数与猪咬伤有关的病原体。如果患者先前已完成破伤风疫苗接种,并且在过去 5 年内未接受过加强针,则应给予破伤风类毒素加强剂。如果患者破伤风疫苗接种不完全,则需要注射破伤风免疫球蛋白。理论上,野猪咬伤存在感染狂犬病病毒的风险,因此需要注射人狂犬病免疫球蛋白。

对于猪咬伤,应做到预防与治疗并重。避免遭到野猪攻击或降低野猪伤害程度的方法包括:①在野猪靠近时慢慢后退,同时注意不要突然有大动作;②如果野猪在短距离内冲来,应立刻爬到高处以逃离野猪的攻击范围;③无法躲避或逃跑时,应面对野猪利用工具进行反击,反击时尽量保持站立;④如在搏斗过程中摔倒,则可用下肢蹬踹野猪的头面部。

（夏震宇　姜笃银）

三、人咬伤

（一）流行病学

人咬伤占所有咬伤的 3.6%～23%,仅次于猫咬伤与犬咬伤。但并非所有人咬伤患者都会进行治疗,多数患者往往在出现感染症状后才选择就诊。

　　人咬伤的原因包括打架(通常与饮酒或吸毒有关)、暴力性行为或性攻击、虐待、牙医的职业伤害、癫痫发作导致舌头撕裂等。因为咬伤的原因不同,人咬伤伤口形态也存在差异,大致可分为咬合伤(occlusive bite injuries)和握拳伤(clenched fist injuries)。咬合伤由牙齿撕咬引起;握拳伤则是在打斗过程中,手与牙齿发生碰撞引起的。

　　人咬伤患者的年龄多集中在 10～34 岁,咬合伤常见于女性躯体,常由男性造成,胸部、手臂、生殖器或腿部是常见咬伤部位,而男性常见于肩部、手臂和手;握拳伤主要见于青年男性手部。此外,人咬伤患者经常会有多个伤口,因此需要对患者全身的皮肤进行检查。

　　(二)病理生理

　　人咬伤伤口的病理生理变化取决于受伤机制是咬合伤还是握拳伤。人咬合伤与动物咬伤相似,牙齿咬合时,力量过大导致皮肤软组织破坏,通常形成椭圆形或卵圆形的瘀斑、擦伤或撕裂伤。如果咬合伤位于手指,通常会形成穿透伤,在肌腱或关节囊上残留口腔菌群,严重的可能会导致手指的创伤性截肢。与手和手腕的咬合伤相比,肢体近端咬合伤的感染概率较低。

　　握拳伤又被称为搏斗咬伤或反向咬伤,是人类手咬伤中最常见的形式,常被患者忽视。因为握拳时关节突出,掌指关节成为最常受累部位,此时关节部位的皮肤紧绷,缺乏软组织保护,因此牙齿经常穿透伸肌肌腱和关节囊,导致关节软骨和骨骼损伤。当手放松后,伸肌肌腱回缩,撕裂的关节囊封闭,为细菌生长和化脓性关节炎的发展创造了理想的封闭环境。因此,握拳伤患者患化脓性关节炎、骨髓炎、腱鞘炎、肌腱炎、关节僵硬或永久性活动受限的风险很高,伤后需要立即给予抗生素抗感染治疗。

　　(三)微生物学

　　引起人咬伤伤口感染的病原菌一般来自咬人者口腔和伤者的皮肤菌群,包括需氧菌(如链球菌和金黄色葡萄球菌)和厌氧菌(如艾肯氏菌、梭杆菌、胃链球菌、普雷沃氏菌和卟啉单胞菌)。人咬伤伤口感染的病原菌以金黄色葡萄球菌最为常见,62％～80％的创面可培养出金黄色葡萄球菌,常导致发生严重感染和并发症。

　　病毒(如肝炎病毒、艾滋病病毒、单纯疱疹病毒)也可通过人咬伤传播,但仅有个别病例报道。唾液传播艾滋病病毒的风险基本上可以忽略不计,但是当有血液存在时,比如咬人者牙龈有损伤出血时,感染的风险会增加 0.1％～0.3％。乙型肝炎病毒和丙型肝炎病毒也仅在皮肤有破损的情况下才通过唾液传播。

　　(四)诊断和治疗

　　人咬伤的诊断和治疗包括记录病史(受伤方式、目前应用的药物、既往病史、过敏史等)、检查伤口和局部功能(伤口深度、类型和位置、渗出物性质、关节受累情况、神经和肌腱损伤情况、感染征象)、取伤口渗液或组织行细菌培养和药敏试验,用生理盐水冲洗伤口和清创,怀疑有骨骼损伤时拍摄 X 线片。需要仔细探查伤口,检查神经、肌腱、血管、关节和骨骼是否有损伤。关节或肌腱的人咬伤伤口感染风险极大,患者需要住院治疗。在病情允许的情况下,可对患者行 X 线片检查,看是否伴有骨折和异物存留。实验室检查非常规检查,但可能有助于发现感染,红细胞沉降率、C 反应蛋白水平和白细胞计数可以帮助评估患者是否有全身性炎症,但不能以这些指标作为确诊或排除感染的依据。

对伤口的治疗包括局部清创和应用抗生素抗感染。用针管抽取无菌生理盐水或乳酸林格氏液对伤口进行冲洗,修剪周围失活组织,将伤口敞开、延迟缝合有助于减小感染的概率。用肥皂水或季铵化合物加压清洗伤口,也可以减少伤口内细菌的数量。

预防性应用抗生素治疗的效果尚不明确,但因为人咬伤伤口的感染风险极大,故建议伤口较深的患者常规应用抗生素治疗,比如伴有穿透伤,或伤口累及面部、肌腱和骨骼者。目前尚无某一种抗生素能够针对所有类型的病原菌,因此需根据细菌培养结果调整抗生素类型,尤其是当伤口涉及重要功能部位(比如手)时。伤口已有感染迹象的患者建议住院治疗,并反复进行清创。

抗生素治疗的时间目前尚无统一定论,一般来说取决于伤口感染的程度。蜂窝织炎的抗生素治疗通常为 10～14 天,腱鞘炎、化脓性关节炎和骨髓炎则延长使用时间(分别约 3 周、4 周和 6 周)。人咬伤伤口中的金黄色葡萄球菌和约 50% 的革兰氏阴性厌氧杆菌对青霉素或氨苄青霉素具有耐药性。多西环素对耐药金黄色葡萄球菌有效,但儿童不可用。阿莫西林＋克拉维酸在治疗人咬伤感染方面也十分有效。喹诺酮类药物(如加替沙星、莫西沙星)对包括厌氧菌在内的咬伤伤口病原菌都有效,但儿童也不可用。在伤口彻底清创和抗生素治疗后,大多数咬伤伤口都可以进行二期缝合。面部咬伤伤口在受伤后可行一期缝合,具有良好的美容效果(见图 15-3-2)。

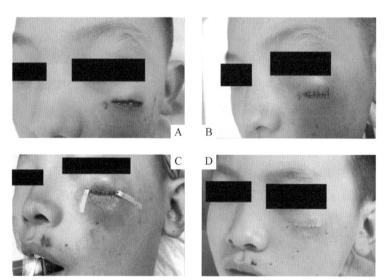

A.左面部牙齿切割伤(人咬伤,术前);B.急诊局麻下清创缝合术后第 2 天,伤口出现化脓感染(拆线前);
C.伤口拆线后换药第 7 天,全麻下二次清创缝合手术(术中);D.术后第 7 天,拆线前伤口痊愈外观

图 15-3-2　儿童面部牙齿切割伤术后感染和治疗经过

(夏震宇　贾珊珊　姜笃银)

参考文献

[1] 覃公平.中国毒蛇学[M].2 版.南宁:广西科学技术出版社,1988.

[2] 周航,李昱,牟笛,等.中国 2012 年狂犬病流行特征分析[J].中华流行病学杂志,2015,36(3):205-209.

[3] 陈瑞丰,王立秋,黄立嵩,等.犬与猫咬伤创口特点及感染的研究[J].转化医学杂志,2013,2(4):219-221.

[4] 周航,李昱,陈瑞丰,等.狂犬病预防控制技术指南(2016 版)[J].中华流行病学杂志,2016,37(2):139-163.

[5] 陈瑞丰,王立秋,黄立嵩,等.犬咬伤创口清创的研究[J].中国急救复苏与灾害医学,2010,5(1):23-24.

[6] 中国医师协会急诊医师分会,中国人民解放军急救医学专业委员会,北京急诊医学学会,等.中国犬咬伤治疗急诊专家共识(2019)[J].临床急诊杂志,2019,20(9):665-671.

[7] 中国医学救援协会动物伤害救治分会专家组.动物致伤专家共识[J].中国急救复苏与灾害医学杂志,2018,13(11):1056-1061.

[8] 中国疾病预防控制中心.狂犬病预防控制技术指南(2016 版)[J].中国病毒病杂志,2016,6(3):161-188.

[9] 李德宪,陈小冰.猫抓病的诊治概述[J].临床荟萃,2003,18(2):117-118.

[10] 丁洪基.猫抓病研究进展[J].中华病理学杂志,2004,33(5):475-477.

[11] 龚旭初,杨万富.国内毒蛇咬伤流行病学研究现状[J].中国中医急症,2012,21(5):778-780.

[12] 中国蛇伤救治专家共识专家组.2018 年中国蛇伤救治专家共识[J].蛇志,2018,30(4):561-567.

[13] 陈寿权,李章平.毒蛇咬伤中毒与救治[J].中国实用内科杂志,2007(15):1169-1171.

[14] 中华中医药学会外科分会.毒蛇咬伤中医诊疗方案专家共识(2016 版)[J].中医杂志,2017,58(4):357-360.

[15] 郑志鹏,陈雷,梁伟,等.VSD 负压吸引排毒术在危重型毒蛇咬伤中的临床应用[J].中华危重病急救医学,2017,29(11):1026-1029.

[16] 张鸣天,刘丙万,人与野猪冲突现状及防控研究进展[J].安徽农业科学,2015,43(12):151-153.

[17] WHO. WHO expert consultation on rabie[R]. Geneva:WHO,2013.

[18] MUSSO D, DRANCOURT M, RAOULT D. Lack of bactericidal effect of antibiotics except aminoglycosides on Bartonella (Rochalimaea) henselae [J]. Antimicrob Chemother, 1995, 36(1):101-108.

[19] GOLD B S, DART R C, BARISH R A. Bites of venomous snack[J]. The New England Journal of Medicine, 2002, 347(5):347-356.

[20] BRYAN C S. Clinical implications of positive blood cultures[J]. Clinical Microbiology Reviews, 1989, 2(4):329-353.

[21] AZIZ H, RHEE P, PANDIT V, et al. The current concepts in management of animal (dog, cat, snake, scorpion) and human bite wounds[J]. Journal of Trauma and Acute Care Surgery, 2015, 78(3):641-648.

[22] BROOK I. Management of human and animal bite wounds:an overview[J]. Advances in Skin & Wound Care, 2005, 18(4):197-203.

[23] HAFER A L. Occupational hazards reported by swine veterinarians in the United States[J]. Journal of Swine Health and Production, 1996, 4(3):128-141.

[24] MANIPADY S, MENEZES R G, BASTIA B K.Death by attack from a wild boar[J]. Journal of Clinical Forensic Medicine, 2006, 13(2):89-91.

[25]SHETTY M, MENEZES R G, KANCHAN T, et al. Fatal craniocerebral injury from wild boar attack[J].Wilderness & Environmental Medicine, 2008, 19(3):222-223.

第十六章　早期烧伤的急救处理

早期烧伤后,皮肤创面凝固区组织立即发生凝固性坏死,创面瘀滞区也存在进行性的热损害。为减少烧伤带来的组织损害,早期烧伤的急救处理是至关重要的。

第一节　烧伤抗休克治疗

一、烧伤休克的病理生理

烧伤休克是因体液渗出引起渐进性血容量减少造成的低血容量性休克,其根本原因是毛细血管扩张,通透性改变,血浆样液体外渗,导致血容量锐减。烧伤休克是大面积烧伤患者最常见的并发症之一。成人烧伤面积超过 30％体表总面积(total body surface area,TBSA)、儿童烧伤面积超过 10％TBSA 就有可能发生休克。也有研究认为,成人烧伤面积超过 20％TBSA、儿童烧伤面积超过 10％TBSA 就应使用含盐液体进行休克复苏。烧伤休克的发生率随烧伤严重程度的增加而增加,发生的时间也相应提前。是否能平稳渡过休克期,对后续病情转归会产生至关重要的影响。

烧伤休克的发病机制和病理生理十分复杂。目前认为,主要包括毛细血管通透性增加导致的体液转移和全身炎症反应综合征。烧伤区域及其周围组织的毛细血管扩张及通透性增加的主要原因包括:①热力直接损伤作用;②热力损伤后异常出现的炎症介质作用;③"钠泵"失效。

二、抗休克的液体治疗

(一)抗休克治疗的补液公式

1952 年,美国医生伊文思(E. I. Evans)根据动物实验结果提出了补液公式,公式计算方法为:补液量(mL)＝成人烧伤面积(占 TBSA 的百分比)×体重(kg)。其中,晶体和胶体各占一半,同时需补给基础水分 2000 mL/d。此补液量的一半于伤后 8 h 内输入,另一半于后 16 h 输入;伤后第二个 24 h 胶体和电解质溶液补给量为第一个 24 h 输入量的一半,基础水分 2000 mL 不变。该公式不足的地方是对烧伤面积超过 50%TBSA 者,补液量仍按 50%烧伤面积计算,因此不适合 50%TBSA 以上烧伤患者的休克期补液治疗。

1953 年,美国布洛克(Brook)医学中心外科研究所在 Evans 公式的基础上,改良得出了 Brook 公式:补液量(mL)=2×成人烧伤面积(占 TBSA 的百分比)×体重(kg)。第一个 24 h 的晶体与胶体比例为 3∶1,晶体采用乳酸钠林格溶液。改良后的公式可以用于 50%TBSA 以上的烧伤患者。

1962 年,我国第三军医大学根据 147 例成人大面积烧伤患者的早期补液情况,总结出了第三军医大学公式:补液量(mL)=1.5×成人烧伤面积(占 TBSA 的百分比)×体重(kg),其中晶体与胶体比例为 2∶1,另外补充基础需要量水分 2000 mL,伤后 8 h 内补入估计量的一半,后 16 h 补入另一半;伤后第二个 24 h 电解质和胶体液减半,基础水分不变。该公式是我国目前广泛应用的烧伤休克期补液公式。

1968 年,巴克斯特(C. Baxter)提出了帕克兰德(Parkland)公式,其特点为第一个 24 h 只补充电解质溶液,不补充胶体和水分;第二个 24 h 待毛细血管通透性有所恢复后,再补充血浆和水分。前 24 h 补液量(mL)=4×成人烧伤面积(占 TBSA 的百分比)×体重(kg),伤后 8 h 内补入估计量的一半,后 16 h 补入另一半。24 h 后,补血浆量(mL)=(0.3~0.5)×成人烧伤面积(占 TBSA 的百分比)×体重(kg),并适当补充等渗糖水。此公式适用于血浆供应困难的地区和成批烧伤的早期现场救治。

1974 年,莫纳弗(W. W. Monafo)提出了高渗钠溶液疗法,该法是利用高渗液体将细胞内液转移至细胞外,起到扩容的作用。高渗溶液补液法具有补液少、液体负荷轻、扩容迅速的特点,适用于高原缺氧、心肺负担较重等情况下的补液治疗。常用的液体有 3% 的氯化钠、250 mmol/L 的复方乳酸钠溶液和高渗液加右旋糖酐溶液。48 h 内的补液量(mL)=3×成人烧伤面积(占 TBSA 的百分比)×体重(kg),其中 2/3 在第一个 24 h 输入,剩下的 1/3 在第二个 24 h 输入。采用高渗溶液补液法,应严密监测血钠和渗透压,当血钠超过 160 mmol/L,渗透压超过 330 mOsm/(kg·H_2O)时,应降低输入钠的浓度。

对于延迟复苏的患者,在入院后 2~3 h 内应快速补给第一个 24 h 输液总量的一半,有条件的情况下,应在严密监测下补液,根据尿量和中心静脉压、肺毛细血管楔压补液。2005 年,我国第三军医大学全军烧伤研究所提出了烧伤延迟复苏的补液公式:①伤后第一个 24 h 补液量(mL)=2.6 mL×体重(kg)×烧伤面积(占 TBSA 的百分比)+水分 2000 mL,胶体与晶体之比为 1∶1;入院后 2 h 内将伤后第一个 24 h 液体总量的另一半快速输入;②伤后第二个 24 h 补液量(mL)=体重(kg)×烧伤面积(占 TBSA 的百分比)+水分 2000 mL,胶体与电解质之比为 1∶1。

(二)抗休克治疗的液体选择

1.胶体

胶体包括全血、血浆、白蛋白和血浆代用品。通过补充胶体颗粒以增加血浆胶体渗透压,维持有效循环血容量。胶体的分子量较大,并带有一定数量的负电荷,在血管内停留的时间较长,具有较好的扩容效果。目前,烧伤休克期中,临床上常用的胶体主要是血浆和白蛋白。

2.电解质溶液

电解质溶液用以补充细胞外液,输入后短时间内有明显的扩充血浆容量的作用。钠离子是电解质溶液中最重要的成分,能自由通过毛细血管壁,但细胞膜具有相对不通透性,因此钠离子是在细胞外液中起渗透作用的重要离子。常用的电解质溶液有生理盐水、乳酸钠林格氏液(平衡盐溶液)、碳酸氢钠溶液。

3.水分

临床上常用5%或10%的葡萄糖溶液作为基础水分补充,通常情况下成人每天基础水分补充量为2000 mL,遇有气温或体温过高、气管切开、腹泻等情况时,应适当增加水分补充量。烧伤患者使用悬浮床治疗时,创面水分蒸发量明显增多,应额外补充水分1000~1500 mL。每天经皮肤、呼吸道和尿丧失的基础水分,成人为2000~3000 mL,儿童为70~100 mL/kg,婴幼儿为100~150 mL/kg。

(三)烧伤休克期液体复苏的指标监测

早期用于烧伤休克监测的指标主要是一些直观且相对简单的指标,如患者的精神状态、末梢循环状况(四肢温度和足背动脉搏动状况)、口渴、血压、心率和尿量。其中,尿量是判断烧伤休克复苏效果的最简单、最可靠的指标之一。

1970年,斯万(H. J. C. Swan)和甘茨(W. Ganz)推出了不需要透视、顶端带有球囊、可随血流漂浮在右心和肺动脉的斯万-甘茨(Swan-Ganz)导管,用于检测烧伤患者血流动力学的状态,包括中心静脉压、肺毛细血管楔压和心输出量等。血流动力学监测是目前最常使用的指导休克液体复苏的手段。

近年来出现的脉波轮廓温度稀释连续心输出量测量(PICCO)技术,通过放置动脉导管和中心静脉导管,采用热稀释法获得连续每搏心排量,可间接反映血管阻力、全心舒张末期容积和肺水含量的变化,是目前常用的烧伤后复苏监测手段之一。近年来,随着休克监测手段的完善,氧供、氧耗和血氧饱和度等指标也逐步开始应用于休克复苏监测。乳酸水平和危重病之间存在着良好的相关关系,能反映低灌注和休克的严重程度,目前也被应用于烧伤休克复苏的评估;碱缺失是表明液体复苏后组织灌注不足程度与持续时间的一种方便而敏感的测定指标,其正常值目前也作为烧伤休克复苏的终极目标。胃黏膜是在休克时首先受影响、复苏后最后恢复组织灌注的部位,胃黏膜内膜的 pH 值也作为烧伤休克复苏的监测指标之一。

三、深静脉置管和抗休克治疗

(一)深静脉置管应用的适应证

2020 年版《严重烧伤患者深静脉置管操作和管理的全国专家共识》指出,对于大面积和特大面积烧伤患者及需要血流动力学监测和血液净化治疗的患者,选择深静脉置管建立人工静脉通道时,中、小面积烧伤患者选用外周静脉;一旦不需要使用深静脉导管,或者外周静脉可以替代使用时,应及时拔除深静脉导管。

(二)深静脉置管的方案选择

烧伤患者深静脉置管的导管根据穿刺部位可分为中心静脉导管(CVC)和经外周静脉穿刺的中心静脉导管(PICC)。CVC 根据导管形态可分为单腔导管和多腔导管。与单腔导管相比,多腔导管的医疗操作多,导致导管相关血流感染的概率随之增加,但是多腔导管可满足烧伤患者多种液体同时输注及监测的需要。近年来,PICC 在烧伤患者中的应用日益增加,目的在于减少并发症的发生。

烧伤休克期液体复苏阶段,一般选用单腔导管置管,其优点在于操作简单,感染概率低,穿刺相关并发症少。

烧伤患者不同部位深静脉置管各有利弊(见表 16-1-1)。在临床工作中,烧伤患者深静脉置管处应首选正常皮肤处,优先顺序依次为锁骨下静脉、颈内静脉、股静脉,以最大限度降低感染风险。

表 16-1-1　各部位深静脉置管的优缺点

置管位置	优点	缺点
锁骨下静脉	血管粗、流速高,敷料易固定,对患者限制少,感染概率小	离肺尖、锁骨下静脉近,穿刺风险高
颈内静脉	血管较粗,易于定位和穿刺;右侧颈内静脉穿刺优于左侧,右侧颈内静脉与无名静脉、上腔静脉几乎成一条直线,且右侧无胸导管;并发症发生率低	离颈动脉近,敷料不易固定,穿刺点容易被污染
股静脉	血管较粗,易于定位和穿刺	限制患者活动,易形成血栓,易感染;可能穿入股动脉;敷料不易固定
颈外静脉	静脉暴露明显,容易固定	易感染,敷料不易固定,送管困难

(三)深静脉置管的更换原则

一般而言,深静脉置管时间越长,导管相关性感染发生的概率越高。高渗液、静脉营养液、含血管活性药物(如肾上腺素和多巴胺)的液体对深静脉有较强的刺激作用,易形成血栓性静脉炎甚至化脓性血栓性静脉炎;深静脉置管过程的机械操作损伤越严重,越容易导致血栓形成。颈内静脉较为表浅,穿刺操作引起机械损伤的发生率最低,但导管固定后易松动脱落,不宜长时间置管。锁骨下静脉导管相关性感染发生率相对较低,对于需要长期置管的创伤患者,早期可以通过股静脉或颈内静脉置管,病情改善或局部条件允许后,尽量改用锁骨下静脉置管。不经过创面导管留置时间不超过 5 天者,可通过颈内静脉置管;置管时间可能超过 7 天者,宜选用锁骨下静脉置管。一般建议置管后 7 天内拔管。

(何亭　韩军涛)

第二节　烧伤早期创面处理

大面积烧伤早期创面处理是否得当,直接影响着患者病情的发展、预后、转归。因此,早期创面处理是烧伤休克期治疗的关键一环。及时、合理、有效的创面处理对大面积烧伤早期治疗有至关重要的意义。

一、清创

危重伤者入院之初,治疗的重点是复苏输液,防治休克,紧急处理并发症。清创需要在伤者抗休克期间,全身情况稳定后进行。清创的方法应根据清创后选用包扎疗法、暴露疗法或即时手术而有相应区别。对于适用包扎疗法的创面,清创应精细、精确,对于需要覆盖生物敷料的创面,甚至需要打磨创面至有新鲜出血点为止。对于采用暴露疗法的创面,清创可以相对简单。对于非Ⅲ度烧伤创面,尤其是小儿烧伤,在病情稳定的条件下,应尽量选择包扎疗法。对于Ⅲ度创面坏死皮肤组织,通常无法自行愈合,而需要后期手术修复创面,因此保持创面干燥,防止大面积溶痂毒素重吸收和感染是创面处理时需要首先考虑的问题。当肢体和躯干环形深度烧伤形成焦痂创面时,焦痂先在深层组织向外扩展,使痂下压力升高,在肢体可引起筋膜间隙综合征,易导致肌群缺血性坏死,甚至指端或整个肢体坏死,严重者还能引起急性肾衰竭,因此应尽早进行焦痂切开减张;当颈部和躯干受环形焦痂束缚时,会压迫气管和胸廓,影响呼吸,应尽早行气管切开或焦痂切开减张,改善机体缺氧状况。

近年来,"精确清创"的概念逐渐被多数学者认同。精确清创是通过逐层清创、边清创边评估的方式,尽可能地清除坏死组织,并最大限度地保护非坏死组织。其中,磨痂术是最具代表性的清创术式。磨痂术清创具有以下特点:①术中出血少,手术时间短;②换药次数少,痛苦轻;③操作简单,易推广;④适用范围广;⑤可最大限度地清除坏死组织并保留正常组织,减轻炎症反应,避免二次加深创面(见图 16-2-1)。

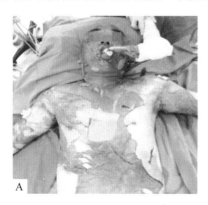
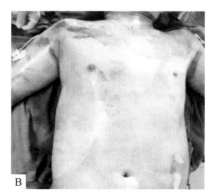

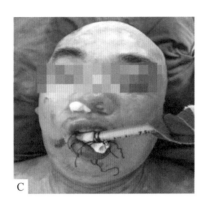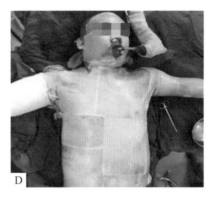

A.患者全身多处大面积烧伤；B.躯干磨痂术后即刻；C.面部磨痂术后即刻；D.磨痂术后生物敷料覆盖

图 16-2-1　烧伤早期使用磨痂术治疗创面（西京医院烧伤与皮肤外科供图）

二、敷料

敷料是一类对各种创面进行临时覆盖的医用材料，能够使创面与外界相对隔绝。对于大面积烧伤患者，感染是导致死亡的最主要原因，由创面引发的全身感染是大面积烧伤患者最常见的并发症。因此，寻找理想的创面覆盖物，尽早封闭创面，减少由创面致病菌引起的感染，是提高大面积烧伤成活率的关键。

（一）惰性敷料

传统的创面敷料以医用纱布、脱脂棉为主。在临床应用中，根据创面类型的不同，传统敷料衍生出了不同的应用方式。因为棉纱容易与创面粘连，故换药时可导致新生创面组织断裂，引起出血、疼痛等。为此，人们通过用浸泡过凡士林及液状石蜡的单层纱布覆盖创面充当隔离层，使这一问题得以缓解。此外，创面坏死组织及分泌物较多，内层用呋喃西林等消毒液浸泡过的纱布湿敷包扎可有效引流。传统敷料因工艺简单、经济实用，目前仍被临床大量使用。然而，传统敷料是一种"被动型"敷料，缺乏生物活性，在控制感染、加速伤口愈合等方面存在明显不足。

（二）异体皮肤

在大面积烧伤救治中，异体皮肤的应用由来已久。由于异体皮肤具有正常皮肤结构，移植于创面后可发挥部分正常皮肤的生理功能，因此是较为理想的创面覆盖物之一。早期异体皮肤主要用作大面积烧伤切、削痂后的创面临时覆盖物，可存活 2~4 周，这段时间内较浅的创面可自然愈合，为大面积烧伤成功救治争取到宝贵的时间。但由于异体皮肤来源十分有限并存在伦理学问题，故常常不能满足临床需要。

（三）异种皮肤

常见的异种皮肤组织中，猪皮与人类皮肤具有较为相似的组织结构，在临床实践中也有较好的效果。20 世纪 60 年代，猪皮首次作为一种生物敷料被用于大面积烧伤救治。与异体皮肤比较，猪皮质地偏硬，移植后存活时间短。目前，猪皮主要被放射处理后作为一种生物敷料用于创面的临时保护。

除了异体（种）皮肤外，以往人们曾尝试将羊膜、鸡蛋壳膜、纤维蛋白膜等用于烧伤创面的治疗，但由于制作工艺较为复杂且缺少制作标准，临床上难以对其疗效进行准确评价，因此未能推广使用。近年来，随着制作工艺的不断改进，许多异种非皮肤组织用于临床并取得了良好的效果，其中以猪真皮、腹膜脱细胞处理后制备的真皮基质为代表，已商品化且在临床推广使用，并取得了良好的效果。

（四）组织工程皮肤

组织工程皮肤主要包括天然真皮与人工合成真皮两大类。天然真皮主要包括异种或异体脱细胞真皮基质，在组织成分与结构上与自体皮肤非常接近，是真皮重建中最为理想的替代物之一。人工合成真皮主要由经过体外加工的各类胶原或聚羟基乙酸/聚乳酸网、尼龙网等高分子材料构成，其需要具备良好的组织相容性及类真皮样结构。有一些加载了活细胞的组织工程皮肤，在胶原基质内混合成纤维细胞等，不仅可以暂时对创面进行生物覆盖，还可以持续释放各类生长因子，加速创面愈合，但来源于异体的种子细胞因为一些排异反应，难以在创面上永久存活，因此研究永久性皮肤替代物仍是当前主要的研究方向。组织工程皮肤在治疗严重烧伤中仍具有良好的应用前景。

（五）新型合成敷料

随着高科技材料及高新技术不断在医学领域推广使用，以壳多糖/壳聚糖为代表的高分子材料逐步被应用于组织工程支架及新型散料的制备。壳多糖/壳聚糖本身具有抗微生物感染、可通透气体的特性，并且具有良好的生物相容性，是合成敷料的理想材料之一。新型合成敷料已经脱离了原来定义的范畴，不再局限于简单保护创面，而是具备了预防感染、加速坏死组织脱落及促进创面愈合等作用，并兼具止血、镇痛等人性化特点。

在形式上，除了传统的固体敷料，还出现了薄膜、泡沫、凝胶等不同形式的敷料。根据应用范围及治疗特点，它们可分为保护创面、抗感染及吸收渗出等具有不同用途的功能性敷料。合成敷料的发展非常迅速，是目前最有望发展出理想敷料的研究方向之一。

（六）负压封闭引流敷料

负压封闭引流技术治疗创面源于 20 世纪 90 年代，该方法既是一种创面治疗技术，也是一种创面临时覆盖手段。负压封闭引流技术可以缩短Ⅱ度烧伤的创面愈合时间，其主要机制可能是：①引流创面渗液，减轻创面与创周组织水肿，有助于损伤组织内的细胞恢复正常生理代谢功能，加速创面修复。②促进创面新生血管生成及肉芽组织增生。③减少创面局部细菌定殖，减轻创面感染。④增加局部血流量，改善局部微循环，减轻炎性介质损伤。⑤促进局部组织表达多种生长因子，加速创面愈合。

三、生长因子

烧伤创面修复是一个有序的细胞生物学过程，烧伤部位细胞的多样性及其活性受多种生长因子的调节，整个过程涉及血小板、炎症细胞、上皮细胞、角质细胞、成纤维细胞、多种细胞因子（如生长因子）和其他生物活性分子，以及整合素受体和黏附分子介导的与细胞外基质成分的相互作用。在整个烧伤愈合过程中,涉及多种生长因子,其中早期参与损伤修复的重要生长因子有表皮生长因子(EGF)、血小板衍生生长因子(PDGF)、转化生长因子β(TGF-β)、成纤维细胞生长因子(FGF)、血管内皮生长因子(VEGF)、肝细胞生长因子(HGF)和粒细胞巨噬细胞集落刺激因子(GM-CSF)等。这些生长因子代表一类分子,各自还包含不同成员,它们发挥的作用也不尽相同,本节重点讨论在烧伤早期不同生长因子的作用。

(一)EGF家族

与EGF同一个家族的生长因子有肝素结合EGF样因子(HB-EGF)、转化生长因子-α(TGF-α)、人神经调节蛋白家族(NEUREGIN-1～NEUREGIN-6,NRG-1～NRG-6)。参与伤口愈合的主要成员是TGF-α和HB-EGF。目前已有多种EGF相关的药物上市用于治疗烧伤创面,主要成分是重组人表皮生长因子(RHEGF)。研究表明,RHEGF对烧伤浅Ⅱ度、深Ⅱ度、供皮区及残余创面均有不同程度的加速愈合作用,特别对Ⅱ度创面的促愈合效果最为显著,且具有较好的使用安全性。EGF修复创面的机制一直是一个热点研究问题,目前的研究认为,EGF促进损伤皮肤再生的机制可能与诱导皮肤干细胞快速定向分化有关。

(二)PDGF家族

PDGF在伤口愈合的每个阶段都起作用。PDGF能吸引中性粒细胞到伤口部位清除细菌,还能促进成纤维细胞增殖,从而促进ECM产生;PDGF易受伤口中蛋白水解环境的影响,并且其降解可以通过添加基质金属蛋白酶(matrix metalloproteinase,MMP)抑制剂来逆转。正是MMP活性的增加降解了ECM,抑制了细胞迁移和胶原沉积。重组人PDGF-BB变种已成功应用于糖尿病和脓肿的治疗,它是目前美国食品药品监督管理局(FDA)批准的唯一一种用于慢性伤口治疗的药物。

(三)FGF家族

FGF家族由23个成员组成,参与皮肤伤口愈合的三个最重要的成员是FGF-2、FGF-7和FGF-10。FGF-1为酸性FGF(AFGF),FGF-2为碱性FGF(BFGF),这两者具有很高的同源性,功效比较接近,最大的区别在于等电点的酸碱值不同,所以才有酸性和碱性之分。AFGF能够促进血管生成,BFGF在烧伤早期表达增加,并参与肉芽组织形成、再上皮化和组织重塑。

(四)VEGF家族

VEGF家族的成员包括VEGF-A、VEGF-B、VEGF-C、VEGF-D、VEGF-E和胎盘生长因子。VEGF-A由内皮细胞、角质细胞、成纤维细胞、平滑肌细胞、血小板和中性粒细胞等分泌产生。VEGF-A在伤口愈合中起着重要的作用,且能够促进创面血管生成及再上皮化,因此可以应用于慢性伤口(如糖尿病足溃疡、静脉瘀积性溃疡和压力性溃疡等有局部皮肤缺血区域)的治疗。但是,外源性给予VEGF可诱导持续的血管渗漏,并促进组织紊乱的血管以及畸形和功能不良的淋巴管形成。VEGF-C主要通过VEGF受体3(VEGFR3)在淋巴管及血管生成中发挥作用。

（五）HGF

HGF 发现得比较晚,尚未形成一个家族。HGF 是目前已知分子量最大的生长因子,中性粒细胞、巨噬细胞、肥大细胞和角质形成细胞都表达 HGF 受体,HGF 可增加这些细胞在伤口中的募集,促进损伤创面愈合。HGF 还能促进角质细胞增殖和迁移到伤口处进行修复。此外,HGF 还具有强烈促进血管新生和刺激平滑肌细胞分泌 VEGF 的作用。

（六）TGF-β 家族

TGF-β 家族包括以下成员:TGF-β_1、TGF-β_2、TGF-β_3、骨形态发生蛋白和激活素。TGF-β_1 在皮肤伤口愈合中占主导地位,但主要导致病理性愈合。与 TGF-β_1 一样,TGF-β_2 参与了伤口愈合的各个阶段。TGF-β_2 参与募集炎症细胞和成纤维细胞到伤口部位,通过诱导血管生成刺激肉芽组织的形成,还能刺激成纤维细胞向伤口部位募集,二者联合的结果是增加胶原沉积和形成瘢痕。与 TGF-β_1 和 TGF-β_2 不同,TGF-β_3 抑制瘢痕形成并促进活体中产生胶原组织,从而导致皮肤结构的正常再生。TGF-β_3 通过向创面募集炎症细胞和成纤维细胞,促进角质细胞的迁移,从而促进伤口愈合。

（七）GM-CSF

GM-CSF 在受伤皮肤的表皮中表达增加,特别是在伤口愈合的炎症反应阶段,它能显著增加中性粒细胞的数量,增强抗感染能力。GM-CSF 直接作用于角质细胞,但也通过间接上调 IL-6 而起作用。在糖尿病足溃疡患者中,皮下注射 GM-CSF 可使细胞团更快地溶解,降低溃疡愈合的趋势和截肢的发生率。在伤口局部应用 GM-CSF 可能对慢性创面有显著的好处。

综上所述,各种生长因子在愈合过程中协调多种细胞在创面愈合进程中发挥着重要作用。在烧伤早期,这些生长因子协同细胞因子、趋化因子调控愈合的进展,促进皮肤重建屏障功能。

四、早期切痂植皮

对Ⅲ度烧伤创面,用手术方法将焦痂切除,移植自体或异体皮的方法称为切痂植皮术(escharectomy and skin grafting)。关节和功能部位的Ⅲ度烧伤或偏深的深Ⅱ度烧伤,如手、腕、肘、踝、膝关节和颜面、会阴等处,若切痂后移植大张自体皮肤,则术后瘢痕挛缩小,功能恢复好,能保留较好的外形和功能。

切痂原则上应尽早进行,在统计的切痂病例中,绝大多数病例在伤后 3～6 天开始进行首次切痂手术,病情稳定者甚至可以在伤后 48 h 内进行休克期切痂。此时创面水肿尚未完全吸收,层次清楚,手术操作难度较小,创面局部感染尚未完全形成,手术效果好。但具体应根据患者全身情况、烧伤面积和部位综合判断,以此来把握手术时机。对四肢、躯干较为集中的Ⅲ度创面或深及皮下脂肪、肌肉的严重烧伤,有毒物质烧伤创面,手、关节等功能部位的局限性Ⅲ度和偏深的深Ⅱ度创面,考虑到功能恢复的需要,可以做焦痂切除,同时移植大张自体皮肤。对烧伤面积超过 50％、Ⅲ度创面在 20％以下且部位集中的患者,叮于抗休克同期进行切痂植皮术。对烧伤面积超过 50％、Ⅲ度创面超过 30％者,应在平稳度过休克期后,认真制订好手术计划,分期、分批次切痂植皮。凡有创面脓毒血症者,或能明确诊断创面感染者,亦应积极切除坏死组织。选择切痂部位时,原则上应先肢体、后躯干,先感染创面、后一般创面,先浅度创面、后较深创面。

切痂通常分为浅切痂和深切痂,具体根据患者烧伤创面的深度或感染侵袭的深度以及手术部位选择。深切痂在深筋膜层或肌膜层,浅切痂在浅筋膜层切除焦痂。手术过程中,应将焦痂连同皮下组织一并切除,可以减少损伤和出血。特大面积烧伤切痂时,为减少创伤和手术时间,腕、踝以下焦痂通常不一次切除。在彻底清除坏死组织的前提下,对于功能部位可考虑保留浅筋膜和薄层脂肪组织,对重要的神经、血管也要注意保护。对于手背、跟腱等处,切痂时要注意防止腱膜外露(见图 16-2-2)。

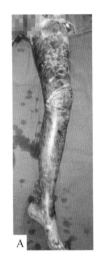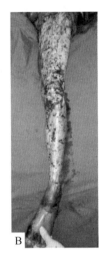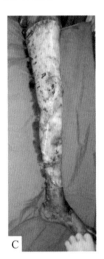

A.右下肢深度烧伤;B.右下肢切痂术后即刻;C.微粒皮＋生物敷料覆盖创面术后即刻
图 16-2-2　大面积深度烧伤创面使用切痂术＋微粒皮移植覆盖创面
(西京医院烧伤与皮肤外科供图)

五、皮瓣

皮瓣是指具有血液供应的皮肤及皮下组织。烧伤早期通常以尽早封闭创面为主,使用皮瓣封闭创面的情况较少,但对于一些功能部位以及深及骨质或腹腔脏器的深度烧伤,早期使用皮瓣覆盖能有力保障受损部位的功能恢复,减少并发症。

皮瓣移植一般用于治疗新鲜创面的皮肤软组织缺损,设计皮瓣时需要仔细斟酌皮瓣的供区,力求质地、色泽近似受区,特别是在面部修复中更要注意。由于局部皮瓣、邻近皮瓣条件较好,移植安全方便,应作为首选。设计中尽量避免不必要的延迟或间接转移手术步骤,以缩短治疗时间。直接动脉供血的皮瓣可比肌皮动脉穿支供血皮瓣长,因此设计时应首选前者。手术过程中注意精细操作,剥离层次清楚,止血彻底。皮瓣转移过程中应避免张力和蒂部扭转,随时观察皮瓣血运,防止感染和出血。

皮瓣移植的并发症包括：①由于血供不充分，静脉、淋巴回流障碍等导致的血液循环障碍。②由于止血不彻底等原因导致的皮瓣下血肿。③由于清创不彻底导致的皮瓣下感染。④由于术后护理不当、直接暴力等因素导致的皮瓣撕脱。

【典型病例 1】

病例简介：患者男性，28 岁，主因热液烫伤全身多处，疼痛 15 h 入院。入院查体见除头面部、局部双手及双足为正常皮肤外，均为烫伤创面，总面积约 90％，颈、胸、双上肢、前后躯干、双下肢创面散在大水疱，大部分疱皮脱落，创基大部分深红，部分红白相间，局部苍白。初步判断患者烫伤面积大但深度创面面积较小。

临床诊断：热液烫伤 90％，全身多处Ⅱ～Ⅲ度烧伤。

治疗经过：入院后给予抗休克、抗感染、对症支持治疗。创面给予床旁精确清创磨痂后，覆盖生物敷料。患者平稳度过休克期，后期大部分创面在生物敷料的保护下自行上皮化，残余部分创面，先后经过四次手术清创植皮，患者痊愈出院。

经验体会：大面积烧伤患者早期伤情判断至关重要。早期清创去除表层坏死组织，并对创面进行有效覆盖，是防止创面感染的优先措施。本例患者烧伤面积约 90％，以Ⅱ度烧伤为主，伤后 20 h 行"烧伤磨痂＋生物敷料覆盖术"，术后患者生命体征平稳，休克期平稳度过，全程无明显感染征象发生，术后 1 周即停用经静脉给药的抗生素，超过80％的创面自行上皮化，残余创面经换药和手术植皮也顺利愈合。患者治疗过程痛苦轻、花费较少，临床预后满意，瘢痕增生部位不多，肢体功能恢复好（见图 16-2-3）。

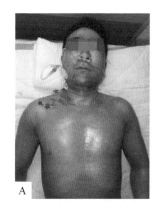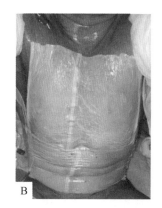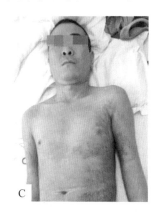

A.大面积烧伤患者前胸磨痂术后即刻；B.大面积烧伤患者前胸生物敷料覆盖后即刻；

C.术后 2 周，前胸创面已完全愈合

图 16-2-3　大面积Ⅱ度烧伤患者，早期创面行烧伤磨痂＋生物敷料覆盖术

（西京医院烧伤与皮肤外科供图）

（刘洋　韩军涛）

第三节 特殊烧伤早期创面处理

一、化学烧伤

近年来,随着工业的发展,化学烧伤发生频率呈增高趋势。化学烧伤是指常温或高温的化学物直接对皮肤或(和)黏膜刺激、腐蚀作用及化学反应热引起的急性皮肤、黏膜损害,常伴有眼灼伤和呼吸道损伤。化学烧伤可由各种刺激性和有毒的化学物质引起,包括强酸、强碱、苯酚、甲苯(有机溶剂)、芥子气、磷等。由于化学物质种类繁多,致伤机理各不相同,因此针对不同化学物质,其救治方案亦有差别。

(一)损伤机制

腐蚀性和刺激性化学品导致损伤的机制主要根据不同化学品的特性而定,其损伤过程是一个化学品与皮肤成分之间进行交换的过程。支持这类交换的六种侵害性化学反应包括酸性作用、碱性作用、氧化作用、还原作用、钙或镁的螯合作用以及融合作用。化学物质导致皮肤损伤的过程可分为三个阶段:接触、渗透及反应。接触指皮肤开始接触化学物质;渗透指化学物质通过皮肤向皮下组织渗透,渗透的深浅决定了灼伤的严重程度;反应指皮肤在与化学物质接触后所表现的损伤情况。化学物质的性质、浓度、温度及与皮肤接触的时间均与化学烧伤的严重程度相关。许多化学物质还可以通过皮肤上的创面、呼吸道或胃肠道吸收入血引起全身中毒反应。针对化学烧伤的特殊性,在临床上可采取对应措施。做好化学烧伤早期的急救处理极为重要。

(二)临床表现

不同化学物质因其致伤机理不同,所造成的创面特点亦不相同。强酸类化学物质可使人体表层组织脱水,并与组织蛋白结合形成凝固的蛋白质化合物,因此可使创面迅速成痂而不形成水疱。酸烧伤程度越深,创面所形成的痂也越硬且颜色越深。除氢氟酸外,酸烧伤一般不向深层组织侵犯。硫酸烧伤常可见棕色或黑色痂,硝酸烧伤多为黄色痂,盐酸或石炭酸烧伤则为黄色或白色痂。氢氟酸烧伤早期创面可见红斑或水疱,而随着其溶脂、脱钙等作用的进展,伤处坏死组织会逐渐扩展加深,形成溃疡。

强碱类化学物质能与人体组织结构中的脂类发生皂化反应,形成的化合物既能溶于水又能溶于脂,因此碱性化学物质能快速渗透损伤组织,造成机体深部的损伤,严重时可渗透至内脏组织或眼内组织,造成器官功能损伤。生石灰、氯化钙烧伤创面较干燥,呈褐色。氢氧化钠等烧伤创面呈黏滑或肥皂样变化,色潮红,可伴有小水疱,痂皮较软,有进行性加深的趋势。

磷有四种异构体,即黄磷、红磷、紫磷和黑磷,磷烧伤一般指黄磷烧伤。无机磷暴露在空气中可自燃而造成热烧伤,燃烧后形成的三氧化二磷和五氧化二磷会对皮肤或黏膜造成脱水和夺氧作用,遇水形成磷酸和次磷酸可进一步引起皮肤化学损伤。浅Ⅱ度或深Ⅱ度的磷烧伤创面呈棕褐色,在创面暴露时Ⅲ度磷烧伤可呈黑色。

(三)治疗

1.急救处理

发现化学烧伤患者后,应迅速将患者脱离事故现场,并尽快脱去被化学物污染的衣服、鞋袜等。脱离污染源后,立即用大量冷清水持续冲洗,流动清水冲洗可以中和一部分热量,减轻余热对尚有活力的组织的继续损伤,亦可缩短致伤物与皮肤接触的时间,降低损伤的程度和范围。但需注意,氧化钙(即生石灰)烧伤必须彻底清除创面上的石灰颗粒才能进行冲洗,否则会因石灰颗粒遇水后生成氢氧化钙释放大量热能而加剧局部组织损害。氢氟酸具有溶脂脱骨使创面加重的作用,因此在大量清水冲洗后,应用饱和氯化钙溶液、25%的硫酸镁溶液或10%的氨水纱布湿敷或浸泡,亦可使用5%～10%的葡萄糖酸钙于创面行注射处理(剂量为0.5 mL/cm²)。

【典型病例 1】

病例简介:患者男性,23 岁。

主诉:工作时被氢氟酸烧伤左手食指 8 h。

查体:左手食指肿胀明显,食指掌侧皮肤呈灰白色,触痛明显(见图 16-3-1A 和图 16-3-1B)。

临床诊断:氢氟酸烧伤 0.1%,Ⅱ度。

治疗经过:左手食指清水冲洗 15 min 后,创面行 10%的葡萄糖酸钙注射处理(0.5 mL/cm²)。10%的葡萄糖酸钙创面注射 1 天后可见食指掌侧部分表皮脱落(见图 16-3-1C 和图 16-3-1D),患者自述疼痛较先前显著改善。患者于门诊行定期换药治疗,3 周后创面愈合。

经验体会:氢氟酸烧伤即刻症状不如强酸强碱烧伤明显,容易被人忽略轻视。待到症状明显时,烧伤深度往往已经加深。遇到氢氟酸烧伤时,需尽早行急救处理。

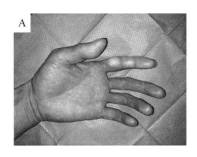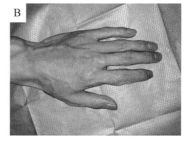

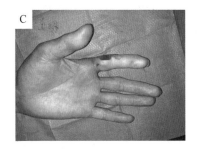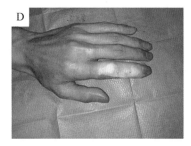

A.左手食指氢氟酸烧伤后(掌侧观);B.左手食指氢氟酸烧伤后(背侧观);

C.10%的葡萄糖酸钙创面注射后1天(掌侧观);D.10%的葡萄糖酸钙创面注射后1天(背侧观)

图16-3-1　左手食指氢氟酸烧伤(空军军医大学烧伤与皮肤外科李军副教授、刘梦栋主治医师供图)

2.特殊部位化学烧伤的应急处理

食管烧伤(如吞食强酸后)患者应避免服用碳酸氢钠和洗胃,以防止胃穿孔,可以服用蛋清、牛奶、豆浆等,再服用石蜡油。眼部烧伤患者应立即用生理盐水冲洗,烧碱烧伤用3%的硼酸冲洗,酸烧伤用2%的碳酸氢钠冲洗,病情严重者应进行眼科会诊协助治疗。有吸入性损伤的患者应进行严密观察,出现端坐呼吸困难、呼吸道分泌物增多时,是出现呼吸道梗阻的征兆,应尽早切开气管,以免丧失抢救机会。

3.化学烧伤创面处理

患者全身情况允许时,建议入院后即行彻底清创,创面以暴露疗法为首选,便于对创面的观察和对深度的判断。除小面积浅度烧伤外,创面忌涂甲紫、红汞等有颜色的药物或覆盖油脂敷料,以免影响对创面深度的估计与进一步治疗,可用消毒纱布保护创面。水疱不要弄破,可戳孔引流疱液,不要将疱皮撕去,以减少创面污染的机会。对于Ⅱ度和Ⅱ度以下创面,处理上同一般烧伤。对于暂不能确定为Ⅲ度的酸烧伤创面,可先按Ⅱ度创面处理观察。对于小面积Ⅲ度或功能部位深Ⅱ度创面(尤其是碱烧伤),应早期行切削痂植皮手术。对于Ⅲ度创面较大者,可早期计划分期分批进行切削痂植皮手术。

【典型病例2】

病例简介:患者男性,42岁。

主诉:工作时被碱液烧伤右侧下肢2天。

查体:右侧小腿及足部肿胀明显,创面大部分表皮脱落,创基红白相间,下肢末梢血运尚可(见图16-3-2A)。

临床诊断:碱烧伤10%,Ⅱ度(右侧小腿及足部)。

治疗经过:患者伤后立刻送往当地医院,给予创面冲洗、包扎换药等对症支持治疗。因当地条件有限,于伤后第2天转院。患者于伤后第3天行"右下肢清创生物敷料覆盖术"(见图16-3-2B)。术后2周生物敷料脱落,大部分创面愈合(见图16-3-2C),左侧内踝部少量散在创面行换药处理,1周后愈合。

经验体会:碱烧伤在明确病情的基础上可尽早行清创手术治疗,以缩短疗程。

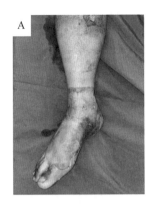 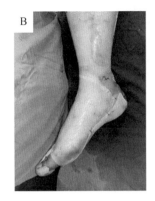 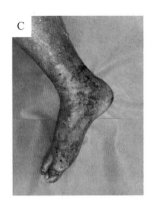

A.右侧小腿及足部碱液烧伤；B.创面清创后行人工敷料覆盖；C.术后2周

图 16-3-2 右侧小腿及足部碱液烧伤（空军军医大学烧伤与皮肤外科李军副教授、刘梦栋主治医师供图）

二、电烧伤

与电流有关的各种因素所致的损伤统称为电损伤，电损伤又分为电击伤和电烧伤。人体在触电时，电流会对人体（特别是神经系统）产生一系列电生理效应及化学效应，此类效应可引起一过性神志丧失、昏迷、晕厥、休克乃至呼吸、心搏骤停等临床症状，而不造成体表组织的毁损，此类电损伤一般称为电击伤。电击伤的治疗属于急救范围，主要是针对呼吸、循环及神经系统进行相应的对症治疗。电烧伤通常包括电弧烧伤和电接触烧伤两类。前者是电流通过空气介质，或电路短路时产生强大的弧光和高温火花对人体的直接损伤，或引燃衣服后对人体的烧伤。电弧烧伤多以深度烧伤为主，其临床特征及病理生理变化基本与热力烧伤相同，所以处理原则也与热力烧伤一致。

（一）损伤机制

临床上的电烧伤多指交流电对人体的损伤。电流对人体的损伤作用有热效应、刺激效应和化学效应三个方面，目前对电流热效应的损伤机制研究得较为清楚。一般来讲，骨组织的电阻最大，然后是脂肪、肌腱、皮肤、肌肉、神经、血管，依次递减。电流在进入人体时首先要通过皮肤，不同部位皮肤的电阻与角质层厚度、触电时的干湿程度等直接相关。电流通过皮肤时，局部热量的产生与电流强度、组织电阻及接触时间呈正比，皮肤组织因热力而凝固炭化后，电阻减小，电流得以进入人体造成深部组织和器官的进一步损伤。就电流的热效应而言，组织的截面积越小，通过的电流密度越大，单位体积所产生的热效应就越强。因此，组织内局部温度的升高取决于该组织通过的电流密度，离接触点越远，电流密度越小，损伤也就越轻。深部组织截面积较大，电流密度相对较小，而在出口处，由于截面积变小，电流密度骤然变大，所以出口处损伤往往较为严重。

（二）临床表现

不同原因造成的电烧伤其临床表现不尽相同。常见的电烧伤分三种，分别为接触性电烧伤、电弧或电火花烧伤、触电后衣服或周围易燃物燃烧造成的烧伤。因后两者的临床表现与诊断均与热力烧伤相同,故不再赘述。接触性电烧伤的临床表现又包含全身损伤和局部损伤。

1.全身损伤

较轻的电烧伤患者全身的症状主要是恶心、心悸、头晕或者短期的意识障碍。较重的电烧伤患者会出现昏迷以及呼吸、心搏骤停等电休克表现,严重者可致立即死亡。电休克患者若抢救及时多可恢复,恢复后患者在短期内可遗留头晕、心悸、耳鸣、眼花、听觉或视力障碍等,多可自行恢复。

2.局部损伤

电烧伤的局部损害特点以入口与出口最为严重,电流入口处可见炭化中心,组织略凹陷,周围皮肤呈灰白色或焦黑色,质韧如皮革样,外层亦可见黑色或深红色环状损伤区,出口处多呈干燥的圆形创面,由内向外呈"爆破"状。当躯体与导体(如金属等)有接触时,创面往往较大。一般而言,低压电(如220 V家用电)所致的电烧伤,其出口处创面虽然是深度创面,但范围往往较小;而高压电所致的电烧伤,其入口及出口伤势均很严重。

(三)治疗

1.急救处理

发现电烧伤患者,首先应立即切断电源,或用不导电的物体拨离电源。对创伤部位行保护处理,用大块纱布、清洁的衣服、被单等给予简单包扎,避免创面污染,具体方法同热烧伤处理。如果发现患者发生电休克,呼吸、心搏骤停,应即行人工呼吸和体外心脏按压,抢救生命。

2.创面早期处理

(1)当出现以下情况时需行筋膜切开减张:肢体肿胀明显且进行性加重;患肢动脉搏动不能触及;患者远端发绀,毛细血管充盈缓慢,远端肢体失去感觉和运动功能;远端肢体已烧焦。肢体切开减张深度需到达肌膜,范围需要超出组织变硬肿胀的区域,手腕部电烧伤减张需要切断腕横韧带,打开腕管。

(2)电烧伤创面的处理原则首先是积极行手术清创。大量无活性的组织(主要是肌肉)在其溶解、坏死过程中,不仅有大量肌红蛋白释放入血,会引起肾脏功能严重损害,而且液化坏死的肌肉是导致感染及创面脓毒血症的主要根源。因此,对肢体严重电烧伤的患者,在病情允许的条件下要及早进行手术探查,清除已坏死的肌肉组织。早期判断肌肉组织的活力往往较困难,除了色泽、弹性等基本外观的判断外,是否有切割后出血、电凝或机械刺激下收缩等特征往往是术中判断肌肉组织健康与否的主要标准。对已坏死的神经、肌腱要及早清除,而对变性的神经、肌腱应尽量保留,尤其是神经连续性完好的情况下,更应保留已变性的组织。

3.创面修复

电烧伤创面在进行早期清创后,应在可能的条件下,尽早进行创面修复。常用方法包括:①对非功能部位的小面积浅度电烧伤创面,可通过非手术换药促进创面愈合;②对窄条形或小块电烧伤创面,可在周围皮肤软组织松弛时直接拉拢缝合,但注意缝合不能影响局部功能;③对清创后无坏死组织,皮下组织丰富且血运可靠,肉芽组织生长良好者,可根据创面大小、部位、感染等行皮片移植;④对于四肢、手腕部等功能部位,清创后应尽早利用皮瓣、肌皮瓣等血运丰富的组织进行移植,覆盖创面;⑤清创后若出现肌腱、血管、神经、骨关节外露或胸腔、颅腔、腹腔开放,存在感染风险者,均应尽可能早期行皮瓣转移修复,覆盖创面。

【典型病例 3】

病例简介:患者男性,31 岁。

主诉:工作时被高压电烧伤全身多处,时长 6 h。

查体:患者右侧肘部为电烧伤入口,可见黑褐色片状坏死皮肤;左手及左侧下肢为电烧伤出口,出口处损伤尤以左手虎口部及食指为重,可见焦痂及部分骨质外露(见图16-3-3A)。

临床诊断:高压电烧伤 8%,Ⅱ～Ⅲ度(右侧上肢、左手及左侧下肢)。

治疗经过:患者伤后 6 h 送至医院,急诊行"全身多处电烧伤创面清创修复术"。其中,左手部创面行清创处理后见食指血管全段变性栓塞,掌指关节部分骨质外露,食指行截指处理后,创面行股前外侧游离皮瓣修复(见图 16-3-3B 和图 16-3-3C)。术后定期换药,2 周后拆线。术后 1 个月随访见创面恢复良好,左手功能恢复可(见图 16-3-3D)。

经验体会:电烧伤后 2～3 周继发出血的发生率高,创面使用负压治疗时需更加注意,避免失血过多导致休克。

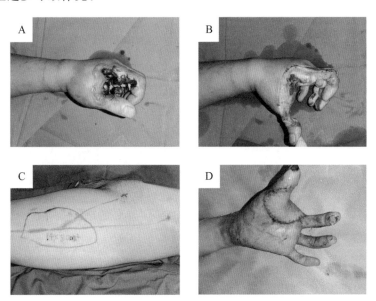

A.左手电烧伤清创术前;B.左手电烧伤清创术后;C.股前外侧游离皮瓣设计;D.术后 1 个月

图 16-3-3 左手高压电烧伤创面游离皮瓣修复

(空军军医大学烧伤与皮肤外科李军副教授、刘梦栋主治医师供图)

三、放射性皮肤损伤

放射治疗是临床上治疗恶性肿瘤和部分良性肿瘤的常用方式。放射治疗能够快速、准确地杀死癌细胞或者抑制癌细胞的生长增殖，对恶性肿瘤的治疗效果较好，但高达90%～95%的患者会出现不同程度的皮肤反应，轻者表现为皮肤疼痛、红斑、脱皮，重者可出现水疱、出血，甚至是经久不愈的溃疡，引起局部或全身感染，这种损伤被称为放射性皮肤损伤。

（一）损伤机制

放射性皮肤损伤的发病机制包括：①放射线造成细胞 DNA 破坏，进而导致可逆或不可逆的 DNA 合成和分化不平衡，表层细胞生成障碍，引起皮肤损伤。②射线通过电离作用在人体内产生大量自由基，自由基可导致正常的皮肤黏膜出现不同程度的损伤。

（二）临床表现

患者自身因素、射线的种类、放射剂量、总疗程时间等多种因素均会影响放射性皮肤损伤的临床表现。病情较轻的患者照射野皮肤可出现红斑、烧灼感、刺痛、瘙痒、色素沉着、干性脱皮等临床表现，而严重者可见水疱、溃疡、出血和坏死等临床表现。目前临床上按照美国放射肿瘤协作组提出的标准，将放射性皮肤损伤分为五级：0 级，皮肤基本无变化；Ⅰ级，有轻度滤泡样暗色红斑，出现干性脱皮，毛发易脱落，出汗量减少；Ⅱ级，皮肤有触痛感，出现明显红斑，片状湿性脱皮，中度水肿；Ⅲ级，出现除皮肤皱褶处之外的融合性湿性脱皮，重度水肿；Ⅳ级，溃疡、出血，组织坏死。放射性皮肤损伤级别越高越难治愈。

（三）治疗

1.早期预防性治疗

患者未发生放射性皮肤损伤或在严重的放射性皮肤损伤前采取预防性保护用药，可在一定程度上避免或减轻放射性皮肤损伤的发生和严重程度。临床上常用的预防性用药包括：①医用射线防护喷剂；②细胞生长因子；③皮肤保护凝胶。

2.手术治疗

放射线可损伤血管，引起局部组织缺血缺氧，影响成纤维细胞的增殖。当放射性皮肤损伤达到Ⅳ级时，放射线对组织损伤呈永久性，损伤范围广且深，通常需要接受手术治疗，通过彻底扩创、应用血供良好的组织瓣覆盖创面，才有可能达到修复效果。

放射性皮肤损伤的手术治疗通常分为清创和组织瓣转移修复创面两部分。彻底清创是创面修复成功的关键，原则上应彻底切除溃疡病灶及周围受累的瘢痕组织，切除范围一般应超出正常皮肤 1 cm 左右。但是，对于全身情况及局部条件较差或遇到大血管、神经干、重要脏器等裸露时，只能将病变组织有限切除。清创术后可使用持续负压封闭引流技术作为辅助治疗手段。彻底清创后，应使用血供良好的组织瓣进行修复，常用的包括轴型皮瓣、肌瓣和肌皮瓣，其中肌皮瓣是修复严重放射性溃疡的首选。肌皮瓣不仅对局部残留的坏死组织有"生物性清除"作用，而且其组织量大，能有效填充死腔。采用肌皮瓣修复时,皮瓣设计要合理,避免皮瓣蒂部血管扭曲受压,旋转成形后应无张力覆盖创面。皮瓣可放置引流,适当加压,避免形成死腔肌。

【典型病例 4】

病例简介:患者女性,56 岁。

主诉:骶尾部行放射治疗后反复破溃,迁延不愈 3 个月。

查体:患者骶尾部可见破溃创面,深达骨质,创基可见大量黄白色坏死组织,创周可探及皮下潜行腔隙(见图 16-3-4A)。

临床诊断:骶尾部放射性溃疡。

治疗经过:患者入院后行"骶尾部清创皮瓣修复术",术中清创后可见骶尾部骨质外露(见图 16-3-4B)。清创后,对继发创面行臀上动脉穿支皮瓣修复,皮瓣携带部分臀大肌填塞腔隙(见图 16-3-4C 和图 16-3-4D)。术后定期行换药处理,2 周后拆线,创面痊愈。

经验体会:放射性溃疡创面基底因射线作用,往往修复条件不佳,皮瓣修复时携带部分肌肉能有效改善预后。

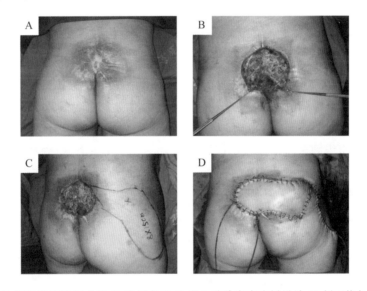

A.骶尾部放射性溃疡清创术前;B.清创术后;C.臀上动脉穿支皮瓣设计;D.创面修复即刻外形

图 16-3-4　骶尾部放射性溃疡皮瓣修复

(空军军医大学烧伤与皮肤外科李军副教授、刘梦栋主治医师供图)

四、热压伤

热压伤是一种由热力和机械力所致的复合伤,在临床上十分常见,文献报道热压伤占所有烧伤住院患者的 0.5%～1.0%。由于致伤原因较复杂,且致伤物往往温度高、压力大,因此除皮肤烧伤外,患者往往还会合并肌肉、肌腱、血管、神经甚至骨骼损伤等。只有予以及时有效的治疗,才能够有效消除不良症状,避免患者伤残。

(一)损伤机制

热压伤作为复合性损伤,是在热力损伤的基础上附加一机械力的损伤。热压伤面积通常较小,但由于热传导比单纯热力损伤要快,因此造成机体的烧伤较深,加上组织挤压带来的局部深层组织血液循环障碍,造成的深部组织高张力水肿可导致"肌间隔综合征",进而造成继发性病理损害。热压伤的组织损伤程度较常见热力损伤更重,损伤界限亦不清。

(二)临床表现

热压伤除热力损伤常见的临床表现外,其损伤肢体较热力损伤肿胀更加明显,质硬,并呈进行性加剧。严重者在超出热力损伤范围外的区域也可见到张力性水疱隆起。随着受伤时间的延长,损伤皮肤呈棕褐色,出现透明样变,可见粗大树枝样血管栓塞表象,坏死组织凹陷明显,紧贴骨面。当深部组织高张力水肿导致"肌间隔综合征"时,伤肢疼痛进一步加剧,肿胀显著且坚硬,肢体末梢皮肤温度降低,出现感觉麻木、迟钝或消失等症状。

(三)治疗

热压伤患者入院后,需经常观察受伤肢体末梢血运及创面肿胀情况。热压伤早期因创面肿胀迅速而有缺血表现,但深部组织并未完全坏死,早期瘀滞带与坏死带界限难以清楚界定。如条件允许,应尽早行手术治疗,小面积热压伤患者住院后即可急症予以手术治疗,以防止创面肿胀使间生态组织继发坏死,同时防止创面感染;对于不能进行早期手术的患者,对环形创面应尽早切开减张。相关临床研究报道,烧伤渗出高峰通常发生于伤后 1~3 h,组织肿胀通常发生于伤后 24 h,3~5 天才能消退,因此对于中小面积热压伤患者而言,可在受伤当天为其切痂植皮。若受伤面积较大,则可在伤后 3~5 天进行手术治疗。若坏死组织未具备清晰的界限,则可首先使用异体皮对受伤部位进行覆盖,2~3 天后予以延期植皮。

热压伤创面早期清创完毕后,一般会进行植皮或皮瓣移植修复。近年来,对于热压伤创面推荐早期扩创后先行负压引流治疗,从而为皮片及皮瓣修复创造良好的创面条件,为后期行功能重建手术打下良好的基础。

(韩军涛　李军　刘梦栋)

第四节　烧伤休克期切削痂与复合皮移植技术

目前认为,大面积严重烧伤患者的主要死亡原因是全身性感染。烧伤可导致坏死组织形成焦痂,焦痂作为细菌生长及体内毒物的良好培养基,可能会引发炎症反应,成为烧伤创面进展以及局部和全身感染的重要来源。如不尽早去除焦痂,易导致机体内环境紊乱乃至各脏器功能的损害，最终导致患者多器官功能衰竭，直至死亡。尽早进行切削痂植皮，把开放性创面变为封闭创面（"变烧伤为创伤"）可改变烧伤修复模式，是治疗特重度烧伤的重要措施。

一、复合皮移植技术的临床应用

自体皮源不足是大面积深度烧伤治疗中亟待解决的难题。有研究人员将异体/异种脱细胞真皮基质（allo/xeno-ADM）与自体刃厚皮组成复合皮（composite skin，CS）用于全层皮肤损伤后的移植修复。这种复合皮拥有较低的抗原性和正常的三维胶原结构，与正常真皮组织较接近，可快速血管化，为移植的表皮提供稳定的载体或成为长久的真皮支架，移植后存活良好。随访发现，复合皮移植术后两年内仍有少量色素沉着，复合皮成活后的柔软度、耐磨性、弹性及肢体活动度等有一个逐渐恢复的过程，可以达到自体中厚皮移植效果，但未见毛囊、汗腺、毛发等再生迹象。为确保烧伤创面愈合及关节功能获得良好恢复，建议开展休克期切削痂和复合皮移植手术（见图16-4-1）。

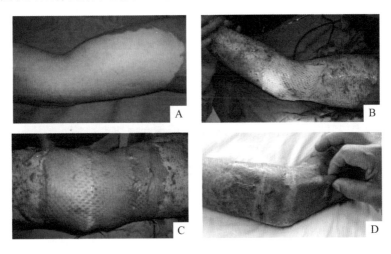

A.左上肢深Ⅱ度烧伤创面（术前）；B.受伤当日患部急诊削痂＋关节部位脱细胞真皮基质（ADM）移植（术中）；C.左肘关节创面ADM＋自体超薄皮片一次性复合移植（术中）；D.复合皮移植术后1个月随访

图16-4-1　上肢深Ⅱ度烧伤患者休克削痂复合皮一步法移植

（山东大学第二医院姜笃银教授供图）

烧伤创面残留的坏死组织对机体有害，伤后尽快清除并加以良好的覆盖非常重要。有学者主张在削痂时将坏死痂皮和残留真皮一同削去，直到浅筋膜，在其上缝合大张异体脱细胞真皮基质，并覆盖大张自体刃厚皮片，将以往的烧伤创面病理性愈合方式转变为切割伤的生理性愈合方式，可大大减少愈合后的瘢痕增生问题，改善患者患处皮肤的状态及肢体功能。

（陆美琪　赵洁　姜笃银）

第五节 防治烧伤早期创面进行性加深

烧伤创面是烧伤后局部和全身炎症反应的根源。早期烧伤的创面变化较快,进展迅速,在烧伤后的 3 天内,组织初始热损伤后,继发性的组织坏死可以随着时间延长而逐渐扩大到邻近存活的组织,不及时处理可能会导致局部创面进行性加深。因此,对烧伤早期创面进行及时有效的处理是减轻患者症状、阻止烧伤早期创面加深并改善远期预后的必要手段。在临床环境中,通过早期清创、及早覆盖创面及应用促进愈合的多种疗法,可以改善烧伤早期创面进行性加深加重,在一定程度上避免大范围手术操作给患者带来的痛苦,改善远期预后。

一、清创术的应用

烧伤后,创面焦痂及渗出液中含有大量炎症介质和内毒素,处理不当可发生创面感染。在烧伤早期,患者全身性炎症反应尚不明显,身体状况尚佳时进行清创术能有效减少烧伤后脏器并发症和全身性感染的发生概率,改善远期预后,提高患者的生活质量。烧伤外科常用的清创术包括锐性清创术(如切痂术、削痂术等)、精准清创术(如水动力清创术、酶学清创术)和钝性清创术(如磨痂术、焦痂搔刮减压术)。

二、干细胞疗法在防治早期创面加深中的应用

近年来,随着干细胞技术的发展,其在创面治疗中的应用也得到了进一步的发展。目前常用于临床工作的干细胞有胚胎干细胞(embryonic stem cell,ESC)、成体干细胞(somatic stem cell,SSC)和诱导多能干细胞(induced pluripotent stem cell,iPSC)等。其中,间充质干细胞(mesenchymal stem cells,MSCs)代表了一种能够分化成各种间充质谱系的多能干细胞,是皮肤损伤与修复领域中应用最广的干细胞之一,在保护烧伤瘀滞区方面有一定的作用。间充质干细胞可以从骨髓、脐带、脂肪等不同组织中分离获得。间充质干细胞需要体外扩增,从而更好地应用于各种临床治疗方案。

间充质干细胞限制创面加深、促进伤口愈合的机制主要有以下几点。

(一)旁分泌功能

间充质干细胞可以通过旁分泌作用产生外泌体,调节创面微环境,进而参与组织修复,对防治烧伤早期创面加深具有一定的作用。外泌体是细胞分泌的一种纳米大小的细胞外囊泡(extracellular vesicle,EV),携带核酸、蛋白质、脂质等生物活性物质,可以在机体的多种生理病理过程中发挥作用。不同来源的外泌体,其功能也有一定的差异。总体来说,间充质干细胞来源的外泌体(MSC-exosomes)的作用有:①通过调节细胞因子水

平来减轻炎症;②通过增加神经酰胺、二氢神经酰胺的合成来诱导表皮皮肤屏障的再生;
③通过增加各种促血管生成因子的表达来增强组织灌注。

（二）多向分化功能

间充质干细胞植入创面后,在创面微环境的影响下,可以分化为表皮细胞、成纤维细
胞、神经细胞、血管内皮细胞、汗腺细胞等多种类型的细胞。例如,骨髓来源的间充质干
细胞(BM-MSCs)在实验中高表达 VEGF-α 和 Ang-1,在血管生成中起到了关键作用,它
们通过刺激内皮细胞增殖迁移、形成小管,并介导新血管成熟分化,共同完成创面的血管
生成。胎儿真皮间充质干细胞(FDMSCs)来源于意外流产胎儿的真皮。FDMSCs 具有
较高的分化和扩增潜能,且具有较低的免疫原性。FDMSCs 通过增加闭合蛋白和钙黏
蛋白的表达,恢复血管内皮屏障,从而对烧伤诱导的微血管高通透性起到保护作用。此
外,FDMSCs 还可以减少烧伤引起的血管内液体外渗,减少血容量损失,从而防止休克。
总体来说,间充质干细胞通过其多向分化功能和释放促血管生成因子作用,共同介导伤
口的愈合过程。

（三）免疫调节功能及抗炎功能

间充质干细胞能够缓解烧伤早期的炎症反应。在间充质干细胞移植后的烧伤创面
中,向瘀滞区浸润的中性粒细胞数减少,代表组织中性粒细胞蓄积的髓过氧化物酶活性
降低,促炎细胞因子如 TNF-α、IL-6、IL-1β、IL-10 的表达水平显著降低。另外,间充质干
细胞可以缓解瘀滞区烧伤诱导的氧化应激,这可能也与炎症反应的减少有关。

三、其他减缓烧伤早期创面加深的措施

（一）减轻局部炎症反应

1.NLRP3 抑制剂

烧伤后,在烧伤瘀滞区的巨噬细胞中,NLRP3 炎症小体活性明显增强,NLRP3 炎性
小体特异性抑制剂 MNS(3,4-Methylenedioxy-β-Nitrostyrene)在烧伤早期应用可以显
著抑制烧伤创面 NLRP3 炎性小体的激活和炎症因子的产生,延缓创面加深;远红外线
(FIR)照射能够提高创面自噬水平,抑制瘀滞区的 NLRP3 炎性小体活性,改善创面炎症
浸润状况,减轻创面加深程度。

2.高压氧治疗

高压氧治疗可以促进血管收缩,从而减少水肿,并通过直接渗透作用保持微循环畅
通,增强氧气输送,改善组织缺氧和缺血-再灌注损伤,并促进新生血管形成。

（二）保护创面微环境

1.外用敷料

在对烧伤的创面进行处理时,应尽量保留水疱皮作为生物膜保护创面,营造湿润的
创面微环境,同时降低感染概率。不能保留水疱皮者可选择外用敷料进行保护,常见敷
料有生物合成(皮肤替代物)敷料、含银敷料和硅涂层敷料等。

2.负压伤口治疗

负压伤口治疗包括负压封闭引流（vacuum sealing drainage，VSD）和负压辅助闭合（vacuum-assisted closure，VAC）两项关键技术。早期磨削痂后，使用负压封闭引流治疗能够清除坏死组织，增加创面灌注，减轻局部组织水肿，促进创面分泌物引流，降低创面感染的发生率，缩短创面愈合时间，阻止瘀滞区进行性坏死。

（三）改善创面微循环

1.烧伤湿润暴露疗法（moist exposed burn therapy，MEBT）

烧伤湿润暴露疗法可避免大量微血栓形成，减轻创面水肿，抑制脂质过氧化损害引起的创面进行性加深。烧伤湿润暴露疗法可搭配湿润烧伤膏、银离子制剂等外用药物共同使用。

2.冷疗

推荐在烧烫伤后即刻用 10～20 ℃的冷水冲洗、浸泡或冷敷伤处，持续 30 min 以上或直到局部疼痛不再明显为止。

3.早期抗凝治疗

烧伤早期血液呈高凝状态，极易导致微血栓形成、微循环瘀滞，引起继发性的创面加深。人红细胞生成素在促红细胞生成的功能之外，还是一种多功能的细胞保护因子，具有抗凋亡、抗炎和免疫调节特性，值得进一步研究。

（陆美琪　姜笃银）

参考文献

［1］陈孝平,汪建平,赵继宗.外科学［M］.9 版.北京:人民卫生出版社,2018.

［2］黄跃生.烧伤外科学［M］.北京:科学技术文献出版社,2010.

［3］郭振荣,盛志勇.烧伤学临床新视野:烧伤休克、感染、修复与整复［M］.北京:清华大学出版社,2005.

［4］侯春林,顾玉东.皮瓣外科学［M］.2 版.上海:上海科学技术出版社,2013.

［5］胡大海,朱雄翔,韩军涛.西京烧伤与皮肤外科临床工作手册［M］.西安:第四军医大学出版社,2012.

［6］夏照帆.烧伤外科学［M］.北京:中华医学电子音像出版社,2016.

［7］杨宗成.烧伤治疗学［M］.3 版.北京:人民卫生出版社,2006.

［8］陈璧,姜笃银,贾赤宇,等.复合皮移植的实验研究与临床应用［J］.中华烧伤杂志,2004,26(12):29-32.

［9］陈璧,贾赤宇,徐明达,等.电烧伤 343 例分析［J］.西安:第四军医大学学报,

1999,20(5):S3-S4.

[10] 范明明,陈光伟.放射性皮炎研究进展[J].山西医药杂志,2014,43(19):2283-2285.

[11] 韩张杰.化学烧伤 67 例临床分析[J].现代医药卫生,2005,21(13):1683-1684.

[12] 贺胜.负压封闭引流技术结合自体中厚皮移植治疗手部热压伤效果探讨[J].创伤外科杂志,2018,20(1):58-60.

[13] 郧京宁,陈昭宏,吴军,等.严重烧伤患者深静脉置管操作和管理的全国专家共识(2020 版)[J].中华烧伤杂志,2021,37(2):101-112.

[14] 黄培莲,龚海英,梁建博.放射性皮肤损伤的防治进展[J].医学信息,2015(1):377-378.

[15] 黄晓元.高压电烧伤创面的处理[J].创伤外科杂志,2007,9(4):382-384.

[16] 黄跃生.血管和心脏因素在烧伤休克发生中的作用机制及休克防治[J].中华烧伤杂志,2013,29(2):4.

[17] 黄跃生.严重烧伤脏器损害综合防治的思考[J].中华烧伤杂志,2020,36(8):647-650.

[18] 黄志群.特重度烧伤休克期切(削)痂植皮的研究进展[J].医学文选,2004(6):807-809.

[19] 蒋建辉.50 例化学性烧伤的临床分析[J].吉林医学,2010,31(19):3113-3114.

[20] 李海胜,罗高兴,袁志强.烧伤创面进行性加深防治策略研究进展[J].中华烧伤杂志,2021,37(12):6.

[21] 刘斌,肖蔷.大面积严重烧伤早期切痂植皮的研究进展[J].大连医科大学学报,2016,38(2):194-199.

[22] 刘毅,朱云,张鲜英,等.手部热压伤的临床分型与治疗[J].伤残医学杂志,2000,8(2):33-35.

[23] 罗高兴.烧伤创面的早期精确诊断与正确处理[J].中华烧伤杂志,2017,33(10):593-596.

[24] 孟祥海,王晓琳,李学拥,等.复合皮移植修复烧伤功能部位创面疗效评价[J].中国修复重建外科杂志,2012,26(2):219-222.

[25] 朴宏鹰,钟书强.手部热压伤后临床治疗[J].黑龙江医学,2011,35(4):47-48.

[26] 仇佩庆,王振君,吴万青.热压伤并发骨筋膜室综合征治疗体会[J].西南军医,2006,8(6):43-44.

[27] 邱啸臣,廖青玲,刘真,等.大面积烧伤患者休克期静脉补液的研究进展[J].大连医科大学学报,2013,35(2):178-182.

[28] 沈余明,胡骁骅,宓惠茹,等.四肢高压电烧伤创面的早期处理[J].中华烧伤杂志,2011,27(3):173-177.

[29] 苏晓雯.化学烧伤的现场急救体会[J].中国临床研究,2011,24(8):711-712.

［30］孙业祥.烧伤休克发生机制的研究进展［J］.中国烧伤创疡杂志,2016,28(5)：311-314.

［31］王德昌,赵冉.重视磨痂术在早期深Ⅱ度烧伤创面的应用［J］.中华烧伤杂志,2020,36(6)：506-509.

［32］王宏杰,方源.放疗引起皮炎的研究进展［J］.湖南中医药大学学报,2018,38(6)：568-569.

［33］吴丰磊.深度烧伤休克期切痂植皮临床分析［J］.中国急救复苏与灾害医学杂志,2006,1(6)：232-233.

［34］夏照帆,胡晓燕,王光毅,等.烧伤休克的发病机制和病理生理［J］.中华损伤与修复杂志(电子版),2007,2(6)：326-328.

［35］晓芯.了解化学性皮肤灼伤［J］.安全与健康,2016(8)：28-29.

［36］谢卫国.电烧伤防治:百尺竿头仍需努力［J］.中华烧伤杂志,2017,33(12)：728-731.

［37］严立,胡锐,丁凡,等.负压封闭引流技术联合游离皮瓣移植治疗合并骨折的小腿及足踝部热压伤［J］.中华创伤骨科杂志,2013,15(4)：312-315.

［38］杨彪,刘克,王冬雪,等.间歇性负压吸引技术在复杂性创面中的应用［J］.世界最新医学信息文摘,2018(88)：2.

［39］杨琦,曾迎楠,许永安.间充质干细胞来源外泌体在皮肤修复与再生中的研究进展［J］.中华实验外科杂志,2020,37(7)：4.

［40］张丕红.加强规范化诊治改善电烧伤预后［J］.中华烧伤杂志,2019,35(11)：772-775.

［41］张丕红,黄晓元,黄跃生.深度电烧伤创面早期修复专家共识(2020版)［J］.中华创伤杂志,2020,36(10)：865-871.

［42］张鲜英,刘毅,肖斌,等.慢性放射性溃疡创面的综合治疗［J］.中国美容医学,2017,26(12)：13-16.

［43］张勇,蔡斌,江华,等.采用核磁共振波谱技术筛选严重烧伤患者代谢紊乱的生物靶标［J］.中华烧伤杂志,2015,31(5)：2.

［44］郑进财,梁仕辉,钟丽虹.VSD联合游离髂腹股沟皮瓣修复治疗热压伤的效果［J］.中国现代药物应用,2020,14(15)：25-27.

［45］中国老年医学学会烧创伤分会.烧伤休克防治全国专家共识(2020版)［J］.中华烧伤杂志,2020,36(9)：786-792.

［46］朱家源,朱斌,李新强,等.复合皮混合移植治疗深Ⅱ度烧伤患者创面疗效观察［J］.中华烧伤杂志,2005,21(1)：23-25.

［47］祖国红,李福生.放射性皮炎的研究进展［J］.中国辐射卫生,2012,21(3)：380-384.

［48］BARRIENTOS S, STOJADINOVIC O, GOLINKO M S, et al. Growth factors and cytokines in wound healing[J]. Wound Repair and Regeneration，2008，16(5)：585-601.

［49］COMISH P，WALSH M，CASTILLO-ANGELES M，et al. Adoption of rescue colloid during burn resuscitation decreases fluid administered and restores end organ perfusion[J]. Burn，2021，47(8)：1844-1850.

［50］COMMITTEE I. ISBI practice guidelines for burn care[J]. Burns，2016，42(5)：953-1021.

［51］CHIU H W，CHEN C H，CHANG J N，et al. Far-infrared promotes burn wound healing by suppressing NLRP3 inflammasome caused by enhanced autophagy[J]. Journal of Molecular Medicine，2016，94(7)：809-819.

［52］GILLENWATER J，GARNER W. Acute fluid management of large burns：pathophysiologe，monitoring，and resuscitation[J]. clinics in plastic surgery，2017，44(3)：495-503.

［53］JENNIFER M G，ROSEMARY A K，LEOPOLDO C C. Plasma for burn shock resuscitation：is it time to go back to the future？［J］. Transfusion，2019，59(S2)：1578-1586.

［54］MARIA H M D，NICOLE D H，WERTHER B D C. Resuscitation in extensive burn in pediatrics and fluid creep：an update[J]. Current Treatment Options in Pediatrics，2019，5(3)：448-457.

［55］VICTOR W，KUMAR N，NICOLAS C，et al. Electrical cardiac injuries：Current concepts and management［J］. European Heart Journal，2018，39(16)：1459-1465.

［56］OZAN L A，ORHAN Ö，ZEYNEP B G，et al. Prevention of burn wound progression by mesenchymal stem cell transplantation：deeper insights into underlying mechanisms[J]. Annals of Plastic Surgery，2018，81(6)：715-724.

［57］PAN Y，WANG X，JIANG D，et al. Protective effect of conditioned media of human fetal dermal mesenchymal stem cells can inhibit burn-induced microvascular hyperpermeability[J]. Burn Care Research，2022，43(3)：735-741.

［58］RIZZO J A，BURGESS P，CARTIE R J，et al. Moderate systemic hypothermia decreases burn depth progression[J]. Burns Including Thermal Injury，2013，39(3)：436-444.

［59］SHIN K O，HA D H，JIN O K，et al. Exosomes from human adipose tissue-derived mesenchymal stem cells promote epidermal barrier repair by inducing de novo synthesis of ceramides in atopic dermatitis[J]. Cells，2020，9(3)：680.

［60］WAGHMARE C M. Radiation burn—From mechanism to management[J]. Burns，2013，39(2)：212-219.

[61] WASIAK J, CLELAND H. Burns:dressings[J]. BMJ Clinical Evidence, 2015, 7(14):1903.

[62] YONG Z, BIN C, HUA J, et al. Use of 1h-nuclear magnetic resonance to screen a set of biomarkers for monitoring metabolic disturbances in severe burn patients[J]. Critical Care, 2014, 18(4):R159.

[63] WU Y, CHEN L, SCOTT P G, et al. Mesenchymal stem cells enhance wound healing through differentiation and angiogenesis[J]. Stem Cells, 2010, 25(10):2648-2659.

[64] XIAO M, LI L, LI C, et al. 3, 4-methylenedioxy-β-nitrostyrene ameliorates experimental burn wound progression by inhibiting the nlrp3 inflammasome activation[J]. Plastic & Reconstructive Surgery, 2016, 137(3):566e.

[65] ZHANG Y, BI J, HUANG J, et al. Exosome:a review of its classification, isolation techniques, storage, diagnostic and targeted therapy applications [J]. International Journal of Nanomedicine, 2020(15):6917-6934.

[66] ZIEGLER M J, PELLEGRINI D C, SAFDAR N. Attributable mortality of central line associated bloodstream infection:systematic review and meta-analysis[J]. Infection, 2015, 43(1):29-36.

第十七章　头面部皮肤软组织损伤

　　头面部是人体容貌的表现区域,面部特征(眼、耳、口、鼻)的结构完整性与协调性对于面部外观尤其重要;同时,作为身体外露部分,头面部也是最脆弱的区域,易遭受创伤。特别是近年来车祸、工伤、跌倒、纠纷(锐器伤)等意外事件时有发生,头面部创伤发生率也有增长趋势。头面部解剖结构复杂,其中眼部为视觉系统器官,紧邻颅脑;口鼻为呼吸道的起始端,下接颈部,包绕着重要的血管、神经,如发生合并损伤,同时造成头面部及颅脑多发骨折,伤及颅内,可导致呼吸困难,引起窒息,严重时可危及生命。此外,鉴于头面部区域位置的特殊性,若一期手术处理不当可直接影响面部修复效果,形成瘢痕增生及不同程度的后遗畸形,导致面容异常,增加患者的心理负担,特别是对女性患者可致心理障碍,严重干扰其日常生活。

第一节　一般头面部外伤

一、病因及特点

　　头面部创伤的原因可分为物理、化学及生物三类,但在和平年代,物理损伤为主要致病原因。目前,成人创伤的主要原因是交通伤、高处坠落伤、纠纷、工伤、运动损伤等,其中交通伤可达50.91%,居首位。各类面部损伤主要分为软组织伤和合并骨损伤,单纯软组织伤居多,伴有骨损伤的仅占24%~47%。软组织伤以挫裂伤为常见,合并骨组织伤中,以下颌骨骨折为常见,其次是上颌骨和颧弓骨折。伴发的神经损伤常见有眶下神经、面神经、下牙槽神经损伤,常见的合并伤有颅脑伤、四肢伤等。

　　在患儿急诊的致伤原因中,意外撞伤居首位,其次为砸伤、坠落伤、交通事故伤、运动伤、动物咬伤。额部为各年龄阶段儿童最容易受伤的部位,且年龄越小受伤率越高;其次为颏部、眉部、鼻部等,受伤类型主要为挫裂伤。

二、诊断

对接诊的患者,首先要了解其基本病情,详细询问致伤原因、受伤过程和治疗经过,对于影响生命体征的因素应首先处理,比如:①窒息:争分夺秒地清除呼吸道内异物,使患者侧卧或者俯卧,后坠舌向外牵拉,悬吊下坠的上颌骨骨块,必要时插入气管导管及行气管切开术,吸出误吸物以保持呼吸道通畅。②止血:紧急情况下可行压迫及结扎止血。

在患者病情相对平稳时,查看头面部伤口损伤情况并进行分析,了解损伤所涉及的范围、严重程度,及对头面部重要组织和器官的影响程度,检查全身有无其他组织、器官损伤及复合伤,必要时做简单的包扎和固定。同时视患者的病情程度,可给予适当补液、预防感染、止血等治疗,外伤后常规肌注破伤风抗毒素及行必要的狂犬病疫苗注射,并密切观察患者病情变化。完善头颅 CT 及必要的辅助检查,根据损伤所涉及的范围,可请相关科室会诊,进一步评估患者病情,做好手术前准备工作。

待相关检查结果回报后,再次评估患者的意识状态、手术适应证、手术禁忌证、相关科室会诊意见等,综合考虑患者病情及手术方案,选择合适的麻醉方案,做好术前准备和术后处理预案等,必要时可与多学科同台进行手术操作。对于病情复杂、术后拔管困难者,可考虑术后于 ICU 进行观察和治疗。

在优先抢救生命、保证生命安全的前提下,根据整形外科重视功能与兼顾外观的原则,根据创伤所在部位、大小、深度及创伤组织边缘情况等,结合患者年龄及手术配合度选择不同的修复方法(见图 17-1-1)。对于外伤后病情较重、创面污染严重、伴有严重骨折、Ⅰ期缺损无法复位修复者,可早期清创,进行必要的简单组织复位、关闭创面,留待Ⅱ期修复。

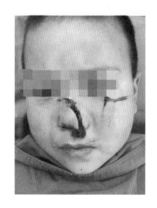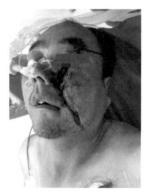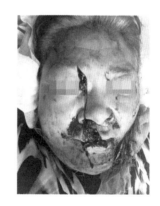

图 17-1-1　急诊常见的面部软组织损伤,伴有较深皮肤裂伤及大量失血,
部分患者存在明显组织缺失,且创面污染严重

三、治疗

（1）用清水冲洗伤口周围后，用过氧化氢溶液、生理盐水等依次反复冲洗创区及周围区域，再用碘伏常规消毒创面及周围正常皮肤，同时注意用纱布保护重要组织（如眼睛及腔道），避免消毒剂流入造成损伤。清除创面内异物，去除坏死失活的组织，修整创缘，使创面层次清晰、创缘整齐，组织血运良好。

（2）对面部损伤情况进行综合判断，是否有皮肤软组织的缺损及缺损面积大小，是否有面神经、腮腺、腮腺导管、泪小管、肌肉、骨质等损伤。

（3）对面部外伤伴皮肤软组织缺损者，如缺损面积不大，在不影响外观的情况下，可直接拉拢缝合。对于皮肤缺损较大无法直接缝合或位于器官附近，缝合后易引起器官变形或移位的，可考虑"Z"成形、"O-Z"旋转、"V-Y"推进皮瓣行局部修复。对于存在皮肤组织缺损者，如能找回缺损的组织，先判断其是否失去活性，若未失活及未完全坏死，可以消毒后显微回植或制成游离皮片进行回植；如果已经失去活性，局部皮瓣又不能修复者，可以找皮色相近的皮肤移植，如耳后皮肤或锁骨下皮肤，以期行一期关闭创面，减少感染及进一步后遗畸形的形成。

（4）面部外伤伴面神经损伤者，根据面部表情及伤口位置，初步判断面神经损伤情况。如损伤较轻，可直接吻合神经外膜，术后给予神经营养药物。如神经损伤严重且伴有缺损，不能直接吻合者，可考虑行皮瓣携带神经移植术。

（5）面部外伤伴腮腺损伤者，彻底清创后分层缝合腮腺外膜，并加压包扎防止术后腮腺漏。如腮腺导管离断，可在显微镜下端-端吻合导管。

（6）面部外伤伴肌肉损伤者，应原位缝合肌肉，尽量修复面部表情肌及咀嚼肌。如有面部骨折者，尽量在直视下将骨折复位（见图17-1-2）。如创面清洁，有条件者可一期复位行内固定；如创面污染较重，或者骨折复位困难需增加切口者，可将骨折简单复位后关闭创面，待二期修复骨折（见图17-1-3）。

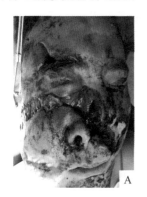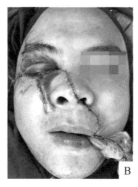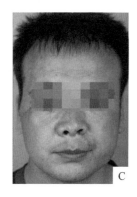

A.术前观，急诊全麻下行面部清创、骨折复位、撕脱皮瓣回植；B.术后即刻观；C.术后6个月随访

图17-1-2　患者男性，25岁，车祸伤致颌面毁损伤伴鼻骨骨折

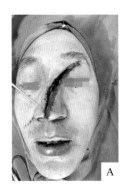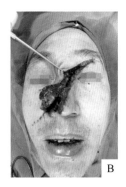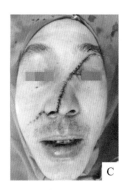

A.B.急诊局麻下清创;C.创缘修整后行组织对位缝合固定、右侧鼻孔成形,待二期行鼻骨骨折复位

图 17-1-3　患者男性,31 岁,车祸伤致上睑、鼻背及右侧鼻翼贯通伤,伴有鼻骨骨折,创面污染严重

第二节　头皮损伤

一、解剖结构

头皮软组织由皮肤、皮下组织、帽状腱膜、腱膜下疏松组织、骨膜五层构成(见图 17-2-1)。前三层组织互相紧密连接,厚度 5～6 mm,不易分离。但颞部头皮软组织较特殊,其腱膜下疏松组织的深面尚有颞筋膜和颞肌,共七层。

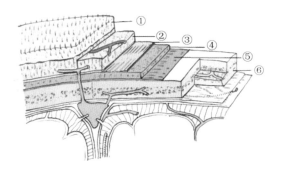

①皮肤;②皮下组织;③帽状腱膜;④腱膜下疏松组织;⑤骨膜;⑥颅骨

图 17-2-1　颅顶部冠状面解剖示意图

二、诊断

头皮外伤主要是由头部遭受外力创伤所致,主要损伤类型有裂伤、挫裂伤、缺损及头皮撕脱伤,可伴有较多出血,严重者可伤及颅内。对于接诊的头皮外伤患者,一般均伴有

明显的出血,如无明确颅骨骨折,要及时给予按压或者加压包扎止血,防止出血过多引起失血性休克。

结合患者受伤过程及意识状态,初步判定患者属于一般头皮外伤还是伴有颅内损伤。对于一般头皮外伤且状况良好者,可完善术前检查,给予必要的伤口手术清创缝合,及时注射破伤风抗毒素;对于意识状态欠佳者,可给予对症补液、止血、肌注破伤风抗毒素等治疗,必要时完善头颅 CT、MRI 等相关检查,可请相关科室会诊和同台手术治疗。

三、治疗

(一)头皮血肿

单纯头皮下血肿可给予加压包扎,以减少进一步出血。在伤后 24 h 之内予以冷敷,不仅可以减轻疼痛,还可以防止出血进一步加重,在受伤 48 h 以后可以考虑给予热敷以促进血肿吸收。如果血肿较大,长时间不能吸收,出现血肿液化,可以考虑抽取积液并加压包扎。

(二)头皮裂伤

对头皮裂伤,术前需明确损伤的部位、范围及潜行撕脱的范围,术前需剃除一定范围内的毛发。手术处理基本同一般清创缝合,视潜行撕脱范围,给予留置负压引流并加压包扎固定。对于伤口边缘的活动性出血,较大者给予电凝止血或结扎止血,少量渗出者可在修整创缘后直接对位缝合,以减少对毛囊的损伤。

(三)头皮缺损

外伤性头皮缺损通常为创伤、撕脱伤等原因造成。根据损伤的深度,可分为部分头皮缺损(颅骨膜存在)和全层头皮缺损(颅骨膜缺失)两大类。

1.部分头皮缺损

部分头皮缺损是指外伤因素导致直达头皮帽状腱膜层的缺损,而颅骨膜尚完好,较小的创面与单纯头皮裂伤相仿,可直接缝合;较大的创面可用撕脱头皮再植、头皮皮瓣转移、游离皮瓣或皮肤移植的方法修复。对于缺损范围直径小于 6 cm 者,首选局部皮瓣转移修复,滑行推进皮瓣、易位皮瓣及旋转皮瓣;对于缺损范围直径大于 6 cm 者,还可采用多瓣法,如"H"形皮瓣、"O-Z"皮瓣、"A-T"皮瓣、"O-S"皮瓣,也可以采用局部扩张皮瓣或者游离皮片修复治疗。

2.全层头皮缺损

全层头皮缺损包括颅骨膜缺失及单纯植皮不能成活的情况。根据缺损范围面积、外伤原因以及周围邻近头皮的情况,可选择下列不同的治疗方法:①去颅骨外板,即时或延期植皮;②头皮皮瓣移植;③游离皮瓣移植;④头皮扩张术。也可将多种方法结合使用(见图 17-2-2)。

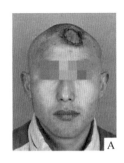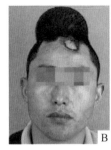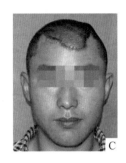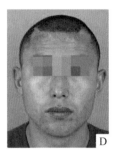

A.给予创缘薄层皮片移植并暴露骨膜缺损处,同期行顶部扩张器置入;

B.扩张器置入术后 3 个月;C.二期予扩张皮瓣修复术后;D.结合激光脱毛治疗后

图 17-2-2　患者男性,25 岁,车祸伤致额顶部全层缺损,颅骨外露

(四)头皮撕脱伤

头皮撕脱伤(scalp avulsion injury)常发生于女性,因长发被卷入高速转动的机器或皮带中,导致头皮全部或部分撕脱,严重者可连同前额、眉、上睑及耳等被一并撕脱。通常撕脱平面在帽状腱膜和颅骨膜之间,但骨膜有时也会连同头皮被撕脱。头皮撕脱伤后常遗留永久性秃发畸形,造成患者生理和心理上的严重创伤,因此,预防及处理好头皮撕脱伤是十分必要的。

头皮撕脱后,应迅速纠正出血性休克。必要时需行 CT、MRI 等检查及请神经外科医师协同治疗。在休克得到纠正、患者情况较为稳定后进行清创手术。清创手术宜在全身麻醉(插管)下进行。首先彻底清创,将撕脱头皮剃除毛发,用碘伏消毒,以生理盐水冲洗待用。若撕脱头皮瓣无明显缺损,可在修整创缘后原位缝合(见图 17-2-3)。如撕脱头皮面积较大,但仍有部分相连,此部常有相连的动脉、静脉和神经,不可随意切断。可根据头皮远端血供情况逐步修剪,直至出血或渗血活跃,将这部分头皮原位缝合,其余创面根据其大小、骨膜撕脱的情况考虑皮片移植、皮瓣移植或其他方法修复。

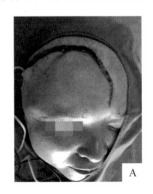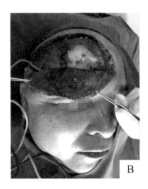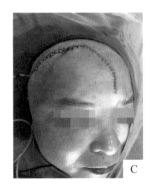

A.B.局麻下清创、修整创缘;C.撕脱皮瓣回植,留置负压引流后加压包扎

图 17-2-3　患者女性,32 岁,车祸致头皮部分撕脱,组织无明显缺损

如头皮完全撕脱但没有严重的挤压伤,应采用显微外科技术将撕脱头皮再植,以获得最佳的治疗效果(见图 17-2-4)。若骨膜存在而头皮不能使用时,应仔细保持其湿润,并取中厚皮片移植覆盖创面。若骨膜缺如、颅骨外板暴露,应用显微外科技术提供覆盖,常用大网膜和腹股沟皮瓣。若无条件采用显微外科技术时,可在暴露的颅骨多处钻孔,使板障产生肉芽组织,延期植皮;也可采用凿除部分颅骨外板至有活跃的渗血后即时移植中厚网状皮片(可打筛孔)的方法,同样能取得较为令人满意的效果。

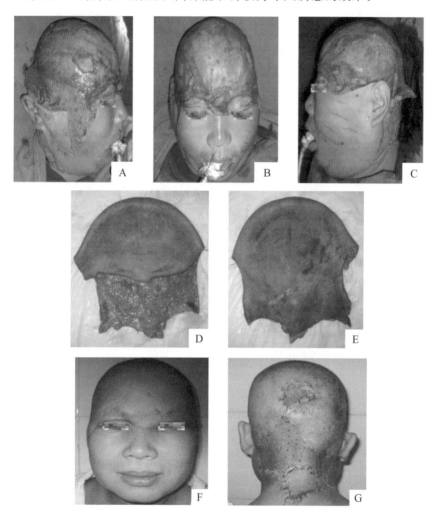

A.B.C.术前急诊全麻下清创后的正侧面观;D.E.撕脱头皮组织;

F.G.双侧颞浅血管吻合、撕脱皮瓣回植、坏死部分行薄层皮片移植修复术后 2 个月余

图 17-2-4　患者女性,30 岁,工作时长发不慎被卷入机器,致双侧眉上、耳上及项部头皮撕脱,伴明显失血

(五)瘢痕性秃发

瘢痕性秃发(cicatricial alopecia)是指由于头皮创伤、烧伤、头皮肿瘤切除、放射治疗等因素造成的创面,在愈合后残留瘢痕所导致的秃发。依据瘢痕性秃发范围的大小可采

用不同的治疗方法,主要有毛发移植、局部头皮瓣转移、秃发区头皮分次切除和头皮扩张术。

皮肤软组织扩张术是目前所公认的治疗瘢痕性秃发的首选方法。对于秃发或缺损面积超过全头皮一半以上的部分病例,经过两次连续"接力"扩张后,亦能达到令人满意的修复效果(见图17-2-5)。

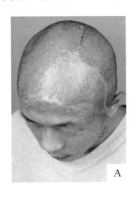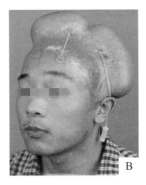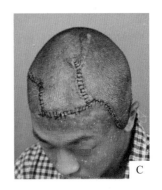

A.二次接力扩张修复术前;B.扩张器置入术后3个月;C.扩张头皮瓣修复瘢痕秃发术后1周

图17-2-5　患者男性,16岁,2岁时开水烫伤头顶部,已行头皮扩张瘢痕秃发部分修复一次

第三节　眼睑部损伤

一、眼睑部损伤的整复特点及原则

医师应具备一定的眼科基础知识,遵循一般的无创技术原则;详细了解致伤因素及过程,掌握受伤时间及相关处理或就诊情况;检查眼睑各层组织的损伤情况,眼睑缺损程度,残余眼周组织的状态,对侧眼睛的视力情况,患者的年龄和一般健康状况等。检查时勿用力翻转眼睑,以防眶内容物因受压而脱出。

选择手术方法时,尽可能恢复正常的解剖结构,应考虑以下几点:①光滑的黏膜表面作为眼睑的衬里以保护角膜;②外层的皮肤和肌肉提供结构性支撑,睑板位于皮肤和黏膜两层组织之间,且更靠近睑结膜面,存在无角质化和睫毛生长的光滑的睑缘结构;③正常的眼裂水平走行及正常位置的内、外眦结构,泪点与泪道的相互位置关系,眼睑皮肤的正常轮廓形态。

二、眼睑损伤

(一)眼睑损伤的修复特点

对上睑创伤缺损进行整复时,应注意修复后尽量保持上睑灵活的开合功能。同时,上睑是保护眼球和角膜的主要屏障,也是动度最大的部分,因此修复后的上睑应能自然开合,且在睡眠时能完全遮盖角膜;修复后的上睑要有一定张力,但又不能张力过大,以免造成睑裂过小。另外,在上睑修复过程中应尽可能地修复提上睑肌的功能。

下睑睑板缺损会因缺失支撑而下陷。因此,整复下睑创伤缺损时应补充支撑性组织,避免术后下陷、外翻。

当睑结膜有缺损时,必须用润滑的黏膜再造眼睑的内侧面。手术时,应避免缝线穿过结膜面,可做结膜下边缘缝合,缝线和线结置于睑缘外。

(二)眼睑浅层缺损的整复

1.直接缝合术

若眼睑浅层(皮肤、眼轮匝肌)缺损范围不大,则在缺损区近睑缘可将缺损处修成以睑缘为底的三角形,切开缺损处的睑缘灰线,充分分离两侧创缘后直接拉拢缝合。若眼睑全层缺损,一般来说,不超过睑缘 25% 的缺损都能够通过直接拉拢缝合关闭伤口;对于皮肤绝对松弛的老年人,缺损达到 50% 甚至更多时,也可以尝试直接拉拢缝合的方法。缝合过程中,首先应单纯对位缝合睑板,然后固定对位灰线处的黏膜,最后缝合皮肤,内衬结膜不需要缝合,周围残留黏膜组织可自行爬行覆盖。

2.局部皮瓣转移滑行皮瓣修复术

因上睑皮肤菲薄,为避免影响其活动,往往用局部皮瓣修复上睑。最常用的为双侧/单侧滑行推进皮瓣和旋转易位皮瓣。下睑缺损较大时,往往需要颊部旋转易位皮瓣联合外眦松解术,才能得到良好的修复效果。

3.游离皮片移植术

该方法对于上、下眼睑的创面修复均适用,主要用于修复较大面积的眼睑浅层缺损,可用游离中厚或全厚皮片移植修复。应注意的是,如果上、下眼睑均有创面且创面位置相对时,可将上、下眼睑作为整体予以整块皮片移植,以减少皮片收缩。缝合时,注意缝线不可穿过结膜,并于内、外眦部留出小的裂隙,以便分泌物排出。皮片需打包加压,待皮片成活后于睑缘处断开皮片。对于外伤导致的眼睑撕脱皮瓣,若皮瓣远端血运较差,也常采用皮瓣修薄回植的方法,尽量不遗留创面(见图 17-3-1)。

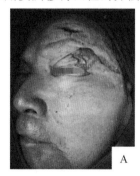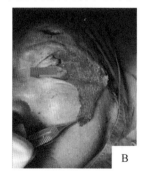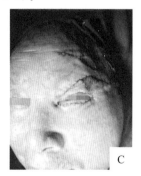

A.清创术后可见皮瓣边缘血运较差;B.术中可见颊部撕脱皮瓣撕脱范围较大;C.给予皮瓣回植并加压固定

图 17-3-1　外伤致左侧上、下眼睑及额颞部皮肤不完全撕脱伴额部缺损

4.游离皮瓣移植术

为保证血供,游离皮瓣往往携带皮下组织较多,除非合并额部、颊部或者颞部的大面积复合组织缺损,否则眼睑外伤修复大多不采用游离皮瓣移植。

(三)眼睑重度全层缺损的修复方法

1.上睑重度缺损的修复

当创伤造成的上睑缺损横径在睑缘长度的 2/3 以上时,修复较为复杂,常利用下睑全层旋转组织瓣或下睑全层滑行组织瓣进行修复,或分别修复重建上睑外板、内板。大部分方法需二次手术方可完成重建,常见的是库-伯(Cutler-Beard)桥式瓣法。

2.下睑重度缺损的修复

下睑重度缺损(全层)常用的修复方法为霍格斯氏(Hughes)修复术和颊部旋转皮瓣联合游离睑板结膜/鼻中隔软骨移植物复合修复术。

(1)霍格斯氏修复术是利用上睑睑板、睑结膜滑行修复下睑缺损的内层,用皮瓣或游离植皮修复缺损的外层。术后轻压包扎,2~3 个月时在睑裂处剪断睑板。术后可能发生的主要并发症为上睑内翻、倒睫、上睑退缩等。

(2)颊部旋转皮瓣联合游离睑板结膜/鼻中隔软骨移植物复合修复术也是分步修复下睑缺损的内、外层的方法。本方法以睑板结膜为移植物,其组织薄、易成活,且自带内衬黏膜组织。若下睑睑板完全缺失,也可选择鼻中隔软骨移植物重建下睑睑板,联合颊部旋转皮瓣重建下睑。

(四)提上睑肌外伤的整复

外伤性提上睑肌断裂常被漏诊。遇有上睑水平裂伤且伤口较深,伴有上睑下垂的患者,应高度怀疑提上睑肌断裂。一般情况下,确诊外伤性提上睑肌断裂后应行一期修复:暴露眶隔下脂肪,这是寻找提上睑肌的重要标志,脂肪组织下即为提上睑肌。以镊子夹持后,若患者眼睑活动时有牵拉感或者牵拉断端活动可见重睑线成形,则证实为提上睑肌或其腱膜断裂。

因手术后易出现上睑内翻,所以提上睑肌断裂一般不做单纯的断端吻合,而是应当将提上睑肌腱膜固定于睑板。一般不需要将提上睑肌缩短。缝合时若出现上睑外翻,应立即调整缝合固定的位置。术中注意,缝合固定后上睑缘遮盖角膜上缘大约 2 mm。因受伤的上睑一般均肿胀,且不少患者伤后局部都要收缩,因此可能形成角膜暴露,对此应注意。

(五)眦角韧带损伤整复

内眦韧带断裂后,可引起内眦距离增宽、内眦窝变浅和内眦角圆钝等畸形;外眦韧带断离可使外眦角变成钝圆形、眦角移位。单纯的眦角韧带损伤并不多见,常同时伴有泪器、眼睑、眼球损伤及鼻骨、眶骨骨折等复合伤。内眦韧带由上、下睑板的内侧脚以及睑板前部眼轮匝肌内段组合而成,较宽而坚韧,附着于眶骨内缘较前的上颌骨额突骨嵴上,而外眦韧带附着的部位隐于眶骨外缘之后。因此,外眦韧带比内眦韧带的受伤机会要少。

内、外眦韧带损伤后，短时间内解剖层次尚比较清楚，术后效果理想。若条件允许应及时复位固定，否则应在受伤 10 个月后瘢痕软化时再行手术复位。

三、泪小管损伤

内眦部外伤往往合并泪小管的损伤，如无缺损，应立即进行对合复位。

（一）泪小管内置管支撑吻合

将泪道探针从泪点插入即可见到泪小管外侧断端。寻找内侧断端时，可在新鲜切断的睑组织内见到外翻的泪小管内侧断端管口。如寻找内侧断端有困难，可从上泪点注入亚甲蓝，在蓝色溢出处寻找断端；或从上泪点注入空气，在气泡溢出处寻找断端。用上述各种方法寻找断端鼻侧失败时，可切开泪囊断壁，自泪总管开口处用探针逆行寻找断端。

修复泪小管时所置支撑管常用硬膜外麻醉管，儿童泪小管更细，需要使用特殊的泪小管置管。找到泪小管断端后，用备好的插有钢丝的硬膜外导管自下泪小点插入泪小管，再由断端插入泪囊，进入鼻泪管，用 9-0 尼龙线间断缝合泪小管断端，共缝合三针，分布均匀，每缝合一针最好先不打结，最后一起打结，务必保证外翻。打结时，助手尽量将下睑向鼻侧牵拉，以免撕脱组织；同时避免软组织嵌在泪小管断端。伤口组织分层缝合，观察泪阜及泪点位置，以防睑缘外翻。用胶布或缝线将麻醉管固定在上睑眉头处，术后每周冲洗两次，1 个月后拔管。

（二）泪囊切开泪小管吻合术

当泪小管断裂接近泪总管，泪小管断端回缩难以寻找时，可采用泪囊切开泪小管吻合术。最好请眼科医生同台手术治疗。手术时，按泪囊摘除术入路切开分离，暴露泪囊前壁。于泪囊前壁做纵形切口，在切口两侧缝线牵引，暴露泪囊腔，仔细找到泪总管或下泪小管内口。经下泪小管，在探针的指引下分离出断端。用另一探针自下泪小点伸入下泪小管，找出外侧断端。展出探针头部，自下泪点处穿一根细塑料管，通过泪小管两侧断端，并从泪囊腔内开口处引出，然后将泪小管两断端吻合，方法与泪小管内置管支撑吻合相同。将引入泪囊内的塑料管一端顺鼻泪管送入鼻前庭，自同侧鼻孔引出，与下泪小点处的塑料管另一端用丝线捆扎，以胶布固定于鼻翼。

四、眼球损伤

眼球损伤是指眼球在外力作用下，引起眼球壁薄弱处显现出来的破裂性损伤，是临床常见的眼部急症，如不及时处理，则致盲率较高。眼球损伤常因各种锐器，如金属碎片、剪刀、残枝断竹、石子、弹片及钝器冲击而引起，临床症状表现为视力下降甚至无光感、眼压低、眼内容物脱出、眼球塌陷，重者甚至失明。眼球破裂伤常伴发眼内出血、眼内感染、交感性眼炎等。一旦发现眼球损伤，应及时行眼科对症检查及降眼压等治疗，及时协同眼科医生行眼球缝合术、眼周组织重建术；如眼球毁损严重，则需行眼球摘除术。

第四节 耳郭部损伤

一、解剖

耳郭位于头颅两侧,左右对称,其上端与眉上的水平线齐平,下端位于经过鼻底的水平线上,与颅侧壁约成 30°角。

耳轮为耳郭卷曲的游离缘,其上方稍突起的小结节称为耳轮结节。耳轮向前终止于耳轮脚,耳轮脚几乎呈水平方向位于外耳道口上方。对耳轮位于耳轮前方,两者大致平行。对耳轮向上、向前分成对耳轮上脚及下脚,两脚之间称为三角窝。耳舟为耳轮与对耳轮之间的一长沟。对耳轮前方较大的凹陷部称耳甲,耳甲被耳轮脚分为上、下两部分,上部分称为耳甲艇,下部分称为耳甲腔。耳甲腔前面为外耳道口,其前外方有一小三角形突起,称耳屏。在对耳轮的前下端,与耳屏相对处有一隆起,称对耳屏。耳屏与对耳屏间的凹陷称耳屏间切迹。耳垂在耳郭最下端,无软骨组织,仅由皮肤和皮下脂肪组织构成。耳郭各部名称如图 17-4-1 所示。

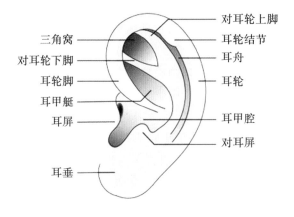

图 17-4-1 耳郭表面结构图

耳郭由来自颈外动脉的颞浅动脉、耳后动脉和枕动脉等供血,血液供应十分丰富。颞浅动脉在耳前分出 3～4 个分支,供应耳郭前面、耳和外耳道。耳后动脉在耳郭根部上行,发出数个分支供应耳郭后内侧面(见图 17-4-2)。

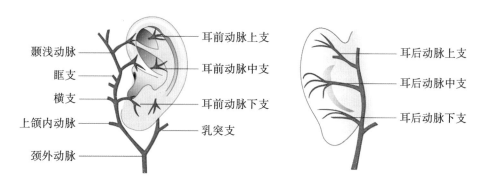

图 17-4-2 耳郭的动脉血管分布

二、诊断

耳郭位置显露并突出于颅侧,易受各种外伤,如挤压、撕裂、切割、咬伤、烧伤等。耳郭外伤的诊断常常不难,急诊处理时应全面检查患者伤情,首先排除危及生命的严重合并伤,然后明确耳郭损伤的类型,确定是否有组织缺损及软骨损伤,依据伤情进行清创及整形修复手术。

(1)挫伤:挫伤常因耳郭受到钝性损伤所致,轻者仅为皮肤擦伤,严重者软骨与表面软组织分离,形成血肿,临床表现为耳郭肿胀、青紫,精细结构消失,触之有波动感。

(2)切割伤:切割伤常由锐器所致,一般伤口较为整齐。

(3)撕裂伤:撕裂伤可因车祸或咬伤所致,轻重不一,轻者仅有裂口,无组织缺损,重者可致耳郭部分或全部缺失;创缘常常参差不齐,伴有挫伤及血管的牵拉伤,污染严重。诊断时,注意判断伤口污染轻重、撕裂范围、软骨损伤程度及皮瓣血运情况。

(4)耳郭离断伤:注意受伤时间、致伤原因,离断组织的活力、大小,有无可吻接的血管,污染情况。

(5)耳郭烧伤:单纯耳郭烧伤较为少见,常合并头面部烧伤。

(6)耳郭软骨骨膜炎:耳郭的创伤易引起软骨膜炎,发病常在伤后 3～4 天,以铜绿假单胞菌感染为多见。炎症发生后蔓延迅速,疼痛剧烈,化脓后有波动感。后期因软骨坏死、萎缩、变形及软骨骨化或瘢痕挛缩而引起外耳畸形。耳郭和耳垂部损伤还易诱发瘢痕疙瘩,治疗较为棘手,复发率高。

三、治疗

耳郭外伤的治疗应强调其早期及时正确处理的重要性。外耳创伤在不同时期有不同的问题,早期是血肿、出血和感染,后期是缺损畸形。因此,外耳创伤的防治原则在早期是清除血肿、妥善止血、减轻疼痛和预防炎性发生,尽可能地保存皮肤和软骨,采取早期整复手术,恢复耳外形或减少畸形。运用整形外科修复手术原则,对损伤较轻者力求不遗留需二次手术修复的畸形,较重者也应为后期修复创造有利的条件。

(一)耳郭外伤的一般处理

耳郭外伤一般处理的要点在于止血、血肿的防治、撕脱或离断部分的再植、缺损的即时修复、耳软骨膜炎的防治等。

外耳创伤中的大出血常由颞浅动脉或耳后动脉破裂所致,应妥善结扎止血。耳郭挫伤病例可有皮下及软骨膜下的小血管破裂,血液聚集形成血肿。小的血肿可自行吸收,血肿较大则因耳郭皮下组织少、血液循环差而难以自行吸收。此外,耳郭软骨的营养主要来自软骨膜,如血肿导致大面积软骨膜与软骨剥离,可引起软骨坏死并诱发感染。血肿 24 h 内,先用冰敷耳郭,减少血液继续渗出。如渗出较多,可在严格无菌操作下用粗针头抽出积血,予加压包扎。对较大的血肿,单纯穿刺抽吸常不免复发,宜经小切口彻底排净,或考虑再行贯穿耳郭的褥式缝合,下垫小团棉纱压迫,然后用绷带包扎。对耳郭撕裂伤,在全身情况允许的条件下,争取尽早清创缝合。创面应彻底冲洗,严格消毒,注意清除异物。切割伤一般伤口整齐,可直接用小针细线缝合,缝合针距不要过密,缝线不可穿透软骨。撕裂、挤压伤伤口形状复杂,常伴有组织缺损,清创时应尽可能保留原有组织,确无活力的组织及破碎软骨应修整去除(见图 17-4-3)。缝合时注意对耳郭亚单位的修复,勿错位缝合导致后期畸形。耳郭血供丰富且抗缺血能力较强,有时蒂部较窄也应原位回植,常可获得成功(见图 17-4-4 和图 17-4-5)。缺损较少时,可将两侧拉拢缝合;缺损较大时,应局部整复处理,避免畸形,若无条件进行整复时,应尽可能对位缝合,将畸形留待以后处理。

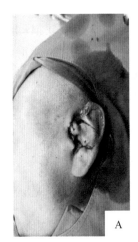
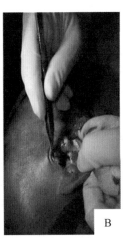
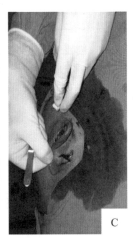
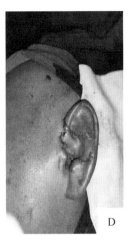

A.B.C.局麻下给予清创,所见的前后侧及深部不规则损伤;D.组织对位缝合,术后即刻效果

图 17-4-3 患者男性,20 岁,车祸致左耳郭部分撕脱伤

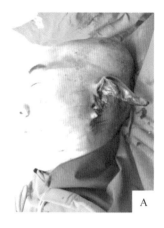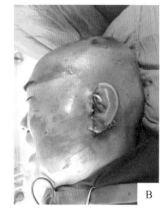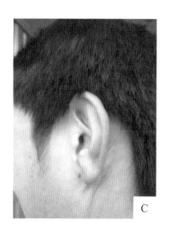

A.局麻下行清创后;B.给予组织复位回植术后即刻;C.术后 15 个月

图 17-4-4 患者男性,25 岁,车祸致左耳郭大部分撕脱伤,伴挫伤明显

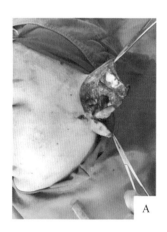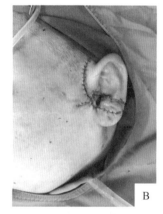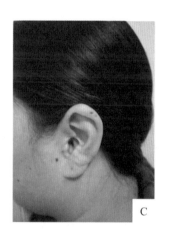

A.局麻下行清创后;B.组织复位回植术后即刻;C.术后 24 个月

图 17-4-5 患者女性,30 岁,车祸致左耳郭撕裂伤

（二）耳郭离断伤的处理

对耳郭离断伤,如果离断的部分较为完整且创口污染不严重时,应根据其面积大小,行原位移植或加以改造后移植。面积较小的完全性离断耳郭组织,只要其长度不超过1 cm即可行原位缝合再植,后用含抗生素的敷料包扎固定,一般可望成活。

大块耳郭组织或全耳郭离断需应用显微外科技术吻合血管进行回植。耳周的血管较丰富,而且动脉及静脉直径多在 0.5 mm 以上,但由于撕脱伤,组织损伤严重,找出能进行吻合的血管很困难。但是,再植耳郭比再造耳郭要容易一些,因此应争取进行撕脱耳郭再植。如不能进行耳郭再植,可用下述方法处理。

（1）剥去离断耳郭的皮肤后,将耳软骨缝合于缺损软骨残端上,分离出同侧颞浅筋膜瓣包裹耳软骨,在筋膜瓣表面植以全厚或中厚皮片。

（2）保留离断耳郭前外侧皮肤，剥离后内侧面的皮肤，暴露后内侧面的软骨，在软骨上开几个洞窗，把如此形成的耳前外侧面皮肤软骨缝合于离断部位，再在耳后乳突区掀起一个旋转皮瓣，覆盖于耳郭后内侧面的创面上。

（3）剥去离断耳郭前后面的皮肤组织，将耳软骨支架埋植于耳后乳突区或腹壁皮肤下，作为以后再造耳郭的支架。

（三）耳郭缺损的修复

1.耳轮缺损的整复

对于耳轮部较小的缺损，可切开缺损边缘，适当增加辅助切口，直接拉拢缝合。耳轮上部或耳轮脚部分缺损时，可在耳前或耳后设计蒂在上方的舌状皮瓣，转移至缺损区，供区直接缝合。若耳轮缺损较大，可于缺损的两侧沿耳轮沟切开前侧皮肤和软骨，后侧皮肤则不切开，经切口将耳郭后内侧面的皮肤在软骨膜面潜行分离，充分游离整个耳轮及耳轮沟的耳轮复合组织瓣后，将两侧组织瓣推进靠拢，直接缝合（见图17-4-6）。

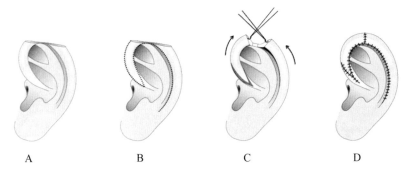

A   B   C   D

图 17-4-6   耳轮复合组织瓣法

单纯耳轮大部或全部缺损时，可在耳后、颈部等部位形成皮管进行修复，手术需分多期方可完成。制备颈部皮管时，于颈侧乳突下沿胸锁乳突肌走向形成皮管，长 12 cm，宽 2 cm，中留 1.5 cm 宽的皮桥，2 周后断桥。皮管形成 3 周后，切断下端蒂并转移至耳轮缺损处。2 周后再将另一端蒂部切断转移，局部修整，完成对耳轮的整复。

2.耳郭上部缺损的整复

耳郭上部小块缺损，可在对侧耳郭切取宽度为缺损一半的全厚耳郭复合组织片，游离移植修复缺损。复合耳郭组织的长、宽一般不能超过 1.5 cm，否则不易成活。对耳郭上部稍大的缺损，如果患者耳甲腔发育良好，可设计耳轮脚区一蒂在上方的带有耳甲软骨的复合组织瓣，掀起转至缺损处，供区和组织瓣后面的创面用全厚皮片移植。耳郭上部较大的缺损亦可以用乳突区皮瓣和肋软骨修复。

3.耳郭中部缺损的整复

耳郭中部缺损时，修复方法较多，一般需要肋软骨为支架，可以用乳突区的皮肤做支架覆盖，方法为：切开耳郭缺损缘，从乳突部形成推进皮瓣，在皮瓣下植入肋软骨支架，并与耳郭上、下端软骨缝合固定，缝合切口。3 个月后，切断皮瓣蒂部，掀起耳郭，将皮瓣折卷形成耳轮并覆盖耳郭后侧,乳突区创面用全厚皮片覆盖。

4.耳垂部缺损的整复

耳垂部缺损用乳突区双叶皮瓣进行修复(见图17-4-7)。在耳后乳突区设计一双叶皮瓣,掀起此皮瓣,折叠形成耳垂,与耳郭下部创缘缝合。供区创面一般可以直接拉拢缝合。注意,为防止术后收缩,每叶均要比健侧耳垂稍大些,后叶要更大些。

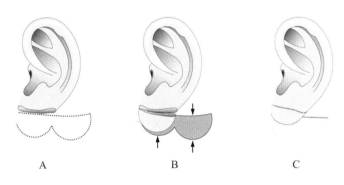

A   B   C

图 17-4-7 耳后乳突区皮瓣法

(四)耳郭完全缺损的整复

外伤造成的耳郭完全缺损需行全耳再造术。若由于局部创伤较严重,且患者多无心理准备,无法行创伤后的即时耳再造,需待局部创面瘢痕成形,无炎症反应6个月后,方可进行耳再造手术。

第五节 颊部损伤

一、解剖

颊部的范围上达颧骨及颧弓下缘,下至下颌骨下缘,内侧为鼻唇沟,外侧为咬肌前缘。颊部组织分为以下几层。

(1)皮肤:薄而柔软且有弹性。

(2)皮下(浅层)脂肪层:根据面部脂肪室的概念,颊部的浅层脂肪主要包括三个脂肪室:颊外侧浅层脂肪室、颊内侧浅层脂肪室和鼻唇沟脂肪室。根据患者年龄、衰老程度和体重指数(body mass index,BMI)的差异,此层的厚度略有不同,是位于浅表肌肉腱膜系统(subsuperficial muscular aponeurotic system,SMAS)前的浅层脂肪组织。

(3)浅表肌肉腱膜系统:内有笑肌、颧肌及部分颈阔肌,还有腮腺导管、面动脉、面静脉、面神经及三叉神经分支在该层内走行。颊肌的浅面有颊脂体,为脂肪组织,小儿的颊脂体较发达,老年人大多消失。

(4)颊肌:颊肌为位于上、下颌骨间的方形薄肌,颊肌浅面有颊咽筋膜覆盖,腮腺导管穿过该肌进入口腔。颊间隙为在咬肌和颊肌之间的间隙,向后通咬肌间隙,向后内上与颞下间隙相通,向后与翼下颌间隙相通。

(5)黏膜下组织层:该层有许多黏液腺。

(6)黏膜层:在上颌第二磨牙处的黏膜轻度隆起,为腮腺导管开口。

二、诊断

面颊部外伤需要预防漏诊的主要有面神经损伤及腮腺导管损伤。因为腮腺位于耳屏前皮下表浅,易判断损伤及修复。应熟记腮腺导管的体表投影,这对预防腮腺导管损伤的漏诊有重要提示作用;再通过腮腺乳头注射亚甲蓝检验,可以比较准确地诊断并找到断裂口。面神经损伤的判断主要是根据术前查体结果,若患者术前因肿胀、骨折、昏迷等无法配合查体,则需要术者凭借扎实的解剖基础判断患者有无面神经损伤。

三、治疗

(一)颊部皮肤缺损整复的基本原则

(1)颊部的皮肤缺损主要采用皮瓣进行修复,在无法应用皮瓣进行修复时才用游离植皮的方法进行修复。

(2)皮瓣设计时应符合美容要求,如使切口瘢痕与面部皮纹线和皱纹线相一致,或将皮瓣的边缘放在鼻唇沟等轮廓线部。

(3)整复时首选面颊部局部皮瓣,修复后效果较好。面颊部无邻近组织可利用时,方可考虑采用颈胸部或其他远位皮瓣。

(4)应根据颊部缺损的具体情况选择皮瓣修复方法,可以按照巴克尔(Baker)面颊部分区指导整复,该分区是将面颊部分为眶下区、耳前区和颌颊区,区域彼此有重叠。每区缺损有不同的适用皮瓣修复方法:①眶下区:局部转位皮瓣、邻近旋转滑行皮瓣、带蒂岛状鼻唇沟皮瓣、面颈部皮瓣、耳后皮瓣、额部皮瓣等;②耳前区:局推进皮瓣、耳后皮瓣、"Z"形交叉皮瓣等;③颌颊区:颈颊部推进皮瓣、颈胸皮瓣、胸三角区皮瓣、胸大肌肌皮瓣、背阔肌肌皮瓣、斜方肌肌皮瓣等。

(二)颊部缺损常用整复方法

(1)局部皮瓣法:面颊部较小的缺损可以用局部转位或推进皮瓣进行修复。

(2)耳后皮瓣法:近耳前区或下颌角区的颊部缺损可以用耳后皮瓣进行修复。

(3)颈部皮瓣法:单纯的颈部皮瓣可用于修复颌颊部的缺损。

(4)颈胸旋转皮瓣法:面颊后区皮肤较大缺损时,可以用该方法一期修复。

(5)游离皮瓣移植修复法:较大的面颊部皮肤缺损可以用游离皮瓣进行修复。注意,选择的皮瓣质地、颜色应与面部相似。

（三）腮腺和腮腺导管损伤

1.损伤特点

腮腺及其导管较为表浅，易受到损伤。损伤后，涎液外溢，易形成涎瘘。涎瘘是唾液不经导管系统排入口腔而流向面颊皮肤表面，影响创口愈合，上皮细胞沿瘘道生长，覆盖整个创面形成的永久性瘘管。根据瘘口所在位置，腮腺涎瘘可分为腺体瘘及导管瘘，其中导管瘘是发生于导管段的瘘道。根据导管断裂的情况，可分为完全瘘及不完全瘘，前者是指唾液经瘘口全部流向面部，口腔内导管口无唾液分泌；后者是指导管虽破裂，但未完全断离，仍有部分唾液流向口腔内。完全瘘的流出量较多，瘘口周围皮肤常呈现潮红、糜烂或伴发湿疹。

对颊部受损的患者，不应忽略腮腺腺体及导管损伤的可能。检查方法：从口腔内腮腺导管口插入细塑料管，如导管完全断裂，可见其从创伤处穿出，然后按摩腺体促使唾液外排，觅寻近腺体之断端；导管不完全断裂者用塑料管插入法可能会漏诊，此时可从腮腺导管口缓慢注入亚甲蓝，仔细观察创口，亚甲蓝溢出部位即为导管段或腺体受损部位。

2.腮腺和腮腺导管损伤的整复处理

（1）对于腮腺腺体断裂伤，一经发现应立即在清创后逐层严密缝合。术后加压包扎，并应用抑制涎液分泌的药物。如果伤后出现涎瘘，可根据皮纹方向，在瘘管口周围做梭形切口，并将瘘口周围的瘢痕组织包括在切口内。然后，将瘘管口周的皮肤、瘢痕和一段瘘道切除，在瘘道末端周围组织内做荷包缝合结扎断端，分层严密缝合。缝合皮肤时，应使切口不在瘘口结扎的位置。可在切口两端分别做一附加切口，形成"Z"形皮瓣缝合。

（2）发现腮腺导管断裂应予重新吻合。手术时，先解剖出一小段近心端导管，然后在口内的腮腺导管口中置入一条小硅胶管，将此管穿出创口中的远心端断口，并插入近心端的导管内，作为内部支撑。用7-0尼龙线做管壁端-端吻合，分层缝合伤口。硅胶管的口内端用丝线缝合并固定在口腔黏膜或上颌牙上，保留10～14天。

（3）如腮腺导管有缺损，可视近心端导管的长度予以不同处理。当断裂处接近口腔黏膜，导管还保留有足够的长度时，可将导管做充分游离后，用弯止血钳在咬肌前缘分离组织，至口腔黏膜下做一通道，在通道末端的颊黏膜上做一小切口，将导管送入口腔，并将导管断端与口腔黏膜的开口缝合，再造导管的新开口。当腮腺导管残余的近心端长度不足时，可取一段颈外静脉移植修复，与导管的两个断端吻合，或将移植静脉的远端通至口内与颊部切口吻合，再造导管开口。

（四）面颊部洞穿性缺损的整复

1.颊部贯穿伤的基本处理原则

对于无组织缺损或缺损较少的颊部贯穿伤，可以直接将各层次组织分别缝合，缝合顺序依次为口腔黏膜、肌层、皮肤（见图17-5-1）。对于口腔黏膜无缺损或缺损较少而皮肤侧缺损较多者，应严密缝合口腔黏膜，关闭贯通创口。面颊部皮肤缺损可行皮瓣转移或游离植皮加以修复。

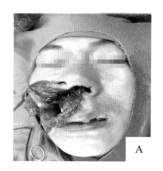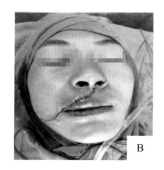

A.车祸致右面部、上唇、鼻基底不完全撕脱伤伴右颊部贯通伤，
术中清创未见右侧腮腺导管损伤；B.组织分层复位缝合后外观

图 17-5-1　颊部贯穿伤

大面积面颊部洞穿性缺损清创后，如伤情和条件允许，应即时采用带蒂皮瓣、游离皮瓣及游离皮片移植，行双层修复。修复手术时应注意，重建的口腔黏膜应柔软，能最大限度地保存剩余组织、器官的功能，恢复软组织缺损的组织量；重建的面部皮肤与周围皮肤的质地及颜色应相似；涉及口角及部分上、下唇时应注意成形；重建颊部组织应尽量薄，接近正常面颊部以便运动。

若严重火器伤或因合并其他重要器官损伤（如颅脑损伤）而病情不稳定者，不宜做全层缺损一期修复，仅做口内黏膜翻出与皮肤边缘缝合处理，留下的洞形缺损可在后期再行整复治疗。

2.双皮瓣联合修复术

由于颊部洞穿性缺损涉及衬里和皮肤的修复，故可采用双皮瓣的形式，一皮瓣修复衬里，另一皮瓣修复外层皮肤。其中，前一皮瓣多采取游离皮瓣进行吻合，后一皮瓣可为局部任意皮瓣或带蒂的轴形皮瓣或肌皮瓣。皮瓣具体的修复选择方式较为多样，例如，吻合血管的游离皮瓣既可用于修复衬里，也可用于修复外层皮肤。

下面介绍几种常用的双皮瓣修复颊部缺损的组合方式。

（1）前臂桡侧游离皮瓣加局部转移皮瓣：该方法用前臂桡侧游离皮瓣修复口内黏膜，外层的颊部皮肤缺损根据具体情况选用适当的邻近局部皮瓣转移进行覆盖。

（2）前臂游离皮瓣加胸大肌肌皮瓣：该方法可以用于修复较大的颊部洞穿性缺损，用前臂桡侧游离皮瓣修复口内黏膜，外层缺损以带蒂的胸大肌肌皮瓣进行修复。

（3）前臂游离皮瓣加额部岛状皮瓣：该方法应用较为灵活，前臂游离皮瓣和额部岛状皮瓣两皮瓣修复衬里和外层均可。一般认为，前臂游离皮瓣质地较柔软，多用于修复衬里。

（4）额部岛状皮瓣加局部转位皮瓣：该方法应用额部岛状皮瓣修复口腔黏膜面缺损，外层皮肤缺损以局部转移皮瓣进行修复。

（5）双游离皮瓣联合修复术：可以选择的游离皮瓣有上臂内侧皮瓣和前臂桡侧皮瓣等，因涉及的显微外科吻合较多，手术难度较大，故该方法较为少用。

第六节　鼻部损伤

一、概述

鼻部皮肤、鼻根部皮下组织及鼻背部的皮肤较薄而松弛，易于活动；鼻尖及鼻翼部的皮肤较厚，富含大量皮脂腺与汗腺，与深部黏着较紧。皮肤以鼻翼向内返折延展至鼻前庭。鼻部的血管走行于皮下组织内，所以鼻部手术的分离应贴紧鼻骨膜和软骨膜，以减少术中出血。

多数鼻骨骨折仅累及鼻骨下部，严重的鼻骨骨折可伴有鼻中隔骨折、软骨脱位。鼻骨骨折处必伴有外鼻软组织不同程度的损伤或鼻腔内黏膜的破裂。若鼻根内眦部遭遇严重钝器伤，常致鼻骨、筛窦、眶壁骨折，称为鼻筛（鼻眶）骨折或鼻额筛眶复合体骨折。合并筛板或额窦内板骨折易伤及硬脑膜，引起脑脊液鼻漏或鼻眶漏。伤及筛前、筛后动脉可出现难止的大量出血。眶壁骨折易损伤视神经管引起视力障碍。若有鼻中隔软骨脱位，可见鼻中隔软骨偏离中线，前缘突向一侧鼻腔；如有鼻中隔骨折，可见鼻中隔向一侧鼻腔偏曲；若鼻中隔血肿继发感染，可形成鼻中隔脓肿、软骨坏死，导致鞍鼻畸形。双侧鼻骨骨折、骨折线复杂甚至伴面颅骨及软组织广泛损伤者多预后不良，常遗留面部畸形。

根据鼻骨骨折的程度、对鼻梁外形的影响、累及鼻骨外结构的范围，可将鼻骨骨折分为四型：Ⅰ型是单纯鼻骨骨折，X 线检查可见有一条以上的骨折线，但无明显移位；Ⅱ型是在Ⅰ型的基础上出现骨折线对位不良，鼻梁外观变形；Ⅲ型是在Ⅰ型和Ⅱ型的基础上伴鼻中隔软骨骨折、脱位、血肿或鼻黏膜严重撕裂损伤；Ⅳ型是在Ⅰ型、Ⅱ型或Ⅲ型的基础上伴有鼻骨周围骨质骨折。

二、治疗

(一)鼻部损伤的整复原则

严重的鼻面外伤可出现鼻出血、休克、窒息等症状，还可能伴有鼻窦骨折、眼眶骨折及合并颅脑外伤，应注意仔细检查，避免漏诊。检查包括视诊、触诊、前鼻镜检查、咽部检查及拍 X 线片等。单纯挫伤表现为鼻部软组织肿胀、皮下淤血等。切割伤、刺伤、撕裂伤时，表现为局部创口的出血。对于严重的钝器伤或火器伤，应特别注意有无鼻骨和鼻窦骨折、脑脊液鼻漏及颅脑外伤等。为了查明外鼻伤口是否与鼻腔、鼻窦相通以及伤口的方向、深度，是否有异物或碎骨片存留，可用探针进行检查。对昏迷患者进行检查时，应注意防止血液下流至咽喉、气管而致窒息。

闭合性损伤早期可用冷敷,以防血肿及肿胀发展;48 h后用热敷,以促使淤血和肿胀消退。对开放性损伤患者,在充分止血后行清创缝合,并逐层缝合关闭伤口(见图17-6-1)。破损的软骨及软组织应尽量保留,并按其解剖位置对齐后仔细缝合,有局部鼻损患者应行相应的整复处理。鼻骨骨折应根据具体情况选择闭合复位或开放复位等方法进行整复。

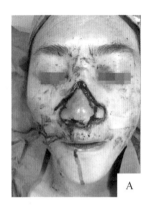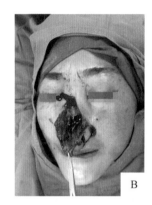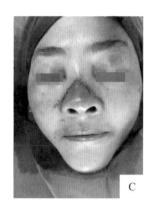

A.患者术前照片;B.清创后探查,可见患者鼻部伤口与鼻前庭贯通;

C.由内向外行组织复位缝合固定,术后鼻腔填塞固定,此为患者术后即刻照片

图17-6-1　患者女性,32岁,车祸致鼻部撕脱伤伴鼻前庭贯通伤

因手术方法涉及面部皮瓣转移,部分患者对手术效果无心理准备,故对于鼻大部缺损创伤的急诊整复应慎重考虑手术时机。如果患者一般状况平稳,清创后局部创面情况较好,且与患者进行沟通后,患者同意手术方案,可行鼻部一期整复重建甚至鼻再造。如果出现下列情况之一,应对鼻部创面做简单处理,待二期行鼻部重建或鼻再造:患者一般情况差,局部创面污染严重,患者不认可鼻重建手术方案。

（二）鼻骨骨折的处理

1.一般治疗

鼻骨骨折伴有鼻出血者往往紧张,应有针对性地解释和指导,适当应用镇静剂可以稳定患者情绪。鼻骨骨折引起的鼻出血可自止。若有前后鼻孔活动性出血,应在鼻内镜下检查出血部位,看清出血后用膨胀海绵及凡士林纱条填塞压迫止血;若合并脑脊液鼻漏,慎行鼻腔填塞。

止血后检查鼻部创面,较简单的鼻骨骨折可先清创缝合后行骨折复位;较复杂的骨折,特别是有鼻骨暴露或需切开复位者,可先行骨折复位,再予清创缝合,这样可在直视下复位。在局麻或全麻下,先止血后清理创口,除去污染的异物和游离的碎骨片,鼻腔内撕裂的黏膜亦应对齐缝合,尽量保留有活力的组织。有皮肤缺失者不宜在张力下缝合,必要时使用"Z"形减张缝合法,或取皮片修补创面。

2.骨折复位

Ⅰ型鼻骨骨折不必整复,轻微移位亦不必复位。Ⅱ型鼻骨骨折需复位。复位最好的时机是伤后 2～3 h,若局部肿胀严重、出血不止或患者精神过于紧张,则骨折复位可在伤后 10 天内施行。Ⅲ 型鼻骨骨折除复位外,应同时整复鼻中隔及鼻腔内黏膜。对 Ⅳ 型鼻骨骨折,复位不是临床上首先考虑的重点,值得重视的是鼻骨邻近重要器官的创伤及严重的并发症,应在病情允许时才考虑骨折复位。骨折复位有闭合式复位和开放式复位两种。

(1)行闭合式复位时,患者取坐位或半坐位,以含肾上腺素的 1‰～2‰ 的丁卡因棉片行鼻腔黏膜麻醉,于鼻外测试骨折处与前鼻孔距离后,手持复位器插入鼻腔达骨折部位,向上、向外用力,将塌陷的骨折片抬起,可听到骨折复位产生的闭合声。另一手拇指和示指按住鼻背,拇指按压健侧鼻骨,协助鼻梁复位。复位器远端伸入鼻腔的深度不应超过两侧内眦连线,以免损伤颅底。鼻中隔骨折断端骨质外露者应予剪除,以利于黏膜对合。复位后,鼻腔用凡士林纱条填塞。

(2)行开放式复位时,麻醉后,于患者一侧内眦部做弧形切口,暴露骨折片,将下陷移位的骨折片用小钩挑起;亦可从鼻腔内将塌陷的骨折片托起。鼻中隔脱位或骨折者,以鼻骨复位钳将鼻中隔复位。用电钻对碎骨片钻孔,以钢丝固定。复位后鼻腔填以凡士林纱条。

(三)鼻尖创伤的处理

1.鼻尖离断组织的回植

对外伤造成的鼻尖部离断,若损伤时间短、缺损组织污染不严重、创缘尚整齐、游离组织基底面较宽,原则上应予回植,大部分可获成活(见图 17-6-2)。回植前,应适当清创,尽量使回植组织能与创面贴合紧密。离断的鼻尖组织不宜修剪过薄,否则成活后影响外观。回植时,不宜缝合过密,可适当加压包扎。对无条件进行回植的病例,可选择皮瓣方法进行整复。因局部形态效果不满意,故鼻尖部缺损一般不选用单纯游离植皮的方法进行整复。当鼻尖部缺损不大且较深时,可选用耳部复合组织游离移植。

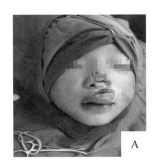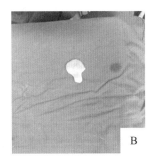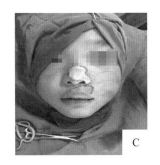

A.局麻下清创后的面部创面及上唇裂伤;B.鼻部离断组织予以清创、修薄后外观;
C.鼻部离断组织回植打包固定,上唇撕脱组织复位后外观
图 17-6-2　患儿男性,5 岁,外伤致鼻尖软组织离断、上唇撕脱伤

2.局部小皮瓣修复

鼻尖部的小创面无法直接拉拢缝合时,可以选择在缺损邻近处设计局部推进或小旋

转皮瓣进行修复。应注意：设计鼻尖局部小皮瓣时，应避免缝合后引起局部的不对称和畸形，否则应考虑采用鼻唇沟皮瓣修复。

3.鼻唇沟皮瓣修复

鼻唇沟皮瓣法是鼻尖部修复最常用的方法，图17-6-3所示就是应用右侧鼻唇沟皮瓣，通过皮下蒂修复外伤后鼻尖缺损的手术案例。手术时，在鼻尖缺损相对较重的一侧鼻唇沟取皮瓣，皮瓣应略大于创面，蒂部在上方近内眦部。按照设计的形状，先在蒂部皮肤上切口，切开皮肤仅达真皮下层，向两侧做锐性剥离，露出皮下蒂，按皮瓣的宽度切开蒂部及皮瓣达深筋膜，将皮瓣及蒂部掀起，自蒂部近侧端向鼻端缺损处分离皮下隧道。注意，隧道要比皮瓣蒂部略宽，避免局部肿胀时皮瓣回流不畅。供区直接缝合。

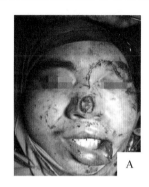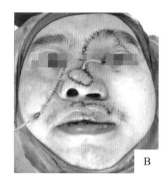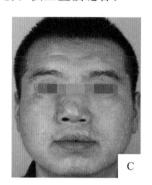

A.清创后面部情况，设计右侧鼻唇沟皮瓣修复鼻尖部缺损；

B.鼻唇沟皮瓣通过皮下隧道转移术后外观;C.患者术后9个月门诊复查照片

图17-6-3　患者男性，31岁，既往有左侧唇裂术后病史，现因车祸伤致鼻根、

左侧上睑区及上唇皮肤撕脱伴鼻尖部缺损

4.以滑车上动脉为蒂的额部皮瓣修复

较大的鼻尖部缺损还可选用以滑车上动脉为蒂的额部皮瓣进行修复。手术时，在眉间偏一侧切开，显露滑车上动脉，于血管两侧切开深筋膜，形成宽2 cm的血管蒂，然后按术前设计切开额部皮瓣的皮肤，于额肌下掀起皮瓣，经皮下隧道转移至鼻部创面。供区可直接缝合。

（四）鼻翼创伤的处理

鼻翼部的外伤创面一期修复与局部愈合后的二期修复不同，鼻翼缘缺损边缘为新鲜创面，无已愈合的皮缘可以应用，可选择的手术方法相对较少。

1.局部皮瓣修复

较小的鼻翼部外侧皮肤缺损可应用局部小旋转皮瓣进行修复，亦可设计双叶皮瓣以避免修复后的局部畸形。注意，修复后勿造成鼻部不对称和畸形。较大的鼻翼部外侧皮肤缺损还可以设计面颊部推进皮瓣进行修复，手术方法为掀起鼻背部皮肤及部分颊侧皮肤，将鼻旁和颊部皮肤推进到鼻部。

2.耳郭复合组织游离移植修复

该法用于修复鼻翼部全层缺损,因属组织游离移植,故重建的范围不可能过大,一般原则是移植组织和受区接触面间的两点间最远距离不能超过 5 mm。手术时,在耳轮适当位置标画与鼻翼缺损相应的移植物的轮廓,切取三角形耳郭复合组织。注意,在切取耳郭移植片时,耳区注射麻醉剂宜避开移植片轮廓区,防止皮肤与软骨分离。将移植组织置于鼻翼缺损处,缝合后鼻孔内置入碘仿纱条或裹有碘仿纱条的橡胶管,鼻外以敷料压迫包扎。

3.鼻唇沟皮瓣修复

鼻唇沟皮瓣在修复鼻翼缺损方面作用很大,既可以修复黏膜完好的鼻翼外层缺损,又可以用来修复鼻翼全层缺损。

(1)对于鼻翼外侧的较大皮肤缺损,可以设计鼻唇沟部舌状皮瓣,旋转后覆盖;亦可以设计鼻唇沟皮下蒂皮瓣进行修复。

(2)鼻翼全层缺损时,可用多种方法设计鼻唇沟皮瓣进行修复。可以在患侧设计鼻唇沟皮瓣蒂部靠近缺损缘,皮瓣游离后,从中部进行折叠,修整后缝合于创缘,这样一侧折叠面作为鼻翼外层,另一侧折叠面再造鼻翼衬里,折叠缘则成为新的鼻翼缘。对于洞穿性缺损或鼻翼全层缺损面积较大的病例,可以用鼻唇沟皮瓣修复外层,皮瓣创面植中厚皮片或全厚皮片修复衬里黏膜缺损;亦可将鼻唇沟皮瓣翻转重建衬里,而在翻转的皮瓣上植皮再造鼻翼的外层皮肤。

(五)鼻小柱创伤的处理

1.耳郭软组织游离移植

该方法简单,较为常用,适用于鼻中隔尚完整的鼻小柱创伤后缺损病例的修复。创面清创修整后,按照缺损面积的大小,于耳郭或耳垂部切取复合组织。切取后,若复合组织创面较窄,可于其中间剖开,增加接触面积,然后缝合于受区。局部适当加压进行包扎。

2.人中部皮瓣法

鼻中隔有缺损时,可应用人中部皮瓣进行鼻小柱再造。人中部皮瓣有两种:一种是蒂部在上方的,即以鼻小柱基部为蒂,在上唇人中沟设计一与小柱相当的皮瓣,向鼻尖翻转 180°,将末端嵌在鼻尖部所形成的切口内缝合,皮瓣基底面向外,其上用中厚或全厚皮片覆盖。注意,由于此种皮瓣蒂在鼻小柱基部,故急诊修复低位鼻小柱部缺损时不适用。急诊时可以采用另一种蒂部在下方的设计,蒂部位于唇红峰谷,沿鼻小柱基部向下形成皮瓣,皮瓣掀起后皮瓣的基底面植以中厚或全厚皮片。将上唇外翻,上提皮瓣与鼻尖创面吻合,缝合创缘。3 周后断蒂,将皮瓣下端缝合于鼻小柱基部,使上唇复位。该方法的缺点为需要二期断蒂,男性有须者大多不适用该法。

(六)鼻大部缺损的处理

鼻大部缺损可见于刀劈砍伤或严重的意外事故。如果离体组织保存完好,可考虑全部或部分回植,但成活率并不确定。鼻大部缺损或全鼻缺损一般均需施行鼻再造修复重建,手术多在二期进行。外伤鼻大部缺损后是否能立即一期再造值得商榷,因为患者在创伤后短时间内往往没有足够的思想准备接受此类可引起其他部位新创伤的手术。

1.额部皮瓣鼻再造

根据患者的不同情况,额部皮瓣有多种设计方式,但因对供区术后美容效果影响较大,还是建议行扩张后额部皮瓣修复,减轻额部变形。图 17-6-4 所示就是采用预扩张后的额部皮瓣修复患儿左侧鼻翼缺损的手术案例。手术前,根据拟定鼻部的大小在患儿额部画出三叶状皮瓣。应特别注意鼻翼、鼻小柱的比例关系和对称。鼻内衬里的设计非常重要,常用鼻缺损残余的皮肤组织或瘢痕组织再造鼻内衬里。

一期手术额部扩张器应埋置在额肌下,根据鼻部缺损的范围及方向,确定以左(右)侧眶上和滑车上动脉血管为蒂,保持一定的倾斜角度能够减少二期带蒂转移后蒂部的旋转角度。其余手术方法同额部皮瓣鼻造术。

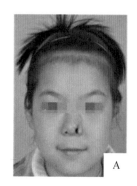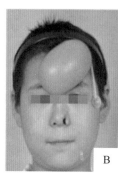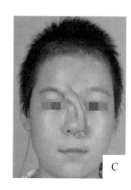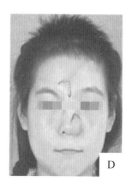

A.患儿术前照片;B.患儿额部扩张器置入后充分扩张;C.用扩张后的额部皮瓣带蒂转移修复左侧鼻部缺损;
D.额部皮瓣断蒂后照片,可见患儿左侧鼻部缺损得到良好修复,额部及两侧眉毛外观良好

图 17-6-4　患儿女性,10 岁,外伤致鼻翼缺损

2.远位皮瓣鼻再造

(1)上臂皮管鼻再造:手术至少分三期进行。第Ⅰ期手术为皮管成形,皮管的蒂部位于上臂中 1/3,皮管的宽度应较再造鼻所需的宽度略大,注意皮管应足够长;第Ⅱ期手术进行皮管转移术,将皮管转移至鼻背部,局部需要石膏绷带固定;第Ⅲ期手术为皮管断蒂术及鼻再造。

(2)前臂游离皮瓣鼻再造:皮瓣以桡动脉为轴心血管,在前臂远段掌桡侧设计三叶状皮瓣,尾端向掌尺侧,三叶状瓣向桡侧。手术时,切开皮瓣周缘,结扎、切断桡动脉及伴行静脉和头静脉远端,在血管深面掀起皮瓣,继续向上游离桡动脉与伴行静脉及头静脉 12~15 cm。移植时,在下颌缘处做切口,显露并游离面动脉、面前静脉及颈外静脉,并在鼻颌创口间剥离形成宽松的皮下隧道。结扎、切断前臂皮瓣血管蒂近端,取下前臂皮瓣置于鼻部,血管自皮下隧道引至颌部创口,依次吻合头静脉与颈外静脉、桡静脉与面前静脉、桡动脉与面动脉。前臂创面进行中厚皮片移植后加压包扎。

第七节　口唇部损伤

一、解剖

唇以口裂为界,分为上唇和下唇,上、下唇在口角处相交。上唇正中有一浅行凹陷,为人中。人中的两侧各有一条纵行的皮嵴,为人中嵴。口唇的皮肤终止于隆起的唇红缘,唇红缘又称唇弓。上唇的唇弓与人中嵴交界处为唇峰。口唇的皮肤和黏膜移行区色彩红润,称为唇红。唇红上皮薄而不角化,结缔组织和毛细血管乳头伸入上皮密集排列。

二、诊断

单纯口唇外伤的诊断较为容易,临床接诊患者时注意是否伴有颅颌面骨的损伤、脑外伤及其他严重损伤,检查时应当仔细,切勿漏诊。

三、治疗

无组织缺损的唇部裂伤应直接缝合,注意分层缝合黏膜、肌肉和皮肤。唇部组织缺损的处理应兼顾恢复功能和重建外形。根据缺损的性质、部位、范围、大小及各种不同类型而选择不同的修复方法。在修复时应遵循整形外科原则,重建方式尽可能简单,尽可能利用局部组织瓣。

（一）唇红缺损的修复

1.“Z”成形修复法

如唇红缺损宽度小于唇全部宽度的 1/4,而周围唇组织正常时,可用“Z”成形进行修复。方法是于缺损两边设计两个对偶三角瓣切口,将两个三角形唇瓣掀起交叉后间断缝合,然后按“Z”成形术原则缝合修复(见图 17-7-1)。

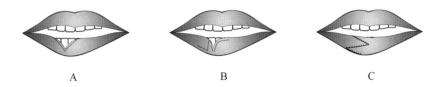

A　　　　　　　　　B　　　　　　　　　C

A.缺损边缘两侧先做一“V”形切除;B.设计两个黏膜瓣;C.缝合后
图 17-7-1　“Z”成形修复唇红缺损

2.颊黏膜瓣修复法

如唇红缺损宽度大于唇全部宽度的1/4,部位靠近口角,有正常的同侧颊黏膜时,可用此法。方法是根据缺损大小,在同侧颊黏膜设计蒂在口角的黏膜瓣,切开黏膜及黏膜下组织,掀起黏膜瓣转移至唇部。供瓣区创缘潜行剥离后直接缝合。

3.对侧唇红组织修复法

该法适用于上唇正中部的小范围缺损,根据上唇正中唇红及唇结节缺损的组织量,在下唇设计一个蒂在一侧的黏膜肌肉瓣,转移修补上唇唇红缺损,下唇创面拉拢缝合,术后7～10天断蒂。

4.口轮匝肌肌黏膜瓣修复法

如果唇红缺损范围较大,在缺损唇红的创缘上,由黏膜肌肉交界处斜向内下,侧位矢状面切口应至唇内侧黏膜下,其间肌黏膜瓣应将下唇动脉包括在内。然后切口向下折转,在肌层和黏膜下腺体之间深达前庭沟,充分分离肌黏膜瓣,向唇红缘掀起。肌黏膜瓣创缘与唇部皮肤创缘对位缝合,修复唇红缺损。为了延伸下唇高度,可在下唇系带处做V-Y手术,延长下唇(见图17-7-2)。

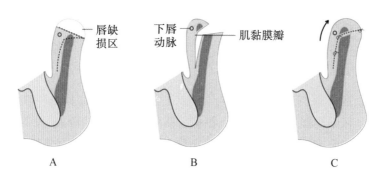

图 17-7-2　口轮匝肌肌黏膜瓣修复法

（二）上唇部缺损的修复

1.直接拉拢缝合

上唇缺损宽度不超过唇全部宽度的1/4而其余唇组织正常时,可以采用直接拉拢缝合。术中切口要整齐,将创口修成"V"形或"W"形方能直接缝合。唇红按"Z"成形法的原则处理,避免术后直线瘢痕收缩。术中由于出血及部分患者唇红苍白,唇红缘不易看清楚,术中缝合时应注意辨认、对合整齐。

2.下唇组织瓣交叉移植修复法

该法用于上唇组织缺损较大,达全层1/3～1/2的患者。根据上唇组织缺损的大小,于下唇设计一个以唇红为蒂的三角形唇瓣组织,其高度等于缺损的高度,底部的宽度则为缺损宽度的一半。此唇瓣的蒂部位于下唇内侧,将其旋转后应位于缺损的中央,以减少唇瓣蒂部转移时产生的扭转力和张力。术后2～3周切断蒂部,并行唇缘修整。上唇正中的缺损较大时,可将下唇唇瓣设计为矩形或其他符合缺损特殊形状的唇瓣。如缺损超过唇长的 1/2 时,还可以采用双侧上唇的组织瓣向中央滑行移动,与下唇单个交叉组织瓣联合应用。

3.阿贝-埃斯特兰特(Abbe-Estlander)修复术

上唇部侧方口角的缺损,可采用阿贝-埃斯特兰特修复术进行修复(见图 17-7-3),这是用下唇正常的唇组织瓣修复上唇缺损的一种术式。手术方法是根据上唇缺损大小设计组织瓣,其唇瓣蒂部(即唇红横径的宽度)等于缺损底部的 1/2。唇瓣的形状根据受区缺损的需要而定,可设计成三角形、矩形或与缺损相似的形状。因唇瓣含有血管,血供丰富,故唇瓣的长、宽比例和形状一般可以不受限制。当缺损接近口角,或唇瓣设计在口角附近时,对正常的口角组织应妥善保护,这样术后才能获得令人满意的口角外形。如缺损位于口角部位,则第一期手术后,蒂部常成为钝圆形或圆形的口角外形,口裂也变小,可在二期手术中行口角开大成形术。唇瓣断蒂一般可在术后第 2 周进行。

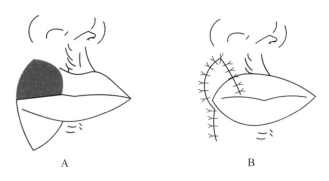

A　　　　　　　　　B

图 17-7-3　阿贝-埃斯特兰特修复术

4.推进颊瓣法

当上唇缺损宽度为全唇宽度的 2/3～3/4 而周围唇颊组织正常时,可采用此法。根据缺损的宽度,于上唇基部做一水平切口,切开上唇的全层,使两侧颊瓣向中线滑行,分层缝合黏膜、肌层及皮肤。双侧口角各做一个三角形切口,切除皮肤及肌层,将底层的口腔黏膜及黏膜下组织各形成一黏膜瓣,翻出后形成两侧口角部唇红。所有切口均应分层缝合黏膜、肌层及皮肤(见图 17-7-4)。

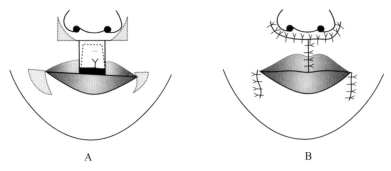

A　　　　　　　　　B

图 17-7-4　推进颊瓣法

5.扇形皮瓣修复法

当上唇缺损占全唇的 1/2 以上,或缺损区接近口角区时,可用此法。根据上唇的高度,在双侧鼻唇沟设计鼻唇沟组织瓣。鼻唇沟组织瓣的最高点一般位于鼻翼部。在两侧口角平面稍上方各做一向下的附加切口,附加切口与弧形切口构成的角度可大于 45°,与口角平面的附加切口平行,向上各另做一附加切口形成"Z"形。当此扇形组织瓣转移修复后,位于唇下方的"Z"形瓣正好相当于口角平面。二期需行口角开大术。

6.额部扩张皮瓣修复术

全上唇缺损时,可用额部扩张皮瓣进行修复。手术分三期进行:一期额部置入扩张器,容量一般为 170 mL,必要时可扩张部分带头发的头皮,以修复上唇胡须缺损;二期将扩张皮瓣转移修复上唇缺损,包括内衬结构;术后 3 周左右行三期断蒂修复术。

(三)下唇部缺损的修复

1.直接拉拢缝合

下唇缺损宽度不超过唇全部宽度的 1/4 而其余唇组织正常时,可以采用直接拉拢缝合。手术方法与上唇缺损直接拉拢缝合术相似,分层缝合黏膜、肌层及皮肤。唇红部做对偶三角瓣交叉缝合。

2.上唇组织瓣交叉转移修复法

下唇组织缺损较大,达全层 1/3～1/2 时,可用上唇组织瓣交叉转移进行修复。为避免转移上唇正中组织破坏人中,应采用上唇人中旁组织瓣进行转移修复。根据下唇缺损的部位和大小,在人中旁各设计一三角形或矩形唇瓣,保留唇瓣外侧唇红,然后将两个带蒂唇瓣向下转移 180°,缝合修复下唇正中缺损,2 周后断蒂(见图 17-7-5)。

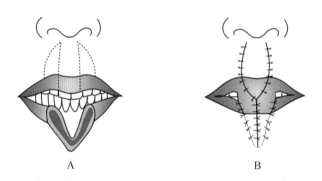

A   B

图 17-7-5　上唇组织瓣交叉转移修复法

3.埃斯兰德(Islander)修复术

下唇部侧方口角的缺损可采用此方法进行修复。与修复上唇部侧方口角缺损的阿贝-埃斯特兰特修复术相反,该方法是根据下后侧方缺损大小,在上唇同侧设计组织瓣,其唇瓣蒂部等于缺损底部的 1/2。唇瓣多设计成三角形,在术后 2 周进行唇瓣断蒂。二期手术行口角开大成形术。

4.扇形皮瓣修复术

对下唇中央部的较大缺损,可用扇形皮瓣修复术进行修复。手术方法是自两侧上唇外侧的适当部位唇红缘行切口,穿透唇部切开全层,斜向颊侧行进约 4 cm,折向下绕过口角,切口渐向中线弯曲,与下唇的缺损缘相连,形成两侧上唇唇红缘为蒂部的唇瓣。在两侧颊部做一横向切口,将两侧上唇外侧的扇形唇瓣各旋转 60°,在下唇正中相缝合。唇瓣蒂部形成新的口角,唇瓣的夹角插入两侧颊部的横向切口内。二期手术行口角开大术。

5.双侧颊组织瓣修复术

全下唇缺损时,可应用双侧颊组织瓣进行修复。根据下唇缺损范围,在双侧鼻唇沟设计蒂位于口角外侧的鼻唇沟瓣,向下旋转 90°至下唇缺损部位。两侧组织瓣向中线拉拢缝合,内侧黏膜缝合,同时将鼻唇沟上缘内侧的黏膜翻转向外,再造唇红。将鼻唇沟瓣末端做交叉缝合防止挛缩,双侧鼻唇沟创面稍做潜行分离,拉拢缝合。

第八节　整形美容技术

一、创伤修复的基本原则

手术最基本的要求,是保证术后创面愈合良好。如发生局部感染、组织坏死、对位不佳、愈合不良、瘢痕明显等,都将直接影响手术美容效果,甚至造成后遗畸形。因此,外伤后的整形美容缝合对创口的愈合要求远比一般的外科手术高,尤其是颜面部,受术者往往渴望不留瘢痕。这一要求虽很难实现,但我们应当利用整形美容外科的技术使手术后的瘢痕细小,或隐蔽在皮纹皱褶之中。影响切口愈合的因素很多,如全身情况、局部血供、缝合材料、手术前后的处理以及手术操作技术都与切口愈合有密切的关系。为了创造良好的伤口愈合条件,在手术操作中,必须严格遵守以下几项原则。

(一)无菌技术

任何原因造成的创口感染都将直接影响创面的愈合,无菌操作是整形外科手术必须遵守的首要原则。由于整形手术操作要求细致,手术时间有时较长,不仅术区范围大(有时需涉及两个以上的手术部位),且外伤后常伴有不同程度的污染,因此无菌操作显得尤为重要。

(二)无创操作

无创操作是整形外科的重要手术原则,关系到组织、器官重建和避免瘢痕畸形的形成。任何外科手术都对组织有一定的损伤和破坏,如过度夹持、挤压、摩擦、牵拉、扭转、干燥或温度过热的湿敷等,皆可导致部分活组织坏死,成为细菌的"培养基",即使侥幸未发生明显的感染,也将在愈合后形成瘢痕组织。无创伤技术是指在手术操作中的每时每刻都要尽量避免不必要的组织损伤,养成自觉地高度爱护组织的观念。

(三)消除死腔,严防血肿

术后若遗留死腔,易形成血肿或积液而导致继发感染,如侥幸没有发生,最后也将机化形成瘢痕组织,影响愈合质量,降低手术效果。有时血肿并非由残留死腔所致,而是由于止血不彻底,因而术中止血必须认真。另外,在局部麻醉剂中加用肾上腺素不当亦可造成术后继发出血,故应慎重。术后适当加压包扎,放置引流物或负压吸引,对消灭死腔和防止出血及血肿形成亦属重要措施。

(四)适度的无张力缝合

任何伤口过分松弛或过分紧张的缝合,皆非所宜。过松的缝合常造成组织对合不齐。缝合过紧,张力过大,可以产生下述不良后果:①形成宽广的瘢痕组织;②妨碍组织的正常血液循环,可造成组织坏死;③在颜面部可牵拉器官移位,导致继发畸形;④伤口裂开。

(五)无创面遗留

在整形修复手术中应避免创面遗留,否则必将招致感染,最后形成深广的瘢痕组织。若经广泛游离后缝合仍有较大张力或不能直接缝合时,则需选择合适的整复方法消灭创面。

二、手术操作的基本技术

(一)切开

皮肤切口的设计要求能充分暴露和易于切除病变组织、进行修复操作且术后不致遗留明显的瘢痕,因此应尽量选择在隐蔽部位设计手术切口;无法选择隐蔽部位时,则应顺皮纹方向做切口,愈合后瘢痕可不显著。切开皮肤时,刀刃需与皮肤平面垂直,操作准确,一次切开,使切口整齐,切口两侧切缘厚薄相等,这是为了在缝合时容易对合平整。在发区及眉部切开时应与毛囊方向平行,以减少对毛囊的损伤。同时,应避免拉锯式反复切割组织,增加组织的创伤。在创面修复过程中,应将创缘修整平齐,以达到皮肤组织的完全对合,减少术后瘢痕的生成。

(二)剥离

组织剥离时,一般采用钝性剥离和锐性剥离相结合,而以锐性剥离为主,因为锐性剥离一般较钝性剥离损伤轻。剥离时应密切注意剥离平面的准确,以免出血过多。在皮瓣剥离时尤应注意层次,可借助拉钩拉开层次间隙,有时可采用轻推剥离法,在浅筋膜平面用刀垂直平推,同时刀刃应避开神经、血管或其他重要器官。遇到神经或血管时,应仔细辨认清楚后再做处理,不要轻易切断,以免造成不应有的损伤。

(三)止血

整形外科手术中的彻底止血是最基本的操作步骤之一,止血完善与否关系到伤口能否如期顺利愈合与组织移植的成败。止血时须遵循轻巧、细微与无创技术原则。创伤修复手术有两种情况:一种是创面较大且出血多,止血任务繁重;另一种是手术精细,止血要求损伤小,使术后反应轻微。止血包括结扎缝扎止血法、电凝止血法、压迫止血法。

(1)结扎缝扎止血法:应使用蚊式钳夹住较大出血点及可见血管断端,避免过多夹持周围组织,用细丝线(4-0)结扎,所留线头不可太长。

(2)电凝止血法:高频电流由于电热作用可以凝结封闭小血管断端,而达到止血目的,还可以显著缩短手术时间。目前整形外科常用的有微型双极和单极电凝止血仪。

(3)压迫止血法:用温湿纱布压迫,可使毛细血管闭合,加速凝血机制而止血。但压迫需持续 3~5 min 才能生效,否则不易获得良好效果。采用此法时,必须严格掌握适当的水温,水温不宜超过 70 ℃,否则会造成烫伤。无论用纱布压迫止血还是沾去伤口血污,切不可往复擦拭创面,否则不仅不能收到止血效果,还可造成创面组织的更多损伤。

浸有盐酸肾上腺素溶液的纱布压迫可使血管收缩以达到止血的效果,但须注意药效消退后血管可能重新扩张而再次出血,以致术后发生血肿,故应慎用。

(四)缝合

整形外科要求切口必须平整相接呈线状,以减轻愈合后的瘢痕,故以针线缝合法最为常用。在进行缝合操作时,不仅要用小三角针穿皮配合美容线进行缝合,而且在充分游离创缘以减少张力后,还要分层(皮下、真皮层和皮肤)准确、严密、整齐地缝合,皮下可采用可吸收缝线进行减张固定。

在分层缝合时,表浅的缝合只需以切口皮缘保持自然对合为度,而不可太紧,为术后伤口的必然肿胀留有余地,否则肿胀后,缝线可割入组织中而造成小的切口,即易形成明显的缝线印迹。

(五)引流

撕脱性创面及广泛的剥离性创面常由于渗血或止血不完善,造成术后血肿、积液或感染。手术后引流的目的是消灭死腔,充分引流积液,使组织贴合更紧密。引流的方法有引流条引流及负压管引流,可视不同情况选用:引流条一般术后 48~72 h 拔除;负压引流视引流量情况,于术后 3~4 天拔除。

(六)包扎固定

手术后伤口的包扎固定应视为手术的重要步骤之一,其在一定程度上影响着手术的成败。例如,皮片游离移植术后,若包扎固定不妥,可因移动及积液而失败;皮瓣转移术后,适当加压固定可减少皮瓣下积液形成及促进静脉回流;头皮及腔隙性手术后加压及固定,在一定程度上可减少出血及起到塑形的效果。

(七)特殊的手术切口与缝合技术

一些特殊的创面和部位的整复手术需要采用一些特殊的方法来处理,方能收到较好的效果。例如,在关节部位常采用"Z"成形术,避免局部瘢痕挛缩对关节功能的影响;对于创面闭合时产生的"猫耳"畸形,也应采用整复技术予以消除;在处理三角形皮瓣尖端时,应采用缝合线穿过皮下的整复方法,避免血供障碍。

(唐银科　楚菲菲　陈永军　马静　张钰　刘维　马显杰)

第九节　老年患者面部创伤整形与除皱

随着中国人口老龄化的加速,老年患者这一特殊群体在急性创面患者中所占的比例越来越高。由于皮肤软组织薄、合并基础疾病等原因,老年患者在受伤后更容易出现并发症,创面不愈合的比例也较高。但与此同时,老年患者皮肤软组织松弛,面部较大的皮肤软组织缺损也可通过直接缝合关闭创面,从而降低了移植皮片或皮瓣封闭创面的比例。

老年患者因面部创伤就诊时,除了处理创面,还需全面排查全身情况,详细询问有无糖尿病等基础疾病,注意有无合并骨折、血肿、脑出血等情况,颅脑 CT 或 MRI 检查有时是必要的。老年患者因皮肤松弛,多数中小面积的皮肤软组织缺损创面可通过分离减张后拉拢缝合,在急诊可实现一期封闭创面,面部创面甚至可以产生"拉皮"的效果(见图17-9-1);对于血供很差或面积较小的瓣状伤口(flap-like wound),为了避免愈合后局部出现的伤口痕迹和因深部瘢痕组织收缩引起"瓣部"抬高的陷门畸形(trap-door deformity),建议将该瓣部直接切除并行减张缝合(见图 17-9-2)。对于大量组织缺损的面部创面,需住院手术治疗,考虑到外观,应首先选用邻近的皮瓣修复,创面过大则选择移植皮片覆盖,应谨慎选择游离皮瓣。若创面存在大范围皮肤软组织撕脱、坏死界限不清晰或出现感染,则采用分期分次手术的方式。负压伤口治疗技术(negative pressure wound therapy, NPWT)在严重创伤的治疗中具有良好的效果和优势,一期清创后可行 NPWT,持续引流、控制感染、改善创面血供,为二期移植皮片或皮瓣封闭创面创造条件。

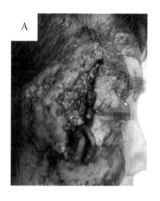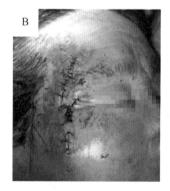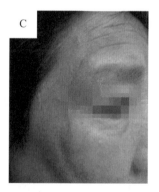

A.受伤即刻;B.予以"Z"形处理和分层缝合后;C.伤后半年外观,瘢痕不明显,同侧鱼尾纹消失

图 17-9-1　交通伤致右侧面部挫裂伤

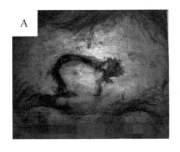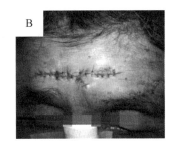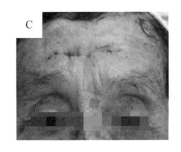

A.受伤即刻；B.去除缺血"皮瓣"一期缝合后；C.伤后 8 天拆线外观

图 17-9-2 外伤所致额部瓣状创面

由于老年人生理上的特殊性及并发症多发，针对这一特殊人群需要有足够的重视，急性创面处理不及时或不正确很容易发展成为迁延不愈的慢性创面，造成极大的经济负担和家庭负担。在日常生活中，要注意对老年人进行健康教育，积极治疗各种基础疾病，做好个人防护，适度健康锻炼，消除周围环境中可能对其造成损伤的危险因素；在临床上接诊老年急性创面患者时，需全面评估病情，对可能的并发症仔细问诊、检查，去除或纠正影响创面愈合的不利因素，评估创面是否能一期闭合还是需二期手术封闭，尽量减少老年患者的住院时间、卧床时间，这可有效减少肺炎、尿路感染、静脉血栓等并发症的发生，缓解老年人的躯体和精神痛苦，减轻患者的经济负担、家庭负担和医保负担。

（王超 姜笃银）

参考文献

［1］鲁开化，艾玉峰.临床美容整形外科学［M］.北京：世界图书出版公司,1998.

［2］王炜.整形外科学［M］.杭州：浙江科学技术出版社,1999.

［3］杨震.急诊整复外科［M］.北京：中国医药科技出版社,2006.

［4］朱洪荫.中国医学百科全书：整形外科学［M］.上海：上海科学技术出版社,1986.

［5］郝冬月，刘超华，何林，等.腮腺及面神经急性损伤的急诊治疗体会［J］.组织工程与重建外科杂志,2014,10(4):215-217.

［6］梁伟中，赵作钧，艾红梅，等.耳郭损伤的急诊整形修复进展［J］.中华医学美学美容杂志,2011,17(1):72-74.

［7］刘彦普，于擘，王新木，等.改良 Abbe 瓣修复上唇缺损［J］.中国美容医学,2003(1):74-75.

［8］龙剑虹，孙杨，杨兴华，等.上唇缺损畸形手术治疗的探讨［J］.中华整形外科杂

志,2013,29(6):427-431.

[9] 卢丙仑,郭树忠,马显杰,等.应用扩张皮瓣法同期修复鼻及上唇缺损[J].中华医学美学美容杂志,2012,18(3):161-163.

[10] 明澄,杨建平,丁跃明,等.鼻骨并鼻中隔骨折急诊期治疗[J].中国耳鼻咽喉头颈外科,2005,12(7):448.

[11] 邱道静,王晓,焦亚,等.皮肤瓣状伤口的定义与修复技巧[J].中华损伤与修复杂志,2017,12(2):146-150.

[12] 孙海洋,谭晓燕,姚平,等.儿童急诊面部外伤流行病学特征分析[J].中华整形外科杂志,2020,36(8):860-865.

[13] 汤微,齐博峰,施航.复杂眼睑裂伤分型及手术整形的临床分析[J].中国医疗美容,2015,5(2):13-15.

[14] 唐银科,师俊莉,郝冬月,等.颌面部创伤的整形外科急诊处理[J].中国美容整形外科杂志,2017,28(7):419-421.

[15] 肖英,郑世信,姚利.急诊鼻外伤患者鼻骨骨折的诊治分析[J].临床急诊杂志,2010,11(6):321-323.

[16] 姚文德,唐银科,崔江波,等.耳郭撕裂伤的整形外科急诊处理[J].中国美容整形外科杂志,2019,30(5):263-265.

[17] 虞鸿祥.眼创伤的急诊救治体会[J].基层医学论坛,2015,19(1):142-143.

[18] 张兆祥,郭树忠,夏炜,等.面部复合外伤的急诊美容修复[J].中国美容整形外科杂志,2013,24(12):752-754.

[19] 张媛媛,唐锦怡,刘静.眼睑及眶周软组织外伤急诊整形处理经验分析[J].中国医疗美容,2019,9(11):35-38.

[20] JEROME P L, CHRISOPHER C S. Facial volumization:an anatomic approach[M]. New York:Thieme Medical Publishers Inc.,2018.

[21] BRIAN L. Oculoplastic surgery[M]. 3rd Edition. New York:Thieme Medical Publishers Inc.,2020.

[22] BOETTCHER-HABERZETH S, SCHIESTL C. Management of avulsion injuries[J]. European Journal of Pediatric Surgery,2013,23(5):359-364.

[23] DUAN H, HE Y, ZHANG H, et al. Vacuum sealing drainage with instillation in the treatment of necrotising soft-tissue infection:a retrospective analysis[J]. Journal of Wound Care Care,2020,29(9):510-517.

[24] FARAGE M A, MILLER K W, ELSNER P, et al. Characteristics of the aging skin[J]. Advances in Wound Care,2013,2(1):5-10.

[25] IHEOZOR-EJIOFOR Z, NEWTON K, DUMVILLE J C, et al. Negative pressure wound therapy for open traumatic wounds [J]. Cochrane Database of Systematic Reviews,2018,7(7):Cd012522.

［26］QIU D，WANG X，WANG X，et al. Risk factors for necrosis of skin flap-like wounds after ED debridement and suture［J］. The American Journal of Emergency Medicine，2019，37(5)：828-831.

［27］ZOUBOULIS C C，MAKRANTONAKI E. Clinical aspects and molecular diagnostics of skin aging［J］. Clinics in Dermatology，2011，29(1)：3-14.

第十八章 口腔颌面部软组织损伤

由于伤因、伤情及受伤部位的不同,可形成不同类型、不同程度的软组织损伤,而它们具有各自不同的临床特点和处理原则。目前,有关软组织损伤类型的分类和名称并不统一,本节将软组织伤分为四种类型:擦伤(abrasion,仅伤及皮肤层)、挫伤(contusion,主要伤及皮下组织)、撕裂伤(lacerations,皮肤和皮下组织均受损伤)和撕脱伤(avulsions,皮肤和皮下组织受损伤的同时伴有组织缺失)。由于动物攻击伤的形式多样以及火器伤的独特性,故本章对动物攻击伤及火器伤进行了单独叙述。

第一节 不同损伤类型的特点及处理原则

一、擦伤

(一)临床特点

擦伤是指软组织表面与物体之间摩擦导致的皮肤表层损伤。在颜面部多发生于突起部位,如额部、颧部、鼻部及颏部等。擦伤创面上可附着泥土、砂粒或其他异物碎屑,出血轻微或仅为少量渗血;由于擦伤表面常伴有神经末梢裸露,故会有明显疼痛;如果擦伤达到真皮深层,则会遗留瘢痕。

(二)处理原则

彻底清洁伤口、清除异物是关键。局部涂抹抗生素软膏可以减少伤口干燥结痂,不常规推荐系统使用抗生素。如果表皮缺损较多,也可用油纱布覆盖创面;如果为深度擦伤,可能需要植皮。一般7～10天后创面可愈合。

二、挫伤

(一)临床特点

挫伤是指遭受钝器打击或挤压后,皮下组织断裂导致出血或血肿形成,而表面皮肤没有开放性伤口。这类损伤有两大特点：一是组织内出血形成瘀斑或血肿，二是常伴有面骨骨折。挫伤的主要临床表现是局部皮肤青紫变色、肿胀和疼痛。皮肤上的青紫瘀斑随着淤血的分解和吸收，颜色会逐渐变浅，最后变成浅黄色，一般在伤后 3 周左右可以消退。深部血肿在吸收过程中可引起无菌性炎性反应，最后由纤维组织长入，血肿机化，形成瘢痕组织；少数机化后的血肿由上皮被覆，形成创伤性囊肿。如果血肿与动脉、静脉相通，则形成假性动脉瘤或动（静）脉瘘；如果血肿继发感染，则可形成脓肿。需要指出的是，颞下颌关节发生挫伤后，关节囊周围或关节腔内溢血，如果血肿机化，可限制关节运动，重者可导致颞下颌关节纤维性甚至骨性强直。

（二）处理原则

发现挫伤时，要考虑鉴别有无面骨骨折。挫伤的治疗原则主要是控制出血。挫伤早期，局部冷敷或加压包扎可帮助收缩血管，减少血肿形成；如肿胀不断扩大，则表明伤口内有活动性出血，特别是伴有下颌骨骨折时，应考虑血肿是否会压迫上呼吸道导致窒息，可能需要手术探查清除血肿，结扎血管止血。对于较大的血肿，可在无菌条件下用粗针穿刺，吸出尚未凝固的血液，然后局部加压包扎；后期可采用热敷、理疗或中草药外敷促进血肿吸收。如果挫伤继发牙槽损伤，则黏膜下血肿可能与口腔相通，或血肿继发感染时，应全身应用抗生素。对于颞下颌关节腔内的血肿，应尽可能抽出其中的血液，并在同侧磨牙咬合面上放置咬合垫，以增加关节腔间隙，从而达到减轻疼痛并预防发生纤维性粘连或骨性强直的目的。

三、撕裂伤

（一）临床特点

撕裂伤是指深部组织发生挫伤的同时伴有皮肤裂伤。按照侯赛因（Hussain）软组织创伤分类方法，皮肤裂口长度小于 2 cm 的为小撕裂伤，长度为 2～4 cm 的为中等撕裂伤，长度大于 4 cm 的为大撕裂伤；伤口深度分为穿透皮肤部分或全部、深达肌肉、深达骨面。深达肌层的有可能损伤涎腺、涎腺导管、血管、神经等，深达骨面的可伴有骨折。

（二）处理原则

首先应仔细检查伤口，探明伤口深度，以及是否伤及涎腺、涎腺导管、血管、神经，明确有无骨折。若发现涎腺、涎腺导管、神经损伤，应尽可能一期修复；若血管被切断，则应找出血管断端，结扎止血，如果是颈总动脉或颈内动脉损伤，应尽可能做动脉吻接或修补；若并发骨折，则应尽可能先复位、固定骨折，然后缝合软组织伤口，以减少不必要的手术次数。如果创缘是斜的或不整齐的，应适当修剪形成垂直的创缘，防止形成过多瘢痕；若创伤导致软组织成分被掀起，则会形成皮瓣样撕裂伤，为了消灭无效腔，应分层缝合伤口，放置引流，局部加压包扎。

四、撕脱伤

（一）临床特点

撕脱伤是指强大的机械力量将软组织撕裂和撕脱，典型特征为部分软组织缺失。撕脱伤的挫伤程度较重、污染更甚，并可伴有颅面骨骨折。由于伤情重、出血多、疼痛剧烈，患者容易发生休克和继发感染。

（二）处理原则

首先要防治休克，酌情给予镇静、止痛、输液或输血。全身情况允许时应及时清创。如撕脱的组织尚有蒂部存留或组织缺失不大，应在充分清洗后将组织复位，分层缝合；如蒂部主要血管已损伤，应将损伤的血管修整后做血管壁修复或吻合，如能恢复蒂部血供，则被缝回的组织大多能够存活。对于完全撕脱、游离的组织瓣，如果组织挫伤并不严重，应尽可能将其供血的动脉和回流的静脉找出，做吻合血管的软组织再植；如果组织挫伤严重，估计再植后会发生血管栓塞和继发感染、组织瓣不易存活者，可剪除其皮下及深层组织，保留皮肤层行全厚皮片植皮术；只有在被撕脱的组织已严重挫伤或碾碎，伤后已超过6～8 h，回植无望时，才废弃不用。创面在清创后酌情做游离皮片移植或延期皮瓣修复。

五、动物攻击伤

（一）临床特点

动物咬伤病例中，有9％～33％涉及头面及颈部。城市发生的动物攻击伤多为家庭饲养的宠物所致，如犬、猫甚至蛇等，其中以咬伤和抓伤最为常见；在农村，家畜作为生产工具与人类频繁接触，其中由牛、驴、马等造成的伤害较为常见，致伤机制主要为踢伤、撞伤、踩伤，并且通常为软组织撕裂伤和开放性骨折。近年来，由于人们环保意识的提高，野生动物种群数量不断增长，导致野生动物伤人事件也时有发生。

（二）处理原则

动物的口腔内、足和角表面含有大量不同的细菌，可造成局部和全身感染。常见的细菌有出血败血性巴氏杆菌、金黄色葡萄球菌、草绿色链球菌、噬碳酸菌和口腔厌氧菌等。在处理原则上主要强调三点：一是尽可能及时处理伤口，二是特别注意预防破伤风和狂犬病，三是外科处理要同时兼顾功能恢复和美观。被行为怪异、无端出现攻击行为的家犬或家猫咬伤，以及被野生动物咬伤的伤者应该接受狂犬病预防治疗。动物致伤的伤者应预防性注射破伤风抗毒素。对于最常见的动物咬伤，预防性使用抗生素尚存有争议。动物咬伤后24 h内，应选择针对出血败血性巴氏杆菌的抗生素，如阿莫西林克拉维酸钾；咬伤24 h后，伤口内以金黄色葡萄球菌和草绿色链球菌更常见，应选择耐青霉素酶的抗生素。

六、火器性软组织伤

火器伤是指由火药作为动力发射或引爆的投射物（如弹丸、爆炸弹片等）所致的损伤，以爆炸性武器导致的碎片伤较多见，其次是枪弹伤。投射物可形成非穿透性冲击伤、穿透伤、贯通伤和撕脱伤。爆炸伤的伤情更为复杂，除了投射物伤，还有冲击波伤、烧伤，救治时更为棘手。口腔颌面部火器性软组织伤主要有以下特点。

(1)伤情重而复杂。火器伤中,以多处伤、多发伤和复合伤较为常见。造成枪弹伤或爆炸伤的弹头或弹片,尤其是高速投射物,有较大的冲击力,其前冲力形成的原发伤道和侧冲力形成的瞬时空腔,使伤道及其周围组织产生严重损伤。原发伤道周围的血管和神经可因瞬时空腔效应被反复牵拉和压迫,形成假性动脉瘤或导致血管破裂、血管内血栓形成,以及原发伤道周围的神经功能损害等。此外,高速投射物在击中骨骼后即行爆炸,被炸碎的骨片等又相当于继发弹片,进一步损伤周围组织。

(2)贯通伤较多。火器伤中的贯通伤发生率较高。质轻高速的投射物,尤其是小口径步枪子弹进入体内遇阻后易偏航、翻滚,与组织接触面积增大并释放大量动能,造成较大的伤道和出口;若击中骨骼,使其碎片向外冲击,也能使出口增大。动能大的投射物仅击穿软组织却又未破坏皮肤的回缩力时,则出口与入口可大致相等。近距离火器伤,尤其是猎枪伤,因投射物的冲击力大,破坏了入口处的皮肤回缩力,穿出体内时因动能大为减少,造成入口大而出口小的贯通伤。

(3)组织内多有异物存留。异物可以是投射物本身,也可以是碎石块、碎骨片、碎牙片及其他由外界带入的异物。异物的危害除了增加感染的概率外,关节内的异物会明显影响功能,有些异物还具有一定的毒性;锐利的异物可因移动而损伤血管,导致继发性出血,损伤神经导致功能障碍等。

(4)伤口污染严重。火器伤污染来源多而复杂:一是投射物本身及进入组织内的各种异物,尤其是在地面爆炸的弹片,可将泥土内的细菌带入伤口;二是伤道经过口腔、鼻腔或上颌窦时,可由腔窦内的细菌污染伤口;三是瞬时空腔产生的负压也可将伤道出入口处的污物吸入伤道内。

(5)并发症和后遗症多。口腔颌面部火器伤由于伤情重而复杂,常可有一些并发症和后遗症。致命并发症包括吸入性肺炎、继发性出血等。吸入性肺炎主要是在伤者意识丧失的情况下,口腔分泌物、血液或血凝块、胃内容物、泥沙等被误吸入肺所致。继发性出血可分为机械性和感染性两种。机械性出血通常在伤后前3天发生,主要原因有:①覆盖血管破裂处的异物或血凝块移位、松脱;②邻近血管的锐利异物因颈部活动损伤血管;③血管结扎线松脱。感染性出血是因伤口感染,血管受到腐蚀、管壁穿破而发生的出血,一般在伤后5～10天内发生。口腔颌面部火器伤常见的后遗症有瘢痕挛缩导致张口受限、骨折错位愈合或骨不连、面部瘢痕挛缩畸形、面瘫等。

(一)火器性软组织伤急救

火器性软组织伤急救的首要任务是挽救伤者的生命。首先是保护气道、呼吸和循环系统;其次是检查神经系统,特别是脊髓和脑神经。高级创伤生命支持(advanced trauma life support,ATLS)的流程主要包括快速评估、复苏、再评估、启动确定性处理等步骤,可以作为创伤急救的指南。急救过程中一些危及生命的伤情必须优先处理,如气道阻塞和大出血等。具体的处理步骤如下。

(1)保持气道通畅,注意保护颈椎:伤者初步评估后,最需要优先处理的是确保气道通畅。畅通的气道建立后,应进一步评价通气功能,并根据情况采取相应措施。

（2）积极控制出血，预防休克发生：积极控制出血对于预防失血性休克具有极其重要的意义。需要强调的是，由于面部血管侧支循环丰富，因此通过结扎颈外动脉来止血往往是无效的，正确的做法应该是控制损伤的血管。另外，火器伤有时会导致形成假性动脉瘤，栓塞血管的弹头或碎片会发生移动，有可能发生继发性大出血，应该引起警惕。

（3）颈部穿透伤的处理原则：立即处理危及生命的气道及大血管损伤，评估后及时处理食管损伤和隐匿性血管损伤（如假性动脉瘤、动脉瘘、静脉瘘、动脉内膜损伤）。涉及气管、血管、食管损伤者大多需要一期修复。气道损伤的临床表现主要有皮下气肿、喘鸣、声音嘶哑、呼吸困难、发声困难、咯血等；大血管损伤的临床表现主要有活动性出血、持续扩大的血肿、血管杂音、脉搏短促、神经功能缺损、出血性休克等。颈部穿透伤后出现上述表现时，应立即手术探查。气道和血流动力学稳定的伤者应对其食管及颈部血管情况进行全面评估。评估食管损伤的方法主要有吞钡试验和食管镜检查，评估血管损伤的方法主要有血管造影和 CT 血管造影（CT angiography，CTA）。美国肯塔基大学创伤中心制定的强制手术探查标准包括出血性休克、动脉或静脉持续出血、巨大或持续增大的血肿、血管杂音、动脉损伤导致的不完全性神经功能缺损、气管暴露、伤口吹气、发音困难、吞咽困难、咯血、皮下气肿。

评估流程如下：①检查颈部创伤是否穿透颈阔肌，如否则关闭伤口后观察，如是则进入第二步。②观察伤者全身情况是否稳定，不稳定者立刻行颈部探查术，伤情稳定者进入第三步。③Ⅰ区、Ⅲ区（见图 18-1-1）损伤和多发伤，并且符合强制手术探查标准者，行血管造影和吞钡试验后手术探查；不符合强制手术探查标准者，行血管造影和吞钡试验，结果阳性者行手术探查，阴性者观察，可疑者行食管镜检查，食管镜检查结果阳性者行手术探查，阴性者观察。Ⅱ区损伤时，符合强制手术探查标准者行手术探查；无强制手术探查指征者行血管造影和吞钡试验，结果阳性者行手术探查，阴性者观察，可疑者行食管镜检查，食管镜检查结果阳性者行手术探查，阴性者观察。另外，Ⅰ区损伤可能会产生乳糜漏，左侧比右侧更多见，手术探查时应注意排除，尽量利用周围组织缝扎闭合导管，延迟处理十分困难。保守治疗包括局部加压包扎、引流、禁食或给予中链三酰甘油饮食，因为它们不通过肠淋巴链。如果每日乳糜漏的量为 400～500 mL 或更多，并且持续时间超过 1 周，就有必要行手术探查。

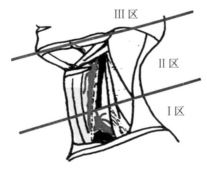

图 18-1-1　颈部分区

（二）火器性软组织伤的初期处理

颌面部火器性软组织伤的清创原则和要点如下。

(1)尽早实施清创：从受伤至处理伤道的时间越短，效果越好，通常在伤后 6 h 之内进行，但还需根据伤者的局部和全身情况，以及现场的具体条件而定。

(2)彻底清洗伤口：伤后应争取时间对伤口做彻底的机械性冲洗，可用生理盐水或抗生素溶液反复清洗创面，将异物尽量去净。但没有证据显示用抗生素溶液冲洗防治感染的效果更好。清洗方式上，以脉冲式或加压冲洗方法清除污染的效率更高。

(3)充分显露伤道：对于高速小质量投射物所致的复杂肢体伤和其他部位损伤，不仅切口要大，而且要切开深筋膜，并注意检查各筋膜间隔区是否充分减压，以解除深部组织的张力，改善局部血液循环，避免发生筋膜间隙综合征。颌面部伤不宜增加皮肤切口显露伤道，但仍应利用原有伤口适当扩展或口腔内显露等方式显露伤道，清除伤道内的异物和坏死组织。

(4)尽量保留组织：由于颌面部组织宝贵且血供丰富，故应采用保守清创原则。清创过程中，除必须切除确已失去生机的组织外，即使有组织缺血亦应保留；若一时无法确定坏死组织边界，可于初步清创后数天内通过换药确定坏死组织边界后，二次清创去除坏死组织。判断肌肉失活的方法可按"4C"法进行，即观察肌肉的颜色（color）、密度（consisteney）、毛细血管出血（capillary bleeding）和收缩性（contractility）。

(5)适时关闭伤口：身体其他部位的火器伤采用清创术后开放引流，待 3～5 天后，视伤口情况行延期缝合，或在伤后 2 周左右行二期缝合。一般情况下，颌面部软组织伤口的关闭可不受伤后至清创时所延迟时间的严格限制，只要伤口无明显化脓，伤口周围无明显的浸润性硬结，而且对伤口内的异物和坏死组织清除得比较彻底，都可以进行缝合。但对于伴有广泛组织缺损的高能火器伤，最好不做初期严密缝合，可做适当定位缝合，创面湿敷引流、控制感染，待组织水肿消退、感染初步控制后，在二次清创时进行修复。

(6)先内后外关闭：在关闭与口腔贯通的伤口时，必须首先缝合好口腔黏膜，隔离口内外相通伤口，然后再缝合肌肉与皮肤伤口。若口腔黏膜缺损，拉拢缝合困难，可采用邻近组织瓣转移修复；缺损范围较大时，可采用碘仿纱条覆盖保护创面，以后每日或隔日换药，待其生长肉芽组织自行愈合，或在延期二次清创后进行修复。

(7)伤口充分引流：火器伤伤口只要进行缝合，就必须进行良好的引流。

(8)尽量去除异物：尽可能去除一切可以去除的异物，但必须权衡去除异物的好处及由此产生更大伤害的风险。

(9)复合伤的处理：只要伤情许可，尽可能同期处理软硬组织，如大部分平民的枪弹伤为低、中速火器所致，很少导致软组织和骨组织缺失，可以同期处理，次序为先复位、固定骨折，然后关闭软组织伤口。特殊情况下，也可先关闭软组织伤口。

(10)适时修复缺损：对于软组织撕脱伤，如果伤口相对清洁，则早期用局部皮瓣或植皮的方法修复缺损是可行的。对于严重污染的伤口则应延期修复缺损。对于颊部洞穿性缺损,暂时将黏膜和皮肤缝合可能有用,但更多的情况下是通过敷料交换结合早期局部皮瓣移植的方法来修复缺损,也可采用游离组织移植,但应等待至软组织伤基本稳定,以减少血管痉挛和高凝状态的发生。对于大范围软硬组织损伤合并缺损的情况,初步清创后,用颌间固定、外固定或重建接骨板(reconstruction plate,简称"重建板")内固定等方法稳定骨折断端,待伤口条件允许时,可用植皮的方法暂时或永久关闭创面以减少发生瘢痕挛缩畸形的可能,也可考虑用游离组织移植修复或延迟修复。总的来讲,修复越早,瘢痕挛缩及由此导致的畸形就越少。

第二节 不同部位软组织伤处理

一、头皮外伤

头皮血供丰富且缺乏弹性,受伤后会妨碍血管收缩与闭合,其特点是大量失血,常同时伴有颅骨骨折、颅内损伤。对遭受头皮伤的伤者,要仔细检查有无颅骨骨折、颅内损伤。处理头皮创伤时,快速止血可减少失血量,若伤口能直接拉拢缝合,为快速止血,可先用粗线全层缝合伤口,然后压迫止血,待伤情稳定后分层、精确地对位缝合伤口;对于无法直接拉拢缝合的伤口,可采用钳夹、结扎或电凝方法止血。对于颅骨膜完好的撕脱伤,一期关闭伤口困难,可以先用断层皮片覆盖创面;二期重建方法包括各种旋转、推进瓣、软组织扩张等,如果是颅骨暴露的大撕脱伤,可用各种皮瓣立即覆盖创面。

二、唇外伤

唇部除了外力直接作用致伤,前牙也可间接导致唇部撕裂伤。唇部的解剖结构特点决定了创伤后的修复起码需要对齐三个重要的解剖标志:一是口轮匝肌,二是唇红缘,三是干湿唇红交界处。

唇外伤处理选择阻滞麻醉,可以减少组织变形。清创时应将突入伤口的小唾液腺修剪掉,以免日后形成黏液囊肿。涉及全层的撕裂伤应分层缝合黏膜、肌层、皮肤。首先应该定位缝合唇红缘和干湿唇红交界处,用可吸收缝线对位缝合肌层,用 4-0 丝线或可吸收线缝合黏膜,用 5-0 或 6-0 尼龙线缝合皮肤。对于不足 1/4 的唇缺损,直接拉拢缝合在功能和美观上都是可以接受的。伤口缝合后,可用唇弓或蝶形胶布固定减张。更大的组织缺损可用各种不同的局部皮瓣重建,如唇组织瓣交叉转移修复术(Abbe-Estlander 瓣)或卡拉潘德兹克(Karapandzic)瓣修复唇缺损。伤口皮肤表面可涂抗生素软膏。

（一）唇部软组织缺损与畸形修复的常用方法

1.小型缺损的修复

小型唇部缺损通常可在创伤初期缝合，后期的整形主要指局部对位不良、唇部皮肤瘢痕及唇红缺损等。

（1）直接拉拢缝合：直接拉拢缝合适于局部瘢痕或不良愈合组织切除后，小于 1/3 的水平唇部全层缺损。手术时，先缝合口腔侧黏膜，再缝合肌层，最后缝合皮肤。

（2）局部皮瓣修复：对唇部皮肤瘢痕、粘连、异位进行瘢痕切除松解后遗留的小型皮肤缺损，可应用邻近皮瓣、"Z"字成形等方法，关闭创面纠正错位。

（3）黏膜下潜行分离缝合：对于唇红黏膜缺损，在修复时需要先将缺损创缘修整齐，然后从后方创缘向唇部前庭沟方向的黏膜下潜行分离，分离范围约为缺损前后宽度的两倍，再将唇部的黏膜组织向前推进，缝合于唇红缘处。如唇红黏膜缺损较大，可在平行于唇部前庭沟的外侧做一辅助切口，在辅助切口前方的黏膜下进行潜行分离，将黏膜向前推进，缝合后重建唇红，而辅助切口后方的黏膜缺损区可以运用单纯黏膜缺损修复的方式加以修复。对于唇红缺损同时伴有唇红下组织缺损者，也可应用舌瓣修复，以保证唇红的丰满度。

2.中型缺损的修复

中型缺损是指唇部 1/3～2/3 的全层缺损，这类畸形以局部唇瓣转移修复为主。

（1）唇交叉组织瓣：唇交叉组织瓣又称跨唇皮瓣，其优点在于供区的组织质地、色泽、厚度和肌肉几乎完全相同，上唇修复下唇优于下唇修复上唇。在此以上唇单侧交叉组织瓣为例进行说明：先将下唇缺损边缘修剪整齐，测量缺损组织的宽度和高度，在上唇设计一个以唇红为蒂的三角形唇组织瓣，其高度等于缺损组织高度，底部的宽度为缺损唇部水平宽度的 1/2～2/3，瓣的设计部位尽量避开口角，以保持口角的完整性。全层切开组织瓣，使蒂部位于上唇内侧并与唇动脉相连，将上唇组织瓣旋转移至下唇缺损处。术后 2～3 周对组织瓣进行分离，并行唇缘小的修复。

对于较大的缺损（接近水平唇部的 2/3），可以考虑采用双侧交叉组织瓣，使供区在提供较大量的组织瓣后不致产生严重的不对称性（见图 18-2-1）。

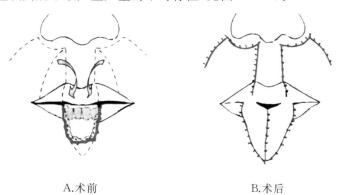

| A.术前 | B.术后 |

图 18-2-1　双侧跨唇皮瓣

（2）鼻唇沟组织瓣：鼻唇沟组织瓣一般主要用于上唇的缺损修复，组织瓣转移后，鼻唇沟创面可以直接拉拢缝合，术后瘢痕不明显。较小的缺损可设计单侧鼻唇沟组织瓣，较大的缺损可采用双侧鼻唇沟组织瓣。

在鼻唇沟的上端沿其自然弧度设计一块矩形或三角形组织瓣，其宽度应根据患侧缺损的实际唇高度确定。沿切口线切透鼻唇沟区皮肤及肌层直达骨面，外侧切透口颊黏膜层，使皮瓣向缺损区游离。再横行切开鼻底基部软组织，以利于组织瓣的滑行，最后形成新的创缘。

对于上唇近口角区的部分全层组织缺损，也可采用口角下方鼻唇沟组织瓣进行修复。

（3）矩形皮瓣：矩形皮瓣主要用于一侧唇部组织缺损的修复。根据实际唇缺损的范围，在对侧唇设计切取相当于缺损一半的矩形皮瓣。例如，上唇缺损则取其半数，设计同侧下唇部的矩形瓣。先在口角部按设计全层切开皮肤、肌层及口腔黏膜，中间只切开唇红缘下方全层组织，保留唇动脉作为蒂以营养整个组织瓣，最后将组织瓣向上旋转修复上唇。如果供区缝合有张力，可在其一侧或两侧基部做辅助切口，以减少张力。

（4）扇形皮瓣：扇形皮瓣用于修复接近水平唇部 2/3 的较大型缺损，或接近口角的缺损。

3.大型缺损的修复

单侧或双侧全层大于 2/3 的唇缺损，通常伴有其他邻近部位的组织缺损存在，其修复方法有以下几种。

（1）双侧颊部组织瓣推进法：该法的优点在于用相似的组织重建了缺损的唇部，色泽和质地最接近于缺损唇组织；其缺点在于组织量较少，修复后唇颊部组织较紧，小口畸形及张口受限是其常见并发症。

操作方法（见图 18-2-2）：以下唇缺损为例，先沿着缺损下缘向两侧下颌缘方向做皮肤切口，切口长度根据缺损的大小而定。口内黏膜由前庭沟处切开，可达咬肌前缘。在两侧上唇口角上方的鼻唇沟处，各切除一块三角形皮肤组织，两个三角形底部的长度之和等于或略小于缺损的水平长度。在三角形皮肤组织的创缘下做黏膜下潜行分离，将此处的颊黏膜翻向外，与口角切开的皮肤创缘缝合形成新的下唇唇红。最后将两侧颊部组织瓣拉向中央分层缝合。

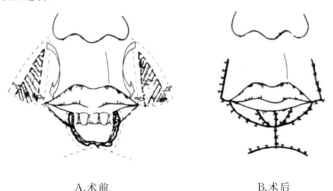

A.术前　　　　　　　　B.术后

图 18-2-2　双侧颊部组织瓣推进法

　　(2)带蒂组织瓣(pedicle flap)修复：带蒂组织瓣内含有知名动(静)脉并以其为营养蒂,其优点在于血供丰富,组织量较大,上下唇缺损均可修复；缺点在于色泽、质地及肌肉均与唇部组织有一定差距,修复后外形及功能都存在不同程度的缺陷。

　　在此以前额皮瓣为例进行介绍：在前额部设计一皮瓣,计算血管蒂长度,使皮瓣旋转修复后无明显张力。手术时,先将颞部皮瓣蒂所在位置的皮肤切开,在皮下组织层翻开皮肤,显露颞浅动脉及静脉,保留颞浅动脉及静脉周围相当于皮瓣宽度的皮下组织,将此组织瓣从颞浅筋膜上予以分离,再向前沿骨膜分离制备前额组织瓣。游离前额组织瓣及血管蒂后,在皮瓣蒂的根部创口深面分离,通过颧弓下或颧弓上制作隧道,直达缺损部位,将皮瓣通过隧道引入缺损部位进行修复。从其他部位切取略小于额部缺损的皮片,植皮修复额部缺损,血管蒂部创面直接拉拢缝合。运用此瓣应注意,在转瓣前先运用邻近黏膜瓣关闭缺损处口腔侧黏膜缺损区,作为皮瓣的衬里。但术后额部植皮存在明显畸形和色差,且皮瓣柔软性较差,目前已很少应用,但当需要同时修复邻近缺损且取材受限时,该皮瓣仍是不错的选择。

　　(3)游离组织瓣(free flap)修复：从远处转移带血管蒂的游离组织瓣修复上下唇组织缺损,其优缺点与带蒂组织瓣相似,术中需吻合血管。目前在修复唇组织缺损方面运用最多的是前臂桡侧游离皮瓣,优点在于皮瓣较薄,组织量适中,接近于唇部组织的厚度,但其血管蒂需通过皮下隧道与颌下及颈部血管吻合。前臂皮瓣的血管蒂包括桡动脉及其伴行静脉,以及浅部的头静脉,深浅两套静脉系统都可以对皮瓣进行引流。临床上以吻合浅静脉系统的为多。

　　另一种适用的游离组织瓣是上臂外侧游离皮瓣,其供血动脉为桡侧副动脉的后支,位于肱桡肌和肱三头肌间的上臂外侧肌间隔内。从三角肌止点到肱骨外上髁连线大致为外侧肌间隔的体表位置。皮瓣应位于上臂的下1/3,以外侧肌间隔为中心。与前臂桡侧游离皮瓣一样,上臂外侧游离皮瓣也具有两套静脉回流系统,深静脉回流由同名动脉的两条伴行静脉组成,浅静脉回流由头静脉的分支组成。临床上以吻合深静脉系统的为多。

　　目前总体来看,对唇部全层缺损修复重建的临床效果是不能令人满意的。就上述几种方法来说,利用两侧颊部全层组织滑行来修复全唇,因其组织邻近,有相似的结构,故修复效果最好。

　　4.复合性唇部组织缺损的修复

　　就复合性唇部组织缺损的修复方法来说,仅为上述几种代表性方法的组合使用,包括骨缺损的修复。在制订修复计划时,需要考虑以下情况。

　　(1)缺损范围及功能损害情况：①组织缺损的范围(全层缺损、黏膜缺损、皮肤缺损),创面有无感染、瘢痕多少,骨组织包括牙槽骨、牙列的缺损,有无骨折错位愈合及节段性骨缺损的存在；②功能损害情况,如小口、唇闭合不全畸形的程度,是否存在咬合关系紊乱,是否存在口腔上颌窦穿通和腮腺导管损伤的腮漏等,评估面神经功能。

　　(2)供区组织的选择：①局部组织：仔细检查了解缺损区周围的组织健康情况,包括瘢痕组织,确定是否可作为局部皮瓣或衬里;②邻近及其他供区组织:根据所需修复的范围、部位及组织量,包括供、受植区的血管情况,选择合适的修复组织瓣,同时依据骨缺损量、后期是否进行咬合功能重建及植骨区的软组织情况,选择适当的植骨材料和方法。

（二）唇部软组织缺损与畸形修复的注意事项

第一,应尽量保留唇部原有的组织,在取材部位上遵循就近取材原则。对于大的唇部组织缺损,当邻近组织转移后无法满足修复要求,甚至可能造成更大的畸形和功能障碍时,应当考虑其他修复方式。

第二,对于伴有牙颌缺损畸形的伤者,应当先矫正牙颌缺损畸形,然后再进行软组织的缺损修复。

第三,修复唇部组织缺损时,伤口几乎都与口腔相通,而口腔属于污染环境,因此对感染的控制在修复前后非常重要。

第四,唇部软组织创伤缺损后,缺损周围的组织通常都会出现坏死脱落。因此,如果进行一期修复,对于这些组织需要进行修剪,使缺损的范围扩大;如果未行一期修复而此部位组织错位愈合形成瘢痕,那么这些错位愈合的瘢痕在进行二期修复时通常也需要进行彻底清除,以保证修复效果。

第五,在修复过程中还应当注意其他一些问题,如修复后的张口大小、修复后唇（尤其是下唇）的下坠、修复手术过程中口轮匝肌的整复等。

三、颊部创伤

颊部除了皮肤、肌肉、黏膜、颊脂垫外,还有面神经分支、腮腺导管等经过。颊部创伤轻者可在面部皮肤上遗留瘢痕影响美观,若损伤面神经分支或腮腺导管,可引起相应表情肌功能障碍、涎腺囊肿、涎瘘等,重者可因组织缺损而毁容、张口受限。

对于小而浅的撕裂伤,按一般清创缝合原则处理即可。对于大而深的撕裂伤,应该注意检查有无面神经分支或腮腺导管损伤,并做相应处理。对于贯通伤,根据有无组织缺损及缺损大小,采取不同的处理方法:①无明显组织缺损者,依次缝合口腔黏膜、肌层、皮肤;②少量皮肤或黏膜缺损者,可将皮肤或黏膜略做潜性分离后拉拢缝合,必要时可做附加切口,形成局部皮肤或黏膜组织瓣关闭伤口,遗留创面可植皮覆盖或减张拉拢缝合;③对于大的组织缺损,强行拉拢缝合后可因瘢痕挛缩导致张口受限,可以暂时将创缘的皮肤与口腔黏膜缝合,待条件具备时用局部皮瓣或游离皮瓣修复,如果伤情和手术条件许可,也可于清创后直接做确定性修复手术。

四、舌部创伤

舌为肌性器官,活动性大,组织较脆,血液供应非常丰富,损伤后愈合快,但出血多、肿胀明显。舌部创口关闭的要点是用粗针、粗线、宽边距的方法缝合,并且应深达肌层。缝合伤口时应尽量保持舌的纵向长度,即尽量采用前后方向的纵缝,而不做影响舌长度的横缝。缝合时要设法消除舌腹创面，以免术后与口底或牙槽粘连，限制舌的运动。舌根部损伤时，可因严重出血阻塞上呼吸道，也可因术后肿胀阻塞上呼吸道，对此应有足够的估计，必要时应果断行气管插管或气管切开术，保持呼吸道通畅。

五、腭部创伤

腭部分为硬腭和软腭。硬腭黏膜与骨膜紧密相连不易分开，软腭由口腔侧黏膜、肌层和鼻腔侧黏膜构成。腭部创伤处理的要点是关闭鼻腔、上颌窦、鼻咽与口腔相通的伤道。对无组织缺损的硬腭黏膜撕裂伤，清创后可直接缝合，损伤极小时也可不缝合；对软腭贯通伤，应分别缝合鼻腔侧黏膜、肌层和口腔侧黏膜，必要时可在两侧翼下颌韧带处做松弛切口，以确保在无张力情况下缝合；对硬腭贯通伤且有组织缺损时，可通过在创缘两侧添加松弛切口或转移邻近黏膜骨膜瓣关闭贯通伤口，如缺损过大或因其他原因不能立即关闭伤口时，可用腭护板暂时隔离口腔与鼻腔和（或）上颌窦，择期行确定性修复手术。

六、眉弓创伤

处理眉弓创伤时，首先应检查有无影响视力的损伤。眼睑损伤同时常伴有其他眼创伤、眶壁骨折。眼睑损伤后，若处理不当可造成睑外翻、上睑下垂、眼角移位变形、干性角膜炎、慢性溢泪等后遗症。对不同部位、不同深度的眼睑损伤，处理方法各不相同。以眼睑全层撕裂伤为例，应分层缝合伤口，结膜、睑板、眼轮匝肌采用可吸收线缝合，结膜缝合的线结应埋入组织内，以减少对角膜的刺激。缝合皮肤时，应注意精确对位缝合睑缘，为避免直线瘢痕收缩引起睑外翻畸形，可做小"Z"字成形术。关闭上睑伤口时，应注意将脱离的提上睑肌和米勒（Maller）肌重新缝回睑板，以免形成睑下垂；内、外眦韧带断裂时，用可吸收缝线对位缝合，以免眼角移位、变形。涉及眼睑内 1/3 的撕裂伤都应检查有无泪小管损伤，可用泪道探针自泪小点插入，辨认泪小管是否断裂，如有损伤，将一根硅胶管的两端分别自上、下泪小点插入（其中有一端经过断裂的泪小管），然后经泪囊、鼻泪管达下鼻道，向外鼻方向拉紧硅胶管，在鼻前庭内打结、固定，以防硅胶管向角膜方向移动刺激角膜，6～12 周后拆除硅胶管。如果术后伤者仍有慢性溢泪，可行泪囊鼻腔造孔术。眼睑撕脱伤可采用植皮、局部皮瓣修复等方法，取自对侧眼睑的皮片在质地和颜色上都比较理想，不足眼睑长度 25％的缺损可行一期关闭。

处理眉弓伤口时要注意保护剩余的毛囊。不推荐剃除眉毛，因为再生的眉毛不易恢复原状。

七、鼻创伤

鼻部上 1/3 有骨组织支撑，下 2/3 有软骨支撑，鼻创伤中骨和软骨损伤也很常见。鼻根及鼻背处皮肤薄而松弛，易于移动，但鼻尖及鼻翼处皮肤较厚，富含大量皮脂腺及汗腺，与深部组织粘连较紧。鼻部血供相当丰富，创伤后易出血和形成血肿。供应外鼻部的血管走行于软组织层内,潜行分离软组织时应注意避开。鼻创伤的程度和形式多种多样,可涉及鼻黏膜、软骨、骨、皮肤,除了应将塌陷的支架组织抬起外,处理不同类型和程度的软组织损伤也有不同特点。

外鼻损伤可用 6-0 不可吸收线缝合皮肤。鼻尖、鼻翼或鼻小柱部分皮肤缺损时,如果缺损的组织不多,只要缝合后不引起鼻孔缩小和鼻翼塌陷,就可以直接缝合。为减少缝合张力,可能需要做潜行分离,分离平面最好位于软骨膜表面,这样既可以减少出血,又可以减少对鼻部肌肉的损伤。位于鼻部低凹处小的皮肤缺损可任其自行愈合,根据情况决定是否需要进行整形手术。对于鼻部贯通伤,遵循先关闭鼻腔侧黏膜、最后缝合皮肤的原则。对于无法直接关闭或强行关闭会导致外鼻变形的皮肤创面,可以考虑用局部皮瓣或全厚皮片修复。由于鼻部血供丰富,对于鼻部小的全层撕脱伤,如果撕脱的组织能找回,经适当处理后,可以缝回缺损处。内鼻受伤时,用鼻镜检查鼻黏膜有无撕裂、鼻中隔有无血肿。鼻黏膜撕裂用可吸收线缝合,也可采用前鼻腔填塞的方法。鼻中隔血肿表现为蓝色的黏膜突起,可通过小切口或针吸排除血肿。鼻腔填塞或硅胶鼻夹板可防止血肿复发,7～10 天后去除;4-0 铬肠线褥式缝合也可预防血肿复发。血肿不处理可导致感染和软骨坏死,继而引起鼻中隔穿孔、塌陷和鞍鼻(saddle nose)畸形。

八、外耳创伤

外耳血供丰富,遭受创伤时,即使只有很小的蒂部相连,当耳郭复位后,大部分组织仍能存活。外耳损伤治疗前应先用耳镜检查外耳道、鼓膜及做听力测试。

耳郭血肿通常是刮擦创伤所致,清除血肿可避免纤维化和菜花状耳畸形。清除血肿时,针吸或切开引流均可,但切开引流后再形成血肿的概率低。放置软垫敷料可预防血肿复发,也可用聚硅氧烷印模材料制作一个固定支架,维持 7 天。软骨损伤一般不需要缝合,即使需要也应该尽量少缝,以免软骨坏死。没有组织缺损撕裂伤的关闭仍以精确对位缝合解剖标志为原则。小于 1 cm 的撕脱组织植回后能够再血管化。大范围的耳撕脱伤应检查有无血管可供显微外科缝合,更常用和可靠的方法是姆拉迪克(R. A. Mladick)等介绍的"口袋法"(pocket principle)。具体方法为:磨去断耳浅表的上皮后原位缝合,抬起耳后区的皮瓣形成袋状,将去除上皮的断耳纳入袋内,2～3 周后将再血管化的断耳复位,创面覆盖敷料,数日后上皮生长、创面愈合。如果断耳不能存活,可分期用肋软骨或硅胶、皮瓣修复重建。结合骨整合种植技术的赝复体重建也是一种很好的选择。

九、腮腺及导管损伤

腮腺及导管损伤后,可出现出血、感染、面神经损伤、涎腺囊肿、涎瘘、弗莱氏(Frey)综合征、腺体萎缩等并发症和后遗症。涎腺囊肿是指腺实质和(或)导管损伤后,外渗的涎液在周围软组织内积聚,并且没有明确的上皮衬里。涎瘘是指腺实质和(或)导管损伤后，涎液经上皮覆盖的通道自皮肤伤口流出并影响伤口愈合。弗莱氏综合征又称味觉出汗综合征或耳颞神经综合征，一般认为是由于支配腮腺分泌的副交感神经纤维损伤后，再生过程中与支配皮肤汗腺和血管的交感神经节后纤维错误连接，导致咀嚼时患处皮肤出汗和潮红，通常在伤后数月才出现此征。

（一）损伤特点

单独的腮腺及导管创伤性损伤少见，常伴有面横动脉、面神经损伤及面骨骨折，伤情比较复杂，且导管损伤不易察觉。延误诊断和错失最佳处理时机可导致涎腺囊肿和涎瘘形成，前者通常在伤后 8～14 天出现，后者在伤后 1 周内出现。因钝器打击导致分支导管断裂所形成的涎腺囊肿出现时间更晚。上述并发症若是因导管断裂所致，二期手术不仅增加伤者痛苦，也加大了导管修复手术的难度。

（二）诊断方法

确定导管损伤的方法大致有六种：①按摩腮腺腺体，观察伤口内是否有清亮的液体流出。②自导管口注入亚甲蓝，观察伤口内有无染色。该法的使用有争议，因为颜料会污染术野，增加修复手术的困难。③自导管口插入泪道探针，检查是否与伤口相通。④自导管口注入生理盐水，检查有无生理盐水自伤口流出。⑤涎腺造影（sialography）尽管是评价导管完整性的客观方法，但在急诊条件下不太常用。⑥涎腺内窥镜（sialendoscopy）检查可以直观地检查导管是否破裂或断裂，但目前该项检查尚未普及。

（三）处理方法

凡是涉及腮腺嚼肌区和面颊部的穿透伤、贯通伤及软/硬组织合并伤，都应检查有无腮腺及导管损伤，尤其是伴有面神经颊支损伤者，导管损伤的可能性更大。原则上，只要伤者全身情况和手术条件许可，应在 24 h 内探查伤口，延迟探查可因伤口床的炎症和水肿增加寻找导管断端的难度，并增加损伤神经、血管的概率。

不同损伤区域的处理方法不同。范·西克尔斯（van Sickels）根据解剖及损伤特点，将腮腺及其导管分为 A、B、C 三个区域（见图 18-2-3）：A 区为位于嚼肌后方的腺体部分，主要为腺实质损伤；B 区为走行于嚼肌表面的导管部分；C 区为位于嚼肌前方的远端导管。下面主要讨论 A 区及 B 区损伤。

（1）A 区损伤：缝扎腺实质，依次缝合腮腺筋膜、浅层肌腱膜、皮下组织及皮肤，局部加压包扎，术后是否给予止涎药意见尚不一致。腮腺筋膜与颈深筋膜浅层及颞深筋膜相连，浅层肌腱膜则与颈阔肌及颞顶筋膜相连，术中应注意辨认。

（2）B 区损伤：首先必须仔细探查并确定能否一期缝合导管，这对于避免涎腺囊肿、涎瘘至关重要。如果导管的两断端能找到、稍做游离后能够无张力吻合，则可一期修复导管。具体方法为在导管内插入细硅胶管或硬膜外导管作为支架，用 8-0 或 9-0 尼龙线缝合导管，虽然修复后留置导管作为支架不是必需的，但对于减少术后导管狭窄的发生是有用的。如留管，应将其固定在颊黏膜上防止滑脱，1～2 周后拆除。如果导管大范围损伤或缺损超过 10 mm，可结扎近端导管任腺体自行逐渐萎缩，但此法可引起腺体暂时的炎症、肿胀和疼痛，至腺体萎缩后消失；也有报道称可用一段静脉桥接缺损、修复导管，但述应进一步观察远期临床效果。

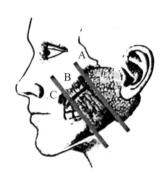

图 18-2-3　腮腺及其导管分区

（四）术后并发症

创伤性腮腺及导管损伤最常见的并发症为涎腺囊肿和涎瘘。前者通常在伤后 8～14 天形成，后者在伤后 1 周内出现。因钝器打击导致分支导管断裂所形成的涎腺囊肿出现时间更晚。

1.涎腺囊肿

涎腺囊肿的治疗以保守治疗为主。反复经皮穿吸囊液、局部压迫，根据情况决定是否加用止涎药是首选的保守治疗方法。局部压迫是通过限制涎液积聚以利瘢痕组织形成，从而达到治疗目的。止涎药包括抗胆碱能药和肉毒杆菌毒素，前者包括普鲁本辛、阿托品等，属于全身用药，有口干、恶心、呕吐、视力模糊、畏光、心动过速、便秘、尿潴留、疲劳等不良反应；肉毒杆菌毒素属于局部注射用药，其效用优于口服抗胆碱能药，且无抗胆碱能药的不良反应，已被用于治疗各种临床疾病，包括涎腺分泌性疾病，可以作为抗胆碱能药的替代治疗药物，治疗目的是暂时减少涎液分泌以利腺体组织愈合。肉毒杆菌毒素一般注射后 1～2 周明显起效，维持 3～6 个月，浓度为 100 U/mL，注射后仍应局部加压包扎。肉毒杆菌毒素的具体用法尚无统一标准。另外，肉毒杆菌毒素起效慢，需要反复注射，并且价格较贵。

保守治疗无效时，可以考虑下列有创治疗。

（1）套管引流建立新的涎液分泌通道：该法适用于治疗位于口腔黏膜下的涎腺囊肿，将硅胶套管插入囊肿后固定在口腔黏膜上，持续引流或持续负压引流，直至新的分泌通道形成。

（2）鼓室神经切断术：该法的目的是切断支配腮腺分泌的神经。其作用时间可能是短暂的，往往维持数周至数月，对于因腺实质损伤导致的涎腺囊肿有效，但对导管损伤引起的涎腺囊肿往往无效。目前，此法已基本被肉毒杆菌毒素注射法所替代。

（3）低剂量放射治疗：该法的目的是诱导腺体萎缩，但因其有致癌的可能，目前已基本不用。

（4）部分或全部腮腺切除：该法创伤大，有损伤面神经的可能，只有在上述所有方法都无效时才考虑采用。目前已很少采用该法治疗涎腺囊肿。

2.涎瘘

涎瘘的治疗包括手术治疗和非手术治疗。手术治疗主要是针对导管损伤采取的治疗方法，包括导管修复、改道，具体方法与急诊处理相同，但操作难度较大，损伤面神经的概率较高。术前可通过涎腺造影、涎腺内窥镜检查等明确是否为导管损伤，以及损伤部位、能否修复等。非手术治疗方法基本同涎腺囊肿的治疗。一般情况下，因腺实质损伤导致的涎瘘比较容易治愈。

3.弗莱氏综合征

弗莱氏综合征的出现时间通常在伤后数月，目前尚无理想的治疗方法。治疗目的主要是抑制支配腮腺的副交感神经活动，如局部涂抹 2％的格隆溴铵乳膏、皮下注射肉毒杆菌毒素等。

十、面神经损伤

面神经是十二对脑神经中最易受损伤的神经，而创伤是继贝尔面瘫（Bell palsy，又称"特发性面瘫"）之后造成面神经功能障碍的第二大原因。除了外科操作导致的医源性损伤外，颞骨骨折、腮腺咬肌区和面颊部的锐器/钝器创伤均可导致面神经损伤。在此着重讨论创伤性颞骨外段面神经损伤的处理原则及修复方法。

（一）伤情评估

首先应对气道、呼吸、循环状况做出评估，尤其是在多发伤和复合伤的情况下。确定全身状况稳定时，才可开始对面神经功能做较为全面的评估。

1.临床面神经功能评估

首先应该评估主要分支的功能，包括抬眉、闭眼、露齿、噘唇等。如果伤者无法配合，可通过各种皮肤刺激诱发，如用指甲掐胸骨表面皮肤等。伤后应尽可能早地评估面神经功能，因为面瘫延迟出现及面部水肿会使评估变得不够客观正确。如果创伤导致面神经干或分支完全断裂，伤后会立即出现相应区域的表情肌瘫痪；如果是钝器创伤导致的神经挤压伤、挫伤或血肿压迫神经，则表情肌可从正常发展为完全失去面肌张力和运动，即延迟出现表情肌瘫痪。

2.面神经功能评分

目前，有关面神经功能评分的方法尚未统一，最常用的是豪斯-布莱克曼（House-Brackmann）评分尺，但该法不适用于远端分支切断的部分面瘫。其他评分方法有特尔济斯-诺亚（Terzis-Noah）评分尺、伯雷斯-菲施（Burres-Fisch）评分尺、诺丁汉（Nottingham）评分尺和桑尼布鲁克（Sunnybrook）评分尺等。由于缺乏普遍认可和适用的评分方法，以及颞骨外段面神经的特殊性，建议用术语仔细记录损伤的分支及瘫痪的程度，如抬眉时两侧眉毛相差的距离、闭眼时两侧睑裂大小的差异、两侧口角高低相差的距离、伤侧和健侧可显露牙齿的名称等。

3.电生理学检测

电生理学检测有神经兴奋性试验(nerve excitability test，NET)、最大刺激试验 (maximal stimulation test，MST)、神经电图(electroneuronography，ENOG)和肌电图 (electromyography，EMG)等。对于远端分支损伤，大部分测试方法是没有用的。EMG 对颞骨外段面神经功能检测有效，该法是将针电极直接插入肌肉，记录来自肌肉的不同 波形。正常肌肉有自主运动单位动作电位出现，自发的肌纤维震颤电位在急性失支配的 肌肉内出现，当多支配终板形成时会出现多相动作电位，多相动作电位较临床功能恢复 出现早，可以提示肌肉开始有功能恢复。与 NET、MST、ENOG 相比，EMG 能够确定颞 骨外段面神经损伤后的恢复过程，也可在术中用单极刺激探针帮助寻找远中神经断端， 但在伤后 3～14 天内无用，因为神经切断后远端神经在 72 h 内对电刺激仍有反应，给予 电刺激可引起支配肌肉收缩；72 h 后远端开始出现华勒(Waller)变性，历时 2 周左右完 成。在这段时间内，损伤远端的神经对电刺激无反应。神经切断后的这一电生理学特性 也是许多学者提倡损伤后 3 天内修复面神经的原因，因为在这段时间内寻找远中断端相 对比较容易。

(二)修复时机和方法

1.修复时机

(1)早期修复:面神经损伤后 3 天内直接缝合或神经移植的效果最好，最迟也不应晚 于 2 个月。及时修复的优点在于:①神经断端移位、扭曲、回缩相对较小；②超过 72 h，远 端神经对刺激失去反应，使远中端神经辨认困难；③外膜、束膜的支持结构比较坚强，有 利于缝合；④可避免因近中端形成创伤性神经瘤而切除过多的神经组织；⑤越早修复，肌 肉失神经支配的时间就越短，有利于最大限度地恢复功能；⑥如果一期修复后 6 个月仍 未见有功能恢复迹象，可及时行二期修复，但二期修复的时机应控制在 8 个月内，因为肌 肉失神经支配 1 年后再恢复功能的概率甚低，2 年后基本失去了神经修复的机会。

(2)择期修复:以下情况可能需要择期修复:①伤情不允许，如伤口感染、其他伤情需 要优先处理等，此时如能标记好神经断端，则可为二期修复创造便利条件；②近中端或远 中端神经无法找到和利用，可择期行神经交叉缝合(nerve crossover anastomosis)、跨面 神经移植(cross-face nerve graft)、表情肌重建(mimic musculature reconstruction)等确 定性修复手术。

(3)观察等待:以下伤情可能只需要观察等待:①因钝器创伤导致的部分或迟发的全 部面瘫(神经解剖结构完整)，观察是首选方法，观察时间可为 6 个月至 1 年，大部分伤者 可在 1 年内出现功能恢复，若 1 年时仍无功能恢复可考虑手术探查修复；②从眼外眦向 下做一垂直线，该线远端的分支损伤可能就不需要修复，一是因为神经太细不好寻找和 修复，二是因为颊支在远端的侧支吻合很多，大多能自行恢复功能。

2.修复方法

(1)神经修复术

①面神经对位缝合:面神经对位缝合应作为首选，适用于神经组织无缺损或缺损小

于 10 mm,能够无张力拉拢吻合者,因为张力是导致吻合口瘢痕组织增生、影响神经组织血液循环、减少再生轴突通过的主要原因。吻合方法主要有外膜吻合和束膜吻合两种。外膜吻合简单易行,效果良好;束膜吻合理论上可以减少术后出现面肌联带运动或大块运动的概率,但操作困难、费时,处理不当反而会增加神经组织损伤,但远端分支因神经束数量少,故还是可以考虑的。外膜吻合法是修整两端不正常的神经组织,游离两断端,一般不超过 2 cm,可根据外膜上血管分布模式用 9-0 或 10-0 无创伤缝线对位缝合,进针边距一般为 1 mm,吻合 4～6 针,以确保断端的广泛接触;对于细小的外周分支,有时仅需做贯穿神经的一针缝合即可。束膜吻合法是吻合前去除吻合处部分外膜,将对应的束或束组吻合,针数不宜过多,确保神经束有广泛接触即可。

②面神经移位:有时在某些重要分支有缺损的情况下,可采用面神经移位,即将颊支移位与颧支或下颌缘支远中端缝合,以确保重要分支的功能。

③面神经移植:面神经移植主要适用于面神经有缺损,且不能在无张力条件下恢复其连续性者。做面神经移植时,受区组织是否健康、血供是否丰富对于移植效果极其重要,特别是二期手术时,应将受区的一些瘢痕结缔组织去除,造成一个血供丰富的受区。供体神经主要有耳大神经、腓肠神经,具体缝合方法同面神经对位缝合。

④神经植入术:神经植入术适用于远中端神经缺失者,方法为将移植的神经末端分散植入面肌。该法只能作为不能做神经缝合术时的备选方法,或作为与神经缝合术联合应用的辅助手段。

⑤神经交叉缝合:神经交叉缝合即当面神经近中部分无法用于修复时,可用其他脑神经与面神经远中端缝合的方法。在创伤性面神经损伤中,这种情况多见于火器伤。具体方法主要有副神经-面神经交叉缝合和舌下神经-面神经交叉缝合两种,但前者因术后存在颈肩畸形、功能障碍,以及面-肩相关运动等缺陷,因此在临床上应用不多。舌下神经-面神经交叉缝合的具体方法为:将舌下神经的近中端与面神经远中端缝合。对于面神经分支大范围缺损的情况,可用神经移植的方法修复面神经上干缺损,用舌下神经-面神经交叉缝合重建面神经下干功能,以减少上下面部大块运动。为了减少因一侧舌神经牺牲造成的半侧舌肌萎缩,可将舌下神经分出一半与面神经远中端缝合;或将舌下神经降支切断,将其近中端与面神经远中端缝合;也可在舌下神经主干与面神经远中端缝合后,切断舌下神经降支,将舌下神经降支的近中端与舌下神经的远中端缝合。三叉神经嚼肌支也可用于神经交叉缝合。神经交叉缝合在恢复面肌张力,即静态时面部的对称性方面效果尚可。自主运动功能的恢复需要适应性训练,如面肌运动时伸舌(舌下神经-面神经交叉缝合)、闭颌(三叉神经-面神经交叉缝合)、耸肩(副神经-面神经交叉缝合),否则表情功能仍不能恢复。另外,需要牺牲其他脑神经也是神经交叉缝合的缺陷之一。

⑥跨面神经移植:跨面神经移植适用于面神经干近中端无法用于修复者,其优点是所恢复的表情肌运动比神经交叉缝合具有更高的拟真性,即能够恢复表情运动。主要缺点是要牺牲部分健侧面神经分支,专业技术要求高,手术周期长(通常要二次手术完成),再生轴突通过率低。由于在等待再生轴突到达面肌之前,面肌不可避免地发生了萎缩,

因此单纯用此法可获得的面肌功能恢复极其有限。为了防止跨面神经再生过程中患侧面肌萎缩，可暂时将同侧舌下神经或三叉神经嚼肌支与面神经远中端缝合，以减少面肌因失神经支配时间过长导致的萎缩。

成功修复神经后，通常在6个月后才出现功能恢复迹象，经过12~18个月的时间，功能恢复才达到稳定状态。在面肌功能恢复前，应注意采取措施保护角膜，如上睑加载（upper lid weight）、下睑成形术（lower lid plasty）或睑缘缝合术（tarsorrhaphy）等，可视伤者具体情况选择保护措施。

（2）表情肌重建：历时2年以上的面瘫、先天性面瘫、表情肌广泛切除、表情肌纤维化的面瘫统称为永久性面瘫或陈旧性面瘫，这类面瘫无神经修复适应证。对于创伤性面神经损伤而言，永久性面瘫通常发生于严重的面部火器伤、火器伤后错失最佳修复时机或修复失败的情况。表情肌重建适用于永久性面瘫，方法大致可分为各种筋膜悬吊术、动力性肌肉转移和游离肌肉移植。由于筋膜悬吊术恢复的功能极其有限，故在此不予介绍。

①动力性肌肉转移：动力性肌肉转移是用邻近的嚼肌和颞肌转移矫治面瘫的方法。其他邻近肌肉瓣还有二腹肌前腹、胸锁乳突肌、颈阔肌，但因牵拉方向与所替代的表情肌不符或因肌肉过于纤细、力量不足等原因而很少使用。嚼肌转移主要适合重建口周和唇部表情肌的功能，若需同时重建眼周表情肌功能则需联合其他方法。颞肌转移可同时重建眼、口周表情肌功能，并且其牵拉口角的收缩范围更大，因此更受欢迎。

此法的缺点包括：嚼肌、颞肌受三叉神经运动支支配，不能恢复表情活动；嚼肌牵拉口角的方向与正常表情肌牵拉的方向有差异；如果用颞肌筋膜作肌肉的延续部分，日久筋膜条会被拉松而失去作用。

②游离肌肉移植：游离肌肉移植实际上包括了单纯的肌肉移植、吻合神经的肌肉移植、吻合神经和血管的肌肉移植三种。

a.单纯的肌肉移植：将供肌失神经支配2~4周后去除脂肪、筋膜与韧带，连同其肌腱完整移植到面部，供肌与受区正常表情肌密切接触以获得神经再支配，肌腱与患侧肌肉相连，常用供肌有掌长肌、趾短伸肌等。该法主要用于重建眼轮匝肌和口轮匝肌功能。由于供肌需依靠受区正常肌肉才能获得神经再支配，应用上受到限制，因此现已基本不用。

b.吻合神经的肌肉移植：供肌预处理基本同单纯肌肉移植，但保留了供肌的支配神经。可以直接将供肌支配神经跨过面部与健侧面神经分支的近中端吻合，也可以先行跨面神经移植，二期行吻合神经的肌肉移植。

c.吻合神经和血管的肌肉移植：目前，多数此类手术采用二期法，即先进行跨面神经移植，二期行吻合血管和神经的肌肉移植，将跨面移植的腓肠神经与供肌神经缝合。常用供肌为胸小肌、股薄肌、背阔肌，主要用于重建面下2/3表情肌的功能。此法的缺点主要是专业技术要求高、手术周期长，不可能以一块肌肉代替一侧表情肌的功能等。

（商洪涛　苏忠平　杨勇　康永杰　段景皓　史雨林）

参考文献

[1] 付小兵.中华战创伤学·第3卷·口腔颌面部战创伤[M].郑州:郑州大学出版社,2016.

[2] 邱蔚六.口腔颌面外科理论与实践[M].北京:人民卫生出版社,2000.

[3] 朱国雄,王昭领.口腔颌面部战创伤救治实用手册[M].北京:人民军医出版社,2011.

[4] 蒋勇联,杨沛蕾,刘国元.22例腮腺导管损伤手术治疗疗效分析[J].上海口腔医学,2011,20(4):442-444.

[5] 谭正力,田然,郁正亚.颈部血管穿通伤22例的外科治疗[J].中华医学杂志,2012,92(27):1905-1908.

[6] MILORO M. Peterson's principles of oral and maxillofacial surgery[M]. 2nd Edtion. Hamilton & London:BC Decker Inc., 2004.

[7] BELL R B, OSBORN T, DIERKS E J, et al. Management of penetrating neck injuries:a new paradigm for civilian trauma[J]. Journal of Oral and Maxillofacial Surgery, 2007, 65(4):691-705.

[8] DAI J, SHEN S G, ZHANG S, et al. Rapid and accurate identification of cut ends of facial nerves using a nerve monitoring system during surgical exploration and anastomosis[J]. Journal of Oral and Maxillofacial Surgery, 2013, 71(10):1809.E1-5.

[9] GORDIN E A, DANIERO J J, KREIN H, et al. Parotid gland trauma[J]. Facial Plastic Surgery, 2010, 26 (6):504-510.

[10] GREYWOODE J D, HO H H, ARTZ G J, et al. Management of traumatic facial nerve injuries[J]. Facial Plastic Surgery, 2010, 26(6):511-518.

[11] GUO L, GUO W, LI R, et al. Analysis of maxillofacial injuries caused by the 2010 Yushu earthquake in China[J]. Emergency Medicine Journal, 2012, 29(9):761-764.

[12] INABA K, MUNERA F, MCKENNEY M G, et al. The nonoperative management of penetrating internal jugular vein injury [J]. Journal of Vascular Surgery, 2006, 43(1):77-80.

[13] KESSEL B, ASHKENAZI I, PORTNOY I, et al. Right-sided "trapdoor" incision provides necessary exposure of complex cervicothoracic vascular injury:a case report[J]. Scandinavian Journal of Trauma, Resuscitation and Emergency Medicine, 2009, 17(1):46-49.

[14] KOPECT, WIERZBICKA M, SZYFTER W. Stensen's duct injuries：the role of sialendoscopy and adjuvant botulinum toxin injection[J]. Videosurgery and Other Miniinvasive Technique, 2013, 8(2)：112-116.

[15] LEW T A, WALKER J A, WENKE J C, et al. Characterization of craniomaxillofacial battle injuries sustained by United States service members in the current conflicts of Iraq and Afghanistan[J]. Journal of Oral and Maxillofacial Surgery, 2010, 68(1)：3-7.

[16] LI R, WANG H, XIAO J, et al. Maxillofacial injuries in the Wenchuan earthquake[J]. Journal of Trauma and Acute Care Surgery, 2010, 69(6)：1481-1485.

[17] MEDEIROS J R, ROCHA N A M, QUEIROZ I V, et al. Giant sialocele following facial trauma[J]. Brazilian Dental Journal, 2012, 23(1)：82-86.

[18] O'BRIEN P J, COX M W. A modern approach to cervical vascular trauma[J]. Perspectives in Vascular Surgery and Endovascular Therapy, 2011, 23(2)：90-97.

[19] SHAH A A, MIR B A, AHMAD I, et al. Pattern of bear maul maxillofacial injuries in Kashmir[J]. National Journal of Maxillofacial Surgery, 2010, 1(2)：96-101.

[20] SIMMONS J D, AHMED N, DONNELLAN K A, et al. Management of traumatic vascular injuries to the neck：a 7-year experience at a level Ⅰ traumacenter[J]. AMSURG Surgery, 2012, 78(3)：335-338.

[21] SUJEETH S, DINDAWAR S. Parotid duct repair using an epidural catheter[J]. International Journal of Oral and Maxillofacial Surgery, 2011, 40(7)：747-748.

[22] VOLK G F, PANTEL M, GUNTINAS-LICHIUS O. Modern concepts in facial nerve reconstruction[J]. Head Face Medicine, 2010, 6(1)：25.

[23] ZHANG Q B, ZHANG B, ZHANG Z Q, et al. The epidemiology of craniofacial injuries caused by animals in southern-central China[J]. Journal of Cranio-Maxillofacial Surgery, 2012, 40(6)：506-509.

[24] ZHAO Y F, LIU Y, JIANG L, et al. A rare case of a glass fragment impacted in the parapharyngeal space associated with neurovascular compromise[J]. International Journal of Oral and Maxillofacial Surgery, 2011, 40(2)：209-211.

第十九章　口腔颌面部软组织修复

　　口腔颌面部是人体的重要部位,也是人体的暴露部位,不论平时还是战时,该部位均易遭受损伤。有文献报道,口腔颌面部创伤占全身伤的 11%～34%。口腔颌面软组织损伤的特点是致死性小,但对面容和功能的破坏大。口腔颌面部血运丰富,软组织开放性损伤后出血较多,但组织修复和抗感染能力较强。口腔颌面部软组织损伤可以继发永久性功能障碍和面部畸形,严重影响患者的生活质量。因此,如何更好地修复口腔颌面部软组织损伤一直是口腔颌面外科医生以及整形外科医生面临的难题。

第一节　口腔颌面部软组织损伤的修复原则

一、尽早实施清创术

　　对于口腔颌面部损伤患者,在生命体征平稳后,应尽早实施清创术,彻底清除伤口内的细菌及异物。由于口腔颌面部血管丰富,组织抗感染及再生修复能力较强,创口相较于全身其他部位易于愈合,因此初期清创缝合的期限可适当放宽,即使伤后 24～48 h 甚至更久的创口,只要未出现明显的感染,清创后行初期缝合仍可获得良好的预后。

二、尽量保存组织进行一期缝合

　　口腔颌面部伤口的清创应遵循"保守原则",即组织切除只限于坏死和沾染尘土的部分。由于面部血运丰富,即使是蒂部窄小的撕裂组织也能成活,应予以最大限度的保留。

　　清创时,除了已经确定坏死的软组织,一般建议尽量保留。但应根据伤情严重程度、时间以及软组织血供情况,采取积极措施,在保证正常愈合的前提下尽量保留软组织。完全断离但是时间较短的软组织绝不可轻易放弃早期缝合,用灭菌生理盐水洗涤后,经过青霉素溶液浸泡处理,小面积的游离组织即使发生了组织缺血,或大部分游离体仅残留少量组织相连时,经过清洗、修整边缘,用刀削刮创缘至显出新鲜创面或渗出血液时,经及时缝回原处或减张拉拢缝合或游离移植,很多都能存活或出现部分坏死但其余部分仍能重建血运存留下来的情况。对于大面积的游离组织,如果有知名血管,也可借助显微吻合技术进行血管吻合处理,将游离组织植回原处。但对于组织损伤严重或者离体时间较长、组织瓣不易成活者,可剪除皮下及深层组织,保留其皮肤层做皮片再植术;也可在清创后的创面酌情做游离植皮或二期修复。

三、及时修复软组织创面缺损

较清洁的大范围创面,可及时采用邻近皮瓣进行修复。对面颊部软组织大范围损伤者、有部分组织缺损或软组织有明显移位者,伤口周围水肿明显或有感染症状时,均应采用伤口定位缝合法。定位缝合的目的是使组织瓣尽可能地先恢复到原有适当方向的位置上,有利于后期修复和恢复功能,然后通过湿敷引流、控制感染,待组织水肿消退后,再做进一步处理。这就可以避免常规缝合法后可能出现的张力过大、线头感染及伤口裂开等并发症。

四、妥善处理腮腺导管和面神经损伤

由于口腔颌面部的特殊解剖结构,在处理时要注意有无腮腺导管和面神经损伤。对断离而又无缺损者应及时吻合神经和导管,或在后期做必要的相关处理,如导管再造和神经移植等。

五、尽早预防感染

口腔颌面部窦腔多,若创口与这些腔窦相通,则容易引起感染。因此,修复口腔颌面部软组织损伤时,应及早关闭与这些窦腔相通的伤口,术后应尽早使用抗生素及破伤风抗毒素预防感染,减少感染并发症。

六、功能与美观兼顾

口腔颌面部软组织是面部外形的重要组成部分,损伤后可导致患者容貌的毁损,给患者生理及心理带来巨大的压力。修复时应尽可能保存组织,减少组织缺损带来的面容损害。眶周、颊部、唇部及鼻部等部位的开放性伤口若处理不当,愈合后可产生不同程度的瘢痕挛缩,使正常组织和器官发生移位和变形。因此,修复颌面部软组织损伤时,在保证组织功能正常的基础上,要遵循美容外科原则,预防和减少疤痕,尽可能使患者恢复正常面形。

第二节　软组织损伤修复愈合过程

损伤组织的愈合包括修复和再生两方面。组织修复是机体对各种有害刺激物、致伤因素作用所造成损伤的一种重要的防御适应反应,通过在特异和非特异区残存组织的细胞增生、重建等过程,使伤口得以愈合,损伤组织得以重建。修复过程是通过未受损伤的组织细胞分裂增生来完成的。在组织损伤和修复治愈的过程中,常有炎症反应。通过炎症反应可以清除损伤因子,处理坏死组织、细胞碎片,促进或延缓修复过程。组织和细胞丧失后形成组织缺损,由损伤周围同样功能的新生组织代替损伤或死亡组织的过程称为再生(regeneration)。组织修复和创伤愈合的基本过程,有赖于组织细胞的再生和增殖。

总体来看,软组织愈合包括两个方面,即临床愈合与生物愈合。临床愈合是指新生的组织将伤口填满并使其获得一定抗张强度,表面有完整上皮覆盖。生物愈合是临床愈合的进一步发展,是修复组织按照正常生理功能的要求完成改建的漫长过程和结果。虽然各种伤口愈合的病理和生化变化基本相同,但由于损伤程度和愈合所需的时间长短不同,因此可将软组织伤口的临床愈合分成一期愈合和二期愈合两种类型。

一、一期愈合

一期愈合是较为理想的愈合方式,见于组织缺损少、创缘整齐、无感染、经缝合后创面对合严密的伤口。这类伤口只需要少量肉芽组织即能填满,表面上皮的再生范围也很小,愈合时间短。一期愈合经过的情形包括约 72 h 的炎症期,持续 4～6 周的肉芽组织形成和上皮细胞增殖,以及此后可持续 1 年的伤口收缩和瘢痕重塑。

二、二期愈合

二期愈合见于组织缺损较大、创缘不整、无法整齐对合,或伴有感染的伤口。这类伤口由于坏死组织多,或由于感染引起局部组织变性、坏死,导致炎症反应明显。这类伤口只有等到感染被控制,坏死组织被清除,再生才能开始。由于创伤区收缩明显,从伤口底部及边缘长出大量肉芽组织将伤口填平。同时,伤口愈合的时间较长,形成的瘢痕也比较大。

三、伤口愈合的影响因素

伤口愈合的影响因素包括全身因素和局部因素,全身因素包括年龄、激素水平、全身基础疾患和营养状况,局部因素包括活动时间、血供、异物存留、感染和放疗。

第三节　口腔颌面部瘢痕的处理

瘢痕是各种皮肤损伤所引起的正常皮肤组织外观形态和组织病理学改变的统称。在组织修复愈合过程中,凝血块和坏死组织逐渐被吞噬细胞清除移走,新生血管和成纤维细胞不断长入,外加一定的炎性细胞浸润,构成肉芽组织。成纤维细胞不断合成胶原纤维,使肉芽组织不断胶原化,最终形成瘢痕组织。无论在瘢痕早期还是成熟期切除瘢痕,都可能在切除不彻底的情况下由于手术刺激而引起术后更活跃的瘢痕增生,从而导致瘢痕处理失败。实际上,创伤造成的口腔颌面部瘢痕是很难切尽的。

一、瘢痕的分类

根据不同的解剖形态,瘢痕可分为增生性瘢痕、瘢痕疙瘩、萎缩性瘢痕和瘢痕癌。增生性瘢痕最为常见,可进一步细分为线性增生性瘢痕(如手术、外伤引起的瘢痕)和广泛生长的增生性瘢痕(如烧伤、创伤引起的瘢痕)。瘢痕疙瘩是一种具有肿瘤类疾病特征的病理性瘢痕,其治疗抵抗和高复发率与肿瘤类疾病相似。该类瘢痕高出正常皮肤表面,超出原始损伤范围,呈持续性生长的肿块,质地较硬,弹性较差,可伴有瘙痒或疼痛。萎缩性瘢痕临床上表现为皮肤凹陷,常见于痤疮感染、外伤之后。瘢痕癌则是发生于瘢痕皮肤且具有一定侵袭性的恶性肿瘤,亦称马乔林溃疡(Marjolin's ulcer)。

二、瘢痕预防

瘢痕没有办法完全避免,但是过多的瘢痕会影响人体外观和功能。应当尽量减少瘢痕的损害。由于瘢痕形成的机制目前尚不清楚,故要完全阻止瘢痕形成十分困难。在实践中,可从这几方面考虑:①防止和积极控制感染;②术中尽量避免对真皮层的损伤;③术中严密止血,防止和减少血肿形成;④减少组织损伤;⑤减小伤口张力,达到无张力愈合;⑥减少异物刺激;⑦手术切口顺应脸部皮纹;⑧使用抑制胶原合成和功能的药物;⑨可联合使用激素类药物;⑩可联合使用压力治疗;⑪放射疗法。

第四节　软组织缺损整复的进展及方法

软组织缺损的治疗目的是重建皮肤和皮下组织的连续性,最大限度地恢复面形和功能。对于简单且面积较小的缺损,可直接减张拉拢缝合;对于大的软组织缺损,即创面较大、难以拉拢缝合的,需要进行软组织移植。软组织移植的方法主要包括游离皮片移植、真皮及脂肪移植、黏膜移植、带蒂皮瓣移植、带蒂肌肉及肌肉瓣移植、游离组织瓣移植以及皮肤扩张器的应用。

一、游离皮片移植

(一)分类与特点

游离皮片移植适用于大面积的浅层组织缺损,包括皮肤和黏膜缺损。一般来说,面颈部植皮多采用全厚或厚中厚皮片,有感染的肉芽创面或骨面则只能采用表层皮片移植。全厚皮片因含有毛囊,移植后毛发可以再生,故也可用于眉再造等手术。游离皮片移植是目前应用最多的自体组织移植方法之一,按照皮肤的厚度可分为表层皮片、中厚皮片和全厚皮片三种。

1.表层皮片

表层皮片也称刃厚皮片,它包含表皮层和很薄一层真皮最上层的乳头层,厚度在成年人为 0.20~0.25 mm。这种皮片移植后再生能力强,抗感染能力亦强,在有轻微感染的创面也能够存活。表层皮片也能生长在渗血的骨创面、肌肉、脂肪和肌腱等组织上。表层皮片的供区一般不形成增厚的瘢痕,因此在愈合后还可再次切取皮片。表层皮片的不足是皮片收缩比例大,容易挛缩,质地脆弱,不耐受负重,色素沉着也比较严重。

2.中厚皮片

中厚皮片包括表皮及一部分真皮层,厚度在成年人为 0.35~0.80 mm,相当于皮肤全厚的 1/3~3/4。其中,厚度为 0.35~0.50 mm 的又称薄中厚皮片,厚度为 0.50~0.80 mm 的又称厚中厚皮片。中厚皮片移植后,收缩较表层皮片小,因为皮片内含有弹性纤维,较为柔软,能耐受摩擦,色素沉着轻微,相对于表层皮片功能恢复与外观均较佳。

3.全厚皮片

顾名思义,全厚皮片包括表皮及真皮的全层。这种皮片成活后,柔软而富有弹性,活动度大,能耐受摩擦及负重,收缩小,色泽变化也小,特别适合于口腔颌面部植皮。

(二)取皮方法

取皮方法根据受皮区的大小、深浅及是否感染决定。另外,供皮区与植皮区如果面积较小,除小儿患者外,一般均可在局麻下进行手术;较大面积的取皮及植皮手术则宜在全麻下进行。

1.断层皮片切取法

断层皮片切取法包括刀片取皮法、滚轴式取皮刀取皮法、鼓式切皮机取皮法和电动式切皮机取皮法。

(1)刀片取皮法:这种方法较为简便,没有特殊要求,器材仅需一般手术刀片。

(2)滚轴式取皮刀取皮法:这种方法需要专用的取皮刀,切取皮片的厚度由滚轴两端的调节器来控制。

(3)鼓式切皮机取皮法:这种方法操作稍麻烦但比较精准,可精确调节刀片和鼓面的距离,从而可正确预计和切取所需厚度的皮片,特别适用于大面积取皮。

(4)电动式切皮机取皮法:电动式切皮机与鼓式取皮机的区别主要是以电力驱动,但二者的原理基本一致。电动式切皮机取皮法使用起来较为方便、准确。

2.全厚皮片切取法

全厚皮片的供区可根据需要选择。行面部全厚皮片移植时,一般以耳后、上臂内侧、锁骨上窝或胸部皮肤应用较多。欲切取的皮片可根据缺损的形状与大小,按一般外科基本操作,将皮片全层切取。取下的皮片可用温热生理盐水纱布包裹,略加修整后准备植皮。皮片不应带有脂肪。

(三)供皮区的处理

切取皮片后,供皮区所遗留的创面应立即用温热生理盐水纱布紧压创面止血,然后用消毒的油纱布平铺于创面上,外加数层纱布与棉垫,再用绷带加压包扎。术后愈合时间视供皮厚度而定,可在2~3周内愈合,敷料自行脱落;全厚皮片切取后遗留的供区创面一般应行直接对位缝合。

(四)受皮区的处理

对于新鲜创面植皮,要求彻底止血,但结扎线头不宜过多。对于感染创面,则应在术前妥加处理后才能植皮。如系肉芽创面,必须表面红润、坚实,无水肿及脓性分泌物。如有水肿,一般在术前应对创面行高渗生理盐水湿敷。感染较严重的肉芽创面可选用敏感有效的抗菌药物作湿敷,如有肉芽过度增生的创面,尚需先将表面增生松软的肉芽组织用刀轻轻刮去,并用生理盐水冲洗,用绷带加压包扎1~2天后再行植皮手术。如为暴露的骨面,可用高速裂钻钻孔使之出血,待肉芽生长后才可植皮。口腔颌面部的植皮固定法均可用打包法,即用皮片平铺于创面上,将创缘缝线留长,然后用棉花、纱布包于油纱布之内覆盖于皮片上,以留线分组结扎加压固定。一般在手术后1周左右拆除敷料,颈部植皮可再继续加压包扎1~2天。口腔内由于皮片较薄,此时皮片大部分已成活,应进行张口闭口运动,锻炼3~6个月,以防皮片挛缩影响张口。

(五)皮片移植后的愈合

皮片移植到创面数分钟之后,创面的毛细血管即行扩张,有血浆渗出以供应皮片营养,维持皮片存活。血浆中的纤维蛋白可将皮片黏着于创面上,并有助于创面新生毛细血管长入皮片内。约12 h以后,创面的毛细血管与皮片的毛细血管即可发生吻合,皮片接受创面的血液循环;皮片下少量坏死组织、细菌与凝血块等可被血浆中的白细胞吞噬或溶解运走。因此,从生理上来说,48~72 h后,皮片即已基本成活,术后8天已有足够的血运。

移植皮片成活后,产生大量纤维结缔组织,数周后皮片因此发生收缩,皮片愈薄,收缩愈大,因为在皮片与创面之间形成了一薄层纤维结缔组织,故在几周内移植后的皮片较一般皮肤硬;数月后,皮片下逐渐生长出一薄层脂肪组织,细胞浸润逐渐消失,之后纤维组织逐渐减少,此时皮片才开始逐渐变软;再过数月后,神经末梢也开始生长,痛、触、冷、热觉也相继恢复,约1年后可完全恢复正常。在全厚皮片移植后,毛囊与汗腺可发生暂时退化现象,约 1 年后方可开始逐渐重新生长。

二、局部皮瓣

对于面积较小的创伤面,又不能直接拉拢缝合的,可以采用局部组织瓣转移修复创面。其优点是创伤较小又能取得良好的效果,但适应证比较窄,对于大面积缺损患者无法采用。该皮瓣应对皮下组织充分游离,分离后利用组织的弹性,将其滑行到缺损部位以整复创面。皮瓣的设计应略大于缺损,因皮瓣形成后会略收缩。切取皮下脂肪的厚度应视缺损处需要而定。

(一)"V"或"Y"成形术

临床上为了增加或缩短某一组织的长度和厚度而常用"V"或"Y"成形术,其也属于滑行皮瓣的一种。手术方法:在皮肤上做"V"形切口,分离三角形皮瓣及两侧皮下组织,利用组织的收缩性使三角皮瓣后退,再将切口缝成"Y"形,可以使皮肤的长度增加、宽度缩小;反之,在皮肤上做"Y"形切口,分离三角形皮瓣及多直切口两侧行潜行分离,利用组织的弹性,将三角形皮瓣向前推进,把切口缝成"V"形,则可使皮肤长度缩短、宽度增加。

(二)旋转皮瓣

根据缺损附近的皮肤组织形成各种形态的皮瓣,利用旋转的方法以整复缺损称为转移皮瓣。设计时,应注意皮瓣的旋转点及旋转半径要足够长,否则仍然不能达到较好地整复缺损的目的。

(三)轴型皮瓣

轴型皮瓣的相关内容可参见本书第十四章。

三、带蒂肌肉瓣和游离肌皮瓣移植

对于面积较大的软组织缺损,可以通过皮瓣修复术进行修复。皮瓣修复术是在烧伤、创伤修复和美容整形中常用到的术式。皮瓣即皮肤或皮下组织、肌肉组织形成的组织块,可以由身体的一个部位转移到另一个部位来修复缺损。皮瓣修复术在临床上主要用于局部创伤深度较深、疤痕切除后缺损范围较大或皮肤缺损不能对合的修复。

肌皮瓣表面皮肤的血供方式有三种:①肌肉皮肤血管穿支,这是营养皮肤的主要形式;②血管缘支;③皮下血管网。

肌肉瓣的肌肉血供分为以下五种类型:①Ⅰ型,即单一血管蒂,进入肌肉的营养血管只有一组,如腓肠肌、股直肌等;②Ⅱ型,即优势血管加小血管蒂,有 1～2 个大血管蒂束,从肌肉的起点和止点进入,另外亦有一小血管蒂,此类肌肉有颈阔肌、胸锁乳突肌等;③Ⅲ型,该型有两个优势血管,也称双大血管蒂,两个大血管蒂起自不同的大动脉,如臀大肌、腹直肌等;④Ⅳ型,即节段性血管蒂,一块肌肉由几组节段性血管供养,如胫前肌等;⑤Ⅴ型,即一个优势血管加次要的节段性血管蒂,又称一大血管蒂加节段性血管蒂,如胸大肌、背阔肌等。

肌肉的血供大多数是多源化的,各动脉之间有丰富的吻合支,但有一支管径最粗,供给该肌大部分血液,称为主要营养动脉。在临床应用时应力争保留或吻合这支主要的营养动脉,以确保肌瓣或肌皮瓣的成活。

根据在移植过程中是否将组织瓣的蒂部离断,皮瓣分为带蒂组织瓣和游离组织瓣两种。

（一）常用的带蒂组织瓣

1. 皮管修复术

皮管修复术是一种比较古老的修复方法,常用来进行鼻缺损的修复。供区常设计在上臂内侧或腹部,做两个平行切口,两个切口之间的皮瓣从基底游离起来,把基底先缝上,皮瓣位于基底上方,然后将皮瓣的两个断端相互缝合,形成管状,管的两端跟原来的蒂相连,不游离。维持3周,待其建立血液循环,然后将其中的一端断掉,另一端保留。将断端与受区组织（鼻部）缝合,维持3周,待皮管与鼻之间的血液循环建立后,将皮管另一端断开缝合受区与供区创面。皮管的原理相当于把供区组织转运至受区,这是一种比较古老的整形外科方法。皮管的缺点是不适用于皮下组织肥厚的患者,因为此类患者皮瓣会很厚,修复鼻翼、鼻小柱等区域时,难以达到很好的美观效果。

2. 胸大肌皮瓣

胸大肌皮瓣有肌皮瓣和肌蒂岛状瓣两种形式。肌蒂岛状瓣的皮瓣部分多位于乳头下方,相当于第6肋骨水平。皮瓣的范围可大于下方的胸大肌,一般不应超过肌肉边缘3～4 cm,且皮瓣部分应与腹直肌筋膜一并掀起。皮瓣主要向内侧而不是向外侧和下方延伸。皮瓣以皮肤肌肉复合蒂的形式应用时,相互平行的皮肤切口应以血管为轴,宽度主要由缺损范围决定,肌肉切口基本与皮肤切口一致。如果以肌蒂岛状瓣的形式应用,首先应在相应部位标定皮瓣范围,切口深达肌肉或筋膜。然后,暴露肌蒂并确定血管在肌蒂内,肌蒂一般与皮岛等宽。切断肌肉后,将组织瓣自胸壁肋骨肋间肌和胸小肌浅面游离掀起,解剖范围可达锁骨喙突附近。手术过程中应注意保护血管蒂,尽量避免各种不良因素的影响。

供区的继发性缺损视其宽度及周围组织移动性等情况,可直接拉拢缝合,局部瓣转移或游离植皮覆盖。胸大肌的主要供应血管位置恒定,易于解剖。因血运丰富,一般不需要延迟手术即可形成较大范围的组织瓣。皮瓣的蒂较长,常可在无张力的情况下转移,用于修复口底、咽部、颌下及颈部较广泛的软组织缺损。由于皮瓣组织量大,有利于充填软组织缺损（见图19-4-1）。

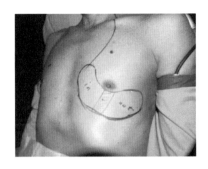
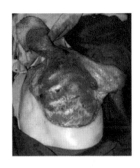
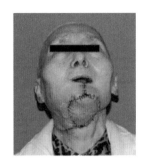

A.皮瓣设计　　　　　　　　B.皮瓣切取术后　　　　　　C.修复后外观

图 19-4-1　胸大肌皮瓣修复口底

胸大肌皮瓣去除表皮后,可形成真皮脂肪肌肉瓣,适用于矫正口腔颌面部大范围的凹陷性缺损。但由于是带蒂皮瓣,有位置限制,故术后要防止扭转或者折叠造成的缺血。再就是对于较小的缺损难以制作相应大小的皮瓣,从而导致在应用上有一定的局限性。

3.斜方肌皮瓣

斜方肌皮瓣系多源性血供,在皮下形成丰富的血管网,同时该肌皮瓣组织量大,可满足不同类型的组织缺损修复的需要。临床上可制备成上斜方肌皮瓣、侧方斜方肌皮瓣、下斜方肌皮瓣以及斜方肌复合组织瓣等多种类型,用于外伤所致的头面部及颈部组织缺损修复、口腔颌面部及颈部大面积瘢痕挛缩的矫治等。

对于局部组织瓣或者带蒂皮瓣难以解决的组织缺损,可以考虑游离皮瓣修复。游离皮瓣与带蒂皮瓣不同,需要通过血管端-端吻合,重建移植组织的血液循环,以保证移植组织成活。随着显微外科技术的发展和推广,应用于头颈重建的游离组织瓣的成活率已经达到 92%～98%甚至更高。另外,游离组织瓣移植在并发症方面比带蒂组织瓣移植具有更高的优越性。目前,游离组织瓣移植已经成为头颈部缺损修复重建的常规方法。

(二)常用的游离组织瓣

1.前臂皮瓣(forearm free flap)

前臂皮瓣是杨果凡、李吉等于 1979 年首先推出应用于临床的一种多功能性皮瓣,因此又称为"中国皮瓣"。由于该皮瓣具有位置表浅、解剖结构恒定、供皮面极大、血管蒂长、管径较粗、易于切取和进行血管吻合等优点,尤其是具有薄而柔软和动(静)脉干两端管径相差无几的特性,因此该皮瓣是目前为止口腔颌面部缺损修复中应用最广泛的游离组织瓣。与传统手术方法相比,无论外形恢复还是功能重建,前臂皮瓣均较优越,效果也是令人满意的,在临床上得以广泛应用。

前臂皮瓣最常用于口腔内缺损的修复,可以用于几乎任何部位的口腔黏膜缺损的修复,如舌、颊、牙龈、口底、软腭和咽侧。此外,对于那些无法容纳臃肿的肌皮瓣的病例,利用此质地较薄且动度较差的筋膜瓣覆盖于下颌骨表面时,非常有利于义齿的戴入,如图 19-4-2 所示。

前臂皮瓣在修复口腔软组织缺损中具有其他皮瓣无法取代的优点,包括:①皮瓣薄,可任意取材,外形好;②可制成折叠式皮瓣,同时修复颊部皮肤及黏膜面,不显臃肿;③皮瓣血管恒定、直径大,易于解剖及做血管吻合,手术成功率高,达95%以上;④皮瓣在口内很快适应口腔生理需要而黏膜化,尽管其仍为上皮组织,但能很快适应口腔咀嚼功能。

前臂皮瓣最大的缺点是牺牲了前臂的一根主要供血动脉,因此术前应做艾伦(Allen)实验以了解尺动脉对手掌的供血情况。前臂皮瓣的另一缺点是供区无法直接拉拢缝合而需做游离植皮,并对手的感觉和运动功能均有一定影响。近年来,上臂外侧皮瓣在头颈外科的应用越来越多,其克服了前臂皮瓣的上述缺点,具有很大的应用潜力。

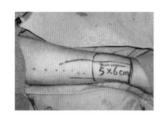

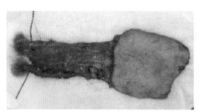
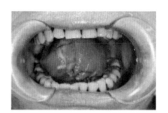

| A.前臂皮瓣设计 | B.皮瓣游离完成 | C.修复口内 |

图 19-4-2　前臂皮瓣修复缺损

2.游离股前外侧皮瓣(free anterolateral thigh flap,FALTF)

股前外侧皮瓣最早由我国的宋业光于1984年介绍,此后国内外许多学者对该皮瓣进行了详细的解剖学和临床应用研究,但直到1993年才由日本医生首次介绍在头颈部肿瘤术后缺损的修复中应用此皮瓣。目前,股前外侧皮瓣是头颈部缺损修复常用的皮瓣供区之一。旋股外侧动脉是游离股前外侧皮瓣的主要供血动脉。旋股外侧动脉大多起源于股深动脉,少数直接起源于股动脉。其自腹股沟韧带下6~9 cm发出后,在股直肌深面走行向外侧,分为升支、横支和降支。升支走行于缝匠肌和股外侧肌之间,分布于髂骨的外层骨皮质;横支分布于阔筋膜张肌;降支向下走行于股直肌和股外侧肌之间的肌间隙内,其终末支分布于膝关节附近的股外侧肌。大腿前外侧皮瓣的血供通常来自旋股外侧动脉的横支或降支的穿支血管。旋股外侧动脉降支在肌间隙中可以用作皮瓣血管蒂的长度为8~12 cm,平均直径为2.5 mm,有两条静脉与其伴行,外径稍粗于动脉,为2.5~3.0 mm。游离股前外侧皮瓣可以制备成感觉皮瓣,其神经支配来自股前外侧皮神经,该神经在髂前上棘前下方7~10 cm处穿出深筋膜,然后分为前后两支,前支进入大腿前外侧皮瓣的供区(见图19-4-3)。

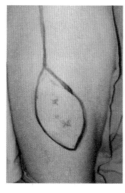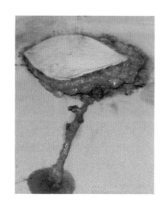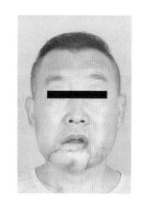

A.设计股前外侧皮瓣　　　　　　B.切取股前外侧皮瓣　　　　　　C.修复后

图 19-4-3　股前外侧皮瓣修复创伤后面部缺损

3.肩胛皮瓣

肩胛皮瓣用于口腔颌面部组织修复的历史较短,但其具有解剖结构恒定,血管蒂长且口径大,质地较薄,提供面积大,设计灵活以及供区畸形不明显等优点,因此目前该皮瓣在口腔颌面部重建外科领域的应用迅速推广。特别是近年来,肩胛皮瓣已经成为颌面部不对称畸形显微外科矫正的理想供区。

由于肩胛皮瓣质地良好,薄而无毛,因此十分适合口内缺损的修复。与前臂皮瓣相比,肩胛皮瓣有许多优点:①皮瓣切取后不会影响供区的血供;②供区隐蔽,容易为患者接受;③供区创口可直接拉拢缝合,不需要植皮;④设计灵活,可切取皮瓣的面积较大。游离肩胛皮瓣十分适合口内大中型缺损的修复。对于严重半侧颜面萎缩的显微外科矫正,应用最多的皮瓣也是肩胛皮瓣。

近年来,游离肩胛皮瓣已经成为口腔颌面部不对称畸形显微外科矫正的首选。肩胛区域独特的血供方式使得有可能制备单一血管蒂的多个皮瓣,也可同时切取肩胛骨的外侧缘做复合重建,因此在口腔颌面部缺损的修复中具有很大的灵活性。游离肩胛皮瓣最大的缺点是制备组织瓣时需变换体位,无法行"双组手术"。

4.上臂外侧皮瓣

上臂外侧皮瓣与前臂皮瓣同属筋膜皮瓣,但与前臂皮瓣相比,上臂外侧皮瓣具有独特的优点:①其营养动脉为上肢的非主要供血动脉,切取后不会影响上肢血供;②供区较为隐蔽,皮瓣宽度在 6～8 cm 以下者可直接拉拢缝合,仅留线形瘢痕,而前臂皮瓣供区通常均需植皮,因此上臂外侧皮瓣供区病变明显轻于前臂皮瓣。

常规上臂外侧皮瓣的血管蒂长度仅 2～6 cm,大多数情况下无法满足需要,特别是对于头颈部重建的病例,往往需要血管移植。近年来出现的改良上臂外侧皮瓣技术克服了上述缺点,通过各种延长血管蒂的解剖方法,将血管蒂解剖至肱深动脉自肱动脉发出处,不仅大大延长了可用血管蒂的长度,而且获得了较大口径的供区动脉,提高了上臂外侧皮瓣游离移植的可靠性。另外,通过将皮瓣设计在上臂和前臂交接处,形成所谓的上臂/前臂上部皮瓣,一方面使皮瓣的质地更薄,另一方面也达到了延长血管蒂的目的。随着头颈部显微外科技术的不断普及和推广,上臂外侧皮瓣在头颈外科领域的应用也越来越广,并已成为头颈重建常用的皮瓣供区之一。

5.腹直肌皮瓣

腹直肌皮瓣可以制备成肌皮瓣,也可以制备成单纯肌肉瓣,还可以制备成不带肌肉的薄型皮瓣(腹壁下动脉穿支皮瓣),因此在头颈缺损的修复与重建中具有很大的灵活性。目前,腹直肌皮瓣的应用范围仅次于前臂皮瓣和腓骨瓣,成为口腔颌面外科领域应用最多的游离组织瓣之一。

腹直肌皮瓣的血管蒂十分可靠,解剖变异少;制备时不需要改变患者的体位,允许实施"双组手术";游离移植时容易吻合成功,在头颈缺损的修复重建中具有很大的灵活性。超长蒂腹直肌皮瓣的应用大大延长了血管蒂的长度,使得血管蒂很容易到达对侧颈部,避免了血管移植。腹壁下动脉穿支皮瓣的应用不仅保存了腹直肌的功能,防止了发生术后切口疝的危险,而且克服了传统腹直肌皮瓣过于臃肿的缺点,使得该皮瓣的应用更加灵活、可靠。但腹直肌皮瓣也有不足之处,主要是血管蒂长度有限,不适合缺损离受区血管较远的情况;如不熟悉解剖结构,则易损伤腹壁导致腹疝;不适合修复颊部等较薄的组织缺损。

6.背阔肌皮瓣

背阔肌皮瓣是医学文献记载最早的肌皮瓣。该皮瓣具有神经血管蒂长而粗大、制备简单、面积大、供区病变小等优点,因此已成为头颈部重建的常用皮瓣。背阔肌的血供主要来自胸背动脉。背阔肌的运动神经为胸背神经,同时还接受第2~6肋间神经的节段性支配,可以利用带胸背神经的背阔肌皮瓣用于恢复运动功能。游离背阔肌皮瓣的制备十分快速简单,血管蒂解剖恒定而可靠。背阔肌皮瓣的血管蒂长,血管口径大,质地较薄且通常无毛,并且能提供较大面积的皮岛,供区可直接拉拢缝合而不需要植皮,从而使供区术后畸形和病变不明显。由于上述优点,背阔肌皮瓣已成为口腔颌面部重建的常用皮瓣。该皮瓣特别适合用于修复颊部的洞穿性缺损,也可用于全舌切除后的修复等口腔内大、中型缺损。背阔肌皮瓣最大的缺点是组织瓣制备时需变换体位,无法进行"双组手术",因此延长了手术时间。

7.局部组织扩张技术

皮肤扩张技术一经出现,便受到了临床的广泛关注。突出优点是其所提供的皮肤得以维持感觉功能和附属结构,用于修复缺损的皮肤多具备与受区相同或相近的颜色、厚度及附属结构等组织解剖特征。多数情况下,可通过简单的推进转移方式关闭缺损,供区部遗留需要修复的继发缺损,从而避免了一般皮瓣应用中必须破坏一个区域的结构或外形去修复另一个区域缺损的缺陷。由于经过扩张的皮肤局部血运得到改善,不但增加了修复的成功率,而且提高了皮瓣应用的灵活性。必要时,同一区域可进行2~3次重复扩张,以便为达到更理想的修复效果提供更充分的组织量。头颈部组织扩张的主要缺点是包括埋植和取出扩张器、完成修复两个外科步骤,另一主要缺点是组织扩张过程中会出现难以掩盖的局部畸形,这一点术前应向患者详细说明。

　　根据植入扩张器的类型、部位、数量及患者全身情况,可选择局部浸润麻醉或全身麻醉。埋植扩张器的切口多设计在正常组织与拟修复缺损区域的交界处。若需进行多部位组织扩张术,须根据修复缺损的局部皮瓣设计的要求来安置切口的位置。在进行头皮区域或额部皮肤扩张时,应在帽状筋膜与骨膜之间做相应范围的潜行分离。在颈部,扩张器可安置在皮下层或颈阔肌下层。剥离范围应以能够顺利植入扩张器为度,即扩张器植入后其基底部应平展,不可扭曲或折叠。扩张器的注射部位应经同一切口植入,通过潜行剥离的"隧道"进入单独的囊腔内。

　　植入扩张器后,通过注射部即刻注入 50 mL 液体,以消灭死腔和对植入囊腔压迫止血,并有助于检查扩张器的就位情况和是否存在渗漏现象。用不可吸收缝线分层缝合皮下组织和皮肤,操作中注意切勿损伤扩张器。扩张器植入 2 周后开始扩张。以头皮针接 50 mL 注射器,经皮肤刺入注射部,注入生理盐水的量依据表面皮肤张力变化及患者耐受程度而定。一般以扩张器表面皮肤轻微变白为度,然后缓慢回抽致皮肤颜色恢复正常。注入盐水引起的局部疼痛不适感常持续 24～48 h。通常每周扩张 2 次,如果进行更为快速的扩张,则各种并发症的发生率将随之增加。扩张过程中皮肤会逐渐变薄,扩张器周围形成软组织囊,表面皮肤常发生可逆性颜色(蓝色或红色)改变。有时可见扩张的皮下静脉,需要与发疖或感染等并发症加以鉴别。

　　当扩张器表面被扩张的皮肤的弧长相当于缺损宽度的 3～4 倍时可中止扩张,完成这一过程在面颈部需 6～8 周,头皮部约需 12 周。取出扩张器和修复缺损在同一次手术中完成。取出前,释放全部或大部分生理盐水,从原切口或拟作的皮瓣切口取出扩张器。根据修复缺损的术前设计和术中具体情况,形成带蒂推进或旋转皮瓣。由于扩张后皮肤血运丰富,允许适当修整变薄以更适应被修复区域的形态要求。供区放置负压引流,创面关闭与术后处理与一般的皮瓣外科常规处理相同。

　　皮肤扩张术的并发症较多见,但经过正确的处理多不会对手术效果产生严重影响。头颈部并发症的发生率因部位而异,以颈部发生率最高,额部次之,头皮区最低。较严重的并发症有皮肤坏死、扩张器渗漏、感染、血肿等。

第五节　口腔颌面部创伤后的心理康复

　　口腔颌面部是人体外露的部位,也是人体美学集中反映的区域,因此相对于全身其他部位的损伤,口腔颌面部创伤往往会对患者的进食、语言、容貌造成不可逆的影响。尤其是创伤造成的暂时性或永久性面部畸形,会造成患者不同程度的生理变化,患者的心理功能和社会功能亦会发生不同程度的改变,这一点应该得到口腔颌面外科医生足够的重视。在接诊过程中,医生不但要注重对创伤本身所致的各种生理和病理改变的治疗,同时要重视患者创伤后的心理行为改变。在临床治疗过程中,尽管医生已经做了最大限度的努力,但是个别患者(尤其是部分女性患者)对结果并不能完全接受。心理的波动会引发不配合治疗、医疗纠纷、抑郁甚至自杀、伤医等行为。对颌面创伤患者心理健康状况的关注不足,将在一定程度上影响病程、治疗效果及预后等。

口腔颌面创伤给患者带来的心理健康问题具有一定的广泛性。颌面创伤患者早期的心理问题主要表现为恐惧、抑郁和焦虑,不肯接受现实。随着时间的推移和伤情好转,绝大多数患者的心理症状会逐渐减轻直至完全康复;但仍有部分患者在创伤后较长时间内心理症状不能缓解,最终发展为各种心理障碍,如各种不同程度的抑郁、焦虑、人际关系紧张、社交恐惧、酗酒、药物滥用等。与身体其他部位的创伤相比,口腔颌面部创伤后发生心理障碍的概率较高,已成为危及患者本人及其家庭乃至社会的一大健康隐患。

口腔颌面部外科医护人员在积极救治口腔颌面部创伤的同时,还必须及时发现患者的心理问题并进行积极的、有针对性的干预,以改善患者的心理健康。对心理问题比较严重的患者应该请专业的心理医生会诊,尽早干预能够阻止或减轻患者长期的心理伤害,并降低后期心理障碍的发生率,促使患者达到自身条件下的身心完好状态。

第六节 口腔颌面部软组织缺损修复的实验研究

一、可用于软组织重建的种子细胞

由于自体组织皮肤的数量毕竟有限,越来越多的学者着眼于替代领域。组织工程皮肤作为组织工程研究中较为活跃的领域,是在无细胞的生物材料中引入特定的种子细胞,通过一定的组织构建,形成更加接近于人体组织结构的生物活性替代物。这种材料可以摆脱数量和部位的限制而大面积应用。目前,用于皮肤组织工程构建的种子细胞主要包括表皮细胞、成纤维细胞、脂肪干细胞等。

(一)表皮细胞

表皮细胞来源于胚胎外胚层,由于表皮细胞表达组织相关性抗原,可引起机体的排斥反应,因此目前组织工程所采用的表皮细胞大多为自体细胞。但自体细胞的数量及增殖能力有限,需要3～4周的培养时间,对于急需覆盖创面的大面积烧、创伤患者,显然无法满足治疗需要,这也成为表皮细胞在组织工程应用中亟待解决的问题之一。

(二)成纤维细胞

成纤维细胞的生物学作用广泛、增殖快、黏附力强,同时因为成纤维细胞,特别是胎儿来源的成纤维细胞免疫原性低,不引起机体明显的排斥反应,因此成纤维细胞是目前皮肤组织工程中应用最为广泛的种子细胞。近年来,分子生物学技术的快速发展,使人为调控成纤维细胞的生物学功能成为可能,其中以基因转染技术在成纤维细胞研究中的应用最为广泛。利用重组生长因子质粒转染成纤维细胞,使转基因细胞稳定表达特定的生长因子,实现一定的生物学效应,是目前的研究热点之一。迄今为止,已经成功构建了多种生长因子转染的成纤维细胞表达体系。

（三）脂肪干细胞

脂肪组织在人体内取材方便、来源充足且形态雕塑容易,已成为近年来修复再生领域的研究热点。通过抽脂获得的大量脂肪干细胞(adipose derived stem cells,ADSCs)不仅在体内及体外具有多向分化潜能,在不同诱导因子的作用下可以向脂肪细胞、软骨细胞、肌细胞、成骨细胞、神经细胞等分化,而且可以分泌多种促血管生成因子和抗凋亡因子。最新的研究发现,脂肪干细胞作为基因治疗的靶细胞具有抗炎、抗氧化作用,有望成为临床上用来修复受损组织和器官的理想干细胞来源,同时也为一系列疾病的治疗提供了新的思路。

二、间充质干细胞-胞外囊泡在颌面软组织再生中的实验研究

目前,牙髓坏死、牙周组织破坏、颌骨缺损和颌面部软组织缺损等只能采用非生理性修复或生物材料替代,无法实现组织再生和生理结构的重建。为突破口腔颌面部组织再生修复面临的技术瓶颈,亟须寻求新的生物治疗策略。研究证实,间充质干细胞(mesenchymal stem cells,MSCs)主要通过三条途径促进组织再生:①直接分化为组织细胞;②通过免疫调节功能改善局部再生微环境;③通过释放多种生物活性成分,促进组织再生。其中,MSCs 的旁分泌作用越来越受到关注。胞外囊泡(extracellular vesicles,EVs)是不同细胞间及多种组织间信号交流的重要途径,广泛参与组织发育、稳态维持和再生修复等过程。MSCs 分泌的细胞外囊泡(MSC-EVs)含有丰富的生物活性物质,是MSCs 发挥促组织再生作用的重要分泌性成分之一。

近年来,MSC-EVs 在牙及颌面组织修复再生中的研究取得了快速进展。MSC-EVs已被证实可以有效促进牙及颌骨中干细胞和前体细胞的增殖、分化、存活、迁移,并加快血管神经再生,从而可应用于牙髓、牙周、颌骨、颞下颌关节及颌面软组织的再生。EVs具备免疫原性低、作用途径广、可规模化制备等优势,其临床应用潜力巨大。随着对 EVs作用机理的深入探索和标准化制备及检测体系的建立,MSC-EVs 治疗有望成为牙及颌面部组织再生的重要方法。脐带等组织来源的 MSC-EVs 已被发现在皮肤创伤修复中具有较好效果,MSC-EVs 可以激活 Wnt 通路并抑制转化生长因子-β 通路,在促进伤口愈合的同时有效抑制局部成纤维细胞增生所致的瘢痕形成。AD 小鼠的 MSC-EVs 能够促进脂肪再生和维持脂肪移植物的存活,并应用于局部的软组织缺损和移植充填。也有研究提示脐带 MSC-EVs 具有一定的抗衰老作用,可通过传递增殖细胞核抗原(proliferating cell nuclear antigen,PCNA)进入衰老的骨髓 MSCs 中,从而逆转干细胞的衰老。目前已有基于 MSC-EVs 的美容护肤产品上市,显示出广阔的应用前景。

三、纳米材料在口腔颌面部软组织再生中的研究

在口腔和颅颌面部,周围神经损伤通常由急性创伤、肿瘤或囊肿压迫、术后或拔牙后并发症和退行性疾病引起,通常影响面神经、三叉神经及其分支,包括下牙槽神经、舌神经等。为了解决这些临床问题,已经出现了将纳米材料作为人工神经导管应用于工程神经组织,特别是面部和三叉神经组织的研究。丝纤蛋白(silk fibroin,SF)伤口敷料纳米材料以其优异的生物相容性、透水性和较轻的炎症反应而闻名,并已被证明在生物医学应用中具有广泛的前景。有学者研发了具有双层结构的电纺 SF 纳米纤维,以桥接大鼠的 5 mm 面部神经缺损。具有排列结构的纳米纤维内层显示出对施万细胞的附着、扩张和迁移存在有益影响,并为轴突生长和再生提供了合适的微环境。

除 SF 外,肽两亲物(peptide amphiphilies,PAs)是神经工程中另一组有前途的候选物,因为它们具有生物相容性、生物降解性、蛋白质基团和自组装能力。与电纺纳米纤维不同,PAs 可能更适用于人体,因为它是可注射的,能够自发地自组装成纳米纤维。2018年,格林尼(J. J. Greene)等人使用 PAs 纳米纤维神经移植修复了大鼠面部神经缺损,这是首次成功报道通过对齐的 PAs 纳米纤维移植成功重建有组织、有髓鞘的神经组织。

截至 2022 年,由于纳米材料在体内实验中难以建立面部神经缺损模型,从而仅进行了少量研究。在这种情况下,纳米支架在临床治疗中的应用还有很长的路要走。在未来,可能会探索纳米材料与干细胞和(或)药物的结合,以调节周围神经修复,并为临床治疗提供有效的基础。

四、水凝胶材料在软组织愈合中的实验研究

人体除了硬组织如牙齿和骨头以外,其余都是由软组织构成的,因此,研究与生物体软组织的结构和性能类似的"软、湿"高分子水凝胶(hydrogels)材料在组织工程、再生医学、药学、基础医学及临床医疗领域中有巨大的价值,是当今柔性生物材料发展的一个重要方向。高分子水凝胶是透明或半透明的黏弹性半固态柔性生物材料,因其高分子含量少,水含量占大部分($50\%\sim90\%$),也称为"水材料",是一类典型的低原材料消耗、低环境污染、高技术附加值的柔性生物医用材料。鉴于其独特的、与细胞外基质类似的可溶胀大量水的三维网络结构特征,水凝胶成为模拟天然生物软组织材料的极佳选择,在组织工程、生物传感器以及缓释载体(包埋释放药物、蛋白或细胞)等生物医学领域中有广泛的应用。

仿贻贝水凝胶可负载生长因子或者治疗剂等生物活性分子,引导和刺激组织的稳定持续生长。例如,设计制备的 DA-NPs/PNIPAM 水凝胶封装表皮生长因子可用于组织损伤修复。小鼠皮肤损伤实验表明,含 EGF 水凝胶处理的伤口被完全修复且被新生皮肤组织和毛发覆盖,再生组织中形成了更成熟和紧密的胶原纤维,且与水凝胶之间无明显界面。

水凝胶作为通用型载体缓释平台,还可以加入具有治疗效果的纳米颗粒,实现黏附止血和给药治疗的双重目的,扩展多酚水凝胶的应用范围。新型药物递送系统结合了两者的优势,具有较好的发展潜力,例如将负载 CD47 抗体抑制剂的碳酸钙纳米颗粒包封于黏附性水凝胶中,在恶性肿瘤手术切除后喷涂该水凝胶,利用水凝胶的止血性能降低残存肿瘤细胞进入血液循环系统的风险,并且释放纳米颗粒进行肿瘤免疫治疗。但是,如何实现多酚凝胶在不同阶段对活性成分的序列控制来促进皮肤组织再生,将是发展功能性生物黏合剂所面临的挑战。疾病治疗与组织愈合再生一体化也是药物载体研究的热点。目前,医用黏合剂以及传统组织愈合方法多数只针对外科组织损伤的愈合,而对于自身免疫疾病诱导的组织缺损修复(例如红斑狼疮),以及严重感染条件下的组织抑菌、再生修复的创面敷料也是必要的研究方向。另外,通过调控凝胶的形态与基材的物理化学性能,满足不同形貌创面所需的使用方式(例如可注射、可喷涂、凝胶贴剂等),实现在不同环境中的应用也是未来的发展方向之一。

(商洪涛　苏忠平　杨勇　康永杰　段景皓　史雨林)

参考文献

[1] 付小兵.中华战创伤学·第 3 卷·口腔颌面部战创伤[M].郑州:郑州大学出版社,2016.

[2] 邱蔚六.口腔颌面外科理论与实践[M].北京:人民卫生出版社,2000.

[3] 朱国雄,王昭领.口腔颌面部战创伤救治实用手册[M].北京:人民军医出版社,2011.

[4] 蒋勇联,杨沛蕾,刘国元.22 例腮腺导管损伤手术治疗疗效分析[J].上海口腔医学,2011,20(4):442-444.

[5] 谭正力,田然,郁正亚.颈部血管穿通伤 22 例的外科治疗[J].中华医学杂志,2012,92(27):1905-1908.

[6] BELL R B, OSBORN T, DIERKS E J, et al. Management of penetrating neck injuries:a new paradigm for civilian trauma[J]. Journal of Oral and Maxillofacial Surgery, 2007, 65(4):691-705.

[7] DAI J, SHEN S G, ZHANG S, et al. Rapid and accurate identification of cut ends of facial nerves using a nerve monitoring system during surgical exploration and anastomosis[J]. Journal of Oral and Maxillofacial Surgery,2013,71(10):1809.E1-5.

[8] KESSEL B, ASHKENAZI I, PORTNOY I, et al. Right-sided "trapdoor" incision provides necessary exposure of complex cervicothoracic vascular injury:a case

report[J]. Scandinavian Journal of Trauma, Resuscitation and Emergency Medicine, 2009, 17(1):46-49.

[9] KOPEC T, WIERZBICKA M, SZYFTER W. Stensen's duct injuries:the role of sialendoscopy and adjuvant botulinum toxin injection[J]. Videosurgery and Other Miniinvasive Techniques, 2013, 8(2):112-116.

[10] LI R, WANG H, XIAO J, et al. Maxillofacial injuries in the Wenchuan earthquake [J]. Scandinavian Journal of Trauma, Resuscitation and Emergency Medicine, 2010, 69(6):1481-1485.

[11] VOLK G F, PANTEL M, GUNTINAS-LICHIUS O. Modern concepts in facial nerve reconstruction[J]. Head Face Medicine, 2010, 6(1):25.

第二十章　颈部和躯干创伤

第一节　颈部损伤

颈部损伤（neck trauma）是常见的人体损伤之一。颈部急性软组织损伤主要是由外力伤害所致，多见于青壮年。颈部慢性软组织损伤大多是因为急性软组织损伤未得到及时救治或治疗不彻底、不规范，由慢性劳损和颈部骨关节变化等引起，常见于中老年人。颈部损伤时可能会出现出血性休克和截瘫，严重者甚至会危及生命，死亡原因多为窒息、严重出血性休克、气胸等。正确处理出血、呼吸困难及休克是颈部皮肤软组织开放性损伤抢救成功的关键。

一、颈部解剖特点

颈部位于头与胸之间，上方以下颌底、下颌支后缘、乳突、上项线和枕外隆凸的连线与头部分界，下方以胸骨柄上缘、锁骨、肩峰及第7颈椎棘突的连线与胸部分界。颈部以两侧斜方肌前缘为界，分为斜方肌前缘之前的颈前部（狭义的颈部）和之后的颈后部（项部）。颈前部以胸锁乳突肌为界分为颈前三角区、胸锁乳突肌区和后方的颈外侧区，胸锁乳突肌前缘、下颌骨下缘与前正中线之间的区域构成颈前三角区（见图20-1-1）。

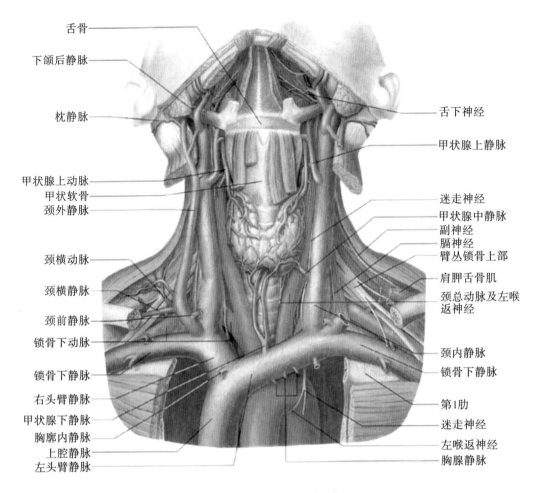

图 20-1-1　颈部深层解剖

（图片引自《LWW 解剖图谱》）

二、颈部损伤因素

　　颈部皮肤软组织常见的损伤原因包括机械力、热力、电力、冰冻、放射能、火器等。机械力损伤常见于擦挫伤、锐器伤、撕裂伤、挤压伤等，由机械力作用于皮肤软组织引起，是临床上颈部皮肤软组织开放伤最为常见的原因。热力损伤多为烧烫伤所致，是由于高温直接造成皮肤软组织甚至深部组织的损伤坏死及脱落。电力损伤常见的为电击伤，由于触电或雷击引起，属电能性损伤。冰冻损伤常见为冻伤，由低温引起，造成皮肤软组织外露部位坏死、开裂。放射能损伤是由射线等放射能引起的皮肤软组织溃烂甚至坏死。火器是指以火药为动力的武器，火器对颈部皮肤软组织造成的损伤形式包括贯通伤、开放性损伤以及毁损伤等，极易造成血管神经甚至颈椎损伤，患者往往伤情严重，诊治较为困难。

三、颈部和咽喉开放性创伤的特点

颈部和咽喉开放性创伤以切割伤、刺伤为主，枪弹伤和弹片伤等火器伤较多见。颈部和咽喉开放性创伤的处理应将抢救生命放在首位，包括快速有效地止血、抗休克、解除呼吸道阻塞及抢救颈椎创伤。

（一）喉和颈段气管创伤

颈前正中线及其附近的开放性创伤都有可能伤及喉和颈段气管，主要表现是颈部呈现形状和大小不一的创口，伤口处和口鼻出血，血性气泡从伤口逸出，声音嘶哑或失声，呼吸困难，皮下气肿可扩展至纵隔而发生纵隔气肿。出血量较多者可引起失血性休克；如果同时伤及颈动脉等大血管，可很快致死。呼吸道阻塞常是导致呼吸困难的主要原因，而喉软骨骨折、喉气管腔内软组织水肿或血肿形成，均可直接造成气道阻塞；血液流入气道也可阻塞呼吸道。检查可见喉部塌陷畸形，扪诊时可有骨折片摩擦音或摩擦感。有时可从颈部伤口直接内窥检查喉和气管腔内的创伤情况。

（二）咽和颈段食管创伤

患者主要表现为吐血、呕血、吞咽疼痛或吞咽梗阻，吞咽时唾液或食物可从伤口内的咽-食管破损处漏出；有时可存在颈部皮下气肿或纵隔气肿。经口吞服稀释的亚甲蓝溶液后，颈部伤口有染料染色者即可确诊为咽或食管的穿孔性创伤。

（三）颈部大血管损伤

颈部大血管损伤大多为开放伤，诊断一般不难，但对于伤口较小、出血已停止或压迫包扎处理的不典型病例，要立即判断往往不容易，要仔细检查。患者有以下情况则应考虑血管损伤的存在，必须行探查术：①伤口处活动性出血，颈部进行性增大；②口腔有活动性出血，但未见口腔损伤；③低血压伴伤口出血史；④扩大至颈部血肿；④上纵隔增宽；⑤由于气管受压引起气管移位；⑥上肢、颞浅动脉、面动脉搏动消失；⑦颈部杂音；⑧进行性中枢神经功能障碍。

（四）甲状腺创伤和胸导管创伤

切割伤患者的甲状腺创伤比较容易诊断，但刺伤患者多需颈部切开探查才能发现。甲状腺血供丰富，伤后出血较多，可因局部血肿压迫气管造成窒息，或伤后发生明显水肿而压迫呼吸道引起阻塞性呼吸困难。胸导管创伤后流失的乳糜液每日可达 1～3 L，其中含有丰富的蛋白质和脂肪等营养物质，故可导致伤者营养不良。当乳糜液进入胸腔后，可引起胸膜腔积液及呼吸困难。

四、颈部和咽喉开放性创伤的急救

此类急救包括院前急救和院内急救。院前急救以抢救生命、赢得救治时机为目的，主要是止血和维持呼吸道通畅。然后迅速将伤者运送到条件较好的医疗机构，进行院内急救。

（一）止血

可用干净纱布直接填塞于伤口内止血，或在出血侧胸锁乳突肌中点环状软骨平面，用手指用力将颈总动脉压向第6颈椎横突进行止血。当用加压包扎法止血时，应施行单侧包扎法，切不可用绷带环绕颈部包扎，否则可能因为局部出血水肿等原因而引起压迫性窒息。

（二）保持呼吸道通畅

应立即清除患者口腔、咽喉或气管破口内的积血、分泌物或异物。急救时如有喉-气管破口，可从破口处暂时插入气管套管或合适的橡皮管等管状物，有条件时应立即进行低位气管切开术。低位气管切开术的适应证如下：①呼吸道阻塞和颈部皮下气肿进行性加重；②喉腔内可见大块粉碎状撕裂的喉软骨片；③喉软骨塌陷或骨折，喉部严重变形；④双侧喉返神经损伤导致双侧声带瘫痪。

（三）补液抗休克

具体措施包括扩充血容量、增强心脏功能和调节血管张力，还应给予氧气吸入、镇痛和镇静、保暖，并将头位降低。

（四）其他

昏迷者应注意对颅脑和胸腹部创伤的抢救；对于颈部伤口存留的弹头、弹片或玻璃碎片等异物，如果异物存留造成呼吸道梗阻且较易取出，可予以取出，否则急救时一般不予取出，而留待手术时再摘取异物。

五、颈部和咽喉开放性创伤的修复方法

（一）喉和颈段气管创伤

应及早在全麻下行清创缝合术。切割伤者可经原伤口进行探查并进行清创和整复，刺伤者可将伤道适当扩大以扩大视野，便于探查伤道和喉部情况，必要时应向下探查气管。整复时应将喉软骨黏膜尽量对位缝合，给予良好固定；如为粉碎性骨折，不要随意取出软骨碎片，而应给予复位、缝合、固定。颈段气管缺损可采用皮片或筋膜进行修复。为预防喉与气管的瘢痕性狭窄，应在整复手术后放置喉-气管扩张模。

（二）咽和颈段食管创伤

应力争在伤后行早期清创缝合。术前放置鼻饲管可帮助术中辨认咽-食管破口，并便于术后鼻饲饮食。清创时，为看清伤口内情况，尤其是刺伤者表面伤口虽然较小但常有较深的盲管伤时，应适当将创口扩大。咽-食管破口的初期缝合，最好用细肠线行黏膜外横行缝合；不可行纵向缝合，以防日后发生管腔狭窄。

（三）颈部大血管创伤

凡怀疑有颈部大血管创伤者，应在对颈部创伤进行清创前做好抢救准备，包括建立输液和输血通道，纠正休克并准备足够容量的全血；必要时先行气管切开术以保持呼吸道通畅。手术探查时要充分显露手术野，探查并剪开颈动脉鞘，确认颈动脉近心端并暂时阻断其血流，然后仔细向上找到血管损伤部位。阻断颈总动脉每次不应超过10 min，

以防止发生脑部缺血。在对血管进行修复处理以前必须彻底清创,以防止伤口感染,导致血管修复失败或继发性大出血。

（四）甲状腺创伤

在清创时应妥善结扎甲状腺出血血管。在结扎甲状腺下动脉时,特别要注意保护其后外侧面邻近气管、位于食管与气管间沟中的喉返神经。对于受伤的甲状腺腺体,除明显失活者外,均要尽量保留,以免术后导致甲状腺功能低下。仔细缝合受伤腺体并止血,同时要注意保护甲状旁腺,不要将其损伤或去除,以免发生甲状旁腺功能不全或低下。

（五）胸导管创伤

发现颈部有乳糜液流出时,应立即进行局部加压包扎。如系颈部切割伤,要在清创缝合时仔细检查以明确乳糜液的漏出部位,并在破口胸导管的近端和远端进行结扎。对于颈部刺伤,也应在颈部切开探查时仔细寻找乳糜管的破口部位并予以结扎。当发生乳糜胸时,应行胸腔穿刺抽液,多次抽液无效者可行闭式胸腔引流。

六、颈部电烧伤创面的特点及常用皮瓣修复策略

颈部电烧伤创面大多为电流入口,损伤较重,常伴有深层结构破坏。颈外侧区和项部电烧伤往往伴有肌肉损伤,有时颈椎棘突亦有烧伤,严重者可发生脊髓损伤。在胸锁乳突肌及其前缘上部,因其深部有颈动脉鞘且血管是电烧伤最易损伤的组织,故此处电烧伤易致颈总动脉受损,如不及时修复有大出血的可能。颈前区因浅面结构薄弱,电烧伤时易发生气管损伤、气管缺损、下颌部损伤和下颌骨外露。

根据颈部损伤部位及缺损范围,对颌下、耳下部位可选择由颈横动脉及其分支供血的颈阔肌肌皮瓣或斜方肌肌皮瓣修复。颈横动脉在颈外三角处发出分支供应下后方皮肤,斜方肌由颈横动脉的颈浅支供应,可保证皮瓣的血供。累及颈中下部的电烧伤有可能损伤颈横动脉而致斜方肌供血不足,如果选用斜方肌肌皮瓣,则手术失败的可能性较大。颈前区烧伤可选择岛状胸大肌肌皮瓣,胸大肌远端较扁平,修复后外形不显臃肿。背阔肌肌皮瓣因为供区面积较大、容易分离、血管蒂较长,可修复颈部任何部位的创面。如果该肌皮瓣从胸大肌下方隧道穿出,可延伸修复枕部电烧伤创面。对枕、项、单侧下颌面部及颈外侧区的巨大缺损创面,单个皮瓣修复有困难时可采用联合皮瓣。常选用背阔肌肌皮瓣与胸大肌肌皮瓣联合修复,效果较好。术中必须彻底清除坏死组织,咬除炭化骨质。对于胸锁乳突肌区及其前缘上部电烧伤,因其深部有颈部大血管,如高度怀疑有颈总动脉损伤,清创探查前应做好开胸准备。手术时最好先切除部分锁骨,找到颈总动脉的起始部,套好结扎线暂不打结,然后再进行清创,以避免手术过程中发生大出血。遇到颈总动脉损伤时,可行颈总动脉结扎或血管移植。对于先天性大脑侧支循环不良的患者,结扎单侧颈总动脉可引起同侧大脑缺血,造成肢体瘫痪甚至危及生命,应谨慎选择。

【典型病例】

病例简介:患者男性,50岁,主因高压电击伤全身多处伴浅昏迷状态11 h急诊入院。患者入院11 h前双手接触10 kV高压电,致使颈部、双上肢、躯干、左下肢等全身多处受

伤,当地医院给予补液抗休克治疗,伤后 11 h 转院,入院时处于浅昏迷状态。

入院查体:患者右侧颈部创面肌肉呈炭化改变,血管外露,肿胀明显;躯干、四肢创面深达肌层,呈焦炭样改变;左手及左足末梢循环差。

临床诊断:①电烧伤 20%,Ⅲ～Ⅳ度(全身多处);②浅昏迷。

治疗经过:入院时由于颈部伤情严重,为预防气道梗阻,请耳鼻喉科急诊行气管切开术。伤后第 8 天行血管造影,当天早上发生颈部出血,经全院大会诊后行颈内动脉覆膜支架植入术;伤后第 9 天行颈部创面清创＋血管神经探查、咽部成形修补＋背阔肌游离皮瓣移植修复术,术中见颈前及右侧肌群、甲状软骨、舌骨、舌骨甲状膜坏死,下颌骨外露,咽部及喉腔开放,可见舌根、会厌及食管入口,颈总动脉壁坏死呈蜡黄色,可触及坚硬的血管支架。背阔肌游离皮瓣移植术后第 8 天发现患者口腔及皮瓣边缘渗血,咽部有血凝块,皮瓣下可能存在活动性出血,可能有咽瘘,行喉部清创探查＋喉修补/肌瓣转移术。术中清创见皮瓣下血肿形成,巨大的血凝块从咽瘘突入咽腔,无活动性出血。将颈部皮瓣下肌肉组织部分与皮瓣分离,肌瓣部分转移至下颌骨下缘处,填塞腔隙,同时保护颈总动脉。术后 28 天开始经口进食,移植颈部皮瓣成活良好,无咽瘘发生。术后 5 个月随访,发现颈部外观及功能理想(见图 20-1-2)。

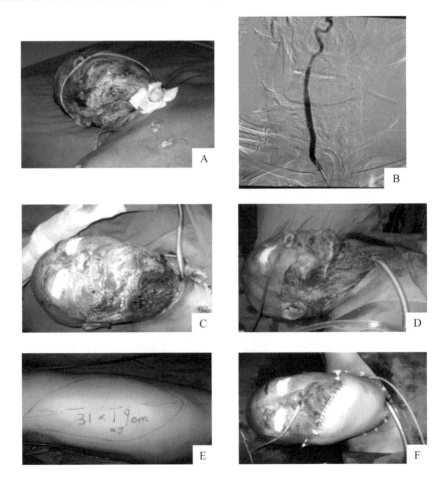

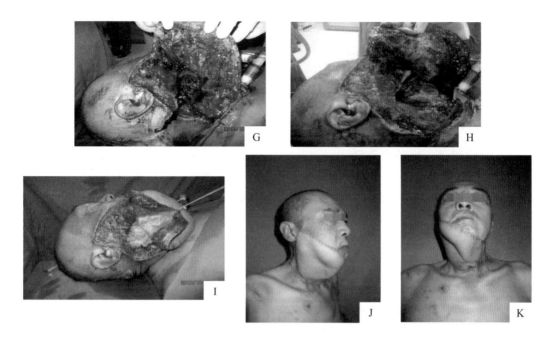

A.入院时面颈部创面情况；B.颈总、颈内动脉覆膜支架植入术后；C.面颈部清创探查术前；
D.面颈部清创术中；E.设计背阔肌游离肌皮瓣；F.背阔肌肌皮瓣游离移植修复面颈部创面；
G.肌皮瓣出血探查；H.术区止血清创；I.部分肌瓣转移保护颈总动脉；J.K.术后5个月随访

图 20-1-2　背阔肌肌皮瓣游离移植治疗面颈部电烧伤创面

（空军军医大学西京医院朱雄翔、陶克、杨薛康、张月医师供图）

（陶克　计鹏　曹涛）

第二节　躯干部损伤

一、胸部损伤

发生胸部损伤(chest trauma)时，根据胸膜腔是否与外界相通，将其分为闭合性损伤和开放性损伤。闭合性损伤多由于暴力挤压、冲撞或钝器打击胸部所致，轻者只有胸壁软组织挫伤或（和）单纯肋骨骨折；重者多伴有胸腔内脏器或血管损伤，导致气胸、血胸或多根肋骨多处骨折，甚至还造成心脏损伤而产生心包腔内出血。开放性损伤平时以各种锐器伤、电烧伤、放射性损伤为主；战时以火器伤居多，弹片穿透胸壁导致胸膜腔与外界相通，形成开放性气胸或血胸，影响呼吸和循环功能。

（一）胸部解剖特点

胸部位于颈部与腹部之间，其上部两侧借上肢带与上肢相连。整个胸廓由12块胸椎、12对肋骨、1块胸骨和它们之间的连结共同组成笼状支架。胸壁是由胸廓与附着或覆盖在胸廓上的皮肤、肌肉、筋膜、血管、神经等软组织构成，分为前胸壁、侧胸壁及后胸壁。胸壁与膈共同围成胸腔，具有一定的弹性和活动性，起着支持、保护胸腹器官的作用，并参与呼吸运动。

（二）胸部损伤的早期急救

1.非手术疗法

非手术疗法的重点是纠正呼吸循环功能障碍和补偿失血，包括以下措施：

（1）防窒息，应立即清除患者口腔及上呼吸道内的分泌物、血液、异物，托起下颌角或将舌体拉出口腔外。必要时行气管插管或气管切开。

（2）封闭胸壁开放伤口。

（3）血胸、气胸引起呼吸困难较重时，宜胸腔穿刺排气、抽血。

（4）若出现急性心包填塞，则立即穿刺心包腔抽血。

（5）早期充分止痛，可选用肋间神经阻滞或硬膜外麻醉保持无痛状态，3天后再酌情用全身性止痛药物。

（6）因肺挫伤对晶体液较敏感，故补液量需严格限制在1000 mL/d左右，必要时每12 h注射呋塞米20 mg，主要以全血、右旋糖酐等胶体液纠正血容量不足，持续3天后再中等量补液（限制在1周左右）。

（7）鼻导管输氧，严重低氧血症患者则机械辅助呼吸。

（8）防止感染。

2.手术疗法

（1）开放性胸部损伤：力争早期彻底清创并一期缝合，战伤或伤后超过12 h者可清创，术后4～7天皮肤延期缝合，胸膜腔置管接水封瓶引流。

（2）胸腔内进行性出血者需剖胸止血。

（3）张力性气胸、严重纵隔气肿者应于胸骨切迹上缘处切开皮肤、皮下组织及筋膜，紧急排气减压，并行胸膜腔引流，如果无好转则开胸修补。

（4）胸内异物：若异物体积较大、形状不规则、带有泥沙及碎布，或靠近心脏、大血管，宜开胸取出。

（5）血心包：心包填塞经穿刺排血后没有改善，提示心脏损伤较重，必须切开心包清除积血，并缝合心壁裂口止血。

（6）胸腹联合伤：可酌情剖腹、剖胸或行胸腹联合探查。

（三）胸壁缺损的修复方法

造成大面积胸壁缺损的临床病症主要有胸壁肿瘤、胸部感染、放射性骨坏死、胸外伤等。胸廓是否稳定会直接影响呼吸功能，所以不仅要将软组织修复重建，还要对骨性结构加以固定。

　　胸壁重建包括骨性重建和软组织修复两部分。以自身的肌肉瓣膜组织修复胸壁缺损的方法由来已久,同时也是目前比较可行的较小的缺损修补材料。肌肉和大网膜均可用于修补胸壁的软组织缺损,大网膜现在主要用于部分缺损修补及作为肌瓣修补失败的补救措施。临床上常用于胸壁软组织修复的肌瓣有背阔肌肌瓣、腹直肌肌瓣、斜方肌肌瓣、前锯肌肌瓣等。覆盖前侧或者前外侧胸壁可选择的肌瓣最多,在此区域可成功应用许多带蒂组织瓣,包括胸大肌肌瓣、腹直肌肌瓣、背阔肌肌瓣以及大网膜;可供侧胸壁进行重建的带蒂组织要少得多,在此区域重建的第一选择是背阔肌肌瓣,其次是腹直肌肌瓣及大网膜。背部胸壁的重建可选择的肌瓣有限,背阔肌肌瓣是修补头侧缺损的最佳选择;在后上胸部,斜方肌可用来覆盖脊柱及其周围的缺损。有时,非常巨大的缺损需要多个肌瓣才能提供足够的软组织覆盖。对于切除区域有放射性坏死或被坏死肿瘤污染的情况,则不可使用人工材料进行重建,最好只使用肌皮瓣进行重建。目前多数学者认为,在胸壁全层切除后,单独使用肌皮瓣即可保证胸壁有足够的稳定性。

二、腹部损伤

　　腹部损伤(abdomen trauma)大多是因为交通事故或者利器伤害而造成。腹部损伤的发病率占各种损伤的 6%～15%,单发伤少,多发伤多,多合并颅脑损伤、胸部损伤,总体病死率高达 8%～25%。腹部损伤可分为开放性损伤和闭合性损伤。开放性损伤按照腹膜是否穿破,分为穿透伤和非穿透伤;闭合性损伤可分为腹壁伤和腹内脏器伤。根据受伤解剖部位的不同,腹内脏器伤又可分为实质脏器伤和空腔脏器伤。

　　(一)腹部相关解剖结构

　　腹部是躯干的一部分,位于胸部与盆部之间,包括腹壁、腹腔及腹腔脏器等内容物。腹部除后方以脊柱为支架外,前面和外侧面均由阔肌组成,故在腹压增高时(如妊娠、腹水、肿瘤等),其容积明显增大。

　　(二)腹部损伤因素

　　腹部损伤的常见原因有刀及其他利器伤和火器伤(如枪弹、弹片等投射物)。除上述致伤原因外,还有行为和过失原因导致的,如剖腹自杀、医源性损伤等。严重的腹部损伤多发生于交通事故引起的意外伤害,常伴有失血性休克及深部组织损伤。腹部创伤是多发伤重要的组成部分,实质脏器的破裂大出血可危及患者生命,消化道破裂可导致严重感染,甚至 MODS 或 MOF。

　　(三)早期急救及修复方法

　　在以腹部创伤为主的严重多发伤患者的诊治中,查体与病史采集要求快速、准确、同时进行,尽量避免漏诊、误诊。诊断性腹腔穿刺、急诊床边 B 超、CT 是有效且敏感的诊断方法,辅助检查与临床表现相结合能决定是否行手术治疗,可避免不必要的急诊手术。右锁骨下深静脉置管优于其他静脉,可以解决休克状态下外周静脉塌陷的问题,加快补液速度。维持收缩压在 90 mmHg 的限制性液体复苏可在维持有效灌注的前提下减少出血量,为急诊救治争取时间。以损害控制理论为指导,实施创伤控制性外科(trauma control surgery，TCS)可有效降低病死率。

（四）腹壁缺损的修复方法

腹壁缺损(abdominal wall defect)是指由于各种原因导致腹壁组成结构的分离、裂开、部分或全部缺失及松弛薄弱所形成的缺损。手术后切口疝是最常见的腹壁缺损类型，伤口感染、腹壁外伤、腹壁肿瘤切除、先天畸形等均可造成严重且复杂的腹壁缺损。腹壁缺损唯一可能的治愈方法是通过各种外科技术对腹壁进行有效的修复和重建。目前常用的腹壁缺损修复方法有直接缝合术、补片修补术、组织结构分离术和组织移植术。

1.直接缝合术

直接缝合术是指将受损腹壁的各层结构原位依次拉拢缝合，主要通过原有的腹壁肌肉筋膜强度支持。但是此方法的腹壁缺损复发率为 $40\% \sim 60\%$，仅适用于缺口较小且两侧腹壁血供良好的腹壁缺损修复。

2.补片修补术

补片修补术是目前最主要的腹壁缺损修复重建手段，主要适用于较大的腹壁缺损修复。补片修补技术是指在关闭腹壁缺损的基础上，通过放置补片以加强修复，是腹壁缺损修复重建的主要修补方式。在无法关闭腹壁缺损的修复过程中，可以通过直接将补片与腹壁缺损边缘固定的桥接修复术进行修复重建，该法主要适用于开放条件下无法关闭的巨大腹壁缺损和腹腔镜下巨大腹壁缺损的修复。

3.组织结构分离术

组织结构分离术是通过切开腹外斜肌及其腱膜，使腹外斜肌与其下方的腹内斜肌-腹横肌结构分离，实现腹直肌-腹内斜肌-腹横肌复合体向腹壁中线部位的推动，从而达到修复腹壁中线部位缺损的目的。理论上，进行双侧组织结构分离术在脐水平可以实现多达 20 cm 的腹壁缺损覆盖。

4.组织移植术

当腹壁缺损范围较大、皮肤或肌筋膜层缺损关闭困难时，可以考虑用组织移植术进行腹部缺损的修复重建。目前常用的组织移植术包括皮片移植、带蒂组织瓣移植、游离皮瓣等。当腹壁缺损较大但缺损仅限于皮肤及皮下组织时，可以通过移植自体皮片进行重建修复。皮片移植主要包括刃厚皮片、中厚皮片和全厚皮片移植。当腹壁缺损范围超过一个腹壁区时，可以采用带蒂肌皮瓣移植术进行修复重建。目前，临床上常用的肌皮瓣包括：①带蒂阔筋膜张肌肌皮瓣，主要用于修复腹壁中下 2/3 中线部位及外下象限范围的腹壁缺损；②带蒂股前外侧肌皮瓣：主要用于修复腹壁中下 2/3 中线部位及外下象限范围的腹壁缺损；③带蒂腹直肌肌皮瓣(腹壁上血管蒂)：主要用于修复腹壁中上 2/3 中线部位及外上象限范围的腹壁缺损；④带蒂腹直肌肌皮瓣(腹壁下血管蒂)：主要用于修复腹壁中下 2/3 中线部位及外下象限范围的腹壁缺损；⑤带蒂腹外斜肌肌皮瓣：主要用于修复外下象限范围的腹壁缺损；⑥带蒂股直肌肌皮瓣：主要用于修复腹壁中下 2/3 中线部位及外下象限范围的腹壁缺损。

选择带蒂肌皮瓣修复时，应充分考虑血管蒂的位置，避免出现修复不全、修复后肌皮瓣缺血坏死或肌皮瓣与缺损处张力过大,导致切口再次裂开的可能。对于大面积、全层的腹壁缺损,带蒂肌皮瓣修复重建更加安全有效。带蒂肌皮瓣的缺点在于其旋转幅度及移位距离受蒂的长短限制,因而只能在特定部位的腹壁缺损处修复重建,且带蒂肌皮瓣移植术对术者要求较高,手术较为复杂。

游离皮瓣移植也是腹壁各部位缺损修复的重要重建方法,常用的游离皮瓣包括股前外侧皮瓣、背阔肌皮瓣、股直肌皮瓣等。

三、背部损伤

背部损伤(back trauma)一般是指因创伤、感染和皮肤软组织肿瘤切除等原因造成的背部皮肤软组织大面积缺损,临床上较为常见。浅表皮肤软组织损伤多可以通过皮片或者皮瓣移植修复;深部组织损伤可能涉及左右胸腔、纵隔、腹腔、脊柱,或涉及胸腹多个重要脏器。严重的背部损伤常合并血气胸、失血性休克和重要脏器破裂。早期抗休克和早期手术是提高抢救成功率、降低死亡率、减少并发症的关键。

(一)背部相关解剖结构

背部是脊柱及其后方和两侧软组织构成的区域,其上界为枕外隆凸和上项线,下至尾骨尖,两侧界为斜方肌前缘、三角肌后缘上份、腋后线垂直向下至髂嵴及髂后上棘至尾骨尖的连线。后背部皮肤软组织的特点是皮肤较厚,汗腺、皮脂腺较丰富,浅筋膜脂肪较多,较致密,与皮肤紧密相连。深筋膜分浅、深两层,浅层覆盖在斜方肌和背阔肌表面;深层在项区为项筋膜,胸背区和腰区为胸腰筋膜。

背肌分为背浅肌、背深肌和背筋膜。背浅肌分为两层,均起于脊柱不同部位,止于带骨或游离上肢骨的上肢。背深肌排列在脊柱两侧,分为长肌和短肌。背浅肌位于躯干背部,包括斜方肌、背阔肌、肩胛提肌和菱形肌。背深肌包括夹肌、竖脊肌、横棘肌、棘间肌和肋提肌。

脊柱区是指脊柱及其后方和两侧的软组织所共同形成的区域,其上界为枕外隆凸和上项线,下界为尾骨尖;双侧界为自上而下连接斜方肌前缘、三角肌后缘上份、腋后襞、腋后线、髂嵴后份、髂后上棘和尾骨尖的连线。

(二)背部损伤因素

背部损伤的常见原因包括交通事故引起的创伤导致背部皮肤缺损、锐器刺伤、坠落伤、挤压伤致皮肤坏死等。因中毒昏迷后导致长时间后背深度毁损烧伤、高压电烧伤、软组织感染和皮肤软组织肿瘤切除等造成的背部皮肤软组织大面积缺损比较常见。

(三)背部损伤的早期急救

早期急救应遵循"先救命,后治伤"的原则,要避免因注重局部伤情而忽略全身危及生命的体征。韦斯特(J. B. West)在1985年提出的"VIP程序"颇有参考价值,其中"V"(ventilation)指保持呼吸道的通畅,维持正常的通气和给氧;"I"(infusion)指输液补血、扩充血容量及功能性细胞外液,防止发生休克或病情恶化;"P"(pulsation)指监护心脏搏动,维护心泵功能。背部有开放性创口者应迅速给予封闭,张力性气胸者应即时穿刺以降低胸内压。如有锐器刺入胸腔,在诊断不明的情况下切勿盲目拔出锐器,否则有发生继发大出血的危险。

早期抗休克治疗与手术准备应同时进行。危重患者应在急诊室抢救,建立大静脉或多静脉通道进行快速有效的扩容治疗,同时考虑就地实施手术。背部受伤时,受伤概率较高的脏器主要为肺、肝、脾、肾及相应的血管,需要术中重点探查。对锐器引起的外伤,要注意伤道的走行方向,注意有无联合伤;交通事故坠落引起的背部损伤应警惕是否伴有合并伤,是否有颅脑外伤和骨折。这些伤者多兼有胸腔及腹腔内脏伤的双重临床表现,如再合并其他部位损伤(如脑伤),则症状体征相互掩盖,更易误诊漏诊。疑为胸腹联合伤需急诊手术时,对于是先开胸还是先开腹目前尚意见不一。有专家认为除疑有心包填塞或有胸内大出血外,可先行胸腔闭式引流术然后开腹,手术期间观察胸腔闭式引流情况,有指征再开胸。

（四）背部损伤的修复方法

创伤、皮肤软组织恶性肿瘤、感染等原因容易造成背部皮肤软组织大面积缺损,目前常用的修复方式主要是植皮术和皮瓣转移术。虽然植皮术比较简单,但对受区基底软组织条件要求较高,无法携带皮下组织,无法重建软组织容量,也不适合修复因深部重要组织器官裸露形成的复杂创面。对于非穿透性背部大面积软组织缺损,清创后无肋骨外露时可游离植皮;对胸壁全层烧伤、肋骨外露但胸膜未破者,可以考虑应用背阔肌肌皮瓣、斜方肌肌皮瓣、肋间血管穿支皮瓣修复。背部穿透性损伤伴气胸的患者宜先用敷料封闭,清创后尽可能选用上述皮瓣覆盖。背阔肌皮瓣修复背部大面积组织缺损是首选的治疗方法,但该方法不适用于接受过受损侧开胸手术的患者,来自非受损侧的背阔肌皮瓣因为距离太远也不能覆盖受损创面。下斜方肌肌皮瓣因存在稳定血供,切取范围大,对上肢及头颈部运动功能影响小而受到重视,可以用来修复中、下背部缺损。斜方肌肌皮瓣修复创面缺损的适应证包括:①头颈、颌面、颅底肿瘤创面修复;②烧伤、创伤创面修复;③颅脑、脊柱术后复杂并发症的处理;④肩关节周围及腋区组织缺损;⑤背部肿瘤广泛切除者;⑥背阔肌受累,胸背血管、神经需部分切除者等。

【典型病例 1】

病例简介:患者女性,56 岁,主因左侧乳腺癌根治术后左侧胸壁、左上臂坏死筋膜炎 20 天急诊入院。

治疗经过:患者入院后予以清创探查和负压吸引治疗,1 周后创基清洁,行左侧背阔肌肌皮瓣转移＋植皮术修复左侧胸外露创面,术后 6 个月复查左胸部皮瓣及左背部供瓣区植皮成活良好,左上肢活动正常,如图 20-2-1 所示。

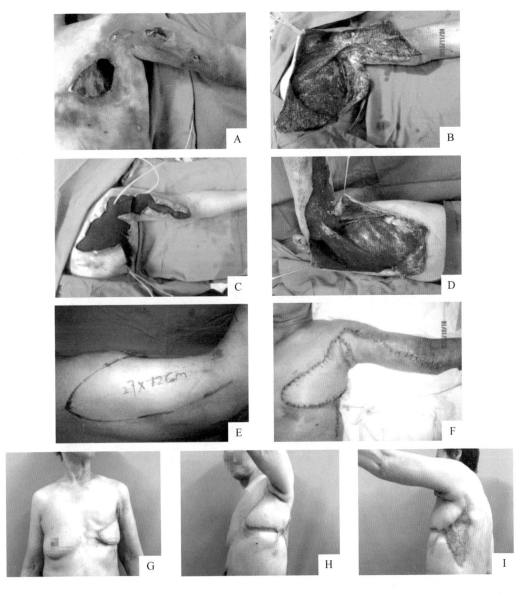

A.术前创面；B.清创后创面情况；C.予以负压吸引治疗；D.负压吸引治疗 1 周后的创面情况；E.设计
背阔肌游离肌皮瓣；F.背阔肌肌皮瓣转移修复前胸部创面，2 周后创面愈合；G.H.I.术后 6 个月随访

图 20-2-1　背阔肌肌皮瓣转移治疗左胸壁及左上肢坏死性筋膜炎创面
（空军军医大学西京医院计鹏、胡大海医师供图）

【典型病例 2】

病例简介：患者男性，46 岁，主因腹部剖腹探查术后伤口不愈伴感染 1 个月余急诊
入院。

入院查体：下腹部脐旁右侧可见术后伤口，部分伤口已拆线，伤口内填塞黑色负压伤

口治疗材料,少量红色渗血及渗液,创周略红肿;伤口外侧可见两处 2 cm×2 cm 的圆形创面,创基肉芽组织增生。

临床诊断:腹部术后伤口不愈伴感染。

治疗经过:患者入院后,经积极完善术前检查及准备,在全麻下行腹部伤口清创探查术,术中清创见腹部伤口两侧创缘下潜行腔隙,去除负压材料后创基水肿明显,分泌物较多,肉芽新生不活跃,彻底清创后于腔隙内和伤口外填塞负压材料,持续进行负压滴注冲洗,以改善创基血运,减轻创基水肿,控制伤口感染,同时减轻伤口皮肤张力。持续负压滴注冲洗 1 周,待冲洗液清亮后,在全麻下行二期清创＋局部皮瓣转移修复术,术中再次对伤口下方腔隙进行清创,同时去除伤口创缘的不健康组织,伤口中央张力最高处设计局部皮瓣转移修复。术后 10 天伤口换药,见伤口对合整齐,无异常分泌物,创周无红肿,伤口愈合良好,如图 20-2-2 所示。

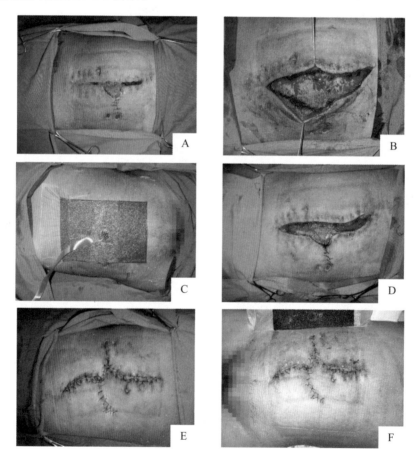

A.术前创面;B.腹部创面清创术中;C.术后伤口持续负压滴注冲洗;D.持续负压滴注冲洗 1 周后,创基血运明显改善,水肿减轻;E.术中设计局部皮瓣转移修复伤口;F.术后 10 天腹部伤口愈合良好

图 20-2-2　伤口持续负压滴注冲洗及局部皮瓣转移治疗腹部术后伤口不愈伴感染

(空军军医大学西京医院陶克、杨薛康医师供图)

【典型病例 3】

病例简介:患者男性,45 岁,主因外伤后胸椎骨折内固定术后背部创口不愈伴内固定外露 1 个月余入院。

治疗经过:患者入院后予以清创负压吸引,伤口滴注治疗每次 1 周,连续 2 次,创基感染控制后行双侧竖脊肌肌瓣游离拉拢缝合覆盖内固定装置及外露胸椎骨创面,术后 14 天术区愈合,术后随访 4 个月,创口愈合良好无复发(见图 20-2-3)。

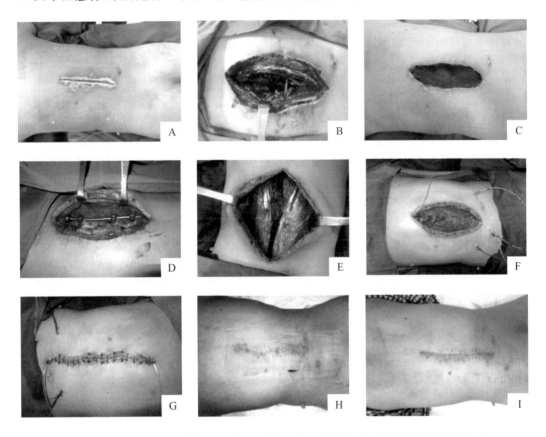

A.术前创面;B.背部创面清创术中;C.负压吸引治疗;D.负压治疗 1 周后创面感染得到控制;

E.双侧竖脊肌肌瓣切取;F.双侧竖脊肌肌瓣拉拢覆盖内固定器械;

G.缝合手术切口;H.术后 2 周背部伤口愈合良好;I.术后 4 个月复查背部伤口愈合良好

图 20-2-3 双侧竖脊肌肌瓣修复背部创口不愈伴内固定外露创面

(空军军医大学西京医院计鹏、胡大海、陶克、佟琳医师供图)

(陶克 计鹏 曹涛)

第三节　臀部损伤

臀部创伤(hip trauma)在临床上较为常见。凡是髂后上棘与股骨大转子尖或坐骨结节连线上的深部创伤伴有大出血者,都应想到臀上动脉或臀下动脉损伤的可能,血管断端可缩回盆腔,形成腹膜后巨大血肿或发生局部难以止血的状况。如抢救不及时或处理方法不当可引起低血容量性休克,导致患者病情加重甚至死亡。

一、臀部相关解剖结构

臀部上界为髂嵴,下界为臀襞,内侧界为骶骨和尾骨,外侧界为髂前上棘至股骨大转子之间的连线。整个臀部深面的上、下、内侧为骨盆后壁的髂骨、坐骨和骶骨,中下为软组织,神经及血管由此处穿出,其中梨状肌上孔穿出臀上神经和血管,体表投影为髂后上棘至股骨大转子尖连线的上、中 1/3 处;梨状肌下孔穿出坐骨神经、臀下神经和血管、阴部内血管、阴部神经和股后皮神经,体表投影为髂后上棘至坐骨结节连线的中点。

二、臀部损伤因素

由于臀部肌肉肥厚,轻度损伤后患者不会有生命危险,但部位的特殊会使处理较为复杂,如血管及神经等处理不当,可导致患者出现严重低血容量性休克甚至死亡。此外,因外伤后并发截瘫、昏迷及大面积烧伤等原因导致长期卧床的患者,臀部是压疮好发部位之一。

三、臀部血管损伤早期急救

臀部深部创口探查时,对于创口位于髂后上棘与股骨大转子尖或坐骨结节连线上的创伤,应探查其创口深度、方向,了解出血的状况,评估是否有血管损伤。有学者认为,凡是该处的创口,深度超过 3 cm 并有大量血液涌出的,应考虑血管损伤,主张用纱布填塞暂时止血,有条件的情况下可行血管造影,明确是否有血管损伤。

出血时采用局部结扎止血,如果创口直径超过 4 cm 且深度小于 3 cm,出血量不大,可以在局麻下或在持续性硬膜外麻醉下扩大创口,仔细检查伤道,结扎或缝扎出血点后逐层缝合创口。如发现创口有大量血液涌出,说明有深部较大血管损伤,由创口处缝合止血会有困难,可采取创口内填塞纱布的方法暂时止血,然后考虑寻求其他方法止血。切不可侥幸认为能止血而随意将创口浅部缝合,因将来有发生大出血或者假性动脉瘤的可能。由同侧腹膜外探查盆腔局部创口止血失败后,建议由创口同侧的下腹部入路进入腹膜外结扎髂内动脉,多数能达到止血目的,如仍出血不止,可以将对侧髂内动脉结扎。

将臀部创口扩大,直视下寻找深部较大血管止血的方法损伤大、出血多,有损伤坐骨神经的可能,出血量大时一般不采用该方法,但采用其他方法(结扎髂内动脉)无效后,应果断扩大创口,寻找出血血管,直视下予以结扎。

臀部创伤合并腹内脏器损伤的处理多见合并直肠损伤和膀胱损伤,表现为便血、腹腔内出血和腹膜炎。首先要提高警惕有臀部创伤合并盆腔脏器损伤的可能,行常规肛指诊和小便检查,看有无血尿、血便来判断,这样才不会漏诊。处理原则是转流大小便、清创、缝闭直肠膀胱裂口和有效引流。

四、臀部压疮的处理方法

压疮(压力性损伤)是由于局部组织长期受压,持续缺血、缺氧、营养不良而致局部软组织溃烂和坏死。臀部是压疮好发部位之一,多见于因截瘫、昏迷及大面积烧伤等致长期卧床的患者。

臀部深度压疮的传统治疗常采用换药的方法,需要较长时间,创面周围易形成大量瘢痕,不耐磨且易复发。负压伤口治疗技术的出现为临床修复各种复杂难愈创面提供了新的手段。此项技术利用泡沫材料作为引流管和创面的中介物,从而实现了对创面的主动引流,加快了腔隙闭合,防止组织液、脓液(液化坏死组织)积聚。高负压状态能够消除组织水肿,使创面闭塞的毛细血管重新开放,刺激肉芽组织生长,改善局部微循环,缩小创面,为局部应用邻近皮瓣修复创面创造了条件。

皮瓣(肌皮瓣)具有丰富的血运,可对深部窦道及不易封闭的创腔提供足够的组织量,同时具备一定的抗感染能力。选择血运丰富的皮瓣填充及覆盖创面是治疗臀骶周围深度压疮成功的关键,手术中要彻底清除坏死及失活组织,并对创面扩大清创;对深部窦道及潜在腔隙,要敞开伤口,直视下清创;一期清创后,一般暂不封闭创面,以负压持续吸引1周左右(必要时可以行负压滴注灌洗),待创缘呈现新鲜肉芽组织后行二期皮瓣修复/肌瓣填充、闭式冲洗,降低皮瓣的感染率。

临床上可根据患者压疮发生的不同部位及其复杂性和多样性,选择肌皮瓣、带蒂皮瓣、局部皮瓣、穿支皮瓣等修复,但需要根据创面部位及缺损类型灵活设计皮瓣覆盖创面,方可获得较好的修复效果。对不同类型的压疮可以采用不同的皮瓣予以修复,一般来说,骶尾部压疮采用臀上动脉皮瓣修复,坐骨结节区压疮采用臀上或臀下动脉股后皮支复合组织瓣修复,大转子区域压疮采用股外侧动脉降支带蒂皮瓣修复。

【典型病例】

病例简介:患者男性,51岁,主因外伤后第12胸椎椎体压缩性骨折截瘫3年,右侧坐骨结节部溃烂6个月入院。患者入院前在当地医院做过两次创面清创,效果不佳。

入院查体:患者生命体征平稳,大小便失禁,贫血貌,双侧第10胸椎平面以下感觉和双下肢运动丧失,右侧坐骨结节部有大小约3.0 cm×3.0 cm×7.0 cm的溃疡创面,坐骨外露伴部分坏死,表面有脓苔和坏死组织附着。

治疗经过:术前抗炎对症治疗,纠正贫血及低蛋白血症,经负压吸引及伤口滴注引流处理。入院后予以彻底清创,咬除坏死骨质,负压吸引、伤口冲洗滴注后,行右侧臀大肌部分肌瓣翻转转移填塞死腔,局部皮瓣转移封闭创口。术后抗感染、加强营养支持、对症治疗,切口一期愈合,随访半年无复发(见图20-3-1)。

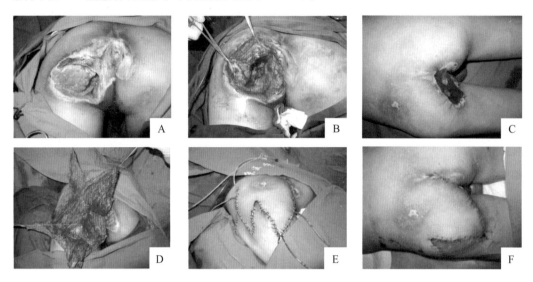

A.清创术前;B.第一次清创术中;C.负压吸引治疗;D.负压治疗 1 周后创面感染得到控制,
设计臀大肌肌瓣填塞死腔;E.设计局部皮瓣封闭创面;F.术后 2 周创面愈合良好

图 20-3-1　臀大肌肌瓣和皮瓣转移治疗臀部压疮

(空军军医大学西京医院计鹏、胡大海、张智医师供图)

(陶克　计鹏　曹涛)

第四节　会阴(生殖器)部损伤

会阴部损伤(perineum trauma)一旦出现,容易伴发周围邻近重要组织的损伤,如骨盆骨折、肛管直肠损伤、泌尿生殖道损伤、邻近大血管损伤、神经损伤等。无并发症的单纯会阴创伤患者如处置合理,发生感染等并发症的可能性较低,其临床治疗恢复快,死亡率不高;伴有会阴损伤的严重创伤早期可直接威胁患者生命,处理不当会并发近期及远期多种并发症,降低患者的生活质量。本节主要介绍临床上关于会阴部损伤早期的急救修复方法。

一、会阴部相关解剖结构

会阴有狭义和广义之分。广义的会阴指封闭小骨盆下口的所有软组织,以两侧坐骨结节的连线为界，可将会阴分为前、后两个三角区域。前方三角区域是尿生殖区（urogenital region），覆盖阴毛，富有汗腺和皮脂腺，男性有尿道通过，女性有尿道和阴道通过；后方三角区域是肛区，其中央有肛管通过。

二、会阴部损伤因素及特点

会阴部损伤包括严重烧伤、电击伤及车祸伤等致伤因素，其中车祸伤引起的开放性骨盆骨折最为严重，涉及多学科急救治疗。严重的开放性骨盆骨折合并会阴部撕脱伤是一种严重而复杂的复合损伤，常伴有失血性休克及深部组织损伤，病情凶险，治疗困难，修复手段复杂多变，治疗难度较大。

会阴周围损伤创面面积的大小与深度决定了创面愈合时间，即面积越大、深度越深，创面愈合时间就越长，同时感染风险越大，并发脓毒血症或脓毒性休克的风险也越大。感染扩散后易并发脓毒血症或脓毒性休克，进而导致严重的 MODS，使患者的死亡率大大增加。会阴部有的损伤创面延及臀部周围或大腿根部的软组织，或延及皮下大面积撕脱伤，深度可达盆底、结肠、直肠近端或肛门，严重的可深达腹腔，可伴随腹腔脏器损伤或伴膀胱、尿道、生殖道损伤。

三、早期急救及修复方法

（一）早期急救措施

早期积极抗休克治疗及多学科协同诊疗直肠肛管损伤及并发症，创口彻底清创引流，早期结肠造瘘及骨盆固定是会阴部损伤急救处理的关键。

严重会阴部撕裂伤造成的会阴部伤口大出血是患者主要的死亡原因之一，尤其是伴有骨盆骨折者，其出血量远比闭合性骨折大，可导致失血性休克。早期急救措施包括：①积极建立静脉通路，给予补液抗休克治疗；②伤口给予填塞纱布或纱垫压迫，对创腔内的渗血和深部难以结扎的出血点压迫止血，绝大多数都可通过填塞压迫而达到止血目的，效果欠佳者可行髂内动脉造影和栓塞术；③行相关检查，明确有无直肠损伤或尿道断裂，判断是否行膀胱造瘘或结肠造瘘术；④积极完善相关辅助检查，明确损伤情况；⑤急诊手术清创探查。骨盆骨折通常合并腹膜后血肿，对于不合并腹腔内脏破裂损伤者，应尽量避免开腹手术结扎髂内动脉，因开放手术破坏了腹膜后血肿的填塞止血作用，有增加腹膜后和骨折断端出血可能的风险。

开放性骨盆骨折应采用外固定架固定，不适合外固定者可采用下肢骨牵引或皮牵引、骨盆兜悬吊牵引等措施，有利于固定骨折和减少骨折断端出血。

会阴部创面位于肛门、泌尿道及阴道开口周围，易污染，腹膜后血肿又是良好的细菌培养基，伤口深达骨折处，间隙深且大，不易缝合，不利于引流，感染沿骨折线及血肿在盆腔内易扩散，形成盆腔脓肿，甚至化脓性骨髓炎，严重者可继发全身脓毒血症和多器官功能衰竭综合征。目前临床上已广泛采用负压吸引技术早期暂时封闭会阴部创面，负压吸引能及时清除创面渗出液、坏死液和细菌,并降低组织间压,在消除死腔的同时又刺激了组织生长,尽可能挽救尚未完全坏死的组织,避免创面交叉感染,使治疗时间明显缩短,提高了手术成功率。

(二)会阴部皮肤撕脱伤的处理

若撕脱皮肤有血管蒂部与肢体相连,通常称为不完全性撕脱伤;若撕脱皮肤与肢体完全分离或通过无血运的蒂部与肢体相连,则称为完全性撕脱伤。会阴部大面积皮肤软组织撕脱伤尚有自己的特点:①撕脱伤往往合并有大面积的皮肤潜行性剥脱;②撕脱伤多为不完全性的,为皮瓣型,撕脱的组织瓣多形成短促的皮瓣;③撕脱层面一般为深筋膜平面,软组织较厚,较其他部位撕脱伤血运好;④多合并骨盆骨折和严重出血等。

1.不完全性撕脱伤

对于不完全性撕脱伤,在急诊清创原位缝合时,撕脱组织瓣保留的多少依赖于对其血运的判断。会阴部撕脱伤清创时,不应当拘泥于皮瓣的长宽比例限制,而是根据撕脱伤形成皮瓣的实际血运情况灵活掌握。对不完全性的撕脱伤,只要组织瓣血运好、清创彻底,可尽量采用清创原位严密缝合法,缝合时皮瓣和基底紧密缝合,不留死腔,放置负压引流管。

2.完全性撕脱伤

对于完全性撕脱伤导致的皮肤缺损,不主张急诊植皮修复,因为这种完全性撕脱皮肤往往挫伤严重且创面污染严重,不适合利用撕脱皮肤反取皮行一期植皮修复创面。创面可用负压吸引暂时性地覆盖,留待后期肉芽创面植皮修复。对其他严重情况(如肛门括约肌损伤严重)应及早行横结肠造瘘,佩带永久肛袋。对于肛门括约肌受累不严重或未受累的此类撕脱伤病例,为了避免粪便污染创面,不利于创面修复,也可选择早期行横结肠临时造瘘。

四、会阴部创面皮瓣修复方法

根据会阴部的解剖学特点,可将其分为一个前区、两个中区和一个后区,共四个亚单位,这些亚单位和大腿内侧通过阴股沟连接。不同亚单位的皮肤软组织特点各不相同,其修复方法选择也各有不同,既往简单的皮片移植尽管能解决创面覆盖问题,但术后挛缩率高,功能和外观不甚理想,而且切取供皮区大量组织会导致供皮区形成巨大缺损。因此,皮瓣修复为较好的选择,根据会阴部解剖学特点进行分区修复已成为会阴部整形修复重建领域的共识(见图 20-4-1)。

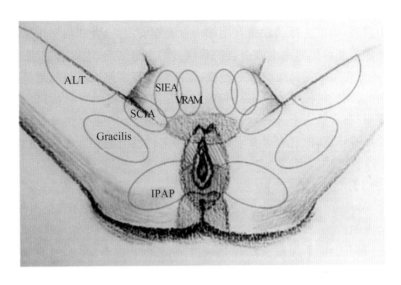

ALT:股前外侧皮瓣;SCIA:旋髂浅动脉皮瓣;SIEA:腹壁浅动脉皮瓣;
VRAM:垂直腹直肌皮瓣;Gracilis:股薄肌肌皮瓣;IPAP:阴部内动脉穿支皮瓣
图 20-4-1　会阴部亚单位及皮瓣选择示意图

对于局限于一个亚单位的较小创面(不足 20 cm²)、局部组织松弛且直接缝合不会导致器官移位的成年患者,通过直接拉拢缝合或采用"Z"改形、菱形皮瓣等修复即可。对于未成年患者(尤其是儿童),由于该部位生长发育变化较大,可通过局部皮瓣修复。对于创面较大(20~60 cm²),往往累及一个完整亚单位或两个以上亚单位者,可以选择邻位皮瓣或远位皮瓣完整修复。对于次全或全会阴部缺损的大型创面(超过 60 cm²),则应以恢复会阴区重要功能为主,联合应用多个邻位皮瓣进行修复。

对于会阴前区修复重建,邻近可供选择的皮瓣有腹壁浅动脉岛状皮瓣、旋髂浅动脉皮瓣、垂直腹直肌肌皮瓣、阴股沟皮瓣等。腹壁皮肤松弛,腹壁浅动脉岛状皮瓣可切取的范围大,缺点是修复会阴部略显臃肿,供区切口较长,不隐蔽。旋髂浅动脉皮瓣血管走行相对恒定,血管蒂长,转位后不易造成血运障碍,比腹壁浅动脉皮瓣更薄,供区隐蔽,宽度在 10 cm 内时可直接拉拢缝合,大面积切取时不必考虑供区覆盖问题,可以应用邻位皮瓣(如腹壁浅动脉皮瓣)修复。垂直腹直肌肌皮瓣设计灵活,适用于复杂会阴缺损的修复,缺点是肥胖患者修复后组织稍显臃肿,易发生腹壁疝。阴股沟皮瓣适用于小范围的会阴前区、中区损伤修复,其优点是供区隐蔽,缝合后仅在腹股沟褶皱处形成线状瘢痕,皮瓣有神经支配,缺点是阴股沟皮瓣含有毛发,当供区过宽、缝合张力过大时,可造成大腿外展受限。

对于会阴中区,可以选择腹壁浅动脉岛状皮瓣、旋髂浅动脉皮瓣、阴部内血管穿支皮瓣、大腿内侧皮瓣、阴股沟皮瓣等进行修复。与旋髂浅动脉皮瓣和腹壁浅动脉岛状皮瓣相比,阴部内血管穿支皮瓣和阴股沟皮瓣切取后旋转角度小,皮瓣推进亦可修复,符合会阴部解剖结构,而且切口隐蔽,可隐藏于阴股沟皱襞中。

对于会阴后区,可供选择的皮瓣有阴部内血管穿支皮瓣、大腿内侧皮瓣等。

对于累及多个亚单位的次全或全会阴部缺损的大型创面,应联合应用上述多个皮瓣进行重建,这些皮瓣供区局部组织相对松弛,皮瓣转移后多可以直接拉拢缝合,而不必植皮修复,从而大大减轻供区继发损伤。邻近没有足够的皮瓣供区时,可以选择稍远的股前外侧穿支皮瓣、腹直肌皮瓣、股薄肌皮瓣等进行修复,如严重损伤导致局部条件破坏,也可选择远位皮瓣修复,但对术者要求较高,术中需仔细分离穿支血管,避免损伤穿支血管(见图 20-4-2)。

【典型病例 1】

病例简介:患儿女性,10 岁,主因脊髓灰质炎致双下肢截瘫 3 年,会阴部软组织感染破溃 1 个月余入院。

专科检查:患儿会阴部可见皮肤坏死缺损,创基深达耻骨联合,创面暗灰色,渗出较多,伴恶臭,创周肿胀明显。

临床诊断:会阴部坏死性筋膜炎。

治疗经过:手术彻底清创,经负压吸引治疗 1 周后行缝匠肌岛状肌皮瓣转移修复手术,术后创面愈合。术后 1 个月复查创面愈合良好,予以抗瘢痕治疗(见图 20-4-2)。

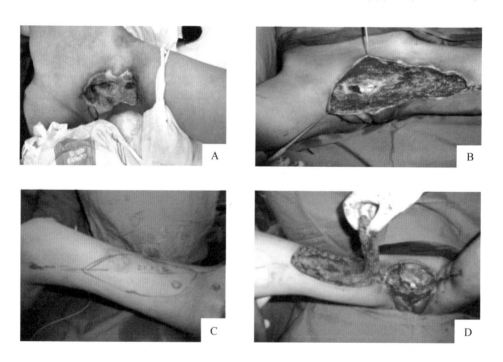

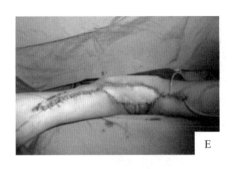
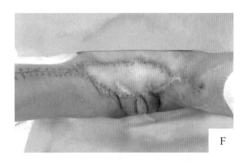

A.清创前;B.清创负压治疗后;C.右侧大腿设计缝匠肌岛状肌皮瓣;D.切取缝匠肌岛状肌皮瓣;
E.缝匠肌岛状肌皮瓣转移修复会阴部创面;F.术后1个月复查会阴部,见创面愈合良好

图 20-4-2 缝匠肌岛状肌皮瓣转移修复会阴部坏死性筋膜炎

(空军军医大学西京医院计鹏、胡大海、陶克、张智医师供图)

【典型病例 2】

病例简介:患者男性,28 岁,主因车祸碾压伤及会阴部 10 h 急诊入院。

专科检查:会阴部可见皮肤坏死缺损,创面污染严重,右侧睾丸缺失,左侧睾丸外露;创基深达耻骨联合,创面暗灰色,渗出较多,伴恶臭,创周肿胀明显。

临床诊断:会阴部碾压伤。

治疗经过:联合泌尿外科经过彻底手术清创,保留左侧睾丸,创面经负压吸引治疗 1 周后行股前外侧岛状皮瓣及旋髂浅动脉皮瓣联合移植术,修复会阴部创面,供瓣区局部皮瓣旋转修复,术后 2 周创面愈合。术后 2 个月复查创面见愈合良好,予以抗瘢痕治疗(见图 20-4-3)。

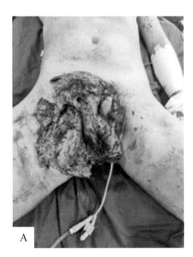
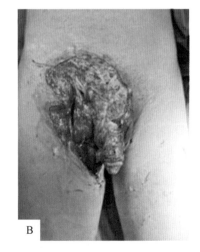

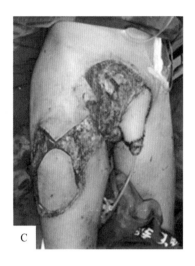
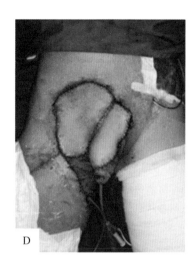

A.清创前;B.负压创面治疗后;C.股前外侧岛状皮瓣及旋髂浅动脉皮瓣联合移植修复;D.皮瓣修复术后

图 20-4-3 股前外侧岛状皮瓣及旋髂浅动脉皮瓣联合修复会阴部毁损性创面

（空军军医大学西京医院计鹏、张智、陶克医师供图）

（张智 陶克）

参考文献

［1］黄孝迈.现代胸外科学［M］.北京：人民军医出版社,1991.

［2］李绍平,潘剑.急诊与创伤外科学［M］.兰州：甘肃科学技术出版社,2017.

［3］吕树森.外科学［M］.北京：人民卫生出版社,2006.

［4］白祥军,杨帆.重视急性软组织损伤的急救与并发症的处理［J］.中华急诊医学杂志,2012,6(6)：670-672.

［5］曹明儿,沈海滨.21 例背部严重损伤诊治分析［J］.浙江临床医学,2004,4(4)：286.

［6］程石,钟志强,王偌天,等.背部锐器伤的诊断和治疗［J］.中国实用外科杂志,2001,21(4)：217.

［7］陈伟龙,陈展胜,林欣润,等.颈部开放性损伤的治疗原则及体会（附 20 例临床报告）［J］.海南医学,2009,20(7)：85-87.

［8］曹卫权,徐立录,朱江,等.四肢皮肤逆行撕脱伤的显微外科治疗［J］.中华显微外科杂志,2004,27(4)：308-309.

［9］陈维庭.胸腹联合伤诊治特点[J].中国实用外科杂志,1999,19(7):389.

［10］顾岩,田文,王平,等.腹壁缺损修复与重建中国专家共识(2019 版)[J].中国实用外科杂志,2019,39(2):101-109.

［11］黄晓元,杨兴华,梁鹏飞,等.颈部高压电烧伤的修复[J].中华烧伤杂志,2008,2(1):30-32.

［12］刘新华.臀部刺伤致死 2 例[J].法医学杂志,2001,17(3):159.

［13］刘义,陈勇,张如明,等.下斜方肌皮瓣在躯干和腋窝软组织肉瘤切除修复中的应用[J].中国癌症杂志,2012,22(9):706-710.

［14］刘鹰,刘健.臀部刀刺伤并盆腔脏器损伤 3 例治疗体会[J].华南国防医学发志,2000,14(4):53.

［15］倪小冬,袁斯明.腹壁缺损重建方法的研究进展[J].组织工程与重建外科杂志,2019,15(4):268-270.

［16］卿勇,岑瑛,许学文,等.臀会阴及下肢大面积皮肤软组织撕脱伤的治疗[J].华西医学,2009,24 (5):1083-1085.

［17］田华开,宗振.腹壁缺损的重建方法与研究进展[J].岭南现代临床外科,2020,10(20):654-663.

［18］陶建军.探讨颈部损伤的临床分析[J].当代医学,2013,6 (18):81.

［19］陶然,李军辉,朱吉,等.双叶皮瓣在躯干部大面积软组织缺损修复中的应用[J].中国美容整形外科杂志,2018,6(6):353-355.

［20］谢昆,温冰,翟伟.穿支皮瓣在修复会阴部肿瘤术后缺损中的应用[J].中华整形外科杂志,2018,34(9):704-708.

［21］张春林,马荣.臀部刀伤并盆腔内出血 1 例[J].哈尔滨医药,2001,21(4):72.

［22］朱跃良,徐永清,李军,等.合并会阴部撕裂的 Morel-Lavallee 损伤的外科治疗[J].中国修复重建外科杂志,2010,24(6):726-729.

［23］ALGHANEM A A.Management of pediatric perineal and genital burns:twenty year review[J]. Journal of Burn Care & Research,1990,11(4):308-311.

［24］COMBS P D,SOUSA J D,LOUIE O,et al. Comparison of vertical and oblique rectus abdominis myocutaneous flaps for pelvic perineal and groin reconstruction[J]. Plastic and Reconstructive Surgery, 2014,134(2):315-323.

［25］CHIKAISHI Y. Chest wall reconstruction with rectus abdominis musculocutaneous flap for sternum osteomyelitis after radiation[J]. Kyobu Geka,2012,65(3):209-212.

［26］GAD M A,SABER A,FARRAG S,et al. Incidence,patterns,and factors predicting mortality of abdominal injuries in trauma patients[J]. The North American Journal of Medical Sciences,2012,4(3):129-134.

［27］MERICLI A F,MARTIN J P,CAMPBELL C A,et al. An algorithmic anatomical subunit approach to pelvic wound reconstruction ［J］. Plastic and

Reconstructive Surgery, 2016, 137(3):1004-1017.

[28] MEYER A J. Closure of large intrathoracic airway defects using extrathoracic muscle flaps[J]. The Annals of Thoracic Surgery, 2004, 77(2):397-404.

[29] MA S. Chest wall resection and reconstruction for thoracic tumor invading the chest wall:a report of 12 cases[J]. Chinese Journal of Lung Cancer, 2012, 15(2): 90-96.

[30] OZER M T, COSKUN A K, OZERHAN I H, et al. Use of vacuum-assisted closure(VACTM) in high-energy complicated perineal injuries:analysis of nine cases[J]. International Wound Journal, 2011, 8(6):599-607.

[31] OGURA T, LEFOR A T, NAKANO M, et al. Nonoperative management of hemodynamically unstable abdominal trauma patients with angioem-bolization and resuscitative endovascular balloon occlusion of the aorta[J]. Journal of Trauma and Acute Care Surgery, 2015, 78(1):132-135.

[32] PETZINA R. Effect of vacuum-assisted closure on blood flow in the peristernal thoracic wall after internal mammary artery harvesting [J]. European Journal of Cardio-Thoracic Surgery, 2006, 30(1):85-89.

[33] SHOUFANI A, SAMUELOV R.Vacuum assisted closure-a new method for wound control and treatment[J].Harefuah, 2003, 142(12):837-840.

[34] SJOGREN J. Effects of vacuum-assisted closure on central hemodynamics in a sternotomy wound model[J]. Interactive Cardiovascular and Thoracic Surgery, 2004, 3(4):666-671.

[35] SHARMA R K, PARASHAR A. The management of perineal wounds[J]. Indian Journal of Plastic Surgery, 2012, 45(2):352-363.

第二十一章 四肢皮肤软组织损伤

四肢是组成人体的重要器官,在人体发挥正常生理功能时起着不可或缺的重要作用,本章重点讨论四肢皮肤软组织损伤的相关情况。

第一节 上肢损伤

一、概述

导致上肢皮肤软组织损伤的原因有很多,如擦伤、挫伤、切割伤、挤压伤、绞伤、撕脱伤甚至毁损伤等,根据严重程度,可以分为轻、中、重度。在处理上肢损伤时,必须注意上肢结构和功能上对灵活性的需求,对于严重的前臂及手部外伤,应正确评估血液循环及软组织损伤程度和缺损的范围,确定缺损且要重建的结构,合理设计手术方案,必要时采用显微外科修复方法,先恢复患肢血液循环,同期或分期进行功能重建,以挽救一些严重损伤甚至符合截肢指征的肢体。

二、不同类型损伤的诊断及具体处理方法

医生应了解损伤机制和能量,这有助于判断损害的严重性,并将影响治疗方法和随后的各种决定,包括损伤的范围、污染程度、伤口愈合的可能性,也可以估计并发症和功能损害的风险。

（一）闭合损伤

首先应对损伤严重程度进行评估。对上肢闭合损伤及软组织状态良好的患者,应仔细评估损伤的真实严重程度。对于清醒的患者,应通过疼痛、血运、肢体远端运动功能进行评估,明确是否存在血管、神经损伤,是否存在前臂骨筋膜室综合征。

1.闭合性损伤的处理方法

对于无血管、神经、肌腱损伤的情况,需要判断肿胀严重程度,轻、中度肿胀肢体可抬

高患肢,应用消肿、活血化瘀药物,患肢制动。若出现血肿,可在病情稳定后,于无菌操作下进行穿刺抽出积血。若高度怀疑骨筋膜室综合征,则需行切开减压。当存在血管、神经、肌腱损伤时,则应在全身情况尽可能稳定的情况下,积极进行手术探查和修复。治疗期内应密切监测患者的生命体征、肝肾功能和电解质等情况,积极预防和处理感染。

(二)开放伤

对于上肢开放性创伤,应强调由医师在急诊诊室做初步检查,并对伤口进行包扎。手指皮肤苍白或脉搏不能触及时应怀疑血管损伤的可能,这时必须立即对外周循环进行评估,包括肢体体温、毛细血管充盈情况,使用超声或血管造影确诊任何可能的血管损伤,判断损伤部位和程度。对开放性骨折,尤其是合并软组织缺损的病例,修复软组织损伤是治疗重点,应竭尽所能地保留或恢复伤肢的功能。

1.创伤诊室处理

对于开放性伤口或开放性骨折,首先应明确致伤因素,应由经验丰富的医师在严格无菌操作下检查伤口。对软组织损伤应有一定的评估顺序,可按由浅到深的顺序依次评估皮肤、皮下组织、肌肉、肌腱、神经、血管及骨骼。消毒伤口并使用无菌敷料包扎,除此之外,损伤的肢体还应当用夹板进行临时固定。

通过X线平片、CT扫描、多普勒超声、血管造影等检查,对复杂损伤进行全面评估后,制订总体治疗规划,确定治疗的先后次序。由于人们对上肢(特别是手)的灵活性要求很高,故上肢严重损伤后更倾向于多学科协作保肢而不是截肢。

2.手术

手术时应首先仔细检查伤口,必要时可以延长伤口。由外向内进行彻底清创,皮肤活力不确定的可以暂时保留并严密观察(如撕脱伤),穿通伤需要扩大切口以清创深部组织;多数小伤口也应当扩创,以对深部组织进行全面的探查和清创。

清除所有坏死组织、死骨及异物后,冲洗伤口。然后,进一步对损伤程度做详细的评估,决定下一步的治疗方案。若存在骨折,应对骨折进行固定,但是要防止对局部软组织和血运的进一步损伤。若存在重要血管、神经损伤,应予以修复,如存在骨筋膜室综合征,必须对骨筋膜室进行充分解压。若存在神经损伤或缺损且无法修复,需做好断端标记,以便于二期术中定位。应当记录神经损伤的确切位置。同时,应在放松止血带后彻底止血,以防止术后持续出血和血肿形成,降低感染的风险。

3.上肢软组织缺损的修复

针对严重的上肢软组织损伤,有学者主张一期骨与软组织同时修复。一期修复的优点在于解剖层次清晰,组织新鲜,可供吻合的血管条件好,同时一期修复手术可明显缩短病程,患者在术后可较早开始进行功能锻炼。不适合一期治疗的情况主要为受伤时间过长(超过10 h),以及一些污染严重的特殊患者。急诊一期修复行游离皮瓣移植风险较高,但也应尽量于7天内完成手术,以减少感染的风险。上肢修复的第一目的是保肢,完成创面的覆盖。对上肢皮肤及软组织缺损的修复模式,应遵循利于外形恢复、保留上肢功能、手术简便易行、对供区损害较小的原则,采取积极的处理措施。早期皮瓣覆盖的绝对适应证为肌腱、骨、关节和血管直接裸露。

（三）其他上肢软组织损伤

1.肩袖损伤

肩袖对维持肱骨头与关节盂的正常位置，即稳定肩关节有特殊的重要意义。当肩袖因为劳损或外伤性因素导致部分或完全断裂时，往往导致肩部外展 60°～120°范围内特有的疼痛体征，此时应手术治疗，恢复肩袖的解剖关系，否则可能引起永久性的功能障碍。

肩袖损伤是最常见的一组影响肩关节活动度的病变，包括肩袖痛、肩袖部分撕裂和全层撕裂（见图 21-1-1A 和图 21-1-1B），在中老年和运动员中常见，部分损伤发生率高于完全损伤。

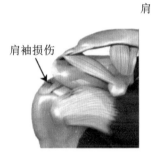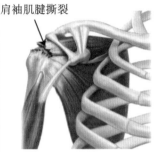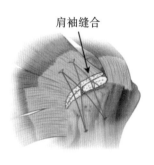

A.肩袖部分断裂　　　　B.肩袖完全断裂　　　　C.关节镜下肩袖缝合术

图 21-1-1　肩袖损伤和修复

（山东大学第二临床学院的贾珊珊医师修订供图）

（1）临床表现：多见于中年以上有肩袖变性者，年轻者常为严重损伤引起，体力劳动者多见。

①肩部疼痛：损伤较轻的患者起初疼痛不明显，随着时间推移，疼痛可逐渐剧烈。急性撕裂严重者表现为肩顶部突然出现剧痛，可伴有撕裂感或折断感。由于上臂外展过肩时产生剧痛，因此患者往往将上臂垂于体侧。

②肿胀：肩袖损伤者肩部可出现肿胀，损伤轻者刚发病时肿胀不会特别明显，严重的肩袖损伤可因局部出血而导致肩关节局部肿胀。

③活动受限：肩袖损伤患者最常见的活动障碍是肩关节外展受限，无法做出梳头、手臂举过头顶等动作，即肩痛弧综合征阳性：上肢外展至 45°出现疼痛，80°～120°疼痛最重，超过 120°后痛渐减退，160°时无痛。上肢放下时，同样于该范围出现疼痛。

④MRI 检查：MRI 是目前临床上最常用的诊断肩袖损伤的影像学检查，具有软组织高分辨率及多维度、多序列扫描等优点。正常的肩袖韧带在 MRI 上为均匀的低信号，是肌腱的延续，在质子密度加权成像（PDWI）、T_2 加权成像（T_2WI）序列上滑囊面或者肌腱关节面呈现明显的高信号且未对肌腱全层造成累及，即可明确为肩袖部分撕裂；如果肌

腱关节面或者滑囊面呈现明显的局限性、弥漫性高信号，即可诊断为肩袖完全撕裂。根据肩袖损伤分级，肩袖出现 3 级信号是诊断的直接征象，一旦发现 3 级信号，则肩袖撕裂无疑。

（2）治疗：并不是所有的肩袖损伤均有症状，无症状的不需要特殊治疗。对有症状者，治疗的目的在于缓解症状、恢复功能及预防复发或病情进展。

①非手术治疗：非手术治疗适用于肩袖部分损伤、症状较轻或年龄大于 60 岁、对肩关节活动功能要求较低的患者，处理措施包括物理治疗、服用非甾体类止痛药物、避免关节剧烈活动以及进行针对性康复治疗等。针对肩袖分层损伤患者，疼痛明显时可进行关节内激素注射，并联合其他保守治疗措施以减轻疼痛，待肩关节症状逐渐消失后，再加强肩袖的康复训练，恢复肩关节活动范围，避免周围组织粘连。

②手术治疗：手术治疗适用于患者生理年龄小于 60 岁，临床及影像学证实为全层损伤，6 周以上非手术治疗无效，或虽为部分损伤但本人希望或职业要求有较大肩关节活动度的患者。手术治疗要求患者具有良好的配合能力。

针对症状轻、撕裂程度较低的患者，可采取的术式有关节镜下关节腔清理术、穿肌腱缝合术以及全层缝合术（见图 21-1-1C）。对于严重撕裂患者，肩袖组织回缩明显，脂肪浸润严重，肩袖损伤缺口无法通过缝合修复时，可采用关节囊重建术、肌腱转位术进行修复。当缺损程度更加严重时，可采取同种或异种补片技术修复。

2.肱二头肌长头腱断裂

肱二头肌长头腱是肩关节的重要组成部分，在肩关节活动中扮演着重要角色（见图 21-1-2A）。因肱二头肌长头腱位于深层，断裂机会少，所以其断裂较为少见，有急性外伤性断裂及慢性断裂两种：前者多发生于运动员及壮年体力劳动者，患者通常都有明确的致伤原因，直接及间接暴力均可引起，多为间接暴力引起；后者一般继发于肌腱退行性变，好发生于中老年患者，疼痛没有特异性。

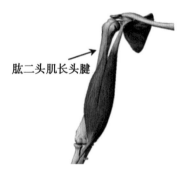
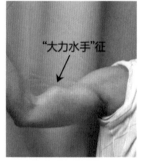
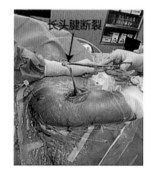

A.正常肱二头肌长头腱　　　B.肱二头肌肌腱断裂后的　　　C.完全断裂的长头腱
　　　　　　　　　　　　　　　肱二头肌腹部肿胀，导致
　　　　　　　　　　　　　　　"大力水手"征

图 21-1-2　肱二头肌解剖及损伤（山东大学第二临床学院的贾珊珊医师修订供图）

(1)临床表现：急性外伤性断裂者均有明显外伤史，且可听到或感觉到断裂响声，肩部前侧剧痛，并由上臂前侧放射至肘部，如肌腱联合部不完全断裂，可摸到裂隙；肱二头肌长头腱在上部完全断裂时，由于肌肉收缩下移，在上臂内侧下 1/3 处可见隆起的软组织包块，用力抗阻力屈肘时肿块更为明显，导致"大力水手"征（见图 21-1-2B）；屈肘无力，肌张力较健侧低，检查时应两侧对照。急性断裂者肌腱断端处多有明显压痛，慢性断裂者可无明显功能障碍，或仅感肩部轻度酸痛。

MRI 对软组织的分辨率高，能清晰显示肌腱、肌肉的细节，肱二头肌长头腱扫描以横断面和斜冠状面的意义较大。断裂时，肱二头肌长头肌腹回缩增粗，内部可见片状稍长 T_2 信号（水肿改变），断端形态不规则，呈波浪状或鸟嘴状改变，可见增粗、迂曲、挛缩的残端，在斜冠状面可以显示断裂的肌腱及肌腹全貌。部分断裂时，结节间沟内肌腱变细，诊断主要依靠肱二头肌长头肌腹回缩形态做出判断。

(2)治疗：老年陈旧性肱二头肌长头腱断裂且无明显功能障碍者一般不需治疗。对有严重功能障碍的青壮年患者可早期手术治疗，可在镜下、开放入路以及两者结合下开展手术，目前已报道了诸多技术用于固定术（见图 21-1-2C）。长头腱病变有四种常用手术方式：骨隧道、软组织肌腱固定、钥匙孔技术、锚钉或挤压螺钉固定。如断裂在肌腱联合处，可一般术后用外展架将肩关节固定于外展前屈位，肘关节屈曲 90°，3～4 周拆除固定，伤侧肢体开展功能活动锻炼。

3.肱骨外上髁炎

肱骨外上髁炎俗称"网球肘"，在骨科门诊患者中比较常见。这是一种发生于前臂伸肌起点（特别是桡侧伸腕短肌）的慢性损伤疾病（见图 21-1-3A），前臂伸肌反复收缩牵拉肌肉起点，造成累积性损伤，常见于职业运动员，如网球、羽毛球运动员。搅拌操作工及家庭主妇也容易发生本病，病理基础为肌腱组织的退行性病变。

(1)临床表现：患者主诉肘关节外上方疼痛，部分患者可伴有肘关节活动障碍，尤以握手或职业运动时症状为甚。检查时可发现桡侧腕短伸肌起点（即肘关节）的外上方压痛（见图 21-1-3B），关节活动度正常，前臂内旋、腕关节掌屈后再伸直肘关节重复损伤机制时，即会出现外上髁疼痛。X 线片表现通常正常。该病的诊断主要依靠临床表现，注意与肘部掌侧骨间神经卡压症相鉴别。

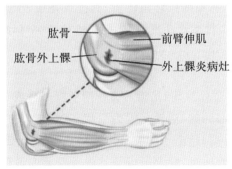
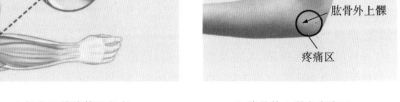

A.好发于前臂伸肌起点　　　　　　B.肱骨外上髁炎疼痛区

图 21-1-3　肱骨外上髁炎（山东大学第二临床学院的贾珊珊医师修订供图）

（2）治疗：多提倡中医中药保守治疗，很少应用手术治疗，手术治疗只用于症状严重且非手术治疗无效的极少数患者。目前常用的手术方式有经皮手术、开放手术和关节镜手术。

4.肱骨内上髁炎

肱骨内上髁炎俗称"高尔夫肘"，与"网球肘"的发病机制类似，但远不如"网球肘"常见。肱骨内上髁炎属前臂屈肌起点反复牵拉累积性损伤，主要表现为肱骨内上髁处疼痛和压痛，如果前臂外旋、腕关节背伸时使肘关节伸直可引起局部疼痛加剧可确诊。肱骨内上髁炎的临床处理与肱骨外上髁炎相仿，必要时行手术治疗。

5.肘部扭挫伤

在直接暴力作用下，或提举重物、攀缘物件、跌倒时，肘部过度屈伸旋转可引起关节囊、滑膜和肘部尺侧副韧带（ulnar collateral ligament，UCL）损伤。肘部尺侧副韧带是对抗肘部外翻的主要稳定结构，损伤常见于过顶投掷运动员，特别是棒球运动员，主要由反复受到外翻力所致。

（1）临床表现：伤后肘部可有水肿、充血、肿胀，但可忍痛活动，若有尺、桡侧副韧带损伤时，可有相应的外展痛或内收痛；若有软组织血肿或关节内积血时，有可能形成骨化性肌炎，应拍片排除撕脱骨片。

过顶投掷运动员 UCL 损伤主要表现为举臂和加速阶段疼痛、准确性降低，休息时很少疼痛，可通过病史、体格检查和影像学检查结果进行诊断。体格检查可发现尺侧副韧带局部压痛明显（内上髁远端 2 cm 处），外翻应力试验阳性。使用 MRI 可以较好地发现 UCL 损伤，可表现在 T_2WI 序列上出现韧带内高信号和 PDWI 序列上韧带信号失均匀。

（2）治疗：受伤初期要制动，以三角巾或绷带屈肘悬吊于胸前，软组织肿胀不宜强力按摩，可外用消肿药物贴敷或冷敷。待局部略消肿时，可改用舒筋活血药物熏洗或热敷，并适当活动关节。

对于 UCL 损伤的治疗，临床上存在较大争议，尚未有明确的共识。保守治疗通常用于非投掷或要求较低且 UCL 为部分撕裂的运动员；韧带修复可用于 UCL 在近端或远端遭受急性撕脱伤且没有韧带变性或慢性损伤迹象的年轻运动员，其优点是康复时间短，但重返赛场率较低；尺侧副韧带重建术是过顶投掷运动员 UCL 损伤治疗的"金标准"，最常用的术式为对接重建技术（docking reconstruction technology）。

6.腕关节扭挫伤

急性腕关节扭挫伤为骨伤科的一种常见创伤疾病，是指外力作用于腕部造成关节囊及周围韧带、筋膜、肌腱等软组织损伤，以腕部肿痛、活动受限为主症。因外力作用于手掌或手背，导致腕部过度背伸、掌屈及旋转活动，超出了腕关节正常活动范围，导致腕关节韧带、筋膜及关节囊损伤。当人跌倒以手着地时，腕关节也是首先承受并向肢体近端传导外力的关节，因此很容易发生扭挫伤。临床常见的筋伤疾患以闭合性损伤为多见，可发生于任何年龄。

（1）临床表现：患者伤后腕部酸痛无力，尤其在前臂旋转或提重物时疼痛加剧，肿胀，皮下青紫或瘀斑，并伴有腕关节活动受限。若伤情严重，当腕部向各个方向活动均有疼痛及功能障碍时，可能为韧带肌腱复合伤或有骨折及半脱位存在。必要时需拍片排除撕脱骨折，或行 MRI 检查，排除韧带损伤。

（2）治疗：受伤 24 h 之内应用冷敷，损伤严重者可用石膏托或支具固定腕部，以三角巾悬吊于胸前，辅助应用消肿、活血、化瘀药物。

第二节　下肢损伤

一、概述

下肢的主要功能是支撑身体、维持直立姿势以及移动身体，发挥跑步、弹跳等功能。多种致伤因素均可导致下肢皮肤软组织损伤。高处坠落、车祸、压砸等常见的高能量致伤因素可以导致开放性或闭合性损伤。直接暴力因素导致的挫伤也是下肢最易遭受的损伤类型；滑雪、体操等运动，以及足球、篮球等对抗性体育运动和其他运动等易因肌肉强力收缩，或者慢性过度劳损累积，导致肌肉拉伤及韧带损伤。

二、不同类型损伤的诊断及具体处理方法

（一）大腿软组织损伤

1.股四头肌挫伤

股四头肌挫伤很常见，多由直接外力所致，主要伤及的肌肉是股外侧肌和中间肌，较少累及股直肌。与肌肉断裂不同，单纯挫伤后肌肉仍存在部分功能，一般情况下不会严重影响功能。根据挫伤程度的不同，患者可有不同的临床表现。

（1）临床表现：患者主要表现为大腿前外侧钝痛，可有不同程度的行走功能障碍。查体表现为肌肉压痛，甚至可触及血肿，屈膝时疼痛可加重，伴不同程度的肿胀。如果肿胀很严重并且进展迅速，应高度警惕有大血管的损伤。可根据用于判断预后的分级系统，将挫伤分为轻、中、重度（见表 21-2-1）。

表 21-2-1　股四头肌挫伤分级系统

分度	肿胀	股四头肌压痛	膝关节主动活动度	行走和步态
轻度	可无肿胀	局限性压痛	＞90°	正常
中度	轻度肿胀	弥漫性压痛	45°～90°	步态改变，上楼梯和从坐位站起时困难
重度	明显肿胀	压痛明显	＜45°	跛行明显，无法独立行走

（2）治疗：股四头肌挫伤的早期诊断和严重性分级对挫伤后的正确制动和进一步治疗有重要的指导意义。轻度挫伤通过休息、局部冷敷、避免剧烈运动和过多活动，即可完全恢复。中、重度挫伤的治疗可分为三个阶段，目的是消肿和止血，防止肌肉粘连和纤维化，尽可能恢复肌肉的功能。

第一阶段的目的是消肿和止血，患者应立即卧床休息，24～48 h 内冷敷、抬高患肢，采用绷带加压包扎，最好用绷带将脚趾到大腿上段完整包扎，目的是预防足和小腿静脉回流障碍导致的肿胀。第二阶段的目的是恢复肌力，这一阶段继续使用冰敷或冷水浴，可逐渐进行主动屈曲、伸展运动和负重行走，但前提是不引起受伤部位的明显疼痛。第三阶段的目的是恢复功能，应鼓励患者多负重行走，主动用力做伸屈运动。当膝关节无痛运动范围达 120°时，才可进行这一阶段的治疗；如果仍有疼痛或在治疗中运动范围又减小，则应回到第二阶段。

2.内收肌损伤

大腿内收肌群拉伤是比较常见的一种运动损伤，其中长收肌是最常被累及的肌肉，经常是大腿用力外展骑跨时所致，在短跑、投掷、跳跃、跨栏等项目中时有发生，可对运动员的日常训练和比赛造成很大影响，也见于啦啦队员或从事类似活动的人群。

（1）临床表现：患者主诉大腿内侧局限性疼痛，尤其是近腹股沟处疼痛明显。严重损伤时，伤侧髋膝关节呈半屈曲姿势，脚不敢用力着地，跛行，步态呈短促之跳跃式。大腿不敢做内收及外展动作，大腿内侧肌腹有疼痛及压痛，肌肉痉挛者呈粗弓弦样紧张。腿部被动外展时疼痛加重，抗阻髋关节内收试验阳性，并伴有淤血和肿胀。如果内收肌出现完全性撕裂，则大腿中上部分内侧可触及成束的肌肉。可通过 B 超或磁共振了解损伤情况。

（2）治疗：无论何种程度的损伤，都应该停止运动，遵循急性肌肉损伤时冰敷、加压包扎和抬高患肢的治疗原则。急性期过后，可运用激光、针灸、超声波等技术进行治疗，也可行推拿按摩治疗，每天一次，每次 15～20 min，力度适中，目的是活血化瘀、解除粘连。不完全性撕裂至少休息 3～6 周，如果是完全性撕裂，应手术修补治疗并制动 3 周后开始进行功能锻炼。

3.腘绳肌拉伤

腘绳肌的主要功能是屈膝和后伸髋关节，是维持膝关节稳定性，尤其是防止胫骨过度前向移动的重要动力性稳定结构。腘绳肌各肌肉起止点及主要功能作用如表 21-2-2 所示。

表 21-2-2 腘绳肌各肌肉起止点及主要功能作用

肌肉名称	起点	止点	功能作用
半腱肌	坐骨结节	胫骨内侧踝	伸髋、屈膝
半膜肌	坐骨结节	胫骨内侧踝	伸髋、屈膝
股二头肌长头	坐骨结节	腓骨	伸髋、屈膝
股二头肌短头	股骨粗线	腓骨	屈膝

运动员易发生腘绳肌扭伤、撕裂等形式的损伤,这也是足球运动中最常见的肌肉损伤之一,占所有与足球运动相关肌肉损伤的 37%且复发率高,足球运动员重返赛场后前两个月的复发率为 16%～22%,康复难度大。除了足球运动的踢球、突然加速阶段以外,跆拳道的侧踢、前踢等动作以及橄榄球中的冲撞也是腘绳肌拉伤的危险因素。

(1)临床表现:患者多有腘绳肌被过度牵拉的损伤史,伤前大腿后侧肌群可发紧或有痛感,受伤时患者的大腿后部突发疼痛,会有突然的"撕裂"感,之后膝关节完全无法屈伸。轻度损伤仅限于损伤局部,行走时疼痛不明显,重复损伤动作时疼痛加重,查体表现为局部压痛,屈曲及伸展膝关节时疼痛加剧,但是肌肉力量不受影响。重度损伤症状严重,疼痛剧烈,有时向周围扩散,肿胀明显,行走困难,大腿后方可出现肿胀和青紫,并且伴有肌力下降的症状,肌腱紧缩、变硬或钝厚,有时可触及硬结,完全断裂者可摸到膨大的断端与凹陷,直腿抬高或抗阻力屈膝试验阳性。B 超和 MRI 可以协助诊断,并了解肌肉损伤程度,指导治疗。

(2)治疗:出现损伤后,严重者需立即进行冰敷,每次冰敷 20～45 min,每天 2～4 次,并加压包扎,抬高患肢以减轻肿胀。待肿胀减轻后,可做按摩治疗。症状出现缓解后可以开始抗阻力锻炼,逐渐增加活动幅度。肌腱完全断裂者应手术治疗,4 周后可进行按摩治疗。

4.股四头肌断裂

股四头肌断裂在任何年龄均可发生,多因直接暴力(如重物砸伤或锐器切割伤等因素)作用于股四头肌或肌腱部,或间接暴力(如膝关节半屈曲位时,股四头肌突然收缩或被动牵拉)而致伤。

(1)临床表现:患者有外伤史,常可感受到断裂时的崩断感或撕裂感,随即出现难以忍受的疼痛,伤后数小时内大腿迅速肿胀,张力增高,局部压痛明显,可触及因肌腱断端回缩所形成的凹陷或肌腱隆起,膝关节不能主动伸直。如断裂不完全,有时尚能主动伸膝,但力度减弱并有疼痛感。晚期由于大量瘢痕形成,患者肌肉活动受限,伸膝无力,屈膝功能受限,可触及凹陷及因断端回缩形成的隆起。

(2)治疗:保守治疗仅适用于一部分股四头肌肌腱部分断裂者。部分断裂及完全断裂的运动员患者需手术治疗。急性期治疗措施为休息、冷敷、加压包扎、抬高患肢。4 周后在疼痛可以耐受的范围内进行适度的主动活动,但不宜运动和剧烈活动。可以扶拐行走,逐渐恢复活动。

(二)膝关节韧带损伤

按照美国运动医学委员会的《运动损伤标准化命名法》,膝关节韧带损伤按程度可分为三度:Ⅰ度韧带损伤指极少的韧带纤维撕裂,伴有局部疼痛,无不稳定;Ⅱ度韧带损伤指有较多韧带纤维的撕裂,伴有较多的功能丧失和较明显的关节反应,但没有不稳定;Ⅲ度韧带损伤指韧带的完全断裂,伴有明显的不稳定。通常将Ⅰ、Ⅱ、Ⅲ度损伤分别称为轻度、中度、重度损伤。

(1)临床症状:患者有明确外伤史,膝关节韧带损伤后关节部位疼痛,行走活动或蹲下、起立、爬楼、负重时加重,局部可有肿胀及皮下淤血。应尽早对膝关节进行全面、正确、系统的物理检查,以减少因严重肿胀、疼痛及受累肌肉痉挛等带来的体检困难。

①查体:应注意肢体有无畸形,活动膝关节时多伴有不同程度的活动受限。膝关节内、外侧副韧带损伤时,韧带走行区域和它们的附着部位有局限性压痛,偶尔可在韧带附着点触摸到缺陷区域,侧方应力试验阳性。关节血肿常提示关节内结构损伤,前抽屉试验和拉奇曼(Lachman)试验阳性提示前交叉韧带损伤,后抽屉试验和胫骨后坠试验阳性提示后交叉韧带损伤。

②影像学检查:MRI检查可多方位、多序列成像,清晰地显示患者损伤部位液体渗出情况,对骨髓的改变也有较高的敏感性。当韧带未完全撕裂时,磁共振可出现条索状的高信号特征。若患者韧带完全撕裂,磁共振可出现混杂信号,且 T_2WI 显示间断的高信号。

(2)治疗

①应急处理:膝关节韧带损伤后需要积极制动,防止由于膝关节活动引起的继发性损伤。早期行夹板或支具固定,以限制膝关节的进一步活动,及时进行各项检查和下一步治疗。

②非手术治疗:非手术治疗主要用于Ⅰ度、Ⅱ度和部分Ⅲ度损伤患者。膝关节内侧副韧带因自身愈合能力较强,大部分急性损伤者经保守治疗能获得较满意的愈合。后交叉韧带在急性损伤时同样具有自我愈合能力,对单纯的后交叉韧带损伤,即使 MRI 表现为完全性损伤,也不一定需要手术治疗。

③手术治疗:在膝关节多发韧带损伤中,尤其对内侧副韧带Ⅲ度撕裂患者,因保守治疗遗留关节松弛的可能性较大,而关节整体稳定性又会影响内侧结构,因此建议以手术治疗为主。临床上通过外翻试验对内侧副韧带及后内侧复合体损伤进行评估,目前已达成共识的是:前交叉韧带损伤合并内侧结构Ⅲ度损伤时考虑内侧副韧带增强修复,修复方式主要是止点缝合修复及内侧副韧带重建。

后交叉韧带损伤手术治疗包括后交叉韧带修复及韧带重建。急性期损伤后交叉韧带重建的指征为:后交叉韧带完全撕裂,应力位 X 线片显示前后松弛度增加 8 mm,半月板体部及根部为可修复性损伤。急性损伤一般在伤后 10～14 天进行,目的是防止出现瘢痕过度增生、韧带变性等问题。

(三)小腿软组织损伤

1.小腿挫伤

小腿易遭受直接暴力导致挫伤,常见以下几种类型:①胫骨皮下挫伤,因为胫骨位置表浅,可导致创伤性骨膜炎,引起疼痛。②前筋膜室肌肉挫伤,导致小血管破裂渗血和出血,而肌腱和肌肉一般不存在断裂情况。由于急性肌肉肿胀被局限于闭合的筋膜室内,可因压力升高导致剧烈疼痛。③后筋膜室挫伤,该损伤不常见,挫伤后疼痛也不如前筋膜室挫伤严重。④腓总神经环绕腓骨近段处挫伤,查体可见局部肿胀,患者可感觉过敏,小腿感觉丧失,小腿远端及足放射性疼痛,疼痛过后仍有刺痛和麻木感,严重者腓总神经可出现短暂麻痹,导致足下垂。

小腿挫伤的治疗包括以下几点:

(1)早期处置包括48 h内冰敷、患肢制动及抬高患肢,可用石膏或支具固定以实现完全制动,防止肌肉进一步出血。

(2)如果损伤部位形成血肿,可穿刺抽出积血,然后用弹力绷带加压包扎。对于肌肉挫伤位于前筋膜室的情况,应密切观察皮肤张力,必要时切开筋膜减压,以防止发生筋膜高压综合征,导致严重后果。

(3)对于腓总神经的挫伤,若伤后即刻出现神经麻痹,通常行保守治疗,口服营养神经药物,用支具将足下垂固定于中立位。如果患者挫伤经过一段静止期后快速出现神经麻痹症状,应行手术探查。

2.腓肠肌损伤

小腿后群浅层的腓肠肌内、外侧头和比目鱼肌共同组成强大的小腿三头肌,主要作用是屈膝关节及足跖屈,其中腓肠肌在行走、跑跳中发挥重要作用。腓肠肌损伤在临床上较为常见,常由于过度牵拉造成非直接损伤,多表现为单纯的腓肠肌内侧头自发性撕裂伤,尤其在竞技体育中,人体在进行快速蹬地、起跳时,可使后方猛然收缩的腓肠肌发生撕裂伤。

(1)临床表现:伤者在受伤瞬间可自觉小腿后部突然出现锐性弹响,再出现深部钝痛,行走时加重,不能弹跳。查体表现为根据严重程度出现不同程度的肿胀,小腿后方损伤部位出现局限性或广泛性压痛,主动或被动活动踝关节都可引起牵拉痛;若肌肉断裂,可触及断端凹陷感,并在收缩肌肉时出现肌肉聚集成团的现象。判断腓肠肌是否完全断裂时,可让患者俯卧,脚悬在检查床外,捏小腿上部,观察是否出现自发性跖屈,如不发生,则应怀疑完全断裂。

(2)治疗:腓肠肌的轻度损伤可进行保守治疗,包括休息、冷敷、制动和抬高患肢,48 h后可以局部热敷,逐渐恢复活动功能。部分断裂可行足跖曲位的管型石膏固定,直到完全愈合。对于完全撕裂的患者,或对预后要求高的运动员,应行手术修补。需要特别注意的是:功能性活动和体育运动是不同的阶段,完全治愈前过早进行体育锻炼和运动,可能会使受损肌肉将来的损伤更严重。

(四)跟腱损伤

跟腱是人体最粗大的肌腱,位于踝关节后方,由腓肠肌和比目鱼肌的肌腱组成,起自小腿中下,1/3止于跟骨结节,有屈踝、保持站立的功能,在行走、足跖曲和弹跳中发挥作用。跟腱中段血运较差,血运仅靠腱周组织提供,而且此处属于腓肠肌和比目鱼肌的纤维交叉处,受到拉力时应力较大,不利于血管生长。

1.临床表现

锐器伤、钝挫伤等导致的跟腱损伤有明确外伤史,多为开放性,跟腱断裂伤处皮肤裂开出血,伤口内可见跟腱组织,断裂面较为整齐,易诊断。但是,缺少经验的医师易忽略跟腱断裂,只缝合皮肤伤口,所以对跟腱处伤口一定要详细检查有无跟腱断裂。

自发性断裂为闭合性损伤,多为患者在半蹲位发力起跳时,已紧张的跟腱需要承担超过自身重力几倍的力,突感跟腱处有棒击感、疼痛并立即不能活动,提踵无力,无法完成蹬地、跳跃等动作,行走困难并伴有跛行。查体可见局部肿胀,或伴有皮下淤血、压痛,可触及该处凹陷。断裂后,踝仍有部分跖屈功能,但患者不能用患足跖屈单腿负重。最易明确诊断的检查方法是通过挤压小腿后方肌肉(汤普森征)来判断跟腱的连续性:令患者俯卧,双足置于床沿外,手捏小腿三头肌肌腹,正常捏肌肉时立即跖屈,跟腱完全断裂后捏肌肉时踝关节不能跖屈。

2.辅助检查

普通 X 线平片可用于判断是否伴有跟腱附着部位的急性撕脱骨折。最有效便捷的检查方法是超声检查,可明确跟腱是否断裂和断裂的位置,能够为选择临床手术方式及缝合方法提供有利的依据与参考。此外,通过对跟腱愈合情况进行动态化观察,还能为术后疗效评估及功能锻炼提供指导依据与帮助。采用 MRI 进行诊断有比较高的诊断准确率,但会给绝大多数患者造成比较大的经济负担。MRI 也可以作为后续检查,判断跟腱变性的程度。

3.治疗

(1)保守治疗:美国骨科医师协会(AAOS)2010 年发布的《急性跟腱断裂临床治疗指南》将保守治疗作为可选方法,认为如果患者伴有糖尿病、神经病变、周围血管病变等相对手术禁忌证时,可考虑给予保守治疗,但保守治疗的时间长,不能保证断端准确吻合,多为纤维连接,不能经受强大收缩应力,势必被拉长,导致软弱无力,修复效果欠佳且容易发生二次断裂。因此,多数学者赞成以手术方法修复跟腱断裂。

(2)手术治疗:急性跟腱断裂何时修复最佳,目前尚没有定论,大部分临床文献支持 1 周内行修复手术。目前临床上多采用微创手术进行治疗,微创手术切口小,减少了皮肤软组织的创伤,显著降低了切口相关并发症,有利于患者早期进行功能锻炼,但也相应地增加了腓肠神经损伤和跟腱再断裂的风险。目前常用的微创手术方式主要包括经皮微创、阿奇隆(Achillon)跟腱吻合器吻合及卵圆钳技术手术(见图 21-2-1)。

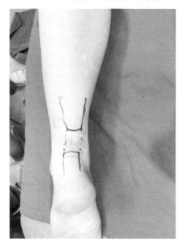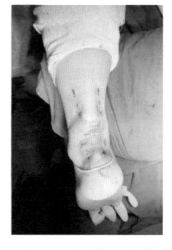

图 21-2-1　微创修复跟腱断裂(海军军医大学长征医院张荣峰医师供图)

（五）踝关节扭伤

踝关节是人体负重最大的关节,在维护人体运动平衡中起着至关重要的作用。踝关节的稳定主要依赖于踝关节周围韧带的完整与稳定,以及踝关节各骨之间的正常解剖关系。踝关节也是常见易受损关节之一,急性踝关节扭伤在日常生活及劳动生产中非常多见,同时也是临床上最常见的运动损伤类型,约占所有运动损伤的40%。

1.临床表现

患者主要表现为踝关节疼痛、肿胀,最明显的疼痛和肿胀区多局限于外踝前下方,即距腓前韧带撕裂处,如将足内收或踝关节内翻,可见踝外侧疼痛加剧。患者伴有行走困难、跛行等,如果损伤情况严重,还会出现皮下淤血,甚至按压时感觉到皮下波动感。

2.辅助检查

需常规行 X 线片检查,排除踝关节骨折、脱位,或撕脱性骨折的可能。由于许多患者踝关节扭伤后进行拍片检查时并没有发现骨折,导致接诊医师易忽视对外侧副韧带的诊断和处理。MRI 检查的软组织分辨率较高,在韧带损伤诊断中有重要作用,尤其是针对复杂踝关节韧带三维结构或者组织结构,MRI 具有 CT 检查所没有的优势,可以清晰显示患者的韧带解剖结构特点以及病理变化,对韧带损伤检查的准确性与特异性均较高。

通过外伤史、详细的查体和影像学检查,可以对踝关节扭伤是否存在韧带损伤和骨折的情况进行明确诊断。

3.治疗方法

（1）保守疗法:对于不伴有韧带损伤,或仅有轻度损伤而没有断裂的急性踝关节扭伤,采用保守疗法。目前临床上多采用所谓的"POLICE 原则",即保护(protection)、最优负荷(optimal loading)、冰敷(ice)、加压包扎(compression)和抬高患肢(elevation)。

（2）手术疗法:手术疗法一般适用于损伤严重或经保守治疗不明显的患者,如韧带严重撕裂或断裂、踝关节不稳导致行走时疼痛等情况。对于轻度撕裂可采取关节镜探查修补术等治疗,对于严重韧带撕裂或断裂可采取韧带重建术等治疗。

第三节　手部损伤

一、概述

人类上肢最大的特点就是手的存在。手是人类创造物质财富的重要器官,也是表达语言感情的有力工具。手的灵活性及抓握功能在日常生活和工作中发挥着重要作用,同时,手与外界接触最为频繁,容易受到不同程度的损伤。由于手部的结构和功能精细复杂,因此损伤不仅会累及皮肤,还常伴有不同程度的肌腱、血管、神经和骨关节损伤。手外伤会严重影响患者的劳动能力,治疗效果对手部外观和功能会产生决定性影响。处理手部损伤时,必须根据手部结构和功能特点,根据损伤的不同性质,按照原则制定合理的治疗策略,采取最有效的手段维护手部功能完整。

二、不同类型损伤的诊断及具体处理方法

根据损伤的解剖结构,手外伤可分为甲床损伤,皮肤裂伤、剥脱伤、缺损,肌腱、韧带、神经、血管损伤,骨关节损伤等;根据受伤机制,手外伤可分为挤压伤、撞击伤、切割伤、撕脱伤、咬伤、烧伤、爆炸伤、牵拉伤、热压伤、压砸伤等(见图21-3-1),无论是职业性还是生活性手外伤,最常见的致伤原因是玻璃、刀具切割类锐器伤和压砸伤。不同的致伤机制和严重程度,决定了损伤组织和范围、治疗方式的不同,预后差异较大。

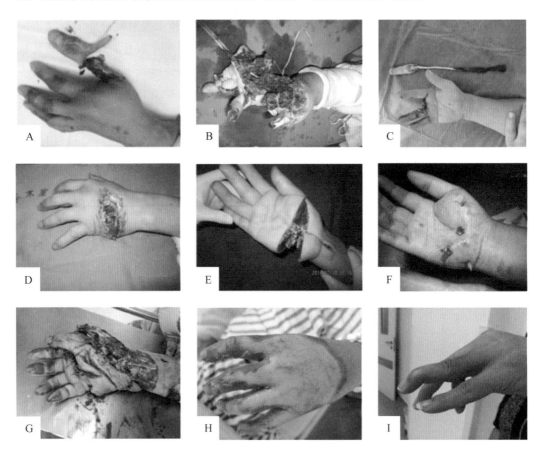

A.脱套伤;B.爆炸伤;C.撕脱伤;D.电锯伤;E.刀砍伤;F.犬咬伤;G.挤压伤;H.烧伤;I.撞击伤

图 21-3-1 手部不同的致伤机制(海南中德骨科医院丁治红医师供图)

（一）不同类型手外伤的特点

1.切割伤

切割伤可分为锐器切割伤和电锯切割伤。锐器切割伤多由玻璃、刀等致伤，常累及肌腱、神经、血管等，创缘较齐，伤口较整洁，预后较好。电锯切割伤多由电锯、角磨机等快速旋转的锯片致伤，虽然也是切割伤的一种，但损伤范围大，边缘不齐，污染较重，除了累及神经、血管、肌腱，还可能累及骨关节，造成组织缺损，伤情相对复杂，治疗难度大，预后不及锐器切割伤。

2.压砸和挤压伤

该类损伤多由冲压机、压面机、重物等挤压或压砸致伤，常波及软组织和骨关节，损伤程度重，范围广，处理难度较大。恢复程度的好坏主要取决于原始损伤的程度，术后可能出现较大面积的软组织坏死和创面不愈合，预后多留有不同程度的功能障碍和畸形。

3.撞伤、击打伤和牵拉伤

该类损伤多为闭合性损伤，常累及肌腱和侧副韧带、骨关节等结构，损伤类型包括关节脱位、侧副韧带损伤、肌腱损伤以及指掌骨骨折等。该类损伤经过及时规范的治疗，通常预后较好。

4.撕脱伤

撕脱伤多由滚轮式机器将手部挤压后暴力抽出所致。该类损伤常造成手部、手指的脱套伤。手掌的脱套伤由于掌腱膜的保护，对手指的血运影响较小，可以通过植皮或皮瓣进行创面覆盖；而掌指关节以远水平手指的主要血管位于皮下软组织，易受损伤造成血运障碍。

旋转撕脱伤为高速旋转的机械致伤，如搅拌机、离心机、车床等，多造成皮肤撕脱，神经、肌腱扭转牵拉抽出离断，肌肉、血管广泛破坏，出现骨折、关节脱位、肢（指）体离断等。撕脱伤损伤范围大，软组织损伤广泛，治疗困难，预后差。

5.爆炸伤

爆炸伤多由雷管、爆竹等爆炸物品致伤，伤情严重，组织出现毁损、缺损，同时伴有爆炸物所致高温对组织结构的烧灼、冲击伤，范围较广，清创范围界定困难，伤口内常有琐碎异物存留，容易感染。可能需要进行数次清创，以及后期的创面覆盖和功能重建。

6.烧伤和热压伤

高温所致的手部烫伤和烧伤统称为烧伤，高温机器导致的挤压伤称为热压伤，如制塑机、压胶机等造成的损伤。该类型损伤严重，除烧伤外，还合并严重的挤压伤。由于损伤范围广泛、损伤程度重，常存在广泛的组织坏死，并且早期损伤及坏死范围难以准确界定，通常需行多次手术进行清创和重建，外观和功能预后较差。

7.咬伤

手部被人或动物咬伤后，由于口腔内细菌种类多，因此伤口虽小，但常累及骨关节等深部组织，不易清创彻底，感染率高。若能够彻底清创，可以选择疏松缝合创面。但对于创面污染严重、累及深部组织或就诊较晚的患者，需要一期清创开放创面，二期闭合创口。

（二）手外伤的诊断

手部结构复杂，为了避免误诊或漏诊，必需熟悉手部功能解剖和手外科基础知识。不同组织结构受伤后会表现出相应的特征性体征，需根据不同的致伤原因、受伤部位、伤口特点，并结合仔细的查体，做出初步诊断。但因术前患者疼痛，对深部结构损伤情况无法详查，故复杂病例需术中探查后方可得到具体诊断。

1.询问病史

在急诊室初步检查伤情，简要询问病史、致伤原因，如锐器切割、重物压砸、牵拉绞伤、热碾压伤等，还要询问受伤时间和现场处理情况。

2.检查伤口

主要检查内容包括伤口的部位和范围、皮肤损伤类型、皮肤血运、有无皮肤剥脱或缺损以及污染程度。创口部位和范围能够提示可能损伤的深部组织结构。皮肤损伤情况可决定拟采用的手术方案和创面闭合方式。

3.肌腱损伤的检查

医师应了解手部屈、伸肌腱的分区和功能，这样才能正确判断肌腱损伤的内容并做出诊断。对于部分病例，特别是手背部的伤口，肌腱位置表浅，通过伤口即可直视下判断肌腱损伤情况；但对于较复杂或较深的伤口，仍需通过运动功能判断肌腱损伤情况。当肌腱完全断裂时，由于肌腱丧失了相应的张力，患手的休息体位会发生变化，并且出现相应关节的主动活动受限。需注意的是：①手指的屈肌腱有两根，需要分别进行检查，明确具体损伤；②肌腱完全断裂时，由于腱周组织的牵拉，患者仍可能完成部分动作，但运动幅度和力量受限；③肌腱部分损伤时，该肌腱的功能仍能基本正常发挥，因此当怀疑患者存在肌腱部分或完全损伤时，必须通过手术探查加以明确。

4.神经损伤的检查

神经损伤将导致支配区域运动和感觉功能障碍。对开放伤患者进行查体时，常用棉签轻拭皮肤，了解神经支配区域轻触觉的变化，明确是否存在神经损伤。

5.血管损伤的检查

血管损伤主要针对动脉损伤，查看伤口部位和深度，是否有搏动性出血，结合肢端血运进行血管损伤的检查。对于可能合并血管损伤的开放伤患者，由于伤后血管痉挛栓塞，来院时创面多数并无严重的活动性出血，此时需结合创伤部位和深度，以及指端的血运来初步判断，最终还是要依据术中探查结果来明确诊断。

（三）手外伤的急诊处理

手外伤的急诊处理包括现场急救和手术治疗。

1.现场急救

在受伤现场可用衣服、毛巾、手帕包扎伤处，然后到就近的诊所或医疗单位进行初步伤情判断、止血和包扎，再转运到具备治疗技术的单位进一步治疗。处理得当可以减少患者的痛苦，避免伤情加重，也为治疗创造良好条件。

（1）伤口包扎：患肢用消毒敷料或洁净的布类包扎即可，注意保持创面干燥，不必用消毒液冲洗或涂抹消毒药剂。

（2）止血：大部分手外伤的伤口渗血给予加压包扎、抬高伤肢即可止血。动脉活动性出血加压包扎无效时，可在上臂使用弹性或气囊止血带，但需避免止血带过窄、压力过大和时间过长。应计时，每使用止血带 1 h 放松 10 min。

（3）制动：利用硬纸板或夹板固定伤肢，可以减轻患者的疼痛和出血。

（4）药物应用：为减少患者疼痛及缓解紧张情绪，可适当给予镇静药物，但应避免使用止痛剂如哌替啶、吗啡等。

2.手术治疗

手部损伤多为开放性损伤，若伴有头颅、胸、腹等危及生命的严重创伤时，对手部损伤只做暂时处理，待全身情况好转再行处理。手部损伤的治疗目的是防止感染，创造条件覆盖创面，促进伤口一期愈合，尽可能挽救伤指和保留手部功能。因此，手部任何类型和程度的开放伤均需注射破伤风抗毒素，彻底清创，尽可能修复损伤组织，闭合伤口，进行妥善的术后处理。老年人的手外伤原则上应采取比较简单的手术。术前可应用抗生素预防感染。

（1）清创术：应争取在伤后 6～8 h 内进行清创，以降低感染发生率。麻醉成功后，手术开始前应首先清洗伤口周围的皮肤，可在止血带的控制下实施清创。对于较清洁的伤口周围皮肤可用湿纱布擦洗，对于污染较重的皮肤需用肥皂液及清水反复刷洗伤口周围，然后常规消毒皮肤，铺无菌巾。

（2）强调无创操作技术，应用精细器械操作：首先利用手术刀和组织剪等器械锐性修剪污染、挫伤的皮缘，要珍惜每一处有血运的皮肤，应做"地毯式"清创，切除创面内污染及失活的组织，保护虽有污染但质量尚好的肌腱、血管等重要组织，并详细探查深部组织损伤情况，再次在直视下全面、仔细地观察皮肤、肌肉、血管、肌腱和神经等损伤程度，确定诊断和处理方案。在修复的过程中，常需要扩大创口，延长切口应按手部皮肤切口原则进行。

（3）关闭伤口：对于开放性损伤，应争取一期闭合伤口。尽量争取在受伤 8～12 h 内扩创和闭合伤口。如果估计术后发生坏死、感染的可能性较小，那么即使时间超过 12 h，仍可行一期修复缝合。对无皮肤缺损的伤口直接缝合即可，当存在皮肤缺损时，如果创面基底组织血运良好，无肌腱、神经、血管和骨等深部组织外露时，可以采用游离植皮的方式覆盖创面；反之，则需通过皮瓣技术闭合伤口。

（4）术后处理：行肌腱、神经、血管等结构修复术后，需行石膏固定。应根据肌腱、血管和神经等吻合口的张力，决定固定时手部各关节的角度，以降低上述结构吻合口的张力，防止再断裂。上述结构初步愈合时间为 3～4 周，因而石膏也相应固定 3～4 周。植皮术后通常也需要制动 7～10 天，以保证游离皮片的顺利愈合。

（四）手部皮肤缺损的处理

皮肤缺损是手外伤常见的类型，伤后应妥善处理，尽早缝合伤口，或用植皮、皮瓣等方式闭合创面，为后期手的功能恢复创造良好的条件。对于具体的皮瓣选用，局部带蒂皮瓣仍是主要的修复方式,这是由于相对于下肢,手部皮瓣缺损多集中于指体,可供选择的手部皮瓣较多。只有在缺损面积较大等特殊情况下,才选择耗时长、技术难度大、费用高的游离皮瓣修复。

(五)手部韧带损伤

手部韧带损伤多由手指扭伤或遭受侧方应力造成。拇指的韧带损伤以掌指关节尺侧副韧带损伤为多见,其他手指的韧带损伤以指间关节损伤为多见。侧副韧带断裂后,关节侧方活动范围加大,有时伴关节脱位、撕脱骨折。脱位后,远段多向背侧及侧方移位,侧向活动时疼痛加重。早期若未行适当的治疗,则撕裂的韧带不愈合或韧带松弛会造成关节失稳,遗留不同程度的功能障碍。伴有较大的撕脱骨折时应切开复位内固定。早期手术修复韧带完全断裂可以获得较好效果,或将指间关节保持伸直位固定(铝板或邻指固定)4 周。

(六)手部肌腱损伤

手部肌腱损伤是手部常见的损伤,处理比较复杂,是造成后期手部功能不佳的主要原因之一。手部肌腱断裂能否早期修复,取决于损伤时间、创口污染程度、周围组织损伤情况、损伤肌腱的部位和数量。

屈肌肌腱损伤的早期修复应根据屈肌肌腱的解剖分区,采用不同的修复方法。伸肌肌腱断裂只要条件允许,均可一期缝合。

手指背侧的伸肌肌腱构造和功能复杂,处理比较困难。近侧指间关节和指骨背侧损伤会导致伸肌肌腱中央束断裂,早期因侧腱束是完整的,仍具有一定的伸直近侧指间关节功能。但若不能早期修复,会造成两侧腱束逐步向掌侧移位,近侧指间关节不能伸直,形成扣孔式畸形。中央束断裂后,对闭合性损伤可将近侧指间关节固定在伸直位,石膏铝板固定 8～10 周;对开放性损伤可直接缝合,外固定 6～8 周。

伸肌肌腱在接近止点处断裂或附着部撕脱骨折,手指末节将不能主动伸直,出现"锤状指"畸形。该畸形按损伤程度分为四度:Ⅰ度为伸肌肌腱附着处部分撕裂,伸直动作减少 20°～25°;Ⅱ度为伸肌肌腱完全断裂伴有关节囊撕裂,伸指动作减少 45°～60°;Ⅲ度是在Ⅱ度损伤的基础上伴有末节指骨小片撕脱;Ⅳ度指末节指骨背侧撕脱骨片超过关节面的 1/3,可伴有指间关节半脱位。"锤状指"的治疗旨在恢复伸肌肌腱的连续性和远指间关节屈伸力的平衡,纠正指间关节畸形,最大限度地恢复手指功能。临床上针对"锤状指"有多种治疗方法,保守治疗方法有支具固定、斯塔克(Stack)夹板固定等;手术治疗方法有克氏针固定、直接缝合法、抽出钢丝法、锚钉修复法等。具体选择何种方法目前仍有争议。

第四节　肢体毁损伤

一、定义

随着现代社会的快速发展,交通业、制造业、建筑业等领域的事故频发,由此造成的损伤发生率也逐年上升,而四肢是最容易暴露的部位,也是最易受影响的身体部位,并且损伤程度重、范围广、伤情复杂,因此四肢的毁损性外伤也逐年增加。

1985年,美国学者格雷戈里(R. Gregory)等首次提出了"肢体毁损伤"的概念:肢体毁损伤是指肢体神经、血管、骨骼及其覆盖的软组织这四个重要结构中,有至少三个受到明显损伤,且对肢体存活造成严重威胁。但是,目前尚缺乏毁损伤的准确定义。肢体毁损伤多由高能量、高速度和强暴力的因素造成,表现为皮肤软组织大面积挫伤、缺损,多伴有伤口严重污染,血管、神经、肌肉严重损伤和粉碎性骨折等,具有受伤机制复杂、临床表现多样、救治难度大等特点,并且涉及身体某部位多种组织结构的严重损伤,治疗后均存在一定程度的功能障碍和外观改变,包括截肢或保肢在内的修复策略将明显影响患者愈后的生存质量。因此,要求临床医生尽快明确诊断,并注意防止误诊和漏诊,尤其是隐匿的颅脑、胸、腹等部位重要脏器损伤。

二、评分系统和指南

全面评估是治疗肢体毁损伤患者的第一阶段。肢体毁损意味着肢体多个结构的严重损伤,治疗后均存在不同程度的功能障碍,影响患者的生活质量,因此,选择截肢或保肢治疗如今依然存在争议,所以术前对伤情及预后的评估尤为重要。先前已有多位学者提出了不同类型的评分系统,将患者损伤的严重程度以客观的数字形式表示,直观、合理地评价和分类,以协助临床医生判断患者伤情的严重程度,并根据评分对患者做出正确的诊断、治疗以及预后评定。肢体毁损伤评分系统主要包括肢体损伤综合征指数(mangled extremity syndrome index, MESI)、预测挽救指数(predictive salvage index, PSI)、汉诺威骨折量表(Hannover fracture scale, HFS)、肢体损伤严重程度评分(mangled extremity severity score, MESS)、肢体挽救指数(limb salvage index, LSI)、神经/热缺血/软组织/骨骼/休克/年龄(NISSSA)评分(nerve, ischemia, soft tissue, skeletal, shock, and age, NISSSA score)等。

在临床应用中,上述几种评分标准各有其优势和不足之处,没有一种评分能够适用于所有患者。上述评分标准共同的不足主要有以下几方面:①多数研究所依据的病例数不够集中,难以进行统计学分析;②未将上肢与下肢损伤分开评分,实际情况是胫骨开放性骨折的预后要比其他部位差;③几乎所有研究均为回顾性研究,各组病例的纳入与排除标准差异很大,缺乏长期的随访资料。

三、四肢评估

损伤机制是影响肢体重建结果的重要预测因素,远端锐利(干净)损伤比近端牵引、扭转和挤压损伤有更好的预后。有些病例与高水平的污染(农业、工业区和战争冲突)有关,可能涉及化学损伤和烧伤,其预后也要差于较清洁的损伤。

缺血的持续时间也是一个非常重要的因素。长时间缺血会导致细胞代谢变化,尤其是在肌肉组织中,并且血管重建后患者可能会出现严重的全身性再灌注问题,如肾衰竭。污染、失活的组织和长期缺血均与感染高风险有关。在冷缺血 6~12 h 后,感染的发生率会大大增加,其中肌肉不能耐受超过 4~6 h 的热缺血时间,但手和手指可以在冷缺血 24 h 甚至 96 h 内存活。

对血流动力学稳定的患者,肢体血管状态主要通过脉搏、皮肤颜色、局部和毛细血管再灌注情况等进行评估。血管造影或 CT 血管造影不是必需的检查,因为可以在急诊手术过程中明确血管情况。多普勒超声和动脉造影在这方面的诊断价值也是有限的。此外,除了肢体血管外,还必须评估骨骼稳定性、运动和感觉障碍、软组织和皮肤缺损等情况。X 线片常用于对骨折情况的评估,但是对骨盆以及关节损伤应首选 CT 检查。

肢体神经损伤情况是另一项重要评估指标,对感觉和运动情况都要进行评估。对于一些肢体主要神经的损伤,如尺神经、桡神经、正中神经、坐骨神经等,诊断不是很难,但对于一些毁损严重或者昏迷的患者,神经损伤较难评估,且容易发生漏诊。因此,在早期清创手术时可以术中探查神经,以进一步明确损伤情况。

四、肢体毁损伤的治疗抉择

肢体毁损伤有两种治疗抉择:截肢和挽救性重建。决策过程中需要系统考虑整体和肢体局部的情况,既要重视患者的年龄、损伤程度,是否合并躯干和脏器损伤,生命体征是否平稳等全身性因素,也要重视损伤肢体的缺血时间、主干血管和重要神经损伤及修复可能性、骨折的复杂程度、皮肤软组织缺损的范围和部位等局部性因素。尽管使用评分系统在某种程度上可帮助指导抉择和预测结果,但最终是重建还是截肢仍然取决于外科医师的经验,需要有经验的医师准确评估伤情、判断预后,科学决断保肢还是截肢。

保肢治疗是一项长期、系统的过程,可能需要反复清创、多次手术,早期依靠显微技术保留患肢,后期依靠手术及功能训练改善功能。因为在患肢挽救、手术时机和重建方案的决策上存在许多不确定性并伴随风险,如肢体血运重建失败、创面严重感染、皮瓣修复失败等因素均可导致保肢失败,因此在术前需对伤情及预后进行谨慎评估。在坚持"损伤控制""全力保肢"理念的同时,尚需要仔细进行医患沟通,建立可靠的医患关系,让患者及家属参与保肢与截肢的决策过程中,做到细心保肢、果断截肢。

一旦决定保肢,应及早清创,稳定骨折,应用多种显微外科技术修复以血管损伤为核心的软组织损伤、缺损,为后续肢体损伤组织的重建和功能恢复奠定基础,缩短保肢治疗周期,提高疗效。

为了给出高质量的处理方案来指导肢体毁损伤的救治,2012 年,美国西部创伤协会基于专家观点和已有的观察性研究,制定了成人肢体毁损伤的处理流程,主要适用于和平时期的创伤救治,用来指导评估和处理急诊室的患者。该流程为临床救治毁损肢体提供了一个基本框架,可结合患者的具体病情和医院的实际情况灵活运用。

五、救治与修复

肢体毁损伤的保肢治疗一定要坚持"损伤控制外科"和"生命重于肢体"的理念,体现"生命第一,肢体第二",认真考虑整体情况和其他伴随的损伤,避免因尝试保肢而将患者的生命置于危险之中,并根据患者病情制订不同的治疗方案。

对于严重的肢体损伤,患者到达医院后应开辟绿色通道,快速进行抢救、检查、术前准备和多学科会诊,应根据高级创伤生命支持(advanced trauma life-support,ATLS)指南进行初步处理,包括对患者进行初步复苏以及保持生命体征的稳定。对于肢体较轻的出血,可以给予结扎和(或)敷料加压包扎止血。对于较为严重的出血,患者到达医院时就应通过徒手压迫或加压装置迅速控制活动性出血,并快速建立静脉通道,积极补液、备血,行抗休克治疗。如果危及生命的持续出血不能通过直接加压控制,应尽早给予止血带加压止血,直至受损血管被结扎或者修复。止血带止血尤其适用于远端肢体受伤者,可作为临时的止血措施,以辅助复苏和争取快速诊断的时间,但应及时,并尽可能缩短止血带使用的时间,以减少加重肢体缺血的可能。

急诊术前,在控制损伤的同时,应行详细的医患沟通,建立可靠的医患关系,术前有条件时可让患者签署授权委托书,若术中更改了手术方式,可向被委托人告知并让其签字。肢体毁损伤应常规备悬浮红细胞 6～8 U,血浆 600～800 mL,不要以血常规的血红蛋白值来评估失血量,因为休克未补液时血液尚未稀释,不能反映真实的肢体失血水平。

肢体毁损伤手术治疗是分步骤进行的,现简述如下。

(一)步骤一:清创术

肢体毁损伤的清创术是决定肢体功能和预后的最关键因素,首先应用大量生理盐水对创面进行冲洗,以去除伤口内残留的异物和定植的细菌,但应注意避免用高压脉冲冲洗,因为其可能造成组织损伤和细菌扩散。冲洗完成后,应彻底去除坏死组织,根据肌肉颜色、出血情况、收缩力和肌肉韧性来判定肌肉活性,对无活性肌肉应果断去除,保留健康、有活力的组织。清创时需注意保留重要的血管、神经、肌腱、骨骼、皮肤等组织,对主要的肌腱应尽量保留,神经清创更应慎重,尽量保持其完整性,对污染严重的外膜应予以切除。对受损血管应根据情况予以结扎,或者清创以备后期重建。对无血运的游离骨块应果断摘除,对大的包含关节面的骨块则应尽量保留。另外,还应评估前臂、手部、小腿等部位是否有发生筋膜间隙综合征的可能,必要时应给予减张切开。清创完成后,大量用过氧化氢溶液、生理盐水冲洗创面,碘伏浸泡 5 min,再次用生理盐水冲洗,放松止血带彻底止血。若发现仍有无血运的肌肉组织应彻底切除。

（二）步骤二：骨折固定

对于软组织损伤严重的病例,临时外固定是较好的选择,因为稳定固定有助于软组织重建,尤其是血管的修复。对于长骨,可以用内固定代替外固定,因为外固定导致骨不连的可能性相对较高。此外,除了外固定外,也可以选择钢板和髓内钉固定的方式。当有限长度的骨被破坏时,允许缩短并可以进行直接的内固定,这也有利于早期动脉端-端吻合和神经直接缝合。其中,肱骨缩短可达 5 cm,前臂缩短可达 4 cm。另外,对于下肢,应尽量恢复肢体的长度。

（三）步骤三：关节处理

对于关节内骨折,应尽量进行解剖学上的复位和稳定,目标是使关节早期恢复活动。对于较大的关节,如果损伤严重可以考虑进行关节置换术。另外,关节的稳定性比灵活性更重要,对于某些关节,如腕关节、踝关节和足部关节,一期融合可能是最佳选择。

（四）步骤四：血管修复重建

完成骨的稳定性重建后,应尽快重建肢体血运。如果存在重要知名血管损伤,应行血管修复重建。首先应修复动脉,如果缺损不严重可以直接吻合;如果缺损严重而无法直接吻合,需进行血管移植修复,逆行大隐静脉移植在临床上较为常用,较小直径的静脉移植也可从手背、前臂浅静脉和肢体残肢切取获得,更长的缺损可以用腓动脉移植修复重建。另外,对于影响肢体静脉回流的静脉缺损也应修复重建。对于合并软组织及主干血管节段性缺损的严重创伤(特别是上肢),往往面临皮肤软组织缺损修复及血管缺损修复的双重问题,彻底清创后 Flow-through 皮瓣桥接主干血管并修复创面是常用的方法。

（五）步骤五：肌腱修复重建

虽然肌腱可以后期缝合,但只要条件允许,应进行早期一期肌腱修复重建。在肌腱缺损或组织破坏严重的情况下,可以进行肌腱移植修复,如掌长肌腱的移植。肌腱移植也可以在后期进行,但是,如果决定进行延迟或分期重建,应使用被动或主动人工硅胶肌腱来减少疤痕组织粘连等问题。还可以利用显微外科技术,使用游离的功能性肌肉移植,如背阔肌、腓肠肌、阔筋膜张肌、股直肌和前锯肌等。

（六）步骤六：神经修复重建

神经修复重建对肢体功能恢复十分重要,但其对显微外科技术的要求较高,也是预后较难预测的手术,因为除了手术技巧外,神经恢复情况还取决于多种其他非手术因素,包括患者的年龄、损伤的部位和程度、损伤的种类、基础疾病、特定损伤机制以及神经缺损程度等。如果条件允许,应在初次手术时就进行神经探查和修复,因为瘢痕组织会使后期探查和修复十分困难。此外,随着时间推移,轴突再生会变得困难,导致后期重建的效果不佳。端-端神经外膜修复是常用的修复方式。对于较小的神经缺损,可以通过游离两侧神经、桥接静脉等非神经组织、可吸收仿生生物材料等方式进行修复重建。神经转移术可以用于多发神经损伤的治疗,如骨间前神经转移至尺神经,或桡神经的感觉支转移至前两指的指神经。但是,对于较大的神经缺损则需要常规神经移植。

(七)步骤七:创面修复

创面覆盖的时机和方式仍然是有争议的问题。在战争创伤中,不建议立即闭合创面,但应覆盖暴露的骨骼、肌腱、神经和血管等重要组织,以减少感染。当存在较大的皮肤软组织缺损时,可以考虑单独或者联合应用以下几种方式进行覆盖:①封闭负压引流技术;②皮片移植,主要包括反取皮一期回植技术、皮肤冻存延期回植技术等;③皮瓣移植技术,主要包括局部随意皮瓣或轴型皮瓣转移修复、游离皮瓣移植修复等。

(边永钎　张荣峰　丁治红)

参考文献

[1] 陈宏.严重开放性上肢软组织损伤早期修复的相关问题[J].中华创伤杂志,2021,37(8):675-678.

[2] 陈佳,龙兴敬,李雪松,等.吻合皮神经的足底内侧皮瓣修复手掌皮肤缺损[J].中华骨科杂志,2014,34(5):553-557.

[3] 何志,李学拥,雷战军,等.玻璃化冻存延期回植技术在大面积皮肤撕脱伤中的应用研究[J].现代生物医学进展,2019,19(20):3866-3870.

[4] 华伟伟,刘数敬,王波.一期前、后交叉韧带及后外侧复合体重建联合内侧副韧带修复治疗 KD-Ⅳ型膝关节脱位的近期疗效[J].中国修复重建外科杂志,2021,36(1):1-8.

[5] 黄书润,刘江涛,张勇,等.手部烧创伤后复杂创面的修复[J].中华烧伤杂志,2019,35(5):362-366.

[6] 李永恒,洪茂,张岩峰,等.中医骨伤科对踝关节扭伤的认识及治疗方法[J].中国中医骨伤科杂志,2017,25(3):70-71.

[7] 庞水发,常湘珍,张方晨,等.显微外科在手外科的应用与进展[J].中华显微外科杂志,2009,32(3):177-180.

[8] 任鹏,陈刚,阿不来提·阿不拉,等.封闭式负压引流技术在下肢毁损伤中的应用[J].中国修复重建外科杂志,2010,24(8):1021-1022.

[9] 王才波,金德镐,胡召坤,等.肢体毁损伤保肢治疗的体会[J].实用手外科杂志,2019,33(4):430-433.

[10] 王林,李刚,苗雨,等.内置负压吸引治疗大面积皮肤脱套伤的疗效[J].临床骨科杂志,2020,23(2):207-209.

[11] 赵光锋,张茂.美国西部创伤学会关于肢体毁损伤处理的指南[J].中华急诊医学杂志,2012,21(9):957-960.

［12］赵广跃.严重开放性骨折治疗的新理念——骨整形［J］.中华显微外科杂志，2019，42（6）：521-522.

［13］DABIS J，WILSON A. Repair and augmentation with internal brace in the multiligament injured knee［J］. Clinical Journal of Sport Medicine，2019，38（2）：275-283.

［14］DUPUIS C S，WESTRA S J，MAKRIS J，et al. Injuries and conditions of the extensor mechanism of the pediatric knee［J］.Radiographics，2009，29(3)：877-886.

［15］GOTTLIEB L J，KRIEGER L M. From the reconstructive ladder to the reconstructive elevator［J］. Plastic and Reconstructive Surgery，1994，93（7）：1503-1504.

［16］GREGORY R T，GOULD R J，PECLET M，et al. The mangled extremity syndrome(M.E.S.)：a severity grading system for multisystem injury of the extremity［J］. Journal of Trauma and Acute Care Surgery，1985，25(12)：1147-1150.

［17］GRIFFITH T B，AHMAD C S，GORROOCHURN P，et al. Comparison of outcomes based on graft type and tunnel configuration for primary ulnar collateral ligament reconstruction in professional baseball pitchers［J］. The American Journal of Sports Medicine，2019，47(5)：1103-1110.

［18］LOW S，ERNE H，PILLUKAT T，et al. Diagnosing central lesions of the triangular fibrocartilage as traumatic or degenerative：a review of clinical accuracy［J］. Journal of Hand Surgery(European Volume)，2017，42(4)：357-362.

［19］MONTGOMERY S R，JOHNSON J S，MCALLISTER D R，et al. Surgical management of PCL injuries：indications，techniques，and outcomes［J］. Current Reviews in Musculoskeletal Medicine，2013，6(2)：115-123.

［20］MOORE A R，FLEISIG G S，DUGAS J R. Ulnarcollateral ligament repair［J］. Orthopedic Clinics of North America，2019，50(3)：383-389.

第二十二章　皮肤软组织撕脱伤

皮肤软组织撕脱伤(avulsion injury of skin and soft tissue)是由于转动的车轮或机器等产生的外力作用,使皮肤和皮下组织从深筋膜深面强行剥脱,同时伴有不同程度皮肤软组织捻挫、挤压损伤的一种外伤。

一、皮肤软组织撕脱伤的分类

由于分类时所考虑的角度不同,因此皮肤软组织撕脱伤的分类各异。临床上常用的分类方法有:①脱套型撕脱伤和皮瓣型撕脱伤;②碾轧型撕脱伤和撕脱型撕脱伤;③开放性撕脱伤和闭合性撕脱伤(根据有无伤口分类);④片状撕脱伤、套状撕脱伤和潜行撕脱伤;⑤完全性撕脱伤(皮肤撕脱后与身体完全分离)、不完全性撕脱伤(皮肤撕脱后有蒂与身体保持相连)和潜行性撕脱伤(指深筋膜和肌膜间撕脱后形成的潜在腔隙);⑥新鲜皮肤软组织撕脱伤(受伤后早期即就诊)与陈旧皮肤软组织撕脱伤(早期处理后发生皮肤坏死)。但临床实际情况要复杂得多,常常是多种类型混合存在。

二、致伤机制与病理变化

(一)致伤机制

皮肤软组织撕脱伤由于致伤外力和受伤部位的不同,其致伤机制也不同。如果车轮是转动的,由于车轮与肢体皮肤之间的摩擦力形成反作用力,因此及时刹车会形成闭合性撕脱伤;如果处于刹车状态向前惯性滑动,常形成有蒂与肢体相连的撕脱皮瓣,可能造成软组织挫伤而无撕脱。

(二)病理改变

血管损伤表现为撕脱平面大量血管断裂或破裂。如果撕脱面积小,来自周围正常皮肤的侧支血管通过血管之间的吻合支供应撕脱部位的皮肤,则后者可以成活;如果撕脱面积大,周围来的血供难以补偿,就有可能造成撕脱部位缺血,严重者可以导致坏死。撕裂的血管出血后会在撕脱腔隙中形成血肿,有时皮下的出血量可以很大,大面积皮肤撕脱伤常合并低血容量性休克。

皮肤软组织撕脱伤在伤后早期判断组织血液循环尚好,组织机械损伤并不重,仍具有活力,但随着时间的推移,撕脱的组织逐渐坏死,称这种现象为继发损伤或继发坏死。造成继发坏死的原因主要是血管系统受伤,血管破裂,组织缺血,血管内膜损伤,肿瘤坏死因子等促凝物质在局部大量释放,启动凝血系统导致微血栓形成。实验研究和临床观察均表明,皮肤撕脱伤时,静脉系统的损害重于动脉系统,从而导致撕脱皮瓣远端回流障碍而发生淤血,其发生的原因可能与静脉壁薄、容易造成损伤有关。

第一节　头皮撕脱伤

一、头皮解剖

(一)头皮的构成

头皮是覆盖于颅部且质地较韧的皮肤软组织,自浅入深由皮肤、皮下组织、帽状腱膜、腱膜下疏松组织、骨膜五层组成。皮肤、皮下组织和帽状腱膜结合紧密,厚 5～6 mm,不易分离。颞部头皮软组织结构较为独特,其腱膜下疏松组织的深面尚有颞筋膜和颞肌,共有七层。

1.皮肤

皮肤为头皮最外层,厚且致密,含有丰富的血管、淋巴管以及为数众多的毛囊、皮脂腺和汗腺,其毛囊经真皮深入皮下组织内。由于此处皮肤具有较厚、毛囊位置深的特点,因此该部位常常作为刃厚或薄中厚皮片的供皮区,并可以多次切取,故也称之为人体的"皮库"。

2.皮下组织

皮下组织的特点是致密而坚韧,并有许多纤维间隔,缺乏弹性,其中含有头皮血管与神经,具有丰富的侧支吻合。头皮血管分支进入皮肤组织,故头皮皮瓣蒂部即使较狭小也常能成活。此层血管断裂后不易收缩,故外伤或手术时出血多,不易自行止血,需要压迫或缝扎止血。由于存在纤维间隔,感染易被局限化,但脓性分泌物聚集压迫间隔中的神经会产生疼痛。

3.帽状腱膜

帽状腱膜跨越颅顶,前端与额肌附于眉弓嵴及外膜,后端附于枕外隆凸和枕骨上项线,是坚韧而富有张力的腱膜组织。

4.腱膜下疏松组织

腱膜下疏松组织存在于帽状腱膜下的疏松结缔组织腔隙内,间隙中有许多小动脉为颅骨膜供血,并通过导静脉连接颅内静脉窦和头皮浅表静脉。该间隙中的出血易形成巨大的帽状腱膜下血肿,如发生感染易于播散,因此被认为是危险区域。脓性物质聚集在该腔隙会破坏骨膜,造成颅骨坏死,甚至可能经导静脉扩散至颅内。

5.骨膜

颅骨膜是一层较致密的结缔组织,与颅骨组织紧密相连,在骨缝处更加致密。因此,骨膜下出血时,血肿常局限于一块颅骨区;如骨缝处相连不紧,血肿也会波及相邻的另一颅骨区。

(二)头皮的血管神经

头皮动脉分为前、侧、后三组,分别来自颈内、颈外动脉的分支,各组均有伴行的静脉和神经。前组为颈内动脉的分支,包括眼动脉、眶上动脉、滑车上动脉及伴行的同名静脉、神经;侧组为颈外动脉分支,包括颞浅动脉、耳后动脉及伴行的同名静脉、耳颞神经和面神经耳后支;后组为枕动脉、静脉和枕大、枕小神经。

头皮动脉位于皮肤组织中,自周围向颅顶部聚集,两侧三组血管间有丰富的吻合支形成血管网,血液供应丰富,因此伤口愈合较快。以头皮作皮瓣时,其长宽比例较其他部位大。

(三)头皮的淋巴回流

头部淋巴结多分布在头颈交界处,枕后引流入枕淋巴结,颞侧及顶部引流入耳前、耳后淋巴结,颞部和颞顶部归入颌下及颈淋巴结。

(四)颅骨

根据颅骨的发生、功能和位置,可将颅骨分成脑颅骨和面颅骨两部分。脑颅骨构成颅腔保护脑,而面颅骨则是颜面的基础。脑颅骨中,颅盖部的额、顶、枕诸骨及颞骨鳞部均属扁骨,为膜性化骨,以骨缝相连而形成一完整的圆形颅盖骨,具有较大的弹性和坚固性,其结构自外向内分成外板、板障和内板三层,其中内板、外板为致密骨,而板障为松质骨,板障内有板障静脉。

二、头皮撕脱伤的损伤特点

头皮撕脱伤是一种严重的头皮外伤,常发生于留长发的女性,是暴力牵涉头发连带头皮部分或全部离断脱落的一种外伤。

基于头皮的解剖学特点,头皮撕脱伤可造成失血性休克。撕脱平面通常在帽状腱膜下疏松结缔组织层或骨膜下,该平面容易被分离,故易在该层发生撕脱伤。撕脱的头皮可局限于一侧或整个头皮,包括额部皮肤连同上眼睑、耳郭、内眦韧带及面侧部皮肤一并撕脱。头皮撕脱伤患者所受的外力较大时,常会导致患者颅脑、颈椎损伤。

撕脱头皮呈完全游离或有蒂部与头部相连,严重者可合并颅骨膜撕脱,颅骨失去骨膜后没有形成新骨的能力。患者常伴有大量出血,易发生休克。伤后如未能得到及时妥善的处理,可继发颅骨暴露、干燥、坏死甚至死骨形成。穿越颅骨膜的血管及颅骨外板的小静脉可能成为感染扩散至板障的通道,可造成创面感染、慢性溃疡、颅骨坏死、骨髓炎,甚至颅内感染。如创面愈合缓慢,常导致严重瘢痕挛缩,造成上睑外翻及其他畸形,遗留永久性秃发畸形。

三、头皮撕脱伤的处理原则

早期急救治疗包括抗休克、抗感染及头皮撕脱后的创面处理。

（一）入院后伤情评估

头皮撕脱伤是一种威胁生命的严重损伤，患者入院后需立即进行全身综合评估和撕脱头皮及头部伤情评估。

1.全身综合评估

头皮撕脱后，应迅速纠正出血性休克。大片或全部头皮撕脱后，会造成大量失血以及疼痛，患者常发生休克，应首先测量其血压、呼吸、脉搏，仔细检查头皮撕脱区域有无活跃出血点，如有应立即压迫和结扎止血，同时检查有无并发颅骨骨折、颅脑损伤的症状与体征，如检查神志、瞳孔对光反射等。必要时需行 CT、MRI 等检查，并请神经外科医师协同诊治。患者如出现面色苍白、眩晕、出汗、口渴、脉搏细数、口唇发绀等休克症状，应立即建立静脉通道，予以输血、输液，补充血容量不足，并给予镇静止痛药物，使患者安静且能配合治疗。

2.撕脱头皮及头部伤情评估

在休克得到纠正，患者的生命体征平稳后，需要进一步对头皮缺损的范围及严重程度进行初步评估，包括头皮撕脱的面积，是否存在颅骨外露，撕脱头皮的颜色、温度、充血反应，是否存在挫伤、挤压伤、撕裂伤及严重程度，头皮离体程度，是否符合吻合血管回植条件等。

（二）根据头皮瓣撕脱的评估情况选择手术方式

1.头皮回植术

具备吻合血管皮瓣修复条件者，首选吻合血管的头皮回植术。头皮撕脱后，若撕脱头皮较为完整，在具备显微外科手术的条件下，应尽可能在撕脱头皮与受区探查可供吻合的动脉及静脉，将撕脱头皮回植，以获得治疗头皮撕脱伤的最佳效果。手术一般分两组同时进行。

（1）离体头皮组：该组对撕脱头皮组织进行清创，将撕脱头皮以球状物体支撑，剪除头发，但不必将头发完全剃除，以免造成新的头皮损伤。再以 1.5% 的过氧化氢溶液、0.5% 的碘伏及外用生理盐水交替反复冲洗头皮，清除肉眼可见的异物、毛发及游离破碎组织。同时，仔细检查帽状腱膜及皮下血管网的完整性，在显微镜下寻找适合吻合的血管断端。

（2）头颅创面组：该组对头颅创面进行清创，解剖可供吻合的受区血管。吻合血管首选颞浅动脉及静脉，其次为眶上动脉及静脉，以及枕后动脉及静脉。把离体头皮和受区做间断缝合固定，在无张力的情况下吻合血管。观察皮瓣血运良好后，间断缝合头皮，皮下留置引流管。

2.其他方法

不具备吻合血管皮瓣修复条件者，可视情况选用如下方法进行修复。

（1）头皮修薄回植术：对于无颅骨外露者，通常使用鼓式取皮机将头皮反转取皮，制备成中厚皮片，游离移植于创面，在皮片上适当散在打孔做引流，间断缝合固定，打包包扎或采用纱布绷带加压包扎，也可采用负压封闭引流技术固定包扎。

（2）颅骨钻孔＋植皮术：对有颅骨外露者，一期在颅骨外板上钻孔，待肉芽生长后再做植皮。钻孔的深度要穿透颅骨外板，至出现新鲜的出血点。钻孔直径为 1 cm，孔间距大约 1 cm，这样有利于肉芽组织爬行生长。对于颅骨外露面积较大者，第一次钻孔后肉芽组织生长缓慢，不足以覆盖整个颅骨暴露区域，可在无肉芽生长区补充钻孔，并可使用创面负压治疗技术处理创面，间隔 5～7 天更换敷料。待肉芽组织完全覆盖创面后，再行植皮术。

（3）游离皮瓣移植修复术：对于合并有大面积颅骨外露，且离体的撕脱头皮损伤严重无法回植者，采用游离皮瓣移植修复术修复创面，游离皮瓣可以选择前臂皮瓣、股前外侧皮瓣、背阔肌肌瓣等，也可选择腹腔镜下切取大网膜游离移植复合自体皮片，移植修复创面。

3.对于不能回植或回植失败的复杂头皮撕脱伤的处理

对伴有颅脑、颈椎损伤的头皮撕脱伤患者，可先将撕脱头皮寄养在前臂，待颅脑、颈椎损伤稳定后，再将其回植到原位。寄养期间，在头皮中间放入一个圆形扩张器，可以防止因头皮塌陷折叠与头皮回缩影响头皮血运，也可以防止头皮之间粘连损伤头皮内部血管。在扩张器中注入空气（而不是生理盐水）可以减轻寄养的头皮质量，便于术后护理。

4.秃发畸形的二期修复

对于头皮修薄回植、颅骨打孔后植皮以及游离皮瓣修复后所致的秃发畸形患者，如果秃发周围存在足够大的正常头皮，可以在后期采用头皮扩张术，充分扩张有毛发生长的头皮修复秃发区域以恢复正常外观。对于小面积秃发，可以采用毛发移植技术予以治疗。

（三）术中、术后注意事项

1.术中注意事项

（1）术中血管吻合前应注意仔细探查撕脱头皮边缘的血管，并结扎标记。

（2）先将待吻合血管侧离体头皮边缘与受区略做缝合固定，吻合口附近间断缝合固定，吻合单侧动脉后需开放吻合口，探查充血静脉及仔细电凝止血，再吻接对侧颞浅动脉及静脉，减少术后出血。

（3）头皮本身血供丰富，为预防头皮再植后静脉回流障碍，术中应尽量增加吻合静脉的数量，动脉与静脉之比为（1～2）：（3～5）。

（4）为避免再植头皮出现血管危象，术后常规予以抗凝、解痉和改善循环等治疗，头皮下负压引流也可预防头皮下血肿形成，以免压迫吻合血管。

（5）对于全头皮撕脱伤，部分冷缺血时间超过 24 h 的患者只要存在一定的再植条件，均应努力尝试吻合血管的头皮原位回植，并根据不同情况吻合单侧或双侧颞浅血管。

（6）血管吻合张力大时，可通过浅静脉移植的方式降低吻合张力，提高再植成功率。

（7）头皮撕脱伤发生的同时，往往会造成双侧颞浅神经和枕大神经损伤，在撕脱头皮再植过程中应力争修复感觉神经，术后 6 个月头皮可出现感觉，术后 2 年头皮两点分辨率可达到 15 mm。

2.术后监测及处理

术后,所有患者均应给予抗感染、改善循环等对症治疗。吻合血管的患者可给予罂粟碱 30 mg 肌内注射,每日 3 次,预防血管痉挛;低分子右旋糖酐 250 mL 静脉输注或低分子肝素钠 0.4 mL 皮下注射,每日 1 次,预防血栓形成。还要调整患者体位,避免血管蒂及枕部组织受压,严密观察再植头皮、游离皮瓣;中厚皮片移植者术后 5～7 天换药,查看皮片成活情况。

(刘毅)

第二节　四肢皮肤软组织撕脱伤

一、四肢浅层解剖特点

四肢各部位皮肤与皮下组织厚度随部位不同而不同,手掌、足底皮肤最厚,肢体外侧皮肤较厚,内侧较薄。

（一）上肢

1.皮肤和皮下组织

上肢前面、内侧面皮肤较薄,色泽和质地较好,有一定的移动度;后面皮肤相对较厚、粗糙,皮肤移动度较大。手掌皮肤厚而坚韧,角化层厚,移动度很小,无毛和皮脂腺,汗腺丰富;手背皮肤薄而柔软、松弛,移动度较大,富有弹性,有毛和皮脂腺。可见上肢皮肤厚度和移动度依部位不同而异,其各部皮肤移动度大小与其皮下组织的发达程度和皮肤经由皮下组织与深筋膜连接程度有关。如上肢后面的皮下组织较前面的皮下组织更薄而松弛,肘后区皮下组织甚至不发达,故上肢后面皮肤移动度大于前面。在手掌,皮纹处皮肤直接与深筋膜连接,掌心处非常致密的皮下组织将皮肤与掌腱膜紧密相连,故手掌皮肤不易滑动,利于握持。上肢皮下组织主要由疏松结缔组织构成,其中有浅血管、浅淋巴管、皮神经等穿行。

2.浅血管

（1）皮动脉:上肢浅层结构的动脉即皮动脉,与其他部位的皮动脉相似,起自知名动脉或其分支,穿深筋膜浅出。皮动脉依其行程一般分为三类:直接皮动脉、肌间隔皮动脉和肌皮动脉。

（2）浅静脉:上肢浅层结构的静脉先于皮下形成小静脉网,然后逐渐汇合变粗。有的浅静脉与皮动脉伴行回流至深静脉,有的浅静脉汇入浅静脉干,即头静脉、贵要静脉、肘正中静脉,再回流至深静脉。

3.浅淋巴管

上肢浅淋巴管起自指掌面和背面,于手掌、手背形成淋巴管网,然后一部分于桡侧伴头静脉走行,注入腋淋巴结;另一部分于尺侧伴贵要静脉走行,大部分注入腋淋巴结,小部分注入肘浅淋巴结。按浅淋巴管与浅静脉的伴行关系,上肢浅淋巴管可分为三组:内侧组、外侧组和中间组。

4.皮神经

上肢皮神经除分布到肩部上面的锁骨上神经和臂部上段内侧面的肋间臂神经外,直接起自臂丛,或起自臂丛的五个分支。皮神经浅出深筋膜后走行于皮下组织中静脉网的深面,有的皮神经还与其深面的浅静脉干及其属支伴行。上肢皮神经和浅血管不紧贴深筋膜走行,其分布范围具有节段性和区域性特点。

(二)下肢

1.皮肤和皮下组织

大腿部皮肤内侧较薄,为 0.8~1.1 mm,皮脂腺较多,易于移动;外侧和后部较厚,为 1.0~1.2 mm。大腿部皮肤面积宽广,位置隐蔽,皮动脉主干亦较粗而恒定,血供丰富。膝前部皮肤较薄,由于有髌前滑囊及皮下浅层板状筋膜,使膝前部皮肤具有较高的活动性和耐磨性,以及较大的滑动性和抵抗外来压力的特点。膝后部皮肤也较薄,皮下组织较前部稍厚,其活动性、耐磨性、滑动性和抵抗外来压力的能力较膝前部弱。小腿皮肤比大腿皮肤稍厚且多毛,皮下组织层比大腿薄。

大腿部的皮下组织与腹壁和小腿的皮下组织层相续,其厚薄不一,后部较前部厚,前部皮下组织内含脂肪较多。在腹股沟韧带下方约 2.0 cm 范围内分浅、深两层,系腹前下壁皮下组织向下的延续;浅层为脂肪层,与腹前壁浅筋膜浅层[坎珀(Camper)筋膜]相续;深层为膜性层,由薄层结缔组织构成,向上与腹前外侧壁浅筋膜深层[斯卡帕(Scarpa)筋膜]相续,在腹股沟韧带下方约 2.0 mm 处与阔筋膜融合(见图 22-2-1)。皮下组织中有浅血管、浅淋巴结、浅淋巴管和皮神经等。

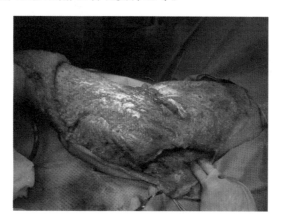

图 22-2-1　车祸碾伤致左腹部、左髋和左大腿皮肤软组织撕脱伤

(解放军联勤保障部队第九六〇医院淄博院区孟宁波医师供图)

2.浅血管

（1）浅动脉：大腿部主要的浅动脉有发自股动脉的旋髂浅动脉、腹壁浅动脉、阴部外动脉和股内侧浅动脉，以及发自旋股外侧动脉降支的股外侧浅动脉。另外还有穿动脉的股后皮支、股后皮神经的伴行动脉、胭动脉的升皮支和闭孔动脉的股后皮支等。小腿浅动脉主要为发自胫前动脉的腓浅动脉，位置较为恒定。

（2）浅静脉：大腿的浅静脉主要分为两大类：一类为大隐静脉及其属支，另一类为浅动脉的伴行静脉。小隐静脉起自足背静脉弓外侧，于外踝后方上行，并沿小腿后面中线向上至胭窝部穿深筋膜，注入胭静脉。

3.浅淋巴管

大腿浅淋巴管起自皮内及皮下毛细血管网，先于皮下组织中汇成管径较细（0.1～0.2 mm）的浅淋巴管，数量较多，位置较浅。几条浅淋巴管再汇成管径较粗（0.3～0.6 mm）的集合淋巴管，数量较少，位置较深，行于深筋膜浅面，主要沿大隐静脉干或其属支走行。小腿皮下组织层有许多较细并相互交织成网状的淋巴管，外径均小于0.2 mm，不适合做吻合。

4.浅神经

分布于大腿皮肤的浅神经有发自腰丛的股外侧皮神经、股中间皮神经、股内侧皮神经、髂腹股沟神经、生殖股神经与闭孔神经，还有发自骶丛的股后皮神经。小腿部的皮神经主要为腓浅神经、腓肠内侧皮神经、腓肠外侧皮神经、腓肠神经和隐神经。

二、四肢皮肤软组织撕脱伤的损伤特点

四肢皮肤软组织撕脱伤患者撕脱的皮肤类似皮瓣，大多在深筋膜浅层，多带有浅静脉和皮神经，皮肤可完整或相对完整，严重者损伤区皮下脂肪、筋膜、肌肉常被碾压碎裂，撕脱的皮肤软组织血供严重破坏。如果皮肤与皮下组织受到不同程度的垂直挤压、碾锉和切线位抽拉作用，可造成皮肤连带皮下组织由损伤肢体近端呈"脱袖套"样撕脱，也称为"脱套伤"。

手掌部皮肤撕脱伤多由掌腱膜浅层撕脱，手掌由于有坚韧的掌腱膜保护，因此处在掌腱膜深层的神经、血管常不易伤及。手指的撕脱伤可以是单根或多根手指皮肤撕脱，如果整个手背（见图 22-2-2）、手掌及手指皮肤全部撕脱，可称为"手套式撕脱"。

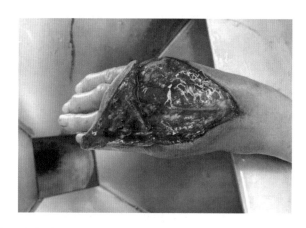

图 22-2-2　手背皮肤撕脱伤(解放军联勤保障部队第九六〇医院淄博院区孟宁波医师供图)

三、四肢皮肤软组织撕脱伤的处理原则与方法

四肢大面积皮肤软组织撕脱伤,尤其是下肢的撕脱伤,在创伤中较为常见,如初期处理不当常致皮肤大面积坏死,给后期处理带来极大的困难,甚至严重损害患者的肝肾功能,或引发严重感染导致脓毒血症,危及患者生命并导致肢体功能障碍。

(一)评估全身情况与撕脱伤的严重程度

患者入院后需快速了解病史,检查伤口及合并伤情况,尽快判断患者是否合并有活动出血、开放性颅脑损伤,是否存在休克等情况;如创面有活跃出血点,应用丝线结扎或止血钳钳夹;出血多且有明显休克症状者,立即建立深静脉输液通道,予以输液输血等抗休克治疗;对于合并伤的患者,及时与相关科室合作进行针对性治疗。医师应探查伤及的部位,了解皮肤撕脱的层次及范围,有无合并内脏损伤、骨折、神经、血管等损伤;了解撕脱皮肤的血运,观察是否存在挫伤、撕裂伤等,并评估其严重程度。

(二)四肢皮肤软组织撕脱伤的处理原则与方法

1.肢体皮肤软组织撕脱伤

肢体皮肤软组织撕脱伤一般是从皮下组织与深筋膜之间撕脱,导致皮肤和皮下血管网的广泛破坏,使皮肤软组织失去血供,其处理原则包括以下几点。

(1)吻合血管,重建撕脱皮肤软组织的血液循环:这是比较理想的处理方法,但撕脱皮肤软组织的静脉及其交通支多已遭到破坏,常无血管可吻合,缺乏建立血液循环的条件,因此其适应证相对狭窄且风险大,成功率低。

(2)将撕脱的皮肤软组织修剪成带真皮下血管网的超薄皮瓣或全厚皮片:此种方法皮瓣或皮片成活后,可保留撕脱皮肤与正常皮肤之间的连续性,增加修薄皮瓣的血运。皮瓣或全厚皮片成活后色泽、质地好,耐磨性强,对肢体外观及功能影响小。

(3)皮片移植:将撕脱的皮肤软组织以鼓式取皮机反鼓取皮或用剪刀修剪,制备成中厚皮片,原位移植缝合,无菌纱布加压包扎或采用伤口负压(NPWT)固定,使皮片与创面紧密接触,以提高皮片成活率。若皮肤软组织撕脱面积大,可同时利用多个 NPWT 材料串联固定,覆盖整个上肢或下肢。

(4)高压氧治疗:在动脉供血不足的情况下,可考虑辅以高压氧治疗。

【典型病例】

病例简介:患儿女性,14 岁,主因"车祸外伤致右足背皮肤软组织挫裂伤伴疼痛、出血、畸形 6 h"急诊入院。

入院查体:右足背见较大面积皮肤软组织撕脱后创面,大小约 5 cm×10 cm。浅层血管撕裂凝结,血性渗出明显,深部肌肉韧带暴露,见断裂的踇短伸肌肌腱,右足踇趾背伸活动略受限(见图 22-2-3A)。

临床诊断:①右足皮肤撕脱伤;②右足踇短伸肌肌腱断裂。

治疗经过:急诊接诊后急行 X 线片检查,未见明显骨折和关节脱位。当日收入院,急诊全麻下行右足清创+VAC 负压吸引术(见图 22-2-3B)。伤后 1 周打开负压查看,见撕脱皮肤成活良好,肉芽较新鲜,再次全麻下行创面清创,二期 NPWT 负压吸引(见图 22-2-3B)。伤后半个月打开负压查看,见撕脱皮肤成活良好,残余创面肉芽新鲜,无明显感染迹象(见图 22-2-3C 和图 22-2-3D)。遂在全麻下在对侧大腿设计和切取股前外侧皮瓣(大小约 8 cm×14 cm,见图 22-2-3E 和图 22-2-3F),修复残余创面(见图 22-2-3 G 和图 22-2-3H)。伤后 1 个月,创面皮肤成活良好。

经验体会:患儿足背部皮下软组织较少,一旦发生撕脱伤,其局部损伤往往很严重,有时甚至会表现为多发伤,伴有肌肉、神经、血管和骨关节等不同程度的损伤,发病机制复杂。对足部严重皮肤撕脱伤,皮肤缺损较大的患者应用 NPWT 负压吸引,加后期游离皮瓣移植联合治疗,有利于预防感染,提高皮瓣成活率,避免了术后频繁换药的痛苦,且皮瓣移植可有效预防术后创面瘢痕挛缩的发生,降低足趾出现挛缩畸形的风险。

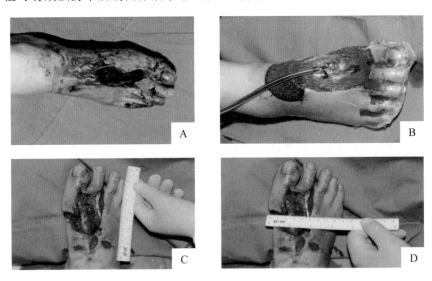

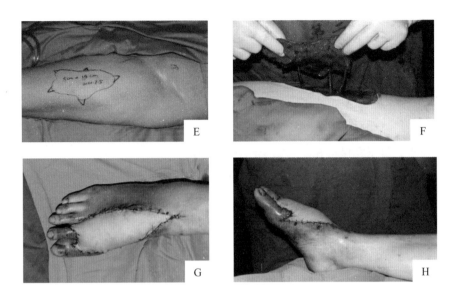

图 22-2-3　足背皮肤撕脱伤病例(山东大学第二医院王若义医师供图)

2.手部皮肤软组织撕脱伤

手部皮肤软组织撕脱伤的处理较为困难,而且效果往往不理想,遗留畸形与功能障碍。

(1)手指皮肤软组织撕脱伤:手指皮肤软组织撕脱伤分为单个手指的皮肤软组织撕脱伤和两个手指及以上的全手指皮肤软组织撕脱伤。其中,单个手指的皮肤软组织撕脱伤多见于拇指的脱套状撕脱伤,可用显微外科技术将撕脱皮肤原位再植;或移植鿟趾的趾甲皮瓣修复;或从食指指背做一带血管神经蒂的岛状皮瓣,移位修复脱套拇指的掌侧,再以前臂带蒂皮瓣修复拇指的背侧;还可以桡动脉为蒂,行前臂逆转的皮瓣或筋膜瓣修复脱套的整个拇指。

发生两个手指及以上的全手指皮肤软组织撕脱伤时,将伤指合并做暂时性并指,埋于胸壁或腹壁袋状皮瓣内,待后期断蒂后再进行分指和皮瓣修薄等手术。该方法需多次手术修整,且效果不甚理想,现临床已很少采用。也可按照伤指的数量于腹部设计相应数量的带蒂皮瓣,并将其修剪成薄皮瓣,分别修复伤指创面,缝合、固定,3周后断蒂,其优点是皮瓣血液循环好,修复效果良好,外观不臃肿。也可从双足切取带足背及跖侧皮肤的鿟甲皮瓣和足底内侧皮肤,一次可修复2~3根手指的皮肤软组织撕脱伤。该方法对术者的显微外科技术要求较高,一旦成功,修复指的外形及功能均较理想。

(2)手掌皮肤软组织撕脱伤:①掌腱膜以浅的撕脱伤,皮瓣的血供靠远端的蒂部供应,如撕脱皮瓣的长宽比例达1∶1且皮瓣远端出血活跃,则原位缝合;若皮瓣长宽比例超过1∶1且远端血运欠佳,则将皮瓣回植后局部加压,打包包扎或以NPWT包扎固定。②掌腱膜以深的撕脱伤,如撕脱平面在掌浅弓发出的掌皮支平面以近,皮瓣血供丰富,则找出皮瓣边缘的静脉予以吻合;如撕脱平面在掌浅弓发出的掌皮支平面以远,皮瓣远端毛细血管明显较少,则将皮瓣修薄后回植,打包包扎。

3.术中注意事项

(1)对失去活力的组织要彻底清除。

(2)创面血供要良好,止血要彻底。

(3)撕脱的皮肤软组织若血运欠佳,则可修薄成带真皮下血管网的超薄皮瓣或全厚皮片,以利成活。

(4)NPWT 负压宜保持在－120～－80 mmHg。

(5)严密观察引流物的性质及全身状况,如出现脓性分泌物及全身发热症状,要立即检查创面情况,再次清创。

(6)波及关节部位者,肢体需要制动,以利于皮瓣或皮片成活与伤口愈合。

（刘毅）

第三节　会阴部撕脱伤

一、会阴部解剖特点

会阴有广义与狭义之分。广义的会阴是指盆膈以下封闭骨盆下口的全部软组织,而狭义的会阴是指外生殖器和肛管之间狭窄区域的软组织,在男性指阴囊根部至肛门之间的软组织,在女性则指肛门与阴道口之间的软组织。

（一）会阴部皮肤

位于耻骨联合前面的皮肤长有阴毛,富有汗腺和皮脂腺。男性会阴正中线上有一纵行的会阴缝,向前与阴囊缝相续。

（二）浅筋膜

浅筋膜可分浅、深两层,浅层称脂肪膜,含有少量脂肪,向前与 Camper 筋膜相续;会阴浅筋膜深层称为浅会阴筋膜,向前与 Scarpa 筋膜相续,在男性又与阴囊肉膜及浅阴茎筋膜相续。

（三）深筋膜

深筋膜可分为尿生殖膈下筋膜及尿生殖膈上筋膜,浅会阴筋膜、尿生殖膈上筋膜、尿生殖膈下筋膜的侧缘均附着于耻骨弓,而在尿生殖三角的后缘,三层彼此愈合,从而在三层筋膜之间形成两个筋膜间隙,即会阴浅隙与会阴深隙。

（四）男性会阴前区解剖特点

男性会阴前区,即男性尿生殖三角区内含有阴囊及阴茎,皮肤中含有汗腺、皮脂腺,阴毛致密。阴茎根借阴茎脚及尿道球分别固定在耻骨弓及尿生殖膈下筋膜上。此三角区由浅入深有会阴浅筋膜、尿生殖膈下筋膜、尿生殖膈上筋膜三层筋膜。在会阴浅筋膜与尿生殖膈下筋膜之间形成会阴浅间隙,其内含有阴茎海绵体脚和坐骨海绵体肌,中央有球海绵体肌、尿道海绵体肌、尿道球,后方有会阴浅横肌、阴部内动脉、阴部内静脉及神经穿行在此间隙中,分支供养会阴区组织。男性外生殖器的皮肤薄而柔软,富有伸展性,皮下组织松弛,皮肤移动性大。

（五）女性会阴前区解剖特点

女性会阴前区也称女性尿生殖三角区,含有尿道口和阴道口,内含有附属腺体、筋膜、肌肉。在会阴浅间隙中,两阴蒂脚之间有前庭球,前庭球的后内方有前庭大腺及阴道括约肌附着于此处。在会阴深间隙中,除了有会阴深横肌外,还有不同于男性的尿道阴道括约肌。阴部内动脉穿越尿生殖膈时分为浅、深两支,浅支为阴唇后动脉,供养两侧阴唇;深支延续为会阴动脉,营养会阴浅层。

（六）会阴后区解剖特点

会阴后区即肛门三角区,肛门位于此区的中轴线上,左右与坐骨肛门窝相邻。坐骨肛门窝内壁为肛提肌和盆壁下筋膜,外壁为闭孔内肌和盆壁筋膜,窝内为脂肪组织和血管神经组织,包括支配肛门皮肤和肛门外括约肌的阴部内神经。

二、会阴部皮肤软组织撕脱伤的损伤特点

会阴部皮肤软组织撕脱伤发生率不高,多见于男性,但治疗比较棘手。由于男性会阴部较特殊的解剖特点,导致阴茎皮肤撕脱伤较常见。阴茎皮肤较为疏松,遭遇撕脱伤时,机器转动的皮带易将患者的衣服、阴毛、皮肤缠绕在一起,由于扭转、牵拉使皮肤撕脱,常伴有阴囊、阴茎及会阴部皮肤撕脱或缺损,也可伤及尿道、睾丸、直肠等。女性会阴部撕脱伤常会伤及大阴唇、尿道、阴道、直肠。

三、会阴部皮肤软组织撕脱伤的处理原则与方法

（一）阴囊皮肤软组织撕脱伤的处理

阴囊皮肤软组织撕脱伤的处理除了要考虑阴囊皮肤软组织缺损的修复外,还应尽可能满足恢复其生理功能的要求。

1.皮片移植

此术式简便易行,早期效果较好。大腿内侧皮下浅层与阴囊内睾丸温度相似,对精子发生的干扰较小,但是可出现局部畸形及坠胀感或运动疼痛,对患者造成心理及生理上的不适。睾丸因为失去正常皮肤约束,过分松弛下垂,外观欠佳,睾丸下垂后局部温度过低,睾丸生精功能会受到影响。

2.髂腹股沟皮瓣

髂腹股沟皮瓣修复阴囊创面较柔软、松弛,采用皮瓣修薄的方法可有效减少皮下组织,使睾丸周围温度降低,尽可能保留其生理功能,阴囊局部的外形也较美观。如果未进行皮瓣修薄,皮瓣皮下组织较厚,表面皮肤平滑,缺少皱褶,不具有能随环境温度改变而伸缩散热的功能,使皮瓣内睾丸局部温度比正常时高,影响精子的发生,造成精液中精子数量减少甚至无精,导致生殖能力下降。

(二)阴茎皮肤软组织撕脱伤的处理

1.皮片移植

全厚或中厚皮片游离移植,修复后的阴茎外形及功能较好,远期效果好。但是早期瘢痕较多,性交时会有疼痛及出血,敏感度增高,必须限制早期性生活。

2.髂腹股沟皮瓣

体形较瘦的男性其髂腹股沟皮瓣较薄,修复阴茎创面后皮肤软组织不会明显影响阴茎外形及功能。该皮瓣血供可靠,抗感染能力强,瘢痕少,早期可恢复性生活。但是对于体形较胖的男性,因皮瓣携带较厚的皮下脂肪,使阴茎周径增粗,故不宜选择。

(三)髂腹股沟皮瓣的切取方法

根据阴囊、阴茎皮肤软组织撕脱的范围,设计左、右两侧髂腹股沟皮瓣。皮瓣轴线位于髂腹股沟韧带中点下方约 2 cm,股动脉搏动最强处与髂前上棘的连线;旋转点位于髂腹股沟韧带中点下方约 2 cm,旋髂浅动脉穿出点处。

修复阴囊皮肤软组织缺损时,切取的皮瓣面积可达(17.0 cm×12.0 cm)~(18.0 cm×10.0 cm);修复阴茎皮肤缺损时,切取的皮瓣面积可达(15.0 cm×9.0 cm)~(14.0 cm×8.0 cm)。皮瓣切取修复分以下两种方法。

(1)带蒂转移皮瓣修复阴囊撕脱皮肤缺损:切开皮肤、皮下组织至深筋膜层,可不携带深筋膜。根据阴囊皮肤撕脱缺损面积及形状设计皮瓣,将皮瓣中心放置在髂前上棘附近,通常保留血管蒂轴线两侧 5.0~6.0 cm 的皮肤作为皮瓣蒂部,蒂部皮肤全层切开至阴囊皮肤缺损区,将皮瓣掀起后旋转 180°与受区缝合,重建阴囊。

(2)带蒂转移皮瓣修复阴茎撕脱皮肤缺损:以髂腹股沟韧带中点下方约 2.0 cm 处,旋髂浅动脉穿出点为旋转点,皮瓣的血管蒂长度为旋转点到阴茎根部的长度,一般为6.0~8.0 cm。皮瓣经皮肤明道转移至阴茎部,卷成皮管后修复阴茎皮肤缺损区,供瓣区可直接缝合。

(刘毅)

第四节　闭合性脱套伤

一、概念

闭合性软组织潜行脱套伤（Morel-Lavallée lesion，MLL）也称闭合性内脱套伤（closed internal degloving injuries），是 1863 年由法国医生莫雷尔-拉瓦利（Morel-Lavallée）首先描述的大腿软组织损伤后浅层软组织从深筋膜剥脱，液体积聚在形成的腔隙中的现象。后来，学界将所有这种类型的潜行脱套伤均称为 MLL。MLL 多见于下肢，最常见的部位是大转子、大腿、膝部、臀部（见图 22-4-1）。MLL 的漏诊率高达 30％，也有一些患者在受伤后数月或数年才出现明显症状。

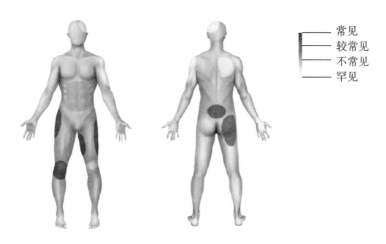

常见
较常见
不常见
罕见

颜色反映了相对发生率：常见（暗红色）、较常见（红色）、不常见（浅红色）和罕见（粉红色）

图 22-4-1　MLL 损伤好发部位

二、病因

MLL 多发生在骨质突起部位，常与强冲击伤、钝性伤或挤压伤有关。暴力直接作用于身体局部，导致皮肤软组织与深层筋膜组织发生创伤性分离，皮下组织的血管、神经和淋巴管在剥脱过程中发生断裂，血液、淋巴液不断渗出，积聚于剥脱的间隙里，最终形成血性、淋巴性和（或）脂肪坏死性混合液体，积聚在一起形成液性腔隙（见图 22-4-2）。MLL 急性期的腔隙液体以淋巴液伴少许红细胞为主，此时若不进行治疗，病灶周围会形成纤维性假包膜，转为慢性 MLL，出现感染和皮肤坏死的风险也会上升。

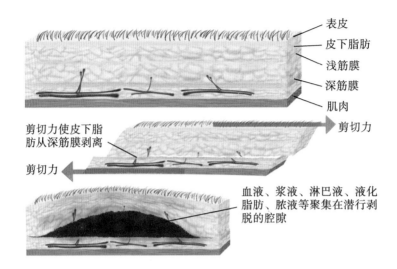

表皮
皮下脂肪
浅筋膜
深筋膜
肌肉

剪切力使皮下脂肪从深筋膜剥离

剪切力

剪切力

血液、浆液、淋巴液、液化脂肪、脓液等聚集在潜行剥脱的腔隙

图 22-4-2　MLL 损伤的发生机制[注:图中从皮肤到骨骼的组织层横截面图展示了剪切力如何导致皮下组织与下方深筋膜发生相对移动,导致穿支动脉(红色)、静脉(蓝色)和淋巴管(绿色)剪切,最终导致潜在空间中形成血液、淋巴液积聚]

三、临床表现

MLL 典型的临床表现通常为软组织肿胀、局部畸形、皮肤瘀斑、皮肤波动、皮肤活动度增加,还可能伴有感觉减退甚至丧失,长期积液压迫引起皮肤血管缺血可能导致局部皮肤坏死。损伤局部常合并骨折,以髋部和骨盆骨折最为常见。漏诊 MLL 患者的创伤部位会出现外观类似肿瘤且生长缓慢的包块,并发症包括慢性持续性疼痛加重、皮肤颜色改变、局部组织坏死和纤维假囊形成。患者可能在受伤后数周至数年才被确诊为 MLL。

四、诊断

1.MRI 检查

MLL 的首选影像学检查为 MRI 检查,这也是诊断 MLL 的"金标准"(见表 22-4-1)。

表 22-4-1　MLL 的 MRI 表现

分型	内容物	T_1WI 信号	T_2WI 信号	MRI 表现
I	血清肿	低	高	偶有包膜,无强化,呈层状、条片状
II	亚急性血肿	高	高	薄包膜,各种形式的强化,呈椭圆形、梭形
III	慢性血肿	混杂	混杂	厚包膜,内部或边缘强化,呈椭圆形、梭形
IV	闭合性撕裂伤	低	高	无包膜,无强化,呈线状
V	类圆形假结节	多种信号	多种信号	厚或薄包膜,内部或边缘部有强化,呈圆形
VI	合并感染	多种信号	多种信号	厚包膜,可伴窦道形成,内部或边缘部有强化

2.CT 检查

行 CT 检查时,MLL 病变可能无明显特征或显示为边界清晰的低密度影,偶尔会显示液-液平面(fluid-fluid level)征象。在急诊行 MRI 检查不方便的情况下,三维 CT 重建既可明确骨折部位及形态,亦有助于评估深筋膜平面的局部损伤。

3.超声检查

MLL 超声检查表现为低回声或无回声,内无血管结构,挤压可变形。急性病变呈异质性、分叶状,边缘不规则。此外,在超声引导下可行穿刺、抽吸等相关治疗。

4.X 线片检查

X 线片检查的主要作用在于明确受伤部位是否存在骨折,根据临床表现及经验判断此处或者其周围大关节是否有 MLL。MLL 在 X 线片上可能显示非特异性、非钙化的软组织肿块。

五、鉴别诊断

MLL 在 MRI 水平主要应与以下疾病相鉴别:①肌肉挫伤:肌肉挫伤在 MRI 上表现为局限性肌肉组织内的水肿或血肿信号,与 MLL 易于鉴别,但需注意 MLL 也常合并邻近区域肌肉的挫伤。②创伤后脂肪坏死:MRI 上表现为 T_1WI 及 T_2WI 上高信号皮下脂肪被低信号影包绕、分离,脂肪抑制序列可见"黑洞征",早期多为环形强化,中后期多为不均匀轻度强化。③髌前滑囊炎:主要表现为膝盖内侧不适,活动时加重,膝盖皮肤红肿、皮温高,MRI 显示病灶内有多个分隔且范围局限,注射类固醇药物治疗有效。④创伤性骨化性肌炎:常发生于髋、肘、膝等大关节,早期 MRI 表现为软组织内边界不清、T_1WI 中高信号、T_2WI 高信号的肿块,多呈梭形分布,沿肌肉走行,周围软组织内弥漫性水肿信号影,中晚期从病灶外周向内逐渐发生骨化及钙化,X 线片和 CT 可见异位骨化的形成。⑤凝血病相关性血肿:症状严重程度常与创伤程度不成比例,或无明确外伤史而自行出血形成血肿。⑥大转子出血性滑囊炎:主要临床表现为髋关节外侧疼痛和触痛,负重、受压、髋关节外展时疼痛可加重,MRI 上可见滑囊位于大转子与臀大肌肌腱之间,常见多房性滑囊。⑦囊性淋巴管瘤:囊壁较薄,在 MRI 上表现为边缘光滑或分叶状水样信号,T_1WI 上呈和肌肉相似的低信号,T_2WI 上呈高于脂肪的高信号,囊肿内有出血时可伴液-液平面征象,伴出血或囊内蛋白质含量较多时信号多样。⑧软组织肉瘤:常见于下肢,为逐渐增大的无痛性肿块,在 T_1WI 上呈等或稍高信号,在 T_2WI 上呈等高信号,肿瘤内外常可见血管流空现象,呈不均匀性强化,对周围的肌肉及筋膜会有不同程度的侵犯。

六、治疗

目前对于 MLL 的治疗并无统一标准,临床上常用方法有加压包扎、经皮穿刺抽吸、硬化等保守治疗和开放清创手术等方法。MLL 的治愈标准为局部损伤皮肤无缺血坏死及压痛,皮下积液消失,局部触诊皮肤无漂浮感、波动感、捻发感,皮肤与筋膜层之间无相对滑动。

（一）保守治疗

在皮肤完整且软组织积液少(不到 50 mL)的情况下可以进行保守治疗。对尚未形成囊肿的急性期轻度 MLL,应及时经皮穿刺引流,术后立即进行加压包扎。但是在一些多发伤、合并骨折部位或者髋部、臀部、腰骶区,很难获得满意的加压包扎效果。

单次经皮穿刺抽吸失败后,反复经皮穿刺抽吸积液存在较高的复发率和医源性感染风险,此时可向腔隙内注射硬化剂治疗 MLL。常用硬化剂包括强力霉素、红霉素、博来霉素、万古霉素、无水乙醇、滑石粉和纤维蛋白胶等。注射硬化剂存在治疗后出现疼痛、使用滑石粉时容易出现感染等弊端。

（二）手术治疗

MLL 保守治疗需要很长的时间,治疗期间可能出现皮肤坏死、组织感染甚至化脓性骨髓炎,且容易复发。因此建议,MLL 确诊后应积极行手术治疗,绝对适应证包括 MLL 并发深部感染或严重的皮肤坏死,或是并发病变组织周围的开放性骨折。MLL 的手术治疗方式包括以下几种。

(1)开放清创:开放清创是在病变范围内纵向切开皮肤组织,去除假包膜及所有失活组织,术中削刮囊腔至裸露组织鲜活、出血;对慢性 MLL 患者还应注意对筋膜层的清创。利用脉冲清洗仪和生理盐水对空腔/创面进行冲洗,充分去除残留细菌,使用可吸收缝合线将健康脂肪缝在筋膜上,从而封闭死腔。术后预防性应用抗生素,尤其是针对革兰氏阳性菌的抗生素。

(2)负压吸引治疗:负压吸引治疗可减少感染率、清创次数及愈合时间。对病灶清创完成后,在空腔中放置负压引流管,当 24 h 内引流量少于 30 mL 时可去除。皮肤缺损过多或者张力过大的暴露创面则用负压吸引海绵覆盖,并接负压引流管,待新鲜肉芽组织生长后植皮或皮瓣移植修复。

(3)合并其他组织损伤的治疗:对于合并神经、血管、肌腱损伤的 MLL 创口,尽量一期缝合。合并骨折的 MLL 患者需要综合考虑损伤情况:皮肤完好者可在清创的同时一期行骨折切开复位内固定;若患者合并开放性骨折,建议先进行清创,一期行骨折外固定架固定,在 MLL 病灶的皮肤上行间断小切口减压或直接切开减压,然后将所有减压口连同创面一并给予负压吸引治疗,待病变稳定后再行二期闭合切口治疗骨折。骨折内固定手术入路应避开 MLL 部位,避免术区受到 MLL 内容物污染而形成深部感染,影响骨折愈合。

(4)关节镜治疗:若 MLL 靠近关节附近,可以尝试使用关节镜清理病灶。

（贾珊珊　王晓阳　姜笃银）

第五节　皮肤撕脱伤的研究进展

关于不同部位的皮肤撕脱伤，其临床特点及诊治已在前文中阐述。在本节中，主要对目前皮肤撕脱伤的研究进展进行介绍。

一、损伤机制

（一）原发性损伤

原发性损伤是指机械应力造成皮肤及其血管的直接损伤，早期表现为皮肤结构破坏、血管破裂出血和血管内皮细胞损伤。

（二）继发性损伤

继发性损伤是指撕脱皮瓣早期仍存在血液循环，但随着时间推移逐渐发生坏死。目前，继发性损伤的机制尚不明确。有研究认为，其本质是一种缺血-再灌注损伤，损伤组织中的炎症反应与血栓形成起着关键作用，二者相互促进，共同推动继发性损伤的发生。

二、临床诊断

对于开放性撕脱伤，尤其在足背、胫前等软组织较薄的部位，其诊断较为直观。而发生于皮下组织丰富部位的闭合性撕脱伤则易发生漏诊。检查临床症状和体征有助于对闭合性撕脱伤的初步诊断，包括与外力作用部位一致的局部皮肤软组织肿胀或松弛，局部组织的外形不对称，皮下波动感、分离滑动感或过度活动，皮温和感觉改变等。诊断性穿刺有时可从皮下抽出不凝血和破碎脂肪组织。影像学检查有助于进一步明确诊断，前文中已经阐述。

明确撕脱伤的诊断后，应判断撕脱皮肤的血液循环情况，以便后续治疗。通过撕脱皮肤的色泽、温度、皮缘渗血等情况，可以经验性地判断其血运情况。注射荧光素钠有助于判断撕脱皮瓣的血运情况，但可能发生过敏反应。荧光探针、光声显微镜等也可评估撕脱组织的损伤和预后情况，但尚未广泛应用于临床。

三、治疗

（一）闭合性撕脱伤

对于闭合性撕脱伤，如果组织损伤相对较轻，可采取局部加压包扎、穿刺抽液等保守治疗；如果组织损伤严重，撕脱组织血液循环受到广泛影响，则应及时变闭合为开放，将其转变为开放性撕脱伤。

（二）开放性撕脱伤

1.手术治疗

对于开放性撕脱伤,应选择合适的手术方式进行干预。

（1）手术方式:20 世纪 30 年代以前,国外曾将撕脱皮瓣简单清创后直接原位缝合,但这一方式极易导致皮肤软组织感染坏死,严重时可引发创面脓毒血症,甚至危及生命,因此已基本被弃用。1939 年,有研究者首次成功将撕脱皮瓣制备成全厚皮片进行回植,即撕脱皮瓣反取皮回植术,这一方法在临床上得到了广泛应用。根据组织血运情况,将撕脱皮瓣的皮下脂肪和深部组织刮除,可制备成不同的回植皮片,用于清创创面。在实际操作中,多制备为全厚皮片和中厚皮片。如果撕脱皮瓣损毁严重无法进行反取皮,可采取常规的皮片或皮瓣移植术,治疗原则参照皮肤软组织缺损的处理。

（2）手术时机:对于损伤和污染较轻、血运好的撕脱伤,可以一期行反取皮回植术或植皮术。但当组织污染损伤严重,患者因高能量损伤合并全身严重损伤无法耐受手术时,可临时封闭创面,留待情况允许后二期植皮。

负压引流技术的应用,为临时封闭创面、改善创面情况、植皮后的固定和引流提供了新方式,能有效减轻患者痛苦,改善患者预后。利用冷冻技术可将处理后的撕脱组织低温保存,从而降低细胞代谢,延长组织活性,为二期手术做准备。

2.药物治疗

减轻撕脱组织的缺血-再灌注损伤和炎症反应,以减少继发性坏死是目前药物研究的热点。动物实验已证实,己酮可可碱、别嘌呤醇、西维来司他等药物有望应用于撕脱伤的治疗,其主要是通过促进血管生成、抑制炎症反应、减少缺血-再灌注损伤等机制实现的。

3.其他治疗

低能量氦-氖激光血管内照射、高压氧治疗等辅助治疗也能有效促进撕脱伤植皮的成活。

（王新月　姜笃银）

参考文献

[1][法]J.M.布尔热里,[法]N.H.雅各布.人体解剖图谱[M].徐坤,译.北京:北京美术摄影出版社,2018.

[2] 刘毅,黄晓元,沈余明.创面的外科治疗[M].郑州:郑州大学出版社,2019.

[3] 崔彦明,陈雷路,来金,等.皮瓣修薄化处理持续 NPWT 治疗四肢皮肤脱套伤[J].中华显微外科杂志,2014,37(6):600-602.

[4] 郭树忠.皮肤撕脱伤的损伤机理分类与治疗[J].中国修复重建外科杂志,1994,8(1):55-58.

[5] 衡德峰,李朋,周楠,等.Morel-Lavallée 损伤治疗的研究进展[J].中国矫形外科杂志,2021,29(8):722-725.

[6] 黄河,何飞,吴迪,等.肢体闭合性皮肤撕脱伤的早期诊治[J].中华创伤骨科杂志,2003,5(2):55-56+59.

[7] 胡杏珍,徐雷鸣.Morel-Lavallee 损伤:磁共振影像诊断[J].实用放射学杂志,2016,32(8):1305-1307.

[8] 姜凯,焦鸿生,刘育杰,等.阴茎皮肤撕脱伤后两种修复方法临床效果的比较[J].中华显微外科杂志,2020,43(2):182-184.

[9] 康庆林,陈宇杰,韩培,等.吻合血管原位修复手部皮肤撕脱伤[J].中华显微外科杂志,2009,32(3):199-201.

[10] 罗慧,丁长青,丁爱兰,等.大腿慢性期 Morel-Lavallée 损伤的 MRI 特征[J].放射学实践,2020,35(7):905-908.

[11] 李骁腾,白晨平,王爱国.Morel-Lavallée 损伤诊疗进展[J].组织工程与重建外科,2021,17(2):171-173.

[12] 张奎,田显扬,高劲谋.大面积闭合性皮肤潜行剥脱伤的处理[J].中国修复重建外科杂志,2002,16(3):183-184.

[13] 张婷,韩夫,刘佳琦,等.全头皮撕脱伤的显微外科治疗[J].中华整形外科杂志,2020,36(6):650-654.

[14] DINI M, QUERCIOLI F, MORI A, et al. Vacuum-assisted closure, dermal regeneration template and degloved cryopreserved skin as useful tools in subtotal degloving of the lower limb[J]. Injury, 2012,43(6):957-959.

[15] GREENHILL D, HAYDEL C, REHMAN S. Management of the Morel-Lavallée lesion[J]. Orthopedic Clinics of North America, 2016,47(1):115-125.

[16] JIANG L, JONES S, WU Z, et al. Microvascular replantation of totally avulsed scalps:failures and successes[J]. Journal of Craniofacial Surgery, 2020,31(2):e185-e189.

[17] MELLADO J M, BENCARDINO J T. Morel-Lavallée lesion:review with emphasis on MR imaging[J]. Magnetic Resonance Imaging Clinics, 2005, 13(4):775-782.

[18] MALMANDE V, RAO N, BIRADAR A, et al. Scalp replantation in a cervical spine injury patient:lessons learnt[J]. Indian Journal of Plastic Surgery, 2018,51(2):243-246.

[19] RAMASESHAN K, BAULER L D, MASTENBROOK J. Morel-Lavallée lesion of the anterior leg:a rare anatomical presentation[J]. BMJ Case Reports, 2020,

13(2):e233295.

[20] XU Q，ZHU L，WANG G，et al. Application of cryopreserved autologous skin replantation in the treatment of degloving injury of limbs[J]. Journal of Plastic，Reconstructive & Aesthetic Surgery，2022，75(7):2387-2440.

第二十三章　皮下特殊组织开放性损伤

第一节　筋膜损伤

一、概述

人体的筋膜组织是富含胶原的纤维结缔组织,分为浅筋膜和深筋膜。浅筋膜位于真皮下,由疏松结缔组织构成,内含浅动脉、静脉、皮神经、淋巴管及脂肪等,对深部的血管和神经起保护作用。深筋膜由致密结缔组织构成,包裹体壁、四肢的肌肉和血管、神经等,并附着于骨骼,构成骨间隔;包绕血管、神经的深筋膜形成血管-神经鞘;包绕肌肉的深筋膜可以保护肌肉免受摩擦和约束肌肉活动,并分隔肌群或肌群中的各束肌肉,以保证肌群和肌肉能分别活动。

二、临床表现

因撞击、挤压、切割等外力因素导致的急性损伤,根据严重程度,可有局部疼痛及活动受限,查体可见局部肿胀、青紫、瘀斑等,伴压痛,若存在皮下潜行剥脱导致的淤血可有波动感,穿刺检查可抽出血性液体。

对于开放性筋膜损伤伴有伤口出血、触痛、肿胀等,根据不同的致伤机制和损伤的严重程度,术前或术中探查可见筋膜挫伤、断裂、撕裂、缺损等情况,并伴有不同程度的污染。

三、治疗

对于外力因素导致的急性筋膜损伤,若存在皮下潜行剥脱且有波动感,可穿刺抽出积血,并用弹力绷带适当加压包扎。大面积的潜行剥脱伤可采用手术方法治疗,术中探查筋膜和其他组织损伤情况,结扎出血点。彻底止血后,应用负压封闭引流敷料

(vacuum scaling drainage，VSD)使剥脱组织密切贴合，从而消灭死腔，达到愈合效果。对于开放性的筋膜挫伤、断裂、撕裂等情况，术中首先应根据污染程度进行充分清创：轻度污染经清创、洗必泰和生理盐水等反复冲洗后，可予以缝合、修补(见图23-1-1)；中、重度污染难以充分清创，保留筋膜很可能导致感染，应予以清除。若筋膜缺损的同时合并皮肤等组织缺损，肌腱、骨等组织外露，则仅需用皮瓣技术修复皮肤缺损即可，一般情况下对筋膜缺损不需修复；对于骨或深部组织外露创面较小又不适合皮瓣修复者，也可采用局部健康筋膜翻转覆盖创面。

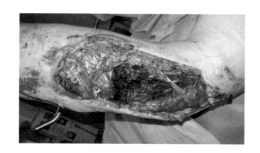 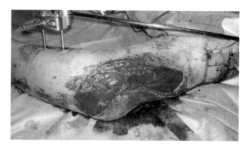

A.显示皮肤、筋膜挫伤并缺损，伴骨缺损　　　B.清创固定后，采用筋膜和肌肉覆盖骨缺损空腔区域

图 23-1-1　上臂车祸伤(海军军医大学长征医院张荣峰医师供图)

对于闭合性筋膜损伤，部分患者经休息后，症状即可得到缓解。严重者在后期需辅以热敷、按摩、理疗、烤电等措施以消散结节，封闭治疗对疼痛结节也有良好效果。

【典型病例】

患者因车祸致伤右足背入院，查体见足背皮肤剥脱并缺损，筋膜挫伤严重，肌腱外露，诊断为右足皮肤撕脱伤。行清创手术，清创后见皮肤、筋膜组织缺损并肌腱外露，设计局部筋膜翻转修复筋膜缺损，覆盖外露肌腱，油纱覆盖，无菌敷料包扎。术后给予对症支持治疗，术后5天见翻转筋膜成活良好，无肌腱外露。后患者要求出院，应用表皮生长因子和保湿敷料并定期换药，2个月后创面自行愈合(见图23-1-2)。

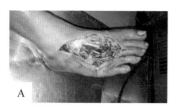 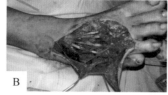 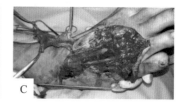

A　　　　　　　　　　B　　　　　　　　　　C

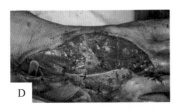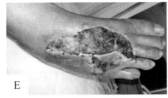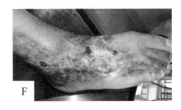

A.右足剥脱伤创面,皮肤和筋膜挫伤;B.清创后见筋膜缺损,肌腱外露;
C.切取局部健康筋膜;D.翻转筋膜覆盖外露肌腱;E.术后 5 天血运良好,肌腱无外露;
F.应用表皮生长因子和保湿敷料定期换药,术后 2 个月自行愈合
图 23-1-2　右足筋膜缺损修复(海军军医大学长征医院张荣峰医师供图)

第二节　骨骼肌损伤

一、概述

人体骨骼肌约占身体质量的 40%,除了发挥运动功能之外,还有缓冲震荡和致伤能量,保护深部的血管、神经、骨骼等作用。各种挤压伤或开放伤因素均可导致肌肉损伤,对于开放性肌肉断裂,在完成清创操作后,遗留的健康、清洁的肌肉应尽可能修复,以保持肌肉的完整性,恢复肢体的运动功能。

二、临床表现

根据是否存在开放伤口,将骨骼肌损伤分为开放伤和闭合伤。开放伤多由机械性外界因素导致,如切割伤、碾压伤、旋转撕脱伤等,可导致肌肉的挫伤、断裂、撕裂或缺损,多合并皮肤软组织损伤、骨折等。开放伤有明确外伤史,伤处流血、疼痛,可能合并肢体活动受限,查体时通过开放性伤口可见挫伤、断裂、撕裂或缺损的肌肉组织。

三、治疗

对于开放性肌肉损伤,应急诊清创,探查肌肉损伤情况。由于肌肉具有回缩特性,必要时可以延长切口,并探查伤口内血管、神经、肌腱、骨骼等合并损伤情况(见图 23-2-1)。根据污染程度对肌肉进行清创,多采用"地毯式"清创方法,以达到彻底清创,随后应松止血带止血,小的出血点电凝止血,较大的血管应结扎止血。彻底止血后,尽可能将断裂的肌肉缝合、修复。对完全性肌肉断裂应缝合肌肉断端,否则失去张力的肌肉会退缩并迅速萎缩,断端间充填大块无功能的瘢痕组织,损害原有的功能,引起疼痛。对于合并的血管、神经等损伤,应尽可能一并修复。若肌肉缺损合并皮肤缺损,严重影响功能,可以进行肌皮瓣修复术,同时修复肌肉和皮肤缺损(见图 23-2-2),通常可以获得良好的治疗效果。

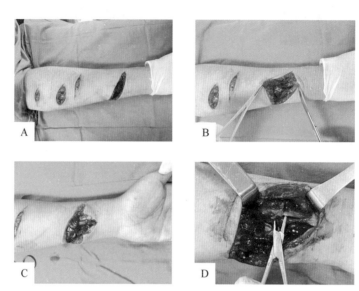

A.初步清创后外观;B.探查可见肌肉、肌腱断裂;

C.延长切口,以便更好地显露和修复缺损;D.修复肌腱、肌肉等组织

图 23-2-1 前臂自伤患者(海军军医大学长征医院张荣峰医师供图)

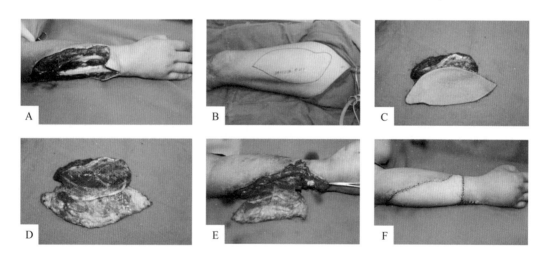

A.左前臂背侧伸肌肌群外伤性缺损,尺骨及桡骨外露;B.C.D.行股前外侧肌皮瓣手术;

E.F.修复前臂背侧皮肤合并伸肌肌群缺损

图 23-2-2 前臂背侧伸肌肌群外伤及修复(海军军医大学长征医院张荣峰医师供图)

术后应适当加压包扎,应经常注意包扎部位的情况,若有过紧或过松现象,必须重新包扎,以免发生骨筋膜室综合征或包扎无效。加压包扎 24 h 即可拆除,再根据伤情进一步处理。疼痛较重者可服止痛药,淤血较重者可服跌打丸、七厘散等活血化瘀药物。伤后 48 h 到 3 个月,出血已停止,急性炎症逐渐消退,但伤部仍有肿胀,处理原则主要是改善伤部的血液循环,促进组织新陈代谢,使淤血与渗出迅速吸收,加速再生修复,防止粘连形成;有条件的可进行理疗,如红外线、超短波等;同时应根据伤情逐步进行功能锻炼,在患者耐受的情况下主张早期康复,如进行等长训练、等张训练、动态训练等,防止形成粘连。

第三节　周围血管损伤

一、概述

四肢周围血管损伤是一种常见的损伤,均有明确的致伤因素。血管损伤发病急、发展快,若伤及主干动脉则出血迅猛,可导致出血性休克。多种致伤因素均可导致血管损伤。虽然周围血管损伤的死亡率要低得多,但损伤因素很少单独损伤血管,大多数为复合性损伤,伤情复杂,比如长骨、骨盆或脊柱骨折时,或邻近主要血管的关节脱位,或严重挫伤或毁损的四肢外伤,均可能合并血管损伤。如果这些合并的血管损伤不能及时得到发现和正常处置,则可能导致截肢,甚至危及生命。许多涉及主要血管附近结构的骨科手术操作也可能出现医源性血管损伤,导致失血性休克等严重后果。因此,早期诊断与及时处理是抢救患者生命、保住肢体及挽救功能的关键。

二、流行病学

在战争年代,周围血管损伤最常见于枪伤和弹片伤。和平时期,在民众可以持有枪支的国家,周围血管损伤最常见于枪伤;在难以获得枪支的国家,刺伤占创伤性周围血管损伤的大部分。

在所有创伤患者中,下肢血管损伤发生率低于 2%,其中 20% 发生在腘动脉。尽管腘动脉损伤的发生率相对较低,但其与下肢血管损伤中最严重的并发症和高截肢率相关。从血管损伤的治疗发展史来看,当早期的治疗方案为结扎时,截肢率为 50%～70%。20 世纪 50～60 年代,腘动脉损伤的治疗目标由血管结扎转向血运重建,这一转变使截肢率从 70% 下降到 30%,表明修复的效果比结扎更优越。目前的研究报告显示,近 85% 的腘动脉损伤患者可以成功保肢。

尽管上肢与下肢的损伤机制和严重程度相似,但上肢血管损伤患者比下肢损伤患者更常出现神经损伤。部分文献报告的上肢血管伴随神经损伤的发生率为 40%～86%，推测是由于上肢血管和神经伴随走行的解剖结构所致。

三、临床表现

外周动脉损伤患者通常有直接或间接的损伤表现。动脉损伤的直接征象包括皮温改变、大出血、血肿迅速扩大，血肿上可触及震颤或可听见杂音，以及代表肢体缺血的"5P"征，即疼痛(pain)、感觉异常(paresthesia)、麻痹(paralysis)、无脉(pulselessness)和苍白(pallor)。"5P"征是外伤后判断四肢血管损伤的主要依据。

动脉损伤的间接征象包括现场或运输途中动脉出血史、肢体动脉附近有贯穿性伤口或钝性损伤、肢体动脉上方有小的非搏动性血肿，以及源自损伤部位动脉附近神经的神经功能障碍。在体检或使用多普勒检查时，这些患者的手腕或脚部往往仍有动脉搏动。

根据是否存在开放伤口，四肢创伤合并血管损伤可以分为开放伤和闭合伤。开放伤可导致大量出血，易引人注意。但当发生闭合性骨折和关节脱位时，则常常造成动脉内膜撕裂、动脉受压或动脉痉挛等。由于动脉没有完全破裂，患者没有出血和休克症状，故不易引起注意，有的甚至遗漏、延误诊断及治疗，造成肢体缺血坏死、截肢等严重后果。

当上述临床症状典型时容易诊断，而当征象不明显时，则需严格观察，注意伤肢远侧的血液循环状况，特别是肱骨髁上骨折、膝关节脱位等，必须检查远侧桡动脉、足背动脉的搏动，并与健侧对比，才有可能防止漏诊。

无脉搏是血管损伤的证据，而有脉搏存在并不代表近端动脉无损伤。有 1/5～1/3 的血管损伤后远端仍有搏动，这是因为动脉损伤后有其他侧支循环存在时，仍可有较弱的动脉搏动。另外，血管内膜挫伤、痉挛时早期仍有血运，之后会逐渐形成血栓而致血管闭塞。

四、治疗

血管损伤的治疗原则是有效控制出血及尽快恢复肢体血液循环。对损伤血管的及时修复不仅能抢救肢体使之存活，同时亦能减少并发症的发生。闭合性损伤出现进行性血肿，或伤肢有缺血性剧痛、感觉及运动功能障碍并有缺血性体征时，应进行手术探查。对诊断明确的血管损伤，应尽早探查修复血管，因为截肢率随肢体缺血时间的延长而增加。应特别强调的是，对严重创伤患者，治疗原则是抢救生命第一，保存肢体第二。

（一）急诊处理

急诊处理的主要目标是控制四肢广泛损伤患者的出血。对开放性伤口，应尽可能采用局部加压包扎法，因为钳夹、缝扎等止血方法会导致正常血管的损伤，造成不必要的动脉缺损。如果加压方法不能控制出血，应使用气压止血带，并注明应用时间，以免时间过长造成肢体缺血坏死。在暂时控制出血的情况下，患者到手术室后进行明确的血管修复或结扎，开放伤口应用无菌纱布覆盖包扎。大量失血患者应快速备血、输血，增加血容量,纠正失血性休克,并采取其他抗休克治疗措施。所有骨折或脱位的四肢均应夹板固定或牵引,保持肢体处于中立位。若肢体脱位压迫血管,大部分情况下应予以复位,解除对血管的压迫,并用夹板或支具固定。

(二)非手术治疗

对于手腕或脚部仍有动脉搏动的具有间接动脉损伤体征的患者,大多数(但不是全部)可以不经手术治疗,因为动脉损伤可能很小,不影响肢体远端的继续灌注。在某些医疗机构,仅使用连续体检来监测远端脉搏,而不进行动脉造影来记录可能的动脉损伤。这种方法对于四肢损伤靠近大动脉的无症状患者是安全和准确的,其准确性与导致钝性骨折或脱位的能量大小相关。这类患者要进行完整且持续的观察,包括出院后的院外随访。

如果动脉造影显示肘部或膝盖下方只有一条主要血管闭塞,而肢体没有严重的损伤,则远端肢体的存活能力很少受到影响。在这种情况下,一些医疗机构会选择观察患者,保守治疗。由于在近端闭塞处以外的动脉损伤区域可能有回流,应在3～7天内重复进行动脉造影,以排除创伤性假性动脉瘤的延迟形成。

外伤造成腋动脉、肱动脉、股浅动脉、腘动脉的分支,以及股深动脉或小腿知名动脉之一发生孤立性创伤性动脉瘤,可通过治疗性栓塞而非修复手术治疗。球囊扩张性腔内动脉支架目前常规用于动脉粥样硬化闭塞性疾病患者,在动脉损伤患者中应用的报道较少,主要是治疗动脉内膜剥离、塌陷。

(三)手术治疗

四肢血管严重损伤时,应结合全身情况,仔细分析病情,及时进行手术治疗。尽管多普勒检查及动脉造影可协助诊断血管损伤,但早期诊断血管损伤的主要依据仍是临床征象。当怀疑有血管损伤时应积极探查。对于因动脉闭塞或肢体明显外出血而即将失去肢体的患者,在没有对受伤肢体进行动脉造影的情况下也应立即手术。术前应静脉应用抗生素。

1.动脉修复技术

术前由经验丰富的医师严格清创,固定骨折,探查并修复血管、神经和肌肉、肌腱。对挫伤的血管要在显微镜下清创,以明确是否有血管内膜损伤。血管内膜挫伤容易导致血栓形成,故凡有内膜挫伤的血管均应切除至健康处,再行端-端吻合(见图 23-3-1)或血管移植吻合。

应注意的是,要保证血管吻合口处无明显张力,桥接的血管也不能迂曲,否则血管容易栓塞而导致手术失败。吻合的血管应尽量用健康的肌肉覆盖。

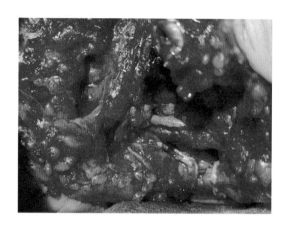

图 23-3-1　血管端-端吻合术（海军军医大学长征医院张荣峰医师供图）

2.临时血管转流术

严重多发创伤患者往往伴有头、胸、腹等多部位、多器官严重损伤,容易出现"致死三联征",即低体温、酸中毒及凝血功能障碍,不能耐受长时间手术。对于严重多发创伤中的四肢主干血管损伤,经典修复方式包括直接缝合、静脉移植修复及假体移植修复等,这些操作往往需要花费 3 h 以上,远远超过了"致死三联征"患者所能耐受的 1 h 上限。临时血管转流术主要适用于严重多发创伤中的四肢主干血管损伤,尤其是伴有"致死三联征"的患者。国外有学者对实行临时血管转流术的严重多发创伤患者进行了 5～10 年的回顾性分析,结果显示临时血管转流术可以及时恢复肢体血流灌注,为二期手术赢得宝贵时间,显著减少下肢缺血时间,降低截肢率,减少治疗总费用。

3.其他处置措施

当手部或足部至少有一条知名动脉仍然通畅,且肢体没有严重受伤或撕裂,大腿远端股深动脉或肘部、膝盖下方的主要动脉损伤时,也并不常用结扎的方式止血。结扎方式主要用于患有凝血性疾病或病情不稳定到必须终止手术的患者。

如果完成血管修复后出现内膜破裂、吻合部位血栓或远端栓子,则应打开吻合口并采取针对性措施。如果存在远端痉挛,但足部或手部的动脉流量足够,则不需要进一步治疗,因为痉挛通常会在 4～6 h 内消退。如果痉挛严重且远端血流不足,可测量肘下或膝下筋膜室压力,以排除筋膜室综合征。

深筋膜切开减压是处理四肢血管损伤的重要辅助措施,对于治疗筋膜室综合征和防止截肢以及由此导致的长期残疾至关重要。研究表明,下肢血管损伤的筋膜切开率为20%～50%,而上肢损伤的筋膜切开率通常较低,约为 10%。切开减压能减轻肢体肿胀,降低组织间隙压力,解除对血管的压迫,保证血管修复术后的通畅,避免肌肉进一步缺血、坏死,以及防止和减少吸收有害物质,减轻肾脏负担和全身中毒反应。有学者建议,对股动脉、腘动脉、肱动脉损伤者均应行肢体远端切开减压。

对于静脉损伤的处理,上肢的静脉损伤更常通过结扎进行处理,然而,一些研究证实静脉修复可能有助于预防上肢疼痛、水肿等并发症。在下肢静脉损伤的手术治疗中,较多采用血管修复的方法。与静脉结扎相比,下肢静脉修复有助于预防慢性静脉功能不全相关的问题。因此,虽然随着时间的推移,许多侧支血管都会再通,但目前形成共识的是,如果患者病情稳定,没有危及生命的术中并发症(比如输血引起的凝血功能障碍),则对腹股沟区或腘窝区的静脉损伤应予以修复。如果患者病情不稳定或有危及生命的并发症,且延长全身麻醉时间可能会加重该并发症,则应进行静脉结扎。

对于严重周围血管损伤和大量输血导致的凝血功能障碍患者,随着手术的完成,软组织中会出现大量渗出,应放置引流管,防止形成术后血肿,对修复的血管造成压迫。吻合的血管应用健康的肌肉覆盖。如果血管修复区域存在较大的软组织空腔,则应将一些肌肉或软组织缝合消灭死腔。对于周围血管修复后出现广泛肌肉、软组织水肿,且一期伤口缝合困难的情况,可以 VSD 覆盖,二期消肿后闭合。需要注意的是,若血管裸露,应用 VSD 可导致血管闭塞(见图 23-3-2),应改用皮瓣覆盖或抗生素浸泡的纱布包裹伤口。

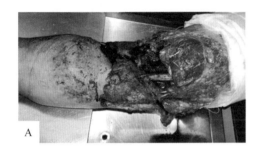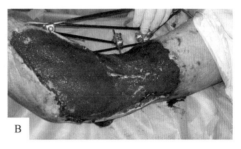

A.肘部外伤导致皮肤、软组织广泛缺损,肱动脉裸露;B.急诊清创后 VSD 覆盖,导致血管闭塞

图 23-3-2　肘部血管损伤(海军军医大学长征医院张荣峰医师供图)

（四）术后处理

给予患者抗炎、止痛、消肿、营养支持等治疗。密切观察病情变化,加强护理,注意体温、血压、脉搏、呼吸。及时复查血常规、肝肾功、电解质等,密切注意尿液颜色及尿量变化,记录 24 h 出入量,预防毒血症及急性肾衰竭的发生。此外,还要纠正贫血,补充血容量,纠正低蛋白血症。注意监测患者的肢体末梢循环,如桡动脉、足背动脉搏动情况,观察皮肤颜色、温度和毛细血管充盈情况。密切观察伤口渗出情况,若有明显活动性出血且血压难以维持的情况,需再次手术探查,必要时应用抗凝药物和血管扩张药物。还要注意保暖,可酌情应用烤灯照射。

【典型病例 1】

患者男性,32 岁,车祸伤致左下肢外伤,左腓骨骨折,腓骨长短肌、胫前肌群断裂,腓总神经断裂缺损,胫前动(静)脉、胫后动(静)脉、腓动(静)脉损伤伴广泛闭塞。急诊行清创骨折内固定,探查神经、血管,健侧大隐静脉移植修复胫后动(静)脉、胫前动(静)脉,软组织覆盖血管后,VSD 覆盖创面。术后 1 周行小腿创面植皮术,1 周后行第三次手术,股后外侧穿支皮瓣修复膝关节创面(见图 23-3-3)。

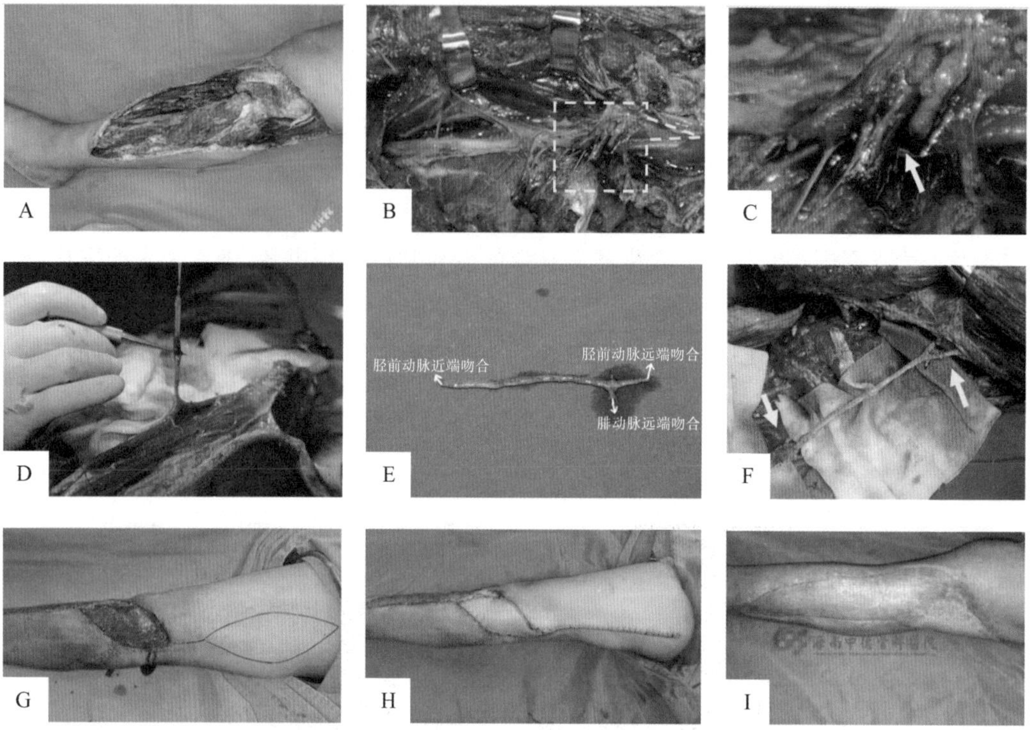

A.小腿及腘窝外伤,广泛皮肤缺损,肌肉损伤;B.腘血管断裂;C.放大看见明确的近端腘血管束断裂;D.远端腘动脉长段损伤;E.取长约 11 cm 的健侧大隐静脉;F.修复胫后动(静)脉、胫前动(静)脉;G.植皮术后遗留膝部后外侧创面;H.股后外侧皮瓣修复;I.完全愈合

图 23-3-3　车祸伤致左下肢外伤(海南中德骨科医院丁治红医师供图)

【典型病例 2】

病例简介:患者男性,37 岁,车祸致右下肢疼痛、流血、不能活动 3 h 入院。

查体:患者右下肢畸形,不能活动,触及骨擦感,腘窝处见一横向开放伤口,腘动(静)脉断裂,断端闭塞、外露,足背动脉无搏动,足趾苍白、发凉。X 线片提示胫骨中上段粉碎性骨折。

临床诊断:①右腘动(静)脉断裂;②右胫腓骨粉碎性骨折;③右胫骨平台骨折(Schatzker Ⅵ型)。

治疗经过:迅速给予备血、输液,积极进行术前准备,完善必要检查。待患者病情稳定后,急诊行右下肢清创、血管神经探查修复、外固定架固定、小腿皮肤切开减压 VSD 术,术中见血管断端缺损 2 cm,屈曲膝关节后可直接吻合。术后进行抗炎、消肿、活血化瘀、纠正贫血、对症支持等治疗,术后 10 天明显消肿,无肌肉坏死,行游离植皮术,并通过外固定架逐渐伸直膝关节。植皮后 1 周拆除 VSD,见植皮完全成活,膝关节完全伸直(见图 23-3-4)。

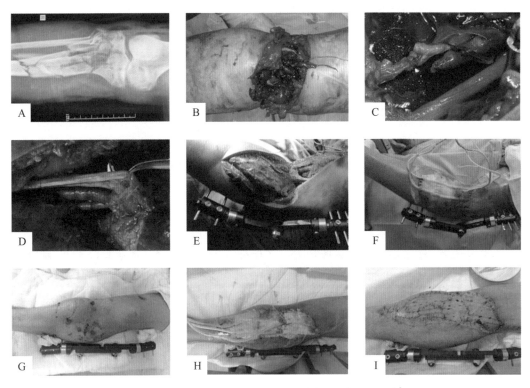

A.胫骨近端、中段粉碎性骨折;B.术前腘窝外观,可见腘动(静)脉断裂,断端闭塞、外露;C.术中见腘动(静)脉断裂,缺损约 2 cm;D.屈曲膝关节后吻合血管;E.外固定架固定膝关节屈膝 30°位,小腿肿胀,皮肤切开减张,遗留较大创面;F.VSD 覆盖创面;G.术后逐渐消肿,水疱剥脱(正面观);H.植皮后VSD 覆盖;I.拆除 VSD,植皮完全成活,外固定架逐渐伸直膝关节

图 23-3-4 右小腿骨折合并腘动(静)脉断裂(海军军医大学长征医院张荣峰医师供图)

第四节 周围神经损伤

一、概述

周围神经干由神经纤维、支持组织和营养血管组成,血液供应较丰富,血管多来自邻近组织,通过神经系膜供应神经。周围神经干的血管迂曲行进,以适应较大范围的移动,在神经干的不同节段都存在丰富的血管网和侧支循环,以保证生理功能的需要。

神经束间充满间质,包括疏松结缔组织、脂肪组织等成分。这些结缔组织对神经牵拉有保护作用。神经愈粗,束间结缔组织愈多,对牵拉的抵抗力就愈强。

周围神经纤维是人体中最纤弱和最易损的结构,很容易被挤压、压迫或受到外伤损害。与颅脑和脊髓损伤相比,周围神经损伤更为常见,一切引起软组织损伤或骨折的因素均可导致周围神经损伤。周围神经损伤虽不会危及生命,但可引起严重的功能障碍。随着人们对周围神经解剖、生理等研究的不断深入,神经修复方法日益改进,修复效果也日益理想。

二、周围神经损伤的原因与分类

(一)损伤原因

导致周围神经损伤的原因很多,大体上可以分为开放性损伤和闭合性损伤。了解各种损伤的特点与确定诊断、决定治疗及预后直接相关。

1.开放性损伤

开放性损伤包括锐器伤、撕裂伤、火器伤、电烧伤和放射性烧伤。

(1)锐器伤:锐器伤常见于玻璃和刀具等锐器导致的开放伤,多发生在手部、腕部和肘部,可造成神经完全或部分断裂,均需手术治疗。这类损伤切口边缘锐利,污染轻,造成的破坏最小,疗效较好,常需急诊探查止血或修复血管,并可进行神经的一期修复。

(2)撕裂伤:撕裂伤主要是钝器损伤,如挫伤、机器伤等,造成神经断裂,断端多不整齐,如马尾状,甚至一段神经缺损(见图23-4-1)。这类损伤的伤口多不规则,软组织损伤较重,修复比较困难。

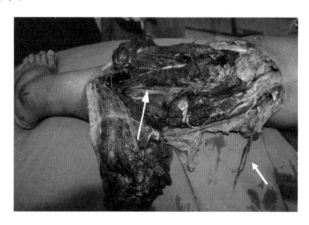

图 23-4-1　小腿开放伤,胫后神经挫伤(长箭头所指处),腓总神经断裂(短箭头所指处)
(海南中德骨科医院丁治红医师供图)

(3)火器伤:火器伤是指枪弹伤、弹片伤导致的神经损伤,常合并开放性骨折、振荡伤和高温灼伤。

(4)电烧伤和放射性烧伤:这类损伤包括高压电击伤及大量放射线导致的神经损伤,比如肿瘤放射治疗也可导致神经损伤,该类损伤预后较差。

2.闭合性损伤

闭合性损伤包括牵拉伤、神经挫伤、压迫性损伤和缺血性损伤。

(1)牵拉伤：牵拉伤多见于骨折、脱位时造成的神经闭合性损伤。伴有骨折的周围神经损伤中，最常见的是肱骨干骨折伴桡神经损伤，膝关节脱位和髋关节后脱位也可发生周围神经损伤。

(2)神经挫伤：神经挫伤多由钝性暴力引起，一般表现为不完全损伤，可自行恢复。

(3)压迫性损伤：压迫性损伤分为体外压迫伤和体内压迫伤。体外压迫伤包括两种致伤因素，一种为机械性挤压伤，外周神经受到持续和严重的压迫，在机械性外力及持续缺血因素的作用下，神经干损伤广泛而持续，解除压迫后的缺血-再灌注损伤又会造成神经干与高位神经元细胞的进行性损害，其损伤机制与其他常见的神经切割、牵拉、卡压等损伤类型有较为明显的区别。另一种为神经长时间遭受外界压迫，导致轴索中断或神经内瘢痕形成引起麻痹，如使用拐杖不当导致上肢腋神经压迫等。

体内压迫原因，如瘢痕、局部血肿或骨折处的骨痂等都可压迫邻近神经，各种解剖因素也可引起神经卡压综合征。这类压迫性损伤仍有完整的神经连续性，暴力较轻，压迫神经时间短，去除病因后能自行恢复。

(4)缺血性损伤：缺血性损伤主要见于严重骨折或组织损伤后，发生肢体骨筋膜室综合征时。缺血性损伤范围广泛，如能及时发现，可通过立即而广泛的筋膜切开加以有效治疗，肢体功能可完全恢复。如果缺血时间较长，神经和肌肉就会发生严重的缺血坏死。

3.医源性损伤

皮肤切口和关节镜检查入口可能会损伤皮神经。异常的解剖结构、出血和复杂的手术会导致深部混合神经干面临风险状况。手术时体位不当、止血带使用过久、骨折后小夹板或石膏固定过紧，可引起臂丛、尺神经、桡神经、腓总神经等损伤。神经阻滞可直接引起神经外伤、出血压迫、神经内注射毒性等。

髋关节置换或成形术导致出现医源性坐骨神经损伤，或使用具有放热聚合反应的骨水泥时，如果不加以控制或在神经附近使用，可能会造成神经发生直接热损伤。关节手术脱位或骨折/脱位复位牵引可能导致神经卡压、压迫或拉伤，以及显露时切伤、切断神经，最常见的是肱骨骨折手术时损伤桡神经。骨折固定时，钻头可能刺入或撕脱神经，尤其是当神经走行于骨的后面看不见时；术后血肿也可能压迫神经。

(二)神经损伤的分类

1943年，瑟登(H. J. Seddon)将周围神经损伤分为三个主要等级，称为瑟登分级，包括神经失用、轴索断裂和神经断裂。

1951年，桑德兰(S. Sunderland)提出了周围神经损伤的解剖结构分类法，以区分结缔组织的损伤程度。神经损伤从Ⅰ度到Ⅴ度逐渐加重。这种分类方法临床应用更方便，有助于预后估计和指导手术时机的选择。桑德兰分类法具体如下：

Ⅰ度损伤：由神经震荡或压迫损伤所致，神经传导功能可完全丧失，但解剖连续性仍完好。

Ⅱ度损伤：牵拉可引起神经较长节段的损伤，由于仅仅是轴突断裂，故神经鞘尚完整，所以轴突可从损伤部位再生至终末器官，而不会发生错位生长。

Ⅲ度损伤:除轴突断裂外,还有神经鞘断裂。因此,当轴突再生时,可长入非原位神经鞘,导致错位生长。

Ⅳ度损伤:表现为神经束断裂,神经鞘内生长的瘢痕更多。轴突必须通过这些瘢痕长入远端神经鞘,神经功能才有可能恢复。

Ⅴ度损伤:表现为周围神经完全横断,伴有大量神经周围组织出血,瘢痕形成。如不做手术则神经功能基本上不可能恢复。

三、周围神经损伤的临床表现和诊断

(一)临床表现

1.运动功能

当周围神经在某平面被切断时,损伤所在平面的远端运动功能完全丧失,损伤平面以远神经分支所支配的肌肉呈松弛性瘫痪。伤后 8～14 天内没有明显的肌电变化,2 周至 1 个月后有明显的自发性纤维震颤伴肌纤维内萎缩性改变,2 个月时肌肉出现进行性萎缩。

2.感觉

感觉丧失有明确的解剖范围。有些患者感觉有重叠现象存在,而难以判定为感觉完全丧失。周围神经切断后,往往仅一小块区域感觉完全丧失,该皮肤感觉区单纯由一根神经支配,称为绝对麻木区,而触觉和温度觉减退区略微大一点,接近于神经大体分布区,称为中间区。

3.反射

当周围神经完全被切断后,由该神经传递的反射性活动消失。

4.自主神经功能

周围神经断裂后,在自主神经分布区域,出汗和血管舒缩功能会出现障碍,竖毛反应丧失。无汗区要比感觉缺损区域略大一些。在不完全性神经损伤病例中,当伴有灼性神经痛时,可有过多出汗。组织失神经营养的情况一般在神经损伤的晚期出现,手足部发生营养性变化表现为皮肤变薄、干裂、溃疡,伤口愈合慢。

5.烧灼性神经痛

烧灼性神经痛的特征为病变肢体疼痛,常发生在手和足一些大的神经损伤后,多见于正中神经和坐骨神经不完全性损伤。

(二)诊断

周围神经损伤的早期诊断对治疗和预后有重要意义。临床上应结合病史、临床检查、辅助检查等作出诊断。

1.病史

了解病史对诊断具有重要意义。在了解病史时,应该重点了解受伤的时间、方式,如牵拉伤、切割伤、压迫伤等;还应了解麻痹出现的时间,麻痹是加重还是缓解,是否存在其他组织器官的损伤等。

2.临床检查

反复、彻底的临床检查是诊断的关键。对四肢损伤,应进行神经相关的体格检查,以判断有无神经损伤以及损伤的部位、性质和程度。支配手部功能的神经主要是正中神经、桡神经、尺神经,它们各自的走行位置恒定,功能支配区恒定,多数患者通过物理检查结合病史即可明确诊断,确定损伤类型。即使是贯通伤或盲管伤,只要术前认真检查,诊断并不困难。对个别伴有严重组织或骨关节损伤、难以配合体格检查的患者,术中要重点探查血管和神经,及时修复。

3.辅助检查

(1)神经生理学检查:神经生理学检查包括神经传导研究(NCS)和肌电图(EMG),它们在定位周围神经损伤和确定损伤严重程度方面具有重要作用,也用于监测自发恢复程度或对治疗的反应。

(2)MRI 检查:应用最多的 MRI 检查是重 T_2WI 脂肪抑制技术。许多学者采用磁共振技术对臂丛神经损伤进行了评定,能清晰、无创、直观地显示臂丛神经走行、内部结构及损伤部位、范围和程度,其结果与术中探查结果比较,诊断符合率达 86.4%,同时还可粗略进行损伤分型以确定最佳手术方案,是一种较理想的临床臂丛神经检查方法。

(3)高频超声评定:高频超声能够展示存留神经的束状结构,并显示浅表解剖部位神经的横截面直径和神经滑动。该检查具有较好的软组织分辨率,与电生理和磁共振检查相比,具有无创、定位准确、多层面/多角度成像、实时动态显像和可重复性强等优点,容易开展,且不会受到来自金属制品的显著信号失真的影响,使其在临床上应用日趋广泛。

四、周围神经损伤的治疗

外伤性神经损伤很少单独存在,经常合并其他组织结构损伤。骨折移位时的神经损伤是一种保持连续性的损伤,一般预后较好。在治疗上,骨折复位后观察一段时间,若无恢复征象应考虑手术探查,此时应采用理疗等手段保持关节活动和减少肌肉萎缩。观察期限按轴索从伤处到该神经最近侧肌肉再生的时间计算,每月平均生长速度约 2.5 cm。

(一)急诊处理

(1)对牵拉撕裂性损伤及时采取措施,固定患肢,避免再损伤。

(2)骨折脱位引起的牵拉伤或刺伤,应立即复位并固定患肢。

(3)上肢神经常与主干血管伴行,同时发生损伤的机会较多,伤口出血凶猛,应用纱布填塞伤口,适当加压,必要时使用止血带止血,但需记录应用时间,避免肢体长时间缺血。

(4)处理合并损伤,抗休克、抗感染治疗。

(二)手术治疗

严格消毒术野皮肤,逐层清除伤口内污染和失活的组织。若存在骨折,解剖复位后应选择外固定架、钢板或髓内钉固定,修复离断的肌肉、肌腱;如有严重组织缺损,则用肌瓣或肌皮瓣修复。

应把康复理念贯穿运用于开放性神经损伤治疗的整个过程。强调正确地使用止血带，伴有主干血管损伤时出血凶猛，应及时用血管夹止血，以使肢体远端通过侧支循环得到血供，避免以往滥用止血带造成肢体远端发生缺血-再灌注损伤，利于神经组织恢复功能。

（三）神经修复的方法

应在无张力下进行断端吻合，常采用外膜缝合、束膜缝合、外膜-束膜缝合等方法（见图 23-4-2）。根据神经干内的结构特点，一般遵循三个原则：①依据神经干的性质，混合束聚集处宜用外膜缝合，功能束已分开处宜用束膜缝合；②依据结缔组织的含量，结缔组织少的部位宜用外膜缝合，结缔组织多的部位宜用束膜缝合；③依据神经干的部位，靠近躯体处宜用外膜缝合，远肢端用束膜缝合。

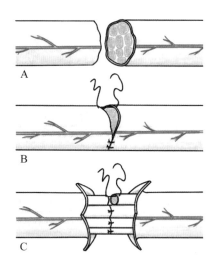

A.两个神经末端使用动脉或分组束型外部标记对齐；B.神经外膜修复术；C.束间修复术

图 23-4-2　神经修复的方法（山东大学第二医院贾珊珊医师供图）

应根据具体情况来选择修复方法，不必过分拘泥于某一种方法，但必须强调应用显微外科技术修复。在显微镜下可以更清楚地看到神经外膜表面血管的粗细及走行方向、断端神经束的形态及粗细，并根据这些关系进行更精确的缝合，最大限度地减少显微器械操作对神经结构及微血管的损伤，防止神经内出血。采用 9-0 或 10-0 的无损伤缝合针线进行吻合，减少吻合口异物反应及瘢痕形成，提高疗效。

（四）术后康复

1.功能锻炼

术后早期应注意肢体制动与锻炼结合，例如桡神经损伤修复后行腕掌背伸位固定，应主动屈曲手指，防止屈肌挛缩。术后固定 3 周时，神经已开始再生，吻合口已有一定的力学强度。3 周后应开始功能锻炼，逐步增加关节活动度，可通过使用外固定加以控制，在密切观察下每周使关节活动度增加 15°左右,既要逐步增加自主活动度,又应防止关节活动过度。

周围神经修复后的康复训练对最终疗效至关重要,必须尽量恢复关节的最大活动范围,这样患者在运动、感觉功能恢复后,肢体功能才能恢复得最好。如肌肉功能恢复不全,则后期可能需做肌腱移位。

2.电刺激

电刺激在神经-肌肉接头相关疾病的治疗中起着重要作用,代表了一种有前途的非药物治疗方法,可加速和促进周围神经损伤后的恢复。由于神经的再生速度缓慢,导致目标肌肉长期保持去神经支配状态,出现肌肉萎缩。减轻肌肉萎缩的直接方法是用电刺激肌肉。电刺激是通过将电流直接施加到皮肤表面和下面的肌肉促使肌肉收缩,这有助于避免神经再支配期间的肌肉萎缩。舒缓肌肉萎缩及恢复功能对于去神经支配的肌肉意义重大,应每天多次以足够的强度、脉冲持续时间和频率进行刺激。除了促进神经再支配外,还有助于周围神经损伤后的髓鞘再生。

3.疼痛管理

周围神经损伤常可出现各种疼痛综合征,包括痛性神经瘤和卡压综合征,引起剧烈的触痛。神经部分损伤可产生灼性神经痛,患者对冷刺激和肌肉活动感觉过敏,精神紧张时疼痛加剧。例如,臂丛神经根撕裂伤可产生烧灼样疼痛或感觉异常,这是传入神经阻滞引起的中枢神经痛。

神经病理性疼痛管理具有挑战性。早期处理可用麻醉或非麻醉止痛剂,同时可加用抗抑郁药物,如阿咪替林或轻缓的安定药。慢性疼痛处理困难,只有约 20%的患者可获得令人满意的治疗效果,其他患者经常会产生难以忍受的不良反应,而且治疗效果并不理想。

灼性神经痛通常只是暂时现象,一般持续 1 年,但对严重的顽固性灼性神经痛可考虑做局部经皮交感神经阻滞,有时可明显缓解灼性神经痛。另外,鼓励患者逐步回归正常的社交和娱乐活动是缓解疼痛的关键,这有助于改善睡眠,对于神经康复也至关重要。

(五)影响神经修复的因素

周围神经损伤后,整体修复过程较为复杂,神经和周围组织损伤的严重程度、伤口的污染情况、患者的年龄及全身情况等均可影响神经修复效果。其中,神经损伤部位的局部条件可能是影响疗效的最重要因素。

再生神经容易与周围组织发生粘连,神经、肌肉萎缩及运动终板变性、退化等多种因素都会对神经功能恢复造成影响。局部瘢痕形成可使轴突生长受阻或错位生长。远断段神经束在伤后 3 个月可发生萎缩,最多可萎缩 60%~70%,导致远断端神经横截面积减小,轴突无法长入远端神经束。

受伤神经的恢复时间取决于各种外部因素,包括早期神经探查和神经修复。轴突再生速度缓慢,每天为 1~2 mm,并且尚没有可加速这一过程的治疗方法。

目前常用神经外膜缝合法和束膜缝合法修复神经。神经外膜缝合法相对简单,但易发生神经束/神经纤维挤压、扭曲、旋转等情况,或两神经束断端出现空隙,对神经恢复效果造成较大影响。有学者提出了神经外膜束膜联合缝合法,即同时缝合束膜及外膜(见图 23-4-3 和图 23-4-4),能增加神经的对合程度及缝合强度,并且不损伤神经营养血管,有利于神经纤维再生,促进运动及感觉功能的恢复。

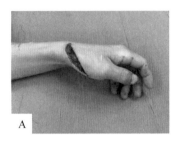
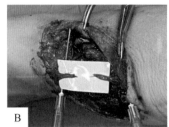
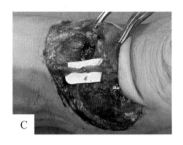

A.腕部切割伤;B.C.探查见桡神经浅支断裂,予以束膜和外膜缝合

图 23-4-3　腕部切割伤修复(海军军医大学长征医院张荣峰医师供图)

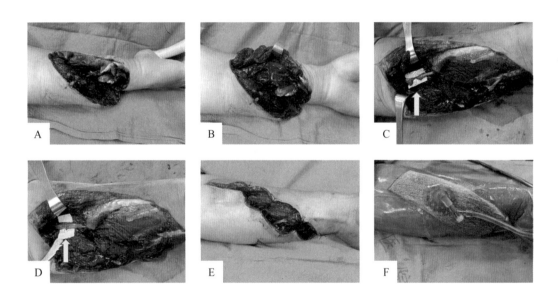

A.清创后可见前臂广泛肌腱断裂;B.牵开表层肌肉,探查深层肌肉肌腱损伤情况;C.探查神经血管损伤情况,可见正中神经接近完全断裂(黄箭头所示,本患者同时伴有尺动脉断裂);D.修复正中神经(黄箭头所示)和尺动脉;E.逐层缝合肌肉、肌腱;F.因肌肉肿胀,张力较大,给予 VSD 覆盖创面,消肿后二期缝合

图 23-4-4　左前臂电锯伤修复(海军军医大学长征医院张荣峰医师供图)

(潘攀　张荣峰)

参考文献

［1］佟铸,谷涌泉,郭连瑞,等.肱动脉入路在腔内治疗中的应用及穿刺并发症分析［J］.中国微创外科杂志,2012,12(6):547-549.

［2］张玲莉,李培红,祁翔,等.上肢外周神经损伤患者食指指频的研究［J］.神经损伤与功能重建,2015,10(1):36-39.

［3］陈阳,陈军,关键,等.外膜束膜联合缝合法治疗上肢神经损伤的肢体运动感觉恢复研究［J］.中华手外科杂志,2019,35(2):133-135.

［4］RATNAYAKE A,BALA M,WORLTON T J. Factors other than time predict outcomes in patients with lower extremity arterial injuries［J］. Journal of Vascular Surgery, 2019, 70(1):333.

［5］HOSSNY A. Blunt popliteal artery injury with complete lower limb ischemia: is routine use of temporary intraluminal arterial shunt justified? ［J］. Journal of Vascular Surgery, 2004, 40(1):61-66.

［6］ARNOLD S,GILROY D,LAWS P, et al. Subclavian artery laceration following clavicle fracture, successfully treated with a combined endovascular and open surgical approach［J］. BMJ Case Reports, 2021, 14(7):e241382.

［7］OLIVER J C,GILL H,NICOL A J, et al. Temporary vascular shunting in vascular trauma: a 10-year review from a civilian trauma centre［J］. South African Journal of Surgery, 2013, 51(1):6-10.

［8］CAMPBELL W W. Evaluation and management of peripheral nerve injury［J］. Clinical Neurophysiology, 2008, 119(9):1951-1965.

第二十四章　骨折伴有皮肤软组织损伤

随着建筑、交通运输和工厂企业经营活动的增多,四肢外伤的数量和严重程度也明显增多,大量外伤患者以皮肤软组织损伤合并骨折的形式出现。复合伤与单纯骨折的治疗方案有一定差异,在处理软组织损伤合并骨折之前,必须对全身各部位和器官进行全面查体、评估,避免漏诊重要的损伤,并及时制订出完整、系统的治疗计划和策略。

第一节　病因、机制和治疗特点

当患者出现皮肤软组织损伤合并骨折的表现时,由于骨的连续性中断,可导致肢体的稳定性丧失。在处理这类损伤时,必须考虑对骨折的固定、重建肢体的稳定性和力线,以及预防骨感染和骨不连。

损伤导致的潜在损害程度与致伤因素释放的能量大小有关。通常认为,直接暴力造成的伤害是最严重的,因为直接暴力可以直接破坏局部软组织,导致污染性伤口;但也存在间接暴力的致伤作用被严重低估的情况,比如高能量扭转损伤会导致长骨爆裂成锋利的碎片,迅速刺伤相邻的神经、血管和皮肤软组织。同时,当软组织损伤合并骨折时,致伤因素多为典型的高能量损伤,软组织的破坏程度与单纯的闭合性损伤截然不同,40%~70%的此类患者合并有其他部位损伤,如颅脑、胸腹外伤,或其他四肢软组织损伤、骨折或韧带断裂。

第二节　院前急救

一、现场急救

现场急救的目的是抢救生命、固定和保护患肢、迅速转运,以便让患者尽快得到妥善处理。医护人员到达现场后,应迅速对现场情况进行初步评估,若现场仍处于危险状态,可能进一步发生事故和人员伤害,比如交通要道或施工现场、爆炸现场,或者现场情况影响对患者的抢救和包扎固定,应迅速使患者脱离现场。

二、伤口处理

若伤口外露,应注意不宜用未经消毒的水冲洗或外敷药物,可用无菌敷料或清洁的布类如衣服、毛巾等覆盖创面,再用绷带或布类包扎。若有骨折端外露且已污染,但未压迫重要血管、神经,则不应复位,以免将污染物带到伤口深处。但若包扎时,骨折端自行进入伤口内,则应做好记录,以便告知手术医师,清创时行进一步处理。伤口内异物或血凝块不要随意去除,以免再度发生大出血。

三、出血处理

控制四肢伤口出血最有效的急救方法是指压法、加压包扎法以及止血带止血法。一般的创口出血用无菌棉垫或洁净布类加压包扎伤口即可止血;大的出血较少见,可应用指压法,将动脉压在骨的浅面短时控制血流,再改用其他止血法;对较大的创面,应抬高损伤部位的肢体以减轻出血量,并填塞纱布压住出血伤口,或压住肢体近端的主要血管,再迅速加压包扎。如四肢大血管破裂出血且加压包扎不能控制时,可采用充气或橡皮止血带止血。

四、骨折固定

骨折固定的作用是避免骨折端在搬运时移动而损伤周围的血管、神经或内脏,导致患者疼痛及出血加重,甚至诱发全身性并发症。凡可疑骨折者,现场应予以妥善固定,固定范围要超过上下关节。固定材料应就地取材,树枝、木棍等都适于用作固定材料。在缺乏外固定材料时,也可行临时性自体固定,如将受伤的上肢固定于胸部,将受伤的下肢与同侧肢体固定在一起等。

五、断肢保存

离断肢体的保存方法视运送距离的远近而定,如受伤地点离医院较近,可用无菌敷料或清洁的布包好,随同患者一起送往医院;如受伤地点离医院较远,则应将包好的断肢放在塑料袋中,将口扎紧,再置入塑料袋或加盖的容器内,外周放入冰块降温,再迅速转运患者。注意不可将断肢直接浸入冰块,以防造成肢体冻伤。切忌将离断的肢体浸泡在任何液体中。

第三节　急诊室评估及处理

患者到达急诊室后,有经验的医师应了解致伤原因和时间,按照头、颈、胸、腹、骨盆、脊柱、四肢的顺序,重新评估患者的全身情况和重要器官功能,伤情较重时须迅速建立大口径静脉注射通道。当患者存在失血性休克时,应积极行抗休克治疗。若患者生命体征较平稳,可完成详细的病史询问并系统、全面地查体,合并其他部位和器官损伤时,请相关科室会诊,并行必要检查。四肢损伤则可部分解开敷料和夹板,以检查软组织损伤状况和神经-肌肉功能,观察有无开放性伤口。若有开放性伤口,应对伤口进行评估;若拟行急诊手术,则不宜在急诊室进行伤口探查。

一、伤口评估

伤口评估包括以下方面:①开放伤口的数量、部位、大小、深度;②边缘是否整齐,是否存在皮肤缺损、皮肤剥脱;③初步判断损伤区域是否有重要的血管、神经通过,能否见血管、神经、肌腱外露;④是否有搏动性、活动性出血,出血的速度、颜色;⑤伤口污染的程度,是否有异物存留,是否有骨折端外露情况(见图 24-3-1)。

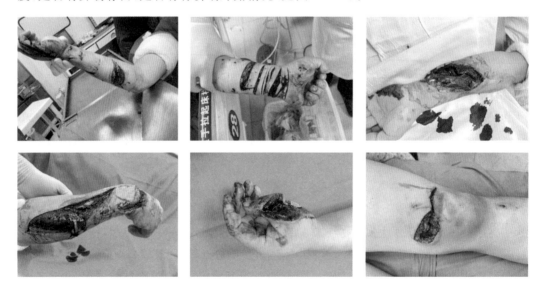

图 24-3-1　对各种开放伤进行急诊室伤口评估
（海军军医大学长征医院张荣峰医师供图）

二、皮肤肌肉损伤评估

对闭合性或开放性损伤,都要特别注意肢体肿胀情况,判断是否存在骨筋膜室综合征。严重疼痛、感觉减退、被动伸指(趾)剧烈疼痛和肢体张力增高都支持该诊断。高度怀疑骨筋膜室高压和意识不清的患者,应床旁连续检测筋膜室压力,若舒张压与筋膜室压力之差不超过 30 mmHg 即可确诊为骨筋膜室综合征,此时应立即行筋膜切开减压。早期诊断是防治骨筋膜室综合征的关键。

三、感觉功能评估

对于软组织损伤合并骨折患者,应检查肢体远端感觉情况,主要是检查浅感觉和深感觉。最常用的浅感觉检查方法为使用棉签轻触患者的皮肤或黏膜,并与正常皮肤区域对比,通过触觉了解是否存在感觉异常;最常用的深感觉检查方法为用手指轻捏患者的手指或足趾,并做屈伸活动,让患者说出肢体被动运动的方向,幅度由小到大,以了解感觉减退的程度。通过感觉检查,可评估患者的神经损伤情况。

四、运动功能评估

合并骨折时,患肢不能进行大幅度运动,但可让患者主动活动损伤部位以远的腕、踝关节,特别是手指、足趾的屈伸运动,以判断是否存在神经或肌腱损伤。

五、血运评估

如果在检查过程中发现肢体苍白、发凉,末梢指腹不饱满,远端毛细血管无充盈反应或充盈反应微弱,动脉搏动消失或明显弱于健侧,则应高度怀疑血运障碍,应缩短患者在急诊室的停留时间,尽快行 B 超或血管造影检查,判断是否存在血管受压或断裂,或去手术室做进一步检查评估,必要时行血管探查修复手术。

六、骨折或脱位情况

放射学检查可以了解骨折部位、形态及粉碎程度,关节部位骨折应行 CT 检查了解关节面损伤情况。若骨折严重畸形或关节脱位,造成血管、神经受压,影响血运和神经功能,可行关节复位或骨折力线矫正。

开放性骨折一直是创伤骨科处理的难点,主要原因就在于感染、截肢的发生率较高,预后较差,目前最常用的分类方法为古斯特洛-安德森(Gustilo-Anderson)分型,其基于伤口大小、软组织损伤程度、是否合并血管损伤及骨折是否稳定,将骨折分为三种类型,其中Ⅲ型又分为三个亚型。

(1)Ⅰ型:伤口长度小于 1 cm,软组织损伤轻,骨折线简单,可横形、短斜形或轻度粉碎。

(2)Ⅱ型:伤口长度大于 1 cm 但小于 5 cm,中度软组织损伤,中度粉碎性骨折。

（3）Ⅲ型：伤口长度大于 5 cm，广泛软组织损伤，包括皮肤、肌肉、神经和血管损伤。伤口污染重，骨折严重粉碎且不稳定，可分为三个亚型：①Ⅲa 型：广泛软组织撕裂伤，粉碎性骨折，但有合适的软组织覆盖骨折断端，骨膜撕裂比较局限；②Ⅲb 型：广泛的软组织损伤和缺损，骨膜剥离，粉碎性骨折，断端外露，创面需使用局部或转移皮瓣修复；③Ⅲc型：开放骨折合并主要的大血管损伤，需要进行修复。

第四节　制订治疗计划及术中评估处理

对于合并软组织损伤的骨折患者，无论是否合并身体其他部位的相关损伤，都应将患者视为一个整体，制订系统性的治疗计划。具体的处理手段包括自体骨移植和其他促进骨愈合的措施，骨感染治疗措施，肌腱转位等。在整个治疗过程中，都应注意患者的早期活动和关节运动，避免出现长期卧床并发症。康复阶段主要关注患者的心理健康以及职业性功能康复，争取使患者早日回到工作岗位，恢复正常的生活状态。

一、冲洗

在手术室麻醉成功后，准备上止血带，但只有在出血多时才充气。去除夹板和绷带，对肢体进行常规刷洗，但应注意保持骨折力线，防止过度成角畸形和断端继发性损伤周围软组织结构。如果是开放伤，应用清洁纱布覆盖创面，用肥皂水刷洗周围皮肤，然后用洗必泰冲洗创面。若创面污染较重，可戴无菌手套清理创面，并将深部较大的砂石等异物取出，然后用碘伏常规消毒铺单。

二、清创

若创面无明显出血，则清创时尽量不应用止血带，以防发生进一步的缺血性损伤，并且术中可以更容易地评估软组织的活力。清创过程也是仔细清除伤口中的所有异物和坏死组织的过程。通常将挫伤皮缘修剪后，需要把伤口适度延长。

（一）皮肤组织

对于闭合性骨折，应根据骨折部位和类型设计皮肤切口和手术入路。对于开放性伤口，在最初清创时需尽可能多地保留皮肤。坏死、无活性的皮肤必须修剪，但可疑的区域应暂时保留，待 24 h 后界限变得明显，再在下次的清创过程中去除。皮下主要是脂肪组织，血液供应不足或污染时可清除。大片裁掉的皮肤及不能存活的皮瓣可以作为中厚皮片的来源。

（二）筋膜

皮下组织下方的筋膜如果失活或被污染，可以自由切除。与传统观点相反的是，开放性骨折的骨筋膜室不能得到完全减压,如果仍然存在空间受限,组织持续肿胀增加局部压力并中断局部血液循环,会导致进一步的组织坏死和感染。因此,在最初以及随后的清创操作中,可以大胆地施行预防性筋膜切开术。

（三）肌肉和肌腱

肌肉和肌腱是细菌的良好培养基,无活力肌肉均应切除。可用电刀刺激肌肉后收缩的反应评估肌肉活力,但用有齿镊轻微夹持肌肉后收缩的能力和动脉活动性出血作为判断标准更为可靠。对伤口内的每个肌群都应进行详细检查,若整个肌群的供血动脉断裂无血运,也必须全部移除。应小心清创受污染的肌腱,尽可能将其完好保留（见图24-4-1）。

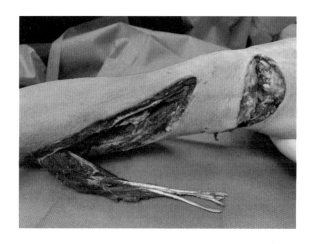

图 24-4-1　清创后评估肌肉活力,小心清创受污染的肌腱,尽可能将其完好保留
（海军军医大学长征医院张荣峰医师供图）

（四）骨组织

在大多数开放性骨折中,至少有一个骨折断端刺破皮肤并与外界环境接触,不可能是绝对无菌的,因此术中必须延长伤口,显露所有的骨骼碎片并仔细清创。失活的皮质骨碎片都应移除,清洁的游离松质骨块可暂时保留。大块骨碎片即使无血运,如果对肢体稳定重建至关重要,也可保留下来。较大的关节部位骨碎片应清洁并复位固定,以保留关节的完整性。遗留的骨缺损可以通过后期骨移植或者牵张成骨技术来修复。

（五）神经血管结构

对于开放伤,在清创时应小心保护主要动脉和神经,即使污染也应细心清创并将其保留（见图24-4-2）。四肢大血管损伤如果严重影响肢体血运,应争取在6 h内完成肢体完全血运重建。大量研究证实,缺血时间大于6 h是截肢的高危因素。但当合并骨折时,有时采用标准内固定耗时,可临时外固定后立即修复血管。横断的主要动脉和神经必须修复,血管缺损可采用桥接技术,神经可以二期重建。

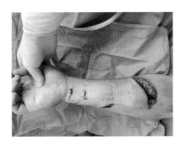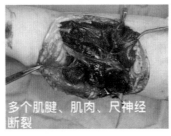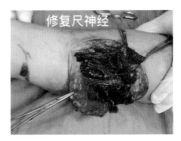

图 24-4-2　细心探查清创血管、神经损伤情况,并进行修复

(海军军医大学长征医院张荣峰医师供图)

（六）伤口覆盖

在清创结束时,伤口遗留的应该都是清洁的、有活力的组织,需要将神经、血管、肌腱和裸露的骨骼表面都用局部软组织覆盖。多数儿童的开放性骨折伤口可以一期进行闭合;对于成人,污染较重的或伤后超过 8 h 的伤口应该二期闭合,可联合使用负压封闭引流装置。负压封闭引流装置具有清除创面渗出液、减少感染风险、刺激创面肉芽生长的作用,有利于消肿,缩短伤口愈合时间。

（七）骨折固定

对于闭合性骨折,或Ⅰ、Ⅱ、Ⅲa 型开放性骨折,可以采用钢板、髓内钉、外固定架等方式进行固定。但对于严重污染,或Ⅲb、Ⅲc 型骨折伴软组织缺损患者,使用外固定是传统的理想治疗方法。某些关节周围和关节内骨折、关节脱位的病例可暂时使用关节外固定架固定,但需预防永久性关节挛缩。软组织损伤愈合后需要拆除外固定架,用石膏、支架或内固定架替换外固定架。

（八）术后处理

术后需要对患者进行严密的监护,积极行抗炎、补液、补血、消肿等治疗,纠正失血、低蛋白血症和电解质失衡等,预防感染。对于损伤的肢体,需要观察肿胀情况、伤口出血情况、敷料包扎情况;对于血管修复患者,需要关注肢端血运和动脉搏动情况,如果出现血管危象,需要再次行手术探查。骨折稳定后,应鼓励患者进行肢体活动,避免形成深静脉血栓和出现其他长期卧床并发症。一旦受伤肢体的伤口愈合,应立即开始辅助的主动运动范围锻炼。用钢板固定的下肢损伤要防止过早承重,但用髓内钉或外固定器固定的下肢可以渐进式地适度用力负重。

【典型病例 1】

病例简介:患者男性,35 岁,车祸伤致胫骨近端粉碎性开放骨折,CT 三维重建可见大块骨折碎块向后移位(见图 24-4-3A),查体见广泛皮肤软组织损伤(见图 24-4-3B),足背动脉搏动消失,足部发凉,无血运。

临床诊断:①右胫骨近端粉碎性开放骨折(Gustilo-Anderson Ⅲc 型);②右下肢腘血管、神经损伤;③右小腿广泛皮肤软组织损伤。

治疗经过:如图 24-4-3 所示,经急诊行清创、血管神经探查修复、外固定架固定 VSD

术，术中见腘动脉断裂（见图 24-4-3C，黄色箭头所指处），见大块游离松质骨块。将松质骨块取出，清创后暂时放置（见图 24-4-3D）。然后，用跨关节外固定架固定下肢保持稳定，将松质骨块复位后用两枚克氏针固定，修复断裂的血管，VSD 覆盖创面。术后复查见外固定架固定稳定，下肢力线良好（见图 24-4-3E）。二期拆除 VSD 后，见创面新鲜（见图 24-4-3F），采用膝上内穿支皮瓣修复创面（见图 24-4-3G），待皮瓣完全成活（见图 24-4-3H），无感染后行外固定架拆除、钢板内固定术。术后复查见骨折复位满意，钢板固定良好（见图 24-4-3I）。

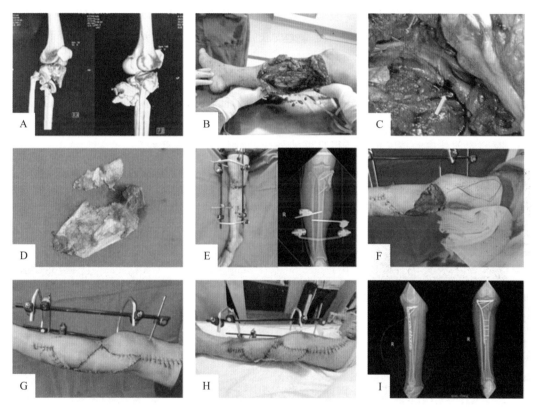

图 24-4-3　右胫骨近端粉碎性开放骨折治疗经过
（海南中德骨科医院丁治红医师供图）

经验体会：Gustilo-Anderson Ⅲc 型损伤为肢体严重损伤，当合并腘动脉损伤时截肢率高。患者从受伤时起到被运送到有较高救治能力的医院，往往可能已经过去几个小时的时间，多数患者存在失血性休克的情况，需要快速补液、备血、输血，纠正休克，并建立绿色通道，尽快手术修复腘动脉损伤，恢复肢体血运。因此，多首次采用外固定架固定的方式稳定骨折，术后需预防缺血-再灌注损伤以及肾衰竭的发生；二期可更换外固定为内固定，以达到更佳的骨折复位和力线矫正。

【典型病例 2】
病例简介：患者男性，28 岁，因"车祸致右小腿远端疼痛、流血，不能站立、行走"入院。查体见患者右小腿远端开放损伤,污染重,皮肤缺损,创缘不齐,流血,可见肌肉、肌腱损伤,骨折断端外露、粉碎,右足不能活动,感觉差,血运可。CT 三维重建提示右小腿粉碎性开放骨折(见图 24-4-4A)。

临床诊断:①右小腿远端粉碎性开放骨折;②右小腿远端皮肤软组织损伤并缺损。

治疗经过:如图 24-4-4 所示,患者经急诊清创后,遗留大面积皮肤缺损创面(见图 24-4-4B)。行骨折复位术后,采用外固定架固定,行 VSD 覆盖,二期行创面皮瓣修复术,术中见创面部分肉芽生长良好,颜色鲜红,无炎性分泌物(见图 24-4-4C)。设计股前外皮瓣(见图 24-4-4D),修剪为超薄皮瓣(见图 24-4-4E 和图 24-4-4F),覆盖创面(见图 24-4-4G和图 24-4-4H),术后 1 个月复查见皮肤完全成活,无明显臃肿,外固定架固定良好,无针道松动和感染(见图 24-4-4I)。

经验体会:小腿远端、踝部高能量损伤后容易造成粉碎性骨折合并皮肤缺损。首次手术多采用外固定架固定的方式,合并 VSD 覆盖创面,二期创面清洁无炎性分泌物,多数需要采用皮瓣技术修复。传统股前外皮瓣技术修复后外观臃肿,多需行二次皮瓣修整术。超薄股前外皮瓣技术可以获得良好的外观,并避免二次皮瓣修整。

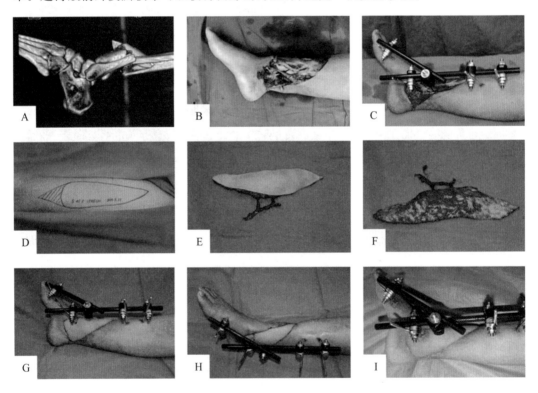

图 24-4-4　右小腿远端粉碎性开放骨折伴皮肤软组织损伤并缺损的治疗经过
(海南中德骨科医院丁治红医师供图)

(潘攀　张荣峰)

参 考 文 献

［1］柴益民.熟练掌握骨外固定技术 提高四肢复杂创伤治疗水平［J］.中华创伤骨科杂志,2016,18(12):1013-1014.

［2］邓佩军,杨建涛,秦本刚,等.影响四肢主要动脉损伤修复术后早期肢体血运的术前危险因素研究［J］.中华创伤骨科杂志,2022,24(3):247-252.

［3］BLAIR J A, STOOPS T K, DOARN M C, et al. Infection and nonunion after fasciotomy for compartment syndrome associated with tibia fractures:a matched cohort comparison［J］. Journal of Orthopaedic Trauma, 2016, 30(7):392-396.

［4］GIORDANO V, SOUZA F S, BELANGERO W D, et al. Limb salvage after lower-leg fracture and popliteal artery transection-the role of vessel-first strategy and bone fixation using the ilizarov external fixator device:a case report［J］. Medicina (Kaunas), 2021, 57(11):1220.

［5］JAUREGUI J J, YARMIS S J, TSAI J, et al. Fasciotomy closure techniques［J］. Journal of Orthopaedic Surgery(Hong Kong), 2017, 25(1):612345012.

［6］KOSIR R, MOORE F A, SELBY J H, et al. Acute lower extremity compartment syndrome(ALECS) screening protocol in critically ill trauma patients［J］. Journal of Trauma and Acute Care Surgery, 2007, 63(2):268-275.

［7］PERKINS Z B, YET B, GLASGOW S, et al. Meta-analysis of prognostic factors for amputation following surgical repair of lower extremity vascular trauma［J］. British Journal of Surgery, 2015, 102(5):436-450.

第二十五章　异物损伤

第一节　异物损伤概述

一、异物损伤定义及现状

人体异物损伤(foreign body damage)是指由于心理障碍或好奇心理,自行或由他人从尿道、阴道、肛门直肠、口腔等处植入或吞入异物,或异物因暴力性损伤等因素作用于机体,造成直接或间接的生理和心理损伤。

随着社会的发展、物质生活的丰富及多元化,异物损伤也变得越来越常见,异物的种类亦越来越繁多。医疗界对人体异物损伤的诊断、定位以及救治水平也随之迅速发展,并形成了一套成熟的理论体系。

二、人体异物分类

人体异物可分为暴力损伤性异物、自伤性异物、医源性异物、生物性异物和内源性异物。

(一)暴力损伤性异物

暴力性损伤异物多为金属性异物或复合异物,战时多为枪弹、爆炸后的弹片等,平时多见于工作伤,比如齿轮、磨光机意外事故导致异物高速飞溅入人体组织,工厂爆炸、车辆爆炸、猎枪误伤也可造成石片、木片、泥沙等复合异物致伤。此外,还有利器刺伤或戳伤残留异物,如钢钉(见图 25-1-1)、铁条、锋利木条、竹条等。

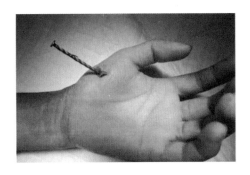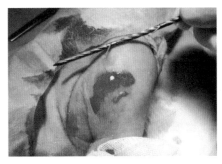

图 25-1-1　手部被钢钉刺伤,局麻下取出

（二）自伤性异物

自伤性异物多见于心理障碍、好奇或为了满足一时性冲动者,自行或由他人将异物插入尿道、阴道或肛门直肠中致伤,常见的有金属丝、玻璃瓶、笔管、体温计等。

（三）医源性异物

医源性异物是因治疗需要或操作不当导致医用物品异物残留体内,如金属器械、注射器针头、纱布、棉球等。

（四）生物性异物

生物性异物主要包括植物性异物和昆虫类异物,其中植物性异物多发生于农民及野外工作人员,常见的有木片、芦苇秆、玉米秸、竹片（刺）、芒刺等;昆虫类异物多见于耳、鼻、眼内,常见的有蟑螂、蚊子、蚂蚁、飞蛾、苍蝇、瓢虫等。此外,生物性异物还包括毒蛇、昆虫等咬蜇伤后遗留的毒牙、毒刺等组织。

（五）内源性异物

内源性异物一般都有原发病,多见于呼吸道,如破溃的支气管淋巴结和各种炎症所致的肉芽分泌物、干痂和坏死脱落组织块等。

三、异物的损伤机制

异物对人体的危害包括异物自身的毒性作用、异物对人体的物理损害和心理创伤,以及异物危害性的相关影响因素等。异物的损伤机制有直接损害、游走性损害、毒性作用、继发感染和心理创伤等。

（一）直接损害

除管腔异物损伤消化道、呼吸道等外,大部分异物损伤均留有体表创口,其大小、深浅及损伤程度与异物形状、大小、损伤机制有关。异物越大、形状越不规则,则致伤效应越强,创伤程度越重。

异物可直接造成机体组织、器官损伤或毁坏。异物完全堵塞呼吸道可致缺氧窒息,常见于儿童吸入异物的情况,这与安全教育及监管不力有关。心脏投射性异物可引起心脏穿孔、破裂大出血而致命。腹腔脏器损伤可致胃肠穿孔,肝、脾等实质脏器破裂大出血等,如不及时救治,可造成严重后果。

（二）游走性损害

除循环系统异物游走引起栓塞损害外,呼吸、泌尿、消化系统异物也可以沿支气管、泌尿道和消化道游走,栓塞后导致呼吸困难、泌尿道损伤、消化道穿孔等并发症。某些情况下,异物也可以沿脑脊液循环顺流而下,刺激神经根引发相应症状。

（三）毒性作用

异物损伤的毒性作用以金属异物为主。例如,铅在人体内无任何生理功用,其理想的血浓度为零。铅可作用于机体的神经系统、血液系统、泌尿系统等,其中血液系统是最敏感的靶器官。金属铁长期沉积于人体组织称为"铁质沉着症",表浅铁质沉着症的临床表现无特异性,可引起小脑共济失调、长束损害、脑神经损害和痴呆等。眼是铁质沉着症的主要靶器官,主要表现为虹膜异色、瞳孔散大、白内障、视网膜色素变性样改变等。

非金属异物也可造成毒性作用。例如,某些动物(如昆虫)咬蜇伤后,残留于组织中的毒牙、毒刺中的生物毒素可以导致人体中毒。某些植物性异物(比如植物刺伤后导致的异物残留)本身就具有一定的植物毒素,有些植物毒素化学成分较复杂或物理特性特殊,对组织的损伤也特别严重。

（四）继发感染

非金属异物主要作为感染源对机体产生损害。大部分异物都不是无菌的,可作为感染源导致机体感染。高速投射物击中机体后,形成的空腔内负压也将周围环境中的细菌等吸入体内。当伤道内感染化脓严重到一定程度时,由于毒素被人体吸收,可致中毒性休克等严重的全身表现。

（五）心理创伤

机体受到异物伤害后,除生理痛苦外,尚有如下心理创伤表现:患者发现异物进入尿道、膀胱或直肠等体腔而无法自行取出后,常表现为恐惧、羞涩、自卑心理;同时,患者又担心异物伤害身体和就医后可能出现的时间成本、经济压力、手术创伤,进一步加重了患者的心理创伤。

四、临床表现

异物对机体损伤的临床表现主要包括局部表现和全身表现。

（一）局部表现

损伤局部可表现为红肿、疼痛、皮下淤血、渗血或出血。伤及较大的神经时可出现相应部位的感觉异常或功能障碍。如继发感染,局部可出现炎性疼痛并形成脓肿,伤愈后可留有瘢痕和疼痛性硬结块。若异物残留时间过长、伤道不愈合或异物取出不彻底,可形成窦道。

（二）全身表现

合并大血管损伤时可出现出血性休克。多处异物伤者可因感染而全身发热,严重者出现寒战、高热甚至发展成败血症。特殊部位的异物损伤,如口腔颌面部或消化道损伤可因影响进食导致患者消瘦。

(焦亚)

第二节　异物的定位与去除

一、异物的定位

异物的准确定位是手术取出异物的关键,常用的异物定位方法如下。

（一）体表软组织异物定位

较浅表的软组织异物定位方法颇多,要求操作简便,定位准确、迅速、无创,可顺利取出体表异物。最常用的是定位器定位法,方法是用软质粗金属丝（铅质、铝质均可）圈成约 12 cm×10 cm 的长方形框架,中间部分用同样质地但稍细点的金属丝按经纬方向拉成 1.0 cm×1.0 cm 的小方格（也可根据异物大小适当调整）。在术前拍摄 X 线片时,依据患者体表的生理弯曲,将定位器弯曲成所需的弧度,使其与体表贴紧并固定于有金属异物的部位。摄片后嘱患者保持摄片时的位置勿动,从 X 线片上观察异物位于定位器的哪个或哪几个小方格内,再在患者皮肤上与异物相对应的位置标注出异物的形状与方位,手术取出异物。

（二）X 线透视下直接定位

对异物部位摄 X 线正位、侧位及斜位片后,根据 X 线片定位异物。还可结合金属标记物定位法、插针定位法、三点三线定位法、磁性导针探测定位法等方法进行定位。

（三）异物分层定位法

术中常用此定位方法,该方法简单,不受工作环境条件及技术因素的限制。一般先于体表定位,用注射器针头或其他金属无菌标记物在体表处围出异物范围,然后在透视下在所围范围内垂直于异物体表投影中部切开分离寻找异物;如异物较深,可于深层组织中再次行该法定位,直至找到异物并取出。

（四）其他影像异物定位法

除了上文提到的 X 线片显影法,其他常用的影像学定位检查还包括超声定位、CT定位和 MRI 定位。

1.超声定位

超声定位可用于非金属异物定位,但易受软组织中的肌腱、骨、瘢痕组织等干扰,故对 X 线显示良好的金属较少应用超声定位。对盆腔内异物,超声可从不同角度进行定位检查,形成多维影像,提供较准确的判断依据。此外,超声定位可免去 X 线定位时射线对医务人员的损害。

2.CT 定位

体内金属异物行普通 X 线摄影即可确诊和初步定位,但为了保证取出手术的安全,避免重要组织损伤,可行 CT 检查,以明确异物与周围重要组织器官的关系,尽量避免手术损伤。尤其在定位头、颈、胸、腹部异物及合并重要脏器(如肺、心、肝、脾、肾)、重要血管神经等损伤的情况下,CT 定位对异物取出时机的把握及手术方案的制订具有指导性意义,也有助于对手术后并发症的观察。

3.MRI 定位

MRI 定位是检出非磁性异物的有效方法,特别适用于 X 线平片和 CT 不能显示的少数非金属异物。但要注意,铁磁性异物严禁使用该方法定位。

二、异物的取出

(一)异物损伤的治疗原则

异物一旦确诊,必须决定是否需要治疗、紧急程度、治疗方法等。应根据当时患者具体病情的需要,明确轻重缓急的处理等级,尽快安排好处理时机和先后次序。患者如合并呼吸心跳停止、大量出血、休克、窒息或昏迷等严重并发症,应立即采取心肺脑复苏、输血、抗休克等各种相应急救措施,必要时可联系其他科室会诊或入专科治疗。

(二)异物去除的时机

根据患者病情需要,异物去除的时机可分为及时取出、择期去除和暂不取出。

(1)及时取出:对体内重要组织、器官(呼吸道内、眼球内以及心血管内等)异物或合并大出血、呼吸道梗阻、窒息等威胁患者生命的情况时,应采取相应的抢救措施并立即尽快取出异物,以挽救患者的生命。

(2)择期取出:当异物需要取出,但由于未能准确定位、患者情况不稳定、取出手术条件不充分且异物短时间内存留不会威胁患者生命时,可择期取出异物。

(3)暂不取出:对异物十分微小、无毒,不影响器官功能或异物较深、临近重要脏器、取出风险较大时,可暂不取出异物,保留观察。

(三)异物取出方法

根据异物损伤部位,异物性质、形状、大小及患者临床表现的不同,采取不同而有效的处理方法。

(1)直接取出:对表浅异物,可在局麻下清创后用血管钳沿原创口探查并取出异物,较深的异物必须在 X 线下定位后切开取出(见图 25-2-1)。

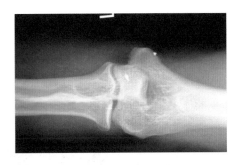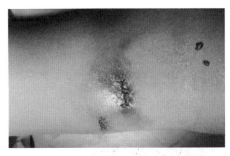

图 25-2-1 肘部金属异物 X 线定位和取出

（2）腔镜、纤支镜取出：对呼吸道、消化道异物，可通过纤支镜或腔镜（胃肠镜、肛门镜等）取出，尿道、膀胱内的异物可通过膀胱镜取出。

（3）电磁铁吸出：电磁铁适用于吸出眼球内、肝内或深部组织内的磁性异物。

（4）手术切开取出：上述方法无效者，一般需手术切开取出，如心血管内异物、腹腔异物、胸腔异物、眼内非磁性异物、消化道较大异物等。

（5）其他治疗方法：其他治疗方法有支持疗法、应用抗生素等药物及后期功能恢复等治疗。

（焦亚）

第三节　头面部异物损伤

头面部异物损伤多见于青壮年男性，其中颅骨异物及颅内异物一般病情危急，需神经外科急诊处理，颌面部异物损伤可参见本章第四节的内容。本节着重讲解头部软组织异物（见图 25-3-1）和鼻腔、耳部、眼部软组织异物。

一、头部软组织异物损伤

（一）病因及损伤机制

头部软组织异物损伤多见于车祸伤、坠落伤，常伴有组织广泛挫伤，伤口不规则、深浅不等，造成的伤区异物广泛嵌入，难以彻底清除，处理不当易遗留外伤性色素沉着。部分颅骨薄弱，易形成穿孔性颅内损伤，此类损伤诊断困难甚至容易漏诊，往往待出现颅内感染时才被发现。

（二）临床表现

除前文所述临床表现外，应特别注意合并颅脑损伤时可能出现的神经精神症状。

（三）临床检查与诊断

患者常有明确的外伤史，单纯异物诊断及定位一般难度不大，常规拍摄颅脑 CT 行异物基本定位即可，且可排除颅内损伤。

（四）处理原则

处理原则基本同本章第一节，需注意的是头部血运丰富，血管走行复杂，易大量出血且止血困难。

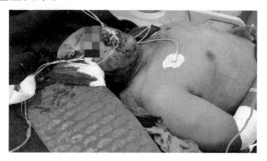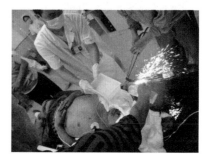

图 25-3-1　颅脑钢板异物伤和 CT 检查前的切割处理

二、鼻腔异物损伤

（一）病因及损伤机制

鼻腔-颌面部异物损伤多因幼儿及儿童玩耍和误吸所致，异物种类多为玩具零件、豆类和果核等。

（二）临床表现

临床表现主要为鼻黏膜刺激症状，如打喷嚏、流鼻涕、鼻塞等，还可出现异物感、堵塞感、鼻通气不畅等。异物残留时间过长可致鼻腔感染、鼻黏膜充血、水肿、流脓、出血等。感染严重时可出现发热、寒战等全身感染表现。异物损伤严重者可压迫鼻腔组织导致黏膜糜烂、坏死，鼻中隔穿孔、大出血甚至恶变等。如果异物吸入或异物取出方法不当致使异物脱落堵塞呼吸道，可引起窒息。

（三）临床检查与诊断

鼻腔异物诊断不难，一般经鼻窥检查即可发现，绝大部分首诊时即可自鼻孔取出。长时间异物存留可并发感染、流脓性涕，经检查后一般亦可自鼻孔取出异物。

（四）处理原则

处理原则基本同本章第一节，需注意的是取出时应特别注意保持呼吸道的通畅。

三、耳部异物损伤

耳部异物包括外耳道异物和中耳异物，以外耳道异物居多。在治疗中，由于异物性质、嵌顿时间、部位的不同，处理方式及术后并发症也各有不同。

（一）病因及损伤机制

外耳道异物多发生在儿童，多因玩耍时不慎被异物或昆虫进入。成人多因在野外活动时，不慎被昆虫等异物进入外耳道。外耳道异物可见植物性异物（如豆类、草种等）、动物性异物（如蚊、蝇、瓢虫、蜜蜂、蟑螂等）和其他异物（如金属球、塑料珠、火柴梗、棉棒、纸团等）。

（二）临床表现

外耳道异物是一种常见病，病史常较明确，患者多能及时就诊而得到早期诊断、治疗。但有少部分患者不能提供确切的病史，或因就诊不及时而误诊，从而出现耳道炎、鼓膜炎、耳道出血、鼓膜穿孔、幻听及耳鸣、干咳等并发症。

（1）耳道炎：外耳道上皮娇嫩而敏感，任何异物刺激都会出现过激反应，患者常伴有耳道肿胀、疼痛、流液等。

（2）鼓膜炎：由于异物嵌顿在临近鼓膜处，特别是昆虫类异物在嵌顿处躁动，或因不当处置使异物反复刺激鼓膜造成炎症充血。

（3）耳道出血：耳道出血多数是由于异物通过耳道时受阻并划伤耳道所致，非医务人员取异物时，更容易损伤耳道而出血。

（4）鼓膜穿孔：鼓膜穿孔是耳道异物并发症中比较严重的一种，多数是在取异物不当时造成；也有的是因为延误治疗而形成慢性中耳炎，以致穿孔。

（5）幻听及耳鸣：少数患儿可出现幻听及耳鸣，且患儿往往无法分清或区分。

（6）干咳：清创擦拭外耳道时出现刺激性干咳，其原因是刺激了外耳道前壁的迷走神经耳支。

（三）临床检查与诊断

患者一般都有突然发病的明确病史，故诊断不难，但对异物种类和性质有时不易鉴别。

（四）处理原则

处理原则基本同本章第一节。如果合并鼓膜炎且病程超过3天，应考虑静滴抗生素消炎；合并外耳道出血者注意局部清创，避免继发感染，可在耳道口处填塞无菌棉球压迫止血；合并鼓膜穿孔者在治疗时除了按鼓膜炎处置外，还应静滴抗生素，每2～3天观察鼓膜生长情况、分泌物及听力改变，以此作为判断急性中耳炎是否痊愈的标志；合并耳鸣和干咳者可予以川芎嗪注射液等对症治疗。

四、眼部异物损伤

眼部异物包括眼表面异物和眼内异物。前者一般在局麻下直接取出异物即可，而眼内异物的处理就复杂得多，最常见的并发症是外伤性白内障和球内感染。因此，及时诊断、正确处理、尽早顺利地摘除异物和减少并发症是恢复眼功能之关键。

（一）病因及损伤机制

病因方面，战时多见于枪弹、爆炸伤导致的眼内弹片残留，平时多见于爆破时飞溅的金属片和非金属异物致伤并残留。眼部异物损伤的异物性质和种类主要是金属（如枪弹、爆炸弹片或爆破时飞溅的铁片、铁钉、铁条等）、非金属（如爆破时飞溅的砂石、玻璃片、木片、竹片等）和医源性异物（如泪囊内金属探条折断并残留、创伤后睫毛残留前房、人工晶状体置换术后丝线残留等）。

（二）临床表现

眼内异物伤比单纯眼穿通伤更为严重，其不仅会造成机械性损伤，还可带入病菌导致眼内感染。异物滞留还能引起眼内化脓性或非化脓性炎症；眼内铁、铜等异物可对眼内组织产生物理和化学刺激，引起铁、铜锈沉着症等。总之，眼内异物危害性大，容易延误诊断和处理，并发症多，失明率高，甚至导致眼球萎缩。

1.眼表面异物伤

眼表面异物伤主要有角膜铁锈环、角膜混浊、溃疡、白斑形成等。

2.眼内异物伤

眼内异物伤多为机械性损伤，眼内异物可直接损伤眼内血管、神经等重要组织，引起出血、水肿等压迫症状。异物在其着床处长期的机械性刺激可以产生无菌性炎症，产生纤维性渗出物形成机化组织，使手术难度增大，术后并发症增多。

3.严重并发症

严重并发症有眼球萎缩、视网膜脱离、白内障、眼内出血与玻璃体混浊、视力变化等。

（三）临床检查与诊断

患者一般能较清楚地介绍受伤经过与致伤物的性质，感受到飞来异物、眼痛、流泪、视力下降或眼前有黑影飘动等典型症状。因此，详细询问病史对诊断很有价值。病史不明确时，尤其是细小的穿通口已闭合，或是巩膜伤口被出血遮挡不易被发现时，更应该谨慎地进一步详查。眼内异物术前定位诊断是成功取出异物的先决条件（见图 25-3-2），可借助裂隙灯及检眼镜直接发现异物所在部位，根据异物的形态、外观来推测异物的性质，或借助 X 线片、CT 扫描、MRI 检查、超声波等检查间接发现异物。多种影像学检查方法的联合应用可为眼内异物损伤的诊断和手术设计提供全面、准确的信息。

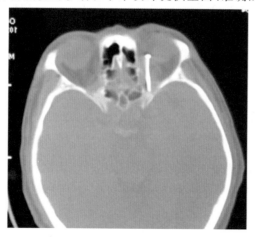

图 25-3-2　眶部金属异物 CT 定位

（四）处理原则

1.早期急救

对眼表面异物,宜根据异物大小、性质和部位,采取相应的办法尽快取出;对眼球穿通伤并怀疑眼球内异物存留者,应立即包扎双眼,以防眼内容物脱出及感染,并转送到有眼科条件的医院去救治,以免发生致伤、致盲等严重后果。

2.早用抗生素

异物为感染源时,极易导致眼内细菌污染,且眼内感染后果严重。此时应及时使用有效抗生素以预防或控制感染。

3.手术时机

对有明显污染的异物、有机械或化学性刺激的异物、易导致葡萄膜炎或交感性眼炎的异物(如铁、铜、玻璃等),应及早摘除。

对眼内极小异物或刺激性小、对视力影响不大的眼内异物,可暂不摘除,观察治疗后必要时再手术摘除。对眼内无法取尽的极细小异物、对视力影响不明显的异物或勉强摘除危害性大的异物,可不摘除。对视力影响不大的晶状体内极小非磁性异物,只要晶状体囊膜封闭良好、局限性皮质混浊位于瞳孔区外等情况,可不摘除异物。

（焦亚　姜笃银）

第四节　异物贯穿性创面的治疗

异物贯通伤(penetrating wound)是指固定、长形的物体以一定的速度穿透并留在人体腔内或某解剖区域造成的创伤。因为异物大小、异物性质、异物与周围重要结构间紧密的解剖关系等因素增加了治疗难度,往往需要多学科协作诊治。

一、颌面部急性贯穿性创面

（一）概述

颌面部位于人体显露的部位,无论在平时还是战争条件下都易遭受损伤。颌面部贯通伤作为一种特殊损伤形式,其在临床表现和治疗上均具有特殊性。及时而正确地救治颌面部贯通伤,对恢复及改善患者的生理功能和面容,进而减轻和解除患者身体的痛苦及心理的压力都是至关重要的。在和平时期,颌面部贯通伤主要有交通事故伤、工伤等;在战争时期,则以火器伤为主。

（二）口腔颌面部的解剖生理

口腔颌面部血供丰富,伤后易发生出血、水肿,但抗感染与再生修复能力也较强,即使在伤后 24～48 h 甚至更晚,只要未出现明显的化脓感染,仍可一期缝合。

上颌骨或面中 1/3 部遭受损伤时,常合并颅脑损伤,包括颅骨骨折、脑震荡、脑挫伤、颅内血肿和颅底骨折等。下颌骨或面下 1/3 损伤时易并发颈部损伤。颈部为大血管、喉、气管及颈椎所在部位,应注意有无颈部血肿、喉或气管损伤、颈椎骨折或高位截瘫等。

口腔颌面部损伤时,被击断的牙齿碎块可嵌入邻近组织,将牙结石和细菌带入深部组织引起感染。颌骨骨折线上的龋齿也可导致骨创感染,影响愈合。颌面部贯通伤易造成鼻腔、鼻旁窦及眼眶等腔、窦开放相通,增加感染机会。

颌面部损伤通常都伴有不同程度的面部畸形。面部贯通伤可并发涎瘘,损伤面神经则发生面瘫,影响功能和美观,加重患者思想上和心理上的负担。口腔颌面部损伤后还会影响咀嚼和吞咽功能,妨碍正常进食。此外,颌面部异物贯通伤还可能造成患者窒息。

(三)颌面部异物贯通伤的评估与诊断

1.评估

目前,颌面部异物贯通伤有多种分类方法,例如甘特(T. D. Gant)和爱泼斯坦(L. I. Epstein)早在 1979 年就将其按损伤的解剖区域分为Ⅰ、Ⅱ、Ⅲ三型:Ⅰ型为从上发际延伸至眶上缘,发生颅脑、神经损伤的风险较大;Ⅱ型为从眶上缘延伸至上唇,发生面骨和眼球损伤的风险较大;Ⅲ型为从下唇延伸至舌骨,发生颈动脉受损和气道阻塞的风险较大。2008 年,伊琴帕蒂(S. R. Eachempati)将颌面部异物贯通伤分成两种类型:一种类型的伤害属于运动的人体撞击静止物体导致,这种类型的伤害往往是由于意外跌倒或坠落引起;另一种类型的伤害属于静止的人体被移动的物体撞击导致,例如交通事故、枪击等。这些分类方法为分析创伤原因、评估患者伤情提供了重要参考。

2.诊断

影像学检查可确定有无金属异物存留,以及异物的形态、大小、数目和所在部位等,还可显示有无骨折及骨折情况。在缺乏影像学检查手段时,通过对颅颌面部骨性标志进行仔细触诊,有助于了解有无骨折的发生,并应同时对比检查面部的两侧。

(四)颌面部贯通伤的急救

1.处理窒息

窒息可分为阻塞性窒息(obstructive asphyxia)和吸入性窒息(inhalation asphyxia)两大类。窒息的前期症状表现为烦躁不安、出汗、口唇发绀、鼻翼扇动,严重者在呼吸时出现"三凹征",进而发生脉弱、脉速、血压下降、昏迷、瞳孔散大等危象,甚至死亡。

阻塞性窒息的原因包括:①异物阻塞:咽喉部损伤后,可因血凝块、呕吐物、碎骨块、游离组织块或各种异物堵塞咽喉部而造成窒息,尤其是昏迷的患者更易发生。②组织移位:当上颌骨发生横断骨折时,骨块向下后方移位,压迫舌根,堵塞咽腔。下颌骨颏部有粉碎性骨折或双发骨折时,由于口底降颌肌群的牵拉,可使下颌骨前部和所附着的肌向后下方移位,引起舌后坠而堵塞呼吸道。③组织肿胀:口底、舌根、咽侧及颈部损伤后,可发生血肿或组织水肿,压迫呼吸道而引起窒息。

阻塞性窒息应根据阻塞的原因采取相应的急救措施,包括:①及时清除患者口、鼻腔及咽喉部异物,方法是迅速用手指、器械或吸引器去除堵塞物,将患者置于俯卧位或头低侧卧位,借重力作用低位持续引流出分泌物。②牵出后坠的舌,方法是在舌尖后方 2 cm 处用粗针线穿过舌组织全层,将舌拉出口外,解除咽腔堵塞。③插入通气导管:对因咽部肿胀而压迫呼吸道的患者,可经口或鼻插入通气导管,以解除窒息。如情况紧急又无合适的导管时,可用粗针头由环甲膜刺入气管内。如仍嫌通气不足,可再插入几根粗针头,随即行气管切开术。如患者呼吸已停止,可行紧急环甲膜切开术进行抢救,随后再行常规气管切开术。④手术清除血肿、止血:对于颈部或咽部急剧发展的血肿,已引起呼吸困难时,应及早切开探查,清除血凝块,寻找出血的血管,妥善止血。

吸入性窒息主要发生于昏迷的患者,可因直接将血液、涎液、呕吐物或其他异物吸入气管、支气管或肺泡等而发生窒息。吸入性窒息的急救措施有:①立即行气管切开,并通过气管导管充分吸出血液、分泌物及其他误吸物。②行环甲膜切开术,环甲膜切开术是在环状软骨与甲状软骨之间横形切开环甲膜而进入声门下区,此法只能作为应急措施,不能长期代替气管切开。应在 48 h 内行气管切开术,缝合环甲膜切开创口。

2.止血

根据损伤部位、出血来源(动脉、静脉或毛细血管)、损伤程度及现场条件,采用相应的方法,可采用压迫止血法(如指压止血法、包扎止血法、填塞止血法等)、结扎止血法、药物止血法和颈外动脉结扎术等。

3.初期外科处理

只要情况允许,颌面部贯通伤患者应尽早对局部伤口进行初期外科处理,基本原则是彻底清创,尽量保留组织,争取初期缝合;先关闭口腔伤口,减少感染的发生;分层缝合肌层和皮肤,最大限度地恢复外形和功能,减少面部畸形。

(1)冲洗伤口:细菌在进入创口的 6~12 h 内多停留在表浅部位,未大量繁殖,容易通过冲洗清除。可先用消毒纱布盖住创口,用肥皂水、外用盐水洗净创口四周的皮肤;如有油垢,可用洗洁剂或汽油擦洗;然后在局麻下用大量等渗盐水和 1% 的过氧化氢溶液冲洗伤口,同时用纱布团或软毛刷反复擦洗,尽可能清除创口内的细菌、泥沙、组织碎片和其他异物,并进一步检查组织损伤情况。

(2)清理伤口:冲洗伤口后,行创周皮肤消毒、铺巾,清创缝合清理伤口时要进一步去除异物、彻底止血,原则上尽可能保留颌面部组织。缝合前,对污染较重的伤口要用等渗盐水和 3% 的过氧化氢溶液再次清洗。如条件许可,运用水刀清创可达到更理想的清创效果。

(3)关闭伤口:颌面部软组织损伤的缝合可以不受时间的严格限制,超过 48 h 且无明显化脓感染或组织坏死时,在充分清创后仍可严密缝合。有可能发生感染者,可在创口内放置引流物;已发生明显感染则不应行初期缝合,待感染控制后再行处理。

关闭伤口时应注意:①首先缝合与口腔、鼻腔和上颌窦等腔窦相通的伤口;②对裸露的骨面应争取用软组织覆盖;③创口较深者要分层缝合,对位平整,尤其是唇、舌及眼睑等部位;④如遇组织缺损、移位、水肿、感染,清创后不能严密缝合时,不要勉强拉拢缝合,以免伤口裂开,可用纽扣褥式减张缝合或金属丝定向缝合法,使组织大体对位或接近正常位置,待控制感染、水肿消退后,再进一步对位缝合;⑤对于颌面部存在皮肤缺损的贯通伤,可采用临近带蒂皮瓣、游离皮瓣或游离复合组织瓣进行修复。对于较复杂的洞穿缺损,可采用游离分叶股前外侧穿支皮瓣予以一期修复。

4.中期外科处理

经过初期处理的颌面部贯通伤伤口可能出现下述情况:

(1)伤后 5～10 天,骨和软组织无感染坏死,肉芽组织呈健康的红色,可缝合,但缝合不要太密,同时放置低位引流。

(2)伤口发生感染但渐趋好转且无死骨者,经多次换药可逐渐愈合。

(3)伤口发生感染且无好转并存在死骨者,需再行手术清创,手术时机最好在伤后25 天以后。有明显的骨暴露创面时必须妥善固定,同时应保持引流通畅,还可局部滴注抗生素溶液。

5.晚期外科处理

大多数颌面部贯通伤都会发生不同程度的感染,经正确处理一般多可愈合。但如处理不及时或病情较复杂发生骨髓炎时,在伤后 6 周以后可手术清除病灶。

6.不同部位损伤的处理特点

(1)舌损伤:缝合舌组织时,要采用较粗的抗感染缝线,距创缘稍远些(0.4～0.5 cm)进针,缝得深一些以便多带上一些肌组织,以防术后缝线松脱或伤口裂开。为了减少张力,可在间断缝合的基础上辅以横褥式缝合。当舌组织有缺损时,应尽量保持舌的长度,使缝合后的创缘呈前后纵向方向,绝不能将舌尖向后折转缝合,以减少对功能的影响。如邻近牙龈或口底黏膜也存在创面时,应分别缝合;如不能封闭所有的创面,应先缝合舌的创口,以免影响功能。

(2)颊贯通伤:颊部贯通伤的治疗原则是尽量关闭创口和消灭创面。

①无组织缺损或缺损较少者,可按口腔黏膜、肌、皮肤的顺序分层缝合。

②口腔黏膜无缺损或缺损较少、皮肤侧缺损较多者,应严密缝合口腔黏膜,关闭贯通创口。面颊部皮肤缺损可行皮瓣转移或游离植皮加以修复,或定向拉拢缝合。

③大面积面颊部洞穿性缺损清创后,可直接将创缘的口腔黏膜与皮肤相对缝合,消灭创面,同时修复口腔黏膜,并行面颊部皮肤覆盖。留下的洞形缺损可后期再行整复治疗。如伤情和条件允许,也可在清创术中即时采用带蒂皮瓣、游离皮瓣及游离皮片移植行双层修复。

(3)腭损伤:软腭贯通伤应分别缝合鼻侧黏膜、肌层及口侧黏膜。硬腭软组织撕裂伤患者行黏骨膜相对缝合即可。如硬腭有组织缺损并与鼻腔或上颌窦相通,可在邻近转移黏骨膜瓣,封闭缺损;或在硬腭两侧做减张切口,从骨面分离黏骨膜瓣后拉拢缝合,裸露的骨面可覆盖碘仿纱条。如腭部缺损太大,不能立即手术修复,可暂时做一个腭护板,使口腔与鼻腔隔离,以后再行手术整复。

(4)唇、舌、耳、鼻及眼睑断裂伤:对唇、舌、耳、鼻及眼睑的断裂伤,如离体组织尚完好,伤后时间不超过 6 h,原则上应尽量原位缝合。离体组织应分别用等渗盐水和1%的过氧化氢溶液清洗,清除肉眼可见的异物,修剪破碎、污损的创缘,并浸泡于抗生素溶液中。受伤部位行清创术,并修剪成新鲜创面,精细缝合。术后注意局部保温,全身应用抗生素。

(5)腮腺和腮腺导管损伤:

①腺体损伤:腮腺腺体撕裂应清创后分层严密缝合、加压包扎,并应用抑制涎液分泌的药物,以防止涎瘘的发生。如果伤后出现涎瘘,则应将瘘道切除,在腺体破裂口周围行荷包缝合,再逐层缝合伤口。

②腮腺导管断裂:处理时,先解剖出一小段近心端导管,然后置入硅胶管作为内部支撑。用 7-0 尼龙线行管壁端-端吻合,分层缝合伤口。硅胶管的口内端用丝线将其缝合并固定在口腔黏膜或上颌牙上,保留 10～14 天。

③腮腺导管缺损:清创中如发现腮腺导管有缺损,如断裂处接近口腔,导管尚有足够的长度,则可将其充分游离,并使导管向后移动改道,使涎液通过改道的导管重新流入口内;如腮腺导管残余的近心端长度不足,不能行导管改道术,可将导管远心断端找出,缺损段可以切取一段颈外静脉移植修复,与导管的两个断端吻合。如远心端导管已无法利用,移植静脉的远端可通至口内,与颊部切口吻合,充当新的导管开口。

(6)面部神经损伤:在口腔颌面部分布的神经主要是三叉神经和面神经。面神经损伤对面部表情肌的功能活动和面容影响较大,可造成不同程度的面瘫;三叉神经分支受损后,可使其支配区失去知觉;偶见舌下神经受伤的病例,表现为同侧舌运动功能丧失。早期清创中,应注意探查疑有损伤的神经主干或主要分支,尽量找出其断端,露出正常的神经轴索,对合后行神经端-端吻合术。如神经缺损较长,无法行端-端缝合或缝合时张力过大,则应行神经游离移植术。对于晚期损伤性面瘫的病例,必须在远端面神经的神经-肌肉组织接头处尚未变性前行神经移植术,术中注意彻底切除瘢痕组织,以利于移植神经的成活。

(7)与口腔相通的骨创:应尽早将口内伤口严密缝合,隔绝骨创与口腔相通。如黏膜创缘有缺损,勉强拉拢缝合张力大,则应从邻近部位转移黏膜瓣修复缺损;如黏膜缺损较多致骨裸露时,可用碘仿纱条覆盖创面。术后加强口腔护理,使肉芽组织逐渐生长,覆盖创面。

(8)骨缺损:一般认为颌面骨缺损不超过 1.5 cm² 时,多可自行愈合而不需植骨。如缺损较多必须植骨修复,应及早去除死骨,一期关闭伤口,二期植骨。

二、胸部急性贯穿性创面的治疗

（一）概述

胸部急性贯穿性创面也称胸部贯通伤,常见于刀刺伤、电击伤、热压伤等,易伤及胸腔内器官和血管,导致呼吸循环衰竭,危及生命。处理胸部贯通伤时,应遵循以下几项原则:①及时转送,妥善固定异物,防止二次损伤;②维持基本生命支持,尽快闭合胸腔,尽快使肺组织复张;③开放绿色通道,病情较重者应简化化验检查,立即进入手术状态。当病情允许时应快速完善辅助检查,从而得出准确诊断并紧急处理;④多学科协作,及时确定可行的救治方案。

（二）诊断与治疗原则

院前急救时,对于外伤所致胸腔贯通伤,在不妨碍患者搬动的情况下,可将患者向上托起固定,消除因重力下垂牵拉造成气管及颈部大血管的受压。在搬运过程中,注意避免插入胸腔的异物移动而加重损害。在有效止血的同时建立静脉通路,综合考虑院前的时间限制,严密观察病情,做好边抗休克边转运的准备。

患者入院后应迅速开通急诊绿色通道,根据胸部受伤史、临床体征、伤口及伤道检查、进入胸腔异物的长度以及伤道的指向等做出初步诊断和处理,同时严密监测心电、呼吸、血压、体温、血氧饱和度、意识、瞳孔、血气分析等变化,待生命体征相对平稳后进一步行影像学检查,明确贯通伤的程度。明确诊断后尽早封闭伤口,根据病情可考虑放置胸腔闭式引流或行开胸手术治疗。

对于异物贯穿致胸壁皮肤软组织严重损伤的患者,其修复内容应包括支持组织和皮肤覆盖两部分。在未找到合适的组织修复前,可用生物敷料＋负压封闭引流术进行临时性覆盖,这样有利于肺组织复张,待时机成熟后可用钛合金、塑料网联合各种皮瓣修复。

1.手术切口的选择

（1）术前有休克症状时,行前外侧或后外侧切口,充分暴露手术野,有利于手术操作,快速止血。

（2）对于胸腹部联合损伤、进行性血气胸、膈肌已贯通且有腹部体征的患者,应行开胸大切口,先处理肺部及胸腔问题,然后再经膈肌创道扩大膈肌切口,探查腹部损伤。

（3）对于肺外伤的救治,多采用同侧的外侧第 6～7 肋间切口。

（4）病情稳定的非急诊手术患者可行胸腔镜治疗。

2.胸部贯通伤的其他治疗

手术后应足量、联合应用抗生素预防及控制感染,加强呼吸道管理,对有严重呼吸困难或呼吸功能不全者可用呼吸机辅助呼吸。常规吸氧、雾化吸入,应用止血药物,如果怀疑有肺裂伤或创伤性湿肺,则应早期应用肾上腺皮质激素及莨菪类药物。

3.术后并发症

严重胸部贯通伤的术后主要并发症有胸廓畸形及胸壁缺损、肺不张、血气胸、胸腔感染及肺部感染、支气管胸膜瘘等。其中,支气管胸膜瘘的治疗比较棘手,这是指肺泡、各级支气管与胸膜腔之间相互交通形成的瘘管,目前主要的治疗方法有非手术治疗与手术治疗,非手术治疗主要是胸腔冲洗引流、经支气管镜下封堵治疗、支气管支架堵瘘,虽然治疗时间较长,但仍有治愈的希望。

三、腹部贯穿性创面的修复

腹部贯穿性创面也称腹部贯通伤,平时多见于交通事故、工伤事故、人为故意伤害(见图 25-4-1)等,战时多见于火器伤和刀刺伤,一般有入口与出口。

(一)严重腹部贯通伤的病理机制

严重腹部贯通伤常常导致创伤性休克,主要是由全身灌注量下降、血管阻力增高、氧运输效率降低和应激等引起,并且常常合并严重腹腔感染、大血管损伤、器官破裂出血和腹壁缺损等,势必会引起低体温、代谢性酸中毒和凝血功能障碍等病理生理变化,这些因素之间又相互促进、相互影响,形成"死亡三联征"。此时患者机体已处于极限状态,代偿能力极差,常常无法耐受长时间的确定性手术。

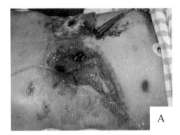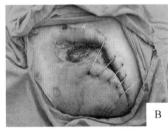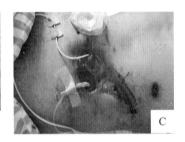

A.刀刺腹壁贯通伤,肠破裂;B.切除病变组织器官后,致腹壁缺损和肠空气瘘,运用皮肤牵张法缩小创面;

C.皮肤牵张＋VAC＋肠表面肉芽植皮综合治疗后,肠空气瘘面积缩小

图 25-4-1　腹壁刀刺致腹部贯通性损伤

(江苏省江阴市人民医院赵耀华医师供图)

(二)腹部贯通伤的处理原则

严重腹部贯通伤患者的内环境严重紊乱,其生理机能临近或已达极限,即使技术上能达到一期修复和重建,机体也难以承受,此种情况下必须采取损伤控制性剖腹手术(damage control laparotomy,DCL),目的是止血和减少感染,并尽量缩短手术时间。

一般认为,以下情况可采取损伤控制性剖腹手术:①体温低于 35 ℃,酸中毒(pH 值低于 7.2,碱缺失超过 15 mmol/L);②凝血功能障碍(PT>19 s 或 APTT>60 s);③预计失血量超过 4 L,输血量超过 10 U,液体量超过 12 L;④手术时间预计超过 90 min;⑤收缩压低于 70 mmHg,血乳酸超过 5 mmol/L;⑥术中出现心律异常等。

1.止血

控制出血是 DCL 的首要任务。对已明确出血点者,给予结扎止血或简单的侧面修补;不能结扎或缝扎止血者,可采用腹腔填塞(abdominal packing,AP)、血管介入栓塞、暂时性腔内置管分流等方法,尽量避免复杂的血管重建术。实质性器官贯通伤弹道或其他难以接近的部位可插入球囊导管或三腔二囊管,以达到止血的目的。

2.控制污染

快速关闭空腔器官破损口是控制污染的迅速、有效的唯一方法。单个或小的胃肠道穿孔可缝合修补,复杂肠道损伤可选择将残破肠端钳夹、缝合或系扎,以关闭残端,避免一期切除吻合,一般不做回肠或结肠造口。十二指肠、胆道、胰腺损伤可置管外引流,并加填塞。十二指肠乳头部创伤合并 AP 不能止血时,可行胰十二指肠切除,但不重建。即使再次手术时,消化道重建仍可不包括胰腺-空肠吻合,因为此时发生吻合口瘘的可能性很高。

3.临时关闭腹腔

DCL 患者还需行后期确定性手术,常规关腹既无必要,也是在浪费抢救时间。但是在腹部严重贯通伤后,不可避免地会造成腹腔污染、器官水肿和腹内压升高,尤其是肠管的暴露,也会带来严重的不良后果,因此临时关闭腹腔(temporary abdominal closure,TAC)非常有必要。目前首选用负压辅助筋膜关闭技术(vacuum assisted fascial closure,VAFC)临时关闭腹腔,若条件有限,可采用简单的连续缝合或用多把巾钳临时钳夹关闭腹腔,甚至将 3 L 塑料输液袋剪开覆盖或包扎也可。临时关闭腹腔的特殊优点在于能减轻内脏粘连、避免腹膜回缩,为延迟性关闭腹腔创造条件。

4.损伤控制复苏(damage control resucitation,DCR)

损伤控制复苏是指在损伤控制性外科原则的指导下,遵循允许性低血压和止血性复苏这两个策略,有效地对严重创伤患者进行液体复苏。

(1)允许性低血压复苏:过度的静脉液体复苏会影响机体的凝血功能,所以应限制补液,允许低血压状态,只要桡动脉可扪及搏动,即应停止静脉液体输注,这样有助于降低病死率。

(2)止血性复苏:致死三联征中,纠正凝血功能障碍是最重要的。止血复苏包括输注新鲜冷冻血浆、血小板、冷沉淀、氨甲环酸,补充Ⅷ因子和钙离子等。有条件时,早期输注全血最符合病理生理的需求;如成分输血时,红细胞、新鲜冷冻血浆和血小板按 1:1:1 的比例输注,可明显纠正 ATC 的发生。

5.计划性再手术

严重腹部贯通伤经过 DCL 和 DCR 处理后,需行确定性手术,主要任务是取出填塞物,全面探查,实施血管和胃肠道重建。对于腹壁缺损、肠管严重水肿的患者,若仍无法关闭腹腔,则二次手术后仍需继续临时关闭腹腔;待病情允许后,多次手术逐渐缩小腹壁缺口,最终完全关闭腹腔(见图 25-4-2)。应注意的是,尽管腹腔开放处理技术日趋成熟,但经腹腔开放技术处理的患者,术后发生肠瘘的可能性仍然较高。

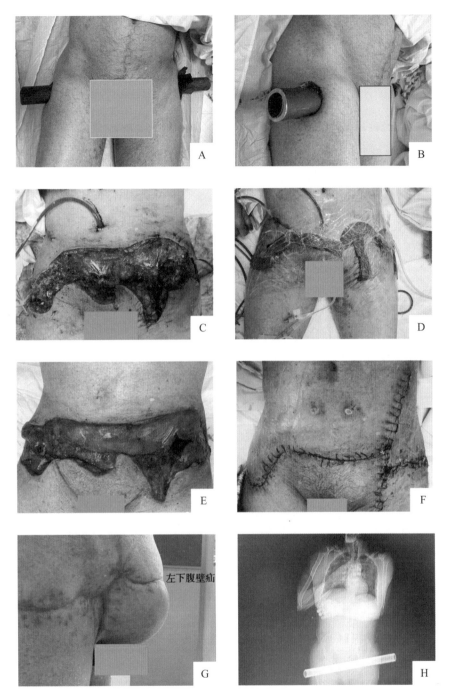

A.B.下腹盆部钢管贯通伤;C.清创后可见腹壁缺损,股神经裸露;D.清创后应用 VAC 治疗;

E.VAC 治疗后 20 天;F.再次清创缝合;G.愈合后形成左下腹壁疝;H.下腹盆部钢管贯通伤 X 线下所见

图 25-4-2　下腹盆部贯通伤的治疗

（江苏省江阴市人民医院邵国益医师供图）

（赵耀华）

参考文献

[1] 汪良能,高学书.整形外科学[M].北京:人民卫生出版社,1991.

[2] 王炜.整形外科学[M].杭州:浙江科学技术出版社,1999.

[3] 杨翔,刘晓华,高志刚.腹部锐器伤的诊断与治疗(附 200 例分析)[J].中国普外基础与临床杂志,2000,7(6):405-408.

[4] 谢刚,刘建英.85 例胸部锐器伤的诊治体会[J].当代医学,2011,17(33):75-77.

[5] 李学东,李宝玉,李艳奎,等.腹部穿透伤致大血管损伤 18 例的治疗[J].中华普通外科杂志,2015,30(7):513.

[6] 赵正伟,石小举,邱伟,等.肝脏刀刺伤修补术后黄疸一例[J].肝胆胰外科杂志,2015,27(4):343.

[7] 马跃,康新,常学峰,等.损伤控制外科理念在严重腹部创伤中的应用[J].中华急诊医学杂志,2016,25(5):560-564.

[8] 尚勇,高会敏.严重胸腹部复合伤患者的急救诊治体会[J].中国急救医学,2016,31(11):300-301.

[9] 潘春球,赖秋华,武钢,等.胸部钢筋贯通伤一例救治体会[J].中华急诊医学杂志,2017,26(9):1077-1078.

[10] 尹同川,巫加,冷兴川,等.肛门直肠阴道膀胱复合贯通 1 例[J].中国肛肠病杂志,2017,31(7):21.

[11] 黄松庭,陶圣祥.胸腹盆会阴部皮下钢筋贯通伤 1 例[J].临床骨科杂志,2018,21(4):398.

[12] 李腾海,刘海鹏,张维,等.高空坠落致罕见面部树枝贯通伤的治疗[J].中国美容医学,2019,28(4):113-115.

[13] 宋达疆,李赞,周晓,等.分叶股前外侧穿支皮瓣修复口腔复杂洞穿缺损[J].中华整形外科杂志,2019,35(10):978-983.

[14] 李景辉,白云鹏.异物完全贯通致左房室间隔心大静脉及左肺穿透伤一例[J].中华创伤杂志,2020,36(11):1051.

[15] 林承志,沈炳林,刘文炽,等.钢筋穿刺致腹部开放性损伤[J].中华创伤杂志,2021,37(1):69-71.

[16] HUNTER T B, TALJANOVIC M S. Foreign bodies[J]. Radiographics, 2003, 23(3):731-757.

[17] HOFF S R, CHANG K W. The proximal bronchoplasty retrieval technique for removal of embedded distal airway foreign bodies[J]. International Journal of

Pediatric Otorhinolaryngology，2014，78(1)：148-151.

[18] WU J，GU M，WANG Z，et al. A clinical analysis of 21 cases of pen sheath bronchial foreign bodies in children［J］. International Journal of Clinical and Experimental Medicine，2015，8(1)：1108-1114.

[19] SINK J R，KITSKO D J，MEHTA D K，et al. Diagnosis of pediatric foreign body ingestion：clinical presentation，physical examination，and radiologic findings［J］. Annals of Otology，Rhinology & Laryngology，2016，125(4)：342-350.

[20] HIREMATH R，REDDY H，IBRAHIM J，et al. Soft tissue foreign body：utility of high resolution ultrasonography［J］. Journal of Clinical and Diagnostic Research，2017，11(7)：TC14-TC16.

[21] KARIMNEJAD K，NELSON E J，ROHDE R L，et al. External auditory canal foreign body extraction outcomes［J］. Annals of Otology，Rhinology & Laryngology，2017，126(11)：755-761.

[22] ZHANG Z，ZHOU J L，WANG F. An analysis of intraocular metallic foreign body injury during hammer percussion［J］. China Journal of Industrial Hygiene and Occupational Diseases，2017，35(12)：942-943.

[23] GE X Y，LIU L F，LU C，et al. The diagnosis and treatment of neck abscess and mediastinal abscess following esophageal perforation induced by esophageal foreign body［J］. Journal of Clinical Otorhinolarynglolgy Head and Neck Surgery，2018，32(4)：292-294.

[24] HE S，ZUO Z L. Different anatomical sites of the foreign body injury with 2999 children during 2012-2016［J］. Chinese Journal of Traumatology，2018，21(6)：333-337.

[25] HELLBACH K，BELLER E，SCHINDLER A，et al. Improved detection of foreign bodies on radiographs using X-ray dark-field and phase-contrast imaging［J］. Investigative Radiology，2018，53(6)：352-356.

[26] MACHARLA D K，HARPANAHALLI R，PANIGRAHI M. Unusual intraspinal migration of ingested foreign body［J］. World Neurosurgery，2018，120：516-520.

[27] STROHL M P，DEWYER N A，SCKOLNICK J，et al. A novel approach to oropharyngeal foreign body removal［J］. Journal of Otolaryngology-Head & Neck Surgery，2018，158(1)：194-196.

[28] SAJID T，SHAH M I，QAMAR N S R. Pattern of presentation of nasal foreign bodies，an experience with 155 patients［J］. Journal of Ayub Medical College，Abbottabad，2018，30(4)：548-550.

[29] HIRA I，TOFAR M，BAYRAM A，et al. Childhood nasal foreign bodies：

analysis of 1724 cases[J]. Turkish Archives Of Otorhinolaryngology, 2019, 57(4): 187-190.

[30] MINGO K, ELEFF D, ANNE S, et al. Pediatric ear foreign body retrieval: a comparison across specialties[J]. American Journal of Otolaryngology, 2020, 41(2):102167.

[31] MA W, HU J, YANG M, et al. Application of flexible fiberoptic bronchoscopy in the removal of adult airway foreign bodies[J]. BMC Surgery, 2020, 20(1):165.

[32] PLONER M, GARDETTO A, PLONER F, et al. Foreign rectal body— systematic review and meta-analysis[J]. Acta Gastro-Enterologica Belgica, 2020, 83(1): 61-65.

[33] RUPERT J, HONEYCUTT J D, ODOM M R. Foreign bodies in the skin: evaluation and management[J]. American Family Physician, 2020, 101(12):740-747.

[34] VALERA-CORNEJO D, GARCÍA-ROA M, RAMÍREZ-NERIA P, et al. The role of various imaging techniques in identifying and locating intraocular foreign bodies related to open-globe injury: three case reports and literature review [J]. Medwave, 2020, 20(1):e7772.

[35] ZHAO Y, LI Y, LI Z, et al. Removal of orbital metallic foreign bodies with image-guided surgical navigation[J]. Ophthalmic Plastic & Reconstructive Surgery, 2020, 36(3):305-310.

[36] FADI I J L, MARANI J, CONTARDI J C, et al. Pediatric foreign body: a two case report[J]. Archivos Españoles de Urología, 2021, 74(4):449-454.

[37] GREWAL A M, SINGH M, YADAV D, et al. Long-term ophthalmic anatomical and functional outcomes after surgical removal of intraorbital foreign bodies [J]. European Journal of Ophthalmology, 2021, 31(1):263-270.

第二十六章　原发性皮肤病创面

本章将介绍多种理化因素导致的皮肤创面,包括药物性皮肤坏死、中毒性表皮坏死松解症、坏疽性脓皮病、剥脱性皮炎和植物日光性皮炎等,对临床罕见皮肤药物不良反应的病因、治疗、诊断及鉴别诊断等进行了系统总结。

第一节　药物性皮肤坏死

药物性皮肤坏死(drug-induced skin necrosis)是指口服或胃肠外给药后皮肤出现红斑、水肿、水疱以及皮肤坏死,真皮微血管有血栓形成改变。在发生的诸多药物不良反应(adverse drug reactions,ADR)中,皮肤最易受到影响。事实上,所有的药物都可能引起皮肤反应,虽然大多比较轻微,一般停药或常规抗过敏治疗后即痊愈,但部分药物可引起严重的甚至危及生命的皮肤反应,如史蒂文斯-约翰逊综合征(Stevens-Johnson syndrom,SJS)、中毒性表皮坏死松解症(toxic epidermal necrolysis,TEN)、坏疽性脓皮病(pyoderma gangrenous,PG)等,具体将在后面几节论述。药物的皮肤不良反应不仅给患者的生活质量造成了极大的影响,严重时甚至会危及生命。临床医生应关注新型药物的皮肤不良反应,根据患者的耐受情况,酌情减量或延迟用药,必要时予以停药。

一、发病原因

药物性皮肤溃疡或坏死是药物不良反应中较严重的临床亚型。在诸多引起药物性皮肤溃疡或坏死的原因中,药物外渗是较常见的一种。药物外渗指静脉输液过程中,药液进入静脉管腔以外的机体周围组织,轻者会导致局部组织的红肿、疼痛,严重时会导致局部皮肤组织坏死,甚至出现神经、肌肉、关节的损伤,引起组织功能障碍。药物的渗透压、浓度、pH值等均会对血管壁造成不同程度的损伤,使其上皮细胞的正常屏障受到破坏,药液渗入周围组织,引起皮肤局部的缺血水肿表现。易发生外渗的药物有高渗透压性药物(如碘海醇造影剂、脂肪乳等)、血管收缩性药物(如垂体后叶素、去甲肾上腺素等)、血管刺激性药物(如葡萄糖酸钙、盐酸胺碘酮等)。另外,随着新型药物,如免疫检查点抑制剂、分子靶向药物和生物制剂逐渐得到了极大的开发和推广,多种肿瘤性疾病的治疗有了新选择,但临床应用的抗肿瘤药物多缺乏特异性,对正常组织细胞、器官不可避免地造成了一定的损伤或毒性不良反应,引发的皮肤不良反应也较常见。

需要注意的是,尽管很多药物引起的皮肤损害有一定的变应性或毒性基础,但病因尚未完全阐明,遗传因素可能具有重要影响。研究表明,某些药物引起的严重皮肤损害与人类白细胞抗原B(HLA-B)有一定的关联,如抗癫痫药物(卡马西平、苯妥英钠等)、别嘌呤醇和抗反转录病毒药物(阿卡巴韦、奈韦拉平等),而且在人群中的分布具有种族特异性。

二、临床表现与分级诊断

各类药物所致皮肤损害的临床表现与其用药方法、剂量、时长、患者个体情况等密切相关。多数药物性皮肤损害仅表现为皮肤瘙痒、红肿、荨麻疹等轻症皮肤疾病,严重者表现为皮肤溃疡或坏死。皮肤坏死早期表现为皮肤红斑、水疱,水疱易破裂,破裂后其下方的软组织肿胀可形成瘀斑,坏死脱落后形成溃疡创面。

总体来说,可以根据皮肤不良反应的严重程度进行分级:Ⅰ级主要表现为无其他症状的皮肤红斑、丘疹;Ⅱ级皮损与Ⅰ级类似,但有瘙痒或其他相关症状,累及的体表面积低于50%,或伴有局限性脱皮及其他病变,累及的体表面积低于50%;Ⅲ级皮损面积不低于50%,表现为广泛的红皮病、斑丘疹或泛发性水疱、脱屑;Ⅳ级包括全身剥脱性皮炎或溃疡性皮炎。总体而言,低级别皮肤不良反应的发生率相对较高,高级别皮肤不良反应虽然罕见,但会威胁患者生命,同样不可忽视。

三、预防措施

用药前要详细了解患者的用药史和过敏史,必要时进行皮肤敏感实验。要教育患者做好自我观察,注意用药后有无不良反应发生,发现任何异常情况要及时报告,并做好相应的记录。注射用药时,预防药液发生渗漏是防治局部组织坏死的关键一环。化疗前先用生理盐水及地塞米松建立静脉通路,采用深静脉置管时应选择锁骨下静脉、股静脉等血管,可明显减少静脉炎的发生。患者一旦报告注射部位疼痛,出现烧灼感、刺痛或肿胀,应立即停止输液。

四、治疗方法

多数药物性皮肤损伤停药即好转,一般抗过敏治疗疗效也较为显著。但当患者病情进展至皮肤溃疡或坏死时,就需要医护人员进一步处置。初期可以选择冷敷的方法来收缩局部血管,降低药物对血管的刺激,减轻局部疼痛。此外,对创面局部常用具有扩血管作用的硫酸镁、硝酸甘油、多磺酸黏多糖乳膏(喜辽妥)等。抗癌药物外渗所致皮肤溃疡尚无有效治疗措施,多采用硫酸镁湿敷,或以高渗葡萄糖、维生素 B_{12} 和地塞米松混合液治疗。重组人粒细胞集落刺激因子（recombinant human granulocyte colony stimulating factor，RHG-CSF）能有效促进创伤愈合，对治疗药物引起的长期不愈性溃疡创面是一种很好的药物。

随着新型药物在临床的广泛运用，其引起的皮肤不良反应也日益增多。皮肤不良反应的发生与患者的生活质量密切相关，但其发病机制尚不明确。新型药物（如免疫检查点抑制剂）引起皮损的时间较长，因此需要建立长期的监测机制，回访患者的用药情况。临床医生应该熟悉这些新型药物引起的皮肤不良反应，根据皮损的不同类型、不同分级，采取不同的处理措施。

（陆美琪　姜笃银）

第二节　中毒性表皮坏死松解症

一、概述

中毒性表皮坏死松解症（TEN）是一种表皮成片剥脱、威胁生命的皮肤病，最常发生于成人。该病如不及时治疗，死亡率甚高，其死亡率高达 61%。20 世纪，史蒂文斯（M. Stevens）和约翰逊（C. Johnson）首次报道了两例皮肤剥脱伴黏膜受累的病例，后来这类疾病被称为史蒂文斯-约翰逊综合征（Stevens-Johnson syndrome，SJS），其水疱只出现在整个皮肤的最上层（表皮层），是药疹中最严重的类型之一，常见的致敏药物主要有磺胺类、解热镇痛类、镇静安眠类或抗癫痫药物等。

1993 年，巴斯图吉-加林（Bastuji-Garin）等提出了第一个严重皮肤不良反应（severe cutaneous adverse reactions，SCAR）的共识。该共识将严重的大疱性皮肤反应分为五个亚型，即大疱性多形性红斑（erythema multiforme，EM）、SJS、SJS/TEN 重叠、TEN 和无斑点的 TEN。SJS、SJS/TEN 重叠和 TEN 均表现为平坦、非典型的靶样皮损，相互之间的差异由皮肤剥脱程度决定。SJS 定义为皮肤受累面积不到体表面积（body surface area，BSA）的 10%，TEN 定义为皮肤受累面积超过 30%BSA，SJS/TEN 重叠定义为皮肤受累面积达 10%～30%BSA。

2014 年，世界变态反应组织（world allergy organization，WAO）将 SCAR 的分类改为：SJS、SJS/TEN 重叠、TEN 和药物超敏反应综合征/药疹伴嗜酸性粒细胞增多及系统症状（drug rash with eosinophilia and systemic symptoms，DRESS）。

二、病因与发病机制

(一)病因

超过50％的SJS和95％的TEN由药物引起。最常见的致敏药物包括磺胺类药物（如磺胺甲基异噁唑、柳氮磺胺吡啶）、其他抗生素（如氟喹诺酮类、头孢菌素）、抗癫痫药（如苯妥英、卡马西平）和其他单药（如吡罗昔康、别嘌呤醇）。除药物之外，还有其他病因，如感染、疫苗接种、移植物抗宿主疾病等。有少数病例病因不明。

(二)发病机制

TEN确切的发病机制尚未明确。有学者认为，某些患者体内药物代谢异常可诱发针对角质形成细胞内药物抗原的T细胞介导的细胞毒反应。但越来越多的证据表明，遗传易感性可能与不同的药物不良反应有关。已证实HLA基因与SJS和TEN发病明显相关，且有遗传倾向。

三、病理生理特点

TEN是严重表皮松解性药物不良反应疾病谱的表型之一，是由免疫介导的不良反应。其病因多为由药物诱发，但感染、恶性肿瘤和放射线治疗也可导致。临床表现除皮肤损害外，常伴有内脏受累及全身中毒症状，且易发生眼、皮肤、肾脏等严重并发症，病死率较高。

四、临床表现

TEN典型发病开始为疼痛性局部红斑，很快蔓延，在红斑上发生松弛性大疱或表皮剥离。若遇轻度触碰或牵拉可导致大面积剥离，称为尼古拉斯基（Nikolsky）征。发生大面积裸露时可伴有疲乏、寒战、肌痛和发热。患者在24～72 h内发生广泛的糜烂，包括所有黏膜（眼、口、外生殖器）。此时病情极为严重，受累皮肤类似Ⅱ度烫伤。患者可因液体和电解质失衡和多脏器并发症导致死亡。

在开始服药后的1～3周内，患者可出现一系列前驱症状，包括发热、不适、头痛、咳嗽以及角膜结膜炎。随后突然出现斑疹，常呈靶样，多分布于面部、颈部和躯干上部。这些斑疹可同时发生于身体任何部位，融合成松弛大疱（见图26-2-1），1～3天后剥脱。指甲与眉毛可能随表皮一起脱落，掌跖部位可受累，皮肤、黏膜及眼睛疼痛是常见的表现。有些病例中，弥漫性红斑是TEN的首发皮肤异常。

重症TEN患者可出现压迫部位大片表皮从体表剥脱（尼氏征），暴露出湿润、疼痛、潮红的糜烂面（见图26-2-2）。除皮肤剥脱外，90％的患者同时伴有疼痛性的口腔结痂和糜烂、角膜结膜炎和外生殖器受累（比如尿道炎、包茎、阴道粘连）。支气管上皮亦可能脱落，引起咳嗽、呼吸困难、肺炎、肺水肿和低氧血症。此外，还可能出现肾小球肾炎和肝炎。

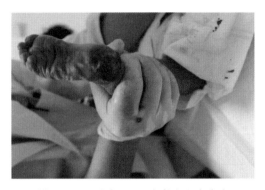
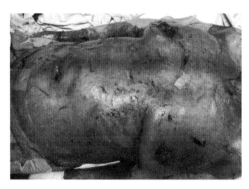

图 26-2-1　重症 TEN 患者出现大水疱
（沈卫民教授供图）

图 26-2-2　重症 TEN 患者的创面表现：暴露出
湿润、疼痛、潮红的糜烂面（刘娟医师供图）

五、诊断及鉴别诊断

（一）诊断

快速诊断非常重要，应即时停用可能的致病药物。TEN 的诊断要点有以下方面：

（1）有用药史。

（2）发病急骤，皮疹于数小时后蔓延全身。

（3）皮肤损害，初起于面、颈、胸部，为红色、紫红色斑疹，迅速扩大融合成斑片，可波及全身；红斑处很快出现松弛性大疱，表皮松解，尼氏征阳性；表皮极易撩掉而露出糜烂面。

（4）黏膜损害，多累及眼、鼻、口腔、肛门、外生殖器，甚至累及呼吸道及胃肠道黏膜，导致黏膜脱落，严重者角膜及结膜损害，可发生角膜穿孔。

（5）全身中毒症状明显，高热，体温高达 40 ℃左右，精神恍惚、嗜睡甚至昏迷。

（6）皮损初起瘙痒，整个病程以疼痛及触痛为主。

实验室和病理诊断特点方面，组织病理学检查可见表皮坏死、表皮下大疱，真皮浅层水肿，血管周围少量炎细胞浸润。实验室检查可见：①外周血白细胞总数增多，嗜中性粒细胞增多；②尿常规可出现蛋白尿，尿中白细胞和红细胞增多，部分患者可有血尿，尿素及肌酐增高；③转氨酶增高。

（二）鉴别诊断

根据皮损形态及症状的快速进展可作出明确诊断，诊断时需要与下列疾病相鉴别。

1.某些自身免疫性大疱性疾病

线性 IgA 大疱性皮肤病是一种以表皮下水疱为特征的获得性自身免疫性皮肤病，可具有 SJS 和 TEN 的典型临床特征，但组织病理学检查可见皮肤表皮界面处出现线性 IgA 沉积，具有密集的中性粒细胞浸润和表皮下水疱。

2.金黄色葡萄球菌性烫伤样皮肤综合征（staphylococcal scalded skin syndrome, SSSS）

儿童 TEN 相对少见，需与 SSSS 鉴别，详见本章第六节。

3.中毒性休克综合征

中毒性休克综合征的多器官受累表现更突出,皮肤表现不同,比如累及掌跖的红斑,约2周后脱屑。

4.剥脱性红皮病

剥脱性红皮病又称剥脱性皮炎,本病没有水疱出现,通常不累及黏膜,疼痛不明显。

5.副肿瘤性天疱疮

副肿瘤性天疱疮常有不同的皮肤黏膜表现,或以找到患者的肿瘤依据为提示。

六、治疗

TEN最重要的处理措施是精心护理和严密观察,可疑药物应立即停用。患者必须隔离以减少外源性感染并按严重烫伤处理,保护皮肤和裸露区免于受伤和感染,补充液体和丢失的电解质。

(一)中毒性表皮坏死松解症严重程度评分

中毒性表皮坏死松解症严重程度评分(severity-of-illness score for toxic epidermal necrolysis,SCORTEN)可准确评估SJS和TEN的严重程度,并预测患者的病死率。儿童SCORTEN包括七项临床指标:①伴恶性肿瘤;②比同年龄组患儿正常心率高20%;③血糖超过11.6 mmol/L;④碳酸氢根低于21.6 mmol/L;⑤初始表皮黏膜剥脱面积超过10%BSA;⑥血尿氮超过8.9 mmol/L;⑦行干细胞移植。每项计1分,对于SCORTEN评分不低于3分的患者,应立即转入ICU治疗。入院后1～3天采用SCORTEN评分对患者进行评估可以获得比较准确的预测结果,但该评分系统可能会低估合并呼吸道黏膜受损患者的病死率。

(二)治疗方法

对TEN患者应及早诊断,采取积极而正确的治疗是成功治疗本病的关键。患者应停用致敏药物、结构类似药物及其他易致敏药物,以防发生交叉或多原过敏。全身治疗包括:①尽早足量使用糖皮质激素;②早期联合大剂量丙种球蛋白和糖皮质激素治疗;③加强支持疗法;④积极防治继发感染;⑤可使用抗组胺类药物;⑥进监护室监测生命体征。

(三)局部治疗

1.加强局部创面护理

护理和陪护人员应严格执行消毒隔离制度。由于患者疼痛剧烈及表皮剥脱,应尽量减少搬动患者的次数,并使用支被架覆盖衣被。患者的衣物、床单应每日更换消毒,初期患者宜全身暴露干燥,应注意室内消毒并保持室温。每日应用生理盐水定时清除患者口腔、眼、肛门及外生殖器部位的分泌物。用抗生素眼药水、可的松眼药水交替点眼,一日数次,及时处理伪膜粘连及角膜溃疡,以免引起眼睑粘连及失明。口腔溃疡患者涂金霉素鱼肝油,肛门及外生殖器部位外用金霉素软膏等。

2.皮肤创面的治疗

皮肤创面的治疗以暴露干燥疗法为宜,应注意清洁皮肤,防止继发感染。大疱应无菌穿刺抽液,如有糜烂、渗液,可用3%的硼酸溶液或生理盐水湿敷清洁后,将单层湿纱布贴敷于糜烂面以保护创面。近年来,敷料在保护创面的应用上取得了较好的效果,如美皮康敷料可加速创面痊愈,对治疗中毒性表皮坏死松解症造成的皮损有良好效果;而薄型泡沫敷料用于大面积表皮剥脱重症药疹患者,能有效降低留置针输液并发症的发生率。

七、预防

一般性预防为防寒保温,加强营养,加强护理,防止感染,防止疲劳;特殊性预防为减少与一些常见的引起该病的药物接触,如果以前有该病发作,要严密观察这类患者的全身情况,一旦出现应该积极治疗原发病。

(沈卫民)

第三节　坏疽性脓皮病

一、概述

坏疽性脓皮病是一种以皮肤炎症和溃疡为主要表现的非感染性嗜中性皮肤病,是一种罕见的中性粒细胞性溃疡性皮肤病,当与多种病共存时可使死亡率增加。本病是一种具有较强破坏性的炎症性皮肤病,具有五种性质,即慢性、坏死性、溃疡性、瘢痕性、疼痛性,多发于男性,好发年龄为30～40岁,好发部位是面部、肩部、背部。

二、临床表现

坏疽性脓皮病的临床表现为疖样结节、脓疱或出血性大疱。早期出现结节红斑或脓疱,为有触痛性的结节红斑,一个或多个水疱脓疱,类似痤疮、毛囊炎、一过性棘层松解性皮肤病或疱疹样皮炎等。初起的皮损表现为红色丘疹、水疱、血疱、脓疱及结节,相互融合形成浸润性的紫红色硬块,之后中央变蓝色,最终形成溃疡,溃疡的形状不规则,其上方附有恶臭的黄绿色脓液和结痂,溃疡中心结成瘢痕愈合的同时,边缘紫红色的斑块仍然不断扩大,可以发展成面部或背部的一整侧。皮损的数量可以是多片,常以一片为重,出现皮损的同时有高热。

三、诊断及并发症

坏疽性脓皮病的诊断主要依赖于临床表现。出现炎性丘疹、脓疱、结节,迅速形成潜行性溃疡且剧烈疼痛者,应考虑本病。

坏疽性脓皮病常伴发系统性疾病,如溃疡性结肠炎、克罗恩病(Crohn病)、急性粒细胞性白血病、多发性骨髓瘤、淋巴瘤、慢性活动性肝炎、糖尿病、结缔组织病等,因此对本病应仔细全面地检查,及时发现全身的潜在性疾病对预后影响很大。

四、治疗

坏疽性脓皮病的治疗包括全身治疗和局部治疗。

(一)全身治疗

1.支持和对症治疗

支持和对症治疗包括:增强营养,改善患者的全身状况;积极治疗原发性内在疾病;避免皮肤损伤及创伤性操作;切忌摄入碘化钾以防病情加重。

2.药物治疗

(1)糖皮质激素:糖皮质激素适用于病情较重的急性病例,口服泼尼松对多数患者有显著疗效。当常规剂量治疗无效时,可考虑甲泼尼龙冲击疗法,待病情控制后,改为泼尼松维持治疗。

(2)免疫抑制剂:免疫抑制剂适用于糖皮质激素治疗无效、出现严重不良反应以及不能耐受者。

(3)柳氮磺胺吡啶:柳氮磺胺吡啶适用于伴有活动性肠病的患者。

(4)氨苯砜:氨苯砜适用于慢性、顽固性病例。

(5)抗生素:伴细菌感染者可试用抗生素,如二甲胺四环素具有抗炎及抗感染作用。

(6)其他药物:雷公藤制剂、利福平、赛庚啶、转移因子、胸腺肽等均有报道用于治疗本病。

3.特殊治疗

特殊治疗包括大剂量静脉输注丙种球蛋白、血浆置换、高压氧疗法等,适用于其他方法无效的患者。有报道称,坏疽性脓皮病可导致 IL-1α、IL-1β、IL-8、IL-12、IL-15、IL-17、IL-23、IL-36 失调,因此近年来,更新的生物制剂(如白介素抑制剂)已用于治疗坏疽性脓皮病,白介素抑制剂治疗成人坏疽性脓皮病目前来看是有效和安全的。

(二)局部治疗

1.早期皮肤及创面治疗

(1)去除溃疡面表面的坏死组织,采用暴露疗法,保持创面干燥,随时用无菌纱布和棉签将渗液吸干。

(2)初期脓液分泌多时,用上述方法冲洗后,采用鹅颈灯或红光灯照射的方法,每天2~3 次,每次 30 min,根据创面渗出情况改变照射的次数。

2.手术治疗

由于手术可诱发本病,故原则上本病不适用手术治疗。但如溃疡底部有较多坏死组织,可手术清除病灶坏死组织,以保持局部清洁。当皮损被有效控制后,可立即行游离植皮术修复创面。

(沈卫民)

第四节　剥脱性皮炎

一、概述

剥脱性皮炎（erythroderma）又称红皮病（oxfoliotive dermatitis），是一种累及全身的，以弥漫性潮红和持续性大量脱屑为主要表现的全身严重性炎症反应性皮肤病。临床上以全身皮肤弥漫性潮红、肿胀、浸润、脱屑为特征。一般的局部剥脱性皮炎在我们的生活中比较常见，一般不会引发多大的身体损害，但急性剥脱性皮炎是一种严重而广泛的皮肤红斑和脱屑性疾病，一旦出现将危及生命，需要积极救治。

二、病因与发病机制

引发剥脱性皮炎的因素有很多，但通常病因不明。一般认为该病主要有两类原因：其一是继发于某些皮肤病（如异位性皮炎、银屑病、毛发红糠疹、接触性皮炎）；其二是药物过敏引起，而药物过敏又分为全身用药（如青霉素、磺胺类、异烟肼、苯妥英或巴比妥类）和局部外用药引起，但现在认为有些肿瘤亦可引起，如蕈样肉芽肿或淋巴瘤。导致剥脱性皮炎的皮肤疾病因素有很多，常见的有银屑病、恶性肿瘤、湿疹性皮炎等。常见的药物过敏有磺胺类、重金属（金盐、汞剂、铋剂）、卡马西平、巴比妥类、奎尼丁、异烟肼、氨苯砜、碘制剂、砷剂等。

剥脱性皮炎的主要发生机制尚不明确，可能与皮肤中的细胞因子和细胞黏性分子之间的相互作用有关。药源性剥脱性皮炎是比较常见的一种，它的发病机制应该是过敏反应。

三、病理生理特点

（一）局部表现

剥脱性皮炎的病理组织学变化为非特异性改变。局部表现为表皮角化不全，颗粒层消失，棘层肥厚，细胞内和细胞间水肿，有海绵形成；有时见表皮内微脓疡，真皮中上部水肿，血管扩张充血，血管周围有炎细胞浸润，主要为淋巴细胞、组织细胞和嗜酸性粒细胞。

（二）全身改变

在剥脱性皮炎中，表皮的更替次数增加，基底细胞数目增多，从而使表皮通过时间缩短，因而更多的物质从皮肤表面丧失。每天从体表脱落的鳞屑有时高达 20～30 g，由于剥脱性皮炎中表皮的快速更替，导致角质层细胞中所含的大量组成成分被再吸收或代谢掉，其中包括大量核酸及其产物、大量可溶性蛋白及少量透明质酸。每天丢失的蛋白可对人体局部和全身产生严重的不良反应：由于蛋白丢失和皮肤血流量增加，导致过多热量丢失，患者可能有畏寒和体温升高，造成体重下降、低蛋白血症、低血钙、缺铁，或高输出量性心力衰竭（多见于处于心功能不全代偿边缘的患者）。

四、临床表现

剥脱性皮炎有广泛性的和局限性的两类，广泛性的表现为全身皮肤脱落，形成广泛的创面，伴疼痛，皮损的特点为浅红的干性创面（见图 26-4-1），表面有皮屑；局限性的剥脱性皮炎一般全身症状较轻，多经消炎和换药就可治疗。全身性的剥脱性皮炎发病隐袭或突然，整个皮肤表面变得潮红、脱屑、增厚，偶有结痂（见图 26-4-2），瘙痒可十分严重或轻微，通常见不到任何原发性皮炎的特异性表现。由银屑病、蕈样肉芽肿或毛发红糠疹引起的剥脱性皮炎有时可见局部正常皮肤，全身浅表淋巴结常常肿大，活组织检查显示为良性淋巴结炎。皮肤脱屑时伴有高热，体液丢失出现高输出量性心力衰竭等严重症状。

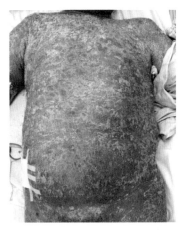

图 26-4-1　剥脱性皮炎的皮损特点：浅红的干性创面（刘娟医师供图）

内脏损害可引起重要脏器功能衰竭，如肝、肾、心衰竭，如不及时救治可危及生命。

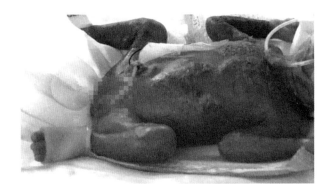

图 26-4-2　剥脱性皮炎患儿的皮肤表面变得潮红、脱屑、增厚，偶有结痂，本图所示为换过一次药后的改变，儿童较成人脱屑轻（沈卫民教授供图）

五、诊断及鉴别诊断

剥脱性皮炎的诊断并不困难，但需要与烫伤以及其他一些皮肤疾病相鉴别。必须尽可能找出原发病因，有原发性皮炎病史或体征者有助于诊断。活组织检查通常没有帮助，但对落叶性天疱疮、蕈样肉芽肿可借皮肤活组织检查得以确诊；淋巴瘤可行淋巴结活检，对塞扎里（Sézary）综合征可行血液涂片检查以确诊，其鉴别需与赫勃拉红糠疹

(pityriasis rubra of Hebra)和落叶性天疱疮相鉴别。赫勃拉红糠疹可引起皮肤萎缩，全身症状严重，病程慢性，易引起恶病质；而落叶性天疱疮开始发病时正常皮肤黏膜上可出现大疱，尼氏征阳性，组织病理检查可见表皮内大疱、棘细胞松解等特异性组织现象。

剥脱性皮炎与以上疾病鉴别并不困难，重要的是找出其原因：药物引起的剥脱性皮炎有服药史，急性发病，发热较为普遍，全身症状较明显；湿疹、皮炎引起的剥脱性皮炎常继发于典型的局部损害，剧痒；银屑病引起的剥脱性皮炎瘙痒及淋巴结病变较明显，有时可找到个别残存的典型银屑病皮损；毛发红糠疹引起的剥脱性皮炎早期可见增厚的高度角化的手掌及手指背的毛囊性丘疹，最泛发时也可见正常皮岛；网状内皮系统肿瘤引起的剥脱性皮炎有浸润、瘙痒，淋巴结肿大显著，血液中有异型血细胞等。

六、治疗

本病可危及生命，患者必须住院治疗。

（一）一般治疗

给予患者高蛋白、高维生素饮食。加强支持疗法，少量多次输血，补充冻干人血浆或人血白蛋白，维持水、电解质平衡，输液时不宜过多、过快，防止心脏超负荷。还应补充 B 族维生素及大剂量维生素 C。此外，要防寒保温，加强护理。

（二）病因治疗

严密观察患者全身情况，及时予以治疗。寻找致病原因，在剥脱性皮炎得到控制之后，积极治疗原发病，以防止复发，再次形成剥脱性皮炎。

1.激素治疗

皮质类固醇在治疗剥脱性皮炎中占有重要地位，重症患者可口服或静脉滴注，以迅速控制病情发展，尤其是药物过敏引起者。口服类固醇皮质激素治疗时，强的松每天 40～60 mg，约 10 天后改为隔日 1 次，其剂量常可进一步减少，但如果未找到并去除潜在病因，可能需要长期服用强的松。激素治疗可缩短病程，提高治愈率，防止并发症。对急性重症者，可用氢化可的松每天 200～300 mg 静滴，病情缓解后逐渐减量，减量原则视具体情况而定。使用本疗法应注意禁忌证及不良反应，同时一定要并用抗生素预防感染。

2.免疫抑制剂

可选用氨甲蝶呤（methotrexate，MTX），每次 1.25～2.5 mg，每天 2 次，每周服 3 次，连用 4～10 周；或用环磷酰胺 100～200 mg 溶于生理盐水 10～40 mL，静脉注射，隔天 1 次。使用本疗法应注意监测血象及肝功能。

3.补液

补液仍可按烧伤面积来计算创面面积，按面积给予补液。计算出胶体和晶体的液体量，胶体可用低分子右旋糖酐、新鲜血浆或白蛋白，晶体可用 5% 的葡萄糖盐水，静脉滴注，每天 1 次。

4.其他治疗

瘙痒严重时,可内服抗组胺药或普鲁卡因静脉封闭。另外可用丹参注射液 40 mL 注射。银屑病导致的剥脱性皮炎可用阿维 A 酸及环孢素,维 A 酸凝胶(异维甲酸)对毛发红糠疹引起的剥脱性皮炎效果较好。

(三)继发创面的治疗

由于药疹和接触性皮炎不能仅从病史上排除,所以任何药物均应停用。如果可能,必要的全身用药必须改用化学结构完全不同的药物,在水浴后涂凡士林可暂时缓解症状。

局部创面的处理原则是保护、润泽皮肤,消炎止痒,预防感染。用药以缓和、对症为主,禁用刺激性药物。早期潮红肿胀明显、无渗出时,腋下、会阴部可用粉剂;急性期外用药宜缓和,选择无刺激性的药物,常用植物油、氧化锌油剂、硅油乳膏、皮质类固醇乳膏;有渗液时可用银离子敷料包扎(见图 26-4-3)或 3% 的硼酸湿敷;亚急性期可用氧化锌油或蓖麻油;脱屑期可用百多邦、氧氟沙星凝胶;口腔糜烂时可用过氧化氢溶液清洁口腔。瘙痒剧烈、鳞屑显著者行矿泉浴、淀粉浴、米糠浴能缓解瘙痒;有渗出时可用泡沫敷料包扎。

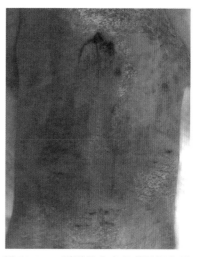

图 26-4-3　剥脱性皮炎患者用银离子敷料换药后的表现(沈卫民教授供图)

七、预防和预后

(一)预防

防寒保温,加强营养,加强护理,防止感染、疲劳,严密观察患者全身情况,积极治疗原发病,避免滥用药物。患者宜食高蛋白食物,多吃水果蔬菜,忌饮酒及食用辛辣刺激性食物。对药物过敏所致的红皮病,治疗过程中选择用药应特别慎重,避免出现交叉过敏反应。注意清洁皮肤及保持良好的环境。

(二)预后

剥脱性皮炎是一种严重疾病,预后取决于以下因素:①原发疾病的性质;②剥脱性皮炎及并发症情况;③治疗是否积极。剥脱性皮炎有较高的死亡率,出现死亡的原因常有:①原发疾病恶化;②重要脏器功能衰竭;③严重并发症等。

(沈卫民)

第五节　植物日光性皮炎

一、概述

植物日光性皮炎(phytophotodermatitis)是一种皮肤光毒性反应,由食用或接触含有补骨脂素和其他呋喃香豆素类植物或药物后,受到来自太阳的紫外线照射产生光化学反应而引起。呋喃香豆素广泛存在于各种植物的种子、花或茎中,但最常见的是芸香科(柠檬、酸橙、葡萄柚等)和伞形科(芹菜、茴香、胡萝卜等)植物。不同植物的呋喃香豆素含量不同,如全葡萄为 21 858 ng/g,酸橙汁为 14 580 ng/g,柠檬为 9 151 ng/g,芹菜根为396 ng/g,胡萝卜为 68 ng/g。随着植物育种创造出更多的新作物,补骨脂素含量也随之增加,这也是区域性植物日光性皮炎暴发的原因之一。

虽然植物日光性皮炎可能发生在一年中的任何时候,但由于夏季日照增加和相关植物中补骨脂素水平增加,其发病率在春季和夏季更高。这种情况在增加暴露于植物和紫外线照射的人中最为常见,最明显的是农民、工人和其他野外作业者。也有研究表明,植物性皮炎在白种人中更常见。

二、病因和发病机制

最常见的线性呋喃香豆素包括补骨脂素、贝加普汀和花毒素,其中补骨脂素是最具光毒性的。这些化合物被认为是植物抵御捕食者的一种防御手段,它们的毒性发生在被紫外线激发时,紫外线使这些化合物与生物体 DNA 的碱基形成单加合物和双加合物,最终导致 DNA 的交联化,抑制细胞分裂和引发细胞死亡。在皮肤中,DNA 的交联会导致细胞膜破坏,继而导致表皮和真皮细胞死亡、水肿和出现水疱。在这个过程中,补骨脂素还增加了黑色素细胞的大小和数量,上调了酪氨酸激酶的活性,并增加了黑素小体的密度。

三、诊断

(一)临床表现

植物日光性皮炎通常在暴露于补骨脂素和紫外线下 24 h 后出现,此时患者可能出现红斑、水疱和烧灼感。皮疹的明显特征是呈与接触折断植物产生的液体相对应的线状或水滴状图案。在 48～72 h 内,该区域开始在外围变得过度色素沉着。

根据接触机制的不同,皮炎的具体程度和发病部位可能会有所不同。柑橘类水果的皮炎形状为液体飞溅状,接触野生防风草等植物可能会出现线性形状。儿童容易将植物液体误入眼睛或眼周,导致严重的眼睛和眼周损伤。虽然植物光皮炎通常与局部接触含补骨脂素的植物有关,但在过量食用含补骨脂素的植物(如芹菜)后,也会发生全身性反应。

全身性反应早期为自觉皮肤瘙痒,后出现非凹陷性肿胀伴水疱、丘疹、瘀点、瘀斑,水疱破溃后可出现溃疡和坏死,肢端可出现坏疽。部分患者可出现发热、头痛、昏迷等全身症状。本病夏季多见,有自限性,轻症1周后消退,重症可持续2~3周甚至更久;进食光感食物越多,在阳光下暴晒的时间越长,过敏反应越严重。重症感染者可引发脓毒血症导致死亡。

（二）实验室检查

部分患者可出现白细胞计数及嗜酸性粒细胞比例升高。

（三）鉴别诊断

植物日光性皮炎需要与日晒伤、接触性皮炎、烟酸缺乏症和其他光敏性疾病相鉴别。

四、预防和治疗

（一）预防

避免食用及接触光敏性植物,若局部接触光敏性植物后应尽快用肥皂和水去污,食用光敏性植物的患者更应避免阳光照晒。需要注意的是,普通防晒霜不会阻挡阳光照晒。

（二）治疗

立刻停止接触或食用光敏性植物,避免日晒。轻症患者可静脉滴注维生素C、口服B族维生素及抗组胺药物,也可以使用包扎和止痛药来缓解症状。皮肤肿胀较为明显的患者可酌情给予利尿。发生水疱者,可局部消毒后空针穿刺疱壁吸出或放出疱液以减轻内压;若疱壁擦破创面糜烂,可用抗生素软膏保护创面。重症患者除上述治疗外,可予以静滴糖皮质激素。

【典型病例】

病例简介:患儿男性,6岁,因"面部、双手背皮肤坏死18天"入院。患儿于2020年5月22日晚间进食大量灰菜,当晚无特殊不适,次日再次食入灰菜,餐后在日光下持续暴露约2 h,双手背、颜面部出现肿胀,伴有阵发性刺痛、瘙痒,后双眼睑出现高度肿胀,不能睁眼。立即就诊于当地医院,诊断为"植物日光性皮炎",予静脉滴注甲泼尼龙、维生素C等治疗。住院18天,患儿皮损无明显好转,为进一步治疗转院。入院查体见患儿面部及双手背皮肤发黑、质硬,呈焦痂状(见图26-5-1A、图26-5-1B、图26-5-1C和图26-5-2A)。

临床诊断:严重植物日光性皮炎。

治疗经过:

(1)继续抗过敏治疗,保护肝肾及重要脏器功能,预防感染。

(2)面部及双手背分次切痂,双手背大张中厚皮片、面部大张刃厚皮片移植(见图26-5-1D、26-5-1E、26-5-1F、26-5-2B和图26-5-2C)。术后面部及手背植皮存活良好。

（3）早期瘢痕预防：患儿创面愈合后，面部佩戴压力面罩和内衬硅胶的透明面具，双手戴压力手套，以抑制瘢痕增生（见图 26-5-2D 和图 26-5-3D）。术后 7 个月复诊，见面部瘢痕平软，眼、鼻、口无畸形，双手外形满意，指屈伸功能正常（见图 26-5-2E、图 26-5-2F、图 26-5-3E、图 26-5-3F 和图 26-5-3G）。

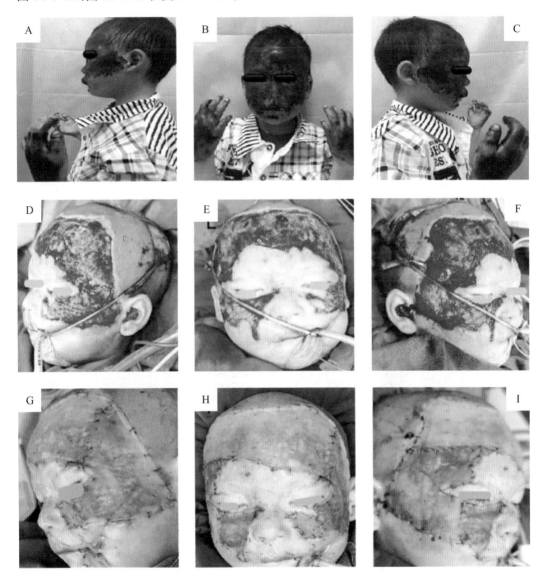

A.B.C.面部及双手背片状皮肤发黑坏死；D.E.F.面部坏死皮肤清创术后；G.H.I.面部刃厚皮片移植术后

图 26-5-1　面部植物日光性皮炎

（昆明市儿童医院烧创伤整形外科供图）

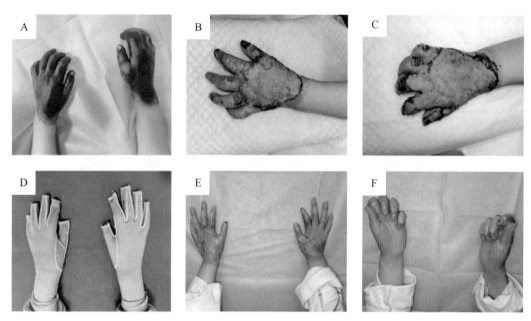

A.双手背片状皮肤发黑坏死;B.C.双手切痂,中厚皮片移植;D.佩戴压力手套;E.F.双手功能恢复良好

图 26-5-2 手部植物日光性皮炎

(昆明市儿童医院烧创伤整形外科供图)

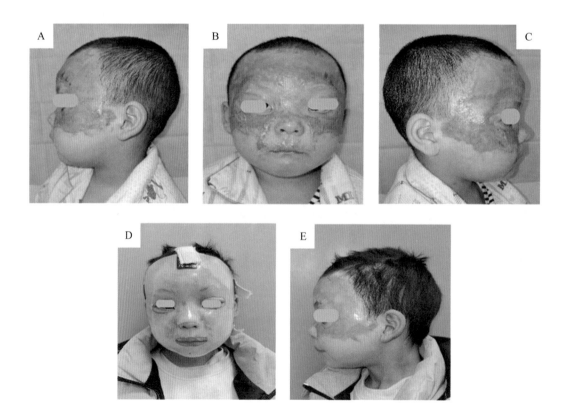

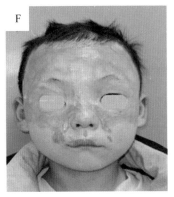
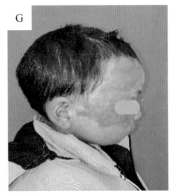

A.B.C.面部术后 1 个月,植皮区皮片存活良好,皮缘瘢痕形成;D.面部佩戴压力面罩、硅酮内衬透明面具;

E.F.G.面部术后 7 个月,瘢痕平软,眼、口、鼻无畸形

图 26-5-3　面部植物日光性皮炎术后

(昆明市儿童医院烧创伤整形外科供图)

（付晋凤　刘沛航）

第六节　其他皮肤病继发创面

一、先天性皮肤缺损

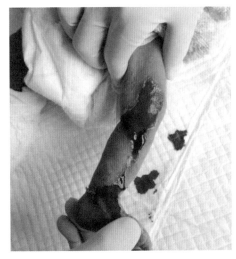

图 26-6-1　先天性皮肤缺损的临床表现

(沈卫民教授供图)

先天性皮肤缺损(aplasia cutis congenital, ACC)又名"先天性皮肤发育不全"或"先天性皮肤再生不良",是指出生时机体一个或多个区域内的表皮、真皮甚至皮下组织(肌肉、骨骼)出现缺损,并可同时伴有多种其他异常。本病临床上较罕见,发病率约为15/10万,其中男女发病比例约为 162∶100。

（一）病因和临床表现

先天性皮肤缺损是一种很少见的新生儿疾病,多为散发,但也有家族性遗传倾向的报道,具体病因目前仍不清楚。组织病理常提示表皮及真皮均有缺失,皮下组织中脂肪可部分或全部缺失。患儿出生时可见界限清楚的皮肤缺损,形状不规则,创缘凹陷,一般基底可见鲜红色组织,表面覆盖一层黄色软痂皮,并可见少量淡黄色渗液(见图 26-6-1)。

(二)诊断和鉴别诊断

患儿出生时即有界限清楚的皮肤缺损,其基底呈红色粗糙、湿润的肉芽面,或为厚壁大疱,疱顶部很快破损而形成皮肤缺损。损害大小不一,形态多为圆形,也可呈细长形、三角形或星形。多见于头皮,其次为四肢及躯干部,少数为多处发病。缺损愈合慢,反复结痂、脱落,历时数月至数年后被羊皮纸样疤痕组织所代替而最终痊愈,可伴大疱性表皮松解症、先天性截肢等。

先天性皮肤缺损需要与产钳外伤、皮脂腺痣相区别。先天性皮肤缺损会给患儿未来的发展带来不利影响,因此家长对于婴儿期的患儿应加强护理,控制继发感染。

(三)治疗

目前国内外对先天性皮肤缺损多采取保守治疗,并且创面可取得较为理想的愈合效果,尤其是新生儿的皮肤再生能力强,即使缺损面积较大仍可考虑保守治疗,一般不采用植皮手术,只有换药 1 个月以上者可考虑手术植皮。

二、葡萄球菌性烫伤样皮肤综合征(SSSS)

SSSS 是葡萄球菌毒素引起的急性皮肤松解症,最常见于婴幼儿和儿童,表现为广泛大疱伴表皮剥脱。该病通过临床表现即可诊断,有时需要活检。治疗包括应用抗葡萄球菌抗生素和局部护理,及时治疗预后良好。SSSS 主要见于 6 岁以下的儿童,尤其是婴幼儿,罕见于老年患者,除非是肾衰竭和免疫功能低下者。该病可在护理机构出现流行,可能是通过护理人员的手接触感染婴幼儿或护理人员本身携带金黄色葡萄球菌而引起疾病传播,也可见散发病例。

(一)病因和发病机制

SSSS 是由 Ⅱ 组凝固酶阳性葡萄球菌引起的,通常是噬菌体 71 型。该菌产生剥脱素(也称表皮松解素),可导致皮肤颗粒层以上的表皮出现分离。原发感染多见于新生儿生后几天,发生于脐带残端或尿布区;稍大的患儿好发于面部。局部感染部位产生的剥脱素可进入血液循环,影响全身皮肤。

(二)临床表现

皮损初期常较浅表,伴有结痂。24 h 内周围皮肤出现疼痛、发红,呈猩红热样,并迅速扩散到其他部位。患者皮肤明显触痛,如皱褶的薄纸。在红斑的基础上产生松弛性水疱,并很快破裂形成糜烂面。水疱常发生于摩擦区域,如间擦部位、臀部、手和脚。用手指轻压迫完整的水疱,可见疱壁向四周扩展(尼氏征)。表皮可轻易剥脱,常呈大片脱落。36~72 h 内出现全身皮肤广泛剥脱,患者病情加重,伴明显系统性表现(如乏力、畏寒、发热)。剥脱处皮肤呈烫伤样改变。缺乏皮肤屏障功能可导致败血症和水电解质失衡。

(三)诊断和鉴别诊断

1.活检

疑似原发感染区域可进行培养,临床疑诊病例需活检以确诊(冷冻切片可较快得到结果),病理显示浅表性非炎症性表皮分离。儿童患者皮肤培养很少有阳性,而成人常表现为阳性。培养的标本应从结膜、鼻咽、血液、尿液和可能的原发感染灶获取,如在新生儿肚脐或者可疑皮损处获取。培养物不应该从大疱处获取,因为大疱液通常是无菌的。

2.鉴别诊断

SSSS 需要与药物超敏反应、病毒疹、猩红热、热烫伤、遗传性大疱性疾病(如大疱性表皮松解症的某些类型)、获得性大疱病(如寻常型天疱疮和大疱性类天疱疮)和中毒性表皮坏死松解症相鉴别。SSSS 和 TEN 的鉴别如表 26-6-1 所示。SJS 有黏膜受累的典型特点,而 SSSS 没有这一特点。

表 26-6-1　SSSS 与 TEN 的鉴别

特点	SSSS	TEN
好发人群	婴幼儿和免疫功能低下的成年人	老年患者
病史	近期葡萄球菌感染	有服药史或肾衰竭
表皮裂隙位置(水疱形成)*	表皮颗粒层(最外层)中	表皮和真皮交界处或基底细胞水平

注:*通过赞克氏(Tzanck)检查或新鲜标本的冰冻切片确定。

3.治疗

对 SSSS 患者,使用抗生素进行全身抗感染治疗,对渗出性皮损可使用凝胶敷料。如果早期得到诊断和治疗则很少发生死亡。患儿的角质层能迅速更新,治疗第 5～7 天即可愈合。诊断后,应立即静脉注射耐青霉素酶类抗葡萄球菌抗生素,如萘夫西林 12.5～25 mg/kg(体重超过 2 kg 的新生儿)或 25～50 mg/kg(婴幼儿及年龄更大者),每 6 小时一次,直到症状改善,后改为口服氯唑西林 12.5 mg/kg(体重不超过 20 kg 的婴幼儿和儿童)或 250～500 mg(体重超过 20 kg 的患者),每 6 小时一次。对绿脓杆菌感染的患者或初始治疗反应不佳者应用万古霉素,禁忌使用糖皮质激素。可用亲水性敷料覆盖创面防止从溃烂皮肤中丢失水分,尽量减少局部治疗和触摸。如果病灶广泛渗出,皮肤应视为烫伤来进行处理,可用银离子敷料覆盖创面,但应尽量减少换药次数。

三、大疱性皮肤病

大疱性皮肤病(bullous dermatosis)是指一组以大疱为基本损害的皮肤病,如天疱疮、类天疱疮等。这些疾病的原因是自身免疫反应,都属于自身免疫性疾病。

(一)病因

天疱疮(blister tetter)是一种自身免疫性疾病,其病因与发病机制尚不完全清楚,但大量证据表明,它是一种自身免疫性疾病。在天疱疮患者的血清中存在抗角质形成细胞的细胞膜或细胞间物质抗体,患者皮损及周围组织也有类似抗体的沉积。这些抗体所针对的靶抗原是自身表皮组织。天疱疮的特点是抗原、抗体之间反应导致角质形成细胞棘刺松解,进而造成皮肤出现水疱。天疱疮(尤其是红斑性天疱疮)常常与其他自身免疫性疾病同时存在,如胸腺瘤、重症肌无力、系统性红斑狼疮、银屑病等。

1.天疱疮抗体是天疱疮发病的关键因素

在天疱疮患者中,直接免疫荧光(DIF)检测发现,活动期患者几乎100%在皮损周围可检测到天疱疮抗体沉积于皮肤,抗体主要类型为IgG,偶有IgA和IgM。间接免疫荧光(IIF)检测发现,85%以上的患者血清中有天疱疮抗体,而且抗体滴度与病情严重程度及活动性成正相关,病情重、范围广、疾病活动期者抗体滴度高,临床缓解时抗体水平下降。

2.天疱疮抗原

天疱疮抗原是在表皮分化过程中产生的分子量为130 kD的跨膜桥粒糖蛋白,是钙依赖性细胞黏附分子之一。

3.棘层松解的发生机制

天疱疮抗体诱发的棘层松解是一种特殊的免疫损伤,它既不需要补体的参与,也不需要淋巴细胞的参与,是自身抗体诱发的特殊组织损伤。棘层松解的过程可总结为:由于某种始发因素的作用而产生天疱疮抗体,该抗体与表皮细胞膜上相应的抗原结合,使表皮细胞释放或活化蛋白酶,后者分解细胞间基质,破坏了细胞与细胞间的正常粘连,从而导致棘层松解。

(二)大疱性皮肤病的检查

(1)细胞学检查:检查是否存在棘刺松解细胞(又称Tzanck细胞)。

(2)组织病理学检查:检查表皮内是否有水疱或裂隙形成,是否有棘刺松解细胞。

(3)免疫荧光学检查:①直接免疫荧光:检查棘细胞间有无IgG、IgA、IgM或补体C3网状沉积;②间接免疫荧光:活动期患者血清中可查到天疱疮抗体,抗体滴度与疾病的严重性和活动度大体上平行。

(三)临床表现

临床上把天疱疮分为四型:寻常型、增殖型、落叶型、红斑型。

(1)寻常型天疱疮。寻常型天疱疮的皮损特点是出现松弛性大疱,易破裂,形成糜烂面且不易愈合(见图26-6-2)。该型皮损可发生于全身各个部位,60%的患者首先口腔受累,尼氏征阳性,易感人群为新生儿和老年人,预后最差。

(2)增殖型天疱疮。增殖型天疱疮是寻常型天疱疮的异型,皮损特点为出现松弛性水疱,极易破溃形成糜烂面,并有蕈样增殖或乳头

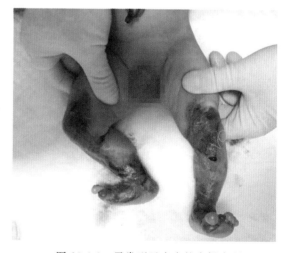

图26-6-2 寻常型天疱疮的皮损表现
(沈卫民教授供图)

瘤样增生;其表面有渗出,上覆厚痂,有腥臭味。皮疹常见于皮脂分泌旺盛和皱褶部位,如头面、腋下、脐窝、胸背、腹股沟等,也可侵犯口腔、鼻腔、阴唇、龟头、肛门等处的黏膜。患者自觉症状不明显。

(3)落叶型天疱疮。落叶型天疱疮的皮损特点为对称分布,呈松弛性水疱,广泛糜烂,叶状结痂。水疱可泛发全身,口腔受累少,尼氏征阳性。患者预后差,但病程10年以上者预后较好。

(4)红斑型天疱疮。红斑型天疱疮是落叶型天疱疮的良性型,皮损特点为红斑、结痂,类似盘状或系统性红斑狼疮、脂溢性皮炎,好发于头面及胸背上部,尼氏征阳性。患者自觉瘙痒,全身症状不明显,预后好,可向落叶型天疱疮或寻常型天疱疮转化。

(四)大疱性皮肤病的治疗

大疱性皮肤病目前的治疗手段主要是口服类固醇皮质激素,对顽固的病例必要时需佐以免疫抑制剂(如环磷酰胺、氨甲蝶呤等)。

(1)支持疗法。支持疗法较为重要,故患者常需补充蛋白质、水分、电解质及维生素等。有时尚需输血和输新鲜血浆。

(2)类固醇皮质激素治疗。大疱性皮肤病首选类固醇皮质激素治疗。

(3)免疫抑制剂。使用免疫抑制剂的目的是减少激素的用量及其不良反应。可使用环磷酰胺、氨甲蝶呤。可用氨甲蝶呤5～10 mg加0.9%的生理盐水20 mL静脉注射,每周2次;或环磷酰胺200 mg加0.9%的生理盐水20 mL静脉注射,隔日1次;或环磷酰胺100 mg加0.9%的生理盐水20 mL静脉注射,每日1次。使用时要注意监测免疫抑制剂的不良反应。

(4)氨苯砜。氨苯砜对红斑型天疱疮有一定的疗效,每天服2～3次,每次50 mg。

(5)局部治疗。患者需加强保暖及皮肤护理,防止继发感染。对开始出现的较大的水疱可抽取疱液,使疱壁紧贴疱底,水疱壁可以作为保护创面的敷料。如果水疱被蹭破而出现创面,可使用银离子敷料和亲水性敷料换药。

(沈卫民)

参考文献

[1] 方登富,张波,顾平,等.抗癫痫药物所致重症皮肤过敏反应与HLA-B1502基因的关联性[J].解放军预防医学杂志,2018,36(4):53-55+68.

[2] 付培培,杨爱君.新生儿葡萄球菌性烫伤样皮肤综合征临床分析[J].中国医刊,2015,50(11):23-25.

[3] 黎红,王玉芬,张沁丽,等.卡马西平致中国不同地区皮肤不良反应与HLA-B□

1502 等位基因的相关性研究进展[J].世界最新医学信息文摘,2020,20(6):71-73.

[4] 黄朵,李兵发.薄型泡沫敷料在大面积表皮剥脱重症药疹病人中的应用效果[J].护理研究,2021,35(2):349-351.

[5] 刘燕.美皮康敷料在中毒性表皮坏死松解症患者中的应用效果[J].护理实践与研究,2019,16(14):150-151.

[6] 刘维海,常青.药物外渗的原因分析及处理措施[J].中国医院用药评价与分析,2020,20(09):1150-1152.

[7] 任长友,杨水新,方红梅.药物性皮肤损害与 HLA-B 相关性研究进展[J].中国现代应用药学,2009,26(5):368-371.

[8] 张春波.药物不良反应所致皮肤损害的临床分析[J].中国卫生标准管理,2015,6(15):145-146.

[9] ACHTEN G,LEDOUX-CORBUSIER M.Lyell's toxic epidermal necrolysis:histologic aspects[J].Arch Belg Dermatol Syphiligr,1970,26(2):97-114.

[10] BASTUJI-GARIN S,RZANY B,STERN R S,et al.Clinical classification of cases of toxic epidermal necrolysis, Stevens-Johnson syndrome, and erythemam multiforme[J].Archives of Dermatological Research,1993,129(1):92-96.

[11] BASTUJI-GARIN S,FOUCHARD N,BERTOCCHI M,et al.SCORTEN:a severity-of-illness score for toxic epidermal necrolysis [J]. Journal of Investigative Dermatology,2000,115(2):149-153.

[12] BEN A H,FOGH K,VESTERGAARD C,et al.Pyoderma gangrenosum and interleukin inhibitors:a semi-systematic review[J].Dermatology,2022,238(4):785-792.

[13] BERKLEY S F,HIGHTOWER A W,BEIER R C,et al.Dermatitis in grocery workers associated with high natural concentrations of furanocoumarins in celery[J]. Annals of Internal Medicine,1986,105(3):351-355.

[14] CÉSAR A,CRUZ M,MOTA A,et al.Erythroderma:a clinical and etiological study of 103 patients[J].Case Reports in Dermatological Medicine,2016,10(1):1-9.

[15] CHOI J Y,HWANG S,LEE S H,et al.Asymptomatic hyperpigmentation without preceding inflammation as a clinical feature of citrus fruits-induced phytophotodermatitis[J]. Annals of Dermatology,2018,30(1):75-78.

[16] CROITORU D,NADERI-AZAD S,SACHDEVA M,et al. A wound care specialist's approach to pyoderma gangrenosum[J]. Advances in Wound Care(New Rochelle),2020,9(12):686-694.

[17] FRANCESCHI J,DARRIGADE A S,SANCHEZ-PENA P,et al.Pyoderma gangrenosum after mRNA-based SARS-CoV-2 vaccine[J].Journal of the European Academy of Dermatology and Venereology,2022,36 (12):e969-e970.

[18] FRANTZ R,HUANG S,ARE A,et al.Stevens-Johnson syndrome and toxic

epidermal necrolysis：a review of diagnosis and management［J］．Medicina（Kaunas），2021,57(9):895.

［19］HANDLER M Z，SCHWARTZ R A.Staphylococcal scalded skin syndrome：diagnosis and management in children and adults［J］.Journal of the European Academy of Dermatology and Venereology,2014,28(11):1418-1423.

［20］JABER S H，COWEN E W，HAWORTH L R，et al.Skin reactions in a subset of patients with stage Ⅳ melanoma treated with anti-cytotoxic T-lymphocyte antigen 4 monoclonal antibody as a single agent［J］.Archives of Dermatological Research,2006,142(2):166-172.

［21］KHOI T A，SHIREEN S.Stevens-Johnson syndrome and toxic epidermal necrolysis：an Australian analysis of treatment outcomes and mortality［J］.Journal of Dermatological Treatment,2019,30(7):56-76.

［22］LIOTTI L，CAIMMI S，BOTTAU P，et al.Clinical features，outcomes and treatment in children with drug induced Stevens-Johnson syndrome and toxic epidermal necrolysis［J］.Acta Biomaterialia,2019,90(3-S):52-60.

［23］MARONESE C A，PIMENTEL M A，LI M M，et al.Pyoderma gangrenosum：an updated literature review on established and emerging pharmacological treatments［J］.American Journal of Clinical Dermatology,2022,23(5):615-634.

［24］MAVERAKIS E，MARZANO A V，LE S T，et al.Pyoderma gangrenosum［J］.Nature Reviews Disease Primers,2020,6(1):81.

［25］MIYASHIRO D，SANCHES J A，MIYASHIRO D，et al.Erythroderma：a prospective study of 309 patients followed for 12 years in a tertiary center［J］.Scientific Reports,2020,10(1):9774.

［26］KHALED A，SELLAMI A，FAZAA B，et al.Acquired erythroderma in adults：a clinical and prognostic study［J］.Journal of the European Academy of Dermatology and Venereology,2010,24(7):781-788.

［27］KITISIN T，SUKPHOPETCH P.Erythroderma and skin desquamation in paederus dermatitis［J］.Case Reports in Medicine,2021,2021:7257288.

［28］KRIDIN K，COHEN A D，AMBER K T.Underlying systemic diseases in pyoderma gangrenosum：a systematic review and meta-analysis［J］.American Journal of Clinical Dermatology,2018,19(4):479-487.

［29］KRIDIN K.Pemphigus group：overview，epidemiology，mortality，and comorbidities［J］.Immunologic Research,2018,66(2):255-270.

［30］PHEDY P，DJAJA Y P，BOEDIJONO D R，et al.Hypersensitivity to orthopaedic implant manifested as erythroderma：timing of implant removal［J］.International Journal of Surgery Case Reports,2018,49:110-114.

[31] SAVIA A，ÁLVAREZ F. Pyoderma gangrenosum in deltoid region[J]. Medicina(B Aires)，2022，82(1)：161.

[32] SCHMIDT E，KASPERKIEWICZ M，JOLY P，et al.Pemphigus[J].Lancet，2019，394(10201)：882-894.

[33] SHEN W，CUI J，CHEN J，et al.Reconstruction of sternal cleft and aplasia cutis with a medpor and a rectus abdominis musculocutaneous flap[J].Journal of Craniofacial Surgery，2012，23(1)：169-171.

[34] SIGURDSSON V，TOONSTRA J，VAN VLOTEN W A，et al. Erythroderma[J]. Nederlands Tijdschrift voor Geneeskunde，1996，140(31)：1592-1595.

[35] SILBERSTEIN E，PAGKALOS V A，LANDAU D，et al. Aplasia cutis congenita：clinical management and a new classification system[J]. Plastic and Reconstructive Surgery，2014，134(5)：766e-774e.

[36] SMITH K N，BISBEE E L，KALLIS P J，et al.Erythroderma in a neonate[J]. JAAD Case Reports，2022，21：97-100.

[37] SUN W，RICE M S，PARK M K，et al.Intake of furocoumarins and risk of skin cancer in 2 prospective US cohort studies[J].The Journal of Nutrition，2020，150(6)：1535-1544.

[38] TAN G F，KONG Y L，TAN A S，et al.Causes and features of erythroderma[J]. Annals of the Academy of Medicine，Singapore，2014，43(8)：391-394.

第二十七章　医源性创面

皮肤是人体最外层的保护组织或器官,随着人们对医疗质量及生存质量的重视,创面问题日益突出,越来越受到关注。早在希波克拉底时代,人们就认识到,治疗者不仅能治疗疾患,也可能带来潜在的伤害。对此,人们将由医疗操作导致的创面称为医源性创面。本章将对医源性创面的预防、治疗与康复进行阐述。

第一节　定义与分类

一、医源性创面的定义

医源性创面(iatrogenic wound)是指在医疗过程中,由于医务人员(包括医生、护士和技师等)进行必需的药物治疗、应用医疗器材等医疗处置,造成生物(如微生物感染)、物理(如光、电、离子照射、机械力等)、化学(如药物等)、机体自身(如年龄、神经、免疫、代谢等)生理因素等引起的皮肤及皮下软组织连续性破坏,还可合并脂肪和肌肉等深层组织的缺损、感染、植入物外露等。

二、医源性创面的分类

除一般创面的分类方式外,医源性创面本身可以有不同的分类方式。

根据发生原因,医源性创面可以大致分为医疗外科手术伤口感染(含植入物外露)、医院获得性压力性损伤(含医疗器械相关压力性损伤和医用黏胶相关性皮肤损伤)、药物引起的皮肤损伤、医院获得性放射性损伤等。

此外,医源性创面还可分成医疗过程中不可避免的创面(unavoidable wounds)和应该尽量避免的创面(avoidable wounds)两大类。前者主要是治疗本身必须要形成的创面,如供皮、供瓣区创面,这类创面多为急性创面,属无菌创面,愈合能力较强,往往呈一类愈合;后者则是需要在各类医疗工作中尽量避免的,包括各种医疗干预相关的(如各种生物材料或人工材料的外露)、某些药物的不良反应(如化学侵蚀)、医疗操作失误(如放射治疗导致的皮肤坏死,化疗药物外渗导致的局部皮肤坏死)形成的创面,这类创面若处理不当,一部分将会转为慢性创面。

第二节 相关危险因素

医源性创面的发生与机体自身状况及医疗活动是否规范密切相关。各种不同类型的医源性创面有不同的相关危险因素,总体来说包括以下几方面。

一、全身因素

(一)年龄

婴幼儿免疫系统发育不完全,老年人免疫系统功能衰退、皮肤组织老化,均易造成手术切口感染,是产生医源性创面的重要因素。

(二)营养因素

全身营养障碍时,机体易发生负氮平衡,使皮下脂肪减少,肌肉萎缩;皮肤受压时,受压处因缺乏脂肪和肌肉组织的保护,导致皮肤对压力的敏感性降低,容易引起缺血缺氧,从而引发压力性损伤,而压力性损伤长期未愈也将增加机体营养物质的消耗,引起继发性营养不良。

(三)代谢性疾病

合并基础疾病是造成外科手术术后伤口感染的一大危险因素,如肥胖患者易发生手术后切口脂肪液化裂开、感染,糖尿病患者术后可因糖代谢障碍而影响切口愈合。

(四)长期行激素、肿瘤化疗等药物治疗

长期服用激素者,其免疫系统受抑制,发生感染的潜在风险增加,并有皮肤变薄、脂肪组织肥厚、皮下出血、骨质疏松、组织愈合能力差的特点。肿瘤化疗药物或细胞毒性药物会引起各种毒性不良反应,其中长春碱类、蒽环类、烷化剂等药物均可致渗出性坏死及(或)疱疹。肿瘤化疗药物导致的皮肤损伤是创面修复专科要面对的最严重的皮肤并发症之一。除此之外,一些抗凝药、免疫抑制剂等也可导致皮肤损害。

(五)吸烟

研究发现,吸烟者伤口并发症发生率明显高于曾经吸烟者和不吸烟者。烟草中的尼古丁可造成动脉血流速度减慢,且烟草燃烧释放的一氧化碳可与氧竞争性结合血红蛋白,最终导致创面附近组织供氧量下降;吸烟导致的组织缺氧还会造成肠道内厌氧菌群滋生,破坏正常菌群环境,导致患者免疫功能下降,诱发机体多功能蛋白及核心蛋白聚糖表达异常,降低皮肤成纤维细胞中的蛋白聚糖水平,影响胶原纤维合成,削弱创面愈合能力。

二、局部因素

(一)局部皮肤屏障受损

失禁性皮炎(incontinence associated dermatitis,IAD)是临床上最常见的一种潮湿相关性皮肤损伤,又称尿布皮炎、会阴部皮炎等,是指皮肤长期或反复暴露在尿液或粪便中引起的皮肤损伤与炎症。该病患者因皮肤屏障受损,更容易在压力、剪切力、摩擦力的影响下合并压疮的形成。本病在重症监护室患者中的发病率为 20.4%～36.0%,积极处理失禁性皮炎也是预防压疮的重要举措。

(二)放射治疗

肿瘤患者接受放射治疗时,皮肤常会遭受损伤,主要表现为上皮生发层细胞和皮下血管受损,特别是基底层表皮干细胞属于对辐射较敏感的细胞,受到伤害更加明显,进而使上皮化延迟。因此,表皮基底细胞损害可能是医院获得性放射损伤的重要诱因。

(三)其他因素

重症住院患者常接受各种侵入性检查和治疗,如各种静脉导管插管、动脉导管插管、气管插管等,形成伤口或创面的机会明显增多。各类手术后的血肿、死腔也可能成为外科伤口裂开的重要因素。

三、医疗操作

手术时间越长,外科术后发生多种并发症的风险越大。目前已证实,手术时间超过 120 min 是外科伤口并发症的独立危险因素,深部感染率更是与手术时间有密切关系。

住院时间延长使出现医源性创面的机会增加。有研究显示,住院时间超过 2 周的患者发生医院感染的机会大大增加,而伤口感染占医院感染的第三位。

二、三类切口清创不彻底是造成医源性感染的重要因素。彻底清理切口,良好地缝合关闭死腔,放置冲洗管和引流管,视情况掌握缝线张力以避免过度水肿导致循环障碍,都是医疗操作中避免伤口裂开的重要举措。

手术室的管理与切口感染关系密切,加强手术室管理能有效控制外科手术部位的感染,如术前手消毒方法、术中手术间内人员的流动、连台手术间的环境清洁与消毒、术者的无菌技术操作等。

第三节　治疗原则

医源性创面既可以是急性的,也可以转为慢性创面。慢性医源性创面一般是污染性的,甚至多伴有感染,常常发展成难愈性创面(hard-to-heal wounds or difficult-to-heal wounds)。在临床工作中,我们应该避免医源性创面的发生,而将不可避免的急性创面处理得当,使其尽早一期愈合;对于已产生的慢性创面,则应尽早干预,阻断病原菌从污染到定植,再由定植转为感染的发展过程,在合适的时间窗内完成修复。

一、掌握创面发生的详细病史

(一)现病史

在创面出现进程中,主要创面症状的变化或新症状的出现都可视为病情的发展与演变,治疗经过更是诊疗医源性创面时所必须了解与掌握的。需要掌握的具体内容包括:①创面出现的时间、缓急,可能的病因和诱因(必要时包括起病前的一些情况)。②主要症状或体征,如气味、渗液量的多少、分泌物的颜色和黏稠度、疼痛等出现的时间;创面周围的颜色、温度、感觉、平整度等;创面基底的坏死组织和肉芽的颜色、肿胀程度及其演变过程。③伴随症状的特点及变化,对具有鉴别诊断意义的重要阳性和阴性症状(或体征)亦应加以说明,如疼痛的性质、踝肱比等。④对患有与本病有关的慢性病(如糖尿病、高血压等)或旧病复发者,应着重了解其初发时的情况、重大变化以及复发的情况。⑤发病以来曾在何处做过何种诊疗(包括诊疗日期,检查结果,用药名称及剂量、用法,手术和非手术方式,疗效等)。⑥与创面修复无关的未治而仍需诊治的其他重要伤病(如截瘫、恶性肿瘤等)。⑦发病以来的一般情况,如心理、精神、食欲、食量、睡眠、大小便、体力和体重的变化等。这些内容对评价急/慢性创面患者的全身情况及决定采取何种辅助治疗十分有益。

(二)既往史

既往史是指患者本次发病以前的健康及疾病情况,特别是与现病可能有密切关系的疾病,按时间先后记录,内容主要包括:①既往一般健康状况。②是否患过传染病、地方病和其他疾病,发病日期及诊疗情况。对患者以前所患的疾病,诊断肯定者可用病名,但应加引号;对诊断不肯定者应简述其症状。③有无预防接种、外伤、手术史,以及有无药物、食物和其他接触物过敏史等。④了解慢性疾病的控制情况(如血压、血糖等),扼要了解患者某个系统是否发生过疾病,以及与本次创面之间是否存在因果关系。

(三)个人史

(1)出生、成长及居留的地点和时间,受教育程度和业余爱好等。

(2)起居习惯、卫生习惯、饮食规律、烟酒嗜好及其摄入量,有无其他异嗜物和麻醉毒品摄入史,有无重大精神创伤史。

(3)从事过的职业、劳动保护情况及工作环境等,重点了解患者有无经常与有毒有害物质接触史,并应注明接触时间和程度等。

(4)有无冶游史,是否患过梅毒、淋病等。

(5)对儿童患者,除需了解出生前母亲怀孕及生产过程(顺产、难产)及是否足月外,还要了解喂养史、生长发育史。

（四）家族史

要了解创面患者父母、兄弟姐妹及子女的健康情况,有无与患者同样的病史(如高血压、糖尿病等),有无与遗传有关的疾病。

二、资料的留取

照片可以提供皮肤受损的视觉记录。在拍摄前,医师有义务告知患者拍摄的内容及可能的用途,并获得患者的知情同意(特别是含有隐私部位的照片),以避免法律风险。多角度、全方位的拍摄(含照片和视频)可以协助临床医护人员做出临床医疗护理决策,也可为可能出现的诉讼案件提供文件支持。将拍摄照片的时间和方法标准化至关重要。

拍摄时,采用同一角度、同一方向、同一背景、同一体位、同一光源,使用微距摄取近景创面照片,同时拍摄能表明部位和大小的远景照片。使用数码相机拍摄时,为了获得更好的清晰度,建议相机分辨率不小于 300 万像素。必须在照片上留下拍摄日期、时间以及患者的识别信息。照片上还应该有显示创面大小的标尺及色度分辨,便于前后对照。若创面在肢体,应至少包括两个关节。

对创面进行长宽测量及深度测量时,若有窦道、腔隙,应采用适当物品(棉签、镊子等)探测,按照时钟标明腔隙方向。如遇关节腔外露、大量分泌物流出等情况,可加拍视频。

若要留取术中照片,首先应将创面擦拭干净,将不必要的纱布、手术器械移除,关闭手术灯避免反光,必要时可更换手术单,然后选取最佳暴露角度拍摄。

三、医源性创面的评估

（一）创面情况

创面情况包括医源性创面的面积、深度、潜行、边缘创面床基底组织的颜色和类型、创面边缘和周围组织的情况等。对医源性创面患者的评估内容还应包括创面的部位和分期、分泌物性状、疼痛等。

（二）压疮愈合计分量表

医生可借助美国压疮咨询委员会(NPUAP)1998 年颁布的压疮愈合计分量表(pressure ulcer scale for healing,PUSH),从面积、组织类型和渗液量三方面进行动态评估计分,最高 17 分表示压疮严重,0 分表示愈合,分数下降表示治疗有效,分数不变表示治疗无效,分数上升表示情况恶化。无效和恶化均要查找原因。

（三）创面渗液评估

渗液性状包括浆液性液体、清亮液体、血性液体、脓性液体(由感染或炎症过程产生的炎细胞和组织碎片组成)。渗液量评估是选择处理方法和敷料的一个重要参考。

(1)无或少量渗液:当去除敷料时能够检测到敷料被渗液浸湿的面积少于 33%(敷料的 1/3 以下)。

(2)中量渗液:渗液覆盖敷料面积的 33%～67%(敷料的 1/3 以上,2/3 以下)。

(3)大量渗液:渗液覆盖敷料面积的 67% 以上(敷料的 2/3 以上)。

(四)初始评估与后续定期的评估

医源性创面评估内容包含初始评估记录、持续性变化以及干预措施。初始评估是基线评估,这部分评估内容可与后续定期的评估结果以及医源性创面出现明显变化时的评估结果相比较。

(五)快速和准确评估

为了帮助记忆,可使用助记法(WOUND PICTURE)来进行快速和准确评估,即 W(wound,医源性损伤的位置)、O(odor,更换敷料前和期间气味的评估)、U(until,损伤的分期)、N(necrosis,坏死组织的比例)、D[dimension,创面的维度(形状、长度、宽度、深度)、渗液性状和量(少、中、大量)]、P(pain,疼痛,如发生时间、缓解方法、患者主诉、0～10 的评分)、I(involve,周围组织的硬度)、C(color,创面床的颜色,如红、黄、黑或组合)、T(tract,窦道,记录深度和方向,针对患者的左、右、头、足侧)、U(under,潜行,记录长度和方向,使用时钟法进行描述)、R(red,周围皮肤发红或出现其他颜色)、E(elasticity,创面周围皮肤边缘松或紧,是否平滑、向内翻卷)。

(六)评估的频率

医源性损伤评估的频率通常是由其特征、治疗方式、管理规定所决定,其中医源性损伤特征是决定评估频率的重要因素。借鉴其他慢性创面最新的国际准则规定,医源性损伤患者入院时进行一次评估,此后至少每周评估一次,或在有任何恶化迹象时进行评估。

(七)风险评估

对已发生医源性损伤的患者要按照压疮评分表,即布拉登(Braden)量表进行风险评估,每日一次。对不同风险的患者进行分级预防,包括定时翻身并记录,使用经过评价的有效减压床垫,班班交接皮肤情况等。创面记录是创面评估的一个重要组成部分,每一次创面评估应全面、准确、明了地记录,随后签署记录者的全名以及评估日期和时间。

上述常用的风险评估工具尚不能充分评估医疗器械相关性风险。尽管评估内容中的"潮湿"和"摩擦力和剪切力"以及"组织灌注和氧合"等会受到器械的影响,但是仍十分不足,在评估时应该包括对器械的评估。

第四节 预防与治疗

一、医源性创面的预防

(一)主观方面

(1)对医务人员要加强医德教育,提高其责任心。许多医源性疾病都是由于医务人员不负责、心不在焉、草率从事造成的。因此,加强对医务人员责任心的教育,令其以高度负责的精神对待每一位患者,是预防医源性损伤的关键。

(2)制定和完善规章制度。卫生行政部门和医疗卫生机构应制定严格的规章制度,并要求医务人员必须严格遵守,且要奖惩分明,绝不姑息。

(3)防治医源性创面的管理、监督和指导机构有归属。依靠医院质量管理科(或办公室)、医院感染控制科、科室质控小组和负责人等,对预防和控制医源性创面十分重要。

(4)加强培训,提高医务人员的职业素质和技术水平。有些医源性创面是由于医务人员技术水平不高造成的,如皮瓣分离、显微外科吻合技术等。提高医务人员的技术水平,让医务人得到专业培训,掌握对特殊情况的处理(如皮瓣血管痉挛、静脉回流受阻等),可防止或减少医源性创面的发生。

(5)严格消毒,采取隔离措施,严防医源性感染的发生。在医源性创面中,医源性感染占相当大的比例,预防医源性感染的关键是抓好一类危险器材的灭菌和二、三类危险器材的消毒;医院、科室均应有人专门分管消毒工作,并严格按照消毒及隔离制度执行。

(二)客观方面

(1)预防创面感染。虽然医源性创面早期多为无菌创面,但稍有不慎就会发生感染,导致创面加深,甚至遗留瘢痕,所以术后预防创面感染非常有必要。局部的处理十分关键,强调创面处理时的清洁,保持创面干燥,减少渗出,避免发生感染,大部分创面可自行愈合。必要时可使用抗生素软膏类。

(2)促进创面愈合。急性创面只要能控制感染,防止加深,都能在1~2周愈合。创面处理方法不同,愈合时间会有一些差异。创面可直接喷敷生长因子类或壳聚糖类药物,随即用单层凡士林纱布或水凝胶等材料覆盖,其边缘应超出创缘2~3 cm,加盖干纱布敷料10~15层及棉垫,或适合创面的功能敷料,胶布固定后再用绷带加压或适度包扎,避免敷料移位造成创面感染。若为关节等活动区域则应适当制动,防止敷料滑动移位。应经常检查敷料有无松动、滑脱或渗出物增多等情况。如无感染发生,无须更换敷料,可去除外层敷料,施以红(外)光照射,保持干燥,或使用一些新型敷料。但供皮区切取皮片较厚时,愈合时间可能延至3周,应加强护理,促进愈合。

(3)创面内异物的处理原则。浅层异物易发现,深层异物需依靠超声波、X射线定位,必要时可用探针检查。特别要注意的是有无异物(包括各类植入物)露出,这类创面最好能做细菌培养和药敏试验。当出现创面内异物时,对医源性创面的处理原则与其他创面的治疗原则略有不同,如一些植入假体必须取出,有些则是能够保留且必须保留的,如耳再造、关节置换、动脉夹层人工血管置换后等,否则前期的治疗就会失败。选取血运较好的组织尽早覆盖创面,对时间窗的把握十分关键。

二、医源性创面常用的治疗手段

医源性创面的处理要点通常包括:①控制全身感染。②局部清创,去除坏死组织和微生物膜。③清洁创面,保留创面内的植入物(包括人工血管、心脏起搏器、关节假体等),采用高压冲洗枪、过氧化氢溶液、生理盐水反复冲洗,最后用新型冲洗液冲洗后进行封闭式负压吸引(包括间歇地滴注冲洗液和负压吸引),为覆盖创面提供良好的创基做准备。④手术治疗,直接在术中进行植皮或(肌)皮瓣转移覆盖创面。

(一)创面冲洗

创面冲洗是一种被广泛应用的治疗手段,在创面管理中发挥着很重要的作用,其可以水化创面,去除细胞碎屑、异物、凝血块,同时减少表面微生物或局部残留的药物和敷料。

1.创面冲洗器械

创面冲洗包括超声清创冲洗、低压大流量冲洗、脉冲冲洗、注射器冲洗等不同的机械清创方式。

2.涡流(whirlpool)疗法

涡流疗法也称水疗(hydrotherapy),最初用于疼痛管理,但后来被发现可以用于创面管理。水疗可以使敷料被缓慢和轻柔地取下,减轻患者在更换敷料时的疼痛;温暖的水温还可促进创面局部的血液供应,缓解患者的紧张情绪;大的浴缸可以提供浮力,帮助患者进行物理治疗。水疗适用于感染伤口、渗出较少的创面、厚痂皮的创面以及创面表面疏松附着坏死组织或黏稠渗液的创面等。典型的水疗每次持续 20～30 min,每周 3～4 次,但该治疗仅适合短期应用。

3.冲洗液的量

既往临床常用“大量冲洗”的方法治疗医源性创面,但很少有资料表明准确的冲洗量。有学者推荐,一般情况为 3 L,中等感染情况为 6 L,严重感染情况为 9 L 以上,以减少细菌负荷,预防感染。但这种冲洗量尚缺乏理论根据,有待进一步探讨。

4.冲洗液的类型

最常用的冲洗液类型是生理盐水,普通的生理盐水作为冲洗液只能清理漂浮于创面表面的组织残渣,对黏附在创面上的物质清理效果较差。也可在冲洗液中加入碘伏、氯己定、新洁尔液、抗生素、肥皂液等。

新型冲洗液具有中性、安全、吸收完全、冲洗彻底、改善手术环境、多功能协同、促进创面愈合的特点,能够很好地弥补生理盐水的不足。新型冲洗液具有一定黏度,其良好的吸附性及流动性能够快速、彻底地吸附创面上的血污、组织残渣和病原菌等污染物,保持术野清晰,改善创面环境,提高手术质量。同时,新型冲洗液通过高分子的吸附特性,吸纳分泌物进入羧甲基纤维素高分子链的三维结构内部,能有效封装大量潜在的致病菌(如铜绿假单胞菌和金黄色葡萄球菌等),阻拦外界细菌侵入,大幅减少创面上的细菌总数,降低感染的发生率,减少抗生素的使用。

5.冲洗的压力

低压或高压水流清创可以清除创面的细菌及坏死组织碎片等,但也有观点认为,该方法可能会将细菌带到更深的软组织内。研究显示,最适宜的冲洗压力为 191～718 Pa,小于 191 Pa 的压力不足以清除表面的细菌,而大于 718 Pa 的压力会导致细菌及碎屑被冲入正常组织。采用 35～50 mL 注射器,连接 19 号针头对创面表面进行冲洗可取得良好效果。但也有学者认为有效的压力为 3.35 kPa,仅凭注射器针头很难达到这样的压力。

（二）清创

医源性创面的处理,最关键的基础就是清创。创面初期处理的好坏,对创面愈合、组织功能和形态恢复起着决定性作用。清创的目的在于为创面提供适宜愈合的微环境和能生长的创基,为达到这个状态,通常需要持续而非一次性的干预。清创干预应尽早进行,尤其是伴有污染或感染的创面。多数观点认为,在越短的时间内(尤其是 2 周之内)进行清创,将使手术的成功率大幅提高,这可能与微生物膜(biofilm,也称生物被膜)的形成有关。

虽然现在有非手术式(药物、蛆虫等)的清创,但外科式清创无法替代,其优势包括:①在闭合手术切口前去除切口中的各种异物(如微粒物质和细菌等),降低创面微生物负荷,是预防切口感染的重要措施之一。②扩大术野,解剖层次清楚,能避免遗漏潜行腔隙,减少出血及术后感染,提高手术成功率,促进愈合。

（三）创面负压-灌（滴）注治疗

1.概述

创面负压是一种广泛用于治疗急/慢性创面的技术,详细内容参见本书第十二章第七节的有关内容。但是,在创面负压治疗的临床应用中,常常出现引流液不畅、堵管等现象,创面清洁能力不足、治疗手段单一、长期应用可靠性下降等缺陷也逐渐显现出来。在此基础上,将液体主动灌注与负压吸引相结合而产生的创面负压-灌（滴）注治疗(negative pressure wound therapy with instillation,NPWTi)技术开始成为研究者和临床医生关注的热门。该方法不仅保留了创面负压技术的优势,还能提供有效、经济、持续的创面给药,在清理创面深部残留坏死物质和创面分泌物、加速肉芽生长方面具有一定的优势,已有逐渐取代传统创面负压治疗技术应用于临床创面治疗的趋势。

2.NPWTi 的特点

NPWTi 是 NPWT 的改良和优化,具有如下特点:

(1)所需装置:NPWTi 所需装置包括负压吸引装置、引流管、半通透膜和特殊的多孔泡沫状敷料。NPWTi 除了有负压吸引功能外,还可以持续或间断地向创面局部灌注液体甚至气体。

(2)所用敷料:NPWTi 所用的敷料与传统创面负压治疗敷料相似,包括聚乙烯醇敷料和聚氨酯敷料,其中聚氨酯敷料具有更好的疏水性,能提供更大的机械张力,更有利于肉芽组织的生长。

(3)灌（滴）注液的选择:NPWTi 最早使用的灌（滴）注液是生理盐水或者含抗生素液体。进一步研究发现,消毒制剂类灌（滴）注液体在创面浸泡阶段更能有效地清除坏死组织及促进创面修复。目前常用的灌（滴）注液包括聚六亚甲基双胍盐酸盐溶液［拉瓦塞特(Lavasept)溶液］、氧化氯化合物溶液［达金氏(Dakin's)溶液］、普朗特(Prontosan)溶液

(0.1%的聚盐酸己双胍和聚乙烯酮碘)及硝酸银溶液等。这些灌(滴)注液能很好地降低创面分泌物的黏度,并具有一定的抗菌作用,更好地引流创面分泌物及坏死组织,减轻创面局部细菌负荷,从而优化创面局部的微环境,但目前灌(滴)注液体的选择尚无循证医学的广泛证据和明确的指导规范,有待进一步研究。灌(滴)注液在创面停留的时间过短不利于清除创面分泌物及细菌,时间过长容易导致局部漏气,一般灌(滴)注液在创面的停留时间为 10 min。

3.NPWTi 的作用机制

当前的研究显示,NPWTi 的作用机制可能涉及以下两方面。

(1)更好地引流创面组织分泌物及失活组织,减轻创面水肿,改善局部微环境。与传统的创面负压治疗相比,NPWTi 通过负压抽吸使灌注液回流,能更好地减少堵管发生率,降低创面分泌物的黏度,引流局部分泌物及坏死组织,同时能多带走一些代谢废物和毒素,从而减轻创面局部水肿,优化创面局部微环境,促进创面肉芽组织的生成及创面愈合。

(2)明显减轻创面局部的细菌负荷。慢性感染性创面由于局部微循环异常及常伴有高血糖全身疾病等原因,导致感染程度较重且多为多重细菌感染,并有耐药菌株,抗感染治疗时间长。NPWTi 借助负压及灌注液的双重作用,能更好地降低创面局部的细菌负荷,加快创面修复。

(四)持续氧灌注下负压封闭引流和高压氧治疗

1.持续氧灌注下负压封闭引流治疗

由于存在厌氧菌感染,故创面负压治疗是否会为厌氧菌繁殖提供局部缺氧环境始终存在争议,因此在 NPWTi 的基础上,给予气体灌注也是治疗难愈性创面的一种选择。其机制除上述 NPWTi 的机制外,还包括以下机制。

(1)富氧环境的抗菌机制:①创面内厌氧菌缺乏细胞色素、细胞色素氧化酶和氧化氢酶等,在富氧条件下,厌氧菌的生长受到抑制。②白细胞抗菌作用依赖过氧化物、超氧化物以及由分子氧衍生的其他还原氧,局部高氧分压使由分子氧衍生的还原氧增多,增强了杀菌功能。③吞噬细胞在氧充足的条件下对许多需氧菌的杀伤作用增强。

(2)负压及富氧环境对组织的保护作用:①负压及富氧环境均可使微血管扩张,局部血液循环加快,改善缺血低氧状态的组织血供,促进毛细血管再生及侧支循环建立。②富氧环境下,白细胞与血管内皮细胞黏附作用减弱,从而减少了白细胞(尤其是活化的白细胞)对血管内细胞的刺激和损伤作用。③富氧环境下对白细胞和血小板的激活减少,从而减少了因细胞聚集黏附导致的微循环栓塞。④富氧可加快血管内皮细胞的增殖,加快毛细血管向创面延伸,促进巨噬细胞浸润,有利于病灶的清除。⑤富氧使成纤维细胞对氧的利用率增加,促进了血管内皮细胞和基底膜周边细胞的修复,加速了成纤维细胞的增生及胶原蛋白合成释放,促进肉芽及上皮生长,加快创面愈合。

2.高压氧治疗

氧气促进创面愈合的发展大致经历了三个阶段:①全身高压氧辅助治疗(hyperbaric

oxygen,HBO),其成本高昂且会引发中枢神经紊乱等不良反应。②局部高压氧治疗(topical hyperbaric oxygen,THBO),其依然存在成本高昂的问题,并且难以灭菌,经常发生交叉感染。虽然有一些演进的 THBO 方案,比如使用聚乙烯(polyethylene,PE)袋及尼龙袋进行局部供氧,但对材料和封口要求较高,并且需要大型供氧设备,已逐渐被淘汰。③小型局部供氧装置与创面敷料结合。随着供氧装置及技术的发展,出现了可以进行家庭护理的供氧方式,在这些装置中,有些需要与创面敷料配合使用,有些则在敷料中已经具备了供氧功能,即含氧敷料。

高压氧治疗的作用机制如下:

(1)高压氧促进成纤维细胞生长,可填补组织缺陷并支持新生血管的胶原沉积过程。氧能加速糖胺聚糖的合成,充足的氧是成纤维细胞释放胶原过程中羟基化的必备条件。高氧条件能增强胶原和糖胺聚糖的合成。周期性地暴露于高压氧可以直接作用于成纤维细胞胶原的合成和血管的生长。

(2)高压氧通过增强抗微生物活性促进创面愈合,这是通过增强中性粒细胞凋亡而实现的。单独高氧和压力处理似乎有利于 HBO 诱导的抗微生物活性和凋亡,这是解释HBO 能有效治疗难愈合创面的另一种凋亡机制。

(3)高压氧促进血管生成。血管生成是一个复杂的过程,尽管一些非血管内皮特异性生长因子和转录因子参与血管形成,但血管内皮特异性生长因子是主要调节者,包括血管内皮生长因子(vascular endothelial growth factor,VEGF)和血管生成素。血管生成能恢复氧和养料供给,是创面愈合的重要过程。高压氧能促进创面血管生成和上皮形成的体内效应,能有效逆转巨噬细胞减少带来的对创面上皮形成和新血管生成产生的负面效应。充足的氧能保证上皮和肉芽形成,而低氧加速新生血管形成可能是组织对低氧状况的一种代偿反应。

(五)生物治疗

细胞治疗是生物治疗的重要代表,目前临床上用于创面修复的细胞主要有角质形成细胞、成纤维细胞、胚胎干细胞、表皮干细胞、骨髓间充质干细胞、真皮多能干细胞、脂肪干细胞等,也包括新定义的分泌性细胞——血小板。国内外研究表明,富血小板凝胶或富血小板血浆具有明显的促进创面修复的能力,且在临床中已有广泛应用。

1.浓缩血小板及其衍生物

浓缩血小板治疗(enriched platelet treatment,EPT)是通过离心的方法从自体血液中提取血小板及血浆的浓聚物,即富血小板血浆(platelet rich plasma,PRP)。目前临床应用的 PRP 的血小板浓度为基础血浆的 2 倍以上,普遍认可的 PRP 的血小板浓度是正常血小板浓度的 4~8 倍。PRP 来源于自体,不会产生免疫排斥反应,无传播疾病的风险且取材方便、安全可靠。PRP 被激活后可以释放多种生长因子和细胞因子,在组织再生和修复的过程中参与细胞迁移、分裂、分化以及组织血管生成、细胞外基质合成、受损组织血管修复等过程的调控。此外,PRP 还包含多种 microRNA、活性肽、蛋白质,可产生多种有利于组织再生和修复的生物活性产物。PRP 制剂可为液体、乳膏、凝胶和喷雾,或负载于生物材料,使用的方式有涂抹、注射或联合使用。

2.其他细胞治疗

细胞治疗是指利用某些具有特定功能的细胞的特性,采用生物工程方法获取和(或)通过体外扩增、特殊培养等处理后,使这些细胞具有增强免疫功能、杀死病原体和肿瘤细胞、促进组织器官再生和机体康复等功效,从而达到治疗疾病的目的。利用干细胞治疗难愈性创面(包括医源性创面)有一定效果,以脂肪干细胞(adipose derived stem cell,ADSC/ASC)为例,这是一种从脂肪组织提取得到的具有自我更新和多向分化潜能的干细胞,具有来源广泛、易提取扩增、低免疫原性等优点。由于 ADSC 具有分化潜能及促分化作用,能促进血管生成,同时在免疫调控中发挥作用,故将其用于治疗难愈创面,特别是修复放射性溃疡,取得了较好的效果。

目前距离干细胞实现大规模临床应用尚有较长距离,存在的问题主要包括:①细胞制剂的差异。细胞制剂的来源、质量、数量及制备工艺不同,会直接影响干细胞临床治疗的效果和安全性。目前尚缺少不同细胞制剂在创面应用中的比较研究。②细胞的移植途径、生物支架材质以及与细胞联合移植的方式不同,可能会影响细胞治疗的结局。③目前的创面治疗仍以动物试验为主,临床试验多在一、二期,国内备案的临床研究项目尚处于招募状态,患者个体差异较大且数量有限,缺乏大规模临床试验数据的支持。④细胞移植缺乏长期安全性观察指标,作为活细胞移植,干细胞的致瘤性仍有待进一步确定。

(六)特殊敷料的选择

理想的创面敷料应具有保温、保湿、防治感染、促进愈合等多种作用,但目前临床上尚无完全理想的敷料。目前临床上创面治疗中常用的敷料如表 27-4-1 所示。

表 27-4-1　目前临床上创面治疗中常用的敷料

敷料种类	传统敷料	先进敷料
类型	传统纱布合成纤维	薄膜类敷料、泡沫类敷料、水凝胶类敷料、海藻酸盐类敷料、载药类敷料、含银离子类敷料
作用	普通覆盖与吸收渗液	大量吸收渗液,允许气体交换;形成屏障,预防感染;创造理想的微环境;释放活性产物,发挥促进创面愈合的作用

1.薄膜类敷料

薄膜类敷料由聚氨酯类材料及脱敏医用黏胶组成,一般内层多为亲水性材质,而外层则为透气性及弹性较强的材质。薄膜类敷料的优点在于外观透明,能使医护人员很好地观察创面愈合情况,并且还能保持创面愈合所需的湿润环境,加速创面愈合;缺点是由于这种材料一般来说吸水性能相对不强,如未能及时发现吸水已经饱和,可能造成创面的二次伤害。

2.泡沫类敷料

泡沫类敷料同样也由内层与外层构成,内层多为亲水材质,外层则为疏水材质。泡沫类敷料的吸水性相当强,最高吸水量可以达到10倍于自身质量,同时其还具有极好的可塑性。因此,能将这种敷料制作成任何形状与厚度,对于创面的保护能更加到位。泡沫类敷料也存在一些缺点,像是由于其透明度低,不利于医护人员观察创面愈合的情况;粘贴性能较其他敷料而言较差,常需要其他材料加以固定等。这类敷料有多孔性结构,弹性透气性能高,可以透过二氧化碳与氧气;对于渗出物的处理是利用水蒸气的吸收与转运机制进行控制的,可塑性高,可以制成各种厚度的敷料,对创面可以起到理想的保护作用。

3.水凝胶类敷料

水凝胶类敷料的主要成分中,纯水占比为70%～90%,其他成分是羧甲基纤维素与一些添加成分。这种材料有极好的生物相容性,并且吸水性能也相当强,而且在更换药物时不会对创面造成黏附,因此这种敷料应用于不平整创伤面的黏合性好,能保证创面的清洁与卫生,减少创面感染的可能性。

4.海藻酸盐类敷料

海藻酸盐类敷料的主要成分一般都是直接取自海洋中的藻类,再利用藻类中特有糖藻酸盐的不溶解性而制成敷料。这种敷料在更换时不会引起创面疼痛,并且还具有一定的细菌吸附能力,能减少创面感染的可能性;单独使用时会表现出黏附性差的特点。

5.载药类敷料

载抗生素敷料是载药类敷料发展的代表。全身应用抗生素时,创面局部的药物浓度往往达不到治疗感染性创面所需的有效药物浓度,而且很容易引起其他不良反应。将抗生素掺入新型敷料内用于创面局部抗感染,是一种简单有效的给药途径,既能有效利用抗生素的抗菌效果,又能利用新型敷料促进创面愈合的机制。目前,载抗生素敷料的主要载体有壳聚糖、聚氨酯等。

6.含银离子类敷料

含银离子类敷料是目前公认为效果明确的广谱抗感染敷料。金属银是一种惰性金属,敷料与皮肤上的水分以及创面渗出液接触后,银离子被释放,与细菌发生化学反应,使酶沉淀而失去活性,导致病原菌的呼吸代谢终止,细菌的生长和繁殖因而受到抑制;银离子也可与细菌的DNA和RNA结合,阻止其复制,破坏细菌的繁殖。因此,银离子有很强的抗菌性。

未来敷料的发展趋向于具有多重功能,适应多种创面。利用组织工程技术,将自体或异体活细胞与生物敷料有机组合,可以达到良好的组织相容性和永久性覆盖创面的目的。智能化敷料的应用有利于实施更加个性化的医疗,使创面治疗更为有效、优化和便捷。

(七)植入物的问题

伴随体内植入物的使用越来越广泛,植入物外露也越来越多地影响了手术的结局。

当植入物感染或外露时,不仅使创面处理变得棘手,还将进一步导致痛性肌萎缩、骨折愈合延迟、骨髓炎、骨不连、关节僵直、远期运动功能损害甚至危及患者生命。植入物外露创面属于复杂难治性创面,对此类创面的处理多为长期静脉应用抗生素,反复进行创面探查、清创,甚至大多需移除植入物后再进行软组织重建,但这会影响原有疾病的治疗,使患者遭受更多痛苦。

随着整形外科技术的日臻成熟及显微外科的发展,保留植入物的软组织重建成为一种可行方式,其意义在于缩短住院时间,减少多次手术的痛苦及费用,最大限度地恢复相关器官的形态与功能。

以下情况可以尝试保留植入物,此时清创术的成功率较高:①植入物稳定;②病原菌对抗生素敏感;③未形成窦道且感染症状不足3周。

(程飚 付小兵)

参考文献

[1] 戚虹雯.结构化皮肤护理方案对住院老年患者医源性皮肤损伤的影响[J].临床医药文献电子杂志,2020,7(87):113-114.

[2] 吴限.新生儿医源性皮肤损伤的原因分析与干预措施[J].健康必读,2020(13):180-181.

[3] 张莉莉,蔚永青.集束化护理重症新生儿医源性皮肤损伤的预防策略[J].健康必读,2020(11):149.

[4] LEDERER F L. Prevention of iatrogenic trauma in otolaryngology[J]. Journal of the International College of Surgeons,1953,19(1):43-52.

[5] FREILINGER G,SCHÜRER-WALDHEIM H,SCHLENKER J D. Wound healing:iatrogenic tissue damage and its treatment[J]. Plastic and Reconstructive Surgery,1978,61(2):312.

[6] UPTON A C. Prevention of work-related injuries and diseases:lessons from experience with ionizing radiation[J]. American Journal of Industrial Medicine,1987,12(3):291-309.

[7] SIONDALSKI P,KEITA L,SIĆKO Z,et al. Surgical treatment and adjunct hyperbaric therapy to improve healing of wound infection complications after sterno-mediastinitis[J]. Pneumonologia i Alergologia Polska,2003,71(1-2):12-16.

[8] WOLVOS T. Wound instillation—the next step in negative pressure wound therapy:lessons learned from initial experiences[J]. Ostomy/wound Management,

2004，50(11)：56-66.

[9] ZIMMERLI W，TRAMPUZ A，OCHSNER P E. Prosthetic-joint infections[J]. New England Journal of Medicine，2004，351(16)：1645.

[10] ABOLTINS C A，PAGE M A，BUISING K L，et al. Treatment of staphylococcal prosthetic joint infections with debridement，prosthesis retention and oral rifampicin and fusidic acid[J]. Clinical Microbiology and Infection，2007，13：586-591.

[11] OWENS B D，WENKE J C. Early wound irrigation improves the ability to remove bacteria[J]. The Journal of Bone and Joint Surgery，2007，89(8)：1723-1726.

[12] CHENG C E，KROSHINSKY D. Iatrogenic skin injury in hospitalized patients[J]. Clinics in Dermatology，2011，29(6)：622-632.

[13] REDDY K，KOGAN S，GLICK S A. Procedures and drugs in pediatric dermatology：iatrogenic risks and situations of concern[J]. Clinics in Dermatology，2011，29(6)：633-643.

[14] TOPAZ M. Improved wound management by regulated negative pressure-assisted wound therapy and regulated，oxygen-enriched negative pressure-assisted wound therapy through basic science research and clinical assessment[J]. Indian Journal of Plastic Surgery，2012，45(2)：291.

[15] LESSING M C，JAMES R B，INGRAM S C. Comparison of the effects of different negative pressure wound therapy modes-continuous，noncontinuous，and with instillation-on porcine excisional wounds[J]. Eplasty，2013，13：e51.

[16] NORRIS R，CHAPMAN A W P，KRIKLER S，et al. A novel technique for the treatment of infected metalwork in orthopaedic patients using skin closure over irrigated negative pressure wound therapy dressings[J]. The Annals of The Royal College of Surgeons of England，2013，95(2)：118-124.

[17] ALLEN D，LABARBERA L A，BONDRE I L，et al. Comparison of tissue damage，cleansing and cross-contamination potential during wound cleansing via two methods：lavage and negative pressure wound therapy with instillation[J]. International Wound Journal，2014，11(2)：198-209.

[18] KIM P J，ATTINGER C E，STEINBERG J S，et al. Negative pressure wound therapy with instillation：past，present，and future[J]. Surgical Technology International，2015，26：51-56.

[19] MAILLET M，PAVESE P，BRULEY D，et al. Is prosthesis retention effective for chronic infections in hip arthroplasties? A systematic literature review[J]. European Journal of Clinical Microbiology & Infectious Diseases，2015，34（8）：1495-1502.

［20］ AICHER B，CURRY P，CROAL-ABRAHAMS L，et al. Infrainguinal wound infections in vascular surgery：an antiquated challenge without a modern solution［J］. Journal of Vascular Nursing，2017，35(3)：146-156.

［21］ MALONE M，SWANSON T. Biofilm-based wound care：the importance of debridement in biofilm treatment strategies［J］. British Journal of Community Nursing，2017，22(Sup6)：S20-S25.

［22］ TSUBOUCHI N，FUJIBAYASHI S，OTSUKI B，et al. Risk factors for implant removal after spinal surgical site infection［J］. European Spine Journal，2018，27(10)：2481-2490.

［23］ CHENG B，TIAN J，PENG Y，et al. Iatrogenic wounds：a common but often overlooked problem［J］. Burns & Trauma，2019，7：18.

［24］ CICHOSZ S L，VOELSANG A B，TARNOW L，et al. Prediction of in-hospital pressure ulcer development［J］. Advances in Wound Care，2019，8(1)：1-6.

［25］ KIM P J，ATTINGER C E，CONSTANTINE T，et al. Negative pressure wound therapy with instillation：international consensus guidelines update ［J］. International Wound Journal，2020，17(1)：174-186.

第二十八章　慢性创面紧急事态

　　慢性创面一般是指病程超过 1 个月而没有愈合的创面,若处置不当会发生脓毒血症等紧急事态。按照其发病机制,慢性创面可以分为血管性溃疡(又可分为压力性损伤、动脉性溃疡和静脉性溃疡)、创伤性溃疡(又可分为医源性创伤和机械性创伤)、放射性溃疡、癌性溃疡和其他溃疡。

　　慢性创面有两大特点:一是组织坏死带来的组织缺损问题,二是创面感染的问题。随着老龄化社会的到来,糖尿病足和压疮的发生日益增加,故本章重点讨论糖尿病足和压疮的紧急事态与处置。

第一节　糖尿病足患者的紧急事态与处置

一、糖尿病足概述

　　糖尿病足是指糖尿病患者长期受到高血糖的影响,下肢血管硬化、管壁增厚、弹性下降、血栓形成,进而造成远端足趾、血管、神经损伤,出现局部溃疡甚至坏死,且常合并细菌感染。最新数据显示,我国糖尿病的发病率为 11.9%,已确诊和未确诊的糖尿病患者达 1 亿多人,糖尿病足的发病率约占糖尿病患者的 25%,而这一数字还在逐年上升。糖尿病足的紧急事态主要体现在血糖危急状态、血管堵塞和创面感染加重上。

二、糖尿病足创面的紧急事态与处置

　　根据糖尿病足危急状态的病理机制及临床表现,可将糖尿病足创面的紧急事态分为如下三种情况。

　　(一)以足部循环障碍为主要特征的紧急事态

　　糖尿病患者短时间内出现较大范围的干性坏疽样改变,皮肤软组织发黑,无明显渗液,多位于足部远端,则说明有胫前动脉、胫后动脉,或腓动脉中的一条或多条血管堵塞

（见图 28-1-1）。此时糖尿病足的紧急事态主要表现为以动脉血管堵塞为主要矛盾的循环障碍，组织水肿和感染不甚明显，治疗顺序应为"通血管→清扩创→抗感染"。

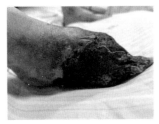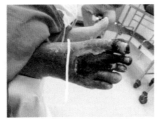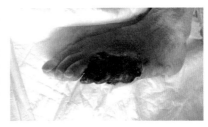

图 28-1-1　三个干性坏疽型糖尿病足创面

一旦出现这种紧急事态，应第一时间进行血管外科的相关检查。血管造影（CTA）是最有效的检查手段，下肢血管激光多普勒、超声波检查等也是不错的选择。明确堵塞情况后，应及时行血管外科介入治疗，尽可能开通堵塞的血管。堵塞的血管开通之后，坏疽的界限一般也会比较清楚，即可行清扩创术。建议从坏死组织与正常组织交界部位的近侧端 1 cm 处切除坏死失活的组织，残端做留隙牵张缝合处理。

后续的抗凝治疗也是必不可少的治疗措施。住院患者除口服硫酸氢氯吡格雷外，静脉应滴用前列地尔脂微球等药物。病情稳定后，口服选用硫酸氢氯吡格雷片＋贝前列素钠、西洛他唑、盐酸沙格雷酯、己酮可可碱、胰激肽原酶肠溶片、尼麦角林及中药银杏叶片中的任何一种组合，口服治疗即可。

（二）以足部软组织肿胀为主要特征的紧急事态

糖尿病足性溃疡若并发感染，多会出现湿性坏疽，一般溃疡面积和范围不是很大，界线往往不清，常可见有脓性分泌物附着，创面颜色多呈白色或灰白色，足部急性软组织肿胀是显著的特征（见图 28-1-2）。这是由于局部软组织发生溃疡后，细菌感染产生的内、外毒素诱发多种炎症介质释放，从而使毛细血管扩张，血浆外渗，导致组织水肿。由于足部肌腱、筋膜较丰富，又位于肢体的最末端，肿胀的软组织一旦压迫这些细小的功能性结构，会导致深部组织的进一步缺血坏死，形成恶性循环，此时治疗顺序应为"清扩创→抗感染→通血管"。

应采取的主要治疗措施是减轻组织压迫，防止筋膜间隙综合征的发生，紧急行扩创减压术。扩创时，以病灶为中心，向上、下切开肿胀的软组织。扩创术后，应配以适当的抗生素控制感染，待病情稳定后，再行血管外科的相关诊治。

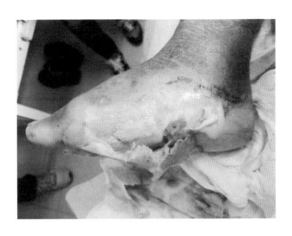

图 28-1-2　糖尿病足局部肿胀

（三）以足部软组织感染为主要特征的紧急事态

因血管因素导致的足部溃疡常会并发细菌感染，故创面上常会有大量脓性分泌物产生（见图 28-1-3）。若处置不当，感染创面的细菌就有可能入血，发生脓毒血症休克，危及患者生命。实验室检查可见白细胞及嗜中性粒细胞、C 反应蛋白、降钙素原等多种炎症相关指标升高。患者可能会出现发热等全身及局部较强的炎症反应。此时患者存在的主要问题是创面感染，因此控制感染、积极抗休克、稳定内环境是解决这一类糖尿病足患者创面紧急事态的主要措施，此时治疗顺序应为"抗感染→清扩创→通血管"。

对此类患者，应全身应用强有力的抗生素治疗，同时留取创面分泌物标本行细菌培养，待药敏试验结果出来后，再依药敏试验结果调整抗生素的应用。

近年来，负压伤口治疗技术在慢性创面愈合上的独特优势逐渐体现了出来。其较强的洁净创面作用、显著改善慢性创面的血液循环及促使坏死组织液化的作用，使糖尿病足创面紧急事态的处置手段有了长足的进步和提高。

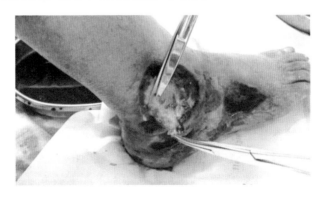

图 28-1-3　糖尿病足创面感染

第二节 压疮患者的紧急事态与处置

一、概述

随着老龄化社会的到来,老年压疮患者越来越多。加之现代交通工具的普及和广泛应用,交通事故导致的截瘫患者也越来越多,相应的,坐轮椅的压疮患者也较以往有所增加。但是,压疮的治疗仍然是创面修复领域的一大难题。由于压疮患者多合并基础疾病、营养和免疫状况差,或因经济条件等限制无法接受正规治疗,往往导致治疗周期漫长,治疗效果不佳,久而久之,创面迁延不愈,多会造成严重感染,甚至发生脓毒血症休克。对压疮患者的紧急事态需要紧急综合处置,否则会直接威胁患者生命。

二、常见压疮患者的紧急事态与处置

按照压疮的创面特征,一般将其分为红斑水疱型压疮、小面积压疮、圆盘状压疮、窦腔型压疮、混合型压疮和压疮后期肉芽创面六类。

上述六类压疮分别对应着比较成熟的治疗流程和临床路径,创面一般都不是很复杂,一旦出现紧急事态,多是因为感染创面的细菌入血,或肺部等感染加重导致的脓毒血症,治疗上应以抗感染、抗休克为主。除对患者全身应用针对性较强的广谱抗生素外,还应适当行补液、抗休克治疗。同时留取压疮分泌物行细菌培养,依药敏试验结果调整抗菌药物的应用。患者病情稳定后,应立即对创面进行处置,尽快行清扩创手术治疗,这将大大减轻和降低毒素物质的全身吸收,对逆转感染造成的脓毒血症休克将会起到良好的促进作用。所以,重视创面的局部处理,加上针对性强的抗生素全身应用,规范的抗休克治疗,是普通压疮患者紧急事态的处置原则。创面的处理包括扩创手术、负压治疗和功能性敷料治疗。

(一)扩创手术

压疮初期多有坏死的黑色痂皮覆盖,使得深部坏死组织处于缺氧状态,易并发厌氧菌感染。感染创面的细菌一旦入血,就会形成脓毒血症,导致患者死亡。在这种情况下,应紧急行扩创术。手术切除坏死的痂皮,充分敞露深层创面。结合化学清创方法,彻底清除液化的坏死组织及脓性分泌物。术中应彻底把肉眼可见的坏死组织清除干净,若怀疑有潜行窦腔,则应尽可能地将窦腔与创面贯通,破坏厌氧菌的生存环境;还要清除窦腔内的脓液,彻底减轻和降低毒素物质的吸收,从而从根本上改善脓毒血症患者的生存状况。

(二)负压治疗

术后再行负压治疗。具体操作时,若有潜行窦腔,宜行冲洗负压引流治疗。窦腔内留置冲洗管(常用吸痰管代替)及护创海绵(宜选 PU 海绵),留置的冲洗管及 PU 海绵要放在窦腔的最深处。若窦道口太小应适当扩创,开大创口,以免进入的冲洗液不易流出而聚集在窦腔内,沿着筋膜间隙向深部组织浸润,形成组织水肿而加重病情。另外,窦腔内留置的海绵一定要超出窦道口 2 cm 左右,必须与创面床上的海绵相衔接,以形成虹吸作用,否则窦腔内的分泌物不会被顺利地引出,而是聚集在窦腔内。手术扩创,开放封闭的窦腔,充分引流脓液。

(三)功能性敷料治疗

对于没有负压治疗条件的,手术扩创之后,应选用具有抗感染作用的功能性敷料进行治疗。具有抗感染作用的功能性敷料种类较多,临床疗效确切可靠的目前主要有聚己双胍液体杀菌敷料和次氯酸液体杀菌敷料。

常规手术扩创之后,选用那些具有抗感染作用的功能性敷料进行创面的局部抗感染治疗,同样可以达到控制创面感染、减轻或降低毒素物质吸收的作用。这类敷料普遍都具有广谱、持久的杀灭病原微生物的作用。因为作用机制多重、复杂,所以细菌很难对这一类敷料产生耐药性。若应用得当,可以很好地杀灭创面上的细菌。

创面一旦感染,细菌就会产生大量内毒素和外毒素,这会促使肥大细胞释放多种炎症介质,这些炎症介质会加速创面的渗出,使创面上出现大量脓性分泌物,是抑制和阻碍创面愈合的有害因素。很显然,有效的抗感染治疗是抑制这些有害因素的根本措施。所以,适当应用具有抗感染作用的功能性敷料,会大大降低创面上细菌的菌群数量,显著降低创面的感染程度,从而减少对细菌等毒素物质的吸收。这样,自然就会降低感染的指标和减轻炎症反应的强度。

三、复杂重度压疮患者的紧急事态与处置

部分患者压疮的创面多发,常累及骶尾部、双髋部、坐骨结节部的深层,造成不同程度的骨感染、骨坏死以及关节腔感染,更有甚者,会导致周围组织的坏死性筋膜炎、脓毒血症甚至休克等。此类压疮称为复杂重度压疮,更容易发生紧急事态。

若压疮合并有如下条件之一者,即可诊断为复杂重度压疮:①有骨与关节的破坏(如骨髓炎、化脓性关节炎),临近组织的坏死性筋膜炎;②出现全身的严重感染(如脓毒血症、感染性休克);③患者基础疾病复杂且不可逆转地进行性加重,有严重的营养不良(体质量指数低于 17 kg/m², 血色素低于 70 g/L, 白蛋白低于 28 g/L),全身状态较差,重度失能。

(一)紧急事态

若压疮合并有骶骨、尾骨的骨质破坏情况,在有明确的骨质破坏影像学证据支持下,可逐步分次去除坏死的骶尾骨。因为骶尾骨是骨盆的重要组成部分,其内侧后壁有丰富的血管分布,故不宜一次性去除全部的死骨,逐步分次去除会降低手术风险。

髋部压疮若合并有股骨大转子骨感染与骨质破坏、股骨近端病理性骨折、化脓性关

节炎、股骨头坏死等情况,则压疮中常存在潜行性的腔隙,内多与关节腔相交通,治疗起来比较棘手。应在全麻下扩创,去除病灶骨。

压疮若合并有坏死性筋膜炎(多见于会阴部),应对患者急诊行坏死性筋膜炎及原发病灶扩创术,手术去除坏死失活的组织,以减轻毒素物质的吸收。

会阴部坏死性筋膜炎是坐骨结节处压疮常见的并发症。因体位的缘故,坐骨结节处的压疮疮口容易闭合,分泌物不易排出,常易并发厌氧菌感染,且感染容易沿肌间隙扩散。坐骨结节处的压疮因外上侧为臀大肌,故毒素多向肌肉相对较薄弱的内前侧筋膜扩散。会阴部多为疏松的结缔组织,血运较差,遭遇细菌感染后易发展为肛周坏死性筋膜炎。肛周坏死性筋膜炎以肛周、会阴三角区筋膜坏死为特征,一旦发生则病势凶险、进展迅速,患者常并发脓毒血症休克而死亡,为应立即处置的紧急事态。

(二)处置原则

1.感染抗休克治疗

对复杂重度压疮,不管是并发的骨与关节的破坏(骨髓炎、化脓性关节炎)、临近组织的坏死性筋膜炎,还是出现脓毒血症、感染性休克,其本质都存在严重的感染问题。所以,处置时必须先行全身的抗感染治疗。若出现休克症状,则应按照感染性休克的处置原则进行处置,同时还要兼顾老年患者的病理生理特点,合理应用抗生素,在保证血压及每小时尿量的情况下,严格控制液体的摄入量,必要时应用血管活性药物。

抗感染时,及时全身应用广谱高效的抗生素,待血培养或其他标本培养结果出来之后,再重新调整抗菌药物的应用。若出现多重耐药菌感染、革兰氏阳性球菌感染或并发霉菌感染,则应选用相应的有针对性的抗菌药物进行治疗,如替加环素、利奈唑安、伏立康唑等。各种药物的具体用法用量应以药物的使用规范要求和患者的具体情况而定,足量足程应用。

2.创面的处置

对于创面的处理,由于复杂重度压疮患者创面复杂多发,扩创术后,不论是原发病灶还是并发创面,窦腔内或创面床上均应留置冲洗管和 PU 海绵,行冲洗负压引流微创治疗,待窦腔内或创面彻底干净后,再行闭合创面的手术治疗。

会阴部局部组织解剖关系复杂,重要脏器紧密毗邻,手术范围模糊,手术预期有限,而且感染已经导致该处组织器官不同程度毁损,所以,对于并发会阴部坏死性筋膜炎的复杂重度压疮患者的创面处理,应尽可能采用微创的方法进行治疗,不建议"大刀阔斧"地行创伤较大的皮瓣手术治疗。

复杂重度压疮患者创面的处置原则与普通压疮患者紧急事态的创面处置流程相同,也包括初期的扩创手术、中期的负压治疗或功能性敷料治疗、后期相对微创的牵张手术闭合创面治疗。

通过前期的抗感染、抗休克治疗,患者病情趋于稳定。扩创术后,通过中期的牵张负压等洁净创面的治疗,患者创面干净,可以进行最后一个流程,即闭合创面的手术治疗。按照手术的难易程度和对患者损伤的大小,压疮的闭合创面手术依次分为皮瓣手术、植皮手术和牵张手术。皮瓣手术创伤最大,对患者和术者的要求都较高,故不是压疮闭合创面的第一选择,更不是唯一选择。牵张手术对患者的损伤相对来说是最小的,两害相权取其轻,压疮的闭合创面手术应尽可能选择对患者损伤较轻的牵张手术。

下面是两例关于复杂重度压疮患者紧急事态处置的病例分享。本组病例中患者病情复杂,创面严重多发,不是压疮并发骨与关节的破坏、会阴部坏死性筋膜炎,就是创面感染较重,导致了脓毒血症休克。但对创面的治疗中,无一例采用创伤较大的皮瓣手术,而是采用了牵张负压、冲洗负压及相对微创的牵张手术闭合创面治疗,最后均取得了比较理想的临床效果。

【典型病例 1】

病例简介:患者男性,56 岁,因"右臀部皮肤溃烂 4 个月余,加重伴发热 3 天"入院。患者 1 年前因双下肢活动不利长期卧床,后小便失禁,在当地医院就诊,B 超提示前列腺增生,给予"坦洛新缓释片、头孢丙烯分散片、黄芪片、泽桂癃爽胶囊"口服治疗。4 个月前,患者右臀部皮肤出现破溃,未予重视,无咳嗽、咳痰,无腹痛、腹胀等现象。3 天前患者突然发热,最高体温 39.8 ℃,伴会阴部溃烂流脓。急诊转院救治,门诊以"褥疮伴感染"收住院。患者自起病以来精神一般,饮食、睡眠可,大便如常,小便排泄不利,体重无明显变化。既往体健,有前列腺增生史 8 个月余,口服药物治疗,自述效果佳。否认"高血压病、冠心病"病史。

专科检查:患者创面位于右侧坐骨结节处,大小约 15 cm×10 cm,为凹陷性圆盘状溃疡性创面,颜色呈黑褐色,上有大量脓性分泌物附着伴恶臭。会阴部有两处破溃创面,分别位于阴囊底部及肛门上方约 2 cm 处,阴囊底部创面大小约 3 cm×3 cm,会阴部近肛门处创面大小约 2 cm×3 cm,均为腐烂的白色坏死组织。会阴部两处创面窦口均有大量脓性分泌物流出,伴恶臭。探查会阴部两处创面见腔隙性相通,会阴部近肛门处创面与右侧坐骨结节处圆盘状创面腔隙性相通。

常规检验:红细胞沉降率 91 mm/h;急诊血常规见白细胞计数 $58.51×10^9$/L,中性粒细胞百分比 96.2%,淋巴细胞百分比 1.2%,红细胞计数 $2.92×10^{12}$/L,血红蛋白 76 g/L,血小板计数 $556×10^9$/L;前降钙素 8.83 ng/mL;生化检验见总蛋白 66.9 g/L,白蛋白 30.1 g/L,丙氨酸氨基转移酶 12 U/L,γ-谷氨酰基转移酶 27 U/L,肌酐 42 μmol/L;钠 123.4 mmol/L,钾 2.66 mmol/L,氯 87.4 mmol/L,C 反应蛋白 200.1 mg/L。

影像学检查:胸部 CR 摄片提示右下肺感染,骨盆 CR 摄片提示骨盆诸骨变异,未见骨质破坏影。

临床诊断:①右侧坐骨结节混合型压疮并发会阴部坏死性筋膜炎;②前列腺增生;③截瘫。

治疗经过:患者入院后,对内科病症给予抗感染、抗休克等对症处置,病情好转。创面给予扩创后,窦腔内留置冲洗管,行冲洗负压引流治疗。会阴部创面干净后,给予缝合闭合创面,外再覆以 PU 海绵行封闭负压引流(ENPD)保护治疗。原发创面中期给予牵张负压引流治疗,后期创面干净后,行牵张手术闭合创面,外再覆以 PVA 海绵行 ENPD 保护治疗。最后,所有的创面愈合,患者康复出院。患者的创面治疗情况如图 28-2-1 和图 28-2-2 所示。

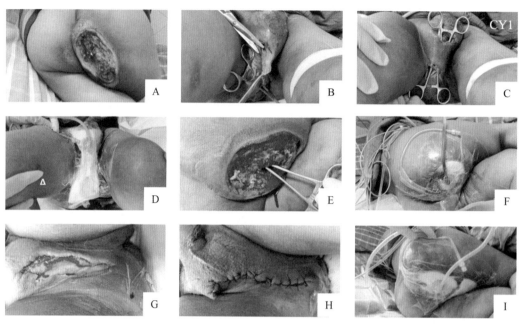

A.B.C.右侧坐骨结节混合型压疮并发会阴部坏死性筋膜炎的创面情况;

D.E.F.G.H.I.扩创后窦腔内留置冲洗管,行冲洗负压引流治疗

图 28-2-1 右侧坐骨结节混合型压疮并发会阴部坏死性筋膜炎创面的治疗情况(早期)

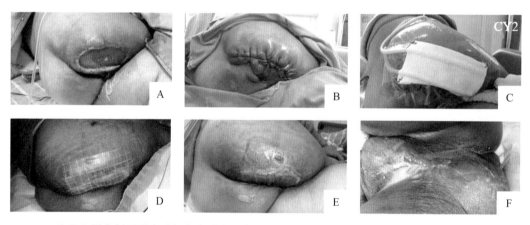

A.B.C.原发创面干净后行牵张手术闭合创面,外再用 PVA 海绵行 ENPD 保护治疗;

D.E.原发创面最后愈合的情况;F.继发创面最后愈合的情况

图 28-2-2 右侧坐骨结节混合型压疮并发会阴部坏死性筋膜炎的创面治疗情况(后期)

【典型病例 2】

病例简介:患者男性,54 岁,因"外伤后双下肢活动不利 30 余年,坐骨结节及骶尾部

皮肤破溃 1 个月余"入院。患者 30 年前因外伤导致第 4～5 颈椎粉碎性骨折,经手术治疗后仍双下肢瘫痪,长期卧床不起,无法独立生活。入院前 1 个月,患者的坐骨结节及骶尾部皮肤发红,起水疱,继而破溃,自行换药后创面反复,始终未痊愈,无发热、寒战。今为进一步治疗来院,门诊以"压疮"收住院。起病后患者神志清,精神差,胃纳少,睡眠欠佳,大小便时有失禁。既往患者健康欠佳,无"高血压病、糖尿病、冠心病"病史,无"肝炎、结核"等传染病史。

专科检查:创面位于双侧坐骨结节、骶尾部及双侧腹股沟区。骶尾部创面大小约 10 cm×12 cm,有黑色坏死组织覆盖,质较软。左侧坐骨结节处有一窦腔性溃疡,窦道口大小约 2 cm×3 cm,深约 7 cm,有分泌物流出。右侧坐骨结节处为窦腔性溃疡,窦道口大小约 2 cm×1 cm,深约 10 cm,有分泌物流出。双侧腹股沟区为窦腔性溃疡,右侧深约 12 cm,左侧深约 8 cm。

常规检验:血常规见红细胞沉降率 81 mm/h,白细胞计数 $14.15×10^9$/L,中性粒细胞百分比 94.10%,淋巴细胞百分比 4.10%,红细胞计数 $3.39×10^{12}$/L,血红蛋白 92 g/L,红细胞压积 28.6%;降钙素原 14.84 ng/mL;生化检验见总蛋白 51.2 g/L,白蛋白 20.0 g/L,尿素 18.4 mmol/L,肌酐 149 μmol/L,葡萄糖 8.52 mmol/L;钠 136.8 mmol/L,钾 2.85 mmol/L,氯 98.7 mmol/L,钙 1.77 mmol/L,C 反应蛋白 137.6 mg/L;外周血(厌氧)培养见革兰氏阳性球菌生长,外周血(需氧)培养见金黄色葡萄球菌生长,鉴定为产 β-Lac株 mecA 阴性。

影像学检查:骨盆 CT 示左侧臀部及骶尾部软组织内可见散在的条索状气体影,局部软组织明显肿胀,层次结构模糊,深达直肠周围间隙,右侧阴茎皮下可见条索状气体影。

临床诊断:①骶尾部混合型压疮,双侧坐骨结节窦腔型压疮并发会阴部坏死性筋膜炎;②脓毒血症休克;③电解质紊乱;④低蛋白血症;⑤贫血(轻度);⑥截瘫。

诊疗经过:通过 1 周的抗感染、抗休克、营养支持、对症治疗等,患者的病情显著好转,生命体征趋于稳定,成功度过休克期。此患者病情危重,基础状态不良,入院查体见血压仅为 75/40 mmHg。该患者由于创面多发复杂,目视感染较重,高度怀疑脓毒血症休克,立即行心电监护、吸氧、抗感染、抗休克、对症治疗等。第 2 天病情稍有好转,尿量增加。由于患者病情严重,初期创面仅做简单处理,待全身状态稳定后拟行扩创术、ENPD 等治疗。

患者外周血培养出革兰氏阳性球菌,于报告当日根据药敏试验结果调整抗生素的应用,继续抗感染、抗休克治疗。5 天后,患者病情显著好转,开始对患者创面行扩创术、冲洗负压、牵张负压、复合负压等综合治疗,最后患者创面愈合,康复出院。该患者创面的治疗情况如图 28-2-3 和图 28-2-4 所示。

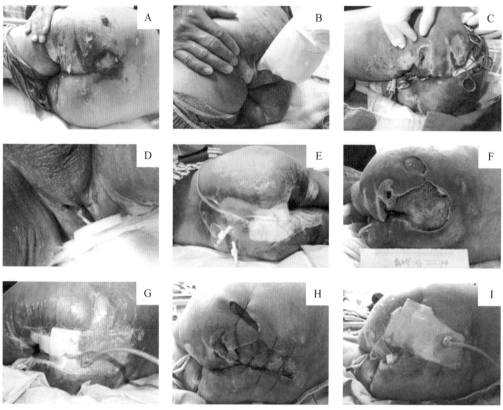

A.B.C.D.骶尾部混合型双侧坐骨结节窦腔型压疮并发会阴部坏死性筋膜炎的创面情况；

E.F.G.H.I.扩创术后行冲洗负压、牵张负压引流微创治疗

图 28-2-3　该患者的创面及治疗情况（早期）

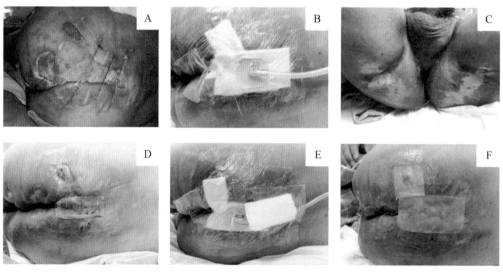

A.B.继续行牵张负压引流治疗；C.会阴部创面愈合情况；D.E.残余创面行复合负压

（水胶体敷料＋负压）治疗；F.骶尾部原发创面基本愈合

图 28-2-4　该患者的创面治疗情况（后期）

经验体会：本例患者入院时体格检查见体温 36.8 ℃，血压 75/40 mmHg，除血压偏低外，其他生命体征基本正常，尤其是体温，给人一种该患者病情不太严重的感觉。通过详细分析患者的临床表现及各种检验结果，感觉此患者病情特殊。

患者血压很低，临床表现和检验的结果严重分离，其实质为病情危重的特殊表现，不排除脓毒血症休克的可能。因为患者创面目视感觉感染严重，外周血培养 5 天后才能出结果，但不能等也不能拖，主管医师首选广谱强效的抗生素亚胺培南西司他丁钠（齐佩能）积极抗感染治疗，同时大量输液抗休克。第 2 天，随着病情的好转，患者的应激反应才建立起来，体温开始升高，最高达到 39.7 ℃。

患者入院后 1 周的体温说明，入院初诊的判断是正确的。4 天后，外周血培养结果报告：血中检测出了革兰氏阳性球菌。根据药敏试验结果，立即改为联合应用万古霉素＋哌拉西林舒巴坦针抗感染治疗，最后取得了良好的临床效果。

分析本例患者的紧急事态处置经过，一是诊断准确，处置及时，早期就按脓毒血症休克诊治，及时应用作用比较强大的广谱抗生素；二是患者本人相对年轻，机体的抵抗力较强；三是根据药敏试验结果及时调整抗菌药物；四是采用慢创中心内的多学科协作（MDT）模式，在患者的初期抢救中，重症专家及时介入，发挥了重要的建设性作用，为外科专家后面处理创面打下了良好的基础，创造了必不可少的条件。

（田耿家　王晨鸣）

参考文献

［1］田耿家,张利,陈宁.压疮的综合治疗［M］.北京:人民卫生出版社,2018.

［2］申罗英,叶芳.褥疮的防治及护理体会［J］.现代中西医结合杂志,2005,14(13):1782-1783.

［3］张庆玲,刘玉馥,谢刚敏,等.压疮研究进展［J］.护理研究,2007,21(15):1319-1321.

第二十九章　特殊人群的创烧伤

第一节　儿童重症皮肤软组织损伤

一、概述

儿童重症皮肤软组织损伤是指由于儿童大面积的软组织损伤导致的危及生命的体表软组织损伤，可分为先天畸形所致的皮肤软组织损伤和后天获得性皮肤软组织损伤。

先天畸形所致的皮肤软组织损伤主要指新生儿先天性皮肤缺损，又名先天性皮肤发育不全、先天性皮肤再生不良、外胚层发育不良，这类疾病的救治在本书第二十六章第六节中已有叙述，在此不再赘述。

后天获得性皮肤软组织损伤主要指创伤所致的损伤，按照损伤原因可分为车祸伤、坠落伤、跌伤、切割伤、扭伤、烧伤、虐待伤等，多为意外损伤。据统计，意外伤害已经成为导致儿童死亡的首位原因。本节主要介绍儿童重症后天获得性皮肤软组织损伤。

二、儿童重症皮肤软组织损伤的临床特点

儿童特有的生理反应和代谢特点使得儿童一旦遭受严重创伤，极易发生皮肤软组织的大面积撕脱或毁损，且低血容量性休克发生率高，死亡率高。对于皮肤软组织损伤的急救，首先就是对创伤的急救，必须遵循"救命第一，救伤第二"的原则，尽量做到边复苏边评估，抢救先于诊断和治疗，优先处理致命性损伤。

三、儿童重症皮肤软组织损伤的救治

创伤患儿急救的处理步骤为：快速初级评估（伤情判断、初期评价），稳定生命体征（急救处理、紧急复苏），再详细评估（二期评估、再次检诊），初步治疗及确定治疗。

（一）快速初级评估

患儿快速初级评估的顺序基本与成人类似，即 A（airway，维持呼吸道通畅及保护颈

椎)、B(breathing,维持呼吸及换气功能)、C(circulation,维持循环及控制出血)、D(disability,评估伤残状况)、E(exposure,裸露伤患及防止失温)。

（二）稳定生命体征

出血是造成创伤死亡的重要原因,创伤后的血压降低必须先认为是大量出血所引起的。儿童总血容量估计为 80 mL/kg,失血量达总血容量的 10%～15% 为轻度失血,一般无明显临床症状;失血量达总血容量的 20% 为中度失血,表现为眩晕、口渴、烦躁、尿少,血压下降,脉搏增快,血红蛋白降至 70～100 g/L;失血量达总血容量的 30% 以上为重度失血,表现为四肢厥冷、冷汗、少尿或无尿、神志恍惚,血压降至 75 mmHg 以下,脉搏超过 120 次/分,血红蛋白低于 70 g/L。

（三）再详细评估

若患儿已出现上述症状并进入休克状态,但未发现明显出血部位,应进一步排除体腔内出血的可能。

（四）初步治疗及确定治疗

及时规范的救治能有效降低创伤失血性休克的并发症发生率和病死率,控制出血和液体复苏是其中最重要的一环。外部出血可通过直接压迫、清创缝合予以快速止血,部分内部出血需要急诊手术干预。开放性或闭合性长骨骨折伴严重皮肤软组织损伤也可引起严重出血,应该用夹板将骨固定在解剖位置,防止二次损伤（包括引发出血）。液体复苏策略应根据创伤儿童的实际情况实施。

1.液体复苏

对已经发生出血性休克者,应通过已经建立的输液通路迅速进行液体复苏,初始剂量为 20 mL/kg 等渗晶体液,10～15 min 内输注,并评估是否需要重复输注。烧伤面积超过 15%TBSA 的烧伤儿童需要积极用生理盐水行液体复苏,并密切监测尿量。

液体复苏过程中需要监测的临床指标有心率、血压、中心静脉压（central venous pressure,CVP）、红细胞压积（hematocrit,HCT）、心排血量、尿量等,这些传统指标易于获得,甚至部分指标在院前急救过程中亦可获得;血乳酸、碱缺失等全身组织灌注指标,以及胃黏膜内 pH 值等局部组织灌注指标更有临床意义,但需要在重症监护室进一步观察获得。

对部分已经接受液体复苏治疗,但血流动力学仍不稳定者,应考虑使用升压药物。若体循环灌注和血压稳定,应尽早停止液体复苏。

2.输血

输注 40～60 mL/kg 等渗晶体液后,若临床症状改善不明显,应考虑输注 10 mL/kg 浓缩红细胞,最大剂量每次 300 mL。有大量出血或进行性大出血时,需 24 h 持续输血。尽管大剂量输血的量仍未达成临床共识,但专家建议采用剂量/体重的标准:新生儿（体重低于5 kg）为 55 mL/kg,婴儿（体重 5～25 kg）为 50 mL/kg,青春期儿童（体重 25～50 kg）为 45 mL/kg,体重超过 50 kg 者为 40 mL/kg 或每天输注 900 mL 浓缩红细胞。

3.其他成分血制品的输注

针对严重创伤并需大剂量输血的创伤儿童,输注成分血制品以改善凝血功能是必要的,此类血制品主要包括新鲜冷冻血浆、血小板、冷沉淀物等。临床上建议按照新鲜冰冻血浆：血小板：红细胞＝1：1：1的比例进行。头颅创伤儿童因容易出现凝血功能障碍,更应积极使用新鲜冰冻血浆。

4.疼痛治疗

疼痛治疗应在创伤儿童生命体征基本平稳以后开始。对于呼吸、循环以及中枢神经系统尚不稳定的创伤儿童,一般不考虑镇痛,以免影响临床诊断与治疗;对于接受呼吸机辅助通气、生命体征平稳的儿童,在评估疼痛以后应实施相应的疼痛治疗。多模式镇痛(即联合应用不同作用机制的镇痛药物或不同的镇痛措施)可通过多种机制产生镇痛作用,获得更好的镇痛效果,使不良反应减少到最低限度。针对儿童的情感支持、精神抚慰、心理干预等非药物镇痛治疗(尤其是家长的陪护)同样有助于提高创伤急救治疗的质量。

(五)纠正低血容量性休克后的后续治疗

纠正低血容量性休克后,甚至在液体复苏的同时就需要开始处理创伤。对于受伤患儿而言,若创面处理不当,更容易出现软组织坏死、感染,发生脓毒血症甚至感染性休克。因此,应在尽快控制患儿全身状况的前提下及时进行手术治疗。对于开放性外伤导致的大量失血,应在补充血容量的同时进行手术,进一步控制出血。

四、儿童重症皮肤软组织损伤的创面处理

(一)儿童创伤的伤口处理

1.可以清创缝合的伤口

对可以清创缝合的伤口,应在伤后行急诊清创缝合手术。首要目的是清创止血,去除坏死组织,尽量保留有活性的皮肤软组织,按整形原则缝合。

2.无法一期缝合的创面

对无法一期缝合的创面(见图 29-1-1),若受伤时间短、皮肤软组织未见明显坏死,应反取皮制成全厚皮片回植于创面(见图 29-1-2),这样可有效节省皮源并减少手术次数和创伤。

还有相当数量的患儿就诊较晚或处理不当,入院时局部皮肤软组织已经发生不可逆的完全坏死,甚至导致脓毒血症(见图 29-1-3)。此时清创手术同样重要,只有将坏死组织和分泌物尽量去除并彻底引流,才能从源头上控制感染源,为创面愈合提供条件。放置负压封闭引流装置可以对创面进行持续冲洗和引流,减少创面刺激及疼痛,提高患儿治疗的配合度,为创面愈合或二期处理创造良好条件。

患儿大面积软组织损伤的同时常伴有深部骨关节、肌腱、血管、神经和其他脏器的复合伤,应当注意排查和鉴别,并进行多学科协作。大面积皮肤软组织损伤时,患儿往往生命体征欠平稳,应避免手术时间过长。创面反复冲洗时应使用预热的冲洗液,以减少术中低体温的发生率。

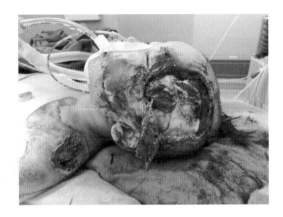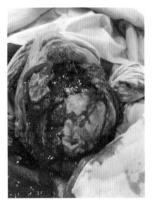

A.侧头面部车祸伤   B.头面部车祸伤

图 29-1-1　儿童头面部不能直接缝合的创面

（南京医科大学附属儿童医院烧伤整形科供图）

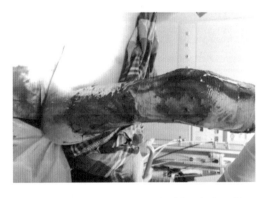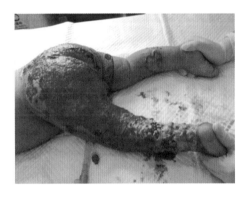

图 29-1-2　儿童皮肤软组织撕脱伤，皮肤回植后   图 29-1-3　伤后就诊时间长的患儿创面

部分坏死，但保留了部分深层组织   （南京医科大学附属儿童医院烧伤整形科供图）

（南京医科大学附属儿童医院烧伤整形科供图）

（二）创面处理的整形原则

创面处理的整形原则包括"储存"原则、"担当"原则、"微创"原则、"兼顾整体与局部"原则和"等待"原则。

（1）"储存"原则。"储存"原则是指对儿童进行创伤处理时，应尽量多保留组织，以便为以后的修复创造条件，这是处理儿童创伤的总原则。

（2）"担当"原则。儿童的组织修复能力非常强大，除部分明确坏死的组织外，大部分损伤的组织经温盐水湿敷后均能恢复活性。

（3）"微创"原则。"微创"原则要求将整形外科的微创方法应用到患儿的早期清创手术中，操作过程中应注意精细操作。

（4）"兼顾整体与局部"原则。在修复组织缺损时，要根据缺损的大小、部位、形态等综合考虑，尤其是在修复面部严重皮肤软组织缺损时，应注意对外观的影响，将创伤救治和容貌重塑结合起来。

(5)"等待"原则。对于无法立即修复的伤口,可遵循"等待"原则,即对伤口进行适当的清创和冲洗后,旷置或使用负压吸引辅助治疗,等待形成二期创面再处理。

(三)特殊部位的创面处理

除上述原则外,部分特殊部位需额外加以关注。

1.儿童头面部软组织损伤

儿童头面部外伤的处理既关乎生命也关乎外观。首先需要排除颅脑损伤和面神经损伤。外伤后,儿童颅脑损伤表现为神志变化,如烦躁不安、嗜睡,还可出现恶心、呕吐等表现,需要进行 CT 检查。对头面部贯通伤(见图 29-1-4)还应判断是否损伤面神经,可观察患儿哭闹时鼻唇沟是否变浅,两侧眉毛、口角是否对称,以及眼睑的闭合情况等。

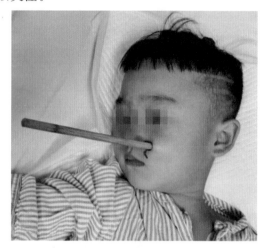

图 29-1-4　颅面部的筷子贯通伤
(南京医科大学附属儿童医院烧伤整形科供图)

对于头面部伤口,需要精细缝合,注意精准对位。另外,在鼻子、耳、眉弓、眼睑、口周的直线切口需要做"Z"成形,以减少后期瘢痕挛缩。

2.儿童四肢软组织损伤

首先要排除四肢有无大血管出血和骨折,其次要确定手、足有无肌腱和神经损伤。儿童开放性手足外伤多伴有不同程度的污染。清创术可使开放污染的二类伤口接近无菌的一类伤口,达到一期愈合。清创术一般包括伤口周围的皮肤刷洗和皮肤消毒、伤口内的清创、冲洗三个步骤。对于有皮肤软组织缺损的创面,修复方法可参见本书第十三章和第十四章的有关内容。

3.儿童会阴部软组织损伤

首先要排除多发伤,即有无骨盆、尿道和腹部闭合性损伤。在此基础上可进一步处理儿童会阴部软组织损伤。清创时要尽量保留组织,减少受污染组织的去除。只有撕裂伤者可以精细对位缝合,有皮肤软组织缺损者可先应用负压处理。如术后组织没有存活,可二期进行修复。

(季易　沈卫民)

第二节　老年重症皮肤软组织损伤

随着中国人口老龄化的加快,老年人在急/慢性创面患者中所占的比例也越来越高。长期吸烟、活动受限、反应迟钝、感觉功能受损、协调性差、药物不良反应、认知能力下降及合并糖尿病等因素,使老年人更容易出现重症创面或创面迅速进展,增加了医疗、经济和社会负担。

一、严重创伤

随着个体年龄的增长,皮肤的功能和结构稳定性会有所降低。皮肤老化会损害感觉神经,增加毛细血管的通透性,使人体对损伤的反应能力减弱,修复能力下降。老年人因行动相对迟缓、反应能力下降,对于同样的创伤(如车祸伤、摔伤、坠落伤、重物砸伤、碰伤等)更容易出现皮肤剥脱、坏死而形成创面。

（一）开放性皮肤软组织损伤

对于严重开放性皮肤软组织损伤的老年患者,急诊需首先判断患者的生命体征,全面排查患者的全身情况,注意有无合并骨折、血肿、脑出血等。若患者生命体征稳定,无明显手术禁忌,可行急症手术彻底清创,去除异物及严重污染、坏死的组织,探查有无重要血管、神经、肌腱损伤并予以修复,通过反取皮回植或皮瓣修复创面。若创面存在大范围皮肤软组织撕脱、坏死界限不清或污染严重,则采用分期分次的手术方式。负压伤口治疗技术/负压封闭引流技术在严重创伤的治疗中具有良好的效果和优势,可为二期封闭创面创造条件(见图29-2-1)。

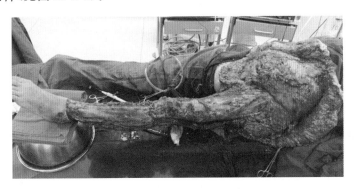

A.患者急诊入院时全身大面积皮肤撕脱伤

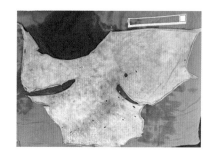 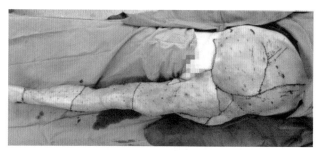

B.撕脱皮肤组织面积约为 25％TBSA　　　　C.急诊皮肤原位回植术后即刻

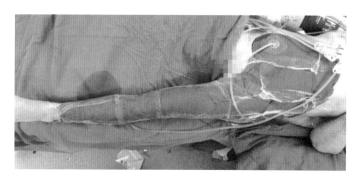

D.急诊手术后 VSD 吸引,固定移植皮片

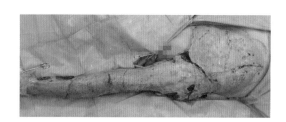 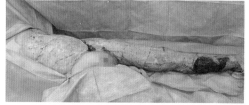

E.一期手术后 10 天,打开负压见移植皮片成活较好,仍余部分残余创面

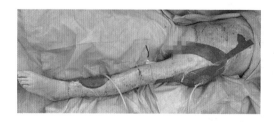 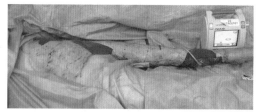

F.残余创面再次行 VSD 负压吸引治疗

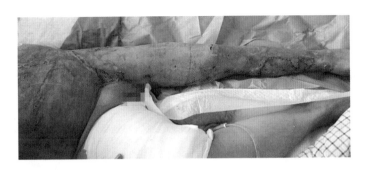

G.伤后1个月,残余创面中厚皮片移植修复,成活良好;创面得以顺利封闭,转康复科进一步治疗

图 29-2-1　老年患者因车祸致大面积皮肤软组织撕脱伤的治疗经过

(山东大学第二医院整形烧伤外科供图)

(二)闭合性软组织损伤和闭合性脱套伤

除开放性皮肤软组织损伤外,老年人还要特别注意预防闭合性软组织损伤,详细内容参见本书第二十二章第四节的有关内容。

(三)头面部及颈部清创缝合兼顾整形美容

头面部及颈部外伤后,在病情稳定的前提下,应积极开展清创缝合手术。老年患者皮肤松弛,多数小面积的皮肤软组织缺损创面可通过分离减张后拉拢,实现一期封闭创面,头面部创面甚至可以产生"拉皮"的效果。对于血供很差或面积较小的瓣状伤口(flap-like wound),为了避免术后缺血坏死或愈合后瘢痕收缩引起"瓣部"抬高的陷门畸形(trap-door deformity),可将该瓣部直接切除并行减张缝合。

二、大面积烧伤

老年人烧伤的主要原因是热液烫伤,但近年来天然气/煤气罐爆炸燃烧导致的伤害也越来越常见。老年烧伤患者的一般治疗方法与年轻患者相同,但其生理改变在液体急救复苏阶段需引起重视。由于老年患者心肺储备功能下降,临床上常限制液体输注量,但这一做法目前尚无明确证据支持。相对于输液过量,肺水肿与吸入性损伤所致的直接肺损伤或休克和脓毒血症所致的继发性肺损伤关系更密切。老年患者更常在复苏期发生急性肾损伤,但尚不明确是否为复苏不足所致。

三、急性坏死性软组织感染

关于坏死性软组织感染(necrotizing soft tissue infection,NSTI)的详细介绍,可参见本书第三十三章第四节的有关内容。NSTI 可分为坏死性蜂窝织炎、坏死性筋膜炎和坏死性肌炎。坏死性蜂窝织炎较为常见,老年人常合并糖尿病、肝肾功能不全,尤其糖尿病是下肢、会阴和头颈部坏死性感染最为重要的危险因素。负压引流是改善 NSTI 患者预后的重要治疗手段,其除了能在清创期引流创面渗出物并控制感染,在后期封闭创面时也是良好的移植皮片的支撑固定装置(见图 29-2-2)。

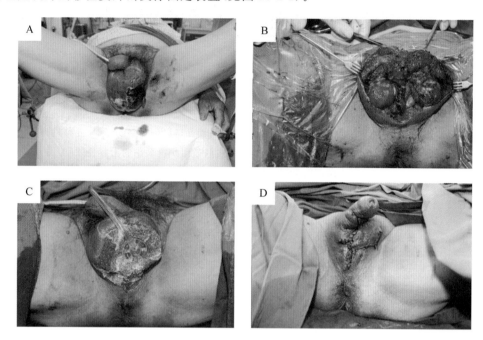

A.清创前;B.第一次清创后;C.放置负压引流;D.多次清创后封闭创面
(山东大学第二医院整形烧伤外科供图)

图 29-2-2　傅尼叶(Fournier)坏疽

（王超　张基勋　姜笃银）

第三节　自杀与自伤

自杀(suicide)是指个体蓄意或自愿地采取各种手段结束自己生命的行为(见图 29-3-1A)。自伤(self-injurious)是指个体在没有自杀意图的情况下,采取一系列直接、故意、反复伤害自己身体且不会导致死亡的行为(见图 29-3-1B)。当前普遍认为,自伤与自杀是截然不同的行为(见表 29-3-1)。

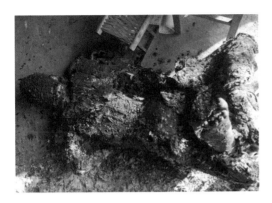 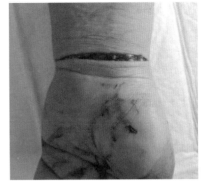

A.自杀（自焚）　　　　　　　　B.自伤（割腕）

图 29-3-1　自杀与自伤

（山东大学第二医院急诊外科供图）

表 29-3-1　自伤与自杀对比

	自伤	自杀
目的	自我惩罚,释放压力或愤怒,威胁他人等	结束生命
性别	女高于男	男高于女
年龄	青春期	中老年
部位	四肢	头颈、胸腹部
方式	切割皮肤、撞头、针刺、灼烧等	服毒、跳楼、投河、枪击、自焚、自缢等

一、自杀与自伤的分类

（一）自杀

自杀可分为自杀意念、自杀未遂和自杀死亡。自杀意念是指在过去 12 个月内有明显自杀企图,但没有自杀行为;自杀未遂是指在过去 12 个月内采取过自杀措施但没有成功;自杀死亡是指有自杀的欲望和企图并且自杀成功。

（二）自伤

广义上的自伤包括文化认可性自伤,如文身、整容、刮痧、身体穿孔等,以及病态性自伤,如精神疾病、神经疾病等引起的自伤。狭义上的自伤指任何不被社会接受的、没有自杀意图的自我伤害行为。

根据自伤的现象学特点,还可将自伤分为重大性自伤、刻板重复性自伤和表层性自伤三种。重大性自伤是指仅出现一次或很少出现的自伤行为,如去势、截肢等,不包括自焚、深割血管等致死行为;刻板重复性自伤常表现为固执、重复与规律的行为,其中撞头是最常见的自伤方式;表层性自伤是最常见的自伤类型,常与情绪压力有关,多为低致命性,如皮肤切割及灼烧、针刺、划伤等,与刻板重复性自伤的区别是缺乏节奏性,需使用工具。

二、自杀与自伤的影响因素

（一）自杀的影响因素

1.躯体或精神疾病

躯体疾病起病后,患者往往会产生较多的关注和忧虑,出现巨大的心理压力。精神疾病患者自杀的危险性比一般人群高 3~12 倍,双相情感障碍患者的自杀风险可达一般人群的 30 倍。

2.个人因素

个人因素包括生物学因素和个人心理素质方面的因素。自杀者一级亲属的自杀危险性比一般人群显著增高;有自杀行为的个体中,可能有 5-羟色胺能神经元和多巴胺能神经元功能障碍,脑脊液中 5-羟色胺代谢物 5-羟吲哚乙酸(5-HIAA)含量降低。具有较高的冲动性、极端思维、认知僵化、问题解决不良等特征的个体也容易产生自杀行为。

3.家庭因素

虐待和性侵犯、不稳定的家庭环境、学业恋爱受挫、离异、某些严重的创伤性体验等均与自杀有关。

4.社会因素

某些国家自杀率高可能与社会、政治、文化及经济环境有关。

（二）自伤的影响因素

1.早期创伤经验

受虐待、受忽视、亲人离世或分离等因素可增加孩子自伤的机会。自伤也可看作是一种自我虐待,是虐待形式的延续。

2.个体易感性

自伤者具有可导致自伤的情绪管理障碍、冲动性人格,以及与内源性阿片肽、5-羟色胺等有关的生理学因素。

三、自伤与自杀的发展过程

（一）自伤的发展与维持

远期风险因素会导致人们遭遇应激事件时的情绪调节问题和人际沟通问题,自伤特定脆弱性因素会增加自伤行为的可能性;而自伤反过来又可作为调节个人情绪、与他人交流或影响他人的手段(见图 29-3-2)。

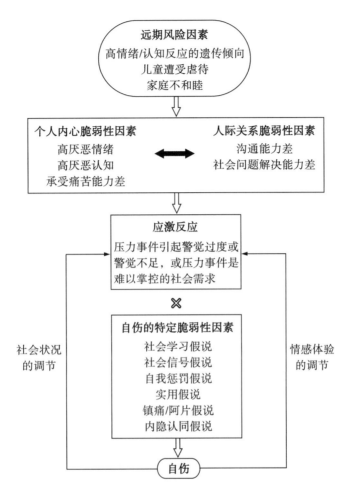

图 29-3-2　自伤发展与维持的综合理论模型

（山东大学第二医院急诊外科修订供图）

（二）自杀三阶段理论

自杀三阶段理论（见图 29-3-3）将自杀分为痛苦与绝望并存、痛苦感强于连接感和自杀能力三个阶段。在痛苦与绝望并存阶段，自杀者遇到难以解决的问题后，痛苦与绝望相结合，首先会出现自杀意念，准备把自杀当作解决问题的手段。在痛苦感强于连接感阶段，连接感是指对其他人或事物的依恋，或可以让人体验到生存意义的感觉。如果痛苦和绝望强于连接感，个体就会有强烈的自杀意念。在自杀能力阶段，当强烈的自杀意念出现后，求生的本能会使人陷入生与死的矛盾冲突。从矛盾冲突中解脱出来后，个体会开始考虑自杀方式，并进行自杀尝试。

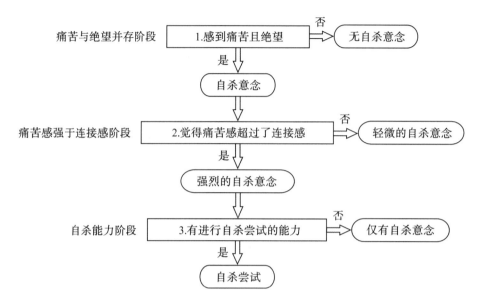

图 29-3-3 自杀三阶段理论

（山东大学第二医院急诊外科修订供图）

四、自伤与自杀的急救处理

入院后需快速了解创伤情况，针对具体情况开展准确的伤情评估，要准确把握自伤或自杀者的病理生理体征，不要局限于外表伤口，应尽早发现和治疗窒息、出血、休克等凶险情况，避免漏诊危及生命的严重损伤，同时关注自伤或自杀者的心理和精神状态。几种常见自伤或自杀者的急救措施如下。

（一）割腕

割腕首先需要止血包扎，伤口近心端加压包扎，或用指压法、止血带止血；然后补液、输血，及时补充血容量；还需急症手术治疗，尽快行血管/神经/肌腱探查修复术，止血并修复断裂的组织，将手及腕功能的损害降到最低。

（二）服毒

1.催吐

用手指或其他物品刺激患者咽后壁，促使其呕吐。空腹口服毒物者，可先喂其饮清水后再进行催吐。催吐困难者可皮下注射阿扑吗啡 3～5 mg，或硫酸铜 0.3～0.5 g 溶于 150～250 mL 温水中口服。催吐法不适用于昏迷、休克、惊厥的患者，以免引起窒息、吸入性肺炎，或因脱水导致休克加重；高血压、心脏病患者催吐会引起血压升高、心脏病发作；食管静脉曲张、门脉高压患者催吐可能发生消化道出血；吞服腐蚀性物质者也不应进行催吐。

2.洗胃、导泻、利尿

洗胃液可选择温开水或生理盐水，或根据毒物类型进行选择。洗胃完毕后，可以通过胃管注入33%~50%的硫酸镁导泻剂,加速毒物排泄,注意预防导泻剂注入过量而致镁中毒。禁用脂类导泻剂,避免加速毒物吸收。利尿可加速毒物从肾脏的排出。

3.药物治疗

(1)胆碱酯酶复能药和抗胆碱药。胆碱酯酶复能药和抗胆碱药主要针对急性有机磷农药中毒,胆碱酯酶复能药有解磷定、氯解磷定、双复磷、双解磷等,抗胆碱药有长托宁、阿托品等。

(2)糖皮质激素。糖皮质激素能够有效防止中毒性肺水肿、脑水肿、肺纤维化、中毒性心肌炎、有机磷农药中毒致迟发性神经病等情况的发生。

(3)解毒剂。阿片类药物(如吗啡、可待因)中毒应尽早应用类阿片拮抗剂,如纳洛酮;苯二氮䓬类药物中毒可应用氟马西尼,但禁止与合用后引起癫痫的药物同用;三环抗抑郁药物(如阿米替林、丙咪嗪)中毒可注射乙酰胆碱酯酶抑制药(如毒扁豆碱)治疗;巴比妥类中毒、吩噻嗪类药物中毒尚无特效解毒剂。

(4)血液灌流。血液灌流借助体外循环,利用非特异性吸附装置吸附致病物质,达到净化血液的目的。

(三)溺水

1.保持呼吸道通畅

清除患者口鼻内的异物,将患者摆放为俯卧头低位;翻身拍背,鼓励患者咳嗽;无自主呼吸与心跳的患者及时行心肺复苏,必要时行机械辅助通气、气管插管、气管切开等治疗。

2.保暖

去除患者身上浸水的衣物,保持患者身体干燥、温暖,复温有助于复苏的成功。复苏后诱导治疗性亚低温可减轻对大脑的损伤。

3.防治吸入性肺炎

早期行病原学检查并联合经验性抗真菌及抗细菌治疗十分必要;气管镜肺泡灌洗可直接去除污水及分泌物,并取出支气管内不易咳出的异物。

4.治疗急性呼吸窘迫综合征

相关治疗措施包括机械通气、体外膜肺氧合(ECMO)、应用外源性肺表面活性物质及糖皮质激素等。

五、关注自伤或自杀者的心理和精神状态

应加强医护人员对自伤或自杀相关知识的认识,对患者保持理解、包容的心态,尊重并理解自伤或自杀者的人格和感情,并注意与此类患者沟通的技巧。待患者生命体征平稳后,应对患者行以下处理。

(1)详细询问患者的病史,尤其是精神病史、身心创伤史等,同时与患者家属进行沟通,分析病史的可信度。

(2)防止患者再次自杀或伤害他人,可单独安置房间对患者进行保护性约束,清理周

围的危险物品,尽量避免让患者独处。部分自杀患者可能为强迫性就诊,在接诊过程中应注意观察患者的情绪,创造轻松的氛围,以提高患者的依从性。

(3)对精神障碍患者应及时请精神科医师会诊,进行药物和心理治疗,加强精神科专科生活护理,稳定患者情绪。

(贾珊珊　王兴蕾　姜笃银)

第四节　妊娠期创伤

创伤是导致妊娠期妇女死亡的首要非产科因素。处理妊娠期创伤时,不仅应遵循创伤初步处理的"ABCDE"原则,还应考虑妊娠的特殊性,因此评估和处理妊娠期创伤需要外科、产科、儿科、麻醉、护理等多学科的协同合作。本节将介绍妊娠期创伤中对母体、胎儿及相关并发症的处理。

一、妊娠期创伤的特征

妊娠期创伤的原因以交通事故和家庭暴力为主,其他致伤原因包括坠落伤、自杀或他杀、中毒和烧伤等。根据伤后皮肤黏膜是否完整,可将妊娠期创伤分为开放性创伤和闭合性创伤。根据致伤机制的不同,可将妊娠期创伤分为穿透伤和钝性损伤。

遭受创伤后,脑外伤和失血性休克是母体死亡的主要原因,母体死亡和胎盘早剥是胎儿死亡的主要原因。总的来说,创伤对胎儿的不良影响大于对孕妇的不良影响。除直接对母体和胎儿造成损伤外,妊娠期创伤还会导致一系列产科并发症的发生。

二、妊娠期解剖生理学

为适应胎儿生长发育的需要,妊娠期母体会出现一系列局部或全身性的生理变化。

(一)呼吸系统

妊娠期间,母体耗氧量、通气量增加,功能残气量减少,母体和胎儿的缺氧耐受性也随之降低,一定程度的过度通气是正常的。妊娠期间,母体的横膈可上升约4 cm,在行胸腔造口或置管时应注意位置的选取,以免进入腹腔。

(二)消化系统

妊娠期体内激素的改变使食管括约肌松弛,胃排空延迟,胃内压力增加;当母体出现意识障碍时,发生反流和误吸的风险增加。

(三)循环系统

妊娠后母体心输出量及外周血量开始增加,因此急性失血不超过20%、慢性失血不超过 35％时,母体仍能维持足够的循环血量,保证生命体征平稳。换言之,尽管母体患者生命体征平稳,但可能已经发生了大量失血。一旦出现血压下降等循环失代偿体征,抢救难度和死亡率将大大增高。

遭遇创伤时,子宫血流量的减少与母体低血压几乎呈直线相关。当母体血量减少30％～35％时,生命体征的改变尚不明显,但子宫血流量的减少可达 10％～20％,导致胎儿发生缺氧。

(四)血液系统

妊娠中晚期,母体血液呈高凝状态,这一方面有利于创伤早期的止血,另一方面则会增加发生创伤后 DIC 的风险,造成血管栓塞。妊娠晚期会出现生理性白细胞增多,在诊断感染性疾病时应注意区分。

(五)其他

妊娠早期,子宫位于盆腔内,对腹腔脏器损伤的诊断影响较小。随着孕周增加,子宫逐渐增大,子宫壁变薄并贴近腹壁,外伤时易发生子宫破裂。孕妇腹壁松弛、弹性减退,保护作用较妊娠前减弱,使母体容易遭受创伤的损害,也可能掩盖腹膜刺激征的表现,延误诊断。

此外,孕中晚期耻骨联合的轻微分离和身体平衡重心的改变会导致妊娠期妇女运动稳定性下降、跌倒倾向增加,增加外伤的可能性。

三、妊娠期创伤的诊断

(一)母体

对妊娠期创伤患者的全面评估应包括病史采集、体格检查、实验室检查、影像学检查,必要时还可采取侵入性诊断措施。

1.病史采集

除常规采集病史外,鉴于妊娠期的特殊性,还应了解患者的孕产史,包括既往妊娠史(如瘢痕子宫、产科并发症等)和本次妊娠情况。

2.体格检查

与非妊娠期相比,妊娠期患者更容易遭受腹部创伤,尤其是腹部钝性伤,因此在查体时应特别注意腹部。由于妊娠期患者的压痛、反跳痛可能并不显著,因此阴性体征并不能排除腹腔内脏器损伤。在不能明确孕周时,可在体格检查时通过宫底与脐水平的关系初步判断孕周(见图 29-4-1)。产科检查时应注意评估宫底高度、子宫张力、有无宫缩及压痛,以明确有无胎盘早剥。阴道检查时应注意有无阴道出血、胎膜早破、宫颈扩张或撕裂、妊娠组织排出等异常情况。对于孕周不少于 23 周的阴道出血患者,应在排除前置胎盘后再行阴道内诊。

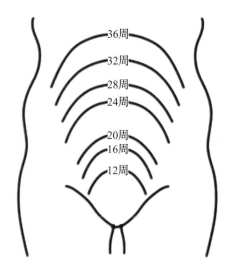

图 29-4-1　孕周与宫高

（山东大学第二医院急诊外科供图）

3.实验室检查

对于妊娠期外伤患者,应根据病情常规行实验室检查,如血常规、尿常规、凝血功能、血气分析等。鉴于妊娠期部分指标的变化,如生理性贫血、生理性白细胞增多,诊断时应注意鉴别。

4.影像学检查

放射线是否致畸,主要与照射剂量、照射时间和孕周相关。妊娠 5~10 周时,电离辐射具有最高的致畸效应,进而会带来流产风险。妊娠 10 周后,电离辐射更倾向于导致胎儿生长受限或影响胎儿神经系统的发育,而非发育畸形。研究表明,0.05 Gy 以下剂量的放射线照射不会导致胚胎结构畸形、生长受限、流产及死产,而常规放射线检查剂量通常小于这一剂量,因此不主张因妊娠而放弃必要的影像学检查。CT 扫描时可减少扫描断层面,并常规使用铅衣保护孕妇腹部。

超声检查具有简单、快速、无电离辐射的优势,妊娠期创伤患者应常规行超声检查,能有效帮助诊断心包积液、胸腔积液、腹腔内积液等情况。

5.诊断性腹腔灌洗

对于超声诊断不明确且怀疑多处潜在出血的患者,诊断性腹腔灌洗的阳性率可达 90%。操作时应确保穿刺点高于宫底,以免损伤子宫及胎儿。诊断性腹腔灌洗的禁忌证包括孕晚期、既往有腹部手术史、腹部严重胀气、过度肥胖、躁动不安难以配合等。

（二）胎儿

胎儿的评估与处理建立在母体生命体征平稳的基础上。通常来说,随着妊娠的进行,胎儿受到创伤的风险也会增加。22~23 周是胎儿宫外生存的下限,早于这一时间则胎儿很难存活。

为评估胎儿情况,应常规行超声检查和监测胎心率。超声检查有助于评估胎龄、监测胎心及节律、预测胎儿体重、定位胎盘、评估羊水容量和脐血流、评估宫颈长度等。

胎龄不足 24 周时,只听胎心即可;胎龄达到或超过 24 周时,应至少进行 4 h 电子胎心监护。存在下列任何情况时,应持续监护 24 h 胎心:①母体生命体征不稳定;②存在明显的腹部损伤、腹痛或子宫压痛;③阴道流血;④胎心监护异常;⑤出现规律宫缩,即每次超过 10 min;⑥出现凝血障碍,即血小板计数下降或纤维蛋白原 Fib 低于 2 g/L。

四、妊娠期创伤的治疗

妊娠期创伤处理流程如图 29-4-2 所示。

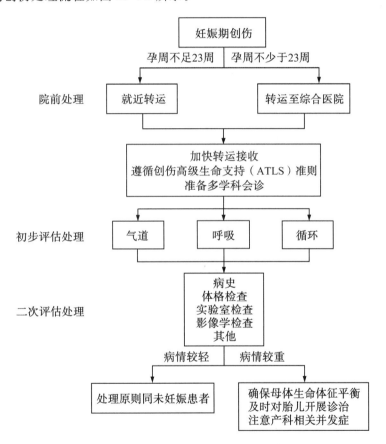

图 29-4-2 妊娠期创伤患者处理流程
(山东大学第二医院急诊外科修订供图)

(一)急救处理

对于妊娠期创伤的处理,首要原则是维持母体生命体征平稳。处理过程应符合 ABCDE 原则,即气道通畅(airway)、呼吸稳定(breathing)、建立循环(circulation)、评估有无肢体残疾和意识障碍(disability)、评估全身外伤(exposure)。其中,气道、呼吸、循环是处理妊娠期外伤患者的首要三部曲。

1.气道

维持气道通畅是患者复苏的第一步。对于存在气道损伤高风险的妊娠期外伤患者,建议早期行气道插管和机械通气,指征包括气道阻塞、缺氧、无效通气、昏迷、休克、连枷胸、开放性胸部创伤等。妊娠期软组织水肿患者气管插管难度增大。腹内压升高和食管下端括约肌张力减低会使误吸风险明显增加,因此在行气管插管时可同时予以环状软骨加压,并在通气稳定后行胃肠减压,降低误吸风险。

2.呼吸

由于妊娠基础耗氧量显著增加,胎儿对母体缺氧极度敏感,因此无论患者意识是否清醒,均建议常规吸氧,维持动脉血氧饱和度(SaO_2)超过 95% 或动脉血氧分压(PaO_2)超过 70 mmHg。

3.循环

母体低血容量时,首先表现为胎儿窘迫。补充血容量优于使用血管升压药,仅在出现补液难以改善的持续性低血压时考虑使用血管升压药。对于严重创伤患者,应立即建立两条及以上的静脉通路,采取大口径(14G 或 16G)静脉置管快速补液。液体复苏首选平衡盐溶液,所需液体量较非妊娠期增加 50%。如有输血的必要,应尽快输注红细胞和新鲜冰冻血浆,维持平均动脉压不低于 65 mmHg,纤维蛋白原 Fib 高于 2 g/L。

由于孕晚期子宫压迫下腔静脉导致回心血量下降,因此可使患者保持左侧卧位,以减轻子宫对腔静脉的压迫,增加静脉血液回流。怀疑脊柱损伤时,可手动将子宫推向左侧后保持患者仰卧位,这一体位也便于施行心肺复苏。

(二)药物及手术治疗

对于妊娠期创伤患者的治疗,基本原则是首先保证母体的生命体征平稳。对于相对较轻、不危及生命的创伤,如皮肤挫裂伤、四肢骨折等,其处理与非妊娠期基本一致,不需要对胎儿行特殊处理或可行期待治疗。

妊娠期应注意选择对孕妇及胎儿安全的用药。根据传统的 ABCDX 风险分类法,妊娠期可应用 A 类和 B 类药物,可首选青霉素和头孢菌素类药物预防和治疗感染,过敏者可使用红霉素、阿奇霉素等,避免使用 C 类和 D 类药物,如喹诺酮类、磺胺类、氨基糖苷类,严禁使用 X 类药物。2015 年,在 ABCDX 风险分类法的基础上提出了妊娠/哺乳期用药规则(pregnancy and lactation labeling rule,PLLR),对于妊娠期妇女,应在处方药中提供怀孕暴露注册试验、风险概要、临床考量、人类和动物试验资料等内容,为临床用药提供依据。

妊娠期患者通常不行择期手术,如必须手术,孕中期是较为合适的手术时机,尽量避免在孕早期 3 个月和孕晚期 3 个月进行手术,以减少流产或早产的风险。但对于创伤患者,不应因妊娠而盲目推迟手术。进行急症手术时,应尽量缩短手术时间,术中除监测患者的生命体征外,还应注意监测胎儿心率。如涉及剖腹手术或可能出现胎儿分娩,应有产科和新生儿科医生协助诊疗。

1.颅脑损伤

妊娠期合并颅脑损伤的患者,治疗的关键在于控制脑水肿发展,首选呋塞米作为脱水剂。早中期妊娠合并单纯蛛网膜下腔出血、脑挫裂伤或颅底骨折时,可行保守治疗。晚期妊娠合并颅脑损伤时,颅内血肿少于 30 mL 且无颅内高压征象时可行保守治疗;颅内血肿超过 40 mL 或出现脑疝时应急症行颅脑手术后再行剖宫产,否则可能导致新生儿存活率下降,发生智力障碍。

2.腹部损伤

妊娠期腹部损伤易造成胎盘早剥,处理原则与非创伤性胎盘早剥基本一致。除此之外,腹部损伤还可造成肝、脾等脏器损伤。对于有腹部刺激症状或明确腹腔内出血的患者,应及时开腹探查。妊娠超过 20 周时,无论胎儿是否存活,若妨碍术野暴露及术中操作,均可先行剖宫取胎或剖宫产术。妊娠不足 20 周时,对手术操作影响不大,如胎儿仍然存活,术后多可继续妊娠;如胎儿已经死亡,可在术后病情平稳后行人工流产术。

3.骨折

对于妊娠期骨折的患者,可在严格保护腹部的情况下完善 X 线片检查明确骨折情况。非手术治疗与非妊娠期基本一致。对于需要手术的骨折患者,根据骨折部位选择麻醉方式,避免使用蛛网膜下腔阻滞麻醉。术中可采用直视下切开复位内固定术,避免使用"C"形臂 X 线透视机透视。鉴于妊娠期患者的血液高凝状态,加之骨折需制动卧床,因此出现静脉血栓的风险加大。应注意预防性使用低分子肝素,鼓励患者在病情允许的情况下按摩或自主活动下肢。

4.产科处理

由于母体的软组织、子宫和羊水会缓冲外界对胎儿的冲击,因此妊娠期创伤通常不会造成胎儿的直接损伤。在少数情况下,腹部钝性损伤会直接导致胎儿颅骨和脑组织损伤。遭遇创伤时,如胎龄超过 34 周,胎儿一般状况良好,可在用地塞米松促进肺成熟后选择时机引产。若出现胎儿窘迫、缺氧等表现时,应及时行剖宫产终止妊娠。如母体遭遇严重创伤,导致循环衰竭、DIC 晚期或脑死亡等危重情况,应立即行剖宫产抢救新生儿。围死亡期剖宫产(perimortem caesarean section,PMCS)是指当母体病情危重,出现无法逆转的宫内不良情况而胎儿仍有存活的可能时采取的紧急剖宫产。建议在产妇心脏骤停的 4 min 内开始 PMCS,5 min 内娩出胎儿。手术采用下腹正中切口和宫体正中切口。需要注意的是,PMCS 的首要目的仍然不是抢救胎儿,而是通过迅速解除下腔静脉压迫来抢救孕妇。

五、产科并发症

当胎龄达到或超过 23 周或遭遇严重创伤时,除创伤的一般处理外,还应特别注意妊娠期特有并发症,如早产、流产、胎盘早剥、子宫破裂等。

(一)流产与早产

妊娠期创伤可从多个方面导致流产和早产:①创伤直接导致子宫肌层渗血损伤,引发子宫收缩;②创伤可导致胎盘边缘蜕膜出血坏死,子宫肌肉溶酶体溶解,释放前列腺素致使子宫收缩;③胎膜早破也会导致流产或早产。

一般认为,胎儿至少发育至 24 周,宫外生存的可能性才较大。对于难免流产的情况,应在孕妇生命体征稳定时行清宫术终止妊娠。对于先兆流产,如孕妇生命体征平稳,可先行期待治疗。胎龄达 24~34 周时,应予以地塞米松促进胎儿肺成熟,予以硫酸镁保护胎儿的神经系统。出现胎膜早破时,应给予孕妇抗生素预防感染。

(二)胎盘早剥

胎盘早剥是妊娠期创伤的常见并发症,也是创伤导致胎儿死亡的最常见原因之一,发生率可达 5%~50%。胎盘早剥的发生与创伤后子宫平滑肌的反射性收缩有关,多发生于创伤后 24 h,大多数在 2~6 h 内即会出现临床症状与体征,如阴道流血、宫底张力增加伴有压痛、宫缩频繁、胎心异常等。其诊治可参考非创伤性胎盘早剥。

(三)子宫破裂

创伤导致的子宫破裂是较为罕见的并发症,多发生于瘢痕子宫、多胎妊娠、羊水过多、严重腹部创伤的中晚期孕妇。子宫破裂对胎儿的危害远高于对母体本身,对于严重创伤后出现子宫压痛、失血性休克、宫外可触及胎儿肢体的妊娠期妇女,都应考虑子宫破裂的可能,并行超声或直接剖腹探查。对于血流动力学不稳定、子宫损伤严重的患者,应立即行子宫切除术;对于血流动力学稳定、无明显活动性出血的患者,可考虑行子宫修补术以保留生育能力。

(四)胎母输血综合征

胎母输血综合征(fetomaternal hemorrhage,FMH)是指胎儿血液经受损的胎盘或绒毛间隙进入母体循环系统内,引起胎儿失血性贫血、神经损伤甚至胎死宫内,同时母体发生溶血免疫反应的一类临床症候群。当出现不明原因的胎动减少或消失、胎心监护异常时,应怀疑 FMH。红细胞酸洗脱试验(Kleihauer-Betke test)是诊断 FMH 的常见试验,流式细胞术是诊断 FMH 的"金标准"。胎龄不足 32 周时,可行宫内输血延长孕周;胎龄超过 35 周时,可终止妊娠,产后根据新生儿贫血程度输血治疗。对于 Rh 阴性的母体,应在遭受创伤后 72 h 内予以标准剂量的抗 D 免疫球蛋白 300 μg,以预防溶血免疫反应。

(王新月　王兴蕾　姜笃银)

第五节　传染病患者皮肤软组织损伤的急救处理

临床上,在接诊各种皮肤软组织损伤患者的过程中,可能存在确诊或潜在的传染病患者。一旦在救治过程中操作不当,很容易造成传染病院内感染甚至广泛暴发,造成不可估量的危害和损失。因此,做好传染病患者的皮肤软组织急救处理尤为重要。

一、传染病患者的皮肤软组织损伤特点

(一)隐匿性强

很多传染病患者并不知晓自己患有传染病,且在医生处理损伤之前也不能得到患者的传染病化验结果;部分患者因为个人原因隐瞒传染病史;还有部分传染病患者因早期临床症状不明显或者没有特异性,导致在就诊时医务人员并不能第一时间进行识别。

(二)处理时限短

皮肤软组织损伤患者大多合并活动性出血,患者心情急躁,在临床工作中需要第一时间进行清创包扎或缝合,难以对患者进行血液学检查以排除传染病。

(三)传染性高

皮肤软组织损伤患者会存在血液及体液的暴露,且处理时需近距离、长时间接触,增加了医务人员被感染的可能。

二、传染病患者皮肤软组织损伤的处理流程

针对皮肤软组织损伤患者传染病的筛查结果及类型,其处理流程可从以下三方面着手。

(一)预检分诊

预检分诊是鉴别传染病患者的第一道窗口,准确快速地从就诊患者中检出传染病患者或者疑似患者,做到早期单间隔离或转运到感染科,可以有效控制传染病传播,防止院内交叉感染的发生。尤其是烈性呼吸道传染病流行期间,一定要根据当时流行病的临床表现,对可疑患者进行单间隔离,做好防护并进一步筛查,若确诊为传染病,应立即填写"传染病报告卡"并按照相应时限进行网络上报,同时将患者转运至传染病医院或传染病科就诊,对患者接触的环境也要进行终末消毒。

(二)呼吸道传染病患者皮肤软组织损伤的处理流程

呼吸道传染病的传播途径分为两种:一种为通过飞沫直接接触传播,另一种为通过在空气中干燥后形成的飞沫空气传播。常见的急诊呼吸道传染病有肺结核、流行性腮腺炎、流行性感冒等,以及特殊环境背景下的烈性传染病,如重症急性呼吸综合征(SARS)、人感染高致病性禽流感等。

对于确诊或者可疑的呼吸道传染病患者,尤其是烈性传染病患者,在进行皮肤软组织损伤的处理时,一定要做好个人防护。防护的措施主要包括洗手,穿工作服、隔离衣、戴帽子、医用口罩(N95)、护目镜、面屏、无菌手套,穿鞋套等。

在处理患者的皮肤软组织损伤时,首先要评估患者的生命体征,在确保患者气道、呼吸、循环稳定的情况下,再进行伤口的处理。如果患者创面较大或处理难度较高,需要进入手术室处理或者需要处理的时间较长时,为避免增加院内感染的风险,可先进行创面的清创、包扎、止血,然后转运至传染病医院或者传染病科行进一步处理。

（三）血源性传染病患者皮肤软组织损伤的处理流程

急诊科最常见的血源性传染病主要有艾滋病、乙肝、梅毒等,这些疾病主要是通过血液的直接接触传播,因此在处理血源性传染病患者的皮肤软组织损伤时,一定要做好个人防护,避免血源性感染的发生。

不同于呼吸道传染病,血源性传染病的个人防护措施主要包括洗手,穿工作服,戴帽子、一次性外科口罩和无菌手套等。在进行操作时,可以戴双层无菌手套,这样能够有效避免医务人员皮肤表面直接接触患者的血液、体液、分泌物等,并能够在一定程度上减少针刺伤的发生。

在处理皮肤软组织损伤前,同样首先要评估患者的生命体征及损伤后果是否会危及患者的生命,比如严重的活动性大出血等;其次是要在做好个人防护的情况下进行创面的消毒包扎或者清创缝合,严重者可以转运至手术室进行手术治疗,同时完善对患者的血液学化验,明确患者的传染病类型,为一旦发生职业暴露提供后续的诊疗方向;最后要将使用过的针头、刀片等锐器放到锐器盒中,将被污染的一次性医疗废物单独分装处理,将可回收的器械单独放置并标记,按相应标准消毒处理。

三、职业暴露的预防及处置

职业暴露是指医务人员在从事临床诊疗、护理及科学试验等职业活动时,被物理、化学、生物等有害因素影响,直接或间接地对人体健康造成损害的情况。传染病是最有可能造成医务人员职业暴露的因素之一,其预防和暴露后的正确处置尤为重要。

（一）职业暴露的预防

1.提高防护意识

一线急诊人员要时时了解传染病的流行状况,对传染病提高警觉和认识,同时对职业暴露的危害要有充分的认识。只有这样,在面对传染病患者时才能做好个人防护,减少职业暴露的发生。

2.正确使用防护物品

一线急诊人员要正确认识不同传染病的传播方式,有针对性地使用各种防护用品,包括隔离衣、防护面罩、护目镜及双层手套等,才能有效避免职业暴露的发生,减少院内感染的可能。

3.严格规范操作

在做好个人防护的情况下,严格规范的操作是避免职业暴露的最有效方法。一线急诊人员要杜绝一切不良习惯,如直接用手接触刀片、针头。在进行一些危险操作(如手术缝合、传递刀片等)时必须小心,避免锐器伤的发生。要严格按照《医疗废物管理条例》的要求处理医疗废物,对锐器要集中放置到锐器盒中,避免后期处理医疗废物时发生职业暴露。

4.完善质量监督管理体系

建立健全防护制度和锐器伤的上报制度,以落实防护措施为管理核心,以计划实施、细节质量控制和质量持续改进三个过程为防护工作的重点,通过不定期的工作检查、评价及反馈,提出完善与改进意见,以达到持续改进质量的目的。

（二）职业暴露后的处置

对于皮肤软组织损伤的传染病患者,血源性传染病的职业暴露更加常见。发生针刺伤等职业暴露的情况后,应立即轻轻挤压伤口旁端,禁止挤压伤口处,尽可能挤出损伤处的血液,再用肥皂液和流水反复冲洗,最后用消毒液消毒;如患者的血液、体液进入眼睛或者污染黏膜,则应立即用大量清水或生理盐水反复冲洗。

一旦发生职业暴露,应留取患者的血液行相关病原学检查,明确有无传染病及传染病的类型,并按医院相关流程上报科室及医院感染管理科进行登记。对于明确传染病类型的暴露者,应在专家的指导下服用药物进行阻断治疗,并定期检查直至排除被感染的可能性;对于血液学检查没有发现传染病的患者,也应对暴露者行一段时间的传染病检查,避免发生职业暴露时患者正处于传染病的窗口期。

四、患者处置后的垃圾处理和环境消杀

（一）患者用物及医疗垃圾的处理

病员服、床单、被套等棉布类用物随脏随换,常规 24 h 更换,统一打包送洗涤中心消毒处理,床单位用品、血液净化机、治疗车等要专人专用,按时用消毒液擦拭。

常规备利器盒、感染性垃圾袋,配备脚踏式垃圾桶,随时收集医疗垃圾,严格按医疗废物分类处理程序操作。废弃的血液透析器、管路直接装入医疗废物袋,按感染性废物处理,置于双层黄色塑料袋及带盖的筒内,封扎,及早送垃圾处理厂销毁。

诊疗器材原则上都使用一次性物品,特殊情况下要使用非一次性物品时要严格按照消毒灭菌原则灭菌,可采用高压蒸汽灭菌,一般不使用消毒液浸泡消毒;对不耐热的精密仪器,必须经 2% 的戊二醛浸泡 10 h 以上才能使用。使用听诊器、血压计等时可垫上一次性隔离纸巾。

（二）做好环境消毒隔离

及时做好就诊场所（如诊室）的消毒工作,对治疗桌椅和地面用含有效氯 1 000 mg/L 的消毒液擦拭或湿拖;对传染性强的皮肤病诊室,应每就诊一例患者就消毒一次,室内空气用紫外线消毒,并及时通风换气。每日下班前进行终末处理。

（张乾　张子远　姜笃银）

参考文献

［1］第三军医大学烧伤防治研究协助组.烧伤治疗学［M］.北京:人民卫生出版

社,1977.

[2] 汪良能,高学书.整形外科学[M].北京:人民卫生出版社,1989.

[3] 王炜.整形外科学[M].杭州:浙江科学技术出版社,1999.

[4] 沈卫民,祁左良.小儿整形外科学[M].南京:江苏凤凰出版社,2020.

[5] 姜笃银,胡大海.特殊人群创面管理与新技术应用[M].郑州:郑州大学出版社,2020.

[6] 美国心脏协会.健康从业人员心血管急救手册[M].2版.杭州:浙江大学出版社,2011.

[7] 郭振荣,盛志勇,柴家科,等.烧伤休克防治措施的改进[J].感染、炎症、修复,2002,3(4):195-198.

[8] 解娅玲,关平华.呼吸道传染病的安全防护[J].家庭护士,2007,5(8):63-64.

[9] 孔质彬,刘洁,张平文,等.急诊科面对传染病的挑战[J].中华医院感染学杂志,2008,18(8):1078.

[10] 李方彬,金玲.质量持续改进在急诊医务人员预防血源性疾病感染中的作用[J].中国工业医学杂志,2008,21(5):212.

[11] 唐俊,刘保池.急诊科传染病职业暴露及其防护[J].中国急救医学,2009,29(9):856-857.

[12] 芮塬,王志坚.妊娠合并外伤的处理[J].中华产科急救电子杂志,2016,5(1):4-9.

[13] 靳东,周文生.血液灌流综合治疗敌敌畏中毒98例[J].当代临床医刊,2017,30(5):3435-3436.

[14] 中华医学会烧伤外科学分会,《中华烧伤杂志》编辑委员会.负压封闭引流技术在烧伤外科应用的全国专家共识(2017版)[J].中华烧伤杂志,2017,33(3):129-135.

[15] 张家平,黄跃生.老年烧伤防治现状与思考[J].中华烧伤杂志,2017,33(9):4.

[16] 吴媛媛,冯玲.围死亡期剖宫产[J].实用妇产科杂志,2018,34(7):485-487.

[17] 危重症儿童营养评估及支持治疗指南(2018,中国)工作组.危重症儿童营养评估及支持治疗指南(2018,中国,简化版)[J].中国循证儿科杂志,2018,13(1):1-29.

[18] 梁旻璐,王纯,张培,等.非自杀性自伤行为的辩证行为治疗(综述)[J].中国心理卫生杂志,2020,34(5):398-402.

[19] 尚正君,严波,李岳朋,等.自伤自杀预防控制技能在抑郁症患者中的应用效果[J].中国健康心理学杂志,2020,28(2):165-168.

[20] 盛超,王志坚.妊娠期创伤时母儿评估及产科处理[J].实用妇产科杂志,2021,37(5):333-336.

[21] FAVAZZA A R, ROSENTHAL R J. Diagnostic issues in self-mutilation[J]. Hospital & Community Psychiatry, 1993, 44(2):134-140.

[22] Institute of Medicine, Committeeon the Future of Emergency Carein the

United States Health System. Future of emergency care series: emergency care for children, growing pains[M]. Washington DC: The National Academies Press, 2007.

[23] Mann J J, Currier D. A review of prospective studies of biologic predictors of suicidal behavior in mood disorders[J]. Archives of Suicide Research, 2007, 11(1): 3-16.

[24] VON BAEYER C L, SPAGRUD L J. Systemic review of observational (behavioral) measures of pain for children and adolescents aged 3-18 years old[J]. Pain, 2007, 127(1-2):140-150.

[25] NOCK M K. Why do people hurt themselves? [J]. Current Directions in Psychological Science, 2009, 18(2):78-83.

[26] BARRACO R D, CHIU W C, CLANCY T V, et al. Practice management guidelines for the diagnosis and management of injury in the pregnant patient: the EAST practice management guidelines work group[J]. Journal of Trauma and Acute Care Surgery, 2010, 69(1):211-214.

[27] MIRZA F G, DEVINE P C, GADDIPATI S. Trauma in pregnancy: a systematic approach[J]. American Journal of Perinatology, 2010, 27(7):579-586.

[28] BAKRY O, ATTIA A, SHAFEY E N. Adams-oliver syndrome: a case with isolated aplasia cutis congenital and skeletal defects[J]. Case Reports in Dermatological Medicine, 2012, 6(1):25-28.

[29] ROKUNOHE D, AKASAKA E, ROKUNOHE A, et al. Multiple aplasia cutis congenital lesions located along Blaschko's lines in a patient with tetralogy of fallot-A[J]. Case Reports in Dermatological Medicine, 2012, 6(2):40-42.

[30] BOETTCHER-HABERZETH S, SCHIESTL C. Management of avulsion injuries[J]. European Journal of Pediatric Surgery, 2013, 23(5):359-364.

[31] MENDEZ-FIGUEROA H, DAHLKE J D, VREES R A, et al. Trauma in pregnancy: an updated systematic review [J]. American Journal of Obstetrics & Gynecology, 2013, 209(1):1-10.

[32] MURPHY N J, QUINLAN J D. Trauma in pregnancy: assessment, management, and prevention[J]. American Family Physician, 2014, 90(10):717-722.

[33] RAMACHANDRAN S, MISHRA K, BATRA V V. Aplasia cutis congenital: a rare case with extensive symmetrically distributed lesions[J]. Journal of the Association of Physicians of India, 2014, 62(3):274-276.

[34] RAPTIS C A, MELLNICK V M, RAPTIS D A, et al. Imaging of trauma in the pregnant patient[J]. Radiographics, 2014, 34(3):748-763.

[35] KLONSKY E D, MAY A M. The three-step theory (3st): a new theory of suicide rooted in the "ideation-to-action" framework [J]. International Journal of

Cognitive Therapy，2015，8(2):114-129.

[36] JAIN V，CHARI R，MASLOVITZ S，et al. Guidelines for the management of a pregnant trauma patient[J]. Journal of Obstetrics and Gynaecology Canada，2015，37(6):553-574.

[37] PETRONE P，MARINI C P. Trauma in pregnant patients[J]. Current Problems in Surgery，2015，52(8):330-351.

[38] LUCIA A，DANTONI S E. Trauma management of the pregnant patient[J]. Critical Care Clinics，2016，32(1):109-117.

[39] MASON S A，NATHENS A B，FINNERTY C C，et al. Hold the pendulum: rates of acute kidney injury are increased in patients who receive resuscitation volumes less than predicted by the parkland equation[J]. Annals of Surgery，2016，264(6):1142-1147.

[40] STEVENS D L，BRYANT A E. Necrotizing soft-tissue infections[J]. The New England Journal of Medicine，2017，377(23):2253-2265.

[41] HULS C K，DETLEFS C. Trauma in pregnancy [J]. Seminars in Perinatology，2018，42(1):13-20.

[42] MARTEL V J，DIAZ C M J，BUENO H A. Morel-lavallée lesion: diagnosis and treatment with imaging techniques[J].Radiología，2018，60(3):230-236.

[43] GRECO P S，DAY L J，PEARLMAN M D. Guidance for evaluation and management of blunt abdominal trauma in pregnancy[J]. Obstetrics & Gynecology，2019，134(6):1343-1357.

[44] QIU D，WANG X，WANG X，et al. Risk factors for necrosis of skin flap-like wounds after ED debridement and suture[J]. The American Journal of Emergency Medicine，2019，37(5):828-831.

[45] DONG M，LU L，ZHANG L，et al. Prevalence of suicide attempts in bipolar disorder: a systematic review and meta-analysis of observational studies[J]. Epidemiology and Psychiatric Sciences，2019，e63:1-9.

第三十章　老年患者特殊病原菌感染创面

　　老年人群由于免疫功能低下及身体的自我修复能力处于衰退阶段,创面愈合能力也大为减弱。当老年人群因各种原因形成创面后,极易导致创面感染,阻碍创面愈合,甚至引起创面脓毒血症,危及患者生命。

第一节　老年感染概述

一、老年感染创面的临床特征

　　老年患者创面的感染率为 $20\%\sim25\%$,远高于一般患者群体创面的感染率。究其原因,主要是老年患者免疫功能下降,皮肤抗感染能力差,而且老年人往往合并有其他基础疾病(如糖尿病、周围血管疾病等),阻碍了创面代谢,增加了感染风险。常见的特征为炎症反应期延长或过度,持续感染下耐药菌增殖形成耐药的细菌生物膜,阻碍创面愈合,皮肤或表皮细胞失去活力,创面边缘出现坏死,形成皮下潜行窦道,加重创面感染,导致创面迁延不愈。

二、老年感染创面的病理生理

(一)细菌毒素作用

　　感染是导致创面迁延不愈的重要因素之一。老年群体的慢性创面是最容易引起感染并发症的创面类型。当每克创面组织中细菌数量大于 10^5 数量级或检查发现溶血性链球菌、铜绿假单胞菌等条件致病菌时,即可诊断为创面感染。细菌产生的外毒素和细菌代谢、崩解形成的内毒素可以诱发机体产生炎症反应,局部过度的炎症反应可能形成脓肿、蜂窝织炎、骨髓炎、坏死性筋膜炎,甚至因肢体坏死而不得不截肢。

(二)基质降解不足损害细胞增殖

　　老年患者多以慢性创面为主,慢性创面创面床的基质降解特征是持续时间长,纤维蛋白、硫酸软骨素、腱生蛋白表达不足,使基质降解不足,损害了细胞的增殖和移行,使创面难以愈合。

(三)细菌生物膜

定植在慢性感染创面的细菌常常会形成多种微生物集聚的团块,称之为"生物膜"。细菌生物膜均有自我繁殖、自我播散的能力,能够抵抗人体的免疫监测、免疫清除作用及抗生素治疗,形成难以清除的顽固性慢性感染,成为慢性创面处理的一大挑战。

三、老年感染创面的评估

对患者的评估分创面评估和全身评估两部分,目的是了解伤情、致伤原因,以及患者的身心反应和影响愈合的因素,为制订有针对性的创面治疗方案提供依据,也为动态评估治疗效果和调整治疗方案提供基本依据。对患者的评估应该在初诊时开始,贯穿创面治疗的始终。

(一)创面评估

对于感染创面的评估,老年患者往往不具有创面红、肿、热、痛的全部特性,甚至出现疼痛不敏感、渗出量减少等不典型症状,因此需要对创面进行准确的评估。目前临床上使用较为广泛的评估方法是 MEASURE 原则:M(measure)是指准确测量创面的长度、宽度和范围;E(effusion)是指评估创面渗液量的情况,包括多少(无、少量、中量、大量)和性质(浆液性、血性、脓性);A(appearance)是指评估创面的外观,包括创面基底的类型及组成,常见描述包括黑色坏死组织、黄色腐肉、红色肉芽组织、粉色上皮等;S(subjectivity)是指患者自身的主观感受,包括疼痛、瘙痒、麻木等;U(under)是指创面是否存在潜行窦道,如果有,一定要进一步测量窦道的深度和范围;R(reevaluation)是指在治疗一段时间后对创面的再次评估,以确认治疗效果;E(edge)是指创面边缘及周围皮肤的情况,包括创面边缘有无浸渍、角化、翻卷,以及周围皮肤有无剥脱、干燥和湿疹等。感染创面的评估对于创面治疗非常重要,一旦对创面出现误判或者没有进行评估,使感染得不到有效控制,不仅会影响创面愈合,甚至可能引发脓毒血症危及患者生命。

(二)全身评估

全身评估方面,主要评估有无发热、营养不良及白细胞有无增高,营养不良会延迟愈合,发热和白细胞增高提示可能有全身感染的症状,需要密切观察病情变化,防范脓毒血症的发生。

第二节　非结核分枝杆菌和真菌感染创面

非结核分枝杆菌(nontuberculous mycobacteria,NTM)是除结核分枝杆菌复合群和麻风分枝杆菌以外其他分枝杆菌的统称。NTM 对不良环境有很强的抵抗力,可广泛存在于水(包括生活用水)、土壤、动物、植物等各种环境。近年来,NTM 感染的发病率不断上升,皮肤 NTM 感染的发病率也同样逐年上升,甚至更为显著,详见本书第五章第五节的有关内容。

真菌感染性疾病根据真菌侵犯人体的部位,可分为浅表真菌病、皮肤真菌病、皮下组织真菌病和系统性真菌病四类,前两者合称浅部真菌病,后两者合称深部真菌病。

一、浅表真菌病

浅表真菌病感染仅仅局限于皮肤角质层的最外层,极少甚至完全没有组织反应,感染毛发时也只累及毛发表面,很少损伤毛发。浅表真菌病主要包括花斑癣、掌黑癣和毛结节菌病。

二、皮肤真菌病

皮肤真菌病感染累及皮肤角质层和皮肤附属器,如毛发、甲板等,能广泛破坏这些组织的结构并伴有不同程度的宿主免疫反应。这类真菌感染中,最常见的是皮肤癣菌病,其他真菌引起的感染还包括皮肤念珠菌病等。皮肤癣菌病根据发病部位的不同可以分为足癣(俗称"脚气")、手癣、体癣、股癣、甲癣以及头癣等各类癣病。皮肤癣菌病在世界范围内广泛发生,是最常见的真菌性疾病,发病率高。

三、皮下组织真菌病

皮下组织真菌病感染皮肤、皮下组织,包括肌肉和结缔组织,一般不会经血液向重要脏器播散。但是,有些感染可以由病灶向周围组织缓慢扩散蔓延,如足菌肿等;也有些感染沿淋巴管扩散,如孢子丝菌病、着色芽生菌病。免疫受损患者的皮下真菌具有潜在的播散全身的危险。

四、系统性真菌病

系统性真菌病除侵犯皮肤和皮下组织外,还累及组织和器官,甚至引起播散性感染,又称为侵袭性真菌感染。近年来,随着高效广谱抗生素、免疫抑制剂、抗恶性肿瘤药物的广泛应用,器官移植、导管技术以及其他外科介入性治疗的深入开展,特别是 AIDS 的出现,条件致病性真菌引起的系统性真菌病正在日益增多,新的致病菌不断出现,病情也日趋严重。系统性真菌病主要包括念珠菌病、曲霉病、隐球菌病、接合菌病和马内菲青霉病等。

创面真菌感染可分为创面浅层真菌感染及创面深部真菌感染。创面浅层真菌感染可表现为创面表面或覆盖的纱布表面出现灰白色、黄褐色等点状或片状真菌群,或创面出现豆腐渣样点片状物黏附于创面,难以清除。创面浅层真菌感染如处理及时,通常不引起严重后果。处理方法是避免创面局部潮湿,用碘伏涂擦痂皮上的真菌集落。

创面深部真菌感染可有以下表现：①创面出现真菌性血管炎，表现为瘀点或瘀斑状出血、坏死；②毛霉菌可引起软组织缺血坏死、肢体坏疽并呈进行性发展；③痂下脂肪组织坏死或出现皂化改变。如真菌感染波及皮肤及皮下组织，出现感染侵袭，可广泛切除病灶，同时配合全身使用抗真菌药物治疗。

第三节　其他特殊病原菌感染创面

老年人群常发生创面病毒感染、创面寄生虫感染、痛风溃疡感染等特殊病原菌感染，往往需要进行特殊治疗才能获得更好的预后。

一、创面病毒感染

创面病毒感染主要有水痘-带状疱疹病毒感染及巨细胞病毒、EB病毒等感染，这类感染可见于二期创面或供皮区等部位。

（一）水痘-带状疱疹病毒感染

带状疱疹（herpes zoster，HZ）是水痘-带状疱疹病毒（varicella-zoster virus，VZV）感染引起的一种急性炎症性皮肤疾病，主要表现为红斑、密集的小水疱，呈带片状，常沿单侧外周神经分布。患者往往是在机体抵抗力下降、免疫功能减弱的情况下发病，以老年人居多。

1.症状和体征

疱疹初起时颜面部皮肤出现不规则或椭圆形红斑，数小时后在红斑上发生水疱，水疱逐渐增多并能合并为大疱，严重者可为血疱，有继发感染者则为脓疱。数日后，疱浆浑浊而吸收，终呈痂壳，1～2周脱痂，遗留的色素也逐渐消退，一般不留瘢痕，损害不超越中线。老年患者的病程常为4～6周，也有超过8周者。对口腔黏膜的损害较大，疱疹多密集，溃疡面较大，唇、颊、舌、腭的病损也仅限于单侧。

三叉神经疱疹中，第一支除累及额部外，还可累及眼角黏膜，甚至导致失明；第二支累及唇、腭及颞下部、颧部、眶下皮肤；第三支累及舌、下唇、颊及颏部皮肤。此外，病毒入侵膝状神经节可出现外鼓膜疱疹，表现为耳痛、面瘫及愈后的听力障碍，称为拉姆塞-亨特（Ramsay-Hunt）综合征或膝状神经节综合征。疹后的神经痛持续较久，特别是老年患者，可能存在半年以上。

2.治疗

（1）抗病毒治疗：①阿昔洛韦对单纯疱疹病毒的疗效甚佳，而对水痘-带状疱疹病毒的敏感性较低。在发病3～4天内使用阿昔洛韦效果尚好，除口服外可行静脉缓注，每5～12 h注射一次，每次250 mg，5天为一个疗程。②阿糖腺苷（Vira-A）和阿糖胞苷（Ara-C）能阻止病毒DNA合成而干扰其复制，在发病1周内给药能阻止新发水疱，缩短疼痛持续时间和严重程度,主要用于老年体弱的患者,但应注意本药对肝及骨髓的损害作用。Vira-A 用量为 10 mg/(kg·d),Ara-C 用量为 1.5 mg/(kg·d),均加入 5% 的葡萄糖液 1 000 mL 中静脉滴注,连用 5 天。③干扰素每天 100 万～300 万单位,肌内注射,能干预病毒基本颗粒的复制过程,阻止其增殖,对老年患者及重症患者有较好的疗效。

(2)免疫增强治疗:①转移因子 2～4 mL 腋下区或腹股沟区皮下注射,能迅速中止新水疱出现,缓解疼痛,使炎症反应逐渐消退。必要时可在 24～48 h 内再注射一次。②西咪替丁(甲氰咪胍)800 mg/d,分 4 次口服。本品作为组胺 H_2 受体拮抗剂发挥作用,能拮抗 T 抑制细胞产生组胺诱发抑制因子,从而增强人体的细胞免疫功能。③正常人免疫球蛋白 0.6～1.2 mg/(kg·d),肌内注射,每周 2 次。

(3)抗菌、消炎、镇痛治疗:①严重者应卧床休息,采用支持疗法。②早期使用短疗程小剂量泼尼松(30 mg/d)可降低宿主炎性反应,减少组织损伤,尤其对防止持久性脑神经麻痹和严重的眼部疾病有积极意义。但不能用于有严重并发症者,如广泛的病毒感染播散、严重的结核或其他细菌感染扩散;也不能用于有禁忌证者,如高血压、糖尿病、胃十二指肠溃疡等。使用泼尼松时应与抗病毒药物(如干扰素)并用。③有继发细菌感染者使用抗生素。④镇痛剂(如水杨酸类药)及维生素 B_1 内服,维生素 B_{12} 0.15 mg(肌内注射,每天 1 次)及维生素 E 100 mg(口服,每天 1 次)可防止或缓解神经痛。卡马西平每片 0.1 g,初时每次服半片,逐渐增至每天 3 次,每次 1 片,止痛效果明显,但应注意白细胞和血小板减少、皮疹及肝功能变化等不良反应。治疗神经痛后遗症还可注射脑垂体后叶素,每次 5～10 U,隔天 1 次,连用 2～3 次,但孕妇及高血压者禁用。

3.特点

老年人群带状疱疹发病时症状多不典型,如果诊治不及时或治疗不当,还容易遗留神经痛,给患者造成巨大的心理压力和精神痛苦,严重影响患者的生活质量。有些老年人患病后并发症严重,病情迅速恶化。虽然带状疱疹具有自限性且预后良好,但老年人免疫力低下,需要尽早得出明确诊断,积极予以抗病毒及提高免疫力等治疗。日常生活中,应加强对老年患者的合理膳食指导,根据自身身体状况令其做一些力所能及的体育锻炼,定期去医院相关科室诊治现有疾病,避免熬夜,保证足够的睡眠,保持心情愉悦等。只有维持自身正常的免疫力,才能有效避免罹患带状疱疹,同时也可减少其他疾病的发生。

(二)巨细胞病毒感染

巨细胞病毒(cytomegalovirus,CMV)为一种疱疹病毒组 DNA 病毒,亦称细胞包涵体病毒,被其感染的细胞肿大,并具有巨大的核内包涵体。巨细胞病毒分布广泛,人类与其他动物皆可受到感染,引起以生殖泌尿系统、中枢神经系统和肝脏疾病为主的多系统感染,从轻微无症状感染直到严重损伤或死亡。CMV 多为潜伏感染,免疫缺陷患者可合并内脏系统感染,皮肤感染较少见,皮损表现为红斑、水疱、脓疱、糜烂、坏死性血管炎等。

老年人因年龄增长,身体器官机能衰退,机体免疫力不佳,同时伴多种基础疾病,故较易受到各种病毒侵及。CMV 侵入健康人体后,以潜伏整合状态存于患者体内,外在表现主要为轻度感染症状,只有在免疫功能损伤时,潜伏的病毒才会被激活而不断繁殖,使患者多种器官功能受到影响。老年人因免疫功能受损,受 CMV 感染的风险明显增加,加重病情,反过来又会加重免疫功能损伤,影响患者的生存质量。

CMV 感染会导致机体免疫功能障碍、炎症因子水平异常,病毒感染者出现各种代谢疾病的风险成倍增加。处于活动期或潜伏期的 CMV 感染新生儿与健康新生儿相比,免疫球蛋白水平差异无统计学意义,原因可能是病毒感染后体液免疫仅发挥部分保护作用,主要由细胞免疫发挥抗病毒作用。

CMV 感染的防治可选用丙氧鸟苷(ganciclovir,DHPG)。丙氧鸟苷有防止 CMV 扩散的作用,如与高滴度抗 CMV 免疫球蛋白合用,可降低骨髓移植的 CMV 肺炎并发症死亡率;如果是耐丙氧鸟苷的 CMV 感染,可选用膦甲酸钠,膦甲酸钠虽能持久地减少 CMV 扩散,但效果比丙氧鸟苷差。国外研制的 CMV 病毒活疫苗能诱导产生抗体,但排除疫苗的致癌潜能问题有待解决。

加强预防的措施有:①进行有意识的身体素质锻炼,提高机体免疫机能及抗病能力。②对于有慢性消耗性疾病、免疫力低下的老年人要注意保护,使他们远离传染源。③注意环境卫生、饮食卫生。④免疫防治,本方法尚在研究和探索中。CMV 引起细胞内感染后,灭活疫苗似无明显的预防作用。

二、创面寄生虫感染——疥疮

疥疮(scabies)是由疥螨寄生于人体皮肤表皮层内而引起的一种慢性、接触传染性皮肤病。疥疮是世界范围内常见的一种皮肤病,尤其是在发展中国家。根据 2015 年全球疾病负担(GBD)数据库的研究数据,中国是疥疮负担最重的五个国家之一。疥疮作为一种古老的流行性皮肤病,具有较强的传染性。近年来,由于我国人口流动加剧、社会老龄化及养老机构急速增加等因素,疥疮又出现了流行迹象,全国多数地区均有病例报道。

(一)症状和体征

疥疮是由一种特殊的体外寄生虫——疥螨引起的皮肤病,疥螨在皮下挖掘隧道生存,其整个生活史均在人的体表完成。受精的雌螨每天在隧道内产卵 2~3 枚,17 天后孵化为成螨。疥螨主要以表皮淋巴液为食,所以喜欢皮肤薄嫩的部位。普通疥疮皮损为群集的丘疹、水疱及结节,分布有特征性,常见于指间、腕部、脐周、外生殖器等部位。阴囊部常见到疥疮结节,有诊断价值。

疥疮患者会出现夜间加重的剧痒,但新感染的疥疮患者延迟至 3 周才会出现临床症状,这归因于人体对疥螨及其唾液、虫卵、粪便发生的 Ⅳ 型迟发型变态反应,再次感染只需要几天就会出现症状。疥疮除了引起瘙痒以外,还可以引起继发的细菌感染,从而序贯性地引发系统性和威胁生命的疾病。儿童感染疥疮可以引发败血症、急性链球菌感染后肾小球肾炎(APSGN)和风湿热,APSGN 暴发常与疥疮暴发同步,接着可以发生继发性慢性肾炎和成年期肾衰竭。

（二）诊断

普通疥疮的诊断并不容易，因此疥疮有一个绰号叫"七年之痒"，就是经过 7 年的反复误诊，不典型疥疮才能得到正确的诊治。由于现代人经常洗浴，使得不典型疥疮病例越来越多。疥疮的诊断主要依靠刮片镜检发现疥螨、虫卵、粪便，但此方法灵敏度较低，在临床上不能依据其结果为阴性来排除疥疮。但是这种方法特异度较高，发现 1 个疥螨或虫卵即可明确诊断。皮肤镜可以早期发现不典型的隧道，是协助诊断疥疮的好办法，值得推广。

虽然疥螨可以引发宿主的体液免疫反应，但由于屋尘螨抗原的干扰，使得通过验血查疥螨特异性抗体来诊断疥疮的尝试难以成功。皮肤活检对于诊断疥疮也有帮助，但是对于挪威疥患者常不可靠，因为标本表现出来的只是非特异性的淋巴组织细胞浸润，除非在标本上直接发现疥螨或虫卵。临床上最实用的方法是根据患者的临床症状，即存在皮疹伴剧痒，夜间加重，与其同住者也患有同样的皮疹，就应该考虑疥疮。必要时不必等待明确诊断，就可尽早实施诊断性治疗，以防疥疮播散。需要注意的是不能完全依靠疥疮的典型分布来判断是不是疥疮，某些继发患者就不具备普通疥疮的典型分布特征。

（三）治疗

治疗疥疮的外用药物有 25％的苯甲酸苄酯溶液、5％的扑灭司林乳膏、1％的林丹霜和 5％～10％的硫黄软膏。口服药物为伊维菌素（200 μg/kg，1～2 周后重复一次）。相对于外用药物，口服伊维菌素的优势是高效、简便，避免了外用药物的刺激性，依从性好。

（四）预防

预防疥疮暴发与流行应做好这几个方面：①医务人员需加强老年人对疥疮的认识，便于及早对本病进行诊断及治疗。②防治重点在于切断传染源，彻底消毒患者的衣物用具和积极治疗（包括已被确诊正在接受治疗的患者、完成治疗但症状未彻底控制的患者、刚被传染尚未发病或已出现瘙痒感觉的患者）能获得较好效果。

三、痛风溃疡感染

痛风创面（gouty wound）属于一类特殊的代谢相关难愈创面，又名痛风溃疡。痛风溃疡的流行病学资料缺乏完整统计，近年来的调查显示，美国痛风患病率在2007～2010年约为 3.76％，2012 年英国痛风患病率约为 2.49％。我国痛风患病率为 1％～3％，并呈逐年上升趋势，男性高于女性，城市高于农村，沿海高于内陆。12％～35％的痛风患者可在全身不同部位形成痛风石。值得注意的是，痛风石及痛风溃疡相关的截肢率（0.434％）与糖尿病溃疡患者的截肢率（0.484％）相近。

痛风溃疡感染创面与嘌呤代谢紊乱和尿酸排泄减少密切相关，其主要致病因子为尿酸钠（MSU）晶体。血清尿酸值长期控制不佳易导致 MSU 晶体沉积于身体各部位，MSU 晶体沉积于软组织可诱发局部皮肤纤维组织变性、断裂，组织溃破后，尿酸盐、黏蛋白、纤维素等白垩样混合物溢出，溃破组织受到炎症、感染和缺血等多因素作用，长期迁延不愈，给患者带来长期痛苦。与糖尿病创面、压疮等研究较为透彻的疾病相比，痛风溃疡的难愈性机制应引起更多的关注。痛风溃疡常伴有突发性疼痛,严重影响肢体功能。由于分布散在且极易侵犯关节腔隙,导致痛风溃疡的治疗难度大、复发率高。同时,痛风患者往往存在糖尿病、高血压、血脂紊乱、冠心病等并发症,在一定程度上阻碍了创面修复,严重影响患者的身心健康。

(一)病理生理

高尿酸血症患者尿酸值长期高于正常值(6.8 mg/dL),这一水平的尿酸浓度是生理条件下(37 ℃,pH值为7.4)尿酸的最大饱和度。一旦超过这一水平,尿酸将以MSU晶体的形式析出并沉积于身体各处。浓度并不是影响MSU结晶的唯一因素,局部组织的温度、酸碱度、钠离子强度、钙离子强度等其他成分同样会影响局部尿酸溶解水平。MSU晶体常见于关节软骨、滑囊、腱鞘、关节周围组织、皮下组织和肾脏间质等处,并引起相应部位的急/慢性炎症损伤。

显微镜下可见晶体周围大量细胞形成冠状区,外部为纤维血管区,冠状区和纤维血管区含大量CD68+巨噬细胞和浆细胞,存在少量肥大细胞、T淋巴细胞、B淋巴细胞及中性粒细胞,同时存在大量炎症因子如IL-1β、IL-6、TNF-α、TNF-β,以及适应性免疫相关蛋白如免疫球蛋白、补体蛋白、炎性蛋白、结缔组织和基质蛋白、载脂蛋白和组蛋白等。

MSU晶体沉积于局部皮肤组织能够形成慢性肉芽肿性结构,刺激不同的效应细胞产生各种炎症因子,导致白细胞趋化至关节及其周围组织,引起扩大性炎症反应。MSU晶体引起炎症反应的过程中,NLRP3炎性复合体引起的大量炎症因子IL-β释放属于关键通路,局部巨噬细胞和单核细胞等吞噬细胞通过吞噬作用摄取晶体,含MSU的吞噬小体与溶酶体融合形成吞噬溶酶体,继而激活NLRP3炎症复合体,NLRP3炎性复合体由NLRP3、接头蛋白(ASC)及半胱天冬酶-1(caspase-1)组成,活化的NLRP3炎性复合体激活caspase-1(即IL-1β转化酶),裂解并释放成熟的IL-1β到胞外,导致趋化因子产生的同时导致中性粒细胞募集趋化,从而释放更多细胞因子,形成炎症级联式反应。另外,MSU晶体也可直接激活巨噬细胞及单核细胞,释放一系列趋化因子及炎症因子(如CXCL-1、IL-8、TNF-α等),趋化更多的白细胞到达炎症部位。单核细胞/巨噬细胞释放的一系列炎症因子如IL-1、肿瘤坏死因子和单核细胞趋化蛋白-1(MCP-1)等能够激活中性粒细胞与血管内皮细胞等细胞内的一氧化氮合酶及磷脂酶A_2等,促进它们的释放,扩大炎症反应的同时引发组织破坏。

(二)临床表现

MSU晶体沉积于关节处、关节周围组织或软组织即形成痛风石,痛风石凸出于皮肤表面,在摩擦、压力、低温、创伤等内外因素的长期作用下,导致覆盖于痛风石表面的组织破裂,脓性分泌物持续溢出,形成慢性溃疡。溃烂的皮损进一步增加了组织破裂和延迟愈合的风险,最常见的发病部位是软组织(85.5%),其次是脚趾(51.8%)、第一趾(指)关节(47.0%)和足中/踝部(37.3%)。该类患者在临床上存在以下特点:①关节疼痛间歇性发作;②创面周围红肿明显,白色脓性分泌物持续溢出并伴有恶臭;③具有长期的痛风病史,伴有痛风既往史或目前处于慢性痛风状态,高尿酸血症未得到良好控制;④伴有不同程度的关节肿大、关节畸形、功能活动受限；⑤常规清创之后，脓性分泌物仍然反复渗出；⑥常伴有糖尿病、高血压、心血管疾病及外周性水肿等并发症，进一步阻碍创面愈合；⑦创面暴露易引发感染，以金黄色葡萄球菌和铜绿假单胞菌为主。

（三）检查及诊断

痛风性溃疡的诊断需要结合创面的临床特点（白色脓性分泌物持续溢出并伴有恶臭），同时进行生化检查及病理学检查，通常易于诊断。痛风性溃疡患者通常由于药物使用不当或不规律用药导致血清尿酸值不稳定，生化检查显示血清尿酸值高于正常范围（6.8 mg/dL），同时白细胞及C反应蛋白等炎症指标升高。组织活检可见真皮中有嗜酸性物质沉积，伴有慢性肉芽肿性炎症，即MSU晶体周围伴有上皮样细胞和多核巨细胞。MSU结晶在偏光显微镜下可见明显的负性双折射性。

必要时可结合高频超声、双源CT等影像学资料综合判断。尿酸盐沉积处在高频超声检查时表现为较局限的不均质高回声或低回声聚集物；双源CT能准确、特异性地识别并分离出尿酸盐（绿色）和钙盐（红色），有助于痛风溃疡的诊断及随访。

（四）治疗

痛风溃疡是慢性痛风患者的常见并发症，临床医生常常忽略其具有慢性创面难愈合的特性，仅仅解决全身或局部的影响因素，而不对其进行针对性治疗。在这种情况下，痛风溃疡的愈合十分缓慢与困难。对于痛风溃疡的治疗，必须综合考虑整体与局部因素，用降尿酸药物配合局部保守治疗或外科治疗，同时注重改善生活方式。由于缺乏充足的临床对照研究，长期以来痛风溃疡的治疗仍然属于经验性治疗，未形成统一指南。

1.药物治疗

痛风溃疡创面属于炎症性创面，将血清尿酸值长期维持在正常范围或更低水平，将极大促进痛风溃疡愈合及组织修复，因此药物治疗是创面管理的关键因素。首先推荐的是长期且持续的降尿酸综合治疗，使血清尿酸值降至正常范围，抑制尿酸生成药物推荐使用别嘌呤醇或非布司他，使用别嘌呤醇治疗时应密切监测肾功能以及是否发生了超敏反应；也可使用苯溴马隆或丙磺舒促进尿酸排泄。另外，可使用聚乙二醇重组尿酸酶促进尿酸分解；雷西纳德作为一种针对尿酸盐转运体1（URAT1）的新型选择性尿酸重吸收抑制剂，与别嘌呤醇联合运用具有更好的降尿酸效果。对于痛风急性发作，推荐使用抗炎止痛药物，如NSAID药物、糖皮质激素等。秋水仙碱可用于减少痛风的急性发作，使用糖皮质激素时需要考虑其对创面愈合存在的不利影响。

2.常规治疗

在基础疾病管理的基础上，辅以常规换药可促进创面更好地愈合，同时可以运用其他的伤口护理方法进行伤口护理，包括水凝胶敷料、银离子敷料、富血小板凝胶、异种冻干胶原蛋白、柠檬酸软膏、医用蜂蜜、负压封闭引流技术等，都能在促进抗感染、坏死组织清除的同时促进创面愈合，能够获得一定疗效。但上述疗法仅限于个案报道而且疗效并不稳定，难以评估其治疗效果。

3.手术治疗

对于大面积溃疡、功能受限、溃疡压迫神经以及存在严重感染时,局部治疗难以获得疗效,可选择外科治疗,外科治疗主要包括外科清创、伤口床准备及覆盖创面。外科清创能够清除创面坏死组织、肌肉、筋膜及骨质破坏产生的碎骨片,同时能够清除残留于创面中的细菌及坏死组织。多数情况下,外科清创常导致微循环障碍加重,引发新的组织坏死或伤口愈合延迟,故建议在伤口床准备充足的情况下进行创面覆盖。伤口床准备主要包括伤口组织处理、炎症和感染控制、湿度平衡及创缘处理四个方面。在伤口床准备的基础上,改善创面基底情况,再行皮片移植术覆盖创面。皮片移植在普通创面缺损中取得了较好疗效,但往往由于痛风溃疡患者全身因素控制不佳或局部清创不彻底容易导致创面复发。游离皮瓣移植也是一种较好的选择,例如运用股前外侧皮瓣进行足部溃疡的重建能够获得较好的治疗效果。

进行药物与外科治疗的同时,还要叮嘱患者改善饮食和生活方式,例如戒烟限酒、减少高嘌呤食物的摄入、减少果糖饮料的摄入,同时注意通过运动控制体重。

(五)总结

痛风溃疡具有复杂的病理生理机制及严重难愈性特征,即使在痛风控制良好的情况下,也无法确保溃疡在短时间内得到完整的修复重建。目前,痛风溃疡尚未获得医务工作者的广泛重视,但始终是临床医生所面临的棘手问题。为了更好地加强对该类难愈性创面的管理,有必要加强针对痛风溃疡的基础研究及临床治疗。

【典型病例】

病例简介:患者男性,57岁,主因"双足肿胀疼痛伴破溃23天"入院。患者有痛风病史20余年,未接受正规治疗,2013年曾因膝关节及肘关节多处破溃行关节镜取痛风石手术;近来患者双足胀痛显著,入院前23天双足先后破溃,流出白色泥沙样液体,伴臭味,双足疼痛,行走受限;科室以"双足痛风溃疡伴感染"收住院。

临床诊断:①双足痛风石(破溃伴感染);②糖尿病。

诊疗经过:患者入院后完善围手术期检查,于入院次日行"双足痛风创面扩创术+异体皮移植术",手术顺利,术后给予控制感染、创面处理、控制血糖等治疗。入院20天行"双足痛风溃疡扩创植皮+头皮取皮术",术后给予抗感染、消肿止痛治疗,监测血糖,创区定期换药清创,皮片顺利成活。患者住院第41天痊愈出院(见图30-3-1)。

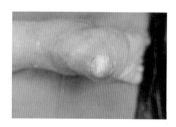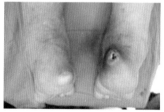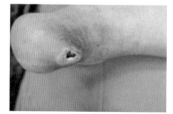

A.入院时双足跟情况

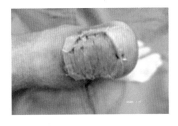
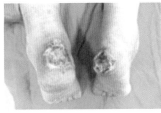
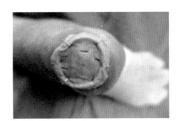

B.扩创＋异体皮覆盖创面

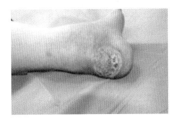
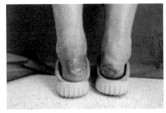
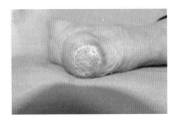

C.痊愈后

图 30-3-1　痛风溃疡患者入院、治疗和痊愈的情况

第四节　老年特殊病原菌感染的预防

老年人群由于免疫功能及身体的自我修复能力处于衰退阶段,导致创面愈合能力也大为减弱。当老年人群因各种原因形成创面后,极易导致创面感染,阻碍创面愈合,甚至引起创面脓毒血症,危及患者生命。由此,可以看到老年创面具有愈合时间长、感染发病率高、临床治疗困难等特点。因此要加强对老年特殊感染性疾病的关注,坚持防治结合、预防为主、治疗为辅。预防对策如下:

(1)加强对老年人的保护性隔离和消毒隔离措施的落实。

(2)应根据疾病的性质、严重程度、药物种类、作用范围、毒性选择合理用药,用药前正确留取标本进行细菌培养和药敏试验。在结果未回时,根据感染部位及临床经验选择抗菌药物。

(3)尽量减少侵入性操作及糖皮质激素的应用。

(范月莹　李晋福　周永博　贾赤宇)

参考文献

[1] 贾赤宇.创面愈合的管理[M].郑州:郑州大学出版社,2019.

[2] 汪耀.实用老年病学[M].北京:人民卫生出版社,2014.

[3] 陈昭燕,占美,田方圆,等.伊曲康唑治疗口腔念珠菌病安全性与有效性的系统评价[J].中国抗生素杂志,2018,43(1):96-102.

[4] 付南燕,夏忠斌.巨细胞病毒感染对老年脑梗死患者颈动脉硬化、TNF-α、VCAM-1 水平的影响[J].中国老年学杂志,2018,38(17):4134-4136.

[5] 高薇,王洪生.皮肤非结核分枝杆菌病治疗进展[J].中国麻风皮肤病杂志,2019,35(1):61-64.

[6] 何晓玥,刘栋华.临床常见真菌感染性皮肤病分类、致病菌生物学特征及发病机制[J].皮肤科学通报,2017,34(5):512-521.

[7] 黄慕芳,杨敏,于奕奕.结缔组织病合并马尔尼菲青霉菌病 1 例并文献复习[J].临床荟萃,2017,32(6):531-535.

[8] 李欣影,严彩丽,钟慧婷.手术切口非结核分枝杆菌感染 1 例[J].中国感染控制杂志,2014,13(9):568-570.

[9] 林森,张云桂,周奇文,等.HIV 感染/AIDS 患者相关支原体感染与免疫指标及炎症因子水平的关联性[J].中华医院感染学杂志,2019,29(7):976-979＋996.

[10] 刘敏,石峰,吴玉珊,等.以依非韦伦为基础的抗病毒治疗方案对成人人类免疫缺陷病毒感染者血脂影响的临床研究[J].中国感染与化疗杂志,2019,19(4):366-370.

[11] 路杰.原发性痛风流行病学研究进展[J].中华内科杂志,2015,54(3):244-247.

[12] 申叶珍,孙文湘.中西医结合治疗老年带状疱疹 15 例[J].人民军医,2018,61(1):69-70.

[13] 施昕好,郭刚强,林康明,等.人巨细胞病毒感染对单核细胞功能的影响[J].病毒学报,2019,35(6):907-918.

[14] 王会奇,车晶晶,脱厚珍,等.PCG-1α 在巨细胞病毒诱导颈动脉斑块的表达[J].中华实验和临床病毒学杂志,2019,33(2):171-174.

[15] 延晓伟,朱嵌玉,万齐华,等.NB-UVB 联合酮康唑洗剂、伊曲康唑治疗马拉色菌毛囊炎疗效观察[J].河北医药,2018,40(6):918-920＋924.

[16] 杨春玲.中西医结合治疗老年带状疱疹的疗效观察及护理[J].中西医结合心血管病电子杂志,2015,3(14):145＋147.

[17] 杨慧兰.带状疱疹中国专家共识解读[J].中华皮肤科杂志,2018,51(9):699-701.

[18] 余菁,马越娥,史玉玲.真菌感染检测方法的研究进展[J].中国真菌学杂志, 2017,12(4):252-256.

[19] 岳陈达,谭杨,杨涛,等.皮肤非结核分枝杆菌病诊治进展[J].中国热带医学, 2021,21(2):191-196.

[20] 张富玉,钱静,杨静,等.ICU 医务人员及家属疥疮感染暴发的流行病学调查控制[J].中华医院感染学杂志,2016,26(18):4302-4304.

[21] 中国医师协会皮肤科医师分会带状疱疹专家共识工作组.带状疱疹中国专家共识[J].中华皮肤科杂志,2018,51(6):403-408.

[22] ALBANO M S, CIUBOTARIU R, DOBRILA L, et al. Cytomegalovirus viral load in cord blood and impact of congenital infection on markers of hematopoietic progenitor cell potency[J]. Transfusion, 2017, 57(11):2768-2774.

[23] ANDREWS R M, KEARNS T, CONNORS C, et al. A regional initiative to reduce skin infections amongst aboriginal children living in remote communities of the Northern Territory, Australia[J]. PLOS Neglected Tropical Diseases, 2009, 3(11):e554.

[24] ARLIAN L G, FELDMEIER H, MORGAN M S. The potential for a blood test for scabies[J]. PLOS Neglected Tropical Diseases, 2015, 9(10):e0004188.

[25] BARDIN T, KEENAN R T, KHANNA P P, et al. Lesinurad in combination with allopurinol:a randomised, double-blind, placebo-controlled study in patients with gout with inadequate response to standard of care(the multinational CLEAR 2 study)[J]. Annals of the Rheumatic Diseases, 2017, 76(5):811-820.

[26] BIGLARI B, MOGHADDAM A, SANTOS K, et al. Multicentre prospective observational study on professional wound care using honey(Medihoney™)[J]. International Wound Journal, 2013, 10(3):252-259.

[27] BOLZETTA F, VERONESE N, MANZATO E, et al. Chronic gout in the elderly[J].Aging Clinical and Experimental Research, 2013, 25(2):129-137.

[28] BUSSO N, SO A. Mechanisms of inflammation in gout[J]. Arthritis Research & Therapy, 2010, 12(2):206.

[29] CHEN D, WANG C, CUI L, et al. Autologous platelet-rich gel treatment of chronic nonhealing ulcerated tophaceous gout[J]. Indian Journal of Dermatology, 2020, 65(2):141-144.

[30] Chinese Society for Tuberculosis, Chinese Medical Association. Editorial Board of Expert consensus on principles of Chinese translation of Mycobacterium Species.Expert consensus on principles of Chinese translation of mycobacterium species[J]. Chinese Journal of Tuberculosis and Respiratory Diseases, 2018, 41(7):522-528.

[31] CHOSIDOW O. Scabies and pediculosis[J]. Lancet, 2000, 355(9206):819-826.

［32］ CUSUMANO L R，TRAN V，TLAMSA A，et al. Rapidly growing mycobacterium infections after cosmetic surgery in medical tourists：the bronx experience and a review of the literature［J］. International Journal of Infectious Diseases，2017，63：1-6.

［33］ DALBETH N，POOL B，GAMBLE G D，et al. Cellular characterization of the gouty tophus：a quantitative analysis［J］.Arthritis and Rheumatism，2010，62(5)：1549-1556.

［34］ DICKISON P，HOWARD V，O'KANE G，et al. Mycobacterium abscessus infection following penetrations through wetsuits［J］. Australasian Journal of Dermatology，2019，60(1)：57-59.

［35］ FALIDAS E，RALLIS E，BOURNIA V K，et al. Multiarticular chronic tophaceous gout with severe and multiple ulcerations：a case report［J］. Journal of Medical Case Reports，2011，5：397.

［36］ GUEVARA-PATIÑO A，SANDOVAL DE MORA M，FARRERAS A，et al. Soft tissue infection due to mycobacterium fortuitum following acupuncture：a case report and review of the literature［J］. Journal of Infection in Developing Countries，2010，4(8)：521-525.

［37］ EMILY H，KATRINA H，SEAN D S，et al. Surveillance of extrapulmonary nontuberculous mycobacteria infections，Oregon，USA，2007-2012［J］. Emerging Infectious Diseases，2017，23(10)：1627-1630.

［38］ JEON D. Infection source and epidemiology of nontuberculous myco-bacterial lung disease［J］. Tuberculosis and Respiratory Diseases，2019，82(2)：94.

［39］ JIA Y J，LIU J，HAN F，et al. Cytomegalovirus infection and atherosclerosis risk：a meta-analysis［J］. Journal of Medical Virology，2017，89(12)：2196-2206.

［40］ JIN J，JIA J，DING X L，et al. Sporadic cutaneous infections due to nontuberculous mycobacteria：a retrospective study of 37 cases［J］. Journal of Peking University(Health Sciences)，2015，47(6)：939-944.

［41］ JUÁREZ-VEGA G，RANGEL-RAMÍREZ V，MONSIVÁIS-URENDA A，et al. Comparative analysis of NK cell receptor repertoire in adults and very elderly subjects with cytomegalovirus infection［J］. Human Immunology，2017，78(3)：274-280.

［42］ JURASCHEK S P，MILLER E R，GELBER A C. Body mass index，obesity，and prevalent gout in the United States in 1988-1994 and 2007-2010［J］. Arthritis Care & Research，2013，65(1)：127-132.

［43］ KARIMKHANI C，COLOMBARA D V，DRUCKER A M，et al. The global burden of scabies：a cross-sectional analysis from the global burden of disease study 2015[J]. The Lancet Infectious Diseases，2017，17(12)：1247-1254.

[44] KUO C F，GRAINGE M J，MALLEN C，et al. Rising burden of gout in the UK but continuing suboptimal management：a nationwide population study[J]. Annals of the Rheumatic Diseases，2015，74(4)：661-667.

[45] LEPPARD B，NABURI A E. The use of ivermectin in controlling an outbreak of scabies in a prison[J]. British Journal of Dermatology，2000，143(3)：520-523.

[46] LINDAU P，MUKHERJEE R，GUTSCHOW M V，et al. Cytomegalovirus exposure in the elderly does not reduce CD8 T cell repertoire diversity[J]. The Journal of Immunology，2019，202(2)：476-483.

[47] MARTY F M，LJUNGMAN P，CHEMALY R F，et al. Letermovir prophylaxis for cytomegalovirus in hematopoietic-cell transplantation[J]. The New England Journal of Medicine，2017，377(25)：2433-2444.

[48] MCDONALD G B，SARMIENTO J I，REES-LUI G，et al. Cytomegalovirus hepatitis after bone marrow transplantation：an autopsy study with clinical，histologic and laboratory correlates[J]. Journal of Viral Hepatitis，2019，26(11)：1344-1350.

[49] MCLEAN F E. The elimination of scabies：a task for our generation[J]. International Journal of Dermatology，2013，52(10)：1215-1223.

[50] NAGOBA B S，PUNPALE A，PODDAR A，et al. Citric acid treatment of chronic nonhealing ulcerated tophaceous gout with bursitis[J]. The International Journal of Lower Extremity Wounds，2013，12(4)：276-278.

[51] OLIVEIRA M B，LOPES F F，RODRIGUES V P，et al. Association between socioeconomic factors，behavioral，general health and oral mucosa status in elderly[J]. Revista Ciência & Saúde Coletiva，2018，23(11)：3663-3674.

[52] OU K L，TZENG Y S，YU C C，et al. Resurfacing tophaceous gout in the foot with anterolateral thigh flap[J]. Microsurgery，2010，30(1)：79-82.

[53] PATEL G K，DAVIES W L，PRICE P P，et al. Ulcerated tophaceous gout[J]. International Wound Journal，2010，7(5)：423-427.

[54] SMITH G S，GHIO A J，STOUT J E，et al. Epidemiology of nontuberculous mycobacteria isolations among central north carolina residents，2006-2010[J]. Journal of Infection，2016，72(6)：678-686.

[55] TAMAI K，TERAI H，SUZUKI A，et al. Anterior cervical discectomy and fusion provides better surgical outcomes than posterior laminoplasty in elderly patients with C3-4 level myelopathy[J]. Spine，2017，42(8)：548-555.

[56] TJIOE M，VISSERS W H. Scabies outbreaks in nursing homes for the

elderly：recognition，treatment options and control of reinfestation[J]. Drugs Aging，2008，25(4)：299-306.

[57] WENTWORTHA B，DRAGEL A，WENGENACKN L，et al. Increased incidence of cutaneous nontuberculous mycobacterial infection，1980 to 2009：apopulation-based study[J]. Mayo Clinic Proceedings，2013，88(1)：38-45.

[58] WU L J，CHEN R L，ZHANG H S，et al. Analysis on the skin and soft tissue infection caused by nontuberculous mycobacterial and the literature review in China[J]. Chinese Journal of Experimental and Clinical Infectious Diseases(Electronic Edition)，2015，9(6)：84-87.

[59] XU J，ZHU Z，ZHANG W. Clinical characteristics of infectious ulceration over tophi in patients with gout[J]. The Journal of International Medical Research，2018，46(6)：2258-2264.

第三十一章　放射性皮肤损伤

随着对放射性元素的深入研究和广泛应用,人们暴露于放射线的风险也相应增加,如平时的事故性照射、医疗性照射、职业性照射,以及战争中使用核武器等。本章主要针对放射性皮肤损伤的发病机制、临床表现和治疗等进行介绍。

第一节　电离辐射损伤机理

核辐射一般称为电离辐射(ionizing radiation),是由直接电离和(或)间接电离引起的射线所致辐射的统称。直接电离的粒子包括高速带电粒子,如 α 粒子、β 粒子、质子等;间接电离的包括不带电粒子,如 X 射线、γ 射线、中子等。电离辐射可在生物大分子、细胞、组织等多个层面对机体造成损伤,产生复杂的生物学效应。

一、细胞群体的电离辐射敏感性

不同种类的细胞对电离辐射的敏感性不同。根据细胞辐射敏感性定律,细胞和组织的辐射敏感性与其增殖能力成正比,与其分化程度成反比。一般来讲,不断更新的细胞,如造血干细胞、肠道干细胞、表皮干细胞等分裂中的细胞对辐射最敏感;生长状态的细胞,如肝细胞、肾细胞等可逆性分裂后的细胞对辐射中度敏感;稳定状态的细胞,如神经元、横纹肌细胞、皮肤角化上皮细胞等分裂后的细胞对辐射不敏感。对机体危害最大的是不断更新的细胞的辐射损伤,其次是生长状态细胞的辐射损伤。急性辐射效应一般与前者有关,慢性和远期效应与二者均有关。

二、电离辐射损伤的分子机制

电离辐射作用于皮肤组织细胞,其损伤机制可概括为以下几方面。

（一）DNA 损伤

电离辐射能通过自由基和生物化学反应等途径,造成核酸、蛋白质、脂质等生物分子结构和代谢发生变化,这是辐射导致细胞损伤和死亡的分子基础。DNA 是电离辐射效应的主要靶分子,损伤形式包括以下两种:①DNA 分子结构的破坏,其主要损伤形式是 DNA 链断裂,这也是细胞死亡的重要原因;②DNA 代谢改变,主要表现为 DNA 分解增强和 DNA 合成抑制。

（二）氧化应激

电离辐射作用于组织后,产生大量活性氧（reactive oxygen species,ROS）。当氧化还原系统失衡,ROS 的产生超过清除时,就会发生氧化应激。其中羟基自由基具有较大的破坏性,能和周围的生物分子快速反应,引起 60%～70% 的 DNA 损伤。超氧自由基阴离子和过氧化氢能够持续存在,并作为中间体与其他生物大分子反应产生更多的ROS,加重组织损伤。此外,单个细胞受辐射后也会激活某些信号通路产生 ROS,并通过"旁观者效应"传递给周围的正常细胞,以增加 ROS 的产生。持续的氧化应激使基底细胞分裂、增殖以及向表层迁移和角化等过程受阻,导致急性和慢性皮肤损伤。

（三）炎症反应

组织器官受射线照射后,会立即启动细胞因子和趋化因子的级联反应。循环中的中性粒细胞受细胞因子趋化并进入受照区域,会进一步释放 TNF-α、IL-1β、IL-6 等炎症因子,招募单核细胞、淋巴细胞进入损伤区域,使辐照区域的炎症反应持续存在,并呈时间依赖性。如果炎症引起的原因持续存在,或炎症调控机制出现异常,就有可能发展为慢性炎症,出现延迟愈合、不愈合甚至纤维化等表型。

（四）细胞凋亡

辐照后引起的 DNA 双链断裂和 ROS 产生,均会导致线粒体功能障碍。线粒体是细胞凋亡和自噬的调控中心,在多种辐射相关疾病中都能观察到线粒体的损伤。线粒体损伤一方面会释放细胞色素 C 到胞质中,引起细胞凋亡;另一方面会激活 NF-κB 和 P53 等多种信号通路,引发细胞凋亡。

三、电离辐射所致皮肤损伤的病理变化

电离辐射所致皮肤损伤的病理变化与皮肤表皮基底层干细胞、毛囊干细胞、血管内皮细胞等靶细胞的丢失以及伴随的炎症反应密切相关,可部分归结为组织干细胞的功能降低引起的分化功能细胞替换不足,组织稳态丧失。

皮肤受到辐照后,会激活蛋白水解酶导致毛细血管通透性增加,故最先出现红斑等症状。随着微血管的充血、淤血、出现血栓和闭塞,组织缺血缺氧,再加上射线直接损伤造成的组织细胞结构功能改变,皮肤会出现变性坏死。放射性皮肤损伤的程度与受照剂量密切相关:剂量超过 20 Gy,患者可能出现干性脱屑;剂量增至 30～40 Gy,则会出现急性放射性皮炎,表现为湿性脱屑,并可能产生大疱,造成伤口迁延不愈,最终进展为慢性放射性皮肤病。

第二节　放射性皮肤损伤的定义、分类和影响因素

放射性皮肤损伤(radiation injuries of skin)常发生于事故性照射和肿瘤患者的临床放疗。据统计,在头颈部肿瘤患者的放疗中,90%以上会发生放射性皮肤损伤。本节主要介绍放射性皮肤损伤的定义、分类和影响因素。

一、放射性皮肤损伤的定义

身体局部短时间内受到大剂量电离辐射或长期受到超剂量照射后,受照部位发生的皮肤损伤称为放射性皮肤损伤。β射线、X射线、γ射线、中子和高能电子束等都可以导致放射性皮肤损伤。

二、放射性皮肤损伤的分类

目前比较常用的放射性皮肤损伤的分类方式有以下两种。

(一)按临床经过分类

按临床经过,可将放射性皮肤损伤分为急性放射性皮肤损伤、慢性放射性皮肤损伤和特殊类型的放射性皮肤损伤。急性放射性皮肤损伤是指身体局部受到一次或短时间(数日)内多次大剂量外照射引起的急性放射性皮炎和放射性皮肤溃疡,病程一般持续10周或更长时间;慢性放射性皮肤损伤是指由急性放射性皮肤损伤迁延而来,或由小剂量射线长期照射引起的皮肤损伤,病程较长,可持续数月以至数年;特殊类型的放射性皮肤损伤是指射线诱发皮肤发疹性疾病。

(二)按射线性质分类

电离辐射的种类和能量不同,引起的皮肤损伤的程度也有差别。射线照射皮肤后,只有能量被皮肤吸收才能产生皮肤生物学效应。其中,由γ射线或X射线引起的皮肤损伤是放射性皮肤损伤中最为常见的一类;β粒子直接沾染皮肤表面也可导致皮肤损伤,可见于核武器爆炸后人体表面受到放射性落下灰污染,或核工业中反应堆、核燃料的处理不当及放射性核素生产使用不当等情况。

三、放射性皮肤损伤的影响因素

(一)射线的种类

软X线和β射线的电离密度大、穿透能力弱,大部分被浅层皮肤吸收,容易造成放射性皮肤损伤;硬X线、γ射线和中子的电离密度小、穿透能力强,容易穿过浅层皮肤而到达深层组织,因此造成皮肤损伤所需要的辐照剂量较大。

（二）剂量、剂量率与照射间隔时间

放射性皮肤损伤的严重程度和受照剂量成正比，剂量率越大、照射间隔时间越短，放射性皮肤损伤的程度越重。例如，一次性对皮肤照射 20 Gy，短时间内即会发生明显的症状，而按每天 1 Gy 的剂量照射 20 天就很少出现红斑。

（三）生物学因素

放射性皮肤损伤的严重程度和性别、年龄、皮肤颜色等密切相关，一般来说，女性高于男性，儿童高于成人，白种人的皮肤对放射性损伤更敏感。

（四）照射部位

放射性皮肤损伤的敏感程度依下列顺序递减：①颈前、肘窝、腋窝；②四肢屈侧、胸腹部；③面部；④四肢伸侧、项背部；⑤头皮；⑥手掌、足底。

（五）理化因素

烧烫伤、冻伤或局部压迫等因素引起血液循环不良时，以及热、光、紫外线和碘液、酸、碱等引起充血时，都会加重放射性皮肤损伤。

第三节　放射性皮肤损伤的临床表现

皮肤受到电离辐射可发生确定性效应或随机性效应。确定性效应包括急性放射性皮肤损伤和慢性放射性皮肤损伤，随机性效应主要是放射性皮肤癌。

一、急性放射性皮肤损伤

急性放射性皮肤损伤与高热、化学烧伤的主要区别在于，其典型临床表现是在皮肤受照射后延时出现的。急性放射性皮肤损伤的临床表现分为四度，每度又可以分为四期。

（一）Ⅰ度——脱毛反应（dermatitis suberythematosa）

Ⅰ度急性放射性皮肤损伤的临床特点主要是皮肤附属器受损，其病程分为初期反应期（受照当时局部无症状，24 h 后可出现轻微红斑，但很快消失）、假愈期（局部无任何症状）、反应期（3～8 周后出现毛囊丘疹和暂时性脱毛）和恢复期（局部无任何改变，毛发可再生）。

（二）Ⅱ度——红斑反应（dermatitis erythematosa）

Ⅱ度急性放射性皮肤损伤不仅皮肤附属器受损，皮肤本身也会受到损伤，其病程分为初期反应期、假愈期、症状明显期和恢复期。

（1）初期反应期：照射后 3～4 天，出现瘙痒、疼痛、烧灼感，局部轻度水肿和出现界限清楚的充血性红斑，毛细血管扩张，附近淋巴结肿大；持续 1～7 天后，红斑暂时消失，故有"假性红斑"之称。

（2）假愈期：持续 3 周左右，照射剂量越大，假愈期越短。此期临床症状虽消失，但照射部位的皮肤可能有功能障碍。

（3）症状明显期：照射后 14～21 天，临床症状重现且明显，可产生持久的真性红斑。一般从第 30 多天起红斑界限十分清楚，皮肤呈棕褐色，局部稍有肿胀、瘙痒和烧灼感，并有色素沉着；同时伴有一系列的皮肤细胞营养障碍性变化，可产生干性脱皮。局部淋巴结肿大，持续 2～3 周后转入恢复期。

（4）恢复期：上述症状逐渐减轻，灼痛缓解，红斑逐渐转为浅褐色，出现粟粒状丘疹，皮肤稍有干燥、脱屑和脱毛，或伴有轻微的瘙痒等症状。以上症状一般 2～3 个月后可以消失，毛发可再生，无功能障碍或不良后遗症。

（三）Ⅲ度——水疱反应（dermatitis bullosa）

Ⅲ度急性放射性皮肤损伤又称湿性皮炎或湿性脱皮，临床特点是表皮细胞退变，并累及真皮和皮下组织血管，组织间液体潴留形成水疱性皮炎，其病程分为初期反应期、假愈期、症状明显期和恢复期。

（1）初期反应期：此期的临床表现与Ⅱ度急性放射性皮肤损伤的早期症状相似，但出现早、程度重。

（2）假愈期：早期出现的红斑隐退，瘙痒、烧灼感等临床症状均消失，持续时间一般在 2 周以内。

（3）症状明显期：红斑再次出现，皮肤发红，颜色逐渐加深呈紫红色，照射部位瘙痒、烧灼感和疼痛剧烈，局部明显水肿和出现红斑是湿性皮炎的前兆。数天后在红斑处出现水疱，破裂后形成糜烂面，若继发感染则不易愈合。皮损周围有色素沉着，附近淋巴结肿大，并有触痛。大范围水疱反应可合并全身症状，如体温升高、头晕乏力、食欲缺乏、恶心呕吐等，其加重与局部损伤的恶化是一致的。皮肤附属器损伤也较重，照后 2 周左右可产生脱毛现象，汗腺和皮脂腺变性萎缩，分泌功能出现障碍，可影响体温调节。指（趾）甲基底出现营养障碍，光泽消失，外形粗糙并有裂纹。

（4）恢复期：水疱或创面经适当的处理后，如无感染，一般 4～5 周后开始出现上皮生长，但较缓慢，经一段时期后常转为慢性改变，如皮肤变薄、毛细血管扩张，皮肤色素减退和色素沉着相间呈"大理石"样；毛发脱落不再生长；皮脂腺和汗腺萎缩，排汗功能障碍。久之，局部组织纤维化，如受外界刺激易反复破溃，如继发感染常形成溃疡且很难愈合。

（四）Ⅳ度——溃疡坏死性反应（dermatitis ulcerosa）

Ⅳ度急性放射性皮肤损伤是最严重的放射性皮肤损伤，临床经过急剧而严重，其病程分为初期反应期、假愈期、反应期和恢复期。

（1）初期反应期：受照射当时或数小时后，出现明显的灼痛、麻木、红斑及肿胀等症状，且逐渐加重。

（2）假愈期：此期较短，一般为数小时或 10 天以内，重者可以没有明显的假愈期。受照射 1～2 天后，局部红斑或肿痛等症状可稍有减轻，但不能完全消失，通常 2～3 天后即进入反应期。

(3)反应期:红斑反应明显,颜色加深,常呈紫褐色,肿胀疼痛剧烈,并相继出现水疱和皮肤坏死区,形成溃疡。

(4)恢复期:出现面积较小(直径不超过 3 cm)或相对较浅的溃疡,经换药及辅助治疗后有望愈合,但新生的上皮组织极不稳定,稍遇刺激易发生皲裂或破溃。面积大而深的溃疡会逐渐扩大、加深,容易继发细菌感染,重者可累及深部肌肉、骨骼、神经干或内脏器官,常伴有功能障碍。放射性溃疡愈合极为缓慢,有的完全不能愈合,溃疡基底及周围形成瘢痕。

二、慢性放射性皮肤损伤

慢性放射性皮肤损伤是由于经常受到小剂量电离辐射局部照射所引起的。一般发生于长期接触放射源,而又不注意皮肤防护的工作人员;也可由急性放射性损伤转化所致。按病变特点,通常分为慢性放射性皮炎、硬结性水肿、晚期放射性溃疡和放射性皮肤癌四种,其中以慢性放射性皮炎最为常见。

(一)慢性放射性皮炎(chronic radiation dermatitis)

慢性放射性皮炎的病程缓慢,受伤处出现弥漫性或局限性红斑,皮肤干燥、粗糙甚至皲裂。有时可发生脱皮或皮肤角化症,也可出现局部色素沉着,皮下可见血管或毛细血管扩张。毛囊多数萎缩,毛发脱落。汗腺和皮脂腺部分或完全萎缩,分泌功能降低甚至消失。指甲晦暗、变脆、粗糙,失去光泽,并常出现裂纹。

(二)硬结性水肿(indurative edema)

照射后数月,损伤部位逐渐出现硬实的非凹陷性水肿,此后由于皮肤失去弹性,压迫时会形成不易消失的凹陷。局部皮肤萎缩、菲薄、干燥,常伴有色素沉着,皮下毛细血管扩张。有时出现粗糙皲裂或形成溃疡,可引起剧烈疼痛。

(三)晚期放射性溃疡(late radiation ulcer)

晚期放射性溃疡可在急性放射性皮肤损伤基础上发生,也可在照射后数月或数年发生,常在皮肤损伤晚期发生于硬结节水肿的部位,且会继续向深层发展,累及骨骼、腹腔和盆腔等。愈合很慢,常伴有剧痛。有时可转化为放射性皮肤癌。

三、放射性皮肤癌

放射性皮肤癌(skin cancer induced by radiation)发生率低,且很少转移,可见于慢性放射性皮炎晚期,在损伤部位过度角化、萎缩、疤痕增生、毛细血管扩张、溃疡经久不愈的基础上可转化为放射性皮肤癌。从受照射开始至发生放射性皮肤癌的时间即潜伏期,平均为 20～25 年。

第四节 放射性皮肤损伤的诊断

放射性皮肤损伤的诊断主要依据机体局部受照射史、放射性落下灰沾染、个人防护条件、损伤局部表现及进展情况等,结合症状和体征做出判断。

一、急性放射性皮肤损伤的诊断标准

根据患者的职业史、皮肤受照史、个人防护条件、法定局部剂量检测提供的受照剂量及现场受照个人剂量调查、皮肤受照后的主要临床表现和预后,进行综合分析,依据表31-4-1得出分度诊断。

表 31-4-1 急性放射性皮肤损伤的分度诊断标准

分度	初期反应期	假愈期	临床症状明显期	参考剂量/Gy
Ⅰ	—	—	毛囊丘疹、暂时脱毛	≥3
Ⅱ	红斑	2～6 周	脱毛、红斑	≥5
Ⅲ	红斑、烧灼感	1～3 周	二次红斑、水疱	≥10
Ⅳ	红斑、麻木、瘙痒、水肿、刺痛	数小时～10 天	二次红斑、水疱、坏死、溃疡	≥20

二、慢性放射性皮肤损伤的诊断标准

长期从事放射工作或接触放射性物质(累积剂量一般超过 15 Gy)受照数年后,皮肤及其附属器可出现慢性病变,亦可由急性放射性皮肤损伤迁延而来。应结合健康档案,排除其他皮肤疾病,进行综合分析(见表 31-4-2)。

表 31-4-2 慢性放射性皮肤损伤的分度诊断标准

分度	临床表现(必备条件)
Ⅰ	皮肤色素沉着或脱失、粗糙,指(趾)甲灰暗或呈纵嵴色条甲
Ⅱ	皮肤角化过度,皲裂或萎缩变薄,毛细血管扩张,指(趾)甲增厚变形
Ⅲ	坏死溃疡,角质突起,指端角化融合,肌腱挛缩,关节变形,功能障碍(具备一项即可)

三、放射性皮肤癌的诊断标准

必须是在原放射性皮肤损伤的部位发生的皮肤癌,癌前病变表现为射线所致的角化过度或长期不愈的放射性溃疡。

四、特殊检查

(一)物理检查

1.远红外热像仪或液晶温度记录仪

人体表各部位红外线辐射量的多少可反映表面皮肤温度的变化大小,远红外热像仪或液晶温度记录仪可在此基础上推断出局部损伤程度,作为判断损伤程度与范围的指标和依据之一。温度升高越高,损伤越重,如病区皮温超过对照区 2 ℃就应当考虑有损伤;严重损伤时,照射区与对照区皮肤温度可相差 8 ℃。温度改变的区域与损伤范围基本一致。

2.放射性同位素法

静脉注入 ^{99m} Tc 300～800 MBq 标记红细胞后观察血流速度,可见照射区比对照区的血流速度快 10 倍。血流速度变化出现的早晚与照射剂量相关。

以上两种方法互补有助于在损伤早期帮助判定损伤部位和范围,特别是在临床表现不明显时更有意义。临床表现明显期可用于判定治疗效果。恢复期血流减少、温度降低,如果又出现温度增高、血流量增多,可预示复发或出现晚发效应。病变进入慢性期后,测定皮肤温差可判定局部皮肤血供受阻范围,从而指导手术切除的界限。

3.磁共振显像

深层组织损伤,如肌肉、血管、骨髓缺损和水肿时,磁共振显像密度降低,对预测急性放射性皮肤损伤的范围和病情进展有一定意义,对判断表层损伤无意义。

4.其他诊断方法

必要时可结合超声、光学相干层析成像、激光多普勒、热成像 CT 扫描等检查方法辅助诊断。

(二)甲皱微循环检查

镜下可见到甲皱毛细血管数减少、管袢变窄、长度缩短、畸形管袢增多等。

(三)其他检查

对受照射人员应行全身损伤情况或内污染检查,如白细胞计数、淋巴细胞绝对值、淋巴细胞染色体畸变、精液分析、内污染监测等,若头部皮肤损伤应注意追踪观察眼晶状体。

五、鉴别诊断

急性放射性皮肤损伤早期需与热烧(烫)伤、日光性皮炎、过敏性皮炎、药物性皮炎、甲沟炎和丹毒等相鉴别。慢性放射性皮肤损伤应注意与神经性皮炎、慢性湿疹、皮疣、上皮角化和非特异性溃疡等相鉴别。

第五节　放射性皮肤损伤的治疗

一、急性放射性皮肤损伤的治疗

(一)处理原则

立即让患者脱离辐射源,防止皮肤再次受到照射或刺激。对休克、大出血等危及生命的损伤优先予以抢救处理。疑似有放射性核素沾染皮肤时,应及时洗消去污处理。

(二)全身治疗

皮肤损伤面积较大、较深时,不论是否合并全身外照射,患者均应卧床休息,给予全身治疗,主要包括以下方面。

(1)加强营养,给予高蛋白和富含维生素及微量元素的饮食。

(2)加强抗感染和缓解炎症治疗,应用抗生素、TNF-α 抑制剂等。

(3)应用维生素类药物,如维生素 C、维生素 E、维生素 A 及维生素 B。

(4)镇静止痛。严重时可使用派替啶类药物,但要注意预防成瘾。

(5)注意水、电解质和酸碱平衡,必要时可输注血制品。

(6)根据病情需要,可使用蛋白水解酶抑制剂、自由基清除剂(如氨磷汀、己酮可可碱等)和免疫制剂药物(如 α_2-巨球蛋白、丙种球蛋白制剂等)。

(7)必要时可使用活血化瘀、改善微循环的药物,如复方丹参、低分子右旋糖酐等。

(8)如合并外照射急性放射病,应按照外照射急性放射病的救治原则处理。

(9)如合并体内放射性核素污染,应按照内照射放射损伤的救治原则处理,使用络合剂等进行促排放处理。

(三)局部保守治疗

(1)Ⅰ、Ⅱ度急性放射性皮肤损伤或Ⅲ、Ⅳ度急性放射性皮肤损伤出现水疱前,注意保护局部皮肤。必要时可用水性凝胶保湿,应用抗组胺类或皮质类固醇药物。

(2)Ⅲ、Ⅳ度急性放射性皮肤损伤出现水疱时,可在严密消毒下抽去水疱液。有放射性核素沾染时,水疱疱皮应先行去污,再剪去疱皮。选用有效的抗菌外用药,结合使用含维生素 B_{12} 的溶液及抗菌敷料覆盖创面,加压包扎,预防感染。

(3)Ⅳ度急性放射性皮肤损伤的水疱若破溃形成浅表溃疡,可使用维斯克溶液外敷,预防创面感染。如创面继发感染,可根据创面细菌培养的结果,采用敏感的抗生素药物湿敷。进入恢复期后适时手术。

(四)手术治疗

急性期病变进展难以确定病变范围,应尽量避免手术,必要时可进行简单的坏死组织切除,使用生物敷料和游离皮片覆盖创面,注意保护局部功能。位于功能部位的Ⅳ度急性放射性皮肤损伤或面积超过 25 cm² 的溃疡应早期进行手术清创和皮片/皮瓣移植手术,部分肢体的难愈性溃疡还需截肢。

（五）护理要点

（1）Ⅰ度急性放射性皮肤损伤需要密切观察局部毛发脱落及毛囊丘疹情况。

（2）Ⅱ度急性放射性皮肤损伤需要密切观察红斑出现的时间以及颜色、范围的变化,观察皮肤瘙痒、灼热、灼痛、干燥、脱屑、脱毛等情况,避免皮肤遭受摩擦、搔抓等机械性刺激。输液时避开皮肤损伤部位。

（3）Ⅲ度急性放射性皮肤损伤除上述内容外,当出现小水疱时,注意保护好水疱,防止破溃,让其自然吸收、干瘪;当出现大水疱且水疱张力逐渐增大时,可在无菌条件下抽出疱液并加压包扎。发现疱液浑浊且周围有明显的炎性反应或水疱已破溃时,要剪除疱皮,以防加重感染。

（4）Ⅳ度急性放射性皮肤损伤需要密切观察红斑、水疱、溃疡、组织坏死的范围及程度。直径小于3 cm的创面可遵医嘱局部使用抗感染、促进组织生长的药物,并给予镇静止痛药物;溃疡、坏死的直径不小于 3 cm 时,可用 0.9% 的生理盐水局部冲洗,必要时清创。

（5）对Ⅲ度、Ⅳ度急性放射性皮肤损伤者,有条件时应安置在保护性隔离环境中,实行全环境保护。

二、慢性放射性皮肤损伤的治疗

（一）处理原则

Ⅰ度慢性放射性皮肤损伤患者应妥善保护局部皮肤,避免外伤及过量照射,并长期观察;Ⅱ度慢性放射性皮肤损伤者应视皮肤损伤面积的大小和轻重程度,减少射线接触或脱离放射性工作,并给予积极治疗;Ⅲ度慢性放射性皮肤损伤者应脱离放射性工作,并及时给予局部和全身治疗。慢性放射性皮肤损伤者出现经久不愈的溃疡或严重的皮肤软组织增生或萎缩性病变时,应尽早手术治疗。

（二）局部保守治疗

对慢性放射性皮肤损伤的治疗,主要是严密保护,防止再次照射和刺激。如无皲裂和溃疡,一般不需特殊治疗。如出现角质增生、脱屑、皲裂等,可使用含有尿素类药物的霜或膏软化角化组织,保护皮肤。损伤早期或伴有小面积溃疡者可局部使用维斯克溶液或生长因子、水凝胶产品、烧伤敷料等,并配合 α_2-巨球蛋白制剂,能促进创面愈合。如创面出现时好时坏的情况,应及时手术治疗。

（三）手术治疗的指征

对严重放射性皮肤损伤的创面,应适时施行彻底的局部扩大切除手术,再用皮片或皮瓣等组织移植进行创面修复。手术治疗的指征包括:①局部疑似有恶性病变;②皮肤有严重角化、增生、萎缩、皲裂、疣状突起或破溃;③皮肤疤痕畸形妨碍肢体功能;④出现经久不愈的溃疡,其面积较大较深,周围组织纤维化,血供较差。

三、放射性皮肤癌的治疗

对放射性皮肤癌患者,应严格避免接触射线,尽早手术切除癌变组织;因切除肿瘤而需做截指(肢)手术时,应慎重考虑。

第六节 相关研究进展

近年来,随着研究的不断深入,在放射性皮肤损伤的诊断、治疗和发病机制等方面取得了一定进展。

一、诊断

目前,放射性皮肤损伤的评估体系是在大量事故受照患者、肿瘤放疗皮肤损伤患者和动物实验资料的基础上建立的,但损伤难以早期察觉,且范围常常大于肉眼所见。法国放射防护与核安全研究所(IRSN)采用大型动物进行系统研究发现,远红外热成像、核磁共振、微波热成像、皮肤激光多普勒、皮肤和组织血管闪烁扫描等影像学检查对于判定病情和推测预后有重要参考价值。

目前,除了激光多普勒技术对观察受照射皮肤血流量变化有一定的早期诊断意义外,其他手段对于早期诊断价值有限。法国 IRSN 的研究人员通过小鼠模型鉴定出了 APOA1、APOE、APOH 等 15 个可用于早期诊断放射性皮肤损伤并判断预后的候选差异蛋白。美军放射生物学研究所(AFRRI)的研究人员也认为,系列血清蛋白改变以及外周血淋巴细胞的 γ-H2AX 水平具有早期诊断价值。此外,国内外均有报道称,血清 miRNA 可作为潜在的"辐射生物剂量计"。

二、治疗

放射性皮肤损伤目前尚不存在标准化和循证医学确证的治疗措施,在前期综合保守治疗的前提下,针对重度放射性皮肤损伤的救治药物或措施可概括为以下几种。

(一)生长因子

含有表皮生长因子的外用霜剂或泡沫敷料能够显著改善头颈部肿瘤放疗导致的严重放射性皮炎,国内外均有相关报道。

(二)中药制剂

国内关于中药制剂对重度放射性皮炎的疗效报道较多,如京万红软膏、银杏树提取物等,具有良好的开发潜力。但中药制剂存在动物实验评价与毒理学评价不完善、非随机对照试验及病例数不足等限制。

（三）新型敷料

国外已有用于防治放射性皮肤损伤的含银清洁尼龙敷料，2 期和 3 期临床试验均显示效果较好。目前国内这方面的相关研究较少。

（四）干细胞治疗

干细胞局部移植治疗难愈性放射性溃疡的动物实验有较多报道，间质干细胞效果较明确，能有效减轻疼痛，促进创面愈合和功能恢复。国内曾对放射事故患者进行脐带来源的干细胞移植治疗，发现可以促进皮瓣存活。但是，核应急医学救援时的干细胞因来源及数量受限，还可能涉及伦理问题，难以在短时间内推广。

三、发病机制

（一）细胞衰老

细胞衰老是细胞对 DNA 损伤、氧化应激和蛋白质错误折叠等多种应激反应的调节，可以发生在细胞周期的任何时间点上。衰老细胞一方面产生大量细胞周期抑制蛋白，使细胞周期出现不可逆的阻滞；另一方面使抗凋亡蛋白表达增加，衰老细胞对凋亡产生抵抗而持续存在。同时，衰老细胞也会使促炎细胞因子和趋化因子表达增加，产生衰老相关分泌表型（senescence associated secretory phenotype，SASP），引起细胞微环境发生变化，导致周围的细胞也发生 DNA 损伤和衰老。近年来的研究表明，辐照后的大鼠和小鼠皮肤中均有大量衰老标志物的表达。

虫草素作为第一个从真菌中分离出来的核苷类抗生素，能够通过激活 AMPK/NRF2 信号通路，减少皮肤、肠道、口腔黏膜细胞中的 DNA 损伤和细胞衰老，最终减轻放射性皮肤损伤。此外，达沙替尼和槲皮素作为选择性清除衰老细胞的药物，能够有效减少衰老的成纤维细胞和口腔上皮细胞，而对正常细胞没有影响，能有效促进放射性皮肤损伤的愈合。

（二）脂质代谢异常

传统观点认为，皮肤中的脂肪组织主要发挥储存能量、物理缓冲和体温调节等作用。但随着研究的深入，发现在皮肤创面愈合过程中，脂肪细胞能够分泌细胞因子调节干细胞的再生，调控损伤后的毛囊再生，并分泌抗菌肽抵抗细菌感染。予以小鼠高脂饮食使其脂肪增加后进行辐照，发现脂肪有较好的辐照防护作用。细胞实验也证实，脂肪细胞能够通过释放棕榈酸和脂肪酸结合蛋白，促进成纤维细胞和角质形成细胞的迁移，促进辐照损伤后的皮肤修复。

（三）血管生成障碍

电离辐射能够引起内皮细胞损伤、局部供血异常，因此辐照损伤区域常呈现缺血缺氧的状态，导致溃疡迁延不愈。血小板源性生长因子（PDGF-D）对血管的生成发挥着重要的作用，在放射性皮肤损伤模型中，采用骨髓间充质干细胞和 PDGF 联合治疗能显著促进辐照损伤后的血管形成，而且联合应用的效果要明显好于两者单独使用。小鼠辐射后进行骨髓单核细胞移植，可促进皮肤再上皮化及胶原和血管产生，从而加速辐射后皮肤的愈合。

(四)纤维化通路异常激活

放射性皮肤损伤的慢性期多以纤维化为主,同时纤维化也是多种疾病的最终归宿。TGF-β作为一种有效的促纤维化因子,会导致细胞外基质的大量沉积。通过抑制 TGF-β 及其下游信号通路的激活,可有效减轻放射引起的皮肤纤维化。

正常皮肤中腺苷的含量较低,但损伤会导致腺苷水平增加,激活其下游受体,促进胶原合成。将下游受体阻断后能明显降低纤维化水平,在小鼠模型中能有效减少胶原沉积,改善放射性纤维化的进展。

(罗鹏　史春梦)

参考文献

[1] 刘树铮.医学放射生物学[M].2版.北京:原子能出版社,1998.

[2] 吴德昌.放射医学[M].北京:军事医学科学出版社,2001.

[3] 毛秉智,陈家佩.急性放射病基础与临床[M].北京:军事医学科学出版社,2002.

[4] 戴昌世,王秉伋.抗辐射药物研究[M].北京:军事医学科学出版社,2003.

[5] 郭国生,耿秀生.核辐射事故医学应急[M].北京:原子能出版社,2004.

[6] 程天民.军事预防医学[M].北京:人民军医出版社,2006.

[7] 姜恩海,王桂林,龚守良.放射性疾病诊疗手册[M].北京:中国原子能出版社,2012.

[8] 史春梦.核武器医学防护学[M].北京:军事科学出版社,2021.

[9] 中华人民共和国国家卫生和计划生育委员会.职业性外照射急性放射病诊断(GBZ 104—2017)[S].北京:中国标准出版社,2017.

[10] 中华人民共和国国家卫生和计划生育委员会.职业性外照射慢性放射病诊断(GBZ 105—2017)[S].北京:中国标准出版社,2017.

[11] 白光.关于慢性放射病的回顾与思考[J].中华放射医学与防护杂志,1999,19(4):230-233.

[12] 刘玉龙,王优优,余道江,等.南京"5.7"[192]Ir源放射事故患者的临床救治[J].中华放射医学与防护杂志,2016,36(5):324-330.

[13] 关靓,郑佳彬,李冰雪,等.放射性皮肤损伤的药物治疗现状[J].中华中医药杂志,2020,35(7):3550-3552.

[14] 王萍,范莉,田梅.放射性皮肤损伤机制的研究进展[J].中国辐射卫生,2022,31(4):524-529.

[15] KIM J H, KOLOZSVARY A J, JENROW K A, et al. Mechanisms of radiation-induced skin injury and implications for future clinical trials[J]. International Journal of Radiation Biology, 2013, 89(5):311-318.

[16] WAGHMARE C M. Radiation burn—from mechanism to management[J]. Burns, 2013, 39(2):212-219.

[17] PEREZ-ASO M, MEDIERO A, LOW Y C, et al. Adenosine A2A receptor plays an important role in radiation-induced dermal injury[J]. Federation of American Societies for Experimental Biology, 2016, 30(1):457-465.

[18] LEE J, JIANG H, PARK S. et al. Platelet-rich plasma activates AKT signaling to promote wound healing in a mouse model of radiation-induced skin injury[J]. Journal of Translational Medicine, 2019, 17(1):295.

[19] WANG Z W, CHEN Z L, JIANG Z Y, et al. Cordycepin prevents radiation ulcer by inhibiting cell senescence via NRF2 and AMPK in rodents [J]. Nature Communications, 2019, 10(1): 2538.

[20] WANG H L, WANG Z W, HUANG Y, et al. Senolytics(DQ) mitigates radiation ulcers by removing senescent cells[J].Frontiers in Oncology, 2019, 9:1576.

[21] RONG X, ZHANG G K, YANG Y Y, et al. Transplanted antler stem cells stimulated regenerative healing of radiation-induced cutaneous wounds in rats[J]. Cell Transplant, 2020, 12:29.

[22] XIAO Y J, MO W, JIA H M, et al. Ionizing radiation induces cutaneous lipid remolding and skin adipocytes confer protection against radiation-induced skin injury[J]. Journal of Dermatological Science, 2020, 97(2):152-160.

[23]LIU P, YU D, SHENG W, et al. PPAR alpha activation by fenofibrate ameliorates radiation-induced skin injury [J]. Journal of the European Academy of Dermatology and Venereology, 2022, 36(3):e207-e210.

第三十二章 冷冻损伤

冷冻损伤简称冻伤或冷伤(cold injury),是在寒冷、潮湿或强风地带工作时,由于低温或机体长时间暴露在寒冷环境下所引起的全身或局部温度下降而发生的损伤。按病理学改变,冷冻损伤分为非冻结性冷伤(non-frozen cold injury)和冻结性冷伤(frozen cold injury)。

第一节 非冻结性冷伤

非冻结性冷伤是指较长时间接触 10 ℃以下、冰点以上的低温和潮湿条件而引起的局部性冷伤。我国北方大部分地区和高原地区气温在 5 ℃以下时就可发生非冻结性冷伤,以手背、脚后跟、耳朵等处多发。非冻结性冷伤主要包括冻疮(frostbite)、战壕足(trench foot)、水浸足(手)(immersion foot or hand)等。

一、冻疮

冻疮好发于手、足、耳郭及鼻尖等处,多半发生于敏感的成人及儿童,是受冰点以上的低温和潮湿的作用而引起的。冻疮开始表现为皮肤的红斑及肿胀,伴有痒感及胀痛,可伴水肿与水疱。这种病灶可于几天内消退,也可反复发作,迁延数周乃至数月不愈,病灶肿胀加剧、颜色变深,有时出现水疱,并有发生浅表组织糜烂和皮下脂肪坏死的倾向,痒感被疼痛代替,最终形成瘢痕或纤维化。冻疮易复发,往往在机体还没有感受到寒冷的时候已经复发。好发冻疮的个体易感性机制仍不清楚,这类患者的手足皮温比正常人略低,皮肤颜色也比正常人深,指(趾)温接近周围环境。

二、战壕足

战壕足发生于冰点上低温(1～10 ℃)的潮湿或蒸气环境中,往往是在寒冷和潮湿的环境中长时间(一至几天)站立不活动、肢体下垂、鞋靴紧窄的条件下发生的,因为战士在战壕中易发生此病,故名。由于机体局部长时间暴露于湿冷环境中,动脉痉挛,皮肤血管发生强烈收缩,导致血流滞缓,影响细胞代谢。受影响的部位最初出现感觉缺失症状,待局部复温后血管扩张,组织反应性充血,严重者血管出现凝集性血栓,有明显的渗出和水肿,随之出现感觉异常与烧灼样疼痛。后期血栓发生机化,动脉与静脉可有闭塞性血管内膜炎的特征,严重者肌肉可出现变性、坏死和蜂窝织炎改变。治愈后组织对寒冷特别敏感,受冷刺激后肢端常发紫。

三、水浸足(手)

水浸足(手)是足(手)部长时间浸渍于冰点以上的冷水中所引起的冷伤。水浸足(手)患者起初一般仅感觉局部寒冷,随着暴露时间的延长,逐渐出现感觉迟钝,肢体变冷、苍白、麻木、轻度肿胀,周围脉搏减弱或消失。患者脱离湿冷环境后受累肢体变红、发热、无汗和明显肿胀,周围脉搏跳动明显,出现弥漫性灼痛,并逐渐加剧,于10天左右代之以发作性刺痛,受热后疼痛可加剧,遇冷可缓解,并可由多种刺激诱发。严重时可出现水疱、血疱,皮内或皮下出血,表皮剥脱或浅表坏疽,毛发和甲板脱落,常伴细菌感染。后期受累肢体局部温度降低,有冰凉感,常见雷诺现象(感觉过敏、多汗,关节僵硬,复发性水肿、大疱,皮肤及附属器萎缩等)。

第二节　冻结性冷伤

冻结性冷伤是由冰点以下的低温所造成的机体组织细胞损伤。冻结性冷伤常见于我国高寒地带,通常按损伤的部位和范围分为局部冻结性冷伤(又称为冻伤)和全身冻结性冷伤(又称为冻僵)。局部冻结性冷伤在细胞水平上有冰晶形成,且有细胞脱水及微血管闭塞等改变,气候、海拔、衣物保暖程度、暴露时间、组织湿化程度以及急救措施对冻伤的发展均有影响。全身冻结性冷伤常发生在严寒季节、高海拔地区,由于醉酒、迷路和外伤昏迷等情况引发,或是在雪崩、暴风雪等灾害状况下发生。

一、冻结性冷伤的发病机制

(一)生理调节期

在正常条件下,机体产热与散热之间保持动态平衡,以维持体温相对恒定。机体通过体温调节中枢使产热增加、散热减少来维持中心体温。在冰点以上低温的机体发生血管收缩和血流滞缓,影响细胞代谢。待局部得到复温后,血管扩张、充血且有渗出,有的毛细血管甚至小动脉、小静脉受损后发生血栓,引起一些组织坏死。产热增加表现为代谢水平增高、骨骼肌的随意和不随意收缩,引起寒战,使产热增多。另外,皮肤血管会有明显的收缩,浅表血流减少,于是向外环境的热辐射、热对流和热传导也都相对减少,皮肤温度迅速下降,散热随之减少。继皮肤血管收缩之后,又往往出现血管扩张,使局部血流增加,循环暂时得以改善,皮温回升,保存局部组织活力。如果寒冷持续时间较长,为了避免热量从机体散失,血管又随之收缩,皮温再度下降。此种血管收缩与扩张的交替发生称为血管波动反应,其波动范围和持续时间取决于寒冷强度和个体反应性。如果寒冷继续作用,随着血管功能的衰竭,这种波动消失,受损局部血管出现持续收缩,以致组织缺血,温度明显降低,随之发生组织冻结。

(二)组织冻结期

组织冻结是冻结性冷伤的主要特点,是指生物组织中的水分形成冰结晶。水是良好的溶剂,在体液的水分中溶解着各种物质,因而水也是物质运输和弥散的介质。细胞的代谢过程,包括营养物质的吸收、代谢产物的排泄、细胞内外离子的交换、生物化学反应以及酶的活动都要在体液中进行,因此当水分形成冰结晶时,必然会影响细胞的代谢过程。局部组织温度下降至生物冰点以下就会发生冻结。所谓"生物冰点",即为产生冰结晶的温度,不同组织的生物冰点也不相同,一般当皮肤温度下降至-5 ℃时就会发生冻结。当组织温度下降至冰点或冰点以下时,组织并未发生冻结,即水分并未形成冰结晶。

有时,组织温度甚至可以在冰点以下维持相当长的时间,而组织温度骤然回升至冰点附近的过程中,回升至$-1\sim 0$ ℃时就迅速出现冻结。冰晶体形成、扩大、膨胀,可直接造成细胞的机械损伤。由于细胞外水分逐渐形成冰晶,导致细胞外溶质浓度增加,引起细胞结构及功能损伤。细胞因脱水导致体积缩小,当缩至一定体积时产生一种抗皱缩力,在细胞内外形成一种渗透压梯度,当这种渗透压梯度超过最小细胞容积的抗皱缩力时,细胞的通透性突然改变,细胞膜破裂,细胞外溶质进入细胞内,造成严重的细胞损伤。

二、冻结性冷伤对机体组织造成的影响

人体接触冰点以下的低温时,发生强烈的血管收缩反应,如果接触时间稍久或温度很低,则细胞外液甚至细胞内也可形成冰晶。冷伤损害主要发生在冻融后,局部血管扩张、充血、渗出,并可能有微血栓或血栓形成。组织内冰晶及融化过程造成组织破坏和细胞坏死,促使炎症介质和细胞因子释放,引起炎症反应。全身受低温侵袭时,外周血管发生强烈的收缩和寒战(肌收缩)反应,体温降低由表及里(中心体温降低)使心血管、脑和其他器官均受累。如不及时抢救,可直接致死。

冻伤后全身各组织器官会经历如下改变。

(一)细胞和血管

首先是在细胞间隙的细胞外液形成冰晶核,随着周围水分的不断参与,细胞外液的冰晶体逐渐增大并向四周扩展。细胞外液中的水分形成冰晶体后,细胞外液中的溶质,尤其是电解质(主要是钠离子)的浓度随之升高,细胞外液的渗透压也相应提高。细胞内水分外溢到细胞外液后,随即参与冰晶体的形成,这又导致了细胞内脱水,细胞内的溶质浓度和渗透压也就相应增高,高浓度的电解质和细胞内脱水可引起细胞结构和功能损

伤,使蛋白质变性,从而引起细胞膜和细胞器损伤,酶的活性也遭受破坏。另外,细胞外液中冰晶体的形成和扩大也可造成细胞的机械损伤,如细胞间桥的断裂和细胞膜的破坏。

冻伤对血管的损伤主要发生于微血管。冻伤首先损伤微血管内皮细胞,微血管内皮细胞最主要的功能之一是防止血小板聚集。当内皮细胞受损时,引起血小板聚集和黏附,诱导启动凝血机制,血栓形成,血管完整性丧失。受损的内皮细胞释放和产生各种血管活性物质,对微循环的影响更为严重。冻伤后微血管收缩,细动脉口径缩小,红细胞聚集、硬度增加、变形能力减弱,毛细血管通透性升高,血黏度增高,血液流动阻力加大,微循环减慢,血流淤滞,造成局部组织血液灌流量显著减少,最终导致微循环障碍,组织细胞因缺血、缺氧而坏死。总之,冻伤导致微血管内皮细胞功能改变而使凝血系统功能改变,血栓形成,血管痉挛或狭窄,促使冻伤组织发生血液循环障碍,而这些改变最终造成组织破坏和细胞坏死。

(二)中枢神经系统

冻伤后可引起脑损伤及颅内压升高。脑水肿是颅脑损伤最常见、最严重的继发损伤之一,其病理生理过程十分复杂,涉及能量耗竭、缺血后再灌注损伤、细胞因子、兴奋性氨基酸和钙离子、一氧化氮、氧自由基等。冻伤后脑水肿可发生于灰质,也可发生于白质,主要是血管源性脑水肿,也可合并细胞毒性脑水肿。无论哪种脑水肿,最终都将导致神经元的不可逆性损害。冻伤后神经细胞周围出现水肿,同时伴有脑皮质冻伤灶神经元变性、坏死,微血管外间隙扩大,神经细胞和神经胶质细胞发生空泡样变,局部组织坏死,出现局灶性脑出血等。也有实验证明,脑冷冻伤后有病灶周围的微血管结构改变和微血栓形成。

(三)心血管系统

研究发现,天气寒冷的秋冬季节是心血管疾病的高发季节,尤其气温骤降常可引起心血管疾病突发以及患者猝死,提示寒冷与心血管疾病的发生发展有着密切的联系,能对心血管系统产生显著的影响。局部的低温不会影响正常人体冠状动脉的血流,但对冠心病患者则会增加其冠状动脉的阻力,减少心肌供血,引起或加重左心室功能异常,有诱发心绞痛的危险。

(四)呼吸系统

寒冷对呼吸系统的影响是多方面的。冻伤后肺的损害出现最早,程度也最严重。肺的组织病理学改变以广泛的弥漫性水肿为显著特征,在伤后 12 h 即可出现,而且呈渐进性加重。同时,肺组织内见广泛而严重的出血(局灶性或大片状)。肺的组织学改变还可见局限性肺实变、肺气肿和肺脓肿,也可见到小叶性肺炎样改变。寒冷刺激还可造成肺静脉收缩,引起进行性肺高压,严重者可导致右心衰竭。低温会造成机体的应激反应,使组织灌注不良及血管发生强烈收缩,组织细胞缺氧,机体物质降解不全,大量不完全代谢产物堆积引起酸中毒。同时,由于组织缺氧引起大脑缺氧,出现呼吸抑制、肺通气不足,从而出现呼吸性酸中毒和代谢性碱中毒,故血气指标可见 pH 值、碳酸氢根浓度、PaO_2

降低，PaCO_2 增加。

（五）消化系统

寒冷暴露后，肝组织可发生病理性改变，出现出血、组织坏死、肝血管充血扩张、肝窦扩张、肝细胞变性，丙二醛（MDA）含量显著增高，谷胱甘肽（GSH）、超氧化物歧化酶（SOD）和乳酸脱氢酶（LDH）水平显著下降。MDA 不仅反映活性氧自由基产生的情况，而且还反映脂质过氧化的程度，间接反映细胞损伤程度。GSH 和 SOD 对机体的氧化和抗氧化平衡起着重要作用，它们能够清除自由基，保护细胞免受损伤。LDH 是机体能量代谢中的一种重要的酶，能清除乳酸等代谢产物对机体带来的不良影响。MDA 的升高，GSH，SOD 和 LDH 的降低提示寒冷暴露后肝组织中氧化应激增加，可诱导肝损害。

（六）泌尿系统

寒冷使肾脏通过大量排泄肾小球滤液而导致多尿，这可能是因为血管扩张使肾血流量增加、远端肾小管重吸收水的能力降低以及对血管紧张素作用（抗利尿激素）的抵抗，同时肾小管的钠重吸收功能减弱，进而导致尿电解质排出增加。但低温过久可导致代谢性酸中毒、氮质血症及急性肾衰竭，进而引起肾小球毛细血管充血、肾小管变性坏死，肾脏的缺血-再灌注损伤导致肾血流量减少、尿量减少，肾小管对 H^+ 的重吸收增加，机体排钾障碍；并且急性肾衰竭会导致维生素 D 合成减少，影响钙从小肠的吸收。另外，冻伤应激反应使肾上腺皮质激素分泌增多，进而导致血糖浓度升高。此外，寒冷暴露后膀胱上皮组织出现退化，在黏膜和肌肉组织中出现大量肥大细胞，中性粒细胞也明显增多，且膀胱的收缩性降低，造成膀胱损伤。

三、局部冻结性冷伤（冻伤）

局部冻结性冷伤（冻伤）是指机体局部短时间暴露于极低温或长时间暴露于冰点以下的低温环境而引起的组织冷伤，因组织发生冻结，故也称"冻伤"。冻伤多发生于四肢和皮肤外露部位，如手、足、耳、鼻等。组织的损伤程度主要取决于低温的强度和组织暴露低温条件下持续时间的长短，以及其他因素。温度越低、时间越长，损伤的程度越重。

（一）病理生理

局部接触冰点以下的低温时可形成冻结伤，冻结伤分为两个时相：最初是冻结期，继之是复温后的再灌注损伤。组织温度降至 -2 ℃ 时，细胞外冰晶形成。随着冰晶加大，间质液渗透压增高，导致细胞内脱水，蛋白变性，酶活性下降，细胞功能出现障碍。如果快速冷冻则细胞内出现冰晶，导致细胞死亡。毛细血管内皮破坏、红细胞淤积导致循环停顿；复温冻融后局部血管扩张，微循环中血栓形成，释放的氧自由基、血栓素等介质可以进一步加剧毛细血管与组织损伤。

（二）临床表现

机体组织在冻融之前，伤处皮肤苍白、温度低、麻木刺痛，不易区分其深度。在组织复温后，不同深度的创面有不同的表现。目前多数学者主张，按组织损伤深度将局部冻结性冷伤分为四度。

Ⅰ度冻伤：特点是明显充血或水肿，因而伤处呈现红或紫红色（红斑或紫红斑），外加肿胀等局部体征。患者的主要症状是先出现麻木感，复温后出现针刺样疼痛、痒感、灼热感，不出现水疱，1周内皮损可以完全恢复。Ⅰ度冻伤在不治疗的情况下经1周左右亦能自愈，愈后只有表皮脱屑，如图32-2-1所示。

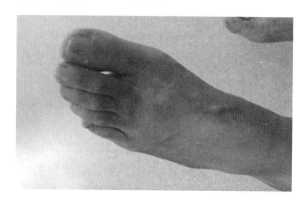

图32-2-1　左足Ⅰ度冻伤

Ⅱ度冻伤：主要特点是形成水疱，疱液呈浆液性，无色透明。Ⅱ度冻伤的水疱也可为血性，水疱使得表皮隆起、皮肤表面温度升高。有的水疱融合，大者可占据大部分或整个手背、足背、手指、足趾，而足掌、手掌等组织致密处水疱较少而小。水疱周围充血、水肿（见图32-2-2），水疱基底部呈鲜红色，潮湿，皮温较高，触、痛觉敏感，疼痛明显。

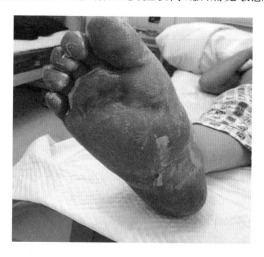

图32-2-2　右足Ⅱ度冻伤

Ⅲ度冻伤：主要特点是皮肤的全层组织发生坏死，并可累及不同深度的皮下组织。Ⅲ度冻伤多数也有水疱形成，水疱液常呈血性，但也可不出现水疱。Ⅲ度冻伤的水肿比Ⅱ度冻伤更重。伤处皮肤呈紫红色、青紫色或青蓝色，无水疱时可呈青灰色（见图32-2-3）。

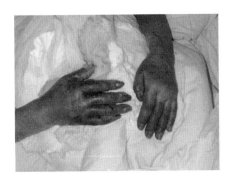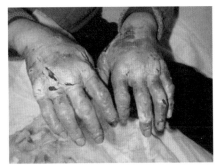

图 32-2-3　双手Ⅲ度冻伤

Ⅳ度冻伤：主要特点是损伤不仅累及皮肤和皮下组织，而且肌层和骨组织都有损伤。Ⅳ度冻伤的皮肤呈紫蓝色或青灰色，组织温度低下，触诊皮肤冰冷，痛觉及触觉消失或明显迟钝。Ⅳ度冻伤的组织可以出现或不出现水疱。如出现水疱，则不仅出现得较晚，而且数量不多，体积也较小。水疱液为血性，呈暗红色。Ⅳ度冻伤时，肢体的水肿也很明显，且消退较慢。Ⅳ度冻伤的肢端可先出现湿性坏疽，之后才转为干性坏疽（见图32-2-4），坏死的肢端脱落后成为残肢，因此Ⅳ度冻伤可致残。

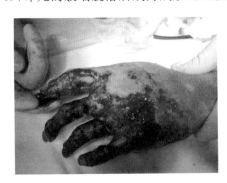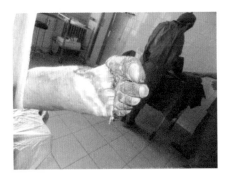

A.左手Ⅳ度冻伤　　　　　　　　　　　　　B.右足Ⅳ度冻伤

图 32-2-4　Ⅳ度冻伤

（三）诊断

局部冻结性冷伤（冻伤）的诊断包含受伤面积和深度的判断，面积一般多参照烧伤面积计算方法来计算，包括新九分法、手掌法及儿童面积计算方法；深度按照多数学者主张的按组织损伤深度分成的四度来区分。单靠临床表现对冻伤进行评估的传统方法已远不能满足临床需求，影像学检查对早期精确判断冻伤程度提供了可行的方法。一些临床表现不明显的病变通过影像学检查可以及早被发现，从而减少漏诊及误诊的发生，使治疗能够及时准确地进行，降低伤残率。

（四）治疗

治疗冻伤的关键是迅速复温，改善受冻区的血液循环。快速复温能加快消除组织的冻伤状态，缩短受冻区的融化时间，减轻融化损伤，改善血液循环，有利于受冻区组织的修复。

1.急救

重度冻伤的急救处置是否及时和正确,关系到患者的预后。冷伤的治疗强调"早"和"合理性"。急救应尽快使患者脱离寒冷环境,快速复温,衣服、鞋袜等连同肢体冻结者,不可勉强卸脱,应用温水(40 ℃左右)使冰冻融化后再脱下或剪开。应立即施行局部或全身的快速复温,但勿用火炉烘烤。患者应置于 15～30 ℃的温室中,将伤肢浸浴于足量的40～42 ℃的温水中,保持水温恒定,可加用活血化瘀的中药,使受冻局部在 20 min 内复温。复温以肢体红润、循环恢复良好、皮温达到 36 ℃左右为妥。若无温水,可将伤肢置于救护者怀中复温。快速复温能减轻局部冻伤所致的组织损伤,有利于全身冻伤复苏。

2.创面治疗

轻度(I度、Ⅱ度)冻伤创面的处理:对于只有局部红肿而无组织破溃的I度冻伤,在一般无感染的情况下,可保持局部清洁、干燥,也可以外用镇痛霜剂,无须特殊处置,数日后可治愈。处理的关键是保护受冻区,使之不再受冻和出现外伤。小面积浅度冻伤清创时,如水疱皮完整,消毒后可予保留,抽出水疱液并消毒包扎,水疱皮可充当生物敷料,保护创面,减轻疼痛,且可加速创面愈合。有较大的水疱者,可将疱内液体吸收后,用干纱布包扎或涂冻疮膏后暴露。水疱过大时张力很大,有受外力作用发生破溃的可能,会导致感染。

对局部红肿、有水疱的Ⅱ度冻伤,若合并破溃或污染的创面,首次处理创面时要特别细致。为了预防创面感染,首先用肥皂水清洗并清除创面及其周围的污物、异物和污垢,剃掉受冻区周围的毛发,禁止擦拭和刷洗受冻区皮肤,以防止摩擦加重创面损伤。用有机碘消毒剂或 1∶2000 的新洁尔灭溶液清洗创面周围皮肤,再用生理盐水或 1∶2000 的新洁尔灭溶液冲洗创面。有较大水疱者用 75% 的酒精消毒后,主张在无菌条件下抽出疱液,保留疱皮。如水疱皮已撕脱,可清除水疱皮,用有抗感染作用或促愈合作用的外用药及功能敷料包扎,除非敷料浸透、有异味或有感染迹象,一般不必经常换药,以免损伤新生上皮。如创面已浸透或感染,应勤换敷料,面积小的可以采取包扎疗法,面积大的可以采取暴露疗法,可外用磺胺嘧啶银、磺胺嘧啶锌等药膏。轻度冻伤创面包扎与否,应根据患者所处的环境而定。一般情况下,Ⅱ度冻伤约 2 周愈合,留有色素沉着或色素脱失,如图 32-2-5 所示。

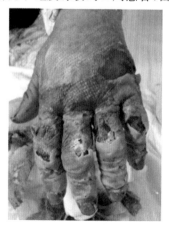 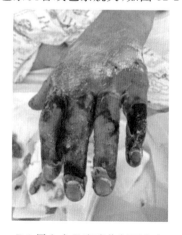

A.左手Ⅱ度冻伤　　　　B.2 周左右Ⅱ度冻伤创面愈合

图 32-2-5　左手Ⅱ度冻伤创面 2 周左右愈合

Ⅲ度冻伤创面的处理：复温后适当清创消毒，排除水疱液，尽量保留疱皮。Ⅲ度冻伤创面的早期处理多用暴露疗法，可外用磺胺嘧啶银、磺胺嘧啶锌等药膏，保持创面清洁干燥，在伤后48 h也可用含有低分子量肝素等的软膏保湿包扎，改善局部血运。发生于手足的Ⅲ度冻伤往往伴随着手指、足趾末端的Ⅳ度冻伤，临床上通常不早期行Ⅲ度冻伤创面的早期切痂植皮，在后期坏死界限清楚后，Ⅲ度冻伤创面溶痂形成肉芽创面后，可同时行植皮手术及截指（趾）手术（见图32-2-6）。也有医师对Ⅲ度、Ⅳ度冻伤行早期的切痂腹部带蒂皮瓣修复术，对于保留肢体能起到一定的积极作用。

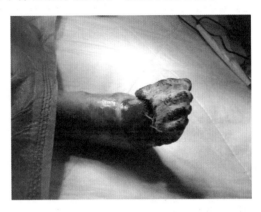

图 32-2-6 右足Ⅳ度冻伤创面已呈干性坏死，Ⅲ度冻伤创面溶痂后形成肉芽创面

Ⅳ度冻伤创面的处理：复温后适当清创消毒，尽量剔除腐皮。Ⅳ度冻伤创面的早期处理多用暴露疗法，可外用磺胺嘧啶银、磺胺嘧啶锌等药膏，保持创面清洁干燥，避免出现湿性坏疽，也有早期行手指Ⅳ度冻伤创面切开减张的报道，但需注意切开的指征。Ⅳ度冻伤创面多在坏死界限清晰后再行截肢手术（见图32-2-7），早期行切痂植皮或者皮瓣修复的病例报道很少，有待于验证其优缺点。足跟等部位的Ⅳ度冻伤创面后期常并发骨坏死、骨外露，需行皮瓣修复（见图32-2-8）。

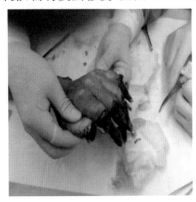
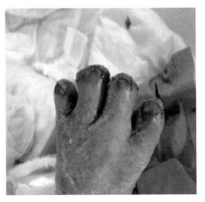

A.左手指Ⅳ度冻伤干性坏死   B.截肢术后1周
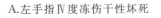
图 32-2-7 左手指Ⅳ度冻伤干性坏死截肢手术

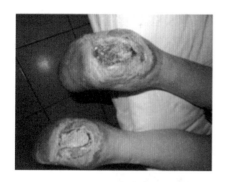

A.双足跟部Ⅳ度冻伤,跟骨外露

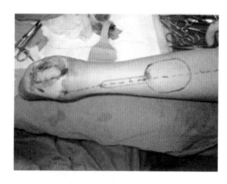

B.设计逆行腓肠神经营养血管岛状皮瓣

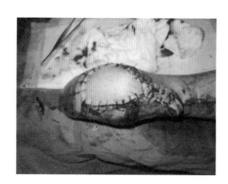

C.术中

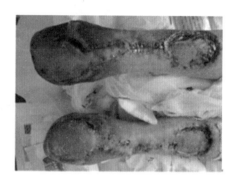

D.术后2周创面修复良好

图32-2-8 逆行腓肠神经营养血管岛状皮瓣修复跟骨外露Ⅳ度冻伤创面

3.全身治疗

(1)防治休克:重度冻伤并发休克比较常见,主要原因是寒冷刺激、疼痛、饥饿、脱水、疲劳等。患者未及时补充水分,致机体有效循环血容量不足、电解质紊乱,导致血压下降、大脑血液灌注量不足。防治的重点在于脱离冷环境、温水快速融化复温的同时,迅速建立静脉输液通道,补充血容量。延迟复苏采用"恢复灌注与细胞保护并重治"的治疗新理念。

(2)防治感染:冷伤创面由于含有大量蛋白质的液体渗出,易于细菌生长繁殖,故必要时应全身应用广谱抗生素。可联合应用硝唑类药物控制感染,必要时可注射精制破伤风抗毒素1500 U。由于骨外露、骨坏死导致的骨髓炎,需根据细菌培养结果及药敏试验选择敏感抗生素,尽早行手术封创治疗。

(3)保护血管,防治血栓,改善循环:由于冷伤常继发肢体血管的改变,如内皮损伤、血栓形成、血管痉挛或狭窄等,严重时可加重肢端损伤程度或延迟创面愈合时间,故选用改善血液循环的药物,也可选用活血化瘀中药等治疗。此外,由于冻伤的早期治疗至关重要,传统的快速复温治疗仅针对冻结前期和冻结期细胞内(外)冰晶的形成。然而,微血管内血栓形成使组织灌注减少,导致的缺血坏死是复温治疗所不能逆转的。在认识到单纯复温治疗的有限性后,多种辅助治疗措施(如高压氧、己酮可可碱等)已被用于治疗严重冻伤。

（4）保护脏器功能：严重冻伤时，需注意一切可能发生多脏器功能障碍综合征的不利因素，防止多脏器功能障碍综合征的发生。另外，全身冻伤和严重冻伤的患者要特别注意防治休克，维护呼吸功能。注意防治脑水肿和肾功能不全，给予利尿药（如甘露醇、呋塞米）及碱化尿液，适当给予碳酸氢钠，同时需要注意防止应激性上消化道溃疡的发生，可预防性应用西咪替丁、奥美拉唑等抑酸药物。

四、全身冻结性冷伤（冻僵）

全身冻结性冷伤又称为"冻僵"，是低温作用于全身引起的损伤，组织发生冻结性病理改变。冻僵又称意外低体温（accidental hypothermia），是寒冷环境引起的以神经系统和心血管损害为主要表现的全身性疾病，现已较为少见。大多数冻僵患者的发病有区域性和季节性。冻僵常见于以下几种情况：①长时间暴露于寒冷环境又无充分保暖措施和热能供给不足时，如登山者、滑雪者和驻守在高山寒冷地区的边防军战士等；②年迈老人、久病体虚者、慢性疾病（如阿尔茨海默病、精神病和甲状腺功能减退症）和严重营养不良的患者在低室温下也容易发生；③意外涉入冷水或冰水的淹溺；④醉酒或创伤性昏迷。全身冻结性冷伤的治疗包括急救和综合治疗。

（一）急救

急救的关键是迅速恢复患者中心体温，防止发生并发症。搬动时要小心轻放，避免碰撞后引起骨折；避免粗暴搬动和颠簸，否则可能引起患者心室颤动。将患者搬入温暖的室内，迅速脱掉鞋袜、衣服，采取保暖措施，防止体热继续散失，衣服、鞋袜等冻结不易解脱者，可用温水（40 ℃左右）使冰冻融化后脱下或剪开。可用热水袋、水壶加热（注意用垫子、衣服或毯子隔开，不要直接放在患者皮肤上，以防烫伤），放于腋下及腹股沟等部位，有条件时可用电热毯包裹躯干，也可用红外线透热等方法使患者尽快复温。保温及快速复温是抢救成功的重要环节。

（二）综合治疗

及时有效的复苏是抢救的基础。如患者呼吸、心搏骤停时，应进行人工呼吸和持续胸外心脏按压。有条件时应尽早行气管插管或气管切开，用呼吸机辅助呼吸。一般忌用盐酸肾上腺素，避免患者发生心室颤动。如发生心室颤动，应进行电除颤，药物除颤在全身冻僵时通常是无效的，还可能有害。严重冻伤可能合并休克，在脱离冷环境、温水快速融化复温的同时，应迅速建立静脉输液通道，补充血容量。要用胶体液复苏，其恢复有效循环血容量较快，容量负荷比晶体液要小，组织水肿轻，回收期并发症也较少。还要避免使用缩血管药。应用动脉灌注药物治疗重度冻伤是一种新方法，可以改善冻伤肢体的血液循环，促进冻伤肢体愈合。应用此方法可以缩短重度冻伤的疗程，减少并发症，降低致残率。营养支持、防治感染、保护脏器功能应贯穿治疗的全过程。

第三节 冷伤预防

冻伤的防治重在预防,可采取诸如耐寒锻炼、局部使用保温设备、增加饮食中的热量、使用防冻护肤药物等措施。一旦发生冻伤,就要立即采取积极措施,谨防损伤程度加重。用手轻轻按摩患处或用温水浸泡患处,并用柔软干燥的棉套改善患处保温状况是最简单的方法。还可用冻疮药膏、紫云膏、蜂蜜猪油膏、樟脑酒精、松节油、生姜等局部涂擦患处,用茄子秸秆和辣椒秸秆煮水,对患处进行熏洗。

一、非冻结性冷伤的预防

冬季在野外劳动、执勤时,应穿防寒、防水服装。患过冻疮者(特别是儿童)可能出现苍白等反应,甚至可诱发闭塞性血管病。在寒冷季节应注意对手、足、耳等的保护,并可涂擦防冻疮霜剂。发生冻疮后,局部表皮未糜烂者可涂冻疮膏,每日数次;有糜烂或溃疡者可用含抗菌药和皮质醇的软膏,也可用冻疮膏。战壕足、水浸足(手)除了局部处理,还可使用温经通络、活血化瘀的中药以改善肢体循环。

冻疮的预防重点在于保温和防冷、防湿,尤其是在风雪天气,应注意室内外保温,及时增添防寒设施和衣物,尤其要保护暴露部位(如额面、手足、耳鼻等)。还要加强耐寒防冻锻炼,经常擦手背、耳及额面部,促进血液循环。亦可"冬病夏治",从夏季开始,每天将手足泡于冷水中,早晚各一次,泡的时间可逐渐延长,从几分钟到半小时以上,持之以恒,使手足对寒冷的适应能力逐渐增强。此外,手脚要经常用温水烫洗,及时擦干,再涂以各种防冻护肤脂、药用甘油、防裂膏、凡士林软膏等。鞋袜注意保持干燥,潮湿者勤换。饮食上应多食高热量和高维生素食物,受冻后不宜立即加热或用火烘烤,发现冻疮应及时治疗。

二、冻结性冷伤的预防

在寒冷条件下的人员均需注意防寒、防湿。衣着应做到温暖不透风,尽可能减少暴露在低温环境中的体表面积,外露部位适当涂抹油脂。保持衣着、鞋袜等干燥,沾湿者及时更换。在严寒环境中要适当活动,避免久站或蹲地不动。进入低温环境前可进食适量高热量饮食。不宜饮酒,因为饮酒后常不注意防寒,而且可能增加散热。对可能遭遇严寒威胁(如进入高海拔或高纬度地区)的人员,应事先进行耐寒训练,如行冷水浴、冰上运动等。

除上述措施外,还要积极开展卫生宣传教育,向群众介绍预防方法,普及防冻知识,克服麻痹思想,积极采取预防措施。开展耐寒锻炼,坚持用冷水洗手、洗脸、洗脚,以增强全身及局部末梢血管的反应,以及对寒冷的适应能力。寒冷条件下要求室温保持在15 ℃以上,相对湿度保持在 50％左右。卫生人员要掌握冻疮与冷伤的诊断、鉴别诊断及防治措施,深入基层早期迅速发现冻疮、冻伤等患者,采取相应的预防及治疗措施。

近年来,冻伤的治疗无论是基础研究还是临床研究均取得了很大的进展,对冻伤的认识越来越深入,尤其是一些特殊检查,包括动脉造影、放射性核素扫描、磁共振等,为早期诊断带来了帮助,使临床救治水平有了很大提高。随着相关规章制度的完善及宣传教育的广泛开展,加之人民生活水平的不断提高,冻伤的发病率也明显降低。

（苏海涛　吕茁　张基勋）

参考文献

［1］吴在德,吴肇汉.外科学［M］.北京:人民卫生出版社,2010.

［2］夏照帆,胡大海,李宗瑜,等.烧伤外科学高级教程［M］.北京:人民军医出版社,2014.

［3］曹贵军,李东严,刘积平.治疗手重度冻伤 17 例［J］.中华烧伤杂志,2011,27(1):66-67.

［4］苏海涛,李宗瑜,李宜姝,等.东北地区 568 例冻伤患者的救治及截肢情况分析［J］.中华烧伤杂志,2015,31(6):410-415.

［5］孙林利,刘文军,桂婧娥,等. 2019 版《荒野医学协会冻伤预防和治疗实践指南》解读［J］.中华烧伤杂志,2020,36(7):631-635.

［6］田彭,李迟,王浩,等.59 例平原地区冻伤情况分析［J］.中华烧伤杂志,2009,25(5):377-379.

［7］王宁,曹军英,张筠.冻伤或低温条件对机体的影响［J］.中华临床医师杂志(电子版),2010,4(7):1035-1037.

［8］吴巍巍,金正花,石凯,等.冻伤后复温用恒温水浴箱的研制与应用［J］.中华烧伤杂志,2013,29(1):86-87.

［9］薛宝升,王杨,孙海峰.冻伤诊疗研究进展［J］.创伤与急危重病医学,2014(2):65-68＋104.

［10］杨惠彬,李凤芝,王之贤,等.大鼠实验性冻结性冻伤微血管系统超微结构的研究［J］.中华劳动卫生职业病杂志,1995,13(1):15-17.

［11］尹旭辉,杨晓临,杨成君,等.兔足重度冻伤后机体免疫功能的变化［J］.解放军预防医学杂志,2000,18(5):325-327.

［12］于家傲,高欣欣.冻伤与烧伤的小同与大异［J］.中华烧伤杂志,2020,36(1):

9-13.

[13] 张金龙,付金鑫,袁凯,等.经导管动脉溶栓治疗严重冻伤的研究进展[J].中华烧伤杂志,2019,35(1):74-76.

[14] 张永,刘宇,薛晓东,等.寒区局部冻伤流行病学研究[J].临床军医杂志,2019,47(1):50-52.

[15] BARKER J R, HAWS M J, BROWN R E, et al. Magnetic resonance imaging of severe frostbite injuries[J]. Annals of Plastic Surgery, 1997, 38(3): 275-279.

[16] CAUCHY E, CHETAILLE E, LEFEVRE M, et al. The role of bone scanning in severe frostbite of the extremities: a retrospective study of 88 cases[J]. European Journal of Nuclear Medicine, 2000, 27(5):497-502.

[17] MADRIGANO J, MITTLEMAN M A, BACCARELLI A, et al. Temperature, myocardial infarction, and mortality: effect modification by individual-and area-level characteristics[J]. Epidemiology, 2013, 24(3):439-446.

[18] RICCHI A, CARDU G, LETTIERI B, et al. Biomolecular and biochemical response of myocardial cell to ischemia and reperfusion in the course of heart surgery[J]. Journal of Cardiovascular Surgery, 2001, 42(5):605.

[19] SCOTT E M, MATTHEW O, LUANNE F, et al. Wilderness medical society practice guidelines for the prevention and treatment of frostbite[J]. Wilderness & Environmental Medicine, 2011, 22(2):156-166.

第三十三章　皮肤软组织感染

第一节　皮肤软组织感染概述

皮肤软组织感染(skin and soft-tissue infections,SSTI)是由需氧菌、厌氧菌和真菌等病原微生物侵犯皮肤、皮下组织、筋膜或肌肉等引起的病理改变,临床上 SSTI 常因损伤部位、损伤的组织器官不同而异,又可因感染的类型、程度、地域、时间的不同而相差甚远,可涉及众多学科。感染的范围可从浅表的局限性感染到深部组织坏死性感染,甚至导致肢残而危及生命。除化脓性细菌外,其他病原微生物如结核分枝杆菌、真菌等也可引起 SSTI。

皮肤软组织感染的分类方法较多,国内外及不同地区的分类方法不尽一致。目前主要的分类方法有:①按照感染病原微生物的种类,分为非特异性感染和特异性感染。②按照病程长短,分为急性感染、亚急性感染与慢性感染。病程在 3 周之内为急性感染,超过 2 个月为慢性感染,介于两者之间为亚急性感染。③按照发生条件,分为条件性(机会性)感染、二重感染(菌群交替)、医院内感染等。④人体解剖层次由浅入深可分为三个层次,即皮肤、皮下组织、肌肉。三个解剖层次对应三种感染性疾病,依次为感染性皮炎(dermatitis)、皮下坏疽(subcutaneous gangrene,SG)、肌炎(myositis)。下面将按照解剖层次由浅入深的顺序,概述不同的皮肤软组织感染疾病(见图 33-1-1)。

(一)感染性皮炎

感染性皮炎多由革兰氏阳性球菌感染引起,常见的有疖、痈、脓疱病、脓肿等,临床上可见厌氧菌、革兰氏阳性菌和革兰氏阴性菌协同作用致病的情况。

1.疖(furuncle)

疖俗称疔疮,是单个毛囊及其周围组织的急性细菌性化脓性炎症。疖大多为金黄色葡萄球菌感染所致,也可因表皮葡萄球菌或其他病菌致病。疖好发于颈项、头面和背部,与局部皮肤不洁、擦伤、皮下毛囊与皮脂腺分泌物排泄不畅或机体抵抗力降低有关。因金黄色葡萄球菌多能产生血浆凝固酶,可使感染部位的纤维蛋白原转变为纤维蛋白,从而限制细菌的扩散。疖的炎症特征多为局限性而有脓栓形成。

2.痈(carbuncle)

痈是指多个相邻毛囊及其周围组织同时发生急性细菌性化脓性炎症,也可由多个疖融合而成,中医称其为"疽"。痈的炎症常从毛囊底部开始,并向阻力较小的皮下组织蔓延,再沿深筋膜浅层向外周扩散,上传入毛囊群而形成多个脓头。由于多个毛囊同时发生感染,因此痈的炎症范围显然要比疖大,病变累及深层皮下结缔组织,使其表面皮肤血运发生障碍甚至坏死。痈自行破溃常较慢,患者的全身反应较重(见图33-1-2)。随着时间的推移,还可能有其他病菌进入病灶形成混合感染,甚至发展为脓毒血症。

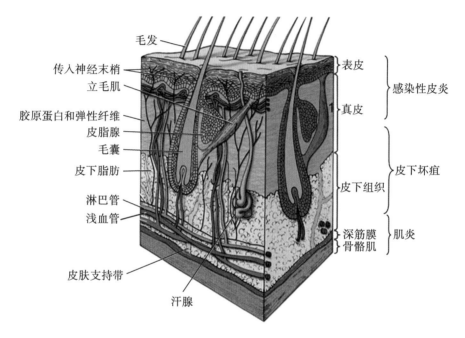

图 33-1-1　按解剖层次划分的皮肤软组织感染疾病类型

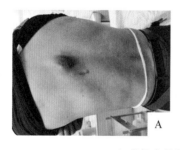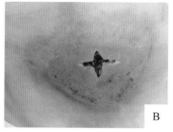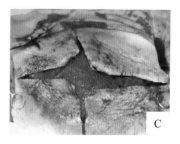

A.背部痈早期;B.C.痈切开引流不充分,造成感染进一步扩散

图 33-1-2　痈不同时期的临床表现

(赵耀华教授供图)

3.脓疱病(impetigo)

脓疱病是一种高度传染性的表皮表层细菌感染。脓疱病多发于儿童,6 岁以下最常见,主要表现为由金黄色葡萄球菌引起(有时由化脓性链球菌引起)的离散性化脓性病变,有时也可由 β-溶血性链球菌和金黄色葡萄球菌共同引起。脓疱病常见的发病部位是面部、头皮、手臂和腿部,患者疼痛较轻,开始是水疱,逐渐演变成脓疱,然后出现蜂蜜色的硬壳,通常没有相关的感染症状。

4.脓肿(ecthyma)

脓肿是一种溃疡性脓皮病,由金黄色葡萄球菌或化脓性链球菌引起,也可能由假单胞菌引起。脓肿病变的不同阶段可能共存,开始时是脓疱,逐渐演变成被外壳覆盖的深溃疡。患者常有卫星淋巴结肿大,愈合后常留下明显瘢痕。

(二)皮下坏疽

1.溶血性链球菌皮下坏疽(hemolytic streptococcus subcutaneous gangrene,HSSG)

HSSG 在 1924 年被梅利尼(F. L. Meleney)描述为"溶血性链球菌坏疽",常由化脓性链球菌 A、B、C、G 组引起。患者常表现为无边界的红肿区域(与丹毒相反),通过表面健康皮肤引发皮下脂肪的感染破坏。典型的病变为蜂窝织炎,由于溶血性链球菌感染后可释放溶血素、链激酶、透明质酸酶等,故其炎症不易局限,与正常组织分界不清,扩散迅速,可在短期内引起广泛的皮下组织炎症、渗出、水肿,导致全身炎症反应综合征(systemic inflammatory response syndrome,SIRS)和内毒素血症,但血培养常为阴性。若是金黄色葡萄球菌引起者,则因细菌产生的凝固酶作用而导致病变较为局限。

2.厌氧菌皮下坏疽(anaerobic bacteria subcutaneous gangrene,ABSG)

ABSG 患者最初几乎没有疼痛和全身疾病,可表现为红斑或坏死病变,创面常有恶臭气味,可能存在捻发音。ABSG 常由多种微生物感染导致,如产气荚膜梭菌、脆弱类杆菌、放线菌、大肠杆菌、变形杆菌、克雷伯菌、肠球菌等。

(三)肌炎

1.溶血性肌炎链球菌(hemolytic streptococcus myositis,HSM)感染

HSM 感染可由普通感染性疾病恶化、毒血症、休克进一步加重所致,也可能是耳鼻咽喉部链球菌感染后病菌转移的结果,长期使用非甾体抗炎药(nonsteroidal antiinflammatory drugs,NSAIDs)也为 HSM 感染的高危因素。HSM 感染的临床表现为过度肌肉疼痛、肌肉肿胀,无捻发音,有时与 HSSG 有关。患者需要紧急行手术探查,术中需行筋膜切开和坏死肌肉切除术。如果治疗不当,患者死亡率较高。

2.气性坏疽(gas gangrene)

气性坏疽常由梭菌或类杆菌感染肌肉坏死时发生,通常在手术探查、清创或修剪污染伤口不充分,普通疾病恶化、毒血症、休克之后发生。临床表现常有受累区域剧烈疼痛,局部可触及捻发音,创面散发恶臭基本可以明确诊断。一旦确诊,必须进行紧急手术治疗。

对 SSTI 需要综合收集多方信息,及早作出诊断。详细询问病史,仔细分析发病诱

因和其他危险因素,往往对可能的病原菌的诊断有一定帮助。体格检查时,除注意局部红、肿、热、痛等表现外,还应注意皮损性质、溃疡形成状况以及坏死程度,及早判断属于简单还是复杂性 SSTI,是否需要外科及时处理;同时要注意患者的全身状况,如有无发热、乏力、精神萎靡等,有无感染性休克等征象。

目前普遍认为分类诊断是帮助制订处理程序的基础。通常按病情严重程度将 SSTI 分为四级:一级无发热,一般情况良好,但须除外蜂窝织炎;二级有发热,一般情况稍差,但无不稳定并发症;三级中毒症状重,或至少有一个并发症,或有肢残危险;四级为脓毒血症或感染危及生命。

在了解了感染的严重程度之后,还应重视细菌种属鉴定,尤其是致病菌培养鉴定。可取来自溃疡或创面的分泌物、活检组织、穿刺组织、血液等标本。标本获得以确保分离鉴定的细菌是真正的致病菌为原则。应力争早期获得致病菌培养结果,根据病情可同时取创面和血等标本,并同时做药敏试验。除重视细菌分离、培养和鉴定外,应正确分析临床微生物检测结果及其意义,如取材时是否来自皮肤正常菌群的污染,分离的细菌是污染菌、定植菌还是感染致病菌,分离的细菌与皮肤感染的发生发展是否存在必然联系,细菌药敏试验提供的敏感抗菌药物能否在感染局部发挥作用等。治疗总体原则为分级、分类治疗,外用药物和系统给药治疗相结合,药物治疗和手术相结合。

(赵耀华)

第二节　皮肤软组织感染的主要病原体及处理

一、主要病原体的演变

不同时期的皮肤软组织损伤,感染的常见菌会有不同的变化,在患者的病程中也会出现此消彼长的现象。根据地区、医疗机构所用抗生素品种、抗生素强度、使用抗生素的科学性等不同,当前致病菌会引发不同的院感流行特征,一些条件致病菌也会乘虚而入,使临床流行病菌呈现不断变化的态势。这一方面是由于抗生素的应用与筛选,另一方面是由于现代救治危重患者的水平和复苏等技术不断提高,危重患者的存活时间普遍有所延长,但在从根本上扭转患者被高度削弱的免疫功能方面,措施仍然有限。在全身免疫功能被高度削弱的情况下,条件致病菌感染显得特别突出,如革兰氏阴性杆菌中的沙雷氏菌、不动杆菌、弗氏枸橼酸杆菌、阴沟杆菌等,也包括革兰氏阳性球菌中曾被认为致病力很弱的凝固酶阴性的葡萄球菌(具有代表性的是表皮葡萄球菌),还有真菌中的念珠菌、曲霉菌、毛霉菌等。这些条件致病菌在防御功能削弱、组织腐败等条件下可大量繁殖,并"以量取胜",传统的所谓"致病菌"与"非致病菌"的界限已不复存在。

如果腐败菌滋生繁殖的条件未予清除,那么单纯依赖抗菌药物,临床上所能看到的只是菌种的交替和耐药菌株的不断增加,而看不到感染得到控制。临床上在处理皮肤软组织感染创面时,及时、正确地给予外科干预,尽快铲除滋生细菌的土壤非常重要,而不能仅仅根据自己的经验草率从事。

二、病原体的来源及入侵途径

皮肤软组织感染的细菌入侵途径是多渠道的,创面本身的监护和治疗措施等因素,再加上机体免疫功能的变化,增加了患者对感染的易感性。

(一)表浅创面

表面细菌形成菌落后,可沿毛囊、汗腺往下或其周围生长;在毛囊或汗腺中残存的细菌亦可以繁殖生长并向四周扩散。在失活组织中,细菌和白细胞分泌的蛋白酶可溶解失活的胶原,使失活组织分离、溶解。另外,细菌的内毒素和外毒素亦可破坏组织,甚至影响免疫系统的活力。外源性的细菌感染在开始时是周围环境中的细菌所致,但之后创面上的细菌往往与患者粪便内的细菌一致,这类细菌以耐药菌株较为多见。

(二)内源性感染

预防性应用抗生素、静脉高营养、口服渗透压过高的饮食及抗酸剂等均可破坏正常的肠道内细菌生态,而使肠道内细菌过度生长,尤其是盲肠内的大肠杆菌增殖到一定浓度时,就会转移到肠系膜淋巴结,进入肝、脾和血液循环。

(三)减低或抑制体液和细胞免疫反应

病情严重时,抑制免疫功能的原因包括:①皮肤软组织释出毒素;②宿主肠道内释出内毒素;③重症皮肤软组织感染患者的 Ts 细胞产生增多,可抑制产生抗体和吞噬细胞的功能;④一些特殊发病机制(如坏死性筋膜炎创面的血运已阻塞)会使抗体和吞噬细胞难以进入某些区域内。在上述多方面因素的影响下,创面细菌会大量繁殖并导致各种形式的感染。

(四)导管相关性感染及深部组织坏死

导管相关性感染有气管内插管、静脉或动脉内插管、留置导尿管、使用呼吸机等导致的交叉感染。深部组织坏死方面,当压力性损伤、糖尿病足等合并软组织损伤、挤压伤、皮肤撕脱伤等时,均可滋生病原微生物。

三、不同病原微生物所致皮肤软组织感染创面的处理

(一)绿脓杆菌感染

1.创面绿脓杆菌感染的特点

创面被绿脓杆菌感染后多呈鲜绿色,或被覆一层绿苔(见图 33-2-1 和图 33-2-2),临床上往往首先发现敷料绿染,并伴有特殊的恶臭味。若机体抵抗力极其低下,可发展成侵袭性感染。尤其是伴有绿脓杆菌脓毒血症时,创面肉芽组织和正常皮肤可出现出血坏

死斑,使创面继续变深。患者四肢和躯干处的正常皮肤可见小的疱疹,逐渐向四周扩大,而疱疹中间部位开始变黑,最后成为一个臁疮坏疽。绿脓杆菌广泛播散主要是由宿生的中性粒细胞功能不全,血清调理素、免疫抗体和补体系统的组分功能缺陷所致。致死性的绿脓杆菌感染常由细菌释出外毒素 A 损害蛋白质合成所致。

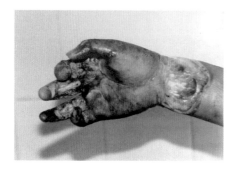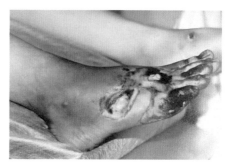

图 33-2-1 手部绿脓杆菌感染　　图 33-2-2 足部绿脓杆菌感染,感染灶周围皮下组织细菌量超过 $10^5/g$

(赵耀华教授供图)

2.绿脓杆菌感染创面的处理原则

(1)首先在于预防:深度烧伤后早期要加强无菌管理,创面要良好暴露,避免受压,使其迅速干燥,以造成不利于绿脓杆菌生长的环境,并合理使用抗生素且尽早创面用药,尽可能使创面的绿脓杆菌感染不发生或推迟发生。肉芽屏障形成后,则创面抵抗绿脓杆菌侵袭的能力增强。

(2)尽量采取暴露疗法,防止创面受压:若包扎或受压创面有绿脓杆菌感染时,应改为暴露疗法,并加强创面用药,勤为患者翻身,防止创面长时间受压。

(3)表浅绿脓杆菌感染创面的处理:利用绿脓杆菌的特点,可用 10% 的磺胺米隆、1% 的磺胺嘧啶银或 0.1% 的庆大霉素溶液作半暴露用药,也可以用消毒液(苯扎溴铵、氯己定、夫洛丙酮、碘伏等)清洗或局部浸泡,但忌用生理盐水湿敷包扎。

(4)深层绿脓杆菌感染创面的处理:对于坏死组织较多的深层或侵袭性感染,应尽早将坏死组织切除或削除,可敷用 10% 的磺胺米隆霜、1% 的磺胺嘧啶银霜等,待感染控制后可进一步扩创,然后用自体或异体皮覆盖。亦可在水火烫伤膏、10% 的化腐生肌散或愈疮十号等促使脱痂的药物中加入磺胺米隆调成 10% 浓度,或加入磺胺嘧啶银调成 1% 浓度,涂敷于出血坏死斑处控制感染,待坏死组织分离后迅速植皮,同时加强全身支持疗法及抗生素的使用。在创面及正常皮肤上出现出血坏死斑是极危险的征象,要迅速去除坏死组织,不可犹豫。肢体的出血坏死斑若经处理控制无效而危及患者生命时,可考虑截肢。

(二)金黄色葡萄球菌感染

1.金黄色葡萄球菌感染的创面特点

感染金黄色葡萄球菌时,创面的分泌物黏稠并呈淡黄色,严重感染时形成皮下组织多发性脓疡或细菌进入血液循环。创面周围的蜂窝织炎常与金黄色葡萄球菌感染有关。头面部、指（趾）间、残余创面和毛发部的创面可以反复发生金黄色葡萄球菌感染,使浅度创面逐渐加深,肉芽组织由鲜红色变为暗红色。由于金黄色葡萄球菌产生的 α-溶血素可引起小血管平滑肌痉挛,因此可使肉芽组织发生坏死,但无疱疹。

　　大面积皮肤软组织损伤后期常残留散在的小创面,虽经多种措施,但往往反复溃破,历时数月,经久不愈,严重影响患者的功能恢复。残余小创面更多见于勉强自愈的较深的深Ⅱ度创面,取皮较深的供皮区也可发生,表现为肉芽苍老、水肿,在肉芽创面或已愈皮肤上出现斑点状虫蚀样小溃疡,在皮肤表面则可形成糜烂面。有时在表皮角化痂壳下潜藏小脓点,形成虫蚀样小溃疡,严重时溃疡、糜烂面可融合成片状,并继续侵蚀周围创面(见图 33-2-3)。临床行创面分泌物培养时往往提示为耐甲氧西林的金黄色葡萄球菌(MRSA)感染。

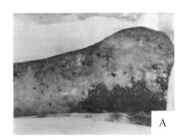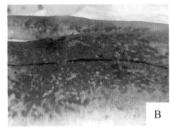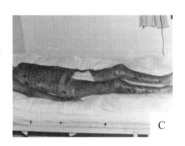

A.B.C.深Ⅱ度烧伤勉强愈合创面反复起脓疱,脓疱溃破后形成创面,细菌培养结果为 MRSA 感染

图 33-2-3　金黄色葡萄球菌感染

(赵耀华教授供图)

　　2.金黄色葡萄球菌感染的治疗用药

　　创面发生金黄色葡萄球菌感染时,选用敏感的抗生素,如头孢噻吩、头孢唑啉、万古霉素等。若第一代头孢菌素无效,须考虑 MRSA 感染,选用万古霉素、达托霉素、利奈唑胺等。此时仍不能忽略革兰氏阴性杆菌感染的可能性。外用抗菌药物可选用莫匹罗星、杆菌肽、抗菌肽、复方多黏菌素 B 软膏,甚至有人认为可将利福平用于创面外用。

　　根据感染情况,通过口服药可控制的 MRSA 感染建议使用利奈唑胺、甲氧苄啶磺胺甲噁唑(TMP-SMX)、四环素(强力霉素或米诺环素)或替地唑。推荐用于治疗 MRSA 感染的抗生素的具体用法如下:

　　口服选择:米诺环素 100 mg q12h;甲氧苄啶和磺胺甲噁唑 160/800 mg q12h;强力霉素 100 mg q12h;克林霉素 300～600 mg q8h(高耐药率);利奈唑胺 600 mg q12h;泰地唑胺 200 mg q24h。

　　需静脉滴注方能控制 MRSA 感染的,建议使用以下药物:

　　达托霉素 10 mg/kg,每日静脉注射一次;万古霉素 15 mg/kg iv q12h;替考拉宁 12 mg/kg iv q12h 3 剂,然后 6 mg/kg iv q12h;替加环素 100 mg iv 单次给药,然后 50 mg iv q12h;利奈唑胺 600 mg iv q12h。

利奈唑胺被认为是治疗复杂皮肤和软组织感染（complicated skin and soft-tissue infections,cSSTI）的首选药物，其优点是口服制剂具有非常高的生物利用度和优异的组织渗透性，且具有早期静脉转口服的优点。

用药途径方面，目前较为统一的认识为轻度感染推荐口服治疗，严重感染推荐静脉滴注；中度感染可通过口服途径进行治疗，或1～2次静脉注射后转为口服治疗。对于能够耐受口服治疗并有临床改善的严重感染患者，目标应是尽快过渡到口服治疗。有证据表明，口服治疗也会对缩短住院时间产生积极影响。

关于用药持续时间，一般推荐进行7～14天治疗，但最好根据患者的临床反应进行个体化治疗。当达到临床稳定性标准时，应及时由静脉滴注转为口服治疗。

（三）肠杆菌科感染

肠道杆菌中，常见的一类生物学性状接近的革兰氏阴性无芽孢杆菌为肠道正常菌群，也可从多种环境中分离出来，属条件致病菌。烧伤创面感染的病原菌常来自自身菌群，肠杆菌科细菌是自身感染的主要来源。近年来，在皮肤软组织损伤感染创面上培养出的肠杆菌科细菌有显著增加的趋势。

（四）创伤弧菌感染

1.创伤弧菌的生物学特性及高危人群

创伤弧菌是一种运动的（有鞭毛）嗜盐、喜温（超过20 ℃）的革兰氏阴性杆菌（弧菌科、弧菌属），生活在海水或海洋生物（特别是牡蛎）中。创伤弧菌引起的感染具有高度侵袭性和致命性，总体死亡率约为35％，早期识别和干预创伤弧菌引起的感染至关重要。

2.创伤弧菌感染的临床表现

皮肤软组织创伤弧菌感染进展迅速，早期主要临床表现包括：①胃肠炎，出现恶心、呕吐、腹痛；②原发脓毒血症，继发多器官功能衰竭；③皮肤和软组织感染发展迅速，初期的瘀斑、血疱可迅速发生坏死性软组织感染（见图33-2-4）。

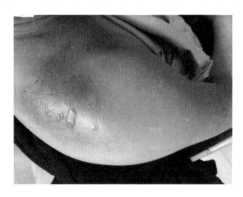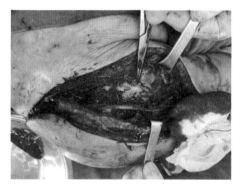

图 33-2-4 右侧肩部（左图）及上肢（右图）创伤弧菌感染

（赵耀华教授供图）

3.创伤弧菌引起的严重感染治疗措施

创伤弧菌引起的严重感染进展迅速且死亡率高,可在 24 h 内出现致命的脓毒血症和多器官功能衰竭,皮肤表现相对直观,症状出现较早。早期治疗措施应包括以下内容:

(1)抗生素治疗。创伤弧菌对多种药物敏感,包括三代头孢类(头孢他啶、头孢曲松、头孢噻肟)、碳青霉烯、四环素类、氨基糖苷类、复方新诺明、氯霉素等,可首选头孢他啶 2 g q8h 静脉滴注,联合多西环素 100 mg q12h 静脉注射,或制订个体化抗菌治疗方案。

(2)紧急去除坏死组织。

(3)积极复苏、抗休克、重症护理及营养支持,特别要注意有无毛细血管渗漏综合征、血管内溶血、心肌病。

(4)反复清创和早期组织重建。

(5)其他辅助治疗,包括高压氧治疗、静脉注射免疫球蛋白等。

事实上,由于创伤弧菌感染率相对较低,对感染者往往一开始不够重视,且临床医师诊治经验缺乏,常错过黄金治疗时间。对于创伤弧菌感染,早期诊断比较困难,目前诊断常采用菌株培养分离联合生物化学检验技术。但是,无论是生物化学检验技术还是最新的聚合酶链式反应(PCR)或环介导等温扩增技术(LAMP),均需要以得到较高纯度的菌株为前提。而前期菌株的培养分离所需时间为 8~16 h,往往致使诊断结果出来时已错过最佳治疗阶段。因此,仔细采集病史并保持高度警惕对早期诊断具有重要价值。沿海地区患者中,存在明确的入口感染者,无论上肢或下肢的快速进展的瘀斑和水疱/血疱是比较早期的征象,但对于经胃肠道摄入或菌血症引起者,上述征象出现的时间较晚。如果出现,应该及时行疱液/分泌物涂片和分泌物培养(血培养可为阴性),包括借助基质辅助激光解析电离飞行时间质谱法和宏基因组二代测序进行早期诊断和鉴定。在起病后 24 h 内接受手术清创(包括筋膜切开术)和正确使用抗生素者,死亡率可以大大降低。

(五)结核分枝杆菌感染

结核病的病原菌为结核杆菌复合群,包括结核分枝杆菌(*M. tuberculosis*)、牛分枝杆菌、非洲分枝杆菌和田鼠分枝杆菌,人肺结核的致病菌 90% 为结核分枝杆菌。结核分枝杆菌俗称结核杆菌,是引起结核病的专性需氧病原菌。

1.皮肤软组织结核性感染的诊断

(1)直接涂片抗酸杆菌镜检是简单、快速、易行和较可靠的方法,但欠敏感,通常菌量不低于 $10^4/mL$ 方能检测出阳性。

(2)结核菌素皮肤试验(tuberculin skin test,TST)用于判断是否存在结核杆菌感染,而非诊断结核病。

(3)电子计算机断层扫描(CT)可用于探查其他脏器是否存在结核杆菌感染,其较普通 X 线片更能发现隐匿的微小病变,并能清晰显示结核病变的特点和性质、病灶与创面的关系。

(4)结核杆菌培养可为创面分泌物结核杆菌检查提供准确可靠的结果,灵敏度高于涂片,常作为诊断结核病的"金标准"。

(5)病理组织学检查可以在创面病变部位钳取活体组织进行病理学检查和结核杆菌

培养,同时可采集分泌物进行结核杆菌的涂片培养及核酸检测。

(6)结核杆菌核酸检测是以核酸扩增技术为基础的分子生物学诊断方法,可检测标本中结核杆菌的核酸。

(7)γ-干扰素释放试验(interferon-γ release assay,IGRA)和结核抗体检测:IGRA是通过检测结核杆菌特异性抗原早期分泌抗原-6(ESAT-6)和培养滤液蛋白-10(CFP-10)刺激T淋巴细胞所产生的γ-干扰素水平,进一步判断机体是否存在结核杆菌感染。

当怀疑皮肤软组织存在结核杆菌感染时,要与感染科、检验科保持密切联系,以保证诊断和治疗的正确性、及时性等。

2.皮肤软组织结核杆菌感染的治疗

结核分枝杆菌对链霉素、异烟肼、利福平、环丝氨酸、乙胺丁醇、卡那霉素、对氨基水杨酸等敏感,但长期用药容易出现耐药性,而对吡嗪酰胺的耐药性低于5%。全身治疗多主张异烟肼和利福平或吡嗪酰胺联合用药,以减少耐药性的产生,增强疗效。利福平、异烟肼、乙胺丁醇、链霉素为第一线药物,利福平与异烟肼合用可以减少耐药性的产生。对严重感染者,可以合用吡嗪酰胺与利福平及异烟肼。

皮肤软组织结核性创面的局部治疗可使用5%的异烟肼软膏换药,也可在全身系统性抗结核治疗的同时局部用雷米封和链霉素纱条交替换药。

(六)非结核分枝杆菌感染

非结核分枝杆菌(non-tuberculous mycobacterium,NTM)广泛存在于环境中,被认为是条件致病菌,可引起人类的各种感染,如肺部感染、皮肤软组织感染等。自从1884年研究者首次从人类分泌物中分离出非结核分枝杆菌以来,由于受到病原学检验方法及水平的限制,过去罕见对非结核分枝杆菌感染病例的报道。但随着诊断技术的不断提高和进步,非结核分枝杆菌感染病例的确诊率也在明显提高。

最常见的非结核分枝杆菌原发性感染主要是快速生长的非结核分枝杆菌引起的,包括龟分枝杆菌、脓肿分枝杆菌和偶发分枝杆菌等,常引起皮肤软组织感染(见图33-2-5),且对常用的抗结核药物较耐受。

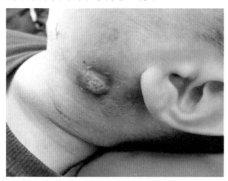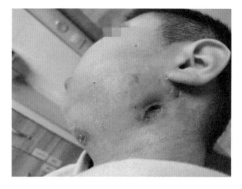

图 33-2-5　脓肿分枝杆菌感染迁延不愈

(苏永涛教授供图)

脓肿分枝杆菌是一种对大多数抗菌药物耐药的快速生长的非结核分枝杆菌,对克拉霉素、阿米卡星和头孢西丁敏感,对利奈唑胺、替加环素和亚胺培南的敏感性一般。由于用一种抗菌药物治疗容易产生耐药,因此至少需用两种及以上对脓肿分枝杆菌敏感的抗菌药物联合治疗。免疫力低下患者的局部感染通常需要治疗 2～4 个月,播散性感染需要治疗 6 个月以上。大环内酯类药物是目前对脓肿分枝杆菌唯一有效的口服药物,而阿米卡星是静脉给药最有效的药物。常规联合用药方案为:克拉霉素 0.5 g,q2d,口服;阿米卡星0.4～0.6 g,分两次静脉滴注。根据病情,可再加或替用亚胺培南/西司他丁或头孢西丁等。

（七）放线菌感染

放线菌病为放线菌所致的慢性或亚急性感染性疾病。放线菌病由朗根贝克(E. Langenbeek)在 1845 年首先叙述,是放线菌引起人兽共患的一种渐进性、化脓性、肉芽肿性的亚急性至慢性感染性疾病。放线菌是人体条件致病菌,为革兰氏阳性、无芽孢的兼性厌氧菌,常寄生于人类或动物口腔龋齿、扁桃体隐窝、上呼吸道、胃肠道和泌尿生殖道等部位。放线菌感染以局部扩散、化脓或肉芽肿性炎症、多发脓肿和窦道瘘管为特征,当机体免疫力低下时,可致皮下广泛坏死性软组织感染并反复发作(见图 33-2-6)。其主要侵犯头颈部,其次为腹部、肺部等部位。

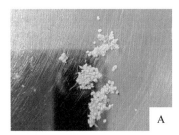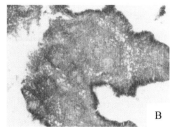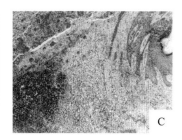

A.放线菌感染的硫黄颗粒;B.放线菌聚集体;C.表面被覆皮肤,局部破裂,炎性肉芽组织形成,真皮层见潜在的管腔,周围见大量急性或慢性炎细胞浸润,并伴脓肿形成

图 33-2-6　放线菌感染

（赵耀华教授供图）

1.放线菌的致病机制

目前对于放线菌致病的具体机制尚不完全清楚,可能与机体内低氧或厌氧环境有关。多种原因如感染、炎症反应、血流动力学改变等可导致机体内环境变化,免疫调节受损,其他细菌感染导致氧分压降低,为放线菌生长创造了良好的厌氧或缺氧环境,这也解释了为什么口腔、肺部、胃肠道和泌尿生殖道放线菌感染多发。此外,放线菌是以聚集体的形式存活,常与其他菌属共生,依靠菌毛的黏附和跨细胞壁作用伴随其他菌属侵入机体。

2.感染条件

放线菌是条件致病菌,易感因素在感染的发生中起作用,例如口腔卫生差、糖尿病、免疫抑制、营养不良、外科手术污染、口腔肿瘤或感染、头颈部恶性肿瘤的放疗等。其中,放射线会对血管结构、连接组织和骨造成破坏,降低骨对感染的抵抗力,损伤也降低了黏膜的屏障保护作用,使放线菌容易入侵。近年来的研究表明,临床上大量使用免疫抑制剂使机体免疫力低下,是诱发放线菌感染的一个重要因素。

3.感染途径

放线菌为人口腔黏膜的正常寄生菌,目前不考虑在不同宿主间传播这种方式。头颈部放线菌病源于口腔黏膜的细菌突破黏膜缺损部位到黏膜外致病。胸部放线菌病源于各级支气管,病菌由于误吸或其他方式进入。腹部放线菌病源于肠道和女性生殖道,肠道放线菌是由口腔吞入,女性生殖道放线菌则是由口腔或肛门进入阴道,然后沿黏膜上行性蔓延。

发病初期,患者局部呈无痛硬结或肿块,临床症状随发病部位、病程进展而有所不同,可有发热、盗汗等症状。由于放线菌繁殖较缓慢,故病变进展缓慢,临床表现无特异性,容易误诊。

4.治疗

(1)清创手术:手术切开引流,清除坏死组织及病灶,打破局部的无氧或微氧环境,清除病灶周围的纤维组织,使抗生素能够进入病灶部位,并能局部灌洗抗生素,迅速抑制放线菌的增殖。手术应彻底切除脓肿组织和瘘管,手术或引流不彻底往往是造成术后复发的根源。

(2)肺部放线菌病患者通过纤维支气管镜清除支气管腔内的坏死组织及局部药物灌注治疗,可加快病灶愈合;鼻放线菌病可在鼻内窥镜下切除鼻咽新生物。

(3)使用抗菌药物:放线菌对多种抗生素敏感。放线菌病的治疗首选青霉素,常规疗程6～8周。若患者有青霉素过敏史,可选用克林霉素、红霉素或四环素代替,疗程一般为半年至1年,至少也要2个月,若治疗期过短则病情易复发。有案例称青霉素剂量达2000万单位/天,治疗时间近4个月。因为放线菌感染常合并产β内酰胺酶的细菌以及大肠杆菌等其他细菌感染,所以需联合应用氨基糖苷类抗生素以及甲硝唑等抗菌药物,即选用抗生素时应该与广谱抗生素联合用药。青霉素过敏者采用四环素和红霉素。由于糖皮质激素可抑制细胞介导的免疫作用,故对于严重进展性病例禁用。

(八)真菌感染

1.皮肤软组织真菌感染的常见临床特征

皮肤软组织损伤真菌感染以念珠菌居多,其中热带念珠菌最多,白色念珠菌次之,此外尚可有毛霉菌、笰状菌等。温暖潮湿的环境适合真菌生长。创面的真菌感染通常表现为以下两种形式:

(1)浅层感染或污染:在焦痂、痂皮或半暴露纱布的表面出现灰白色、黄褐色、绿色等点状或圆形绒毛状真菌集落,若不予处理,可扩大而互相融合成大片绒毛状苔(见图

33-2-7）。这种浅层感染或污染只要处理及时，通常不致引起严重后果。处理方法是以2.5％的碘酒涂擦焦痂、痂皮真菌集落处，或以碘伏涂擦裸露创面的真菌集落。

（2）真菌若已侵入痂下、软组织甚至骨质，常是真菌全身播散的开始，或全身播散性真菌病的一部分（见图33-2-8），多发生于伤情重、病程长、消耗重的患者。抵抗力下降是真菌感染发展的主要原因，长期大量使用广谱抗生素、肾上腺皮质激素可促进真菌的播散。

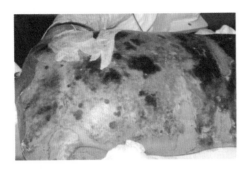
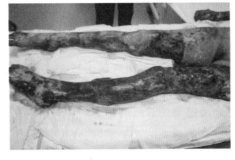

图 33-2-7　烧伤创面并发坏死斑　　　图 33-2-8　烧伤创面毛霉菌侵袭性感染

（赵耀华教授供图）

真菌对创面的入侵常是局灶性而成簇的，但其分布则又往往是分散的。感染的首要征象是在创面出现黑色出血灶，有的沿筋膜平面在皮下扩散，或穿透筋膜向深部侵蚀，痂下脂肪坏死和皂化，痂下软组织呈奶黄色。有些真菌（如毛霉菌）易侵入血管，从而产生软组织广泛缺血性坏死，或可侵入骨髓血窦，很快发生骨髓炎。在正常皮肤上也可见到转移性感染病灶，表现为坏疽样脓疱（真菌性脓疱）。

2.真菌感染创面的处理

（1）浅表真菌感染：①局部应用1％的克霉唑冷霜或1％的磺胺嘧啶银-克霉唑冷霜（1％的磺胺嘧啶银冷霜中含有1％的克霉唑），每天换药1～2次；②0.1％的两性霉素B溶液均匀喷洒创面，每天一次。2％的碘酊涂擦霉斑处仅能起到机械清除作用，并无抗真菌作用。

（2）局灶性真菌感染：清除真菌感染后，在病灶内放置0.1％的两性霉素B溶液纱布，每天换药2次。

（3）侵袭性真菌感染：手术切除真菌感染创面，创面基底均匀喷洒0.1％的两性霉素B溶液后用生物敷料覆盖，术后24～48 h检查创面，若真菌感染已控制，改植自体皮，必要时再次进行扩创。

（4）毛霉菌感染：切除累及的深筋膜和肌肉，均匀喷洒0.1％的两性霉素B溶液后用生物敷料覆盖。术后24～48 h检查创面，若真菌感染已控制，无进行性坏死，改植自体皮。必要时再次进行扩创，甚至截肢。

3.抗真菌药物的全身应用

（1）两性霉素B。两性霉素B是多烯类广谱抗真菌抗生素，现在依然是治疗全身性真菌感染的首选抗生素。目前,真菌感染尚缺乏确切的早期诊断方法,应用抗真菌药物常不能及时,而两性霉素 B 的治疗效果与开始治疗时间密切相关。存在发生真菌感染高度危险因素的严重皮肤软组织感染患者一旦怀疑有真菌感染,以立即应用两性霉素 B。

(2)5-氟胞嘧啶(5-FC)。5-FC 在真菌细胞内通过脱氨基转变为氟尿嘧啶,被真菌优先利用,从而抑制真菌内嘧啶的合成,为竞争性抑制剂。念珠菌黏膜感染后,5-FC 可作为首选药物。念珠菌侵袭性感染和其他真菌感染不宜单用 5-FC 治疗,须与两性霉素 B 联合应用,两性霉素 B 损害细胞膜,可使 5-FC 更多地进入真菌体内,二者呈相加或协同作用。

(3)氟康唑。氟康唑属于三唑类广谱抗真菌药,抑制真菌的固醇合成,对念珠菌属、隐球菌、皮炎芽生菌、球孢子菌和组织胞浆菌等有良好的抗菌作用。氟康唑可作为治疗全身真菌感染的首选药物之一。另外,在易发生全身真菌感染的高危患者中,氟康唑预防全身真菌感染的效果较好。

(4)酮康唑。酮康唑也属于三唑类广谱抗真菌药,其口服吸收较好,生物利用度为75%。酮康唑对肝脏有毒性,可引起肝炎和谷丙转氨酶(SGPT)升高,甚至肝坏死。严重免疫功能损害患者发生深部真菌感染时,单独应用酮康唑疗效差,因此酮康唑不作为治疗全身真菌感染的药物,而仅在全身应用广谱抗生素时为预防真菌感染而选用,且应短期应用,注意预防肝毒性。

(九)病毒感染

过去很少考虑创面的病毒感染。现已发现有创面带状疱疹-水痘属病毒感染的案例,以及巨病毒细胞感染的案例。这些病毒感染可发生在已愈合或正在愈合的创面或供皮区,表现为水疱以及继发细菌感染而引起浅表糜烂,后可出现浅表痂皮和局限出血区。有的患者可发生广泛的皮肤带状疱疹感染,甚至扩散到全身,引起致命后果。病毒感染创面的组织学检查可见病毒包涵体,但只有早期组织学检查才可发现,因为金黄色葡萄球菌、绿脓杆菌等的繁殖可掩盖病毒感染的特征。陈旧病变内常不易分离出病毒。

病毒感染大多比较表浅,可用疱疹括片法来诊断,标本应取于较大糜烂面的边缘。此外,在急性期和恢复期可测定血清中的抗体以协助诊断。对病毒感染的处理,除全身支持疗法外,局部应着眼于继发感染的防治。因大多数病毒感染创面的变化为自身所局限,故不易引起创面的侵袭性变化。

(赵耀华)

第三节　皮肤软组织感染的影响因素及处理方法

一、皮肤软组织感染的影响因素

皮肤软组织感染的形成及其程度取决于两大因素的抗衡：病原菌是一大因素，全身与局部防御功能是另一大因素，孰胜孰负决定着感染的发生和发展。

(一)全身与局部因素

每个个体的全身条件，如年龄、营养状态、日常体质(如免疫功能、有无糖尿病)等均与感染有关。基础疾病用药、发生皮肤软组织损伤后在"黄金阶段"是否进行了有效治疗等也与感染密切相关，如创伤致失血性休克必然引发全身性血流灌注障碍，影响正常体液与细胞的防御功能；休克复苏时间延缓又可使全身性反应由单纯转为复杂，与感染也有内在关联。

皮肤软组织损伤所致的局部生理屏障损害、组织失活、积血、血液供应障碍、异物及微生物污染均为发生感染的高危因素：失活组织与积血是微生物良好的培养基，创伤性水肿所形成的局部张力将影响局部血液循环，空腔脏器的破裂更使大量常驻的微生物得以直接播散。所以，防治皮肤软组织损伤感染的重点应为外科处理，特别是早期处理。

(二)病原菌的因素

1.病原菌的来源、定植与繁殖

皮肤软组织开放性创伤经常伴随细菌污染，污染源多来自患者自身的皮肤、衣服与环境；其后的污染可发生在治疗过程中的任何时候。体表创伤的污染菌开始时多为链球菌或金黄色葡萄球菌，随着病程进展和用药，链球菌逐步为革兰氏阴性杆菌所取代。金黄色葡萄球菌可因其耐药性而不易消失。至于腹部创伤，特别是伴有空腔脏器破裂者，一开始的威胁就是革兰氏阴性杆菌以及肠道常驻的厌氧菌。细菌污染伤处后，有一个定植与繁殖的过程，称为潜伏期，一般需 6～8 h 方形成感染，这个阶段是进行清创的"黄金时期"。早期清创之所以重要，在于其可减少局部菌量，清除细菌赖以定植与繁殖的失活组织、血肿、异物等。尽管如此，伤处还不能达到无菌的要求，必须继续机械性清洗、引流，必要时辅以应用抗生素，以防治感染。

2.病原菌的毒力与菌量

病原菌的致病性取决于两个重要方面，一个是病原菌的毒力，另一个是病原菌的菌量。病原菌的毒力包括其侵袭力和产生毒素的情况，例如，有些菌能产生凝固酶、溶纤维组织素、蛋白酶、胶原酶、透明质酶等，均有利于感染的扩散；有些病原菌可产生较强的外毒素或内毒素，易导致中毒性休克等。另外，尽管在毒力方面有一定差别，但菌量仍是一个很重要的因素。

皮肤软组织损伤感染的确定诊断越早越好,诊断一旦明确,应立即进行处理。

二、严重皮肤软组织感染的临床表现

(一)体温

当皮肤软组织创面发生感染后,病程中往往伴发体温增高。严重感染或机体对感染反应较强烈时,体温可高达 40 ℃以上。尤其是儿童,由于大脑体温调节中枢不健全,往往对感染的反应更加强烈,发热时常伴有寒战。当感染特别严重发生脓毒血症时,个别病例体温非但不升,反而下降到 36 ℃以下。低体温常为革兰氏阴性杆菌侵袭感染的特征,表明预后欠佳。

(二)呼吸

创面的一般感染通常伴随呼吸增快,当机体免疫力极低并发严重感染初期可出现屏气。呼吸由过度换气、呼吸浅快发展为呼气延长性呼吸困难,凡在病程中出现不能用呼吸道梗阻、肺疾患、水电解质紊乱、酸碱紊乱等原因解释的呼吸增快和费力,都要考虑严重感染的可能性。

(三)寒战

寒战视机体的免疫力情况而有不同的临床表现,明显的寒战通常表示有细菌或真菌侵入血液,但要与输液反应相鉴别。

(四)意识

严重皮肤软组织感染的患者开始时出现兴奋,表现为烦躁、谵妄、呓语、幻觉、骚动等。凡具有自身免疫问题并发皮肤软组织感染的患者表现出烦躁不安、循衣摸床、胡言乱语而无其他原因可解释,应高度怀疑严重感染。

(五)食欲改变与腹胀

体温变化可能导致多数患者出现食欲骤减,当然也有不影响食欲者。腹胀的程度不一,肠鸣音可减少或消失。老年、自身免疫力低下或软组织感染后期患者可能出现胃肠麻痹现象。

(六)震颤与出血倾向

震颤多发生于老年、基础疾病多,免疫力极低的软组织感染患者,有时出现舌及四肢震颤、舌无法伸出口外等。此外,患者可出现创面、静脉穿刺等部位渗血不止。

(七)水肿与黄疸

创缘水肿通常伴有炎性浸润,非病灶处亦可因贫血、低蛋白血症等原因而出现水肿现象,表明该处感染严重。黄疸少见,常为严重感染的表现。

(八)实验室检查

血象方面,通常白细胞总数都有不同程度的升高,尤其中性粒细胞占比增高,严重软组织感染时可见中毒性颗粒。病程中,白细胞总数下降至 1×10^9/L 以下或剧增至 20×10^9/L 以上或明显左移,应警惕脓毒血症的发生。要特别注意白细胞的动态变化,其有时对判断感染的走势具有实际临床意义。此外,患者可出现高钠血症及高血糖等。

其他炎性指标方面,内毒素、IL-6、IL-10、肿瘤坏死因子、降钙素原、C反应蛋白等均会有不同程度的变化。

三、创面处理原则与常用药品

（一）外科治疗

及时进行切开引流、手术切除病灶等是治疗皮肤软组织感染的根本措施。对于清除感染灶以后的皮肤软组织缺损,如何选择创面的有效覆盖十分重要。恢复并维护皮肤屏障功能是选择皮肤软组织缺损覆盖物的重要原则。目前,对清创创面的覆盖保护措施主要有负压封闭引流技术、生物敷料覆盖技术、现代敷料覆盖技术等。对于皮肤全层缺损的上述覆盖只是暂时的,永久性覆盖需进行自体皮肤移植及皮瓣修复。关于自体皮肤软组织修复的具体方法详见本书相关章节。

（二）外用抗微生物制剂

1.化学制剂

(1)磺胺类药物和它的衍生物:①磺胺米隆:多用5%～10%的溶液及10%的霜剂,主要作用于绿脓杆菌、部分革兰氏阴性细菌和梭状芽孢杆菌属,其优点是吸收快,不易产生耐药菌株。②磺胺嘧啶银(SD-Ag):自1968年该药首次用于治疗烧伤创面绿脓杆菌感染获得良好效果以来,其疗效已得到公认。SD-Ag是一种弱酸,常配制成1%的霜剂或溶液,是广谱的外用制剂,但对克雷伯菌属效果不佳。③硝酸铈和磺胺嘧啶银混合霜剂:1976年首先对烧伤创面应用硝酸铈溶液和磺胺嘧啶银混合霜剂,对革兰氏阴性细菌有效。

(2)双氯苯双胍乙烷(chlorhexidine)及其衍化物和混合剂:洗必泰作为消毒剂,已在外科领域广泛应用。洗必泰与其他外用药或抗生素混合应用的配方有双氯苯双胍乙烷＋AgNO₃(水溶液)、新霉素＋多黏菌素E＋双氯苯双胍乙烷(水溶液)、SSC[磺胺米隆＋磺胺嘧啶银＋双氯苯双胍乙烷(水溶液)]、SSD霜剂(含有1%的SD-Ag、0.5%的AgNO₃＋0.2%的双氯苯双胍乙烷葡糖酸盐),对革兰氏阴性细菌有效,若长期在创面上应用则会使金黄色葡萄球菌增殖,出现耐磺胺类的革兰氏阴性细菌。如要促进坏死组织早期分离和脱落,可选双氯苯双胍乙烷＋磷酸银。

(3)碘伏:碘具有快速杀菌作用,抗菌谱广,对细菌的繁殖体和芽孢均有抗菌活性。碘伏不同于碘酊,它是碘与表面活性剂的不定型络合物,表面活性剂兼有助溶剂作用。碘伏中的碘在水中可逐渐释放,以保持较长时间的杀菌作用。碘伏对绿脓杆菌和金黄色葡萄球菌有抗菌活性,但对真菌孢子与细菌芽孢作用弱。

(4)莫匹罗星:莫匹罗星的抗菌谱包括绝大多数葡萄球菌、需氧链球菌、嗜血流感杆菌和淋球菌,而对肠球菌、厌氧链球菌、类白喉杆菌、肠杆菌、假单胞菌、厌氧菌无效。莫匹罗星主要用于防治耐甲氧西林的金黄色葡萄球菌感染。莫匹罗星半衰期很短(不到30 min),易被肝和肾的酯酶迅速水解,临床用于治疗皮肤感染性疾病,包括毛囊炎、疖肿、脓疱疮、感染创面、小腿溃疡及面积小于20%TBSA的烧伤。

(5)氯己定及其衍生物:氯己定又名双氯苯双胍己烷,可溶于乙醇,难溶于水,一般都制成盐酸盐、醋酸盐或葡萄糖酸盐。氯己定的杀菌机制为破坏细胞膜及抑制脱氢酶的活性,其优点是性能稳定、毒性低,常用的浓度对皮肤、黏膜无刺激性。0.2%～0.5%的氯己定溶液对革兰氏阳性球菌和革兰氏阴性杆菌具有抗菌作用,0.1%的氯己定溶液5 min内能杀死绿脓杆菌、肺炎杆菌、大肠杆菌、变形杆菌及金黄色葡萄球菌。氯己定对真菌和细菌芽孢仅有抑制作用。

(6)次氯酸钠(NaOCl):次氯酸钠商品药含有效氯8%～12%,其杀菌机制主要是在水中形成次氯酸并作用于菌体蛋白质。次氯酸钠抗菌谱广,对各类微生物均有杀灭作用,毒性低。烧伤创面应用0.05%～0.1%的低浓度次氯酸钠可促使创面清洁、肉芽新鲜,坏死组织脱落快,菌量减少。次氯酸钠的缺点是性能不稳定,一周后效价降低20%～30%,故使用时宜随用随配制。

(7)硝酸银溶液:硝酸银溶液是一种广谱的抗菌剂,主要针对革兰氏阴性细菌,不易产生耐药菌株,很少发生局部和全身的过敏反应。其药理作用是游离的银离子沉着在创面上并将创面染成黑色或棕色,抑菌效应只在创面表层1～2 mm处,不能深入焦痂,现已少用。

(8)喹诺酮类衍生物:喹诺酮类衍生物包括吡哌酸银霜剂和氟哌酸银霜剂,对绿脓杆菌、大肠杆菌和金黄色葡萄球菌的抗菌作用明显优于磺胺嘧啶银。喹诺酮类衍生物抗菌活性高,穿透性强,曾在烧伤创面上使用过,现已很少在市面上见到。

(9)纳米银敷料:我国于20世纪90年代后期初步完成了纳米银敷料的研制。应用纳米技术,将制成的25 nm大小的银颗粒附着于纤维表面,不仅大大提高了银的抗菌活力,而且便于使用。临床应用纳米银敷料可以减少换药次数,减轻换药负担。

(10)酶制剂:溶葡萄球菌复合酶的主要成分是溶葡萄球菌酶,是一种由极少数金黄色葡萄球菌所分泌的能溶解葡萄球菌的溶菌酶,对耐甲氧西林的金黄色葡萄球菌具有很强的杀灭作用,可水解金黄色葡萄球菌细胞壁肽聚糖的甘氨酸交联。电镜下可见经溶葡萄球菌酶处理的金黄色葡萄球菌细胞壁粗糙,菌体皱缩。

(11)杆菌肽:杆菌肽对革兰氏阳性细菌有效,但因为其对肾脏的毒性作用强,所以不全身应用。杆菌肽可制成油膏,每克内含有500 U杆菌肽。杆菌肽只应用于中、小面积的表浅感染创面。

(12)抗菌肽:抗菌肽又称抗微生物肽(antimicrobial peptides,AMPs),是生物体产生的一类具有抗微生物活性的小分子多肽。在抵抗病原微生物的防御反应过程中,AMPs作为机体天然免疫系统的重要组成部分而发挥重要作用。

2.外用抗生素类

在一般情况下,要尽量避免抗生素的外用,以防出现耐药菌株。但可以选用全身不常用的抗生素作为外用药,用前应做细菌对抗生素的敏感试验,尽量避免预防性应用。

(1)庆大霉素:庆大霉素为氨基糖苷类抗生素,对革兰氏阴性细菌感染,尤其对绿脓杆菌感染,庆大霉素是经常选用的抗生素。庆大霉素水溶液、亲水性基剂和油剂是临床常用制剂。庆大霉素的杀菌作用比新霉素强。局部应用庆大霉素亦可经创面吸收,大范围及高浓度应用时应注意其不良反应。在有明确感染时及对植皮前创面,常应用庆大霉素溶液湿敷。

(2)新霉素:新霉素是全身使用的抗生素。自 20 世纪 60 年代以来,多外用 0.5% 的新霉素溶液防治创面感染。目前已发现耐新霉素的铜绿假单胞菌。较大创面长期应用新霉素湿敷可被人体吸收,致肾功能不全和听神经损害,故目前已不常使用。

3.外用抗真菌药物

(1)制霉菌素:制霉菌素主要针对白色念珠菌、隐球菌、球孢子菌等真菌。因为胃肠道吸收少,血中浓度低,故全身应用的效果不佳,临床用于治疗皮肤、黏膜或胃肠道的白色念珠菌感染。

(2)克霉唑(三苯甲咪唑):克霉唑对念珠菌、隐球菌、曲菌、藻菌、着色霉菌、球孢子菌、芽生菌等均有抑菌作用,它可与胞质膜的脂质结合而影响真菌细胞的结构和功能。

(3)益康唑:益康唑是咪唑的衍生物之一,与双氧苯咪唑、克霉唑和异比唑等比较,益康唑的抗菌谱广,抑菌力强,疗效高。益康唑的抗菌谱有念珠菌、曲菌、酵母菌、双相型霉菌和革兰氏阳性细菌,对浅部真菌感染有效,无不良反应。

(4)酮康唑:酮康唑为白色或淡褐色、无臭、无味的粉剂。酮康唑对各类念珠菌表面感染均有效,亦可治疗深部真菌感染。酮康唑胶囊一般含酮康唑 200 mg,用 2% 的稀盐酸溶液配制 1% 的酮康唑溶液或用生理盐水配成 1% 的混悬液涂创面,效果优于益康唑。

(5)抗真菌中草药:黄柏、山豆根煎药后直接喷在创面上,可抑制白色念珠菌生长。

(三)外用抗微生物制剂的选择原则

外用抗微生物制剂种类繁多,包括化学合成抗菌药物、抗生素、生物酶等。每种抗微生物制剂的抗菌谱及其不良反应均不相同,因此正确选择局部抗微生物制剂是获得理想疗效的前提。根据皮肤软组织感染创面的特点,外用抗微生物制剂须具备以下特点:①具有一定的穿透能力;②抗菌谱广;③不易产生耐药性;④无局部刺激性,对上皮细胞再生影响小;⑤无全身不良反应;⑥半衰期长,应用方便;⑦不属于全身应用的抗菌药物。选择外用抗菌药物必须从创面细菌学检测、创面污染程度、药物对创面愈合的影响、药物的剂型等多方面加以考虑。

(赵耀华)

第四节　坏死性软组织感染

在皮肤和软组织感染中有一种特别类型,需要引起高度重视,即坏死性软组织感染(necmtizing soft tissue infection,NSTI)。NSTI 是一类因细菌感染导致的皮肤及皮下软组织大面积坏死的疾病,包括坏死性蜂窝织炎、坏死性筋膜炎及坏死性肌炎等,具有进展迅速和局部组织破坏严重的临床特点。近年来,又倾向将坏死性筋膜炎更名为坏死性软组织感染。坏死性软组织感染表明感染不只存在于筋膜部位,在其他软组织也可以发生,其在描述疾病特征等方面更为准确,因此使用愈发广泛。NSTI 的特点是感染没有清晰的边界,不能为周围的炎性组织所包裹,因此这种皮肤软组织感染性疾病具有较大的侵袭性(见图 33-4-1 和图 33-4-2)。

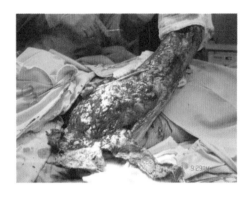 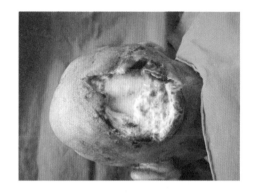

图 33-4-1　热压伤处理不及时致坏死性软组织感染　　图 33-4-2　头部痈致坏死性软组织感染

(赵耀华教授供图)

虽然目前已经提出了几种关于 NSTI 的分类方法,但没有一种被普遍接受。坏死性软组织感染根据其解剖位置(如福尼尔坏疽)、感染深度限于真皮和皮下成分(如坏死性蜂窝织炎)、筋膜成分(如坏死性筋膜炎)和肌肉成分(如坏死性肌炎)等,有不同的分类。

有人将 NSTI 按微生物感染类别分为四型:Ⅰ 型多为多种细菌混合感染,通常为特定的厌氧菌、大肠杆菌和非 A 型链球菌。组织中会出现气体,因此很难与气性坏疽区分。Ⅰ 型感染部位多见于躯干和会阴部,诱发因素包括糖尿病、痔疮、肛周脓肿、会阴切开术、结肠或泌尿外科手术及妇科手术等。Ⅱ 型是由 A 组 β-溶血性链球菌或者联合葡萄球菌引发的感染,多出现于没有基础疾病的健康人的肢体部位,常见的诱因有创伤、手术和有静脉药物注射史。该型感染侵袭性强,当混合耐甲氧西林的金黄色葡萄球菌感染时预后更差。Ⅲ 型是由革兰氏阴性海洋微生物引起,最常见的是创伤弧菌,该菌主要分布于北美洲、南美洲以及亚洲的温带沿海地区,通常通过皮肤伤口感染,但也有肝硬化患者食用定植该菌的牡蛎而感染的报道。该型感染的临床表现和疾病进展类似于 Ⅱ 型,并且多器官功能障碍综合征和休克发生得更为迅速。Ⅳ 型主要为真菌感染。

一、发病机制

坏死性软组织感染的主要病理生理机制为细菌侵入软组织,主要方式有两种,其中细菌突破皮肤屏障是最常见的方式。在产气荚膜梭菌孢子污染的情况下,厌氧环境(因血供受损导致组织缺氧引起)是梭菌菌株成熟和增殖所必需的。

另一种方式是细菌通过血行传播到组织,具体取决于相关细菌的毒素和酶。细菌增殖并释放毒素,导致局部组织损伤并削弱炎症反应。一些毒素会导致较大的小静脉和小动脉形成血栓,随后从真皮到深层肌肉的所有组织层都发生缺血性坏死。患者的全身表现也与毒素介导的病理生理机制有关,包括发热、低血压、心动过速、精神状态改变和器官功能障碍症状。

二、NSTI 的临床表现与诊断

(一)临床表现

典型的局部表现为水肿、红斑,出现与查体结果不成比例的剧烈疼痛,皮肤出现大疱、坏死(后期)、肿胀、压痛及捻发音等。全身症状有发热、心动过速、低血压、休克等。

(二)实验室检查

化验检查不具有高度的敏感性或特异性,原因是 NSTI 病情进展迅速,甚至会在几个小时内迅速发生恶化。为了预测 NSTI 的存在,有人提出了坏死性感染的实验室风险指标(LRINEC)评分。LRINEC 评分由六个自变量组成:血清 C 反应蛋白水平(超过 150 mg/L 计 4 分)、白细胞计数(超过 15000/μL 计 1 分)、血红蛋白水平(低于 13.5 g/dL 计 1 分)、血清钠水平(低于 135 mmol/L 计 2 分)、血清肌酐水平(超过 1.6 mg/dL 或 142 mmol/L 计 2 分)和血清葡萄糖水平(超过 180 mg/dL 或 10 mmol/L 计 1 分)。每项的得分相加,若总分为 8 分或更高,则有 75％的风险发生 NSTI。

(三)影像及超声学表现

1.X 线片检查

X 线片检查可能是正常的,或显示软组织厚度增加和不透明,除非感染和坏死进展迅速。特征性发现是软组织中存在气体,但皮下积气仅存在于少数坏死性感染病例,而在纯需氧性感染(如由化脓性链球菌引起的感染)中不存在。此外,皮下气体在疾病早期阶段可能不存在,只有在患者病情恶化时才会出现。

2.CT 检查

在识别早期 NSTI 方面,CT 有比 X 线平片更高的敏感性。与坏死性感染一致的发现是脂肪滞留(fat stranding)、沿筋膜平面的液体和气体聚集以及受累软组织中的气体。此外,对比 CT 上的筋膜增厚和非强化筋膜(non-enhancing fascia)可提示筋膜坏死。

3.MRI 检查

目前,MRI 已成为坏死性筋膜炎的首选成像方式。坏死性筋膜炎患者通常出现以下 MRI 检查表现:①脂肪抑制 T_2 加权图像上的异常信号强度(不小于 3 mm),脂肪抑制 T_2 加权图像上深筋膜中的低信号强度;②深筋膜信号强度异常区域中可见局灶性或弥漫性非增强部分;③深筋膜广泛受累,累及一个肢体中的三个或更多间室。然而,MRI 检查在紧急情况下可能难以执行,因此不推荐作为首选成像技术。

4.超声检查

超声检查具有可在床边快速进行且无创等优点,可能有助于区分单纯性蜂窝织炎和坏死性筋膜炎。沿深筋膜层弥漫性增厚并伴有超过 4 mm 的液体积聚可预测坏死性筋膜炎。

(四)病理组织检查

在可疑病变发展的早期,快速进行冰冻切片的软组织活检可提供明确的,甚至能挽救生命的诊断。三重诊断,包括最可疑区域的组织活检、新鲜冰冻切片检查和革兰氏染色检查是可疑坏死性感染早期的重要辅助诊断手段。

早期冰冻切片诊断应限于临床或影像学检查结果不能诊断的病例,被认为是早期诊断 NSTI 的一种手段。但由于活检需要一定时间,因此目前并未将病理组织检查作为常规检查手段。

三、NSTI 的治疗

尽管目前已有疗效确切的广谱抗生素和较先进的治疗方法,但 NSTI 仍是一种严重威胁生命的疾病。致病菌可能产生溶血素和透明质酸酶,在二者的共同作用下使病情(不论是局部还是全身状况)迅速恶化。NSTI 晚期患者多继发急性肾衰竭(acute renal failure,ARF)和多脏器功能衰竭(multiple organ failure,MOF)而死亡,因此,尽早尽快得出诊断并采取紧急救治,方能在短时间内阻断病情继续发展,进而有效提高患者的存活率。

NSTI 的易患群体有糖尿病、肾病、肥胖、外周血管疾病、免疫力低下、营养不良、高龄、酗酒、吸烟、高血压、肝肾功能异常、慢性阻塞性肺疾病、风湿免疫性疾病、长期应用类固醇皮质激素、慢性皮肤溃疡患者等。此外,皮肤挫伤、撕脱伤、刺伤、伤口感染、压疮(非手术)、癌、动物咬伤或昆虫蜇伤、皮下注射胰岛素或静脉注射毒品、水痘等均可诱发本病。该病在儿童(尤其是新生儿)中的发生率低,但由于新生儿的生理特点,一旦发病即进展迅速,预后极其凶险。

(一)手术清创治疗

对于高度怀疑 NSTI 的患者,至少应在入院后的前 12 h 内进行源头控制、抗菌治疗和(器官)支持治疗等,以防 NSTI 引起脓毒血症或脓毒性休克。源头控制 NSTI 包括引流感染液体、清创感染软组织、移除感染器械或异物。早期外科清创并彻底清除坏死组织对于降低 NSTI 患者的死亡率和减少其他并发症至关重要,是坏死性感染最重要的预后决定因素。

(二)抗生素选择

抗菌治疗是一种重要的辅助治疗,必须与早期外科清创相结合。一旦作出诊断并抽取血培养,应立即开始广泛抗菌覆盖。坏死性感染的初始抗生素治疗本质上是经验性的,因为微生物培养和敏感性结果可能要超过 24 h 才能获得。

早期不能确定排除多微生物坏死性感染时,应首先进行积极的广谱经验性抗菌治疗,以覆盖革兰氏阳性菌、革兰氏阴性菌和厌氧菌,直到获得培养特异性和敏感性结果。对于革兰氏阴性菌的治疗,在产超广谱 β-内酰胺酶(ESBL)肠杆菌流行率不高的地区使用哌拉西林-他唑巴坦是合适的;碳青霉烯类包括美罗培南、亚胺培南-西司他丁或多利培南,可在当地产 ESBL 肠杆菌流行率较高的情况下使用。当万古霉素对 MRSA 分离株的最低抑菌浓度(MIC)不低于 1.5 mg/mL 时,应避免对肾功能不全的患者使用万古霉素治疗。达托霉素或利奈唑胺是经验性抗 MRSA 覆盖的首选药物。抗革兰氏阴性菌的治疗措施应基于产 ESBL 肠杆菌科和多重耐药菌(MDRO)非发酵菌的当地流行情况而定。

在治疗 NSTI 的经验性抗生素方案中,应充分考虑针对细菌毒素作用的抗生素选择,包括克林霉素或利奈唑胺,特别是对于那些有 TSS 证据的患者、可能存在链球菌和葡萄球菌感染的患者更是如此。利奈唑胺和克林霉素在这方面具有积极作用,因为它们可以显著抑制革兰氏阳性病原体产生外毒素。

在 NSTI 治疗中抗生素需要持续应用多久方为合适的问题,一般认为直到不再需要进一步清创、患者临床症状好转且发热消退 48~72 h 才停用抗生素。在治疗过程中,降钙素原监测可能有助于指导停用抗生素。

(三)液体复苏

在治疗 NSTI 进行液体复苏时,应特别关注由感染及其全身炎症反应综合征引起的血管扩张,进而引起的低血压问题。液体复苏和镇痛是晚期脓毒血症患者的主要支持治疗手段,通常需与机械通气相关的血管活性胺和其他器官功能支持治疗(如果需要)相结合,并进行血流动力学和代谢支持的重症监护,以维持患者机体内环境稳定。

(四)高压氧

高压氧治疗是救治 NSTI 患者的重要措施之一,方法是在 2~3 个绝对大气压下输送 100% 的纯氧。在这种条件下的氧气输送可让患者血液中有更高浓度的溶解氧,从而获得更高的组织氧张力。在这种较高的组织氧张力下,可以改善白细胞功能,抑制厌氧菌生长,抑制毒素产生和增强抗生素活性。

(五)静脉注射免疫球蛋白

静脉注射免疫球蛋白治疗被认为可以改善 NSTI 患者的预后。

(赵耀华)

第五节　严重皮肤软组织损伤后脓毒血症

脓毒血症被定义为"由感染引起的生理学、病理学以及生物化学异常的临床综合征"或"机体对感染反应失控而引起的致死性器官功能不全"。脓毒血症休克则是由脓毒血症引发的循环、细胞或代谢异常,并由此造成病死率增加的临床状态。无论是脓毒血症患者还是发展为脓毒血症休克的患者,机体对感染的反应均使体内广泛血管扩张、毛细血管渗漏,进而造成有效循环血量不足、微循环功能障碍、电解质紊乱及酸中毒等内环境变化。

一、病因与发病机制

发生脓毒血症,特别是发生脓毒血症休克时,血液流变学可以出现不同程度的异常,主要表现为血液高黏、高聚、高凝,红细胞变形性降低,白细胞黏附增多,这些都是微循环障碍的重要发病基础。毛细血管渗漏造成血液浓缩,血管容积扩大造成血液流动减慢,内皮细胞损伤造成凝血及血栓,细胞缺氧造成变形性下降等,共同形成微循环障碍与血液流变性异常的恶性循环。

脓毒血症的发病机制主要是免疫异常和细胞功能受损,而细胞功能损伤则包括线粒体功能障碍和细胞凋亡。目前认为脓毒血症的发生机制可能是多方面的,研究表明,脓毒血症是炎症反应、凝血反应和因免疫反应触发而受损的纤维蛋白降解系统相互之间复杂作用的结果。机体的抗凝机制可抑制凝血及血栓形成,它们之间为负反馈调节,正常情况下保持平衡。若此两者的拮抗作用减弱,机体将出现过度的炎症反应及凝血级联反应,引起全身炎性反应综合征(SIRS)及血管内皮损伤,进一步发展则出现微血栓形成和多脏器功能障碍,而血栓形成会进一步造成机体缺氧。上述血流动力学、细胞、分子、免疫学改变导致心肌细胞、肝细胞、肾细胞严重缺氧所致损伤,最终形成多脏器功能不全综合征。

二、治疗与预防

对于重症皮肤软组织感染的治疗,应包括局部处理和及时纠正脓毒血症所导致的水和电解质平衡失调、免疫缺陷、代谢障碍和重要脏器的支持治疗等综合措施。其中,改善机体的防御功能、截断细菌的入侵途径和合理应用抗生素为最重要的治疗措施。

(一)代谢支持

皮肤软组织感染重症患者通常同时存在营养不良、免疫功能低下和感染,且三者互为因果。研究显示,皮肤软组织感染重症患者在足够的热量供应下,高蛋白质治疗组的调理指数、血清总蛋白、转铁蛋白、补体 C3 和 IgG 水平高于正常对照组患者,加强营养并注意维持正氮平衡能显著减少严重烧伤感染性并发症和降低侵袭性感染的死亡率。

(二)纠正水、电解质和酸碱平衡失调

控制高钠血症,在多尿期要适量补充水分,但也要预防组织或肺水肿,因为在严重感染期毛细血管通透性广泛增加,往往可见创面周围或体位性水肿;代谢性酸中毒同时伴有高钠血症时,禁用碳酸氢钠溶液,而改用三羟甲基氨基甲烷(THAM)。

（三）支持呼吸功能

对于呼吸不畅,尤其是在革兰氏阴性细菌脓毒血症或脓毒性休克伴有呼吸功能衰竭时,应根据动脉的血气分析结果,使用呼吸机通气治疗,以纠正代谢性酸中毒、低氧血症和过度通气所致的低碳酸血症。

（四）治疗急性肾功能不全

脓毒血症极易导致急性肾损伤（acute kidney injury,AKI）,而预防 AKI 则基于对脓毒血症的治疗和早期液体复苏,其中后者依赖于对液体和血管活性药物的有效使用。但也有证据表明,含淀粉的液体具有肾毒性,会降低肾功能,富含氯化物的液体也可能对肾功能产生不利影响。因此,使用扩容药物应当慎重,当患者得到充分扩容及使用血管活性药物,但肾功能仍不能满足机体代谢的需求时,血液净化和肾脏替代疗法（renal replacement therapy,RRT）就成为快速控制体内炎症风暴的必要治疗手段。脓毒血症导致的 AKI 通过体外血液净化,可有效去除体内的内毒素,同时可控制血浆细胞因子相关的免疫系统功能失调（可诱发器官功能障碍）,明显改善脓毒血症患者的预后。

（五）改善全身循环和供给能量

除成分输血、应用扩容剂以预防和治疗脓毒血症休克外,有报道称 ATP-氯化镁溶液具有以下功能:①改善心搏出功能;②减轻细胞内水肿;③使细胞内钠离子水平下降,钾离子水平增高;④降低乳酸盐水平;⑤使心率下降,平均动脉压上升;⑥降低肺血管阻力和全身血管阻力;⑦升高吞噬细胞指数;⑧输入的 ATP 可进入细胞内;⑨改善肝细胞线粒体功能。患者经过充分的液体复苏后,若治疗效果仍很差,则需要应用血管收缩药物。研究发现,早期及时使用去甲肾上腺素可更快地控制平均动脉压,同时可能对改善预后有益处。

（六）不失时机地进行清创

单纯依靠各种消毒隔离措施不能切断细菌入侵的途径。将患者放置在无菌的空气净化室中也只能减少交叉感染的机会,而不能避免自身细菌的感染。只有早期切除坏死组织,及时覆盖创面才能达到减少细菌感染的目的。

（七）抗生素治疗

发生侵袭性感染时,抗生素仍不失为一种重要药物,但不能盲目滥用,否则将造成耐药菌株在病房中传播。另外,针对脓毒血症发病中内毒素、TNF 和 IL-1 三个关键性介质,应用内毒素单克隆抗体、TNF 单克隆抗体和 IL-1 受体竞争抑制剂等阻断内毒素、TNF-α 和 IL-1 的作用,可以中止脓毒性的链式反应等环节,具有良好的应用前景。

1.合理应用抗生素

皮肤软组织损伤早期休克度过不平稳、较大手术围手术期以及发生各种严重并发症、机体的抗感染能力被削弱时,需预防性应用抗生素。预计一旦出现脓毒性反应,或出现侵袭性感染早期症状时,不待活检或血培养结果出来,就应立即根据创面表面培养或痂下组织培养结果选用敏感抗生素治疗。并发肺炎、化脓性血栓性静脉炎等脓毒性并发症时,亦须用抗生素治疗。对体温高、外周血白细胞总数升高、局部脓液多的患者,在加强创面处理的同时应选用敏感抗生素大剂量静脉滴注,不要犹豫不决,贻误病情。

皮肤软组织感染多为医院内感染,大多数病原菌为条件致病菌,对抗生素的敏感性很不一致,其中有些细菌为天然耐药菌株。因此,在选用抗生素时应力求明确细菌学诊断结果和细菌对抗生素的敏感性。当创面严重感染时,表面细菌易向深部组织侵袭,除处理创面外,局部也可应用抗菌药物,以减轻机体应对病原微生物负荷的能力。但要注意,无侵袭性创面感染和脓毒性反应的其他表现不是全身应用抗生素的必要指征。

2.抗生素治疗的策略

伤后 3 天内可经验性选用半合成青霉素类,预防化脓性链球菌感染。合并爆炸伤或创面潮湿呈现出血点、创面周缘明显炎性浸润等创面严重感染的征象时,应及时调换抗生素(如头孢他啶和万古霉素联合),连续应用 2～3 天,如无脓毒性反应征兆出现,即应停用;若有继续应用抗生素的指征,此时已可获得创面表面或痂下组织培养结果,应根据药敏结果选用抗生素。在未明确病原菌前,选用头孢他啶与万古霉素或亚胺硫霉素与万古霉素或替考拉宁等有效的联合。脓毒性反应一旦消失,应立即停用。

皮肤软组织感染围手术期参照创面细菌培养结果,在术前 24 h 选用敏感抗生素,连续用3～5 天。植皮手术前若创面培养检出化脓性链球菌,必须应用大剂量青霉素 G,青霉素过敏者选用红霉素。

创面发生金黄色葡萄球菌感染,尤其是耐甲氧西林的金黄色葡萄球菌感染时,选用敏感的万古霉素、替考拉宁、达托霉素等。此时仍不能忽略革兰氏阴性杆菌感染的可能性。革兰氏阴性杆菌侵袭性感染可经验性应用抗生素,未取得预期效果时应怀疑变形杆菌感染,可改用氧哌嗪青霉素、氨基苷类抗生素、第三代头孢菌素等。

皮肤软组织损伤合并肌肉坏死时,应大剂量应用青霉素 G 预防梭状芽孢杆菌感染,怀疑类杆菌属感染可选用氯林可霉素、头孢西丁和甲硝唑等;怀疑真菌感染,两性霉素 B 和氟康唑二者为首选。

长期应用广谱抗生素时,须同时给予口服制霉菌素或氟康唑。

(八)血糖控制

研究表明,血糖控制在 4.4～6.1 mmol/L 的脓毒血症患者的凝血功能和短期生存率都得到了明显改善。还有研究表明,糖尿病脓毒血症患者的血糖水平与死亡率之间呈"U"形曲线关系,而与他们的糖尿病状态无关,因此在治疗过程中应当重视对患者血糖的管理。

(九)其他疗法

由于对内毒素休克的机制研究不断有新的进展,因此在治疗方面也不断有新的措施出现。

1.冷沉淀物(cryoprecipitate)治疗

严重皮肤软组织感染后早期及脓毒血症期,血浆纤维结合蛋白水平下降与网状内皮系统有密切关系。冷沉淀物是一种非特异性的调理素,具有改善肺短路、清理死腔、增加肢体血流量和耗氧量、明显改善肌酐廓清指数、增加肾小球滤过率等优点,以改善肺功能和肾功能最为明显,血浆中纤维结合蛋白的水平亦逐渐上升。

应用冷沉淀物时不能同时应用肝素,因肝素与纤维结合蛋白很快凝集成微颗粒,会消除纤维结合蛋白的功能。

2.合成前列腺素的抑制剂

临床上可酌情应用环氧合酶(cyclo-oxygenase)的抑制剂,如布洛芬、消炎痛、阿司匹林等,目的为降低在脓毒血症期血液中升高的 TxB_2 及 6-酮-PNE1α(即前列环素 PEI_2 的稳定代谢产物)水平,亦可以降低纤维蛋白原和纤维蛋白裂解产物水平。

3.注射常规极化液(葡萄糖-胰岛素-钾离子,GIK)

发生脓毒血症休克时,输注高张的 GIK 溶液可改善冠状动脉血流,增加静脉回流,增加心脏搏出量和血压。GIK 是高张性溶液,可直接增加血管平滑肌的张力,改变血液黏度和血细胞压积,析出组织内水分到循环内而改善冠状血管的血流,同时降低细胞内水肿,增加细胞内钙离子的利用率,抑制血浆中游离脂肪酸的浓度。

(赵耀华)

第六节　疑难杂症致皮肤软组织感染创面的治疗

疑难杂症在临床上指那些难辨或难治的病症,或是某种长期困扰人们、久治不愈的顽固性病症。医学是一门经验科学,各临床专科都有尚未探明病因的疑难杂症。尽管有大批医学专家、学者、医生长期不断进行探索、研究,仍然有很多临床问题尚未得到解决。随着科学技术的迅猛发展,各种精密、先进的技术手段和科学方法被广泛用于临床实践,人类对疾病的认识能力得到空前的提高。随着显微镜、X 线机、B 超、CT、正电子发射断层造影术(PET)等先进医学设备和大批新药的问世,很多临床疑难杂症逐渐得以解决。

一、头部脓肿性穿掘性毛囊炎

头部脓肿性穿掘性毛囊炎是毛囊炎及毛囊周围在头皮深处相互连接形成的脓肿(见图 33-6-1),其病原菌主要是葡萄球菌,不清洁、搔抓、机体抵抗力低下可为本病的诱因。头部脓肿性穿掘性毛囊炎的主要发病人群是成年男性,呈慢性反复发作,治疗棘手。头部脓肿性穿掘性毛囊炎的病因不明,发病机制复杂,治疗较为困难。有人认为头部脓肿性穿掘性毛囊炎属于毛囊闭锁性疾病,常伴发聚合性痤疮和化脓性汗腺炎,且此三种病的发病机制和组织病变均类似,故将此三种病概称为毛囊闭锁三联征。

病埋检查可见毛囊口角栓形成、毛囊闭锁,有肉芽肿反应,脓肿内可找到角化物。头部脓肿性穿掘性毛囊炎在临床上一直是较为难治的皮肤病,目前多采用抗生素口服或抗生素加糖皮质激素口服、糖皮质激素皮损内注射、切开引流加整形缝合、激光治疗等方法,但容易复发。光动力治疗是利用光动力反应进行疾病诊断和治疗的一种新技术,通过特定波长的光激发生物组织中的光敏物质,引发一系列物理、化学和生物学过程。此外,单纯红光照射也有抗感染及止痛的作用。

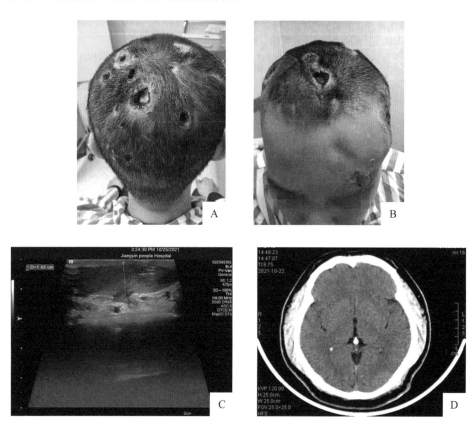

A.B.头部脓肿性穿掘性毛囊炎前后观;C.B 超显示头皮内脓肿串通;D.CT 显示头皮内病灶融合

图 33-6-1　头部脓肿性穿掘性毛囊炎

(赵耀华教授供图)

二、白塞氏病并发皮肤软组织感染

白塞氏病(Behcet's disease,BD)是根据皮肤科医师白塞(H. Behcet)于 1937 年报告的病例而命名的,是以复发性口腔溃疡、外阴溃疡、眼炎及皮肤损害为突出表现的慢性全身性血管炎性疾病。白塞氏病可累及神经系统、消化道、肺、肾及附睾等器官,其基本病理表现为皮肤黏膜、眼以及全身多系统的血管炎。根据流行病学调查,白塞氏病主要分布于东亚、中东、地中海等地区,发病人群大多为 14～40 岁的青壮年,男女之比为 3：4。

最近有研究认为,男女发病率无显著差别,但男性患者血管、眼及神经系统受累较女性多且严重。

白塞氏病的病因及发病机制尚不明确,目前认为与遗传、感染、免疫及环境等因素密切相关。遗传因素在白塞氏病的发病中起重要作用,环境、细胞因子、粒细胞及热休克蛋白抗原等在具有遗传易感因素的人群中触发了免疫功能紊乱及中性粒细胞功能亢进,导致血管内皮细胞损伤、功能异常,进而引起相关组织病理损害。

(一)白塞氏病的诊断

白塞氏病根据其典型临床表现进行综合诊断,其中具有诊断意义的临床表现为复发性口腔溃疡、外阴溃疡、眼部损害、血管、神经系统以及特征性皮肤损害,如结节性红斑、假性毛囊炎、丘疹性脓疱疹、痤疮样皮疹(见图 33-6-2)。具有上述典型临床表现高度提示白塞氏病。白塞氏病无特异性血清学指标,诊断颇为困难,针刺反应是唯一特异性较强的检查,且与疾病活动性相关。

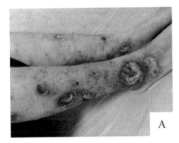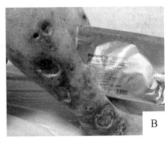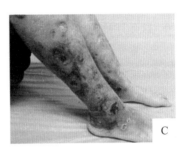

A.白塞氏病患者入院时;B.应用银离子换药15天,部分坏死组织液化脱落;C.保守换药第55天,创面趋于愈合

图 33-6-2　白塞氏病并发皮肤溃疡的治疗

(赵耀华教授供图)

(二)白塞氏病的治疗

白塞氏病目前尚无有效的根治方法,临床上多根据系统受累程度选择治疗方案。治疗的目的在于控制现有症状和病情活动,防治重要脏器损害,减少疾病复发,延缓疾病进展。非甾体抗炎药、秋水仙碱、激素、沙利度胺、氨苯砜等能改善患者的临床症状(如关节炎、结节性红斑、口腔溃疡),内脏系统的血管炎、眼炎、神经系统病变主要应用糖皮质激素和免疫抑制剂治疗。多数患者经传统药物治疗后症状缓解,预后良好,停药后易复发。

生物制剂是近年来白塞氏病最有价值和前景的治疗药物。已有研究证实,生物制剂在白塞氏病的治疗中疗效显著,可明显改善患者的临床症状,控制部分难治性多系统受累的白塞氏病患者的病情活动。此外,针对白塞氏病创面,可根据创面所处的不同时相采取不同的换药方法。对于创面较大且皮肤全层缺损者,可慎重采取自体皮移植。

三、风湿免疫性疾病并发皮肤软组织感染

风湿免疫性疾病(如红斑狼疮、弥漫性结缔组织病等)是由机体对自身抗原发生免疫反应而导致自身组织损害所引起的疾病,可以同时累及多个器官。皮肤是风湿免疫性疾病重要的靶器官,具有丰富的血管和结缔组织。皮肤浅中层小静脉受损可导致相应疾病中最常见的一种临床表现,病情严重时可发展至真皮层或皮下脂肪层。一旦皮肤上有溃疡出现,创面可能长期无法愈合。

因原发病而长期使用类固醇激素者,可引起类似肾上腺皮质功能亢进综合征的表现,如向心性肥胖、皮肤紫纹和痤疮、水肿等,使机体免疫力降低。大剂量应用糖皮质激素和免疫抑制剂以及疾病本身导致的免疫缺陷,可使机体的细胞免疫功能下降,包括对淋巴细胞、单核-巨噬细胞和嗜酸性粒细胞功能的抑制,以及免疫复合物清除能力下降、迟发型超敏反应减弱等,容易合并各种机会性感染,包括病毒、细菌和真菌感染等。另外,患有自身免疫病需长期应用糖皮质激素的患者常伴关节活动不便、长期卧床、易导致压疮、意外受伤等,一旦产生创面,受多种基础疾病的影响,发生皮肤软组织感染的程度较重,给创面治愈带来了极大困难,常规换药很难奏效,长时间伤口不愈合常会加重病情的复杂程度,甚至导致全身脓毒血症危及生命(见图 33-6-3 和图 33-6-4)。

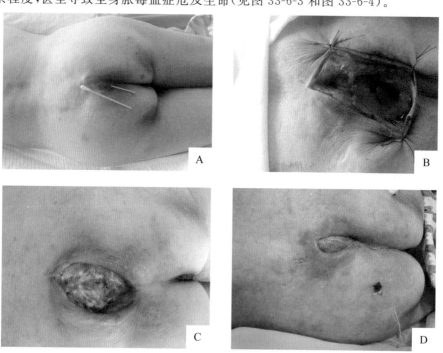

A.骶尾部窦腔型溃疡;B.清创术中见骶尾关节破坏;C.清创术失败,创面缺乏生机;D.溃疡长期不易愈合

图 33-6-3 风湿性关节炎长期大量应用激素继发骶尾部压力性溃疡

(赵耀华教授供图)

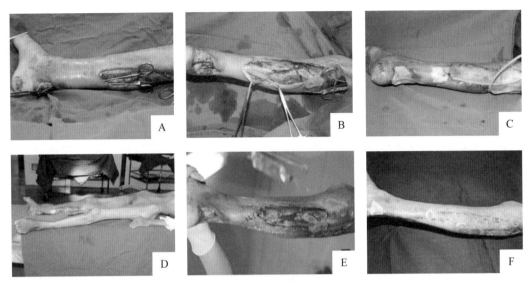

A.风湿性关节炎长期大剂量口服糖皮质激素导致自发性皮下软组织坏死,上至腘横纹上 7 cm,下达跟腱跟骨附着点;B.清创术中见病灶沿深筋膜扩散,小腿后肌群未见明显累及;C.清创后应用负压引流治疗;D.患者重度营养不良;E.经负压引流治疗,创面床具备受皮条件;F.术后第 15 天残余 2 cm× 2 cm 大小的创面,经换药可治愈

图 33-6-4　风湿性关节炎长期口服激素导致自发性皮下软组织坏死

（夏成德教授供图）

在维持基础疾病治疗的前提下,如全身状况许可时,尽早行清创术可明显改善预后。清创术后及时应用负压引流"过渡"治疗,其显著优点是使术式和麻醉方式简单化,从而降低了手术风险。

长期依赖类固醇激素会导致自身免疫力低下,营养状况欠佳,皮肤结构严重退化,使供皮区难以选择。根据此类患者腹部皮肤松弛的特点,术中可切取腹部全厚皮,供区拉拢缝合,可缩小供皮区面积,减少消耗,减轻感染,将取下的全厚皮用鼓式取皮机加工成薄中厚皮移植于受区,有利于创面愈合。应尽量以头皮为供皮区,可降低供皮区难愈合和发生压疮的风险。老年患者对疼痛的耐受性较差,应用负压引流疗法可使患者减轻疼痛,减少换药频率,减轻医护人员的工作量,尤其适用于基础条件较差不能耐受手术的高龄患者。另外,治疗中应特别关注患者钠、钾、钙等电解质的平衡状态,监测肝肾功能和血浆蛋白水平,尽量减少辅助用药,尽量避免选用肝肾毒性药物,以提高创面治愈率。

四、高尿酸血症并发皮肤软组织感染

高尿酸血症是遗传性和(或)获得性因素引起长期嘌呤代谢紊乱所致的一组异质性、代谢性疾病,其发病高峰为 30～50 岁,男性远多于女性。高尿酸血症活动期最常见的受累部位是足趾、手指及腕、踝、肘部关节等,发作的时间越长、频次越多,产生高尿酸血症结石的部位就越多,程度也越重。

尿酸盐结晶沉积于关节、肌腱,逐渐形成高尿酸血症结石,称为痛风石。若早期未予对症治疗,尿酸盐结晶持续沉积,可造成局部长期化学物质刺激和机械压迫,结节表面皮肤愈发菲薄直至最终破溃,结节内酸性物质外溢,可导致病变部位皮肤感染、破溃,继发细菌感染,从而形成慢性化脓性病灶(见图 33-6-5)。痛风石创面多需行手术治疗,早期手术切除不但能减少体内尿酸盐的储存量,降低外周血液中尿酸水平,减少肾脏等排泄尿酸的负担,更重要的是还能阻止痛风石对血管、神经、肌腱、骨质和关节的侵蚀破坏。

术后创面一旦愈合,应加强对初愈合创面的保护,同时继续行降尿酸对症治疗。若创面愈合不佳,可采用异体皮覆盖创面,择机再行创面修复。高尿酸血症并发创面作为一种难愈性创面,对手术应持慎重态度,在决定手术植皮或皮瓣修复前应再次评估供区的愈合能力,以减少手术所致的次生损害。

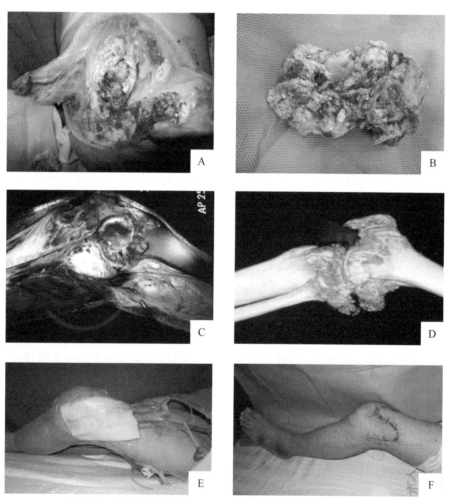

A.清创术中见大量痛风石沉积在膝关节周围;B.痛风结节病灶;C.术前 CT 显示膝关节周围有痛风石;
D.CT 三维重建显示膝关节遭到严重破坏;E.清创后应用负压引流治疗;F.创面愈合

图 33-6-5　痛风石感染性创面

(赵耀华教授供图)

五、坏疽性脓皮病

坏疽性脓皮病(pyoderma necroticum，PN)是一种病因尚不明确的慢性皮肤溃疡性疾病，于1930年首次报道，临床主要表现为慢性、复发性、破坏性、潜行性的皮肤溃疡，伴有剧烈的疼痛。本病多见于25~40岁的成年女性，儿童偶发，属临床少见病。50%~70%的患者合并有自身免疫系统疾病及其他严重疾病，如炎症性肠病、血液疾病或恶性肿瘤等，以炎症性肠病最为多见。

（一）PN创面的临床特点

PN创面初起皮损为红色结节或红色斑块，继而进展为坏死并形成溃疡，部分溃疡不断向外扩展，伴有明显疼痛。溃疡表面有黄绿色脓液，表现为大小不等、数目不定、溃疡底部凹凸不平、溃疡边缘整齐、具有明显疼痛的坏死溶解性皮肤溃疡（见图33-6-6）。

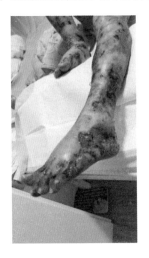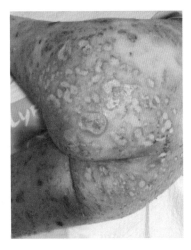

图 33-6-6　双下肢坏疽性脓皮病（左）和臀部坏疽性脓皮病（右）

（赵耀华教授供图）

PN一般分为溃疡型、脓疱型、大疱型以及增殖型四型，其中溃疡型为经典型PN。经典型PN的临床特征为多发性进行性痛性溃疡，通常由表皮炎性结节发展而来，在数天内变大形成侵蚀性溃疡，形状不规则，伤口边缘呈暗紫色，炎性反应明显，皮缘略显增厚，溃疡愈合后留有"香烟纸"样瘢痕。此型可发生于全身任何部位，但以双下肢及躯干部为多见。非典型PN的临床特征为受累皮损迅速出现浅表性出血性大疱，表皮可出现浅表性糜烂，溃疡愈合同样留有瘢痕，但此型好发于双上肢。

（二）PN创面的处理难点

目前对PN的早期识别和诊断尚无特异性的实验室和病理学诊断标准。PN的实验室检查可见白细胞增多、血红蛋白降低、红细胞沉降率增快、γ球蛋白增高、细胞免疫功能低下等非特异性表现，创面细菌培养一般为无菌生长。病理学检查通常显示非特异性炎性反应，真皮层可见血管增生及内皮细胞肿胀，血管壁及周围淋巴细胞和中性粒细胞浸润,血管壁纤维蛋白样变性。相关表现可符合血管炎、脂膜炎、嗜中性皮病、肉芽肿等,因此确诊不能靠病理诊断。由于临床上多种疾病可以导致皮肤破溃,使得 PN 难以引起足够重视,容易引起漏诊误诊。

PN 创面的剧烈疼痛会造成患者的不舒适体验,可能降低患者的依从性,有时不得不缩短换药时间,从而影响治疗效果。此外,PN 病程长,易反复发作,预后不良。

(三)PN 的治疗

PN 的治疗分为局部药物治疗和系统药物治疗。

1.局部药物治疗

局部应用抗生素软膏可以对抗皮损局部的细菌生长,降低继发感染的风险,对抗已经发生的局部感染。糖皮质激素局部穴位注射经多次验证,已被证明是有效的,头部和颈项部可选风池、百会、合谷、大椎等穴,腋窝和上肢可选肩井、曲池、内关等穴,下肢可选足三里、阳陵泉、承山、三阴交、昆仑、太溪等穴。每个穴位内注射 1.0～1.5 mL,每2～3周注射一次。注射液选用复方倍他米松注射液 1 mL 混合 2% 的利多卡因 5 mL。

色甘酸钠溶液局部外用治疗 PN 已有将近 30 年的历史,一般使用 1%～4% 的溶液对溃疡面进行湿敷,可以收到较好的疗效。自 1998 年首先报道局部使用他克莫司治疗 PN 有效以来,国内外越来越多的案例表明,外用他克莫司治疗 PN 效果显著且不良反应小,这可能与其抑制前炎症性细胞因子(如粒细胞-巨噬细胞集落刺激因子或 IL-8 及其受体),从而减少中性粒细胞的趋化有关。

除上述外,血小板源生长因子(PDGF)凝胶、银制剂、蜂蜜、中草药、水胶体敷料、藻酸盐、泡沫类敷料等均可用于溃疡性伤口的治疗,可以作为常规治疗方法之外的补充手段。当创面床准备好后,评估创面有植皮指征时,应及时植皮封闭创面,以加速愈合进程。

2.系统药物治疗

糖皮质激素是目前治疗 PN 应用最广且最为有效的药物。在给予充足剂量的糖皮质激素之后,能够快速控制临床症状,即疼痛、发热等症状消失,原有皮损停止发展,不出现新皮损,溃疡开始愈合。

选用下列免疫抑制剂中的一种或数种:环磷酰胺、环孢素、硫唑嘌呤、苯丁酸氮芥、他克莫司环孢素、TNF-α 拮抗剂、英夫利昔单抗、依那西普、阿达木单抗、依法利珠单抗、阿法西普,联合糖皮质激素进行治疗可以提高疗效,并减少糖皮质激素用量,减轻不良反应。

第七节　化脓性汗腺炎

化脓性汗腺炎(hidradenitis suppurativa,HS)又称逆向性痤疮(acne inversa,AI)或

反常性痤疮,是一种毛囊疾病,世界卫生组织的国际疾病分类将其归类到其他毛囊疾病中。当本病与聚合性痤疮、头部脓肿性穿掘性毛囊炎同时存在时,称为毛囊闭锁三联征;如同时伴有藏毛窦则称为毛囊闭锁四联征。

化脓性汗腺炎多发生于女性,在青春期或青春期后不久发生。皮肤受累部位以顶泌汗腺处为主,表现为家族性或散发性发病,好发于腋下、腹股沟、会阴、肛周等顶泌汗腺分布区域,主要表现为青春期开始出现的疼痛性、深在性、炎症性皮损,继而形成脓肿、窦道、瘢痕等,严重影响患者的生活质量(见图 33-7-1)。

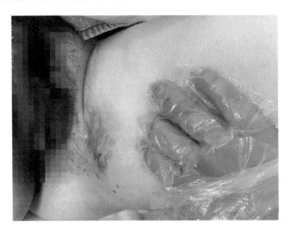

图 33-7-1 化脓性汗腺炎

(赵耀华教授供图)

化脓性汗腺炎的患病率报告差异较大,男女比例约为 1:3,30%～40%的患者有家族史;亚洲人群的患病率为 0.04%～0.06%,男女比例为(1.6～2.5):1。

一、病因与发病机制

化脓性汗腺炎的病因与发病机制目前尚未完全明确,主要与遗传、免疫与炎症、微生物、肥胖及吸烟等相关。这些因素可能参与毛囊口表皮细胞角化过度,造成毛囊口闭塞,毛囊内容物潴留,导致毛囊扩张、破裂以及继发炎症反应,病情反复发作引起组织结构破坏。近年来多数学者认为,化脓性汗腺炎的病变首先发生于毛囊水平,与毛囊漏斗部位的过度角化有关。其过度角化逐渐发展,引起毛囊阻塞、膨胀、破裂。在遗传方面,有人提出 γ-分泌酶基因突变可能是家族性化脓性汗腺炎患者的发病原因。

二、临床表现

通常,化脓性汗腺炎的皮损可表现为黑头粉刺(典型表现为成对出现的黑头粉刺)、炎症性丘疹、结节、囊肿、脓肿、窦道和瘘管,后期可出现皮肤挛缩及瘢痕形成,部分患者还可合并藏毛窦。皮损反复发作,自觉疼痛或有明显触痛,病程长或反复发作者可出现窦道和增生性瘢痕。

化脓性汗腺炎可伴随或继发多种系统性疾病及表现,如糖尿病、淋巴水肿、贫血、低蛋白血症、自身炎症性疾病[尤其是炎症性肠病、炎症性关节病、滑膜炎-痤疮-脓疱病-骨肥厚-骨炎(synovitis-acne-pustulosis-hyperostosis-osteitis,SAPHO)综合征、坏疽性脓皮病等]、抑郁与焦虑等,长期慢性溃疡性皮损可继发鳞状细胞癌等。根据临床表型的不同,化脓性汗腺炎可分为寻常型、摩擦疖肿型、瘢痕毛囊炎型、聚合型、综合征型及异位型。

三、治疗

文献报告的化脓性汗腺炎治疗方法较多,以赫尔利(Hurley)分级标准为例,根据不同病情的严重程度,选择不同的治疗方案,如表 33-7-1 所示。

表 33-7-1　化脓性汗腺炎推荐的分级治疗方案

Hurley 分级	临床表现	一线治疗	二线治疗	三线治疗	急性发作	辅助治疗
Ⅰ级(轻度)	散在结节、脓肿	外用药物和(或)口服四环素、多西环素、米诺环素等,其他抗菌药物如氯己定、过氧化苯甲酰、鱼石脂等可作为备选	系统使用克林霉素+利福平,口服维A酸类药物、氨苯砜、锌剂、秋水仙碱或沙利度胺,口服抗雄激素药物或二甲双胍(女性)	—	皮损内注射糖皮质激素	切开引流、去顶术,物理治疗,疼痛治疗
Ⅱ级(中度)	散在结节、脓肿、窦道、瘢痕	口服四环素类抗生素	上述二线治疗药物和(或)生物制剂	—	同上	外用药物和(或)上述辅助治疗
Ⅲ级(重度)	弥漫分布多发、相互穿通的脓肿、窦道	口服甲硝唑+莫西沙星,联合治疗时可加利福平	生物制剂,口服抗雄激素药物或二甲双胍(女性)	免疫抑制剂	短期口服糖皮质激素或皮损内注射糖皮质激素	外用药,去顶术,皮损局部扩大切除术,物理治疗,疼痛治疗

注:二线治疗包括多种药物,基于目前的临床证据,无优先推荐,可根据患者具体情况单独或联合使用。需要注意的是,选择生物制剂时首选阿达木单抗,其他生物制剂作为备选。

(赵耀华)

第八节 藏毛窦与藏毛囊肿

一、概述

藏毛窦(pilonidal sinus,PS)和藏毛囊肿(pilonidal cyst,PC)统称为藏毛性疾病(pilonidal disease),早在19世纪就有关于该类疾病的报道,属于欧美国家的多发病。第二次世界大战期间,欧美等国军人长时间乘坐吉普车,导致在这些人群中藏毛性疾病的发病率较高,故该疾病又有"吉普车病"之称。近年来,该疾病在我国的发病率也呈上升趋势。

藏毛窦和藏毛囊肿是主要发生在骶尾部的一种慢性窦道或囊肿,因窦道或囊肿内隐藏有毛发生长而得名,这也是确诊的重要临床特征(见图33-8-1)。藏毛性疾病也可表现为骶尾部的急性脓肿,破溃后形成慢性窦道,处理后暂时愈合,经过数月或更长时间继而又穿破,如此反复发作。

根据长期临床观察,本病多发生在青春期会阴和臀部肥硕、多毛,且因工作、学习、打游戏等而久坐的青年男性(见图33-8-2)。该年龄段人群毛发生长和皮脂腺分泌均处于旺盛期,且常有感染、刺激和深部组织有毛发陷入等因素存在,因此该病为获得性疾病的观点(而不是先天性疾病)更为多数人所接受。当然,也有些情况(如未发生感染的藏毛囊肿)不能完全用获得性疾病来解释。

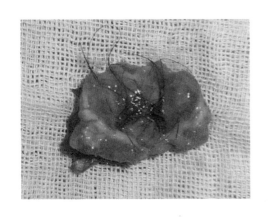

图 33-8-1　窦腔中藏有毛发
（刘毅教授供图）

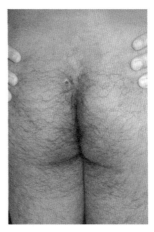

图 33-8-2　"丰毛肥臀"是发生藏毛窦与
藏毛囊肿的基本特征
（刘毅教授供图）

如前所述,藏毛性疾病患者多具有独特的身体特质和生活、工作习惯,因此,通过采取一些针对性措施,可以有效预防发生该类疾病。这些措施有:①注意清洁,保持局部卫生;②避免长期久坐;③清淡饮食,适当运动,避免肥胖;④穿衣要舒适、宽松,避免局部潮湿、皮肤破损。

二、临床表现

(一)藏毛窦

处于静止期的骶尾部藏毛窦一般无明显症状(见图33-8-3),发生感染以前只是在骶尾部中线皮肤呈现不规则小孔,局部皮肤增厚或有硬结,或可见毛发,偶感疼痛、肿胀不适(见图33-8-4)。探针探查可及数厘米至10多厘米,挤压可排出稀薄液体。急性期的首发症状主要是因继发感染而引发的局部红、肿、热、痛等急性炎症症状,典型症状是在骶尾部出现一个表浅脓肿,自行破溃或手术切开后流出少许脓液,少数引流口可以完全闭合,但多数表现为反复发作,或因经常流液而形成窦道或瘘管。若处理不及时或延误处理,会发生局部脓肿和蜂窝组织炎(见图33-8-5)。

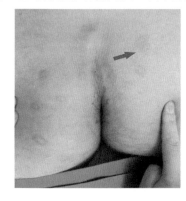

图 33-8-3　静止期藏毛窦
(刘毅教授供图)

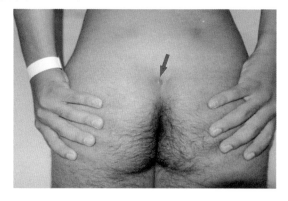

图 33-8-4　骶尾部中线皮肤呈现不规则小孔,
局部皮肤增厚或有硬结
(刘毅教授供图)

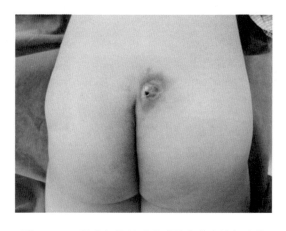

图 33-8-5　藏毛窦处理不及时导致形成局部脓肿
(刘毅教授供图)

（二）藏毛囊肿

藏毛囊肿无继发感染时可无症状，通常主要的首发症状是在骶尾部发生急性脓肿（见图 33-8-6）。和发生在其他部位的软组织脓肿的临床表现相似，病灶局部有红、肿、热、痛等急性炎症表现，多自行破溃，有较多脓液流出。外科手术引流或清创时可见腔内含有炎性肉芽组织。藏毛囊肿病程长，治疗不彻底的藏毛囊肿在其囊腔内可进一步形成继发窦道，长短不等，腔壁为坚韧的纤维组织，术中若不以亚甲蓝溶液标记往往很难发现，这也是术后局部复发的主要原因。

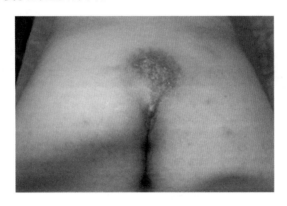

图 33-8-6　藏毛囊肿首发症状为骶尾部急性脓肿
（刘毅教授供图）

三、治疗

（一）治疗原则

藏毛窦与藏毛囊肿患者一般都是由于局部出现感染、流液、疼痛等症状才来就医，尤其是藏毛窦患者往往都有经过非手术处理后反复多次发作的病史，或经历了一次或数次手术后局部复发的病史。因此，一旦确诊藏毛窦或藏毛囊肿，尤其是对于经历反复发作史的患者，应毫不犹豫地实施手术治疗。

（二）治疗方法

1.藏毛窦的处理

处理藏毛窦最常采用的手术方法是窦道切除术。该手术在局麻或低位腰麻下进行，患者取俯卧位，用亚甲蓝沿着窦道口做环形切口标记，再以探针探明窦道方向，在皮肤表面画线连接窦道口环形标记做切口标记。自窦道口向窦道内注射亚甲蓝溶液，沿切口标记切开皮肤至皮下组织，在皮下组织层沿窦道的两侧向深面分离至骶骨筋膜，然后自窦道口向上牵拉，在正常组织层面逐渐剥离剔除整个窦道及其周围不健康的瘢痕化组织。在手术操作中，尽量保持窦道完整，不要使注射到窦腔中的亚甲蓝溶液外溢。

切除完毕后，创面采用 1.5% 的过氧化氢溶液和生理盐水交替冲洗，逐层缝合，并放置负压引流管。若窦道口处组织缺损较多或缝合张力较大，则在局部设计菱形皮瓣予以修复。对于病史长、反复发作导致的具有多个窦道的复杂性藏毛窦,或手术切除不彻底、术后复发,接受过多次手术的藏毛窦,也应按照前述窦道切除术所介绍的方法,探明并彻底切除所有病变组织,所遗创面采用局部皮瓣修复。皮瓣下放置负压引流管是术后确保伤口一期愈合的关键(见图 33-8-7 和图 33-8-8)。

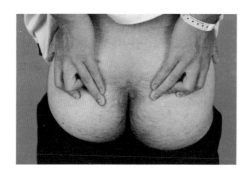
A.术前

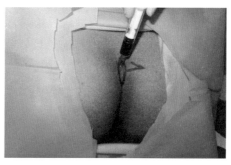
B.术中局部注射亚甲蓝溶液,设计菱形皮瓣

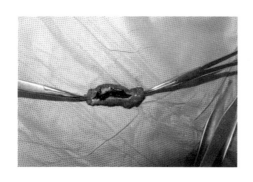
C.完整切除藏毛窦

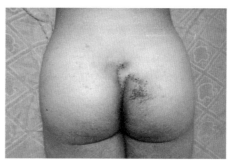
D.皮瓣修复术后 10 天

图 33-8-7　藏毛窦的手术治疗

(刘毅教授供图)

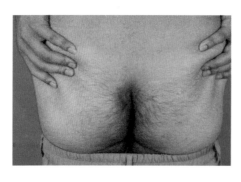
A.术前

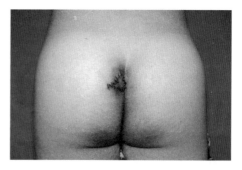
B.藏毛窦完整切除,局部皮下带蒂皮瓣修复术后

图 33-8-8　藏毛窦术前及修复

(刘毅教授供图)

2.藏毛囊肿的处理

术前,根据专科检查和影像学检查所明确的囊肿范围,用亚甲蓝在皮肤表面做好标记,并设计环绕窦道口的纵向梭形切口。术中先自窦道口或破溃口向囊腔内注射亚甲蓝溶液,若囊肿隆起比较明显,则可以先适当扩大窦道口,置入负压吸引管吸出囊腔内不健康的坏死液化组织,然后切开皮肤至皮下组织,以被蓝染的囊壁为指引,沿囊壁外周正常组织完整切除囊肿及其周围不健康的瘢痕组织。切除完毕后,创面采用1.5%的过氧化氢溶液和生理盐水交替冲洗,然后设计局部皮瓣或肌皮瓣予以修复,并放置负压引流管。

注意,当藏毛窦囊肿发生感染导致形成脓肿时,必须立即行脓肿切开引流术,清除囊腔内所有感染坏死的组织,用1.5%的过氧化氢溶液和生理盐水交替冲洗创面,囊腔内注射亚甲蓝溶液,以此为引导完整切除囊壁,然后利用负压封闭引流术处理创面,控制感染,待感染得到控制后二期行皮瓣或肌皮瓣修复(见图33-8-9)。

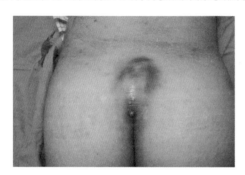

A.术前

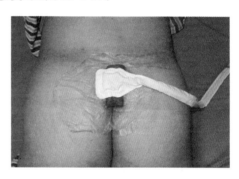

B.清创术后,局部采用负压引流治疗

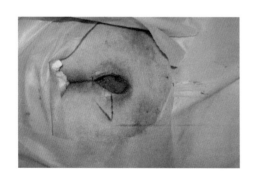

C.负压引流治疗7天后,创面肉芽组织新鲜

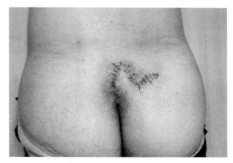

D.局部菱形皮瓣转移修复术后第9天

图 33-8-9　藏毛囊肿形成局部脓肿

(刘毅教授供图)

(刘毅)

第九节 皮肤软组织感染的中医治疗

西医治疗急性皮肤软组织化脓性感染的原则是消除感染病因和毒性物质,增强人体的抗感染和修复能力,分为局部疗法(外治)和全身疗法(内治)。中医认为,急性皮肤软组织化脓性感染属"痈毒"范畴,病因病机为外感暑湿热毒,邪郁肌肤,暑湿火毒内蕴,以致营卫不和,气血瘀滞不行,经络塞阻不通,热盛内腐而成。中医治疗皮肤软组织感染时,轻者多以清暑利湿、扶正托毒为主,重者多以提脓去腐、托毒生肌为主。

一、皮肤软组织感染的中医外治法

(一)概述

祛腐生肌法是中医外科的治疗大法之一,通过相关的药物作用,促进创面腐烂坏死组织等各类病理组织脱落,或将之转化成脓液而利于引流,从而在局部创面形成相对洁净的微环境,以最终促进创面愈合。祛腐生肌法的适用范围是所有能够形成"腐肉"的各种创面,在患者可以耐受此类"祛腐药"的毒性不良反应的前提下,均可使用祛腐生肌法。通过清除创面表面的腐烂组织,露出新鲜创面以保证创面正常生长。

(二)临床常见皮肤软组织感染创面的中医外治法

1.皮肤软组织感染合并骨折的处理

对皮肤软组织感染合并骨折的患者,可用祛腐生肌膏换药治疗。祛腐生肌膏主要以黄芪、紫草、当归、生龟板、白蜡等药物制成,具有提毒祛腐、敛疮生肌的功效。黄芪补气升阳、托毒生肌;当归补血活血化瘀,加大剂量能增强化瘀生血、祛腐提脓的功效;紫草能凉血、活血、解毒;龟板含有丰富的氨基酸、蛋白质、钙盐,为创面"生肌"提供了物质基础。

2.皮肤软组织挤压伤、脱套伤、碾压伤的处理

急性皮肤软组织挫裂伤是由于外伤中复合力所致的急性损伤,是擦伤和挫伤的并发症,亦属于溃疡的范畴。治疗药物选用生肌膏、祛腐散、玉红膏、生肌散,具体用药方法需根据创面的不同时期和创面的不同形状等具体情况决定。

3.皮肤软组织非结核分枝杆菌感染的处理

可选用九一丹进行辅助治疗,方剂中含有红粉,其主要成分为氧化汞,是化腐生肌的主药。红粉辛热有毒,功专化腐,具有提脓、拔毒、去腐、生肌的作用。也有用生肌玉红膏进行治疗的,该方中丹参、当归、紫草能活血通络,改善血液循环,消肿止痛;甘草能解毒,调和诸药;轻粉主要含氯化亚汞,具有祛腐生新的功效;蜈蚣有抗炎及营养创面之功,锻龙膏、熟石膏、枯矾为矿物质药物,具有除湿、收敛、生肌的作用;没药有散宿血、消肿毒、定痛生肌之功;珍珠粉为解毒生肌之要药,其生肌之功居诸药之首;冰片既有止痛作用,

又能促进其他药物更好地发挥作用。生肌玉红膏将去腐和生肌两者有机结合,各尽所能,互相为用。配合抗结核西药按疗程治疗,可获得相得益彰之效。

二、皮肤软组织感染的中医内治法

烧伤是皮肤软组织损伤的典型代表,以下以烧伤为例,简述皮肤软组织损伤后内治法的基本思路。其他皮肤软组织损伤虽各有特点,但基本治疗方法可在烧伤内治法的基础上进行方剂加减。

对小面积烧伤,单用外治法即可奏效;大面积烧伤由于损伤可及气血脏腑而发生各种内证,必须内外兼顾才能收效。中医内治在调整机体免疫功能、增强抗病能力方面有一定作用。烧伤也是伤,必有瘀血凝滞;烧伤有伤口,又多腐肉脓血。所以一般烧伤的内治法应该包括以下治则:①清热解毒;②养阴生津;③益气理脾;④活血逐瘀;⑤托里排脓。若发生并发症,则火热燔灼脏腑,各种脏腑的症状都可出现,更需根据病情以辨证施治。早期实证较多,但实中夹虚;后期虚证较多,亦有虚中夹实。

上述是中医内治烧伤的一般规律,但不可拘泥,具体应用中可根据病情的某些特殊要求辨证施治,方得中医治疗疾病的精髓。

（赵耀华）

第十节　皮肤软组织感染的抗菌药物使用原则

外科治疗皮肤软组织感染的基础是清除坏死组织和减少病原体负荷。不建议在坏死组织未清除的情况下靠抗菌药物对抗已发生的感染。

皮肤软组织感染创面在外科干预后离不开抗菌药物的合理及时应用。合理用药即选用不良反应小且富有成效的药物;及时用药即抓住最佳用药时机,针对致病菌进行稳、准、狠的打击。临床应用中,在选药、用药时机、用药途径、剂量等方面都应注意使用的技巧性,以充分发挥药物的作用,最大限度地避免其不良反应,保护机体的生理机能。

一、选择抗菌药物的若干问题

皮肤软组织感染性疾病的预后取决于抗菌药物、病原菌与宿主免疫系统三者相互作用的结果。病原学诊断的确立依赖于临床和实验室检查的有机结合,此为合理使用抗菌药物的前提。在开始治疗前,应留取相应标本进行病原学检查,尽一切努力分离出病原菌并对其作出恰当解释,因为分离出的菌株可能为正常菌群、寄殖菌或污染菌,而非真正的病原菌。对有临床意义的病原菌必须做细菌药敏试验,并根据试验结果选用窄谱抗菌药物进行针对性治疗。由于相当一部分患者不能得出病原学诊断,而且许多病原学检查并不能很快获知结果,所以必须强调勤做细菌学调查,如各种体液、分泌物的细菌培养与药敏试验。在未明确致病菌之前,临床医生进行经验治疗选用药物时,应综合考虑药物的抗菌谱及抗菌活性、药动学特性(吸收、分布、排泄、消除半衰期、生物利用度等)、药效学特性、临床疗效、细菌耐药性、不良反应、药源、价格等因素,综合作出选择。用药时机应愈早愈好。

二、用药时机

创伤伤口从细菌污染到形成感染有一个过程。污染伤口的菌量多在 $10^3/g$ 以下,感染伤口的菌量多在 $10^5/g$ 以上。局部细菌的生长繁殖需要一定时间,伤后 $3\sim4$ h 被认为是预防用药的"黄金时间",在此期间又正是机体的急性反应期,局部的充血反应就很有利于药物的弥散并发挥其抑菌作用。对感染性手术也可运用这一原则。例如行感染灶区的手术,术前开始有一次针对性用药,如手术时间较长,术中可追加一次,使血中与手术野的组织间均保持有效的抑菌浓度,这对预防感染扩散和切口感染都被证明有效。相反,如在手术后才开始用药,则收效就较差。实践证明,采用术前用药一次,术中或术后短期用药的方法,不但节约了人力物力,而且实践证明效果也较好。

三、用药疗程

抗菌药物使用疗程的长短一般取决于病原菌、治疗反应、伴发疾病及并发症。抗菌药物的疗程因感染不同而异,一般宜用到体温降至正常后 $72\sim96$ h。然而,如果患者的症状已经消失,那么即使在短期治疗后停药亦是合理的。有效的短程疗法有许多实用优势,最明显的为减轻总体的抗生素选择性压力。

四、抗菌药物的局部应用

对严重的皮肤软组织感染创面,提倡静脉用药和局部用药相结合。局部用药只要得法,可在血供达不到的皮肤软组织内形成较高浓度的抗菌药物,以减少局部细菌繁殖,减轻病原体分解变形及坏死组织所产生的毒素吸收。选择药物时,可先考虑那些不准备全身使用的药物,但要注意浓度不能太高,所用的创面不宜过大,以免药物吸收中毒。此外,脓肿、腹腔内用药、气道雾化等也是局部用药的不同形式。选择外用抗菌药物必须从创面细菌学检测、创面污染程度、药物对创面愈合的影响、药物的剂型等多方面加以考虑。和应用抗生素一样,创面分泌物的细菌培养及药敏试验结果是指导创面用药的主要参考依据,在未获得微生物学资料前,可以根据经验选择。

创面污染轻时,尽量应用自来水水疗的方法去除污染源,必要时可选择对创面刺激小、抗菌活性相对较弱的外用药,如磺胺嘧啶银霜;反之,对有明显感染的创面,则要选择穿透力强、杀菌作用好的抗菌药物,如磺胺米隆、氟哌酸银等。多数药物只在溶解于水中时才能发挥疗效,常用的局部抗菌药物基本上都有两种剂型,即霜剂和溶液。中草药制剂主要有膏剂、贴剂和水剂等。

五、控制病原菌产生耐药性的方法

控制病原菌产生耐药性的方法有:①应用最佳的抗菌药物;②选择性地去除、控制或限制某种或某类抗菌药物的应用;③轮换或循环使用抗菌药物;④联合应用抗菌药物,以预防耐药性的发生等。

抗生素的计算机录入系统可以向处方医生提供该药物的简单信息,包括医院建议的适应证和细菌耐药情况等。随着计算机软件的开发应用,还可以综合考虑细菌培养和其他化验结果,帮助医生作出决策。解决问题的关键措施之一为限制和合理使用抗生素。临床上,抗生素的轮换使用对克服细菌耐药取得了很好的效果,但抗生素轮换使用的后果并不能简单预测。在采用这种措施时,需要进行仔细的微生物学监测,这是因为集中单一用药容易产生选择性压力,而且遗传学上耐药机制的相互关联可以造成细菌对其他种类的药物也出现耐药的情况发生。

(赵耀华)

参考文献

[1] 杨之骏,许伟石,史济湘.烧伤治疗[M].2 版.上海:上海科学技术出版社,1985.

[2] 葛绳德.烧伤临床解析[M].天津:天津科技翻译出版社,1997.

[3] 葛绳德,夏照帆.临床烧伤外科学[M].北京:金盾出版社,2006.

[4] 黎鳌.烧伤治疗学[M].北京:人民卫生出版社,1995.

[5] 黎鳌.现代创伤学[M].北京:人民卫生出版社,1996.

[6] 周华,李光辉,卓超,等.中国嗜麦芽窄食单胞菌感染诊治和防控专家共识[J].中华医学杂志,2013,93(16):1203-1208.

[7] [苏]H.A.克拉西里尼克夫.细菌和放线菌的鉴定[M].北京:科学出版社,1999.

[8] 中华医学会,中华医学会杂志社,中华医学会全科医学分会,等.肺结核基层诊疗指南(2018 年)[J].中华全科医师杂志,2019,18(8):709-717.

[9] 李世拥,于波,刘维伦,等.放线菌感染致全身转移性多发脓肿一例[J].中华外科杂志,1998,36(4):352.

[10] 陈泽群,郝岱峰,张海军,等.背部皮肤软组织放线菌病一例并文献回顾[J].中华损伤与修复杂志(电子版),2020,15(6):448-453.

[11] 孟庆义.从 10 年文献数据谈放线菌病的误诊概况及研究进展[J].临床误诊误

治,2017,30(4):5-9.

[12] 马名嘉,李天宇,胡敏,等.肺放线菌病误诊结核 1 例并文献复习[J].临床肺科杂志,2015,20(2):370-371.

[13] 王立岩,华玉兰,祁昕,等.肺放线菌病误诊为肺转移癌 1 例[J].中国误诊学杂志,2009,9(34):8332.

[14] 殷亮,李恒国,罗良平.肺放线菌病误诊为周围型肺癌一例[J].暨南大学学报(自然科学与医学版),2006,27(2):331-332.

[15] 蒋小云,何剑萍,土永东,等.下肢外伤后皮肤放线菌病 1 例[J].中国皮肤性病学杂志,2017,31(1):65-66.

[16] 朱莉军,张国志.腰部软组织放线菌病一例并文献综述[J].中国全科医学,2014,17(7):844-845.

[17] 李秀丽,李祥翠,廖万清.放线菌病的研究进展[J].中国真菌学杂志,2008,3(3):191-192.

[18] 阮继生,郎艳军,石彦林,等.不同放线菌属的化学与分子分类[J].微生物学报,1994,34(3):241-244.

[19] 易洋.急性坏死性筋膜炎的早期诊断与治疗[J].湖北省卫生职工医学院学报,2002,15(3):28-31.

[20] 张云杰,邹先彪,刘少卿,等.5-氨基酮戊酸光动力治疗头部脓肿性穿掘性毛囊周围炎疗效观察[J].中国美容医学,2013,22(3):364-366.

[21] 苏慧,王玮蓁,刘晓峥.中药洗剂联合 5-氨基酮戊酸光动力治疗慢性化脓性穿掘性头部毛囊炎[J].护理实用皮肤病学杂志,2016,9(2):139-140.

[22] 中国医师协会皮肤科分会.皮肤及软组织感染诊断和治疗共识[J].临床皮肤科杂志,2009,38(12):810-812.

[23] 李小楠,徐喜媛.脓毒血症的诊疗研究进展[J].世界最新医学信息文摘,2020,20(68):95-98.

[24] 马骥良.白塞氏病的诊断与治疗进展[J].临床内科杂志,2002,19(3):177-179.

[25] 王彦平,左晓霞,罗卉,等.弥漫性结缔组织病伴皮肤软组织结核六例临床分析并文献复习[J].中华风湿病学杂志,2009,13(10):701-703.

[26] 冯予红,赵耀华.类固醇激素长期依赖老年患者难愈性创面 9 例的修复体会[J].中华损伤与修复杂志(电子版),2011,6(3):442-446.

[27] 王刚,刘毅,张鲜英.痛风创面的综合治疗[J].中华烧伤杂志,2016,32(6):336-339.

[28] 吴超,晋红中.坏疽性脓皮病的临床特征[J].中华临床免疫和变态反应杂志,2019,13(3):212-213.

[29] 江燕云,李骥,李玥,等.溃疡性结肠炎并发坏疽性脓皮病八例研究[J].中华皮肤科杂志,2017,50(9):623-625.

［30］陈传杰,陆春.坏疽性脓皮病的治疗现状与进展［J］.中国皮肤性病学杂志,2010,24(2):175-177.

［31］吕君,艾茜,陈尚周,等.坏疽性脓皮病治疗进展［J］.中国中西医结合皮肤性病学杂志,2011,10(6):403-406.

［32］艾昊,魏旭东,尹青松,等.以发热、水疱、糜烂及溃疡为特点的 Sweet 综合征合并血液系统疾病三例报告并文献复习［J］.中华血液学杂志,2016,37(8):712-714.

［33］施宏莹,赵丽丹,徐东,等.恶性肿瘤模拟血管炎 24 例临床分析［J］.中华风湿病学杂志,2015,19(8):534-539.

［34］石继海,夏隆庆.化脓性汗腺炎的研究现状与治疗［J］.国际皮肤性病学杂志,2007,33(1):2-4.

［35］中国反常性痤疮/化脓性汗腺炎诊疗专家共识制订小组.中国反常性痤疮/化脓性汗腺炎诊疗专家共识(2021 版)［J］.中华皮肤科杂志,2021,54(2):97-101.

［36］周春华,朱玮.藏毛疾病诊治进展［J］.浙江医学,2015,37(9):797-798+803.

［37］徐晓敏.自制中药冲洗剂治疗下肢创伤后感染性创面的疗效观察［J］.中国中医药科技,2021,28(5):813-817.

［38］张磊,李朝顶,沈金虎,等.祛腐生肌膏促进感染性创面愈合的临床观察［J］.中国骨伤,2019,32(12):1144-1146.

［39］王勇,章敏.祛腐生肌理论运用于开放性软组织损伤治疗的机制探讨［J］.中医外治杂志,2012,21(2):61-63.

［40］刘滨生.中药生肌散治疗开放性骨折合并软组织缺损的疗效观察［J］.中医药学报,2002,30(4):37-41.

［41］王保凤,严宗湄,王秀,等.组合中药换药治疗创伤后软组织溃疡的临床疗效［J］.解剖与临床,2006,11(5):367-369.

［42］尹洪波,储旭东.中西医结合治疗皮肤软组织非结核分枝杆菌感染的临床研究［J］.广西中医学院学报,2004,7(4):17-19.

［43］李光辉.抗菌药物临床应用的基本要点［J］.内科急危重症杂志,2003,9(1):45-48.

［44］WHEADLE W G. Risk factors for surgical site infection［J］. Surgical Infections，2006，7(Suppl1):S7-11.

［45］ESPOSITO S, BASSETTI M, BORRE S, et al. Diagnosis and management of skin and soft-tissue infections(SSTI):a literature review and consensus statement on behalf of the Italian society of infectious diseases and international society of chemotherapy［J］. Journal of Chemotherapy，2011，23(2):51-62.

［46］ERON L J, LIPSKY B A, LOW D E, et al. Managing skin and soft tissue infections:expert panel recommendations on key decision points［J］. Journal of Antimicrobial Chemotherapy，2003，52(1):13-17.

[47] FALAGAS M E, SIEMPOS I I, VARDAKAS K Z. Linezolid versus glycopeptide or β-lactam for treatment of gram-positive bacterial infections: meta-analysis of randomised controlled trials[J]. The Lancet Infectious Diseases, 2008, 8(8):53-66.

[48] BASSETTI M, ECKMANN C, PEGHIN M, et al. When to switch to an oral treatment and/or to discharge a patient with skin and soft tissue infections[J]. Current Opinion in Infectious Diseases, 2018, 31(2):163-169.

[49] OEHLER R, VELEZ A P, MIZRACHI M, et al. Bite-related and septic syndromes by cats and dogs[J]. The Lancet Infectious Diseases, 2009, 9(4):39-47.

[50] JAINDL M, GRÜNAUER J, PLATZER P, et al. The management of bite wounds in children—a retrospective analysis at a level Ⅰ trauma centre[J]. Injury, 2012, 43(21):17-21.

[51] YU T W, JUN W, YU X C, et al. Efficacy and Safety of PL-5 (peceleganan) spray for wound infections: a phase Ⅱ b randomized clinical trial[J]. Annals of Surgery, 2022, 277(1):43-49.

[52] EVGENIOU E, MARKESON D, IYER S, et al. The management of animal bites in the United Kingdom[J]. Eplasty, 2013, 13(2):27.

[53] ESPOSITO S, BASSETTI M, BORRE S, et al. Diagnosis and management of skin and soft-tissue infections (SSTI): a literature review and consensus statement on behalf of the Italian society of infectious diseases and international society of chemotherapy[J]. Journal of Chemotherapy, 2011, 23(2):51-62.

[54] LEGBO J N, SHEHU B B. Necrotising fasciitis: experience with 32 children[J]. Annals of Tropical Medicine and Parasitology, 2012, 25(6):289-291.

[55] HOWELL G M, ROSENGART M R. Necrotizing soft tissue infections[J]. Surgical Infections, 2011, 12(1):85-90.

[56] HARBRECHT B G, NASH N A. Necrotizing soft tissue infections: a review[J]. Surgical Infections, 2016, 17(5):503-509.

[57] STEVENS D L, BRYANT A E. Necrotizing soft-tissue infections[J]. The New England Journal of Medicine, 2017, 377(22):2253-2265.

[58] Wong C H, Chang H C, Pasupathy S, et al. Necrotizing fasciitis: clinical presentation, microbiology, and determinants of mortality[J]. The Journal of Bone and Joint Surgery, 2003, 85(14):54-60.

[59] SABBAJ A, JENSEN B, BROWNING M A, et al. Soft tissue infections and emergency department disposition: predicting the need for inpatient admission[J]. Academic Emergency Medicine, 2009, 12(9):7-9.

[60] LONERGAN S, RODRIGUEZ R M, SCHAULIS M, et al. A case series of patients with black tar heroin-associated necrotizing fasciitis[J]. Journal of Emergency

Medicine，2004，26(2):47-50.

[61] MONGELLUZZO J，TU B，GRIMES B，et al. Correlation of physical exam findings with fever in patients with skin and soft tissue infections[J]. West Journal of Emergency Medicine，2017，18(2):398-402.

[62] CARRATALÀJ，ROSÓN B，FERNÁNDEZ-SABÉ N，et al. Factors associated with complications and mortality in adult patients hospitalized for infectious cellulitis[J]. European Journal of Clinical Microbiology & Infectious Diseases，2003，22(15):1-7.

[63] WONG C H，KHIN L W，HENG K S，et al. The LRINEC(laboratory risk indicator for necrotizing fasciitis) score:a tool for distinguishing ecrotizing[J]. West Journal of Emergency Medicine，2015，15(2):98-102.

[64] MALGHEM J，LECOUVET F E，OMOUMI P，et al. Necrotizing fasciitis: contribution and limitations of diagnostic imaging[J]. Joint Bone Spine，2013，80(1): 46-54.

[65] ANGOULES A G，KONTAKIS G，DRAKOULAKIS E，et al. Necrotising fasciitis of upper and lower limb:a systematic review[J]. Injury，2007，38(Suppl 5): S19-26.

[66] WALSHAW C F，DEANS H. CT findings in necrotising fasciitis—a report of four cases[J]. Clinical Radiology，1996，51(6):429-432.

[67] KIM K T，KIM Y J，WON L J，et al. Can necrotizing infectious fasciitis be ifferentiated from nonnecrotizing infectious fasciitis with MR imaging? [J]. Radiology，2011，259(3):816-824.

[68] YEN Z S，WANG H P，MA H M，et al. Ultrasonographic screening of clinically-suspected necrotizing fasciitis[J]. Academic Emergency Medicine，2002，9(12):1448-1451.

[69] MAJESKI J，MAJESKI E. Necrotizing fasciitis:improved survival with early recognition by tissue biopsy and aggressive surgical treatment[J]. Southern Medical Journal，1997，90(11):1065-1068.

[70] STAMENKOVIC I，LEW P D. Early recognition of potentially fatal necrotizing fasciitis:the use of frozen-section biopsy[J]. The New England Journal of Medicine，1984，310(26):1689-1693.

[71] ANDREASEN T J，GREEN S D，CHILDERS B J. Massive infectious soft-tissue injury:diagnosis and management of necrotizing fasciitis and purpura fulminans[J]. Plastic and Reconstructive Surgery，2001，107(4):1025-1235.

[72] COYLE E A，CHA R，RYBAK M J. Influences of linezolid，penicillin，and clindamycin，alone and in combination，on streptococcal pyrogenic exotoxin a release[J]. Antimicrobial Agents and Chemotherapy，2003，47(5):1752-1755.

[73] STEVENS D L, MA Y, SALMI D B, et al. Impact of antibiotics on expression of virulence-associated exotoxin genes in methicillin-sensitive and methicillin-resistant Staphylococcus aureus[J]. The Journal of Infectious Diseases, 2007, 195(2):202-211.

[74] CARAPETIS J R, JACOBY P, CARVILLE K, et al. Effectiveness of clindamycin and intravenous immunoglobulin, and risk of disease in contacts, in invasive group a streptococcal infections[J]. Clinical Infectious Diseases, 2014, 59(3): 358-365.

[75] ANGUS D C, VAN D P T. Severe sepsis and septic shock[J]. The New England Journal of Medicine, 2013, 369(9):840-851.

[76] GHNNAM W M. Fournier's gangrene in mansoura egypt: a review of 74 cases[J]. Journal of Postgraduate Medicine, 2008, 54(2):106-109.

[77] YNAR H, TAVILOGLU K, ERTEKIN C, et al. Fournier's gangrene: risk factors and strategies for management[J]. World Journal of Surgery, 2006, 30(9): 1750-1754.

[78] MORUA A G, LOPEZ J A, GARCIA J D, et al. Fournier's gangrene: our experience in 5 years, bibliographic review and assessment of the Fournier's gangrene severity index[J]. Archivos Españoles de Urología, 2009, 62(7):532-540.

[79] MCCLOUD J M, DOUCAS H, SCOTT A D, et al. Delayed presentation of lifethreatening perineal sepsis following stapled haemorrhoidectomy: a case report[J]. The Annals of The Royal College of Surgeons of England, 2007, 89(3):301-302.

[80] ERSAY A, YILMAZ G, AKGUN Y, et al. Factors affecting mortality of Fournier's gangrene: review of 70 patients[J]. ANZ Journal of Surgery, 2007, 77(1-2):43-48.

[81] YENIYOL C O, SUELOZGEN T, ARSLAN M, et al. Fournier's gangrene: experience with 25 patients and use of Fournier's gangrene severity index score[J]. Urology, 2004, 64(2):218-222.

[82] TUNCEL A, AYDIN O, TEKDOGAN U, et al. Fournier's gangrene: three years of experience with 20 patients and validity of the Fournier's gangrene severity index score[J]. European Urology, 2006, 50(4):838-843.

[83] COSMATOS I, MATCHO A, WEINSTEIN R, et al. Analysis of patient claims data to determine the prevalence of hidradenitis suppurativa in the United States[J]. Journal of the American Academy of Dermatology, 2013, 68(3):412-419.

[84] JEMEC G B, KIMBALL A B. Hidradenitis suppurativa: epidemiology and scope of the problem[J]. Journal of the American Academy of Dermatology, 2015, 73 (5 Suppl 1):S4-S7.

[85] BOER J. Does obesity cause a distinct phenotype of hidradenitis suppurativa?

[J]. Journal of the European Academy of Dermatology and Venereology, 2018, 32(5): e195-e196.

[86] SCUDERI N, MONFRECOLA A, DESSY L A, et al. Medical and surgical treatment of hidradenitis suppurativa: a review[J]. Skin Appendage Disorders, 2017, 3(2):95-110.

[87] GUET-REVILLET H, COIGNARD-BIEHLER H, JAIS J P, et al. Bacterial pathogens associated with hidradenitis suppurativa, France[J]. Emerging Infectious Diseases, 2014, 20(12):1990-1998.

[88] ISKANDAR H, GREER J B, KRASINSKAS A M, et al. IBD LIVE series-case 8: treatment options for refractory esophageal Crohn's disease and hidradenitis suppurativa[J]. Inflammatory Bowel Diseases, 2017, 23(10):1667-1677.

[89] WANG B, YANG W, WEN W, et al. Gamma-secretase gene mutations in familial acne inversa[J]. Science, 2010, 330(6007):1065.

[90] ZOUBOULIS C C, DESAI N, EMTESTAM L, et al. European S1 guideline for the treatment of hidradenitis suppurativa/acneinversa[J]. Journal of the European Academy of Dermatology and Venereology, 2015, 29(4):619-644.

[91] ALIKHAN A, SAYED C, ALAVI A, et al. North American clinical management guidelines for hidradenitis suppurativa: a publication from the United States and Canadian Hidradenitis Suppurativa Foundations: Part Ⅰ: diagnosis, evaluation, and the use of complementary and procedural management[J]. Journal of the American Academy of Dermatology, 2019, 81(1):76-90.

[92] ROENIGH R, ROENIGH H. Dermatologic Surgery[M]. New York: Marcel Dekker, 1989.

[93] HODGES R M. Pilonidal sinus[J]. Boston Medical and Surgical Journal, 1880, 103:485-486.

[94] ERYILMAZ R, OKAN I, OZKAN O V, et al. Interdigital pilonidal sinus: a case report and literature review[J]. Dermatologic Surgery, 2012, 38(8):1400-1403.

[95] KARYDAKIS G E. Easy and successful treatment of pilonidal sinus after explanation of its causative process[J]. ANZ Journal of Surgery, 1992, 62(5):385-389.

[96] TEKIN A. A simple modification with the limberg flap for chronic pilonidal disease[J]. Surgery, 2005, 138:951-953.

[97] DOLL D, JAN F, DETTMANN H, et al. Time and rate of sinus for-mation in pilonidal sinus disease[J]. International Journal of Colorectal Disease, 2007, 23(4): 359-364.

[98] MCCALLUML J D, KING P M, BRUCE J. Healing by primary closure versus open healing after surgery for pilonidal sinus: systematic review and meta

analysis[J]. British Medical Journal, 2008, 336(7649):868-871.

[99] AL-KHAMIS A, MCCALLUM I, KING P M, et al. Healing by primary versus secondary intention after surgical treatment for pilonidal sinus[J]. Cochrane Database of Systematic Reviews, 2010(1):CD006213.

[100] ORAM Y, KAHRAMAN F, KARINCAOGLU Y, et al. Evaluation of 60 patients with pilonidal sinus treated with laser epilation[J]. Dermatologic Surgery, 2010, 36(1):88-91.

[101] SARTELLI M, MALANGONI M A, MAY A K, et al. World society of emergency surgery(WSES) guidelines for management of skin and soft tissue infections[J]. World Journal of Emergency Surgery, 2014, 9(1):57.

[102] ALLEGRANZI B, ZAYED B, BISCHOFF P, et al. New WHO recommendations on intraoperative and postoperative measures for surgical site infection prevention:an evidence-based global perspective[J]. The Lancet Infectious Diseases, 2016, 16(12):e288-303.

[103] BERRÍOS-TORRES S I, UMSCHEID C A, BRATZLER D W, et al. Centers for disease control and prevention guideline for the prevention of surgical site infection[J]. JAMA Surgery, 2017, 152(8):784-791.

[104] HORAN T C, GAYNES R P, MARTONE W J, et al. CDC definitions of nosocomial surgical site infections, 1992:a modification of CDC definitions of surgical wound infections[J]. Infection Control & Hospital Epidemiology, 1992, 13(10):606-608.

[105] SERT O Z. Pilonidal sinus of the perianal region:difficult to diagnose[J]. International Journal of Surgery Case Reports, 2020, 72(1):96-98.

[106] SHAHRAM B, PARISA M D, ROOHOLLAH S, et al. Evaluation of the risk factors of pilponidul sinus:a single center experience[J]. Turkish Journal of Gastroenterology, 2012, 23(5):535-537.

[107] PÉREZ-BERTÓLEZ S, MARTÍN-SOLÉ O, MORALEDA I, et al.Advantages of endoscopic pilonidal sinus treatment[J]. Cirugia Pediatrica, 2021, 34(2):191-199.

[108] YUKSEL M E. Pilonidal sinus disease can be treated with crystallized phenol using a simple three-step technique[J]. Acta Dermatovenerol APA, 2017, 26(1):15-17.

[109] AZHOUGH R, AZARI Y, TAHER S, et al. Endoscopic pilonidal sinus treatment:a minimally invasive surgical technique[J]. Asian Journal of Endoscopic Surgery, 2021, 14(3):458-463.

[110] BROWN S R, LUND J N. The evidence base for pilonidal sinus surgery is the pits[J]. Techniques in Coloproctology, 2019, 23(8):1173-1175.

[111] FERAHMAN S, DONMEZ T, SUREK A, et al. Intermammary pilonidal sinus in women[J]. Diagnosis and Treatment, 2020, 24(2):84-87.

［112］BOSHNAQ M，PHAN Y C，MARTINI I，et al. Limberg flap in management of pilonidal sinus disease：systematic review and a local experience［J］. ACTA Chirurgica Belgica，2018，118(2)：78-84.

［113］TENZIN L，NICOLAS R，ISABELLA N B，et al. Treatment strategies for pilonidal sinus disease in Switzerland and Austria［J］. Medicina，2020，56(3)：341-348.

第三十四章 创烧伤及其术后静脉血栓的防治

在创烧伤患者中,静脉血栓栓塞症(venous thromboembolism,VTE)是一种较为常见的并发症,它包括深静脉血栓形成(deep vein thrombosis,DVT)和肺血栓栓塞症(pulmonary thromboembolism embolism,PTE)。烧伤患者由于机体出现一系列的应激损伤,经历代偿及失代偿、感染等环节,导致静脉血液瘀滞、静脉内皮损伤和血液高凝状态,使 VTE 的发生率增高。烧伤患者皮肤完整性受损,常出现大面积渗液,大量血浆样液体渗出导致机体有效循环血量锐减,血液浓缩且黏稠度增高,黏滞度增加。加之烧伤患者伤后肢体肿胀、疼痛、包扎等原因,导致机体活动受限,静脉回流减少导致血流速度缓慢,血液淤滞,进一步加剧了发生 VTE 的风险。

第一节 VTE 概述

DVT 是一种血液在深静脉内异样凝结,致使静脉回流障碍的疾病,好发于下肢深静脉,可无病症或局部疼痛、压痛和远端肢体水肿。发生于腘静脉以上的近端 DVT 是 PTE 栓子的重要来源。PTE 是指来自静脉系统或右心的血栓阻塞肺动脉或其分支所致疾病,可致使呼吸循环功能障碍,患者常表现为呼吸困难、胸闷、胸痛,严重时可发生低血压、休克乃至猝死。DVT 和 PTE 其实是同一种疾病在不同部位和阶段的不同表现形式。

VTE 临床发病率高,但往往起病隐匿,如不重视可导致严重后果;PTE 更是因发病率高、死亡率高及漏诊率高,被列为继心肌梗死和脑卒中之后排名第三位的常见致死性心血管疾病。但 VTE 是最可能预防的致死性疾病已是目前医学界公认的事实,VTE 的防治与管理在国际医学界一直备受关注。近年来,美国血液学会(ASH)和美国胸科医师学会(ACCP)等组织纷纷提出了关于 VTE 的预防或诊治指南,我国也提出了多个临床专业的 VTE 防治指南,开始积极推进 VTE 的防治。中华医学会外科学分会血管外科学组 2008 年发布了我国第一版《深静脉血栓形成的诊断和治疗指南》,目前已更新至第三版(2017 年发布)。这些指南与共识无论对于提高临床医生对 VTE 的认知水平和应对能力,降低 VTE 发病风险,还是增进国际学术交流,都有很重要的临床意义。

第二节　VTE 的临床表现和诊断

根据发病时间的不同,可将 DVT 分为急性期、亚急性期和慢性期。急性期是指发病 14 天以内,亚急性期是指发病 15~30 天,慢性期是指发病 30 天以上。

DVT 可发生在任何部位的深静脉中,其中以下肢深静脉最为多发。根据栓塞血管的部位,可将下肢 DVT 分为三种类型,即周围型、中心型和混合型。周围型又称小腿肌肉静脉丛血栓形成,因病灶局限,多数症状较轻;中央型也称髂股静脉血栓形成,症状较重,血栓易脱落导致肺动脉栓塞;混合型即全下肢深静脉及肌肉静脉丛内均有血栓形成,可以由周围型扩展而来,也可由中央型向远端发展而来。

一、临床表现

急性下肢 DVT 主要表现为患肢的突然肿胀、疼痛等,体检患肢呈凹陷性水肿,软组织张力增高,皮肤温度增高,在小腿后侧和(或)大腿内侧、股三角区及患侧髂窝有压痛。发病 1~2 周后,由于急性炎症反复发作,病变静脉可闭塞或成条索状,患肢可出现浅静脉显露或扩张。血栓位于小腿肌肉静脉丛时,霍曼斯(Homans)征和纽霍夫(Neuhof)征呈阳性。

严重的中央型或混合型下肢 DVT 患者可出现股青肿,这是下肢 DVT 中最严重的情况,临床表现为肿胀、疼痛、发绀的"三联征":下肢极度肿胀、剧痛,皮肤发亮呈青紫色,皮温低且伴有水疱,足背动脉搏动消失,全身反应强烈,体温升高。如不及时处理,可发生休克和静脉性坏疽。

对于下肢烧伤患者来说,需注意观察双下肢的变化,入院时测量双下肢周径,注意观察周径的变化,若发现下肢肿胀异常、双侧周径不对称、渗出增多、新移植的皮片或创面肉芽组织颜色苍白等,需警惕下肢深静脉血栓的发生。

静脉血栓一旦脱落,可随血流漂移,堵塞肺动脉主干或分支,根据肺循环障碍程度的不同引起相应的 PTE 临床表现。临床症状的轻重主要取决于肺动脉被堵塞的部位、程度、栓子大小、多少、栓塞发生速度和患者心肺功能的基础状态,典型病例可出现 PTE 三联征:胸痛、咯血和呼吸困难。

慢性期可发展为血栓后综合征(post-thrombotic syndrome,PTS),一般是指急性下肢 DVT 6 个月后,由于静脉阻塞和深静脉瓣膜功能受损,出现慢性下肢静脉功能不全的临床表现,包括长期的静脉高压和肢体静脉回流障碍所引起的患肢肿胀、疼痛、静脉曲张、皮肤瘙痒、色素沉着、湿疹等,严重者可出现肢体严重肿胀、脂性硬皮病、难愈性溃疡。在诊断为下肢 DVT 的最初 2 年内,即使经过规范的抗凝治疗,仍有 20%~55%的患者发展为 PTS,其中 5%～10% 的患者发展为严重的 PTS,严重影响患者的生活质量。

二、诊断

对于 VTE 的诊断,无论临床表现典型与否,均需进一步开展实验室检查和影像学检查,明确诊断,以免漏诊和误诊。VTE 发展初期隐匿性强,出现症状时表明血栓形成已有较长病程,严重危害患者的健康。及时准确地进行诊断对于患者的治疗和预后有重要意义。相信随着医学科学技术的进一步发展,VTE 的诊断水平必将进一步提高。

(一)影像学检查

静脉造影是诊断下肢 DVT 的"金标准",准确率高。其他可供选择的影像学检查方法有彩色多普勒超声检查、CT 静脉成像(CTV)和磁共振静脉成像(MRV)等。

(二)实验室检查

实验室检查项目包括血浆 D-二聚体、凝血酶-抗凝血酶复合物(TAT)、组织型纤溶酶原激活物-纤溶酶原激活物抑制剂复合物(t-PAI-C)、纤溶酶-α_2 纤溶酶抑制剂复合物(PIC)、血栓调节蛋白(TM)和 P-选择素等。

第三节　VTE 的治疗

针对不同阶段的 VTE,采取不同的治疗策略。

一、急性期和亚急性期 DVT

对于急性期和亚急性期的 DVT 患者,主要采取系统性抗凝、溶栓治疗、联合祛聚治疗或体位治疗等。

(一)系统性抗凝

抗凝是 DVT 最基本也是最重要的治疗。抗凝可以通过延长凝血时间来抑制血栓的蔓延和再发,有利于血栓自溶和管腔再通,降低 PTE 的发生率和病死率。但是,单纯抗凝不能有效消除血栓并降低 PTS 的发生率。

常用的抗凝药物有普通肝素、低分子肝素、维生素 K 拮抗剂和新型口服抗凝剂,后者包括直接凝血酶抑制剂、Ⅹa 因子抑制剂等。对于早期 DVT 非肿瘤患者,建议直接使用新型口服抗凝药物(如利伐沙班),或使用低分子肝素联合维生素 K 拮抗剂,在国际标准化比率(INR)达标且稳定 24 h 后停用低分子肝素。对于早期 DVT 肿瘤患者,建议首选低分子肝素抗凝,也可以使用维生素 K 拮抗剂或新型口服抗凝药物。高度怀疑 DVT 者如无禁忌,在等待检查结果期间,可先抗凝治疗,然后根据确诊结果决定是否继续抗凝。有肾功能不全的患者建议使用普通肝素、直接 Ⅹa 因子抑制剂等。

关于抗凝治疗时长,目前尚无统一标准,但基本原则为根据血栓危险因素评估情况采取不同的措施,如一过性危险因素已解除,可短期抗凝;如血栓危险因素持续存在,则需根据情况延长抗凝时间;患者如有肿瘤、瘫痪等情况,因血栓风险终身存在,可考虑终身抗凝;部分特发性血栓、无明显诱因复发血栓、易栓症等患者也可考虑终身抗凝。

(二)溶栓治疗

溶栓治疗的利弊始终存在争议。早期认为溶栓治疗能尽早开放受累静脉,恢复正常静脉血流,迅速减轻症状。大多数患者不经溶栓治疗亦可在 VTE 事件 1 年后自行开放静脉。同时,溶栓治疗出血的并发症发生率可高出抗凝治疗数倍,容易出现致命的颅内出血,且不能预防血栓继续发展、血栓再形成或继发血栓。此外,当血栓黏附或重构时,溶栓治疗是无效的。因此,国际上一些血栓治疗指南并不常规推荐系统性的溶栓治疗。

1.溶栓治疗的适应证与禁忌证

(1)适应证包括:①急性近端 DVT(髂静脉、股静脉、腘静脉);②全身状况好;③预期寿命超过 1 年和低出血并发症的危险患者。

(2)禁忌证包括:①溶栓药物过敏;②近期(2～4 周内)有活动性出血,包括严重的颅内、胃肠、泌尿道出血;③近期接受过大手术、活检、心肺复苏、不能实施压迫的穿刺;④近期有严重的外伤;⑤严重且难以控制的高血压(超过 160/110 mmHg);⑥严重的肝肾功能不全;⑦细菌性心内膜炎;⑧有出血性或缺血性脑卒中病史者;⑨动脉瘤、主动脉夹层、动(静)脉畸形患者;⑩年龄超过 75 岁和妊娠。

2.溶栓方法与常用药物

溶栓方法主要包括导管接触性溶栓(catheter-directed thrombolysis,CDT)和系统溶栓。相较于外周溶栓,CDT 作用位置更加精确,可以减少溶栓药的使用剂量,减少出血风险,优势明显,为临床首选的溶栓方法。常用的溶栓治疗药物有尿激酶、链激酶、组织型纤溶酶原激活物(t-PA)、纤维蛋白溶酶(如巴曲酶)等,应根据患者具体情况,选择有效而安全的溶栓药物和剂量。

3.溶栓治疗的并发症

(1)出血:出血是溶栓治疗中最常见的并发症,与用药剂量、方式和时间有关。全身用药比局部用药出血的危险性更大。轻微出血(如穿刺点渗血或皮下淤血斑)一般不需特殊治疗;严重出血,如发生于颅内、腹膜后、胃肠道或泌尿系统的出血应立即停用溶栓药物,必要时需输血或进行外科干预治疗。

(2)肺动脉栓塞:应用 CDT 治疗是否会增加发生 PTE 的风险,目前还存在争议。相关原因可能是在溶栓过程中,大块血栓裂解,或是新鲜、不稳定的血栓从血管壁脱落。

(3)过敏反应(溶栓药物相关):治疗过程中可出现体温升高、低血压、腹痛等症状,考虑为过敏反应。

(三)联合祛聚治疗

1.手术取栓

手术取栓是清除血栓的有效治疗方法。常用气囊导管(Fogarty 导管)经股静脉取出髂静脉血栓,用挤压驱栓或顺行取栓的方式清除股/腘静脉血栓。

2.经皮机械性血栓清除术(pharmacomechanical thrombectomy,PMT)

PMT 主要是采用旋转涡轮或流体动力的原理将血栓打碎并抽出,以达到迅速清除或减少血栓负荷、解除静脉阻塞的目的。

3.下腔静脉滤器

下腔静脉滤器可以预防和减少 PTE 的发生。对单纯抗凝治疗的 DVT 患者,由于滤器长期植入可导致下腔静脉阻塞和较高的深静脉血栓复发率等并发症,故不推荐常规应用下腔静脉滤器;对于抗凝治疗有禁忌或有并发症,或在充分抗凝治疗的情况下仍发生PTE 者,建议植入下腔静脉滤器。

(四)体位治疗

静脉血栓形成后,一般主张卧床休息、抬高患肢,肢体以高于心脏平面 20~30 cm 为宜。抬高肢体有利于静脉血液回流,减轻水肿程度,必须严格执行。膝关节处于 5°~10°屈曲位,严禁挤压和按摩患肢。卧床休息期间,注意进食易消化食物,保持大便通畅,避免用力咳嗽,以减少胸腹压变化引起的血流动力学不稳定。完全卧床休息的时间不必过长,一般为 10 天。

二、慢性期 DVT

对于发病超过 30 天的慢性期 DVT 患者,往往需长期抗凝等治疗以防止血栓蔓延和(或)血栓复发。

(一)抗凝治疗

根据发生的原因、部位、有无肿瘤等情况,DVT 的长期抗凝时间有所不同:①对于由于手术或一过性非手术因素引起的腿部近端或腿部孤立性远端 DVT 或 PTE 患者,推荐抗凝治疗 3 个月。②无诱因的腿部近端或腿部孤立性远端 DVT 或 PTE 患者,推荐抗凝治疗至少 3 个月;3 个月后,应评估延长治疗的风险收益比,决定是否延长抗凝,D-二聚体值可作为重要参考。③无诱因的首次近端 DVT 或 PTE 患者,如伴有低度或中度出血风险,建议延长抗凝治疗时间;如伴有高度出血风险,推荐抗凝治疗 3 个月。④复发的VTE 患者,如伴有低度、中度出血风险,推荐延长抗凝治疗;如伴有高度出血风险,建议抗凝治疗 3 个月。⑤患有肿瘤的 VTE 患者,无高出血风险者推荐延长抗凝治疗,有高出血风险者建议延长抗凝治疗。

(二)祛聚治疗

祛聚治疗药物包括抗血小板药物(如阿司匹林、双嘧达莫等)、降低血液黏度药物(如右旋糖酐、丹参等)和静脉血管活性药物(如黄酮类、七叶皂苷类等)等。在处理静脉血栓形成的过程中,祛聚治疗常作为辅助疗法,而不作为单独疗法。

(三)物理治疗

物理治疗包括使用加压弹力袜和间歇性充气加压治疗(循环驱动治疗),这两者均可以促进静脉血液回流,减轻淤血和水肿,是预防 DVT 发生和复发的重要治疗手段。尤其建议慢性期 DVT 患者长期使用加压弹力袜,有条件者可使用肢体循环促进装置辅助治疗。

三、PTE

PTE 在临床上多起病隐匿,发病急促,死亡率极高,超过 70% 的死亡发生在第 1 个小时。即使患者存活,后期也会复发或发展成慢性血栓栓塞性肺动脉高压。因此,对 PTE 的早期识别与诊断、及时抢救与治疗、规范随访与管理均至关重要。

(一)一般性急救措施

由于急性肺栓塞患者病情危急,需要紧急救治,因此所有患者或怀疑 PTE 的患者都应进入监护病房。患者要绝对卧床,并连续监测血压、心率、呼吸、心电图和血气分析。急查一些对诊断与鉴别诊断和治疗有意义的实验室及辅助检查。对休克患者,首先给予吸氧,给予多巴胺等升压药物,并联合使用异丙肾上腺素等加强心脏收缩和避免肺水肿,防止出现右心衰竭,升压药无效时可考虑加用肾上腺素。为降低迷走神经张力和减轻肺、心血管痉挛,对剧烈胸痛者可应用吗啡或哌替啶镇静。对有气管痉挛者可用氨茶碱静脉注射。在密切观察监测患者呼吸循环状态的同时,应用必要的对症药物改善心、肾、肺功能。对呼吸、心跳已停止者,应积极进行复苏抢救,如胸外心脏按压、气管插管、使用呼吸机、静脉应用支持和改善循环的药物等。

(二)抗凝治疗

抗凝治疗不仅能减少静脉血栓的发生,而且能预防 PTE 的复发和作为溶栓治疗的补充。目前抗凝治疗首选的还是肝素类抗凝剂。抗凝治疗可使 PTE 复发率减少 95%,相对死亡率降低 80%。

(三)溶栓治疗

对于诊断为急性肺动脉栓塞的患者,在保证生命体征的同时,积极地溶栓治疗可以迅速溶解部分或全部血栓,恢复肺组织再灌注,减少肺动脉阻力,降低肺动脉压,改善右心室功能,减少严重肺动脉栓塞患者的死亡率和复发率。溶栓开始的时间越早,效果越好,大面积 PTE 在溶栓治疗中获益最大。

(四)抗凝、溶栓治疗的监测

PTE 的抗凝溶栓治疗应该在规范、科学的检测下进行,既不能因剂量不足而达不到应有的效果,也不能因剂量过大而发生出血。临床上常用的检测指标有活化部分凝血活酶时间(APTT)、活化凝血时间(ACT)、凝血酶原时间(PT)、国际标准化比率(INR)和纤维蛋白原测定。

(五)手术治疗

急性 PTE 手术治疗方法主要是肺栓子取出术。对于伴有血流动力学不稳定和溶栓治疗禁忌证的 APTE 患者,可以进行体外循环手术取栓术。体外膜肺氧合(ECMO)有助于手术取栓术的实施,但 ECMO 需要持续抗凝,可诱发消耗性凝血病,导致出血风险升高,需权衡利弊。在行肺动脉血栓摘除术前,必须进行肺动脉造影,以明确肺动脉堵塞的部位和范围。PTE 手术治疗创伤大,病死率高,高龄、术前心搏骤停和术前溶栓治疗与不良预后呈正相关,目前在临床上已很少应用。

第四节　VTE 的预防

VTE 一旦发生,往往会影响疾病进程,增加治疗成本,甚至引起死亡等严重后果,因此对 VTE 的临床管理应重在预防。VTE 的预防方案主要包括一般预防、机械预防及药物预防。

一、一般预防

具有血栓形成危险因素的患者,需依据相应的危险因素(尤其是继发因素)进行关于血栓形成的有效预防,如及时有效地控制感染,纠正机体水电解质平衡紊乱。手术的患者需卧床休息,尽量避免小腿受压,以免影响小腿深静脉血液回流。可适当抬高下肢,以发挥重力促进静脉血液回流的作用。患者应避免半坐卧位,以防髋关节和髂-股静脉处于屈曲状态而影响下肢静脉血液回流。膝关节应处于 $5°\sim10°$ 屈曲位。分级加压弹力套也可有效预防深静脉血栓的形成。应尽量避免或减少深静脉反复穿刺、置管,对于涉及四肢及其他静脉的一切治疗性操作,都应该保护周围组织,尽可能做到动作细致、轻巧,避免静脉内膜受损。另外,应嘱患者养成不吸烟的习惯,积极治疗原发病(如肾病综合征、心肺功能不全等),尽量避免长期口服避孕药或寻找其他药物替代。

二、机械预防

机械预防的原理是应用机械装置刺激或压迫腓肠肌,加速静脉血液回流,从而预防下肢 DVT。因为手术因素所造成的 DVT 在围手术期即可发生,所以无论采用哪种方法,都应在手术开始时就进行。

三、药物预防

VTE 的药物预防主要是应用抗凝药物,包括口服抗凝药和肠外应用抗凝剂。烧伤患者由于同时存在血液高凝状态、静脉血流缓慢和血管损伤这三大 VTE 高危因素,因此属于 VTE 高危人群。有研究报道,烧伤患者发生 DVT 的风险是非烧伤患者的 3.5 倍,年龄、烧伤面积、下肢烧伤、创面感染等为其独立危险因素。对于烧伤患者来说,由于下肢创面的存在,导致一般预防和机械预防措施的应用受到了很大限制,多以药物预防为主,目前常用的药物为低分子肝素。有研究表明,皮下注射低分子肝素钙可以很好地改善烧伤后的血液高凝状态,有效预防烧伤后 VTE 高危人群形成深静脉血栓。

第五节　VTE 危险因素的评估与护理

一、VTE 危险因素

根据菲尔绍(R. Virchow)的 DVT 三要素学说,能够影响血流速度、损伤静脉血管壁及引起血液高凝状态的因素均为 VTE 危险因素。DVT 的危险因素包括原发性危险因素(见图 34-5-1)和继发性危险因素(见图 34-5-2)。

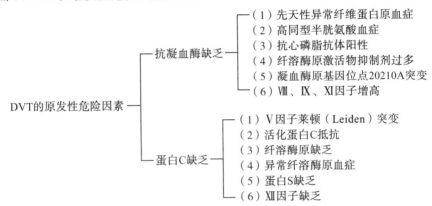

图 34-5-1　DVT 的原发性危险因素

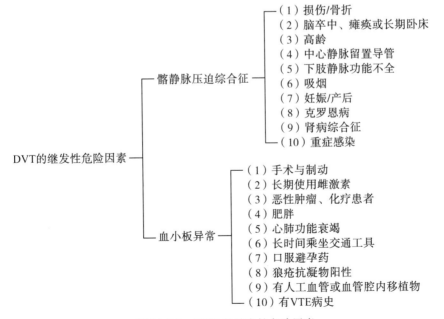

图 34-5-2　DVT 的继发性危险因素

注:血液高凝状态的原发病包括红细胞增多症、瓦尔登斯特伦(Waldenstrom)巨球蛋白血症、骨髓增生异常综合征。

二、VTE 风险评估

由于 VTE 的发生进展是十分复杂的病理、生理进程,因此预防 VTE 前必须进行个体化评估。针对不同 VTE 风险等级的患者,采取相应的预防措施可以有效降低 VTE 发生率。

目前,临床常用的血栓风险评估量表主要包括适用于外科的 Caprini 血栓风险评估表、适用于内科的 Padua 血栓风险评估表、适用于创伤患者的 RAPT 评估表、适用于骨科的 Autar 血栓风险评估表、适用于肿瘤化疗患者的 Khorana 评分以及适用于门诊患者的 Wells 评估表等。

(一)Caprini 血栓风险评估表(Caprini RAM)

Caprini 血栓风险评估表(见表 34-5-1)于 1991 年由卡布里尼(J. A. Caprini)等基于普外科、泌尿科、妇科等患者的研究设计而成。Caprini 血栓风险评估表的不同风险等级分别有对应的预防措施和持续时间。

将患者在 Caprini 血栓风险评估表中的得分相加,评分 1~2 分,VTE 风险为低度,建议应用物理预防;评分 3~4 分,VTE 风险为中度,建议应用药物预防或物理预防;评分不低于 5 分,VTE 风险为高度,推荐应用药物预防,或建议药物预防联合物理预防。

表 34-5-1 Caprini 血栓风险评估表

分值	危险因素
1 分	年龄为 41~60 岁,小手术,体重指数超过 25 kg/m²,下肢肿胀,静脉曲张,妊娠或产后,有不明原因或者习惯性的流产史,口服避孕药或激素替代治疗,感染中毒症(不到 1 个月),严重肺病,包括肺炎(不到 1 个月),肺功能异常,急性心肌梗死,充血性心力衰竭(不到 1 个月),炎性肠病史,卧床患者
2 分	年龄为 61~74 岁,关节镜手术,大型开放手术(超过 45 min),腹腔镜手术(超过 45 min),恶性肿瘤病史,卧床超过 72 h,石膏固定,中央静脉通路
3 分	年龄不低于 75 岁,有 VTE 病史,有 VTE 家族史,凝血因子 V 的 Leiden 突变,凝血酶原基因位点 G20210A 突变,狼疮抗凝物阳性,抗心磷脂抗体阳性,血清同型半胱氨酸升高,肝素诱导的血小板减少症,其他先天性或获得性血栓形成倾向
5 分	脑卒中(时间不到 1 个月),择期关节置换术,髋部、骨盆或下肢骨折,急性脊髓损伤(时间不到 1 个月)

(二)静脉血栓形成危险度评分(the risk assessment profile for thromboembolism, RAPT)

RAPT(见表 34-5-2)可以很好地评估创伤患者的 VTE 发生风险:评分低于 5 分为

低风险,DVT 发生率为 3.6%;评分 5～14 分为中等风险,DVT 发生率为 16.1%;评分超过 14 分为高风险,DVT 发生率为 40.7%。

表 34-5-2　静脉血栓形成危险度评分

项目		得分
病史	肥胖	2
	恶性肿瘤	2
	凝血异常	2
	有 VTE 病史	3
医源性损伤	中心静脉导管超过 24 h	2
	24 h 内输血超过 4 U	2
	手术时间超过 2 h	2
	修复或结扎大血管	3
创伤程度	胸部 AIS 超过 2 分	2
	腹部 AIS 超过 2 分	2
	头部 AIS 超过 2 分	2
	脊柱骨折	3
	GCS 不到 8 分,持续 4 h 以上	3
	下肢复杂骨折	4
	骨盆骨折	4
	脊髓损伤(截瘫、四肢瘫等)	4
年龄	40～60 岁	2
	61～75 岁	3
	超过 75 岁	4

三、VTE 患者的护理

由于烧伤患者的特殊性,护理工作在烧伤治疗中占有举足轻重的地位。如前所述,烧伤患者,尤其是大面积烧伤患者属于 VTE 高危人群,治疗过程中给予规范、合理的护理及引导,可有效提高治疗效果,降低 VTE 的发生率。

（一）一般护理

卧床休息,严密观察患肢皮肤颜色、温度、肿胀程度、感觉等,发现异常及时报告医生,做到早诊断、早治疗。日常抬高患肢 20°～30°,膝关节屈曲 15°,腘窝处避免受压。注意加强对患者的保暖,每日测量患肢不同平面周径,与健侧肢体对比。

(二)饮食调理

VTE患者应多食新鲜蔬菜、水果及适量的蛋、肉,以低脂肪、低热量为宜。饮食要清淡并减少食盐摄入,多食纤维素含量丰富的食物。

(三)康复训练

可指导患者进行正确的康复训练,以便对深静脉血栓进行有效预防。可以开展静脉操、屈伸踝关节、蹬踩与旋转练习,并给予被动人工按摩与机械运动练习。针对已经出现深静脉血栓的患者,在没有植入下腔静脉滤器时,应避免进行患肢挤压与按摩练习。

(四)创面护理

对患者创面进行护理,确保创面干燥与清洁,结合患者感染指征与细菌培养结果合理选择抗菌药物,减轻炎症反应。避免在同一部位或同一静脉反复穿刺,穿刺严格按照无菌操作的要求完成,避免静脉炎的发生。

(孙玉亮　陆美琪　赵洁)

参考文献

[1] 张福先,王深明.静脉血栓栓塞症诊断与治疗[M].北京:人民卫生出版社,2013.

[2] 中国骨科大手术静脉血栓栓塞症预防指南[C].中国康复医学会第七次全国老年医学与康复学术大会资料汇编,2012.

[3] 刘劲燕,郭璐.静脉血栓栓塞症的发病机制及早期诊断标志物的研究进展[J].实用医院临床杂志,2019,16(3):266-269.

[4] 毛宇,熊梓汀,张振宇,等.静脉血栓栓塞症在烧伤患者中的预防[J].临床医学研究与实践,2018,3(31):192-193+196.

[5] 王艳琼,黄建琼,许学文,等.标准化静脉血栓栓塞症预防方案在烧伤患者中的应用研究[J].中国修复重建外科杂志,2019,33(6):726-729.

[6] 张梦强,杨涛,续慧民,等.炎性因子在静脉血栓形成过程中作用机制的研究进展[J].中国血管外科杂志(电子版),2021,13(3):284-288.

[7] 中华医学会外科学分会血管外科学组.深静脉血栓形成的诊断和治疗指南(第3版)[J].中国血管外科杂志(电子版),2017,9(4):250-257.

[8] 中华医学会呼吸病学分会肺栓塞与肺血管病学组,中国医师协会呼吸医师分会肺栓塞与肺血管病工作委员会,全国肺栓塞与肺血管病防治协作组.肺血栓栓塞症诊治与预防指南[J].中华医学杂志,2018,98(14):1060-1087.

[9] BOURAS G, BURNS E M, HOWELL A M, et al. Risk of post-discharge venous thromboembolism and associated mortality in general surgery: a population-

based cohort study using linked hospital and primary care data in England[J]. PLoS One, 2015, 10(12):e0145759.

[10] CAPRINI J A, ARCELUS J, HASTY J H, et al. Clinical assessment of venous thromboembolic risk in surgical patients[J]. Seminars in Thrombosis and Hemostasis, 1991, 17(Suppl 3):304-312.

[11] DAVID R A, GIAN P M, CAROLE B, et al. American society of hematology 2019 guidelines for management of venous thromboembolism:prevention of venous thromboembolism in surgical hospitalized patients[J]. Blood Advancesances, 2019, 3(23):3898-3944.

[12] GEERTS W H, BERGQVIST D, PINEO G F, et al. Prevention of venous thromboembolism:American college of chest physicians evidence-based clinical practice guidelines(8th edition)[J]. Chest, 2008, 133(Suppl 6):381S-453S.

[13] HEIT J A. Epidemiology of venous thromboembolism[J]. Nature Reviews Cardiology, 2015, 12(8):464-474.

[14] HEIT J A, SPENCER F A, WHITE R H. The epidemiology of venous thromboembolism[J]. Journal of Thrombosis and Thrombolysis, 2016, 41(1):3-14.

[15] HUANG S S, LIU Y, JING Z C, et al. Common genetic risk factors of venous thromboembolism in Western and Asian populations [J]. Genetics and Molecular Research, 2016, 15(1):253-272.

[16] JONATHAN P M, JULIET J R, CASEY J A, et al. Hypercoagulability and venous thromboembolism in burn patients [J]. Seminars in Thrombosis and Hemostasis, 2015, 41(1):43-48.

[17] KHALAFALLAH A A, KIRKBY B E, WONG S, et al. Venous thromboembolism in medical patients during hospitalisation and 3 months after hospitalisation:a prospective observational study[J]. BMJ Open, 2016, 6(8):e012346.

[18] KAHN S R. The post-thrombotic syndrome [J]. Hematology, ASH Education Program, 2016, 127(3):S89-S92.

[19] MACKMAN N. New insights into the mechanisms of venous thrombosis[J]. Journal of Clinical Investigation, 2012, 122(7):2331-2336.

[20] STEVENS S M, WOLLER S C, KREUZIGER L B, et al. Antithrombotic therapy for VTE disease[J]. Chest, 2021, 160(6):e545-e608.

[21] THOMAS L O, IGNACIO N, WALTER A, et al. American society of hematology 2020 guidelines for management of venous thromboembolism:treatment of deep vein thrombosis and pulmonary embolism[J]. Blood Advances, 2020, 4(19): 4693-4738.

[22] WELLS P S, ANDERSON D R, RODGER M, et al. Evaluation of D-dimer

in the diagnosis of suspected deep-vein thrombosis[J]. The New England Journal of Medicine，2003，349(13):1227-1235.

[23] ZAKAI N A，McCLURE L A，JUDD S E，et al. Racial and regional differences in venous thromboembolism in the United States in 3 cohorts [J]. Circulation，2014，129(14):1502-1509.

第三十五章 创烧伤的急救护理

在医院急诊科和日常生活中,由于各种原因造成的创烧伤非常常见。由于疼痛明显和创烧伤的突发性,很容易使患者产生心理恐惧与焦虑。创烧伤后如果处理不当,不仅会延误诊断治疗,严重的甚至会危及生命。所以在急诊科工作的医务人员要对创烧伤的急救与护理原则有充分的认识并掌握。

第一节 创烧伤的早期监护

一、生命体征监测

生命体征是基本的监护项目,主要包括血压、呼吸、脉搏、意识,任何一个生命体征的异常都会反映患者全身状态的异样,对于评估病情、发现疾病变化具有重要意义。

二、循环系统

(一)心电监测

心电监测是重症患者最基本的床边监测项目,无创性是其一大优点,主要用于持续监测心率,方便医务人员及时发现心律失常、心肌缺血。心电监测还可辅助诊断电解质紊乱、监测药物治疗效果、评价起搏器功能等。

(二)动脉压监测

动脉压主要反映的是心脏排血量和外周血管的总阻力,受血容量、血液黏滞度、血管壁弹性、组织器官灌注、微循环等影响。动脉压监测方法可分为无创性血压监测和有创性血压监测两种。

(1)无创性血压监测:优点是操作简单,可重复,但常常存在误差。频繁测压或测压时间过长可引起疼痛、皮肤瘀点和瘀斑、血栓性静脉炎等并发症。

(2)有创性血压监测:优点是可连续监测整个心动周期的血压变化,可保证监测血压动态变化情况,相对禁忌证为存在严重凝血功能障碍和穿刺部位血管病变的情况,但可供选择的部位较多,并非绝对禁忌证。常用的穿刺部位为股动脉、肱动脉、足背动脉、桡动脉以及腋动脉,其中以桡动脉最为常用。操作过程中要严格执行无菌规范操作,保证管道通畅。每次抽取动脉血后应立即用含肝素的生理盐水冲洗管道,及时清理血块,防止动脉栓塞。如患者循环功能稳定,应及早拔除动脉置管,以减少并发症的发生率。

(三)中心静脉压监测

中心静脉压是指腔静脉和右心房交界处的压力,是反映右心前负荷的指标,正常值为 $5\sim12$ cmH$_2$O。中心静脉压与血容量、静脉张力、右心功能等有关,测压部位可选择右颈内静脉、锁骨下静脉、颈外静脉和股静脉,适用于严重创伤或休克等危重患者、需要大量输血输液的患者以及各类大型或中型手术。禁忌证主要为穿刺静脉局部有感染或存在严重凝血障碍。测定中心静脉压时,导管尖端要保证在右心房或近右心房的腔静脉内。

(四)肺动脉漂浮导管监测

肺动脉漂浮导管监测也称斯旺-冈茨(Swan-Ganz)导管监测或者肺动脉压监测,其原理是利用漂浮导管监测血流动力学指标,可通过监测肺动脉楔压,间接反映左心功能状况,有助于评估危重患者的心血管功能。

(五)脉搏指数连续心排血量监测

脉搏指数连续心排血量监测(pulse indicator continous cadiac output,PiCCO)是一种用于监测和计算血流动力学参数的微创技术。血流动力学相关指标可以通过两种方法测量:动脉脉搏轮廓分析法连续测量和肺热稀释法间断测量。PiCCO 主要适用于皮肤软组织损伤、心力衰竭、严重感染等需要监测血液循环、心功能及肺功能的危重症患者,其一大优点是不需要在肺动脉和肺小动脉内置管。PiCCO 的导管可留置长达 10 天,相对禁忌证为穿刺部位有感染、严重出血性疾病、接受主动脉内球囊反搏治疗的患者,并发症主要是感染、出血等。操作过程中要注意严格无菌操作。

三、呼吸系统

静息状态下,成人呼吸频率为 $12\sim20$ 次/分,新生儿约为 44 次/分,并随年龄的增长而逐渐降低。正常情况下,呼吸节律为均匀且整齐,应注意区分病理状态下呼吸节律的改变:①呼吸过速多见于发热、贫血、疼痛、心力衰竭等情况;②呼吸过慢多见于颅内压增高等情况;③呼吸浅快多见于呼吸肌麻痹、腹腔积液、肺炎等情况;④呼吸深快多见于通气或换气功能障碍、情绪激动、过度紧张等情况;⑤一侧胸廓的扩张度受限多见于大量胸腔积液、肺不张、气胸等情况。此外,还要观察患者面部口唇有无发绀、苍白。

血气分析是常用于判断机体酸碱平衡及氧合状态的监测手段。穿刺点可选择动脉搏动较明显的部位,如股动脉、肱动脉、桡动脉、足背动脉等,穿刺部位周围皮肤应健康。注意,应用普通注射器时切勿忘记行抗凝处理,标本内不可有气泡存在,留取的标本应在密封状态下尽快送检。

SpO_2是指在动脉血中与氧气结合的血红蛋白占全部血红蛋白的百分比。SpO_2可连续监测血氧饱和状态，反映机体的氧合功能，是诊断低氧血症的有效监测手段。成年人SpO_2正常范围为 $94\%\sim100\%$，监测部位可选择手指或脚趾的甲床。

四、泌尿系统

尿液的一般性状观察有助于监测肾功能、循环容量、组织灌注与代谢等多方面的病情。尿量是指患者 24 h 内由泌尿系统排出体外的液体总量。通过观察尿液的颜色和透明度，也助于诊断和评估患者的疾病。尿比重增高与降低可提示肾脏浓缩与稀释功能的异常。

内生肌酐清除率（endogenous creatinine clearance rate，CCr）是指单位时间内肾脏清除血浆内生肌酐的毫升数。成人 CCr 正常值为 $80\sim120$ mL/min，但随年龄的增长有下降趋势。CCr 的计算方法有标准 24 h 留尿计算法和 4 h 留尿改良法。CCr 有助于判断肾小球损害程度、评估肾功能及指导对肾衰竭患者的治疗。

血尿素氮（blood urea nitrogen，BUN）是机体蛋白质代谢的终产物，饮食中的蛋白质含量、组织内蛋白质分解代谢及肝功能状况均可影响尿素的生成量。尿素主要随尿液排出体外，成人参考值为 $3.2\sim7.1$ mmol/L，婴儿、儿童为 $1.8\sim6.5$ mmol/L。当机体肾实质受到损害时，BUN 升高，因此在临床工作中多测定 BUN，用以粗略评价肾功能。

五、消化系统

严重的皮肤软组织损伤、烧伤、休克、感染以及手术的患者，尤其是遭受缺血-再灌注损伤或长期卧床后，常常并发不同程度的胃肠功能障碍以及胃肠道出血等。因此，腹部体征、胃液的量与颜色、胃肠动力、腹内压、大便颜色等监测项目能够提供关于患者病情变化的有效信息。此外，严重皮肤软组织损伤也会使肝脏受到损伤，其合成血清总蛋白和白蛋白功能下降，加之消耗、丢失增加，使患者营养不良，临床上表现出严重的水肿、胸腔积液和腹腔积液。

六、血液系统

严重皮肤软组织损伤常常伴有急性或慢性大量出血，应注意观察患者皮肤有无发绀苍白、有无出血点等。患者出血及凝血时间的异常常提示病情的严重性。处理原发病（如出血、休克、肝功能障碍、感染等）的同时，适当的成分输血有助于控制病情。

（张云华）

第二节 烧伤早期的救治护理

烧伤早期救治是否正确及时,护送方法和时机是否得当,直接关系着患者的安全和预后情况。错过了早期救治机会,会使患者的痛苦加重,留下瘢痕的可能性也较大。

一、烧伤早期院前急救护理

(一)现场急救原则

(1)首先要保持镇定,细心负责,理智科学地判断。

(2)评估现场,确保自身与伤病员的安全。

(3)分清轻重缓急,先救命,后治伤,果断实施救护措施。

(4)在可能的情况下,尽量采取减轻患者痛苦的措施。

(5)充分利用可支配的人力、物力协助救护。

(二)现场急救措施

(1)烧烫伤面积在40%以下时,立即将受伤部位浸泡于冷水中,或用流动的冷水冲洗,或用冷(冰)水湿敷,多需0.5~1 h(以离开冷水感觉不疼为原则)。用干净的敷料、被单包裹伤处,将患者送往医院。

(2)化学物质烧伤时,应迅速脱离现场,立即脱去被酸、碱等化学物质浸湿的衣服。用大量清水冲洗至少30 min,以清除残留的化学物质,减轻疼痛,降低烧伤严重程度。如果条件允许,可适当考虑使用中和剂。因使用中和剂时中和反应可产生热量,加深烧伤,损伤机体,因此使用中和剂时要慎重,掌握好时间。使用中和剂后需用清水彻底冲洗干净。

(3)生石灰烧伤时,先去净石灰粉粒后,再用大量清水冲洗,防止生石灰遇水产热,加深创面。

(4)磷烧伤时,立即用湿纱布覆盖创面或将受伤部位浸入水中,以防磷遇空气继续燃烧。创面忌用油质敷料包扎或涂油质膏剂。

(5)石炭酸烧伤时,由于石炭酸不溶于水,所以应先用肥皂水冲洗后再用清水冲洗。

(6)沥青烧伤时,用水降温后,用汽油、松节油或石蜡油去除沥青。

(三)急救护理

(1)首先检查可危及患者生命的一些情况,如大出血、窒息、开放性气胸及急性中毒等,并采取相应的救治处理,如合并骨折者给予简单固定。

(2)判断伤情,初步估计烧伤面积和深度、有无吸入性损伤和复合伤等,并及时记录,以供后续治疗参考。

(3)止痛镇静。烧伤后患者都有不同程度的疼痛和烦躁,可根据情况予以止痛镇静。

年老体弱、婴幼儿、合并吸入性损伤或颅脑损伤者慎用止痛镇静药物，以免引起呼吸抑制。

（4）保持呼吸道通畅，有因吸入性损伤及头面部烧伤伴呼吸道梗阻时，应立即行气管切开或环甲膜穿刺，以暂时解除呼吸道梗阻。

（5）保护创面，根据情况将已燃烧和浸湿的衣服剪除或脱去后，创面可用清洁被单或衣服等加以简单包裹，避免污染和再损伤。头面部烧伤时，应首先注意眼部是否烧伤，尤其是角膜有无烧伤，如有烧伤要优先冲洗，同时要注意对耳、鼻和口腔的冲洗。冲洗要彻底，不要用手或手帕揉擦五官。

（6）补液治疗。急救现场多不具备输液条件，烧伤后可口服烧伤饮料或加盐的水、米汤等，但不宜喝大量白开水或糖水，以免发生低渗性脑水肿。如有条件，烧伤较重者应快速建立静脉通路，予以补液治疗，并争取时间优先转送到就近的医疗单位进行抗休克治疗。

（7）心理护理。在实施急救的同时，尽可能地安慰伤者及其家属，以减轻他们的恐惧、紧张心理。

二、烧伤早期的入院救治护理

烧伤患者经现场和急诊室抢救后，需入住烧伤专科进行进一步的救治和护理。医护人员接到患者入院的通知后，首先应了解烧伤患者的人数，烧伤的时间、面积、部位、程度，患者性别及年龄等，根据情况准备用物及病床。

（一）入院前准备

医护人员根据患者的烧伤面积、深度准备不同的病房，并根据烧伤部位、时间及严重程度准备对应的用物。对烧伤 48 h 内入院的患者应准备监护设备、吸氧/吸痰装置及气管切开用物、静脉输液用物及导尿用物、伤口处理用物等；对烧伤 48 h 后入院的患者，则在上述用物的基础上，根据患者情况准备悬浮床或翻身床。一般烧伤患者需准备补液用物及包扎用物。室温维持在 30～32 ℃。

（二）入院后的处理

患者入院后，应根据烧伤的程度、部位给予及时、对应的处理。

1.及时处置

（1）进行清洁卫生处理，除去烧焦或污染的衣服、鞋袜；头面部烧伤患者要剃除胡须和头发；双大腿、会阴部烧伤以及需要导尿的患者剃去阴毛；对于病情平稳的中、小面积烧伤患者，创面污染重时先清创处理；大面积烧伤患者休克期后转入的，在病情许可的情况下，也可先清创处理，再将患者搬运至准备好的病床上。

（2）大面积烧伤或发生休克的患者，先把其安置在病床上，迅速建立静脉通路，监测患者的生命体征和神志、瞳孔的变化；吸氧，监测血氧饱和度；留置导尿管，监测尿量、尿色及尿比重。

（3）测量患者的身高、体重，无法测得者可向患者或家属询问。抽血，急诊查生化、血常规、血气分析及血型,必要时备血。此外,还要询问过敏史后做破伤风抗毒素及抗生素皮试。

2.询问

详细询问患者的受伤原因、经过及受伤后的处理,还要询问患者的既往病史、有无慢性疾病、生活习惯、文化程度及性格等。

3.记录

详细记录患者入院时及入院后的生命体征及临床表现,简要记录患者的受伤史及受伤后的院外处置,详细记录患者入院后的各项治疗及护理、患者的出入量及异常检查结果。

(三)补液治疗的护理

(1)迅速建立有效的静脉通路,大面积烧伤患者一般建立两条静脉通路。静脉穿刺困难者及时行深静脉置管术,或配合医生行静脉切开术,以保证液体顺利补入。妥善固定输液管道,防止休克期患者躁动将输液管拔除。

(2)全面了解24 h输液计划的总量和成分,计算每小时的入量,晶体、胶体、糖分三者交替输入。烧伤第一天,前8 h输入液体总量的一半,后16 h输入液体总量的另一半。

(3)根据尿量、生命体征等情况调整输液速度,不能在较长时间内输入同一种液体,或短时间内快速输入同一种液体。烧伤后第2天和第3天,输液速度应根据液体总量及尿量进行调节,逐渐减慢。

(4)小儿大面积烧伤患者应根据病情、液体总量调节输液速度,逐渐减慢。小儿输液时尤其应警惕脑水肿、肺水肿的发生。

(5)为了预防输入大量低温液体加重患者的休克,在输液过程中,可使用输液恒温器,使输入体内的液体温度在32 ℃左右,以减少寒冷对机体的刺激,促进血液循环。血液制品严禁加热。

(四)护理措施

1.生命体征监测

早期患者一般体温偏低或正常,38 ℃以上为早期感染或伤前有炎症。给予患者心电监测,监测心率、心律,及时发现早期休克表现。注意观察呼吸频率、节律、深浅度变化等情况,特别是颜面部烧伤患者尤应注意观察有无呼吸困难。烧伤休克期收缩压应维持在90 mmHg以上,脉压差在20 mmHg以上。血压下降、脉压差减少、心率增快提示有休克存在,应加快补液。

2.密切观察患者的精神状态

(1)口渴:口渴为休克期较早出现的症状,此类口渴并不会因喝水而减轻,因此不应满足患者不断喝水的要求,否则可引起脑水肿或胃肠道功能紊乱,如呕吐、急性胃扩张等。为减轻症状,可让患者少量多次饮用含盐饮料。一般待休克纠正后,口渴可自行缓解。

(2)烦躁不安:烦躁不安主要是脑细胞缺血缺氧的表现。要注意对患者的安全防护,全面检查患者有无吸入性损伤、颅脑外伤等,如为血容量不足引起的,应加快补液速度;如为疼痛引起的,应在血容量充足的情况下适当给予止痛药物或冬眠药物,并密切观察呼吸、心率。

3.保持呼吸道通畅

遵医嘱让患者吸入氧气,观察吸氧效果,需要气管切开者应配合医生及时进行,并做好气管切开后的护理。颈部、躯干部深度环形烧伤患者要严密观察呼吸情况,如有呼吸运动障碍、呼吸困难等应立即通知医生。

4.尿的监测

尿量的变化直接反映了肾脏的血流灌注情况,单位时间尿量的变化能客观反映休克的严重程度,也是判断复苏效果较为敏感的指标之一。应记录每小时尿量,特殊情况下每 30 min 记录一次。每小时尿量维持在 50～70 mL,小儿维持在 1～2 mL/(kg·h),但对老年人、合并心血管疾病或脑外伤的患者应适当降低标准,以防发生脑水肿、肺水肿和心力衰竭。某些化学烧伤(磷、苯等)、电烧伤、挤压伤等患者,尤其是合并血红蛋白尿者,应适当增加每小时尿量,以利于排出有害物质,减少肾脏损害。

尿比重正常情况下为 1.003～1.030,当输入高分子液体时,尿比重常可在 1.020～1.040。正常尿 pH 值为 6～7,但烧伤患者尿 pH 值维持在稍偏碱的范围内(7～8),以防血红蛋白形成管型阻塞肾小管。

固定好尿管,保持尿管通畅,当发生少尿、无尿时应先检查尿管是否阻塞、脱出等,排除导尿管的因素,再请示医生。当出现下述情况之一时要及时通知医生:①成人尿量少于 30 mL/h,儿童尿量少于 20 mL/h;②有血色素尿、血尿;③老年人伤前有心、肺、肾疾患,颅脑损伤的患者,尿量少于 20 mL/h;④增加补液量的情况下尿量仍不增加;⑤当每小时每千克体重尿量超过 1 mL 时(每小时尿量持续超过 100 mL)。

5.严密观察病情,做好休克期护理记录

(1)做好出入量的总结,实时记录液体的入量,呕吐物及大便的性状、颜色和量,每小时记录尿量和颜色(必要时测尿比重和尿 pH 值)。出入量的总结应从受伤时间算起。在伤后 48 h 内,每 8 h 总结一次出入量,算出晶体、胶体、糖分(包括口服量)的液量,算出每小时平均尿量。每 24 h 总结一次出入量,算出其中晶体、胶体、水分的液量及每小时平均尿量。48 h 后改为每天总结两次出入量。

(2)熟悉烧伤休克期的临床表现,及时记录病情变化、异常的化验结果,以及各种用药、治疗及护理措施。记录各种仪器的参数,每小时记录生命体征。使用呼吸机的患者,每班应记录呼吸模式、通气参数及吸氧浓度等。记录末梢循环情况,如浅静脉充盈不良出现皮肤发白、肢体发凉等情况。

6.做好创面的护理

配合医生对创面进行换药,保持创面清洁。头面部烧伤者入院后剃光头或留短发,会阴部烧伤者应剃阴毛,上肢烧伤者应剃腋毛。保持患者创面干燥,充分暴露创面,按时翻身;及时更换潮湿敷料和被服,可用红外线烤架烘烤创面。

遵守消毒隔离制度,防止交叉感染。应限制室内人员的数量,接触创面需要戴无菌手套,操作前后必须洗手。要尽量避免经创面穿刺,如需经创面穿刺,置管针每日用0.5%的碘伏消毒液消毒针眼处3～4次,并用无菌纱布覆盖。

7.饮食护理

烧伤患者零禁食,不能经口进食者可予以鼻饲饮食。从口服电解质液开始,逐步向流质、半流质到软食过渡,待病情允许时鼓励患者进食高热量、高蛋白、高维生素饮食。密切观察病情变化,如发现有消化道症状,如恶心、呕吐、腹胀等时,要暂停进食,必要时予以胃肠减压。

8.心理护理

烧伤休克期患者及其家属均会出现紧张、恐惧、担忧和焦虑等心理反应,医护人员在进行救治的同时应和他们讲解休克期的临床表现和大体治疗过程,以减轻和消除患者及其家属的紧张、恐惧等心理。

9.并发症的预防及护理

(1)脑水肿的预防及护理:禁止给患者口服大量不含盐的水分和短时间内大量输入水分。观察患者有无肌肉抽动、昏迷、呕吐、呼吸困难等表现,如出现以上情况,结合辅助检查确定为脑水肿时,要遵医嘱予以脱水治疗和激素治疗,及时清除气道异物和分泌物,保持呼吸道通畅,防止因呕吐而误吸。

(2)肺水肿的预防及护理:严密观察患者有无呼吸增快、呼吸困难、胸前紧迫感、阵咳、咳大量粉红色泡沫痰等肺水肿表现。如出现肺水肿,可让患者取头高脚低位或半卧位,以减少回心血量和肺循环血量。予以患者高流量吸氧(6～8 L/min),并通过20%～30%的酒精湿化后吸入,以改善肺泡通气,但时间不宜过长,要间歇使用。遵医嘱予以患者强心、利尿等药物治疗。

(邹小梅　周琴)

第三节　慢性创面紧急事态监护

所谓创面,是指各种致伤因素(外力、热力、电、化学物质、放射线、低温、感染、压力、手术等)和机体的一些原发疾病(糖尿病、痛风、血管性疾病等)导致的皮肤软组织损伤,从而引发损伤区域皮肤软组织的完整性被破坏和功能、外观受损。按照时限,创面可以分为急性创面和慢性创面。除大面积Ⅲ度烧伤残余创面外,其他创面若超过30天仍未愈合,称为慢性创面。

在中国医师协会指定的慢性创面患者信息采集系统数据库中,对6109例患者进行了分析,居前10位的合并基础疾病的慢性创面患者高发基础病症占比如图35-3-1所示。

慢性创面患者大多合并一种以上的基础疾病。合并不同基础疾病的患者在不同时间（如季节、换药前后等）、不同地点（如家中、就诊途中、诊疗机构中等）、不同刺激（如恐惧、疼痛、药物等）、基础疾病控制效果等多因素混合作用下，可产生不同程度的诊疗风险。因此，医护人员要对慢性创面患者合并的基础疾病的风险有所预判，出现紧急事态时及时采取相应措施。

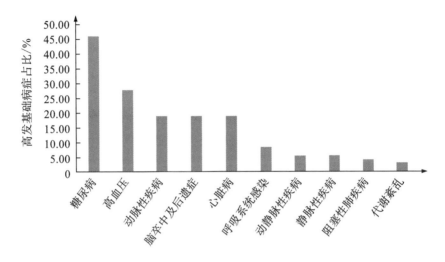

图 35-3-1　6109 例合并基础疾病的慢性创面患者高发基础病症占比

一、血糖升高

糖尿病患者血糖控制不佳，易在各种因素的作用下造成高渗高血糖综合征和低血糖等不良后果。良好的血糖控制对创面愈合及控制糖尿病相关并发症有积极的作用。血糖控制目标为空腹血糖低于 7 mmol/L，随机血糖低于 10 mmol/L，同时避免发生低血糖。糖尿病患者合并创面感染时处于应激状态，调整为胰岛素控制血糖，在围手术期良好的血糖控制也有利于创面愈合。

二、疼痛加剧

对于创面异常的疼痛或慢性创面出现新的疼痛，都应考虑可能引起疼痛的因素。如疼痛加剧是创面感染的一个警示，应鉴别诊断后局部使用抗感染药物或抗菌敷料控制感染，对于创面深部感染则需要考虑手术介入或全身应用抗生素。下肢血管闭塞或血栓形成会出现逐渐加重的疼痛表现，应治疗血管病变。糖尿病患者下肢或足部的疼痛可分为神经性疼痛和缺血性疼痛，治疗也应分为营养神经治疗和血管治疗。压力性创面应减压治疗，如应用交替型气垫床。局部水肿也会导致疼痛加剧，控制水肿可以改善创面局部血流情况，减轻疼痛。

三、高血压

长期血压控制不佳会导致动脉硬化、下肢动脉硬化闭塞症等。在患者能耐受的情况下，应逐步降压达标。一般的高血压患者应将血压降至 140/90 mmHg 以下；65 岁及以上老年人的收缩压应控制在 150 mmHg 以下，如能耐受还可进一步降低；伴有肾脏疾病、糖尿病和稳定性冠心病的高血压患者治疗宜个体化，一般可以将血压降至 130/80 mmHg以下。

四、下肢动脉硬化闭塞症

下肢动脉硬化闭塞症患者发生慢性创面的风险增加，创面愈合难度也增加。对于严重的下肢动脉硬化闭塞症患者，若药物治疗效果不佳可考虑进行各种血管重建术，包括外科手术治疗和血管腔内介入治疗，可显著降低截肢率，改善生活质量。

五、深静脉血栓形成

深静脉血栓形成是血液在深静脉内不正常凝结引起的病症，多发生于下肢，血栓脱落可引起肺栓塞。患者的主要症状为患肢肿胀、疼痛，活动后加重，抬高患肢可好转。血栓远端肢体或全肢体肿胀是主要特点。

六、感染

感染是影响创面病情进展和预后的重要因素之一。存在感染时，细菌和炎症细胞增加了氧和其他营养成分的消耗，成纤维细胞受损，而且感染后渗出增多，增加创面局部张力，常导致创面开裂。同时，创面感染后由于大量内毒素、外毒素和蛋白水解酶的综合作用，引起细胞因子的生物学效应及自由基损伤，致使组织水肿、出血，脓性分泌物增多及蛋白质水解使肉芽组织生长填充变慢，或因肉芽组织过度增生而严重影响上皮形成，影响创伤修复的速度。

七、冠心病和心力衰竭

在老年慢性创面患者中，导致死亡的最主要原因是心脑血管疾病。冠心病是导致糖尿病严重肢体缺血患者死亡的主要原因。糖尿病可显著增加缺血性心脏病患者发生心力衰竭的风险，糖尿病本身也可引起糖尿病心肌病。合并糖尿病的心力衰竭患者的住院率、全因死亡率和心血管死亡率更高。

八、蛋白尿、低蛋白血症及贫血

蛋白尿、低蛋白血症及贫血均是影响创面愈合的危险因素，所以预防这些疾病的发生和进展对慢性创面的治疗尤为重要。对这些疾病的管理应坚持积极筛查、早期发现、分阶段管理及综合干预的原则。

九、气胸

在治疗创面时,需要进行呼吸和血氧饱和度监测。若患者有突然加重的呼吸困难,并伴有明显发绀,患侧肺部叩诊为鼓音,听诊呼吸音减弱或消失,可考虑并发自发性气胸,此时应停止创面治疗,请相关科室进行处置。

十、休克

患者在治疗创面时可能因疼痛、外用药物过敏、精神紧张甚至较大血管的意外出血等诱发休克,临床表现为面色苍白、心悸、气短、大汗淋漓、神情紧张、口渴咽干、血压降低、少尿等。此时应采取以下处置与治疗措施:①停止处理创面,迅速清除创面表面的外用药或功能性敷料,用生理盐水冲洗;②如有大血管活动性出血,要立即采取外科方法止血;③建立静脉通路,适量补液,并尽快准确判断休克原因,采取针对性治疗措施;④监测血压和其他生命体征及尿量,保持呼吸道通畅、吸氧,请相关科室共同救治。

十一、心律失常和猝死

在治疗合并心律失常的创面患者时,清创等创面治疗手段作为应激源,能够使患者处于高度紧张状态,可导致心血管系统和肾上腺的组织学改变及儿茶酚胺合成酶活性改变,血压持续升高,机体处于应激状态,导致心律失常,甚至出现恶性室性心律失常和心源性猝死。因此,对于合并心律失常的创面患者,在诊疗过程中一定要注意这几点:①对初诊患者需要了解心律失常的诊断和治疗情况;②对于合并心律失常的创面患者进行清创、扩创或局部麻醉手术时,需要进行必要的心电监护;③创面治疗者应该熟练掌握房性心律失常或室性心律失常的心电图特征;④在处理创面的过程中,如发生严重心律失常,应暂停处理,并请相关科室紧急会诊处置;⑤如发生室颤应立即给予电除颤等处理,如发生猝死应立即给予心肺复苏。

（王兴蕾）

第四节　断肢再植术后护理

断肢再植术后肢体是否成活,与术后的护理有着密切关系。全面细致的观察和护理可以减少术后并发症的发生,对提高患者的术后成活率具有重要意义。

一、一般护理

将断肢再植术后的患者安排在安静、舒适、光线充足的单人病房,室温保持在 24~26 ℃,相对湿度维持在 60%~70%。室内每日紫外线消毒 1~2 次。冬季患肢用灯照射,一般用 60 W 的侧照灯,照射距离 30~40 cm。控制探视人群,病房内严禁吸烟,以防再植肢体血管痉挛。

二、饮食护理

鼓励患者进食高热量、高蛋白、高维生素饮食,从半流质过渡到普食,少量多餐,多饮水,多进食粗纤维食物,防止便秘。禁止饮酒、吸烟,忌食辛辣刺激性食物,以防止血管痉挛。

三、疼痛护理

疼痛、精神紧张是引起血管痉挛并导致血管危象的重要因素,医护人员应耐心细致地向患者解释疼痛对再植肢体的危害,让患者在疼痛时采取止痛措施,术后 3 天常规使用止痛药。执行各种治疗、护理操作时动作要轻柔,以减轻或避免疼痛。

四、心理护理

强化对患者的情绪疏导,通过与患者交谈,观察患者的表情、动作,评估患者的心理状态,采取对应的疏导方式;告知患者手术效果,减少其猜疑心理;了解患者对预后情况的担忧,介绍再植成功的案例,减少患者的担忧,增强患者康复的信心;告知患者再植术后自我护理的注意事项,保障恢复情况。

五、再植肢体的局部观察

(一)肢体颜色

再植肢体皮肤颜色应红润或与健侧皮肤颜色一致。若肢体颜色苍白且张力下降,说明断肢处于缺血状态,可由动脉痉挛或栓塞引起,此时可肌内或静脉注射罂粟碱,同时分析发生原因予以对症处理,如镇静、止痛、保暖等。若肢体呈暗紫色且张力加大,说明静脉回流障碍,此时可抬高患肢,拆除部分皮肤缝线;或肢端侧方小切口放血,用肝素生理盐水擦拭伤口来缓解症状。上述处理无效再行手术探查。

(二)测量皮温

用电子指温计测量皮温时应定点、定位且压力恒定。再植肢体的皮温多为 33~35 ℃,与健肢温度基本相同或低 1~2 ℃;如低 3 ℃以上,说明血液循环出现障碍。

(三)毛细血管反应

指压皮肤后,正常皮肤毛细血管充盈应在 1~2 s 内恢复。患肢如损伤较重,往往局部组织有皮损与瘀斑,以致影响观察与判断,故观察范围不应只局限于一处,可同时观察甲床、指(趾)腹、肢体正常皮肤等多处,以便鉴别。

(四)指腹张力

如指(趾)腹张力大且出现肢体色泽发紫,则表示静脉回流障碍。如指(趾)腹张力低下,色泽由潮红转为苍白,则表示动脉供血障碍。

六、功能锻炼

术后3周局部行超短波、红外线治疗,以减轻肿胀。未制动的关节、肢体做轻微的伸屈运动,术后3～6周开始以伸屈、握拳等主动活动为主,防止关节僵直、肌肉粘连或萎缩;被动活动要轻柔,且对再植部位妥加保护。术后6～8周应促进神经功能的恢复,加强运动和感觉训练,待患者有明显的主动运动后,指导其进行捡球、写字等由简到繁的作业练习,以促进功能恢复。

(陈长静)

第五节 创烧伤后严重感染的护理

一、头面部严重感染的护理

(1)病情观察:加强巡视,每15～30 min观察一次患者的生命体征、瞳孔变化、尿量等情况,对于面颈部明显水肿者,应注意呼吸频率、深度及血氧饱和度的变化,如发现患者出现呼吸困难、发绀甚至窒息,应及时报告医生。密切观察患者是否有发热、寒战、头痛、呕吐、意识变化等颅内化脓性感染征象,尤其是"面部危险三角"区域的感染,如若发现异常,应及时报告医生。

(2)体位摆放:未出现休克的患者采用半卧位,有利于脑部静脉血液回流,减轻头面部水肿,避免创面受压,绝对卧床休息。

(3)提供良好的病房环境:严格执行隔离制度,保持病房内空气新鲜,经常开窗通风,定期消毒杀菌,禁止探视,保持适宜的温度和湿度。

(4)做好管路护理:保持位于头面部的管路(如胃管、吸氧管等)通畅且固定良好,做好管路的清洁消毒工作。为避免器械相关性压力性溃疡的发生,常常在管道接触正常皮肤处衬以各种减压敷料。

(5)输液护理:了解抗生素的不良反应,观察患者病情变化,及时发现异常;结合患者肿胀情况、尿量等,控制出入量及滴液速度。

（6）创面护理：剃除毛发，可根据创面情况或分泌物培养＋药敏结果，选择合适的外用抗生素药膏或抗菌敷料局部应用，及时清除创面分泌物，保持创面清洁；已是感染创面的仍需遵循无菌原则，避免感染加重或交叉感染。眼部皮下组织较疏松，头面部感染易累及，可遵循眼科医师的会诊意见用药，及时用蘸湿的棉签拭去患者的眼部分泌物，保持清洁并使患者获得舒适感。耳部创面要避免受压，注意检查外耳道和鼓膜，发现渗出物或分泌物流进要及时清理。应注意保持患者口腔的清洁卫生，定时应用口腔消毒剂进行口腔擦拭。

（7）饮食护理：严重感染患者能量消耗大，但患者意识不清或应用镇痛镇静药物等原因致使经口进食困难，早期应选择肠内营养，病情好转后应尽早经口进食，最好为流质饮食，注意保持口周卫生。

二、手部严重感染的护理

（1）病情观察：行床边心电监护，监测患者的生命体征。包扎患肢时，应将末节指（趾）端暴露，以方便观察患肢情况，如颜色是否红润、温度是否正常、毛细血管反应是否良好等。若出现创面突然疼痛减轻、皮肤颜色由红变白等现象，应警惕指骨坏死的可能。经久不愈的感染创面还要警惕肌腱炎、关节炎甚至骨髓炎的可能。

（2）体位摆放：合理安放患者，如抬高患肢，使其略高于心脏，减轻组织水肿。患者行皮瓣修复后应避免皮瓣受压，影响皮瓣的血液供应。

（3）提供良好的病房环境：严格执行隔离制度，避免交叉感染，妥善处理医疗废物，每天病房及用品要消毒杀菌，以提供舒适、安静的病房环境。

（4）创面护理：保持手部功能位，尽早指导手部各关节的主动/被动伸曲、内收外展、被动旋内/旋外运动。当指蹼有创面时，应将指蹼用银离子敷料或藻酸钙等现代敷料隔开，保持良好引流。根据创面感染情况，可每日帮助患者进行手部运动2～3次。包扎时，绷带的压力从肢体远端到近端逐渐递减。

（5）输液护理：在医师的指导下，合理使用抗生素，控制输液间隔时间和滴速。上肢存在创面时，一般不在患肢建立静脉通路。

（6）饮食护理：合并全身感染中毒症状的患者，早期可能以鼻胃管或肠外营养为主。可经口进食者应避免辛辣饮食，饮食宜清淡。注意要增加热量供应，蛋白质、维生素等均衡摄入。

三、会阴部严重感染的护理

（1）病情观察：监测患者的生命体征，留置导尿管者注意观察尿色、尿量变化。合并脓毒血症者密切观察休克早期征兆，以便及时处理。触诊患者会阴部局部有无捻发音，判断是否存在产气性皮下蜂窝织炎。

（2）体位摆放：患者应绝对卧床休息，根据创面特点调整体位，使会阴部透气，尽量少受压,可用床架将会阴部的被子撑起。

(3)提供良好的病房环境:严格执行隔离制度,防止交叉感染,保持病房清洁干燥,保证患者的充分睡眠和休息。

(4)创面处理:应积极处理原发感染灶,切开引流脓液和清除坏死组织等。使用3%的过氧化氢溶液冲洗和湿敷,封闭创面但要尽量避免形成无氧环境,以降低并发厌氧菌感染的风险。可予红外烤灯照射,促进血液循环,保持局部干燥。当会阴部创面遭受复杂感染时,可根据创面具体情况选用多通路引流护理措施。大便失禁时可使用大便失禁管理套件,尽量避免大便对会阴部创面的污染。当发生失禁性皮炎时,应加强对会阴部衬垫或包扎敷料的更换,可使用吹风机尽可能保持会阴部干燥。

(5)尿管护理:做好尿管的固定和定时尿道口消毒。注意尿液颜色及有无絮状物沉淀,导尿管与尿道结合部可用银离子敷料包裹,最大限度地防止逆行性感染,并根据需要及时更换敷料。

(6)输液护理:会阴部软组织严重感染往往致病菌较复杂,在细菌培养结果未出之前,可根据感染灶特点,早期经验性联合应用抗生素,待结果回报后更改抗生素。若合并真菌感染需停用广谱抗生素,改用敏感抗生素,并全身应用抗真菌药物。应及时发现药物不良反应并及时报告医生。

(7)饮食护理:鼓励患者进食高蛋白、高热量、富含维生素的食物,对于无法经口进食者,可考虑通过鼻胃管予以肠内营养或予以肠外营养。

四、足部严重感染的护理

(1)病情观察:监测患者的生命体征,糖尿病患者应监测血糖;广泛大面积软组织损伤患者可能并发败血症、急性肾损伤等,应注意监测尿量及神志变化。注意观察患者肢端血运情况,检查包扎的松紧度。

(2)体位摆放:患者绝对卧床,避免下地行走,尽量减少足部低于心脏水平的时间;睡气垫床,将患肢抬高,有利于消肿止痛;可使用自制悬吊装置,将患肢悬吊并定时更换悬吊部位,避免创面受压。最好将足部暴露于被子外,便于观察肢端血运情况,但要注意保暖。

(3)提供良好的病房环境:严格执行隔离保护制度,严禁探视,室内每日消毒,保持床单、被罩干净整洁,病房内温度、湿度适宜。

(4)创面处理:切开探查,手术切除病灶,选择合适的引流方式,可根据创面情况使用抗生素药膏或抗菌敷料,加强换药,促进创面愈合。包扎力度要适宜,避免肢端缺血坏死。

(5)输液护理:按医师的指导用药,调节输液间隔时间和输液速度,了解用药不良反应,发生不良反应时及时报告医生。

(6)饮食护理:结合患者基础疾病的特点指导饮食,增加营养摄入,多食高蛋白、高热量食物及新鲜蔬菜水果,提高机体免疫力。必要时可结合鼻胃管予以肠内营养或予以肠外营养。

五、躯干部皮肤软组织严重感染的护理

（1）病情观察：密切监测患者的生命体征，监测血氧饱和度，躯干部软组织感染产生的疼痛感可使患者呼吸受限，肺炎的发生率较高。

（2）体位摆放：选择合适的体位，避免创面受压，应每隔2 h变换一次体位，以防发生压疮。

（3）提供良好的病房环境：严格执行隔离制度，室内消毒，及时更换床单、被罩，为患者提供干净舒适的环境。

（4）创面处理：坏死性筋膜炎、产气性蜂窝织炎、脓肿等应及时切开扩创，清除坏死组织，充分引流渗液。创面定期换药，严格执行无菌操作，避免二重感染。躯干部包扎不宜过紧，以免影响呼吸。

（5）输液护理：根据医师的指导选择抗生素，应对葡萄球菌、链球菌、梭菌属及混合需氧/厌氧菌具有敏感性。观察抗生素的有效性，若创面可闻及恶臭味，往往提示合并厌氧菌感染。

（6）饮食护理：皮肤软组织感染患者往往免疫力低下，营养差，应注意补充高蛋白、高热量食物，多食新鲜蔬菜水果。必要时可考虑鼻胃管予以肠内营养或予以肠外营养。

（张云华）

第六节　下肢血管栓塞监护

一、下肢动脉栓塞

（一）下肢动脉栓塞概述

下肢动脉栓塞是指血块或进入血管内的异物成为栓子，随着血流停顿在口径相似的动脉中，造成血流障碍。由于栓子形成时极易造成动脉交叉部管腔突然变狭，因此栓子发生位置多为动脉分叉部和分支开口处。急性下肢动脉栓塞是一种发病快、恶化快且症状十分严重的临床急症，若治疗不及时或治疗护理不当可能导致患者肢体坏死或截肢。下肢动脉栓塞常见的病因有感染、外伤、寒冷刺激、激素水平紊乱、吸烟等。

（二）临床表现

动脉栓塞的肢体常具有特征性的所谓"5P"征，即疼痛（pain）、麻木（paresthesia）、运动障碍（paralysis）、皮色苍白（pallor）和动脉搏动减弱或消失（pulselessness）。上述现象的出现及其程度与缺血程度有关。

(1)疼痛:大多数患者的主要症状是剧烈疼痛,部分患者可仅感酸痛,个别患者可无疼痛感觉。

(2)麻木:患肢远端呈袜套型感觉丧失区,由周围神经缺血引起,近端有感觉减退区,感觉减退平面低于栓塞部位。

(3)运动障碍:患者有不同程度的运动障碍。栓塞时间长、已有周围神经损害及肌组织缺血坏死时,可引起指(趾)运动障碍,手、足下垂等症状。

(4)皮色苍白:由于组织缺血,皮肤乳头层下静脉丛血流排空,皮肤呈蜡样苍白。若血管内尚积聚少量血液,在苍白皮肤间可出现散在青紫斑块。有时可见肢体周径缩小,浅表静脉萎瘪,皮下出现细蓝色线条,皮肤厥冷,肢体远端尤为明显,皮温可降低 3~5 ℃。

(5)动脉搏动减弱或消失:栓塞部位的动脉有压痛,栓塞以下动脉搏动减弱或消失。栓塞肢体严重缺血 4~6 h 即可发生坏死。

(三)下肢动脉栓塞患者的护理要点

(1)减少活动以防血栓脱落造成栓塞,患肢体位低于心脏 15°可以使血流灌注增加,从而减轻患肢缺血引起的疼痛。应告知患者避免长时间维持同一姿势,以免影响血液循环。坐时应避免跷二郎腿,防止动(静)脉受压而阻碍血流。

(2)注意肢体保暖,但局部禁止热敷,也不能冷敷;还要避免穿刺。

(3)注意观察患者有无栓塞征象,重点观察瞳孔、神志、肢体活动、皮肤温度及颜色、下肢动脉搏动和感觉情况。

(4)做好心理护理,缓解患者恐惧、焦虑、紧张的情绪。

(5)减轻疼痛:运动疗法可促进患肢侧支循环的建立,对减轻疼痛有一定的疗效。疼痛剧烈时可酌情暂时使用镇痛剂,止痛药可用吲哚美辛,而易成瘾的吗啡、哌替啶等慎用。

(6)使用血管扩张药,如前列地尔、低分子右旋糖酐等,能减轻动脉痉挛和促进侧支循环的建立。根据药敏试验,选择有效的抗生素。

(7)观察并发症,随时注意穿刺部位有无渗血或皮下淤血、牙龈出血和血尿、黑便等,行凝血系列和纤维蛋白溶解指标检测,并密切监测是否发生脑、胃肠道出血等并发症。

(8)进行功能锻炼,指导患者进行勃格(Buerger)练习,促进肢体侧支循环的建立。鼓励患者步行锻炼,以出现疼痛作为活动量的指标。

(9)嘱患者注意个人卫生,做好皮肤护理,戒烟。

(10)饮食指导:血栓栓塞患者因活动量减少而易发生便秘,应注意多食新鲜蔬菜水果。同时,高脂饮食可使血液黏稠度增高,故应指导患者进食高蛋白、高纤维素、低脂饮食,忌浓茶、咖啡等刺激性饮品。

(四)下肢动脉栓塞的预防

高血脂、高血压、吸烟、糖尿病、肥胖等是本病的易患因素,因此在预防上亦是重点。严格控制这些因素可以有效达到预防的目的。

二、下肢深静脉血栓

(一)概述

下肢深静脉血栓(DVT)是指血液在下肢静脉系统内不正常凝结,堵塞管腔,导致静脉回流障碍的一种疾病。因血液回流受阻,患者出现下肢肿胀、疼痛、功能障碍,血栓脱落可引起肺动脉栓塞(PE),导致气体交换障碍、肺动脉高压、右心功能不全,严重者出现呼吸困难、休克甚至死亡。DVT 和 PE 统称为静脉血栓栓塞症(VTE)。由于 DVT 后 PE 的发生率较高,且 PE 的栓子大都来源于 DVT,所以 DVT 和 PE 可视为 VTE 的不同阶段或过程。DVT 如在急性期未得到有效治疗,血栓机化,常遗留静脉功能不全,称为血栓后综合征(PTS)。

DVT 发生的主要原因是静脉壁损伤、血流缓慢和血液高凝状态,多见于长期卧床、肢体制动、大手术或创伤后、晚期肿瘤或有明显家族史的患者。DVT 按部位可分为周围型(腘静脉及小腿深静脉血栓形成)、中央型(髂股静脉血栓形成)和混合型(全下肢深静脉血栓形成)。DVT 按严重程度可分为常见型 DVT 和重症 DVT,重症 DVT 包括股青肿(下肢深静脉严重淤血)和股白肿(伴有下肢动脉持续痉挛)。

(二)临床表现

DVT 主要表现为患肢的突然肿胀、疼痛、软组织张力增高(见图 35-6-1);活动后加重,抬高患肢可减轻,静脉血栓部位常有压痛。发病 1～2 周后,患肢可出现浅静脉显露或扩张。血栓位于小腿肌肉静脉丛时,Homans 征和 Neuhof 征呈阳性(患肢伸直,足突然背屈时引起小腿深部肌肉疼痛,为 Homans 征阳性;压迫小腿后方引起局部疼痛为 Neuhof 征阳性)。

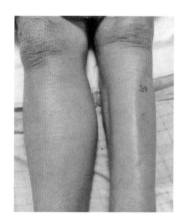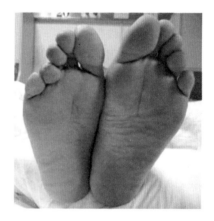

图 35-6-1　下肢 DVT 表现

严重的下肢 DVT 患者可出现股白肿甚至股青肿。股白肿为全下肢明显肿胀、剧痛,股三角区、腘窝、小腿后方均有压痛,皮肤苍白,伴体温升高和心率加快。股青肿是下肢 DVT 最严重的情况,由于髂股静脉及其侧支全部被血栓堵塞,静脉回流严重受阻,组织张力极高,导致下肢动脉痉挛,肢体缺血;临床表现为患肢剧痛,皮肤发亮呈青紫色,皮温低伴有水疱,足背动脉搏动消失,体温升高,全身反应强烈。如不及时处理,患者可发生休克和静脉性坏疽。

静脉血栓一旦脱落,可随血流进入并堵塞肺动脉,引起 PE 的临床表现。DVT 慢性期可发生 PTS,主要表现为下肢肿胀、疼痛、色素沉着、湿疹、静脉曲张,严重者出现足靴区的脂性硬皮病和溃疡。PTS 的发生率为 20%～50%。

(三)下肢静脉血栓的护理要点

(1)患肢护理:室温保持在 25 ℃左右,注意患肢保暖。患肢应制动,严禁按摩或做剧烈运动。避免用力排便,以防血栓脱落。正确使用弹力袜,可每日定时对比双下肢肤色、温度、肿胀程度及感觉、足动脉搏动情况。测量双下肢同一平面的周长并记录。静脉穿刺忌选择患肢作为注射对象,且不宜点滴大量高渗糖,少用造影剂。急性期嘱患者卧床休息并抬高患肢 20°～30°,以利于静脉回流,减轻水肿。

(2)溶栓的护理:溶栓时应严密监测凝血功能,患肢不能过冷或过热,以免部分溶解血栓脱落造成肺栓塞。用药后 2 h 观察患肢色泽、温度和脉搏强度,注意有无消肿起皱。每日定时用皮尺精确测量肢体周长并与同一平面的健侧肢体对照,有病情加剧者立即向医生报告。溶栓后患者在翻身、床上活动时不宜太剧烈,防止坠床和跌伤。注意在饮食中添加蔬菜防止便秘。观察患者的口腔、鼻腔、消化道、阴道有无出血;观察切口有无渗血及患者的意识、瞳孔反应、有无呕吐,防止颅内出血。

(3)并发症的护理:肺栓塞是下肢静脉血栓最严重的并发症。患者突然出现呼吸困难、胸痛、咳嗽、恐惧感等症状时,需警惕肺栓塞的可能,应立即报告医生,并予以患者支持性护理,如生命体征监护、高流量氧气吸入(5 L/min)、建立静脉通路等,同时安慰患者,让患者绝对卧床休息,减少搬动和翻身,避免剧烈咳嗽。

(四)下肢静脉血栓的预防

(1)嘱患者戒烟,控制原发疾病,偏瘫患者避免患侧输液,尽量避免下肢输液。

(2)高危人群术后常规行抗凝治疗,尽量避免术后无指征应用止血药。

(3)加强评估,做好高危人群宣教。患者应抬高下肢,早期活动,促进静脉血液回流。对大手术后的患者,应抬高下肢 20°～30°,下肢远端高于近端,尽量避免膝下垫枕并过度屈曲,这样会影响静脉回流。

(4)对有高危因素或存在血液高凝状态的患者,最有效的预防方法是增加活动量。鼓励患者早期下床活动,术后 24 h 就应开始做下肢抬高训练。不能下床者应鼓励并督促其在床上主动做足屈伸运动。不能活动者由护士或家属被动按摩下肢腿部比目鱼肌和腓肠肌。

(党珍)

第七节 皮瓣移植术围手术期护理

皮瓣移植术是创烧伤后治疗的常用手术方式,针对这一类手术的围手术期护理,本节通过以下几个方面进行阐述。

一、心理护理

由于患者受伤后皮肤外观形象受损,多数患者会产生悲观、焦虑等心理状态,这时护理工作者要进行有针对性的心理护理,给患者介绍相关手术的目的、方法及可达到的效果,帮助患者树立起生活的信心,改善不良的心理状态,使患者能够积极配合接受手术治疗。

二、术前护理

(一)常规准备

向患者交代手术的目的、经过、注意事项,化验血型、血常规、配血等,遵医嘱补充液体及使用抗生素,遵医嘱嘱患者禁食禁水,术前备皮。

(二)病室准备

病室应安静、舒适,室温控制在 22～25 ℃,湿度为 50%～60%,每天空气消毒一次。床边常规备烤灯,对于吸烟患者,入院后应要求其戒烟,同时严禁其他人在病房内抽烟。

(三)皮肤准备

手术前一天剃尽供区皮瓣及其周围 10～15 cm 范围内的毫毛,用肥皂水及清水洗净,再用 75% 的酒精消毒,无菌敷料包扎。在手足部位需修剪指(趾)甲,去除甲沟的污垢,皮肤或窦道缝隙内的污垢应尽量清洗干净。应保持皮肤清洁,预防感染。

三、术后护理

(一)术后常规护理

(1)待患者手术完毕回病房后,帮助患者找到合适舒服的体位休息。以手部手术为例,应避免受伤手部的压迫、屈曲等,患者可双下肢取屈曲位,患侧上肢适当垫高,以保证皮瓣不受牵拉。术后患肢抬高制动 5～7 天,取平卧或健侧卧位,翻身时动作要协调,避免移植的皮肤移位。

(2)观察创面敷料有无渗血、渗液,保持伤口清洁,及时更换渗湿的敷料。

(3)术后预防性镇痛、镇静,避免机械刺激。

(4)常规应用 100 W 的烤灯,灯罩与患部的距离为 30～50 cm,使局部血管处于舒张状态,改善末梢血运。术后烤灯照射维持 10 天,注意防止灼烧。

(5)注意患处伤口敷料压力是否过大或过小,注意敷料的干燥与清洁,如果发生创口周围渗血、渗液等情况,应及时更换敷料进行重新包扎。

(6)术后应对患处进行皮瓣蒂部的固定,防止皮瓣蒂部发生扭曲、牵拉、撕脱等现象。对手部进行石膏绷带固定。

(二)负压吸引护理

对患者保持持续负压吸引,观察引流液的颜色和量,调整适宜的负压,适宜的负压可以起到充分引流、防止皮下积血积液、防止皮瓣张力过大、迅速控制感染、促进肉芽生长等作用。负压的大小以能吸引出积血和积液且不使引流管堵塞为准。

(三)观察血运

皮肤颜色是最易观察到的客观指标,它反映了皮下血液循环的状态。皮肤颜色变灰白是动脉痉挛的最早表现,逐渐变为苍白说明出现了栓塞。皮色变暗是静脉早期栓塞的表现,如果皮瓣的颜色发绀呈紫色,说明静脉回流受阻,应及时报告医生,遵医嘱每隔 6 h 肌注罂粟碱 30 mg 以抗痉挛,每日静滴低分子右旋糖酐 500 mL 以改善微循环。观察毛细血管的充盈反应时,可用消毒棉签轻压移植皮肤,使呈苍白,移去压迫后,皮肤应在 1～2 s 内转为红润,超过 3 s 反应不明显者应警惕存在循环障碍,及时报告医生处理。

(四)观察温度

在自然光线下观察皮肤颜色比较可靠,在用烤灯局部加温观察时,应移开灯光。皮肤温度是反映移植组织毛细血管床内血液循环状况的重要指标。温差大于 2 ℃提示动脉不畅;温度突降 3 ℃提示有血液循环障碍;如皮温降低到 27～31 ℃,则提示有静脉性血液循环障碍;如皮温降低至 27 ℃以下,则常提示有动脉性血液循环障碍,需立即报告医生及时处理。定时定位测量皮肤温度,术后 3 天内每小时测量皮瓣温度并与健侧作对照,第 3～5 天每 2 h 测量一次,第 6～7 天每 4 h 测量一次。如情况正常,则 7 天后停止测量。观察时应注意,毛细血管充盈试验是很少受外界因素干扰的客观观察指标,对临床判断血循环是否存在有最直接的价值,但要根据移植部位、个人的肤色等具体观察。

(五)营养支持

鼓励患者进食高蛋白、高热量、高维生素、易消化的食物,改善营养状况,增强创面愈合能力。

四、并发症的护理

(一)皮瓣下血肿

皮瓣下血肿是进行皮瓣移植术后常见的并发症,术后需常规给予患者负压引流,同时要做好引流管的管理工作,避免发生引流管扭曲、脱落等现象,保证引流管的时刻畅通。

(二)术后感染

对于自身体质较差或并发其他疾病的患者,进行术后抗感染治疗显得尤为关键。局部伤口需要保持清洁干燥;对于有分泌物、渗液等情况,需按具体情况,进行抗生素治疗,并及时更换敷料。给予患者合理饮食,保证全身营养的供应,增强患者的抵抗力,降低术后感染的发生率。如发生创口局部坏死感染等现象,需要及时进行拆线处理,切口引流并行对应治疗。

五、护理体会

(1)皮瓣移植术围手术期的护理是保障手术成功的基础。要与患者保持良好的心理沟通,有效固定患肢,严禁患者吸烟,有效负压引流,避免和消除一切有可能导致发生血液循环危象的诱因,如低血容量性休克、疼痛、寒冷刺激、情绪激动等。

(2)临床护理的要点在于保证移植皮瓣的成活,避免术后并发症的发生。在术前应做好患者的心理护理和术前准备工作,这有助于提高手术的成功率;在术后除了要严密观察患者的生命体征,定期进行体温、脉搏、呼吸等项目的检测外,还应该重点注意术后手术患肢的皮瓣护理,对手术部位要做好保暖防寒措施,保证伤口敷料的清洁与干燥。对于有感染迹象的伤口应及时行抗感染治疗及伤口重新缝合。

(3)显微手术后,血管痉挛常因寒冷、疼痛、炎症、血容量不足、精神紧张、情绪低落、吸烟、变换体位等影响,于术后1~3天内发生。血管栓塞常因血管清创不彻底、缝合质量差或吻合口张力过大、包扎过紧、血肿、感染和动脉长期痉挛等引起。

(4)通过有针对性的护理,可以避免不利因素的出现。术后血管危象是造成移植组织坏死的重要因素。能及时、准确地做到术后观察,正确地判断、处理是显微外科医护人员的一项重要基本技能。对行皮瓣移植术的患者,护理人员必须有高度的责任心,充分做好术前术后的护理工作,密切观察术后皮瓣血运及存活情况,确保手术成功。

(潘攀　王钰玲)

参考文献

[1] 李绍平,潘剑.急诊与创伤外科学[M].兰州:甘肃科学技术出版社,2017.

[2] 中华医学会.临床技术操作规范.重症医学分册[M].北京:人民军医出版社,2009.

[3] 潘渝.实用危重症监护治疗学[M].北京:中国纺织出版社,2018.

[4] 张波,桂莉.危急重症护理学[M].4版.北京:人民卫生出版社,2017.

[5] 李苢洁,朱虹,高银飞,等.主动疼痛管理在显微外科断指再植患者术后康复中的应用[C].第四届上海国际护理大会,2019.

[6] 程国良.特殊类型断指再植与展望[J].中华显微外科杂志,2000,23(1):19.

［7］李素媛.特殊复杂性断指再植术后护理 21 例［J］.中华显微外科杂志,2006,29(5):3.

［8］王凤英,王桂珍,孙国柱.150 例断指再植术后患者的护理［J］.护理学杂志,2004,19(8):47.

［9］张静静,牛静静,倪国骅.断肢再植术后共情护理模式的应用分析［J］.黑龙江中医药,2020,49(4):335-336.

［10］潘丽洁,王敏,魏珍.断肢(指)再植的术后护理［J］.医药与保健,2014,22(2):145-146.

［11］赵倩.舒适护理在断肢再植术后的应用效果分析［J］.山东医学高等专科学校学报,2019,41(4):269-271.

［12］陈红艳,周谦.心理护理在断肢再植患者护理中的应用分析［J］.世界最新医学信息文摘,2019,19(44):287.

［13］赵庆和,郭大庆.介入溶栓治疗急性下肢动脉血栓形成临床体会［J］.当代医学,2011,17(14):25-26.

［14］张元春.下肢动脉血栓溶栓术后并发症的分析与护理［J］.现代中西医结合杂志,2014,23(6):673-674.

［15］孔德晖.急性下肢动脉血栓 DSA 介入治疗术中及术后护理［J］.实用妇科内分泌杂志,2017,4(23):146-147.

［16］顾建平,徐克,滕皋军.下肢深静脉血栓形成介入治疗规范的专家共识(第 2 版)［J］.介入放射学杂志,2019,28(1):7-16.

第三十六章　创烧伤后应激障碍综合征

创烧伤事件的发生不仅对个体造成了身体上的痛苦，还带来了精神上的伤害。创伤后应激障碍（post traumatic stress disorder，PTSD）指个体经历、目睹或面临战场环境、自然灾害、意外事故、严重创伤等突如其来且具有灾难性的事件后，出现的以多种精神行为异常和心理障碍为主，并导致个体职业能力和社会功能受损的延迟出现和（或）持久存在的不良反应，是一种常见的、与灾难事件密切相关的精神障碍。多数 PTSD 患者常常合并一种或多种其他精神疾病，包括重度抑郁症和药物滥用等。

第一节　PTSD 的影响因素

重大创伤性事件是 PTSD 发病的基本条件。各项研究对 PTSD 发病率的报道不一，影响 PTSD 发生的因素包括遗传、性别、年龄、神经内分泌、脑区形态与功能改变、社会支持、工作、家庭暴力等，创伤类型及病情也会影响 PTSD 的发生概率。PTSD 发生的影响因素包括个体易感性、人格特征、创伤类型、创伤强度、神经-内分泌功能改变、相关脑区结构及功能的改变、睡眠障碍和社会支持。

（1）个体易感性。女性、高龄、有精神疾病基础、曾经历过创伤性事件、低文化水平等均会增加个体易感性。

（2）人格特征。在相同的压力情境下，不同人格特征的个体解决问题的方式不同。内向型人格是严重创伤后发生应激障碍的独立危险因素。

（3）创伤类型。开放性创伤是发生 PTSD 的独立危险因素，患者在看到身体内部组织暴露于外界并伴有疼痛后，在日后很容易发生重复体验。患者往往会遗留瘢痕甚至身体畸形，出院后长期甚至终生面对机体残缺，重复回忆和体验创伤带来的痛苦，导致 PTSD 的发生。

（4）创伤强度。创伤事件的暴露强度是 PTSD 发生及发展的决定性因素，两者呈正相关。对外伤住院患者的一项研究显示，入院时意识昏迷、院内感染、外伤严重程度、精神障碍、社会支持、对外伤时的记忆、害怕死亡、抑郁等可增加患 PTSD 的风险。

（5）神经-内分泌功能改变。5-羟色胺、多巴胺、去甲肾上腺素和肾上腺素等多种与应激相关的激素、神经递质、内源性活性物质及其受体均可能与 PTSD 的发生发展具有密切关系。发生创伤性事件时，健康人群的各种压力激素会暂时升高，事件结束则回归正常水平。而 PTSD 患者的下丘脑-垂体-肾上腺（HPA）轴功能紊乱，轻度的外界压力即可引起激素大量释放，且需要更长的时间才能让激素回到基线水平。

（6）相关脑区结构及功能的改变。影像学检查显示 PTSD 患者会出现包括前额叶、海马、杏仁核等多个脑区形态与功能的异常。例如，患有 PTSD 合并抑郁症的军人的 HPA 轴亢进，血浆中糖皮质激素升高，导致海马损伤，海马体积萎缩；长期慢性应激可引起海马 CA3 锥体神经细胞萎缩或坏死；前额叶皮层（内侧和背外侧）信号减弱，其中内侧前额叶皮层与情绪、动机、学习、注意力调节相关，背外侧前额叶皮层与工作记忆、规则学习、计划、注意力和动机相关，还可以间接调节情绪调控网络，包括杏仁核和海马。PTSD患者的杏仁核可出现过度反应，而杏仁核在条件性恐惧获得、表达及消退中起着关键作用。PTSD 患者的蓝斑核、豆状核等脑结构也会出现功能改变。

（7）睡眠障碍。PTSD 症状本身的特点易引发睡眠障碍，而睡眠障碍反过来又会加重 PTSD 症状，使患者进入恶性循环。睡眠剥夺会恶化 PTSD 核心症状，睡眠改善后，这些症状也会好转。PTSD 患者睡眠时间短、质量差，入睡和保持睡眠的困难大。

（8）社会支持。社会支持分为客观支持和主观支持两类，是心理健康的重要影响因素。社会支持的缺乏与 PTSD 的发生有着显著的相关性。

第二节　PTSD 的临床表现

PTSD 通常在创伤事件发生 1 个月后出现，但也可能在事发后数个月至数年间延迟发作。慢性 PTSD 的发展过程通常包含周期性的伴随症状缓解或消失的症状加剧。以往公认 PTSD 的核心症状为创伤性再体验、回避和麻木、警觉性增高。美国精神病协会《精神疾病诊断与统计手册》第 5 版（DSM-5）将回避和麻木分为两组，因此 PTSD 的核心症状被修改为四组：创伤性再体验、回避、认知和心境方面的消极改变、警觉性增高。患者的社会职业功能、人际交往能力、生活能力和娱乐能力均存在不同程度的严重损害。超过 50% 的患者会伴有其他症状，比如焦虑、躯体疼痛、酒精滥用或者其他障碍。但儿童与成人的临床表现不完全相同，且有些症状是儿童所特有的。

（1）创伤性再体验。创伤性再体验表现为 PTSD 患者的思维、记忆或梦中不受控且反复涌现与创伤有关的情境或内容，也可出现严重的触景生情反应。面临、接触与创伤事件相关或类似的事件时，会出现强烈的生理或心理上的痛苦。

（2）回避。PTSD 患者会长期或持续性地回避与创伤经历有关的事件或情境，拒绝参加有关的活动，回避创伤的地点或与创伤有关的人或事、想法、感受和话题。患者不愿提及有关事件,刻意避免相关交谈,甚至会出现相关的"选择性失忆"。

(3)认知和心境方面的消极改变。在遭遇创伤性事件后,PTSD 患者会出现与创伤事件有关的认知和心境方面的消极改变,出现"情感麻痹",如不愿与人交往,对亲人冷淡,兴趣范围缩小,难以对任何事物产生兴趣等。

(4)警觉性增高。PTSD 患者主要表现为过度警觉,容易被惊吓,有睡眠障碍,可伴有注意力不集中、坐立不安、易激惹及焦虑情绪。

除上述核心症状外,PTSD 常与焦虑、抑郁、强迫等多种精神疾病共病。PTSD 患者普遍存在睡眠障碍,睡前反复出现体验重现、警觉性增高、回避等,入睡时间较长;患者梦境与创伤有关,易惊醒;睡眠质量低下又会加重反复重现体验、回避等应激症状,出现恶性循环。有些 PTSD 患者也可以共病高血压、支气管哮喘等躯体疾病。

不同年龄段的儿童其 PTSD 的表现也可能不同,如梦魇,已经学会使用厕所却仍尿床,忘记或不能说话,反复再扮演创伤性事件,玩与创伤事件有关的主题游戏,面临相关的提示时情绪激动或悲伤,黏人、不愿离开父母等。高度警觉症状在儿童身上常表现为过度的惊跳反应、高度警惕、注意力障碍、易激惹或暴怒、难以入睡等。

第三节　PTSD 的诊断

在 DSM-5 中,PTSD 属于创伤相关和应激相关障碍,强调诊断 PTSD 必须有明显的体验创伤事件,但并非所有经历过创伤事件的个体均会成为 PTSD 患者。发生创伤事件后 2 天到 4 周内出现的应激障碍称为急性应激障碍(acute stress disorder,ASD),超过 4 周则诊断为 PTSD。

DSM-4 列出了 PTSD 的 3 个因素(创伤性再体验、回避和麻木、警觉性增高)的 17 种症状,DSM-5 将其扩展到 4 个因素(创伤性再体验、回避、认知和心境方面的消极改变、警觉性增高)的 20 种症状。DSM-5 关于 PTSD 的诊断要点为:①暴露于某一创伤应激事件;②有持续的重新体验的症状;③持续回避与创伤事件相关的刺激;④和创伤事件有关的认知和心境方面的消极改变;⑤有警觉性增高的症状;⑥症状持续时间至少 1 个月;⑦有明显的痛苦或社会功能障碍。

DSM-5 的具体诊断标准如下:

(1)患者以下述一种或多种方式接触真正的或者被威胁的死亡、严重损伤或性暴力等创伤事件:①直接经历创伤事件;②目睹发生在他人身上的创伤事件;③获悉关系密切的家庭成员或朋友接触创伤事件;④反复经历或极端接触创伤事件中的恶性细节,如急救人员收集尸体残骸、警察反复接触虐待儿童的细节(此标准不适用于通过电子媒体、电视、电影或图片的接触,除非这种接触与工作相关)。

(2)创伤事件发生后,出现以下一种或多种与创伤事件有关的侵入性记忆的症状:

①创伤事件反复的、非自愿的和侵入性的痛苦记忆(注:儿童可能通过反复玩与创伤事件有关的主题游戏或某些方面的内容来表达);②反复做内容和(或)情感与创伤事件相关的痛苦的梦(注:儿童可能做可怕的梦但无法辨认其内容);③分离性反应(如闪回),个体的感受或举动好像创伤事件正在重现,这种反应可能连续出现,最极端的表现是对目前的环境完全丧失意识(注:儿童可能在游戏中重演特定的创伤事件);④暴露于作为此创伤事件的象征或类似的内心及外界迹象时,产生强烈且持久的心理痛苦;⑤暴露于作为此创伤事件的象征或类似的内心及外界迹象时,产生显著的生理反应。

(3)创伤事件发生后,出现以下 1~2 种回避症状:①尽量回避与创伤事件高度有关的痛苦回忆、想法或感受;②尽量回避能够唤起此创伤事件或与其高度有关的痛苦回忆、想法或感受的外部提示(如人物、地点、对话、活动、物体、情景等)。

(4)与创伤事件有关的认知和心境方面的消极改变,以下 2 种及以上的情况在创伤事件发生后开始出现或加重:①不能回忆创伤事件的某个重要方面(通常是由于分离性遗忘症,而不是由脑损伤、酒精、毒品等其他因素引起);②对自己、他人或世界的持续性夸大的消极信念与预期;③由于对创伤事件的起因或结果抱有持续性的认知歪曲,导致患者责怪自己或他人;④持续的消极情绪状态(如害怕、恐惧、愤怒、内疚或羞愧);⑤明显地很少参加有意义的活动或没有兴趣参加;⑥有脱离他人或觉得他人很陌生的感受;⑦持续性地难以体验到积极的情感,如不能体验幸福、满足或爱的感受。

(5)与创伤事件有关的警觉性或反应性有显著的改变,在创伤事件发生后开始或加重,表现为下列 2 项或更多情况:①在很少或没有挑衅的情况下出现激惹行为或易发怒,典型表现为对人或物体的言语或身体攻击;②出现莽撞或自我伤害行为;③过度警觉;④过分的惊吓反应;⑤难以集中注意力;⑥出现睡眠障碍,如睡眠中断、难以入睡或睡眠过浅。

(6)诊断标准(2)(3)(4)(5)持续超过 1 个月。

(7)患者有临床上明显的痛苦,或导致社交、职业及其他重要功能方面的损害。

(8)上述情况并非由于某种物质(如药物、酒精)的生理效应或其他躯体疾病(如轻度创伤性脑损伤)所致,且不能用"短暂精神病性障碍"来解释。

根据 DSM-5,当在创伤事件发生后至少 6 个月才满足完整的诊断标准时,可被诊断为延迟性 PTSD。延迟性 PTSD 约占 PTSD 患者的 25%,此类患者在创伤后早期未能满足 PTSD 的全部标准,但病情逐渐恶化而达到诊断标准。

第四节　PTSD 的治疗与预防

目前针对 PTSD 的治疗总体上分为药物治疗和心理治疗两大类,大部分指南将心理治疗作为一线治疗方法。

一、药物治疗

目前,国际上治疗 PTSD 的主流药物为新一代抗抑郁药,包括选择性 5-羟色胺再摄取抑制剂(SSRIs)和选择性 5-羟色胺和去甲肾上腺素再摄取抑制剂(SNRIs)。SSRIs 类抗抑郁药物包括舍曲林、帕罗西汀、氟西汀等。舍曲林和帕罗西汀是美国 FDA 批准使用的药物,支持帕罗西汀的证据较多,但性功能障碍等不良反应较多,妊娠风险为 D 级;支持舍曲林的证据较少,同时不良反应也较少。为了有效缓解 PTSD 患者常伴有的焦虑及反抗性较强的问题,临床上也多应用苯二氮䓬类抗焦虑药物进行结合治疗。脑内去甲肾上腺素活动亢进被认为是 PTSD 睡眠紊乱的重要生化机制,α_1 受体拮抗剂哌唑嗪能有效改善 PTSD 患者的睡眠紊乱,对 PTSD 的疗效也优于 SSRIs 和 SNRIs。

2009 年,美国精神学会曾认为哌唑嗪是最有希望的 PTSD 治疗药物。治疗早期可选用哌唑嗪和曲唑酮来治疗睡眠障碍,再用抗抑郁药治疗核心症状,也可加用抗精神病药治疗伴随的精神病症状;对于难治性患者,可序贯应用 2～3 种抗抑郁药,若疗效仍不满意或仍有症状残留,可扩大治疗,建议选用第二代抗精神病药、可乐定、托吡酯或拉莫三嗪等。

二、心理治疗

心理治疗可分为暴露疗法和非暴露疗法。暴露疗法需要患者在治疗中回忆创伤事件,主要包括认知行为疗法(cognitive behavior therapy,CBT)、认知加工疗法(cognitive processing therapy,CPT)、眼动脱敏与再加工(eye movement desensitization and reprocessing,EMDR)、延长暴露(prolonged exposure,PE)、虚拟现实暴露疗法(virtual reality exposure therapy,VRET)等,需要患者在治疗中回忆创伤事件或置身于恐怖环境之中,这些治疗过程可能会加剧患者的心理创伤,导致病情复发甚至加重。非暴露疗法主要包括现在关注治疗(present centered therapy,PCT)、人际关系治疗(intra personal therapy,IPT)和正念疗法(mindfulness-based therapy)等。

(1)CBT。CBT 是目前临床上针对 PTSD 最常用的心理治疗方法,是一种"以问题为中心"和"以行动为中心"的疗法。一个典型的 CBT 由 6～18 个疗程组成,每个疗程约 1 h,两个疗程之间间隔 1～3 周,常用方法包括心理应对、问题解决、认知重建等。CBT 治疗时,患者中途退出的概率也较高。

CBT 的支持者认为,人的情绪来自人对所遭遇的事件的信念、评价、解释或哲学观点,而非来自事件本身。主要着眼点放在患者不合理的认知问题上,根据"认知活动影响情感和行为"的理论假设,针对行为、情绪这些外在表现,分析患者的思维活动和应付现实的策略,通过认知和行为技术来改变患者的错误认知,矫正患者不合理的逻辑思维方法,减轻其愤怒、自责等症状,减少回避行为和闯入性记忆的发生频率等。

(2)CPT。CPT 是一种长期的(通常为 12 次访谈)、聚焦于创伤的疗法。治疗者在安全的环境中采用想象暴露，指导患者回忆和想象创伤事件，以及对事件的想法及感觉，通过书写暴露和认知重构（围绕安全、信任、力量/控制、自尊及亲密等主题）来减轻不适，注重让患者了解和重建他们的不良认知或者是"阻抗点"（如觉得他人不可信任，或觉得他人的死亡完全是自己的责任等），认识到是这些因素促发了躲避行为和继发情感反应（如内疚、羞耻）并阻碍了其康复，更正对自己和他人的错误认知。

（3）EMDR。EMDR需要先进行眼动脱敏，治疗者通过手指左右交替摆动或有节奏的双侧刺激，调动患者内在正常的神经生理机制，帮助患者恢复大脑信息的双向平衡，降低创伤焦虑，减少伤害；再通过认知重建，给患者以积极的正能量认知和信念，摆脱PTSD症状。

（4）PE。PE是基于情绪加工理论进行的。治疗者首先进行PTSD相关的心理教育，教给患者呼吸放松方法，采集创伤信息，让患者面对当下能够唤起创伤记忆的人物、场景等提醒物，为想象暴露识别确定一个创伤事件。中间阶段引入想象暴露（一般持续时间在1 h以内），即患者在治疗者的指导下想象创伤场景，激活创伤记忆和反应，为习惯化的产生和认知的重构创造条件，获得与所经历的创伤相关的新想法、新观点。治疗者要掌控调节患者的情绪反应，与创伤事件相关的记忆、地点、人物、情况和感受进行引导性对抗，减少患者对创伤事件的恐惧。让患者进行再处理的同时，避免发生解离、过度不适或躲避等情况。最后阶段则是回顾患者在治疗过程中取得的进步，并探讨未来的计划。目前这种疗法应用广泛，与CBT、EMDR等方法具有同样良好的治疗效果，但要在患者的安全感得以重建、恐惧基本平息后才可进行。

（5）VRET。VRET是将虚拟现实技术（virtual reality，VR）应用于PTSD的治疗，模拟不同的真实场景，提供与恐惧相关的视觉、听觉、触觉、嗅觉等综合感官系统，创造沉浸式、交互式虚拟环境。患者需要佩戴头戴式显示器进入虚拟环境，产生存在于现实环境中的感觉。治疗者不直接面对患者，而是在视频监视器上查看虚拟环境，通过创伤主观单元判断患者的焦虑水平；还可以结合生理反应监测，精确地控制暴露强度和速度，对抗和处理创伤性体验，同时减少治疗过程中患者的分心和回避。

（6）PCT。PCT主要是关注当前PTSD造成的现实问题。治疗者主要引导患者关注、讨论、回顾日常生活中遇到的困难，为其提供解决问题的策略。治疗结束后帮助患者回顾取得的进步，并对未来做出规划。

（7）IPT。IPT通过替代机制起作用，包括情感理解、社会支持和学习如何应对当前的生活，而非面对创伤事件，治疗的目的是改善患者的人际关系，让患者了解自己的症状和在人际关系中的问题；总结评估并预测未来可能存在的问题，帮助患者进行人际互动并获得社会支持。对于PTSD与重度抑郁症共病的患者，IPT可能比长期的暴露疗法更具优势。

（8）正念疗法。正念疗法是创伤聚焦治疗（如CPT和PE）的替代方案，包括正念减压疗法、正念认知疗法、辩证行为疗法、接纳与承诺疗法等，是针对回避和消极认知症状（如自责、羞耻和内疚等）的治疗，目的是让患者有目的、有意识地关注当下的一切，而不作出任何判断;培养患者控制注意力的能力,减少对创伤相关刺激的注意力偏向;减少患者的创伤性再体验,从而缓解焦虑及快感缺失;不作出判断可能会减少患者回避创伤事件及相关刺激、恐惧情景的意愿。

正念减压疗法(mindfulness-based stress reduction,MBSR)是最常用于 PTSD 的治疗方法之一,此疗法由 8 周的每节 2～2.5 h 的集体课程及 6 周的全天静默冥想课程组成,具体的方法有正念冥想、瑜伽、讨论压力和处理技巧、每周家庭作业以及日常正念练习等。正念认知疗法(mindfulness-based cognitive therapy,MBCT)主要是为了减少残余症状并避免复发,把 CBT 与 MBSR 结合起来,侧重于改变患者对想法的觉察和关联,达到"去中心化"状态,即"想法不代表事实"。

医务人员也要关注 PTSD 患者的心理健康,进行预防及干预。心理健康状况是 PTSD 症状的重要预测因素。发生创伤事件后,首先要对患者提供实际帮助,维持周围的环境秩序,确保环境安全,避免患者再次暴露于创伤事件,尤其要特别注意保护儿童、残疾人、精神病患者、老年人等特殊人群。对暴露于创伤性事件但目前尚无任何特异性心理问题的个体,过早进行心理干预疗效并不确切,甚至可能发生不良反应。因此应对患者进行筛查,针对特定的人群进行心理干预,来达到预防创伤和应激相关障碍的目的。但是,目前仍然缺少对 PTSD 预防与筛选客观有效的心理生理学及神经生物学方面的敏感监测指标。当前对 PTSD 的心理和药物治疗疗效不显著也不稳定,需要选择合理的心理治疗方法,并根据个体情况优化具体的治疗方案。

(贾珊珊　焦亚　王兴蕾　姜笃银)

参考文献

[1] 张晓颖.创伤后应激障碍的几种心理治疗技术及新治疗进展[C].第十届北京国际康复论坛论文集,2015.

[2] 常雪凝,喻红辉,汪蕾蕾,等.外伤住院患者创伤后应激障碍症状的相关因素[J].中国心理卫生杂志,2016,30(11):801-805.

[3] 李凌江,于欣.《创伤后应激障碍防治指南》简介[J].中华精神科杂志,2013,46(4):196-198.

[4] 刘屏.精神创伤后应激障碍及其防治研究进展[J].中国药物应用与监测,2017,14(1):1-5+18.

[5] 李斯琦,宁维卫,何亚男,等.虚拟现实暴露疗法治疗创伤后应激障碍:科技新未来[J].中华灾害救援医学,2019,7(2):103-109.

[6] 伍芳慧,刘媛.创伤后应激障碍诊治研究进展[J].创伤外科杂志,2021,23(6):

472-475.

[7] 周瑶光,孙露娜,刘伟志.创伤后应激障碍的心理治疗:近 5 年 RCT 回顾[J].解放军医学杂志,2019,44(9):797-807.

[8] American Psychiatric Association. Diagnostic and statistical manual of mental disorders[M]. 5th Edition，2013.

[9] BOYD J E, LANIUS R A，MCKINNON M C. Mindfulness-based treatments for posttraumatic stress disorder：a review of the treatment literature and neurobiological evidence[J]. Journal of Psychiatry & Neuroscience:JPN, 2018，43(1)：7-25.

[10] GHAFOORI B，HANSEN M C，GARIBAY E，et al. Feasibility of training frontline therapists in prolonged exposure：a randomized controlled pilot study of treatment of complex trauma in diverse victims of crime and violence[J]. Journal of Nervous & Mental Disease，2017，205(4):283.

[11] MARKOWITZ J C，PETKOVA E，NERIA Y，et al. Is exposure necessary? A randomized clinical trial of interpersonal psychotherapy for PTSD[J]. American Journal of Psychiatry，2015，172(5):430-440.

[12] STECKLER T，RISBROUGH V. Pharmacological treatment of PTSD established and new approaches[J]. Neuropharmacology，2012，62(2):617-627.

[13] TORRISI S A，LEGGIO G M，DRAGO F，et al. Therapeutic challenges of post-traumatic stress disorder：focus on the dopaminergic system [J]. Frontiers in Pharmacology，2019，10:404.

第三十七章 创烧伤后应激与神经-内分泌反应紊乱

脏器功能损害是严重创烧伤患者救治失败的重要原因,而过度应激和神经-内分泌反应紊乱则是脏器损害的重要基础。突发严重创烧伤打击导致的大量组织与细胞损害、早期缺血-再灌注损伤、创烧伤后代谢障碍、机体免疫-炎症格局失衡均可导致过度应激与神经-内分泌反应紊乱。

第一节 应激与神经-内分泌反应紊乱的机制

一、严重创烧伤后主要的神经-内分泌介质

神经-内分泌反应和炎症反应是创烧伤早期主要的应激反应,全身炎症反应及缺血-再灌注损伤加剧了神经-内分泌反应紊乱。严重创烧伤后,主要的应激反应介质是儿茶酚胺类物质、血管加压素和血管紧张素Ⅱ、组胺、前列腺素、血栓素(凝血噁烷 A_2)、血小板集聚因子、激肽和缓激肽、5-羟色胺和肾上腺皮质激素释放因子。

(1)儿茶酚胺:儿茶酚胺是严重创烧伤时的主要应激介质。当有效血容量减少时,儿茶酚胺通过收缩动脉血管,减轻毛细血管负荷,从而缓解间质水肿,抵消组胺和缓激肽的作用,对控制创伤后循环血压降低和减轻组织水肿具有潜在优势。而当发生广泛深度烧伤时,组织血流减少,儿茶酚胺不能直接作用于受损组织,反而作用于非受损组织,导致血管收缩和组织缺血,造成组织间隙水肿。

(2)血管加压素和血管紧张素Ⅱ:血管加压素和血管紧张素Ⅱ是调节细胞外液容量的重要介质,可通过钠平衡和渗透压反馈调控肾功能。低血容量性休克时,交感神经兴奋,血管加压素和血管紧张素Ⅱ显著增高,收缩终末小动脉。两者协同儿茶酚胺,增加外周血管阻力,增高心脏后负荷。另外,血管紧张素Ⅱ长时间作用于机体可引起胃肠黏膜缺血,是导致创伤后细菌移位、创伤后脓毒血症、多器官功能障碍的主要原因之一。

(3)组胺:组胺主要由局部的肥大细胞释放,可增加毛细血管通透性,提高毛细血管

压力。血组胺浓度与黄嘌呤氧化酶浓度平行。组胺可与超氧化物协同作用,加重组织细胞水肿。

(4)前列腺素:前列腺素主要由受损组织周围的内皮细胞和炎症细胞释放的花生四烯酸合成。创烧伤后,局部组织的单核细胞和中性粒细胞会释放前列腺素、白三烯、凝血烷烃、IL-1 等,这些介质可协同作用增加毛细血管的通透性。其中,前列腺素 I_2(PGI_2)和前列腺素 E_2(PGE_2)具有较强的增加血管通透性和扩张微血管的作用,是导致水肿的主要介质。

(5)血栓素(凝血噁烷 A_2):血栓素及其代谢产物血栓素 B_2 由血小板产生,可收缩局部血管,减轻组织水肿,但其持续存在会导致局部组织血供减少,引起组织缺血,加重组织损害。

(6)血小板集聚因子:血小板集聚因子又称血小板活化因子,是导致创烧伤后毛细血管通透性增高的重要因子。例如,在创烧伤发生后立刻应用新型血小板集聚因子受体拮抗剂,可显著抑制受损组织中的血小板集聚因子,从而减轻局部组织水肿。

(7)激肽和缓激肽:激肽和缓激肽可增加毛细血管通透性,加重局部水肿。

(8)5-羟色胺:5-羟色胺是创烧伤后最早释放的反应介质,主要作用于大血管平滑肌,引起血管收缩,提高血管阻力,虽可减轻局部水肿,但会减少受损组织血流,加重损害。

(9)肾上腺皮质激素释放因子:肾上腺皮质激素释放因子可以促进肾上腺皮质激素的释放。

二、严重创烧伤后主要应激激素对神经-内分泌反应的影响

创烧伤早期,主要应激激素的作用是促进营养物质分解代谢,提供能量和底物要求。

(1)儿茶酚胺:儿茶酚胺可促进糖原分解和糖异生,导致伤后血糖升高,还可激活脂肪分解酶系统,使甘油和游离脂肪酸浓度增高,以应对明显升高的静息能耗。

(2)胰岛素和胰高血糖素:胰岛素是机体关键合成激素,可促进糖原、脂肪和蛋白质合成。创烧伤后代谢抑制期,胰岛素随血糖浓度的变化而减少分泌;代谢高涨期,胰岛素水平可以随着血糖浓度的增高而增高,但此时存在胰岛素抵抗,组织对体内胰岛素敏感度下降。胰高血糖素和儿茶酚胺协同促进糖原分解和糖异生,在严重创烧伤后的血糖增高中起主要作用。超氧化物、致炎因子都会刺激胰岛素分泌。

(3)糖皮质激素:糖皮质激素是创烧伤后的主要应激激素,可促进蛋白质分解和糖异生。创烧伤导致致炎因子反应增高是持续高皮质醇症的重要原因。创烧伤后产生的 IL-1 和 IL-6 不但可刺激垂体细胞分泌应激激素,协调免疫系统和神经-内分泌系统的作用,还可刺激促肾上腺皮质激素(adreno cortico tropic hormone,ACTH)分泌,促使糖皮质激素释放,负反馈抑制细胞因子的产生。同时,糖皮质激素还是介导肌肉降解和急性相蛋白合成的主要介质。

(4)生长激素:严重创烧伤后,生长激素有利于刺激脂肪分解并促进蛋白质合成,减少蛋白质分解。

第二节　应激与神经-内分泌反应紊乱对机体的影响

创烧伤后,应激与神经-内分泌反应紊乱主要表现为全身反应失衡,是导致循环障碍和代谢障碍的重要原因。

一、神经-内分泌反应紊乱加剧循环障碍

严重创烧伤早期,由于应激反应和神经-内分泌反应紊乱,发生体液向组织间隙和细胞内转移,心肌收缩力降低,血管阻力增高,组织器官缺血和代谢性酸中毒,进一步启动和加剧全身免疫-炎症格局的不平衡,导致机体进入功能障碍的恶性循环。

（一）体液转移

当创烧伤造成的坏死组织量较大时,血管内液体会向受损组织间隙转移,这不但导致受损部位水肿,还会导致未受损部位也出现微血管通透性增加、毛细血管渗漏等情况。此时,液体复苏仅能做到动态维持血管内容量,而受损和未受损部位毛细血管内液体的持续渗漏并不会停止,甚至还会加剧。组织间隙水肿在伤后 12～24 h 达到高峰。

严重创烧伤后单纯失血性休克时,钾离子流出,钠离子进入毛细血管内皮细胞、肝细胞、肌肉细胞等,并带入水分,导致细胞肿胀甚至死亡。严重创烧伤时,细胞膜通透性增高可能也与钠-氢逆转运泵活性增高有关。

（二）外周血管阻力增高和心肌收缩力减弱

严重创烧伤发生后,释放的介质引起血管收缩,表现为一过性心输出量增高。随着血管内液体向组织间隙及细胞内转移,有效循环血量减少,儿茶酚胺通过提高外周阻力弥补有效循环血量的不足,但心输出量并没有明显增加。在进行充分的液体复苏后,儿茶酚胺分泌水平未下降,血管阻力继续增高,回心血量也未显著增加。

（1）外周血管阻力增高:严重创烧伤早期,全身应激反应和低血容量促使儿茶酚胺、血管加压素、血管紧张素Ⅱ以及神经肽释放,它们可作用于动脉平滑肌,引起外周阻力增高和心脏后负荷增加;还可增加毛细血管后静脉阻力,导致大量液体在毛细血管床集聚,进一步增加心脏后负荷。如果没有足够的有效血容量,儿茶酚胺会进一步加重对血管的收缩作用,导致胃肠道血管收缩缺血、胃黏膜 pH 值降低,引起胃肠道黏膜损害,导致细菌产生内毒素和细菌移位。另外,儿茶酚胺也可作用于肺动脉,使肺动脉阻力增高;而大量液体复苏也可导致毛细血管静水压增高,继发肺血管阻力增高,直至肺楔压高于左心房收缩压力,导致肺间质水肿加剧。

（2）心肌收缩力减弱:创烧伤后心功能障碍主要表现为心输出量降低,且单纯液体复苏不能改善。创烧伤后早期,由于应激反应,使交感神经兴奋性增高,提高心率和动脉血压以维持或增加左心输出量。然而,经过早期大量液体复苏,左、右心外周阻力并没有降

低,心输出量不增反减,其病理生理机制尚不完全清楚,目前认为可能的原因有:①血容量不足以及由此引起的全身反应,如缺血-再灌注损伤;②创烧伤后心肌冠状动脉供血减少、心肌水肿和由于创伤应激使心肌细胞进入"类冬眠状态"(hibernation-like condition),心肌细胞线粒体功能受抑制,导致其收缩力降低。

（三）缺血-再灌注损害

严重创烧伤后,常会出现组织器官的缺血-再灌注损伤,进而产生超氧化物,其不但会加重受损部位的损害,还会导致未受损部位水肿;另外,超氧化物还能损害血管内皮细胞,使血管通透性增高。

二、应激与神经-内分泌反应紊乱导致感染风险增高

免疫-炎症网络格局是机体在生物进化过程中形成的应对异物入侵、清除自身代谢和坏死产物的最重要的防御体系,与生物最原始的抵抗反应有关。免疫-炎症网络格局也是个体反应方式和程度不一致的生物进化的基础,这种生物多样性造成感染后患者的表现不一。

严重创烧伤早期,剧烈的应激反应、缺血-再灌注损伤和大量组织坏死打破了机体抗炎介质与促炎介质相互作用、相互制约所形成的免疫-炎症网络格局平衡。过度反应可造成机体反应失控,导致免疫抑制甚至免疫麻痹,使病情滑向以感染和脏器损害为主导的恶化过程。

严重创烧伤发生时,T淋巴细胞凋亡诱发T细胞的克隆无反应状态;另外,凋亡T细胞与外周血单核细胞相互作用,使单核细胞过度产生免疫抑制因子,打破了机体促炎/抗炎反应平衡。而凋亡的细胞被抗原呈递细胞吞噬后,抗原呈递细胞表达共刺激分子的能力明显下降,不能激活T细胞,严重损害了细胞免疫功能,显著增加了创伤脓毒血症引发炎症-免疫架构失衡的风险。单核细胞的过度激活导致可溶性补体因子、肿瘤坏死因子-α、干扰素-α过度产生。过度激活的单核细胞和大量炎症因子到达肺、肝和消化道后,不但会导致急性肺损伤、肠道细菌移位等脏器损害,还会导致这些脏器成为机体反应的激活场所,引发更剧烈的机体反应,导致远隔脏器损害。当存在大量坏死组织时,被过度激活的单核细胞会变成抑制性单核细胞,继续产生IL-1和IL-6,同时诱导IL-2和IL-12受体反应和IL-10启动Th2激链反应过程,抑制Th1级联反应,分泌PGE_2且有免疫抑制效应,整体下调机体免疫反应。

严重创烧伤后,中性粒细胞会出现迁移障碍,不能正常迁移至感染部位发挥作用,导致感染扩散;同时,其在微循环中的过度聚集会损害内皮细胞,引起脏器循环障碍,最后发展成多器官功能障碍。

三、应激与神经-内分泌反应紊乱导致代谢障碍

严重创烧伤后的代谢障碍表现出抑制和高涨双相特征:伤后12～24 h代谢处于短

暂抑制阶段,静息能耗降低,底物代谢受抑制,机体对外界刺激的反应降低,这个阶段是机体受到严重打击后自我保护的反应;伤后 24 h 以后为代谢高涨阶段,静息能耗可增高60%～100%。

在遭受严重创烧伤打击时,神经-内分泌应激反应引发的代谢反应与机体反应能力之间存在不平衡:应激状态下,静息能耗急剧增高,而葡萄糖供能途径受到抑制,大量应激激素造成蛋白分解增加,引发负氮平衡,形成严重创伤代谢特征——"代谢转流",从而造成体重下降、坏死组织修复障碍、免疫抑制、抗感染能力降低、发生脓毒血症的风险增加。

（一）糖代谢异常

创烧伤应激状态下,即使氧供充足,机体由于无氧代谢供能速度较快及细胞糖利用障碍等原因,主要通过无氧代谢途径供能。这种供能方式可造成乳酸和丙酮酸等无氧代谢产物增加,这些产物又可加重循环和代谢障碍,破坏机体稳态,造成恶性循环。

创烧伤后早期,由于糖皮质激素、胰高血糖素、儿茶酚胺分泌增加,导致肝脏产糖增加,血糖水平升高。但是,由于细胞的胰岛素抵抗,又会导致糖利用障碍,细胞功能不足。

（二）蛋白质代谢异常

严重创烧伤后,蛋白质分解代谢增加,以满足糖异生和急性相蛋白合成的需要。应激状态下,一半的葡萄糖来源于糖异生途径,而糖异生所需的氨基酸则来源于肌肉自噬性分解代谢。此时,机体需要合成大量介质和急性相蛋白,体内蛋白质的合成和分解均增加,且合成代谢相对缓慢,分解大于合成,总体上分解代谢占优势。

（三）脂肪代谢异常

发生严重创烧伤后,大量应激激素如儿茶酚胺、胰高血糖素、糖皮质激素分泌增加,促进脂肪分解。早期机体蓄积的脂肪以每天 600 g 的速度消耗,相当于健康成人 2～3个月正常消耗的脂肪量。

四、手术可能加剧应激-内分泌反应紊乱

对于危重创烧伤患者,手术的目的主要是止血及清除坏死组织。但手术本身也是导致循环稳态失常的重要原因。麻醉、手术出血、低体温、酸中毒和凝血机制变化,以及术前、术中和术后机体内环境紊乱等因素反而会使手术成为创烧伤后应激-内分泌反应紊乱加剧的重要因素。

第三节　神经-内分泌反应紊乱的调控

一、镇静与镇痛

20 世纪 50 年代,氯丙嗪、异丙嗪和哌替啶组合成冬眠合剂,用于创烧伤早期休克的

治疗。人工冬眠的出发点是降低机体对各种病理刺激的反应,提高组织对缺氧的耐受力,使患者度过严重损伤后的严重应激阶段,为后续治疗赢得时间。必须指出的是,冬眠合剂有别于全身麻醉药物,它不是单纯抑制中枢神经系统使患者丧失意识,而主要是降低严重损伤早期主要应激介质的水平,使患者进入类冬眠状态。但是,人工冬眠让损伤初期处于异常收缩状态的小动脉得以舒张,打断了机体为维持循环所做的努力。

临床上,冬眠合剂主要起减轻应激反应的调控作用,而不应作为镇静药物应用。若创烧伤早期患者烦躁,首先需排除容量不足和通气/弥散障碍,还需排除未发现的合并伤。切忌单纯为镇静而在未保证血容量的基础上应用冬眠合剂。

二、以动力扶持和选择最佳容量/溶质为中心的优化复苏策略

从严重创烧伤后应激和神经-内分泌反应紊乱的机制看,单纯液体复苏虽然可恢复循环容量,但存在加重组织细胞水肿的情况,如何平衡两者是在制订早期液体复苏策略时需要研究的问题。

优化的液体复苏策略是既能满足组织灌注需要,又能避免紧缩液体复苏的风险,即按照患者的真实需要实施个体化液体复苏。需要考虑这些因素:①创烧伤低血容量风险的本质是毛细血管渗漏,在毛细血管渗漏没有恢复的情况下,单纯给予胶体液将造成组织间隙胶体堆积,不利于回吸收阶段的容量转移;②从细胞氧合和复苏效果评估的角度,需要重视晶体复苏的重要性及良好的胶体/晶体比例;③创伤早期应用镇静药物和机械通气支持是循环复苏时需要特别重视的关键点;④循环血量与动力扶持是支撑循环不可偏废的两个相辅相成的支点。

具体来说,就是在早期液体复苏的同时,需要在心肌收缩力、心脏泵功能维护、外周血管张力调节、减少肺间质水肿等环节上加以干预,尽早改善患者的细胞氧合,维护脏器功能,如采用胶体液平均输入以维持血管内外渗透压、降低后负荷和营养心肌等措施。心肌细胞钙离子超载是导致创烧伤早期心肌收缩力降低的主要原因,此时应用洋地黄类药物并不能提高心肌收缩力。在已实现液体复苏但心肌收缩力降低仍未改善的情况下,可应用多巴酚丁胺以增强心肌收缩力,但长时间应用多巴酚丁胺虽然可增强心肌收缩力,但也可能加剧心肌缺氧,易导致心律失常。国际脓毒血症指南提出,多巴胺已不属于治疗脓毒血症的一线血管活性药物,但对严重创烧伤等存在反复坏死组织刺激且需要手术救治的患者,多巴胺的作用依然需要重视。

三、以"适应"应激为基调调控免疫-炎症格局

调控免疫-炎症失衡格局的基本医疗策略是使患者适应严重创烧伤打击造成的病理生理变化,而不强调过度干预。针对严重创烧伤后非特异性机体反应亢进和特异性免疫功能抑制,临床观察到应用弹性蛋白酶抑制剂或者类似药物有积极效果。这些药物不具有抗感染作用,也不能从源头上调控机体反应,但能控制继发的组织损害,是目前研究的

热点。不过,可以有效保护脏器的具体应用剂量还有待进一步研究。

四、降低手术相关的神经-内分泌反应紊乱风险

创烧伤导致的组织坏死、出血、脏器破裂是引起应激失控与神经-内分泌反应紊乱发生发展的"万恶之源",尽早清除坏死组织和封闭伤口已成为共识。应从"损伤控制外科"的观点去思考手术成果和风险,确定手术时机、手术范围、手术所需时间。围手术期维持患者内环境稳定,维持血色素、血浆蛋白和凝血功能基本稳定,以充分保证手术的安全性,降低手术反应引起创伤脓毒血症的风险。

手术后常会发生肺间质水肿。为减少肺间质水肿的发生,手术和手术后需维持平均动脉压高于 65 mmHg,中心静脉压 12～16 mmHg,尿量超过 0.5 mL/(kg·h),混合静脉血氧饱和度超过 75%,以获得满意的循环-呼吸复苏。手术前或手术中充分扩容对维持手术中容量有较好的作用,但须注意患者在严重机体反应时往往表现为动脉灌注不足和静脉压力过高,这些在手术后容易加重肺间质水肿。针对这一问题,可应用小剂量去甲肾上腺素或肾上腺素,并在应用血管活性药物 2 h 后使用利尿药物,排出体内多余的容量,从而降低手术后发生肺间质水肿的风险。

五、针对神经-内分泌反应紊乱的代谢调控与支持

严重创烧伤基本的代谢障碍是"代谢转流",表现为糖代谢障碍、无氧酵解增加、蛋白分解代谢增高和脂肪供给能量不充分。纠正这种代谢障碍尚缺乏有效手段,只能通过减轻严重创伤后应激、在"损伤控制外科"的理念下尽早去除坏死组织和代谢调控等综合措施,纠正自噬代谢模式,减轻超高代谢程度。

（一）应激状态下的能量补充

目前对于严重创烧伤后的能量补充策略尚无定论,但绝大多数观点为"仅适度满足静息能耗增加"。严重创烧伤后,机体静息能耗显著增高,但其增高程度并不与损伤程度完全呈线性关系。一般认为,严重创烧伤后静息能耗可增高 1.5～2 倍,但仅仅为了满足静息能耗增加而"消耗多少,补充多少"的策略,反而会造成静息能耗的进一步增加。基于机体损伤后能量"代谢转流"的特征,单纯补充大量能量并不能解决代谢需求问题,反而会造成代谢障碍。

（二）调控"代谢转流"治疗

从 20 世纪 90 年代开始,改善严重损伤时"代谢转流"的调控策略受到重视。应用重组人生长激素是其中较为典型的代表,虽然目前尚有不同看法,但相关研究和临床实践却为代谢调控打开了新的视角,也为导入应用胰岛素调控代谢搭建了桥梁。

正常成人生长激素呈脉冲式分泌且量极少,严重创烧伤时应用外源性重组人生长激素可以增加脂肪供能,从而实现充分供能,进而在 IGF-1 的介导下减少糖酵解供能,抑制蛋白分解。同时,严重创烧伤时胰岛素促进蛋白合成的作用也得到了重视。通过干预措

施提升体内胰岛素水平,可部分解决外周胰岛素抗性导致的高血糖。总之,生长激素和胰岛素协同调控创烧伤后的"代谢转流",是一条治疗危重创伤代谢障碍的新路。

(三)运用特殊营养调控神经-内分泌反应紊乱

(1)谷氨酰胺:基于循证医学的大量严重创烧伤营养支持指南都支持应用谷氨酰胺,以维护肠黏膜屏障,抑制蛋白分解,调控机体反应。

(2)精氨酸:针对严重创烧伤时应用精氨酸作为营养要素,目前存在两种观点:许多研究结果提示精氨酸能改善组织血供,促进有氧代谢;但也有报道认为,精氨酸可能加剧超高代谢,将单一氨基酸作为早期营养要素甚至过量补充可能妨碍营养均衡,破坏代谢平衡。

(3)富含 ω-3 不饱和脂肪酸的制剂:这类制剂由于其维持免疫稳态、抑制过度机体反应、降低代谢率、促进愈合的作用而得到了越来越多的重视。

由于单一营养素过多摄入可能对代谢有害,且破坏机体原有的代谢过程,因此大多数营养指南规定了每日补充总量,且依照营养素吸收途径明确规定了摄入途径。单一营养素摄入较难客观评价其临床效果,大多仅是"从机理推测其益处"。一些文献提出某种营养素可以增强免疫作用,但需注意的是,免疫-炎症格局失衡是严重创烧伤后的主要表现,单纯提高免疫作用并不能降低创烧伤后发生脓毒血症的风险。

(张勤　窦懿)

参考文献

[1] 姜鹏君,郭光华.生长激素对机体营养代谢和免疫功能影响的研究进展[J].中华烧伤杂志,2011,27(5):367-370.

[2] 张庆红,姚咏明.关注神经内分泌紊乱与脓毒症的关系及其防治策略[J].中华烧伤杂志,2010,26(2):87-89.

[3] AGATHOCLES T, MICHALIS D M, SOFIA B, et al. Insulin resistance:an adaptive mechanism becomes maladaptive in the current environment—an evolutionary perspective[J]. Metabolism, 2013, 62(5):622-633.

[4] ANOEK L, IVAN L, MARIEKE P B, et al. The rapeutically targeting microvascular leakage in experimental hemorrhagic shock:a systematic review and meta-analysis[J]. Shock, 2021, 56(6):890-900.

[5] ARNULF W, CHRISTOPH G, ROBERT S, et al. Status quo of the use of DCS concepts and outcome with focus on blunt abdominal trauma:a registry-based analysis from the TraumaRegister DGU©, Langenbecks[J]. Archives of Surgery,

2021, 407(2):805-817.

[6] BIRTE W, INA L, FLORIAN G. Trauma, a matter of the heart-molecular mechanism of post-traumatic cardiac dysfunctioning [J]. International Journal of Molecular Sciences, 2021, 22(2):737.

[7] CHRISTIAN T, DANIEL P, DAVID N H, et al. Cardiac dysfunction in severely burned patients: current understanding of etiology, pathophysiology, and treatment[J]. Shock, 2020, 53(6):669-678.

[8] ELIZABETH B, EVAN R, JOHN O O, et al. The impact of catecholamines on skeletal muscle following massive burns: friend or foe? [J]. Burns, 2021, 47(4): 756-764.

[9] GREABU M, BADOIU S C, STANESCU-SPINU I I, et al. Drugs interfering with insulin resistance and their influence on the associated hypermetabolic state in severe burns: a narrative review[J]. International Journal of Molecular Sciences, 2021, 22(18):9782.

[10] ISBI Practice Guidelines Committee, Steering Subcommittee. Advisory subcommittee, ISBI practice guidelines for burn care [J]. Burns, 2016, 42 (5): 953-1021.

[11] ISMAIL A, MOHAMMED M, ABDELGHAFOUR E K, et al. Refractory collapse and severe burn: think about acute adrenal insufficiency[J]. The American Journal of Emergency Medicine, 2018, 36(4):733.e1-733.e2.

[12] JOACHIM B, JOACHIM B. Fluid choice for resuscitation of the trauma patient: a review of the physiological, pharmacological, and clinical evidence [J]. Canadian Journal of Anesthesia, 2021, 51(5):500-513.

[13] LIAM D F, ANDREW C M, ADAM M D, et al. Neutrophil kinetics and function after major trauma: a systematic review[J]. World Journal of Critical Care Medicine, 2021, 10(5):260-277.

[14] MUZAFFER G, OZLEM S. A study comparing the effect of premedication with intravenous midazolam or dexmedetomidine on ketamine-fentanyl sedoanalgesia in burn patients: a randomized clinical trial[J]. Burns, 2021, 47(1):101-109.

[15] OWEN B, ABRIE T, DAVID W. Comparison of three techniques for calculation of the Parkland formula to aid fluid resuscitation in paediatric burns[J]. European Journal of Anaesthesiology, 2013, 30(8):483-491.

[16] ZACHARY S, LIWEI H L, ROGER G M, et al. Delaying initiation of diuretics in critically ill patients with recent vasopressor use and high positive fluid balance[J]. British Journal of Anaesthesia, 2021, 127(4):569-576.

第三十八章 创烧伤后脑功能障碍

创烧伤发生后,可能由于多种原因导致脑功能障碍,本章主要针对创烧伤后脑功能障碍进行阐述。

据统计,创伤导致了全球约 10% 的死亡和 16% 的残疾,其中每年约有 150 万人死于创伤性失血性休克。失血性休克发生早期,机体代偿会优先保证心、脑等主要脏器的灌注,但如果休克不能得到及时纠正,则可能逐渐出现脑灌注不足,进而造成脑组织缺血损伤。随着休克的纠正,脑组织会因为再灌注过程出现缺血-再灌注损伤。

创伤性颅脑损伤(traumatic brain injury,TBI)是指外因直接造成的脑组织损伤。全球每年 TBI 的发病率为(108~332)/10 万,其中格拉斯哥昏迷评分(GCS)不高于 8 分的重度颅脑损伤患者死亡率高达 35%~45%。在我国,TBI 居创伤发生率的第二位,但致残率居首位,死亡率则接近 13/10 万。

烧伤现场会因含碳类物质燃烧不充分而产生一氧化碳(CO),CO 进入机体后与血红蛋白结合形成碳氧血红蛋白,碳氧血红蛋白不易解离释放氧气,进而造成机体缺氧,使多脏器功能受损,重则危及生命。CO 中毒后迟发性脑病(delayed encephalopathy after carbon monoxide poisoning,DEACMP)是 CO 中毒后常见的并发症。

脓毒血症是导致严重创烧伤患者出现第三个死亡高峰的重要原因,而脓毒血症相关性脑病(septic associated encephalopathy,SAE)是发生脓毒血症时反应失调的炎症累及大脑而引起的弥漫性脑功能障碍,在脓毒血症患者中的发生率高达 50% 以上。

第一节 创烧伤后脑功能障碍的病因与发病机制

创烧伤后发生脑功能障碍的病因主要有失血性休克导致的脑组织缺血和复苏后的缺血-再灌注损伤、创伤性颅脑损伤、CO 中毒后迟发性脑病、脓毒血症相关性脑病。除了 TBI 是由创伤直接导致的脑组织挫伤、颅内出血和弥漫性轴索损伤等原发性颅脑损伤,其他原因导致脑功能障碍的主要机制有以下几方面。

一、血-脑屏障的破坏和脑水肿的形成

血-脑屏障(blood brain barrier,BBB)是一种由血管内皮细胞、基底膜和星形胶质细胞足突组成的高度分化的脑内皮结构,存在于血液和脑组织之间,可选择性地阻碍物质通过,调控物质交换。

由于缺血、缺氧、TBI、感染等多种因素,导致大量炎性因子生成并释放,在缺血区域聚集并浸润损伤内皮细胞,破坏内皮细胞的紧密连接,造成 BBB 结构和功能被破坏,通透性增加。BBB 被破坏后,大分子的通过进一步导致了脑水肿。大脑灰质中谷氨酸的增加会引起细胞间水钠聚集,导致细胞内水肿,从而增加细胞内含水量。此外,细胞凋亡、炎症反应及水通道蛋白家族也会影响脑内水分子的分布和转运,进而加重脑水肿。

二、酸中毒

酸中毒是导致神经元损伤的主要原因之一。脑组织发生缺血后,能量中间体三磷酸腺苷(ATP)被消耗,局部产生大量氢离子,且 CO_2 不能被及时清除;脑组织无氧代谢增加,乳酸升高,从而发生酸中毒,pH 值可从 7.3 迅速降到 6.0 左右。堆积的乳酸及超载的钙离子可破坏大脑神经递质 γ-氨基丁酸的功能,损伤钠离子通道,进而导致神经元兴奋性毒性的发生。

此外,酸中毒也可能与氧化应激机制协同损伤神经元,具体表现为酸中毒时的低 pH 值状态可导致体内抗氧化剂的功能损伤,打破体内氧化和抗氧化物质的平衡,最终导致组织损伤。

三、炎症反应

炎症反应是导致脑损伤的重要原因。脑缺血初期,细胞大量坏死,自由基大量生成,炎性细胞因子过表达,进而激活炎症级联反应,启动免疫应答系统。外周白细胞通过释放可溶性因子和细胞内成分激活小胶质细胞,使其转化为巨噬细胞,而后者通过吞噬作用清除包括神经元在内的死亡脑组织细胞,同时产生过量的炎症介质,如 TGF-β、TNF-α、IL-6 和 IL-10,引发后续的炎症级联反应,加剧缺血脑组织的损伤。

再灌注后,钙离子超载以及具有兴奋作用的氨基酸(excitatory amino acids,EAA)过度释放,进一步加重了缺血损伤区域的炎性损伤。另外,炎症反应破坏了脑神经细胞、胶质细胞和内皮细胞之间稳定的信号传递,使脑功能进一步恶化;BBB 通透性的增加使血源性炎症因子可以更加顺利地进入脑组织内,加重炎症反应。

四、钙离子超载

钙是人体内重要的元素之一,参与了诸多生命活动,例如维持细胞生理功能、参与细胞增殖和分化等。由于组织缺血缺氧、TBI、感染等多种因素导致的细胞能量代谢障碍、

依赖 ATP 的钙离子泵和钠-钾泵功能失调、钙通道被激活及细胞膜通透性增加等均可导致细胞内钙离子超载。钙离子超载会在多个方面对脑组织造成损伤,包括:①大量钙离子积聚在线粒体内部,可使线粒体通透孔开放,导致线粒体发生肿胀,出现功能障碍;也可破坏线粒体呼吸链,抑制细胞呼吸,导致细胞死亡。②超载的钙离子引起钙依赖磷脂酶的大量激活,从而分解生物膜结构。③大量钙离子聚集激活钙离子依赖性蛋白酶、一氧化氮合酶(NOS)等,可以促进 EAA 的产生并激活 N-甲基-D-天冬氨酸受体,最终引起自由基大量生成而破坏细胞。④随着细胞内渗透压的增大,细胞外液透过细胞膜到达细胞内,造成细胞肿胀坏死。⑤缺血部位的钙离子超载会诱发血管平滑肌痉挛,引发内皮细胞损害和继发的血栓形成。⑥钙离子超载使血管内皮细胞间隙增大,引起 BBB 通透性增大,发生血管源性脑水肿。

五、氧化应激反应

脑组织的氧化代谢率高、抗氧化能力低、花生四烯酸含量高,极易受到氧化损伤的影响。缺血、缺氧、TBI 等通常会导致活性氧(如羟基、超氧基和过氧化氢)的增加,进而损害细胞内脂类、蛋白质和核酸分子的关键成分,引起连锁反应。

脑细胞内氧自由基的大量蓄积可使脂质、蛋白质及核酸等过氧化,致使细胞骨架破坏、线粒体变形、核酸断裂、蛋白质降解和膜通透性增大,最终导致神经元凋亡。自由基也会通过羟基化或酪氨酸硝酸化的过程破坏蛋白质。

正常情况下,各种抗氧化剂可以清除并抑制活性氧,其中最常见的抗氧化剂是谷胱甘肽。另外,超氧化物歧化酶也能降低组织中的超氧化物含量。但在异常状态下,线粒体结构及功能受损,裂变/融合失衡,N-甲基-D-天冬氨酸受体数量上调,脂质过氧化物生成增多,进一步打破抗氧化物与自由基之间的动态平衡,最终导致脑组织的氧化应激反应。

六、NO 介导的损伤

NO 是细胞内外的信息传递分子,在 NOS 的催化下产生,可维持人体正常生理功能,并参与多项病理过程。在缺血环境下,NOS 表达增强,催化合成过量的 NO。缺血-再灌注过程中,NO 既具有保护脑组织的正面作用,也兼具细胞毒性的负面作用。其中,正面作用是维持脑血流量,抑制血小板聚集;负面作用是 NO 和超氧化物具有高度反应性,持续产生的大量 NO 可与超氧阴离子形成 $ONOO^-$ 和 OH^-,进而产生具有细胞毒性的过氧化亚硝酸盐,导致 DNA 氧化。另外,过量的 NO 可破坏细胞内的细胞器,进一步加重脑组织损伤。

七、线粒体功能障碍

线粒体功能障碍通常发生在组织缺血损伤和 TBI 早期。由于钙离子的大量涌入,线粒体负担过重,导致渗透过渡孔开放,从渗透过渡孔释放的物质(如还原型辅酶Ⅱ、谷胱甘肽)可降低细胞内蛋白质和脂类的氧化应激反应。另外,也会释放已形成的可溶性凋亡诱导因子(如细胞色素C),导致细胞凋亡。线粒体功能障碍可导致乳酸堆积、ATP产生减少、细胞内钙离子丢失和自由基生成增多等。

八、能量代谢障碍

大脑是人体能量代谢最旺盛的器官,但脑组织自身并不能储存能量物质,因此在缺血损伤早期,脑组织就会因缺乏足量的氧供和能量物质而不能产生足量的ATP供能,进而导致细胞膜上的 Na^+-K^+-ATP 酶活性下降、功能异常,诱发膜内外 Na^+-K^+ 交换障碍,引起细胞膜过量去极化、EAA过量释放、线粒体功能缺失,最终导致神经元死亡。

九、兴奋性氨基酸释放

根据体内递质氨基酸的兴奋性,可将其分为抑制性氨基酸和兴奋性氨基酸(excitatory amino acids,EAA)。正常情况下EAA主要存在于神经末梢的突触囊泡内,但当脑组织缺血时,能量代谢发生障碍, Na^+-K^+-ATP 酶活性受到抑制,使胞外钾离子浓度升高,神经元去极化,大量EAA被释放,与突触后膜的特异性受体结合,完成兴奋性突触传递。同时,由于没有足够的ATP供能,过量的EAA不能被及时分解,进而产生兴奋性细胞毒性作用,级联兴奋使细胞内能量枯竭,促使细胞发生凋亡。此外,EAA还可造成钙离子超载,进一步加重脑组织损伤。

十、细胞凋亡

缺血、缺氧、TBI、感染发生后,神经元和星形胶质细胞的大量凋亡与脑功能障碍密切相关。导致细胞凋亡的机制主要有:①内源性细胞凋亡因子(如胱天蛋白酶-9)和外源性细胞凋亡因子(如胱天蛋白酶-8)启动相关通路,诱导细胞凋亡的发生;②过量的自由基导致脑细胞表面的瞬时受体电位通道亚族M7(TRPM7)过表达,进而促进钙离子内流,导致细胞凋亡;③细胞生长因子(如NGF、BDNF、GAP-43等)表达减少,可塑性蛋白表达受到抑制,同样可导致TRPM7出现过表达。

第二节　创烧伤后脑功能障碍的诊断与脑功能监测

创烧伤后脑功能障碍从临床病程上可以分为急性期和慢性期。急性期主要表现为意识和精神状态的急性改变,包括注意力下降、行为异常、定向力障碍、意识模糊、谵妄、嗜睡、昏迷等,部分患者可出现癫痫发作。慢性期则可能出现长期的认知功能障碍和性情改变,表现为记忆力、注意力、语言及执行能力受损,甚至出现尿失禁、偏瘫、失语及失明等。此外,该类患者抑郁、焦虑、创伤后应激障碍、自残倾向的发病率也高于一般人群。

目前,除外 TBI 导致的直接颅脑损伤外,其余情况尚无确切的诊断标准。创伤后脑功能障碍的临床诊断主要依靠病史和临床表现,脑电图、磁共振等辅助检查也可为诊断提供帮助。

传统的脑功能监测手段主要包括体格检查和影像学检查,但这些手段不能及时、有效地监测大脑的病理生理变化,不能满足临床需要。随着科技的发展,目前已出现多种神经功能监测手段,可以从颅腔压力、脑血流、脑代谢、脑功能等方面多角度、多层次地评估脑功能,能够指导临床诊疗,改善患者预后。

一、传统监测手段

(一)体格检查

体格检查是脑功能障碍患者最常用、最基本、最重要的检查方法,是其他任何检查手段都不能替代的。对患者意识状态的评估常借助于评分量表,常用的客观评估工具有格拉斯哥昏迷评分法(GCS)、里士满躁动-镇静评分(Richmond agitation-sedation scale,RASS)、监护室患者意识模糊评估法(confusion assessment method for the ICU,CAM-ICU)、重症监护谵妄筛查量表(intensive care delirium screening checklist,ICDSC)等。GCS 评分通过睁眼、语言、运动三方面对患者的意识状态进行评估,评分高低与患者的预后密切相关;RASS 可以评估危重症患者的镇静程度及意识状态水平;CAM-ICU 和ICDSC 均是重症监护病房筛查谵妄的最常用工具。

(二)影像学检查

CT 在急性颅脑损伤的诊断中具有较高的准确性,能直接显示颅脑内外的病变,对创伤性蛛网膜下腔出血、硬膜下出血、硬膜外出血、脑挫伤或脑实质出血等进行快速识别,还能判断损伤的严重程度,是 TBI 急救中常用的诊断方法之一。

MRI 不仅能显示人体任意断层的解剖图像,还能反映受检器官的代谢功能及生理状态。MRI 对 TBI 患者脑组织损伤与病灶定位的效果较好,准确度较高;同时对不存在出血的脑挫裂伤、脑干与小脑损伤及硬膜下较小血肿的诊断具有极高的准确性。但是,由于 MRI 检查要求高、耗时长,故一般不作为急救时的首选检查。对于脓毒血症相关性脑病(SAE)患者,颅脑 MRI 中最常见的改变为缺血性病变(弥散加权成像中表现为细胞毒性水肿)和脑白质病变,但这类改变可见于多种神经系统疾病,并无特异性。

(三)血清学检查

神经元特异性烯醇化酶(neuron-specific enolase,NSE)是神经元损伤的标志物,钙结合蛋白(S100β)是胶质细胞损伤的标志物。当脑组织出现损伤时,NSE 和 S100β 均会出现不同程度的升高,且与脑组织损伤程度相关。但需注意的是,这些标志物并无特异性。

（四）脑脊液检测

在重症 SAE 患者的脑脊液中，可见蛋白含量升高，细胞数大多正常，细菌培养阴性，芳香族氨基酸浓度升高，支链氨基酸浓度下降。

二、颅内压监测

颅内压监测在提供直接的颅腔压力指标的同时，还可以反映脑灌注压（cerebral perfusion pressure，CPP）的水平（脑灌注压＝平均动脉压－颅内压）。颅内压波形监测还可以评估脑组织的顺应性。

颅内压监测技术是现代重症 TBI 救治的基石，它能够指导 TBI 患者的救治，降低该类患者的死亡率。颅内压低于 20 mmHg、20～40 mmHg、超过 40 mmHg 的死亡率分别为 7.72％、26.12％、45.00％，不良预后的发生率分别为 19.96％、48.57％、66.67％。颅内压监测技术还能够降低弥漫性重症颅脑损伤患者伤后半年的死亡率，尤其对 GCS 评分 3～5 分或马绍尔（Marshall）分级Ⅳ级的患者更具指导价值。

颅内压监测分为无创颅内压监测和有创颅内压监测。无创颅内压监测包括闪光视觉诱发电位、床旁超声视神经鞘直径测定（optic nerve sheath diameter，ONSD）、多普勒超声搏动指数、生物电阻抗测定等。无创颅内压监测快速、简单、可重复性强、灵敏度较高，但易受干扰、准确性差，尚不能完全代替有创监测。有创颅内压监测被认为是颅内压监测的"金标准"，它不仅能准确提供颅内压水平，还能通过释放脑脊液对颅内压进行调控，是当前颅内压监测的首选方式。有创颅内压监测可采用传感器和监护仪动态测定颅内压，包括脑室内监测、脑实质内监测、蛛网膜下腔监测、硬膜外腔监测、神经内镜术中监测和有创脑电阻抗监测等。

三、脑组织氧水平监测

脑组织缺血、缺氧、代谢异常可导致患者的不良预后，监测脑组织氧代谢水平可及早发现组织代谢异常，对降低死亡率、提高患者的生存质量具有重要意义。目前临床监测脑组织氧水平的方式有脑组织氧分压（partial pressure of brain tissue oxygen，$PbtO_2$）监测、颈内静脉血氧饱和度（jugular vein blood saturation，SjO_2）监测、近红外光谱仪（near infrared spectrum instrument，NIRS）监测等。

（一）$PbtO_2$ 监测

$PbtO_2$ 监测是通过放入致伤灶周围脑组织的探头进行的有创测量，可直接反映局部脑组织氧水平，间接评估脑代谢，为临床早期发现脑缺血、缺氧提供证据，对指导治疗具有重要的临床意义。正常人 $PbtO_2$ 为 15～40 mmHg，当持续出现 $PbtO_2$＜15 mmHg 时提示脑缺血、缺氧，当 $PbtO_2$ 为 10～15 mmHg 时则与高死亡率相关。$PbtO_2$ 监测结果受探头植入位置、动脉氧分压、红细胞含量、脑温、是否存在癫痫状态等多个因素影响，要准确解读监测结果需要综合考虑患者的情况。

（二）SjO_2 监测

SjO_2 监测是通过将探头逆行放入颈静脉球处来完成持续的监测，它能反映整个大脑半球的组织氧供给及消耗情况。当存在颅内压监测禁忌证或无法使用颅内压监测时，SjO_2 能够较早识别脑组织低灌注或脑缺血状态。SjO_2 的正常值为 $55\%\sim69\%$，超过 70% 提示脑血流灌注过度，脑氧供给大于脑代谢需求；低于 55% 提示脑血流减少，脑组织缺血、缺氧，患者预后不良。SjO_2 的缺点有无法监测局部脑组织的氧供给和消耗状态、探头易发生漂移、光敏度弱、易受颅外静脉回流影响等。

（三）NIRS 监测

NIRS 监测是利用不同组织成分在近红外波段的光学性质差异来实现对组织的精确测量，可以连续、直接、无创地监测头颅闭合状态下的氧合血红蛋白与还原血红蛋白的混合透射强度，能够了解脑组织血流及脑氧代谢状态，还能监测是否发生脑出血。NIRS 监测的脑组织氧饱和度与颅内压呈正相关，与脑灌注压呈负相关。但是，NIRS 监测指标的影响因素尚不明确，限制了该技术的应用。

四、脑血流监测

除强化 CT、强化 MRI 等检查外，近年来广泛应用的脑血流检测技术为经颅多普勒超声（transcranial doppler，TCD）。TCD 可以通过监测大脑大动脉的血流状态，提供脑血流动力学的多项信息，如脑血流速度、脑血流方向、远端血管阻力、脑血管自动调节功能等，可以提示早期病变、指导治疗、评估远期预后，以无创、简便、可重复操作等优点而广泛应用于神经创伤、神经危重症患者的临床管理。

TCD 广泛应用于临床，主要领域有：①对于蛛网膜下腔出血患者，可通过监测脑血流情况诊断脑血管痉挛，预防迟发性脑缺血。②可通过脑血管搏动指数（pulsatility index，PI）及波形频谱反映远端动脉血管阻力状态，间接反映颅内压水平。③评估远期预后，诊断脑死亡。重症颅脑损伤后 24 h 内，搏动指数不低于 1.56 的患者中，有 83% 在伤后 6 个月预后不良；搏动指数不高于 1.0 的患者中，有 71% 预后良好。TCD 频谱表现为无脑血流信号、"震荡波"及"尖小收缩波"是成人脑死亡的判定标准之一。④评估脑血管自动调节功能。脑血管自动调节功能对于维持脑血流稳定有重要作用，正常状态下维持脑灌注压在 $50\sim150$ mmHg。当该功能丧失时，动脉血压与脑血流呈直线正相关，此类患者的死亡率及长期植物生存状态的发生率均较高；当该功能部分受损时，患者的远期预后与实际脑灌注压维持水平明确相关。

五、脑电监测

脑电图（electroencephalogram，EEG）能够对大脑自发的、节律性的电活动信号进行监测，对于病情和预后的判断有着重要的辅助作用。

EEG 能够评估昏迷患者的脑功能障碍程度及远期预后：①正常 α 波节律减慢和 θ

波的出现代表有限的皮质功能障碍,该类障碍通常是可逆的,常出现在没有中枢神经系统受累或轻至中度脑病(如精神错乱、谵妄)的患者中。②EEG 表现为皮质静息电位或暴发-抑制电信号,提示远期神经功能预后不佳。③EEG 反应性缺失、δ 波主导背景和周期性放电则是死亡的独立预测因素。④EEG 能够诊断非惊厥性癫痫或非惊厥性癫痫持续状态。非痉挛性癫痫发作在昏迷患者中的发生率为 8%～48%,其发作时无典型的肌肉痉挛表现,仅表现为 EEG 中的棘慢波和多棘慢波放电。⑤EEG 还能用于评估镇静治疗深度,鉴别镇静药物和脑病本身引起的精神状态异常。

六、脑代谢监测

脑微透析监测是通过脑内植入的探头评价神经元功能及脑代谢状态的一种方法,能够监测的代谢性物质包括葡萄糖、乳酸、丙酮酸、谷氨酸和甘油。即使在颅内压正常、脑灌注良好的状态下,脑代谢功能障碍的发生仍然比较常见。细胞外葡萄糖低于 0.8 mmol/L 与神经功能损伤和预后不良相关,是评估脑损伤程度的生物标志物;乳酸与丙酮酸的比值是反映继发缺血性损伤的早期生物标志物,该比值超过 40 代表脑细胞线粒体功能障碍或脑氧/葡萄糖供应代谢障碍导致了脑细胞代谢异常,提示预后不良;甘油是细胞膜的重要成分,脑细胞缺血时,细胞膜崩解,组织间隙的甘油水平升高,而谷氨酸是细胞膜破坏的间接指标,甘油、谷氨酸成倍升高与患者远期生存质量不佳相关。但是,脑代谢监测技术仅能对探头周围的局部组织进行监测,准确性受探头植入部位的影响较大。

第三节　创烧伤后脑功能障碍的治疗与预防

目前,创烧伤后脑功能障碍的治疗主要包括以下几个方面:①积极治疗原发病,如积极纠正失血性休克、TBI 的手术治疗(如去骨瓣减压术、血肿清除术等)、预防和控制脓毒血症等;②控制颅内压,改善脑灌注;③清除自由基,纠正内环境紊乱,营养支持等。

一、手术治疗

(一)去骨瓣减压

发生 TBI 后,在原发或继发损伤等多种病理生理机制的共同作用下,可导致脑水肿。随着颅内压的升高,脑组织移位甚至形成脑疝,可导致患者残疾甚至死亡。去骨瓣减压术可使脑组织向减压侧骨窗膨出,代偿颅腔内容积,解除脑疝对脑干的压迫,有效保护脑功能,意在为特定的 TBI 患者降低升高的颅内压,以期改善预后。

对于急性幕上颅内血肿和脑挫裂伤、恶性颅内高压等重症颅脑损伤患者,相较于额颞小骨瓣减压术,更推荐额颞顶去大骨瓣减压术(不小于 12 cm×15 cm 或直径 15 cm 以上),以降低重症颅脑损伤患者的死亡率,并改善神经功能评分。对于无占位性病变、颅内压高于 20 mmHg 超过 15 min、1 h 内对一线治疗反应差的弥漫性严重性颅脑损伤患者,不推荐双额去骨瓣。

（二）脑脊液引流

对于重症 TBI 患者,可采用中脑水平调零的脑室外引流系统进行持续性脑脊液引流,该方法在控制颅内压方面优于间断引流。对于 GCS 评分低于 6 分的患者,可考虑在伤后 12 h 内进行脑脊液引流。

二、高压氧治疗

高压氧治疗是指在超过 1 个标准大气压(101.325 kPa)环境下的纯氧治疗,目的是增加血氧含量,改善脑组织、脑脊液的含氧量和储氧量,从而提高脑细胞内线粒体的功能,促进 ATP 合成,提高脑细胞氧代谢率,防止或减轻缺氧性损害的发生。

高压氧治疗是 CO 中毒的重要治疗方法,并对预防 DEACMP 的发生有一定效果。高压氧治疗可以有效解离碳氧血红蛋白,提高线粒体膜电位,增加体内的能量产生,同时抑制细胞凋亡;还能提高海马部位的大脑神经营养因子水平,有效减少损伤部位的扩大,预防认知功能障碍,延缓疾病进展。

三、药物治疗

（一）高渗性治疗

缺血、缺氧、损伤、感染等多种因素均会导致脑水肿的发生,严重者甚至可出现脑疝,因此及时应用高渗盐水、甘露醇等高渗脱水剂降低颅内压十分必要。高渗性治疗能够改善细胞肿胀及坏死状态,防止或减轻脑水肿,对脑功能障碍的预防及治疗有一定的作用。特别是脑疝或濒临脑疝的患者,大剂量的高渗性治疗结合过度通气,甚至可以在短时间内使患者的脑疝情况得到逆转。

（二）镇静、镇痛药物

目前,应用镇静、镇痛药物已经是神经危重症疾病的常规治疗方法,能够防止患者不必要的活动、咳嗽和插管后紧张,抑制新陈代谢和改变脑血管张力。

具体药物的选择上,不推荐使用巴比妥类药物诱发脑电图的爆发抑制状态以预防颅内压升高的进展,但对于已采用最大强度标准药物以及外科治疗无效的顽固性颅内压升高,在保证血流动力学稳定的前提下,可使用大剂量的巴比妥类药物。丙泊酚虽然有利于控制颅内压,但并不能改善死亡率或伤后 6 个月的预后,同时需注意,大剂量应用丙泊酚与死亡率显著增加相关。

由于使用镇静药物可能会导致患者在后续病程中的体格检查受到限制,因此需要更加先进的监测手段对病情进行监测。另外,由于镇静、镇痛药物的潜在不良反应,对用药持续时间、给药剂量及镇静深度需要密切监测。

(三)糖皮质激素治疗

糖皮质激素治疗不仅能减轻全身炎症反应、减轻脑水肿、改善 BBB 通透性,还可以调节脑胶质细胞的功能,改善脑水肿组织的血管通透性,因此在预防和延缓脑功能障碍上具有一定的作用。但是,仍不推荐应用糖皮质激素改善 TBI 患者的预后或降低颅内压。需注意的是,在重症 TBI 患者中,大剂量应用甲强龙与死亡率增加有关。

(四)预防癫痫

创伤性癫痫(post-traumatic epilepsy,PTE)是 TBI 后常见的严重并发症之一,癫痫患者中有 35% 由颅脑外伤发展而来,而大部分 PTE 患者会发展为难治型癫痫。苯妥英钠可用于降低早发型 PTE 的发病率(伤后 7 天内),但对晚发型 PTE 效果欠佳。左乙拉西坦虽然安全性更好,但其疗效尚缺乏足够的循证医学证据。

(五)自由基清除剂

大量自由基是导致脑组织损伤的重要原因,因此早期应用依达拉奉等自由基清除剂对脑功能有一定的保护作用。

四、其他治疗

(一)亚低温治疗

亚低温($32 \sim 34 \, ℃$)治疗在 TBI 的动物模型中显示出了多方面的益处,包括减轻脑代谢紊乱和脑水肿、减少脑细胞凋亡、减少自由基形成、降低兴奋性神经递质的浓度、缓解血-脑屏障功能障碍等,从而可改善神经功能预后。亚低温治疗的成功与否取决于低温开始和持续时间、降温目标、复温速度以及避免颅内压反跳。目前应用较多的自动降温毯可有效、迅速地降温,并能控制降温过程。然而,亚低温治疗也存在一些风险,比如凝血功能障碍、感染机会增加、心律失常及胰岛素抵抗等。另外,不推荐早期(2.5 h 内)、短期(创伤后 48 h 内)预防性亚低温治疗来改善弥漫性创伤患者的预后。

(二)通气治疗

接受机械通气的患者可以通过调节潮气量和呼吸频率来严格控制动脉血二氧化碳分压水平,从而通过过度通气来降低颅内压。但需注意,过度通气仅可作为降低颅内压的临时性措施,尤其是在伤后 24 h 内,脑血流经常严重减少,此时应避免过度通气,以防进一步加重脑组织缺血。如果使用过度通气,推荐使用 SjO_2 或 $PbtO_2$ 监测脑氧。

(三)血压管理

收缩压水平在脑组织损伤"瀑布链"中扮演了关键角色。多项研究认为,如果自身调节机制完好,收缩压下降会触发自身调节性血管扩张以保证足够的脑灌注,使脑血容量增加、颅内压升高;如果自身调节机制受损,就完全依靠收缩压防止脑缺血,这是导致脑组织损伤的重要因素。

五、预防

控制危险因素和病情的进一步进展是创烧伤后脑功能障碍的主要预防手段。对于失血性休克患者要积极复苏,避免休克进一步加重以保证脑灌注,这是预防脑功能障碍的重要方法。对于 SAE 的预防,主要是积极治疗原发病,包括积极控制感染、尽早清除感染源、合理使用抗感染药物、保护脏器功能、纠正代谢紊乱(如低血糖、高血糖、高碳酸血症、高钠血症等),必要时进行血液净化治疗以清除毒素和炎症介质。TBI 和 CO 中毒导致的原发性脑损伤是不可逆的,只能通过一些治疗措施减轻其损伤并发症;而继发性损伤是创伤后逐渐发展的病理过程,可以通过治疗手段减轻后续损伤。

(赵洁　邓运祥)

参考文献

[1] 惠纪元,龚如,梁玉敏,等.中国颅脑创伤数据库:短期预后因素分析[J].中华神经外科杂志,2014,30(1):3.

[2] AKYOL S, ERDOGAN S, IDIZ N, et al. The role of reactive oxygen species and oxidative stress in carbon monoxide toxicity:an in-depth analysis[J]. Redox Report,2014,19(5):180-189.

[3] CARNEY N, TOTTEN A M, O'REILLY C, et al. Guidelines for the management of severe traumatic brain injury(4th Edition)[J]. Neurosurgery,2017,80(1):6-15.

[4] CORNELIUS C, CRUPI R, CALABRESE V, et al. Traumatic brain injury:oxidative stress and neuroprotection[J]. Antioxidants & Redox Signaling,2013,19(8):836-853.

[5] COTRINA M L, LOU N, TOME-GARCIA J, et al. Direct comparison of microglial dynamics and inflammatory profile in photothrombotic and arterial occlusion evoked stroke[J]. Neuroscience,2017,343(16):483-494.

[6] DARIO-LUCAS H, LEOPOLD B, WITTE O W. Sepsis-associated encephalopathy[J]. Canadian Medical Association Journal,2018,190(36):E1083.

[7] DAVIES D J, SU Z, CLANCY M T, et al. Near-infrared spectroscopy in the monitoring of adult traumatic brain injury:a review[J]. Journal of Neurotrauma,2015,32(13):933-941.

[8] HILL R L, SINGH I N, WANG J A, et al. Time courses of post-injury mitochondrial oxidative damage and respiratory dysfunction and neuronal cytoskeletal

degradation in a rat model of focal traumatic brain injury[J]. Neurochemistry International, 2017, 111:45-56.

[9] JIANG J Y, GAO G Y, FENG J F, et al. Traumatic brain injury in China[J]. The Lancet Neurology, 2019, 18(3):286-295.

[10] JIANG X, ANDJELKOVIC A V, ZHU L, et al. Blood-brain barrier dysfunction and recovery after ischemic stroke[J]. Progress in Neurobiology, 2017, 163-164(4-5):144-171.

[11] LI R, XIAO H, LYU J, et al. Differential diagnosis of mitochondrial encephalopathy with lactic acidosis and stroke-like episodes(MELAS) and ischemic stroke using 3D pseudocontinuous arterial spin labeling[J]. Journal of Magnetic Resonance Imaging, 2017, 45(1):199-206.

[12] LIU W C, YANG S N, WU C, et al. Hyperbaric oxygen therapy alleviates carbon monoxide poisoning-induced delayed memory impairment by preserving brain-derived neurotrophic factor-dependent hippocampal neurogenesis[J]. Critical Care Medicine, 2015, 44(1):e25-39.

[13] LOZANO R, NAGHAVI M, FOREMAN K, et al. Global and regional mortality from 235 causes of death for 20 age groups in 1990 and 2010:a systematic analysis for the global burden of disease study 2010[J]. Lancet, 2016, 380(9859):2095-2128.

[14] PARIMALA N, VIMAL P, BABU P P. Role of nitric oxide and hydrogen sulfide in ischemic stroke and the emergent epigenetic underpinnings[J]. Molecular Neurobiology, 2018, 56(3):1-21.

[15] SINCLAIR H L, ANDREWS P J. Bench-to-bedside review:hypothermia in traumatic brain injury[J]. Critical Care, 2010, 14(1):204.

[16] TISDALL M M, SMITH M. Multimodal monitoring in traumatic brain injury: current status and future directions[J]. British Journal of Anaesthesia, 2007, 99(1):61-67.

[17] LI Y, DANG Y, HAN D, et al. An angiopep-2 functionalized nanoformulation enhances brain accumulation of tanshinone II A and exerts neuroprotective effects against ischemic stroke[J]. New Journal of Chemistry, 2018, 42(8):58-61.

[18] ZABOLOTSKIKH I B, MINDIIAROV A I, BABAKOV A S, et al. Intracranial pressure and jugular venous oxygenation influence on outcome in patients with severe traumatic brain injury[J]. Anesteziologiia I Reanimatologiia, 2011, 4(4):50-55.

第三十九章 创烧伤后骨筋膜室综合征与挤压综合征

第一节 骨筋膜室综合征

骨筋膜室综合征（osteofascial compartment syndrome，OCS）是指创伤后早期骨筋膜室内压力过大导致血流灌注减少而引起的外科急症。血液中氧含量下降以及代谢废物积累会引起神经刺激和严重疼痛。OCS 主要发生在前臂、手部和小腿。如果没有及时诊断和治疗，OCS 会引起神经损伤和永久性肌肉坏死，对肢体功能产生长期的负面影响。

OCS 的危险因素可大致分为导致筋膜室内容物增加和导致筋膜室容积减少两大类，如表 39-1-1 所示。

表 39-1-1　OCS 的危险因素

分　类	致伤机制	危险因素
导致筋膜室内容物增加	创伤	骨折（如胫腓骨骨折、胫骨平台骨折、尺桡骨骨折等）、挤压伤
	出血和血肿	大血管损伤、血友病患者、接受抗凝治疗者
	毛细血管通透性增加	感染、烧伤（如电烧伤、化学烧伤）、蛇咬伤
	其他因素	肢体输液不当、血管介入手术、动脉内注射药物或硬化剂
导致筋膜室容积减少	局部严重压迫	长时间重物压迫、术中截石位时间过长
	包扎过紧	夹板、石膏、绷带、敷料等包扎过紧

一、临床表现

大部分患者表现为持续性、进行性加重的疼痛，晚期缺血严重时可无疼痛；肢体表面皮肤略红，温度稍高，肿胀，有严重压痛，触诊可感到张力增高（见图 39-1-1）。OCS 经典的临床症状是"5P"征,即疼痛(pain)、苍白(pallor)、感觉异常(paresthesia)、麻痹(paralysis)、无脉(pulselessness)。第六种症状"被动牵张痛"作为 OCS 最初和最敏感的症状,现也被纳入诊断表现中。然而,疼痛具有主观性,使 OCS 的诊断比较困难。在晚期,由于神经缺血引起感觉异常,疼痛可以减轻。在这种情况下,更彻底地评估症状、体征和实施临床检查对于指导诊疗至关重要。

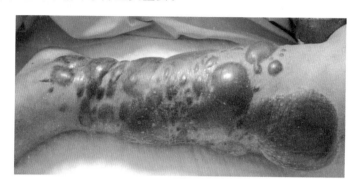

图 39-1-1 下肢胫腓骨骨折伴骨筋膜室综合征

(临沂市人民医院骨科亓光明医师供图)

二、诊断

患者的外伤史及临床表现是诊断 OCS 的重要依据。辅助检查可以协助临床医生进一步明确诊断与鉴别诊断。客观地评估每个筋膜室内的压力已成为一种辅助诊断 OCS 的方法。与临床检查相比,压力测量值对于诊断 OCS 的敏感性和特异性均更高。在评估筋膜室压力时,最常用的指标是压力差,即舒张压减筋膜室压力,30 mmHg 是目前大多数临床治疗进行切开减压的最高临界压力值。此外,若筋膜间室内压力超过 4 kPa,多普勒或彩超检查发现上肢尺动脉、桡动脉或下肢的腘动脉、足背动脉血流减少,搏动减弱或消失,OCS 的诊断即可成立。

近红外光谱(near-infrared spectroscopy,NIRS)测量血流的原理是基于身体对创伤的反应会增加流向受伤部位的血流。NIRS 是一种用于评估氧化性肌肉血红蛋白和肌红蛋白水平的非侵入性方法。当血流量减少时,可以看到局部血氧饱和度和肌肉血氧张力降低。与压力监测一样,NIRS 连续评估组织氧饱和度在理论上是记录组织低氧发生或进展的理想方法,可提醒临床医师及时采取干预措施。此外,无创检测还包括脉搏血氧饱和度监测、肌电图、MRI、超声、动(静)脉彩超和血管造影检查。对于创伤引起的下肢股骨髁粉碎性骨折患者,双下肢血管检查可排除主要血管损伤,有利于发现 OCS 和危险因素。

三、治疗

OCS 的治疗原则是解除压迫、降低室内压、改善血液循环、恢复血供、促进回流、减少炎性渗出与毒性产物吸收。

（一）早期干预

对于早期怀疑 OCS 的患者，应积极根据病因解除外部因素带来的压迫，改善微循环，延缓病情发展，如拆除患肢石膏或夹板改为支具托等。根据病情需要，可予患者持续吸氧，药物（如湿敷硫酸镁或静脉滴注甘露醇）消肿，并监测肾功能及血电解质等。

（二）筋膜室彻底切开减压术

对于已确诊的 OCS 患者，应立即行筋膜室彻底切开减压术，建议在伤后 6～8 h 内彻底减压。及时、彻底、完全的筋膜室切开减压是必须坚决贯彻的原则，因此切口的选择十分重要。对于发生在小腿的 OCS，推荐行减压、双切口、四个筋膜室切开术（见图39-1-2A）；对于发生在大腿的 OCS，推荐行外侧切口筋膜室减压术，必要时可另做内侧切口辅助减压；对于发生在足部的 OCS，推荐行第二、四跖骨的 2 个背侧切口筋膜室减压术；对于发生在前臂的 OCS，推荐行前臂掌侧"S"形曲线切口和背侧直切口筋膜室减压术；对于发生在手指的 OCS，推荐侧方减压切口（见图 39-1-2B）。

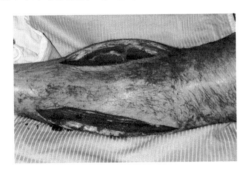 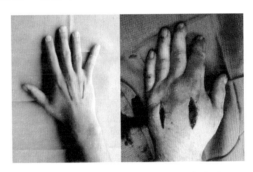

A.腿部筋膜切开术的内侧和外侧切口　　　　B.减压手骨间室和筋膜切开术的手术方法

图 39-1-2　筋膜室彻底切开减压术

（三）骨折固定和创面修复

在行筋膜室彻底切开减压术时，需同时治疗骨折、脱位、血管损伤等原发病因。对于合并长骨骨折的患者，因为其开放性减压术伤口内行早期内固定有可能导致钢板污染和深部感染，因此建议采用外固定支架、克氏针等进行骨折端的临时固定。骨折稳定后，联合负压封闭引流可有效覆盖创面并清除筋膜室内的渗出液，有利于消肿及减少感染风险，刺激创面肉芽组织生长，缩短伤口缝合时间。减压术后的创面建议在术后 1～2 周行延期手术缝合。

第二节　挤压综合征

挤压综合征（crush syndrome，CS）是指四肢或躯干肌肉丰富部位受到挤压后造成肢体肿胀,肌肉缺血、坏死,进而出现以肌红蛋白尿、高血钾为主要表现的急性肾衰竭(acute renal failure,ARF)综合征。该病多发生于房屋倒塌、工程塌方、交通事故等意外伤害。

一、临床表现

(一)全身表现

解除挤压后,患者表现为全身中毒症状、全身无力、紧张、食欲下降、恶心、呕吐、腹胀、腹痛。由于血容量突然减少,可能发生血压下降,收缩压降至 70～80 mmHg,心率快,脉细弱,体温偏低。随着病情的发展,患者可发生意识障碍,还可因酸碱代谢和水电解质紊乱而突发心脏停搏。患者解除挤压全身表现的主要特征有以下方面。

(1)休克:患者因挤压伤导致强烈神经刺激、广泛组织破坏及大量血容量丢失,可迅速产生休克,而且不断加重。

(2)肌红蛋白尿:肌红蛋白尿是诊断挤压综合征的一个重要条件。患者在伤肢解除压力后,24 h 内若出现褐色尿或自述血尿,应该考虑肌红蛋白尿。肌红蛋白在血中和尿中的浓度于伤肢减压后 3～12 h 达高峰,之后逐渐下降,1～2 天后可自行转清。

(3)高钾血症:因为肌肉坏死,大量细胞内钾进入循环,加之 ARF 致排钾困难,因此在少尿期患者血钾可以每日上升 2 mmol/L,甚至在 24 h 内上升到致命水平。高血钾同时伴有高血磷、高血镁及低血钙,可以加重血钾对心肌的抑制和毒性作用。

(4)酸中毒及氮质血症:肌肉缺血坏死以后,大量酸性物质及蛋白质产物释出,使体液 pH 值降低,血中代谢产物潴留,导致代谢性酸中毒及氮质血症。

(二)局部表现

受压部位肿胀,有压痛和水疱(见图 39-2-1)。严重者可有皮肤变硬、张力增强、运动失灵,远端皮肤灰白、发凉。可出现感觉减退或麻木,伸展可引起疼痛。早期伤肢脉搏多可触及,之后才逐渐减弱乃至消失。

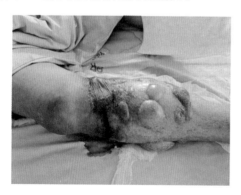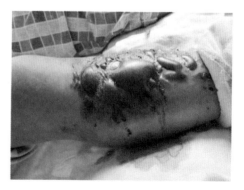

图 39-2-1　下肢挤压伤

(临沂市人民医院骨科亓光明医师供图)

二、诊断

根据患者的病史或受伤经过、临床表现及实验室检查,即可得出诊断。患者的外伤史及临床表现是诊断挤压综合征的重要依据。辅助检查主要有以下几种:

(1)尿液检查:早期尿量少,比重在 1.020 以上;在少尿或无尿期,尿量少或尿闭,尿比重低,基本固定在 1.010 左右;尿肌红蛋白阳性,尿中尿素氮与血中尿素氮之比小于10,尿肌酐与血肌酐之比小于 20。至多尿期及恢复期尿比重一般仍低,尿常规可渐渐恢复正常。

(2)血色素、红细胞计数、红细胞压积:可用于估计失血、血浆成分丢失、贫血或少尿期水潴留的程度。

(3)血小板、出凝血时间:可提示机体凝血、溶纤机理的异常。

(4)谷草转氨酶和肌酸磷酸酶:测定肌肉缺血坏死所释放出的酶,可了解肌肉坏死程度及其消长规律。

(5)血钾、血镁、血肌红蛋白:可了解患者病情的严重程度。

三、治疗

因本病死亡率比较高,所以预防是关键,一般的预防措施有:①伤后补乳酸林格氏液和胶体液;②碱化尿液;③利尿;④解除肾血管痉挛;⑤切开筋膜减压,释放渗出物,改善循环。治疗的重点是尽快减压与施救,应及早去除挤压因素,缓解受挤压部位的血运,避免机体组织长时间缺血缺氧。还要碱化尿液,预防肾功能的进一步损伤,一旦出现高血钾及急性肾功能不全的表现,应及时行连续肾脏替代疗法(continuous renal replacement therapy,CRRT),以及给予患者营养支持,纠正低蛋白血症及贫血等。

(一)现场急救处理

及早解除重物压力,可减少本病的发生。伤肢应制动,以减少组织分解毒素的吸收及减轻疼痛;伤肢可用凉水降温或暴露在凉爽的空气中,禁止按摩与热敷;伤肢有开放伤口和活动出血者应止血,但要避免应用加压包扎和止血带止血。给患者饮用碱性饮料可利尿并碱化尿液,如不能进食者,可用 5%的碳酸氢钠 150 mL 静脉滴入。

(二)伤肢处理

早期切开减张的适应证包括:①有明显挤压伤史;②有一个以上筋膜间隔区受累,局部张力高,明显肿胀,有水疱及相应的运动感觉障碍;③尿液肌红蛋白试验阳性(包括无血尿时潜血阳性)。

截肢的适应证包括:①患肢无血运或严重血运障碍,估计保留后无功能者;②全身中毒症状严重,经切开减张等处理,不见症状缓解,并危及患者生命;③伤肢并发特异性感染,如气性坏疽等。

(三)液体复苏与药物治疗

长时间持续的挤压导致组织缺血缺氧,血管内皮细胞破坏,渗透性增加,解除压迫后大量体液迅速漏出到组织间隙形成局部水肿,导致全身血容量减少,血压降低,这是挤压综合征致死的一个重要原因。经过积极的液体复苏治疗,不仅可有效改善患者的低血容量状态,更重要的是可维持肾脏灌注,从而减少 ARF 的出现。

(四)血液净化治疗

血液净化可有效去除血液中的毒性物质,重建内环境稳态,有效治疗 ARF。对具有以下任一情况的 ARF 患者应开始 CRRT:①少尿 48 h 或无尿 24 h(需排除肾前性和肾后性 ARF);②容量负荷过重(高度水肿、急性左心衰、稀释性低钠血症呈水中毒者);③血钾超过 6.5 mmol/L;④代谢性酸中毒(血碳酸氢根低于 10 mmol/L);⑤严重氮质血症或尿毒症症状(BUN 不低于 20 mmol/L 或 Scr 不低于 500 μmol/L);⑥高分解代谢状态(血清尿素氮每日上升超过 10 mmol/L,或者血钾每日上升超过 1.5 mmol/L,或者血肌酐每日上升超过 150 μmol/L)。

(五)其他治疗

其他治疗方法包括生物治疗、气体干预(如高压氧等)、中医治疗、营养支持等。

(王晓阳　付妍婕　姜笃银)

参考文献

[1] 杜建航,康展荣,黄利彪,等.骨筋膜室综合征的病理生理机制及诊断研究进展[J].创伤外科杂志,2021,23(3):231-234.

[2] 苏伟,王博炜,吴新宝,等.中国急性骨筋膜室综合征早期诊断与治疗指南(2020版)[J].中华创伤骨科杂志,2020,22(8):645-654.

[3] 於四军,路靖.挤压综合征现场诊断及处理原则概述[J].中华灾害救援医学,2015,3(9):526-529.

[4] GONZALEZ D. Crush syndrome[J]. Critical Care Medicine, 2005,33(Suppl 1):S34-41.

[5] FERLA F, CIRAVEGNA A, MARIANI A, et al. Acute compartment syndrome[J]. Ugeskrift for Laeger, 2018,32(5):e181-e184.

第四十章　创烧伤后水及电解质平衡失调

第一节　体液及内环境

水、电解质及酸碱平衡是基础和临床医学中的重点课题,也是难点课题。人类的生存有赖于机体内外环境的相对稳定,这是由生命的基本特征——"适应"所决定的。人体健康生存离不开这些条件,疾病和创伤的变化会影响这些条件,反过来也会使伤病的变化过程变得更为复杂。因此,调整这些变化自然就成了伤病救治的重要组成部分。

创伤外科专业领域与水、电解质、酸碱平衡有着十分密切的联系。伤情本身和有关并发症的病理生理都会引起这些方面的紊乱,而这些紊乱本身又会形成并发症,进而影响创伤的病情。某些治疗也会带来这方面的变化,使临床过程变得更为复杂。

总体上看,对水、电解质和酸碱方面的问题发现的迟早,判断的正确与否,处理是否妥善,对严重皮肤软组织损伤治疗过程的病情变化有较大的影响,甚至会左右救治的结果。因此,皮肤软组织损伤与水、电解质、酸碱平衡之间的关系,需经常与有关机制进行联系,通过对有关病情的深入了解和认识,才能把握住病情,进而开展治疗。严重的皮肤软组织损伤会使体表屏障遭到损害,在伤后的不同阶段,体液会有不同程度的丢失,代谢也会呈现不同程度的变化。也就是说,严重皮肤软组织损伤与水、电解质、酸碱平衡有着非常密切的关系。

一、体液的组成和分布

（一）体液的组成

体液是人体的重要组成部分,是生命活动的重要场所,约占人体质量的70%。人体的体液组成随性别、年龄、体型的不同而异。临床上应视每位患者的具体情况,予以具体化和个体化措施。其目的不外乎使医生对病情的判断能符合实际,所采取的治疗方法能恰如其分地适应临床需要。

（二）体液的分布

从总体上说，以细胞膜为界，可以把体液分为细胞内液和细胞外液，前者占2/3，后者占1/3。细胞外液还可进一步被分为血管内液和血管外液，前者约占细胞外液的1/4，后者约占3/4。血管外液主要是组织间液，而作为血管内液的血浆只占体液的一小部分。

体液还可以按体液间隙分布，即被分布到三个体液间隙中去：第一间隙是细胞内液；第二间隙是细胞外液中的大部分，即细胞间液和血管内液；第三间隙则为通常被称为"处理液"的一小部分细胞外液，包括脑脊液、腹腔液、胸腔液、心包液、关节液、滑膜液和房水，其容量不及体重的2％。在第一、第二间隙之间，体液可以迅速交换，而第三间隙的体液则运转缓慢。因此，第二间隙的细胞外液属于功能性细胞外液，而第三间隙的细胞外液属于非功能性的细胞外液。值得注意的是，临床上的体液紊乱多属于第三间隙异常，而在异常情况下的第三间隙是泛指的，即第三间隙的积液（如在组织中蓄积的体液）不能被随时调动和利用，属于非功能性的体液，因而被称为第三间隙异常。由此可见，第三间隙异常不是按照所在部位决定的，而是基于非功能性体液的变化确定的，因而是概念上的命名，而不是解剖命名。

二、机体内环境稳定

人类的生存有赖于自然环境的稳定，这说明了人体外环境相对稳定的重要性。人体的生存还要依赖于机体内环境的稳定，这是不言而喻的。机体内环境的稳定包括体液的容量、成分、浓度、渗透压、酸碱度、温度、激素、营养成分和代谢废物等的稳定。严重皮肤软组织损伤（类似烧伤）与这些方面都有密切的关系，也就是说，严重皮肤软组织损伤引起的体液丢失和与之有关的并发症都会在不同程度上影响机体内环境的稳定，而机体内环境又是与生命安全息息相关的。研究严重皮肤软组织损伤后与机体内环境有关的各个方面，特别是体液中的水、电解质、酸碱度的变化，认识其临床病征，进行及时和正确的诊断，并针对有关变化实施有效的处理，会对保证机体稳定和治疗皮肤软组织损伤及其并发症会起到举足轻重的作用。

如上所述，机体内环境稳定指的是细胞外液的稳定。临床上不仅通过掌握细胞外液的情况来了解细胞内液的变化和状态，而且通过处理细胞外液来间接调整细胞内液。从这个意义上说，血液检测是了解严重皮肤软组织损伤后体内情况的窗口，向血管内输入液体和药物是维护机体内环境稳定的确切和可靠途径。

三、水及电解质

体液的基础是电解质溶液，整个生命现象的功能运转都是在含电解质的体液中进行的。体液中的水及电解质作为体液的主要成分，其关系不仅反映它们本身的平衡，而且关系到体液酸碱度的平衡。从总体上说，水及电解质的平衡构成了体液平衡的主体部分，是机体内环境稳定的基石。严重的皮肤软组织损伤会直接和间接地影响水及电解质的平衡,因而影响机体内环境的稳定。

（一）水及电解质在体液中的异同

细胞内液和细胞外液中电解质的组成有一定差别。以阳离子为例,细胞内液所含的主要是钾离子,而细胞外液所含的主要是钠离子;就细胞外液而论,其主要的阴阳离子（钠和氯）的分布也不同。血浆中含有一定量的蛋白质,这导致阴阳离子在半透膜的两边呈不均等分布,所遵循的条件有三个:①半透膜每侧的阳离子总数应与阴离子总数相等;②含蛋白质一侧的可扩散阴离子浓度比不含蛋白质一侧的要低,而阳离子浓度则要高;③含蛋白质一侧的渗透压比不含蛋白质一侧的要略高。

（二）渗透压

驱使渗透转移的压力通称为渗透压。渗透压实际所指的并非压力,而是溶液中所含溶质的浓度,因此应该称为溶解度,但因在临床上已习惯称之为渗透压,故沿用至今。无论何种溶液,1 mol 溶质中的物质的量是相等的,故摩尔浓度相等的溶液都有相同的渗透压。血浆胶体渗透压是以血浆蛋白质为基础的,采用压力单位表示。每克白蛋白可产生 6 mmHg 的渗透压,而每克球蛋白产生的渗透压则为 1.5 mmHg。正常血浆白蛋白为 3.5 g/L,球蛋白为 2.5 g/L,血浆胶体渗透压可以据此用公式推算出来。

（三）物质的转运

物质是以运动的形式存在的。从机体内环境稳定的角度来看,不能把正常体液的正常检测数值理解为固定的或一成不变的。营养物质的摄入、物质代谢、能量运转和废物排出等,无一不处于物质的转运之中。电解质属于离子,其转运更为简捷。了解水和电解质的转运,会加深对水及电解质平衡的认识和理解。

（四）水及电解质平衡

1.离子平衡

离子平衡也称为电中性或电中和。从化学平衡的角度来说,体液中阳离子的总数应等于阴离子的总数,这一基本规律永远不会发生改变。所谓电解质的紊乱,指的是阴离子和阳离子在体液的组成中比例关系失去平衡,而不是阴离子和阳离子两者的总数发生差异。

2.渗透平衡

体液间隙两边的离子和小分子可以自由扩散,水分可以自由渗透。任何间隙的渗透压改变都会影响其他间隙的渗透压。渗透压的改变是驱使体液中的水分发生转移的力量和因素。由于血浆含蛋白质,加上有阴离子和阳离子,因此其渗透浓度是高的。所谓胶体渗透压,实际上还有可扩散离子的作用,即包含晶体渗透压的作用在内。

3.体液的动态平衡

正常情况下,体液的容量及其所含电解质的浓度都在正常范围内,但却不是固定不变的。体液的有关成分在生命活动的运转中是持续变动的,并处于互相交换状态,也就是在运动中保持相对稳定,此即体液的动态平衡。

第二节 创烧伤后常见的水及电解质平衡失调

水和电解质是体液的主要组成部分,体液中每一种成分的变化都会产生一定的影响,甚至会引起某种疾病。然而,从体液总体结构的平衡来看,就只能限定在水和少数主要的电解质上,因而参与体液平衡的有关电解质主要有 Na^+、K^+、Cl^-、HCO_3^-。大范围严重皮肤软组织损伤的病理生理在很多方面与水、电解质、酸碱度有着非常密切的关联。

一、水平衡失调

严重皮肤软组织损伤后,较常见的水平衡失调为失水。失水的主要原因有以下方面。

(一)不显性失水过多

严重的皮肤软组织损伤可造成大范围皮肤屏障破坏,除了大量失血,创面蒸发水量为正常皮肤的 100 倍,如不尽快封闭创面,在伤后 1 周内仍可达 20~50 倍。除从创面丢失外,另一不显性失水途径是从呼吸道蒸发,成人每日蒸发量为 500~700 mL;严重休克、感染、高烧或其他原因致呼吸增快时,蒸发量可达 1500~2500 mL。

(二)渗出增多

正常情况下,成人每分钟平均有血浆量的 8.80% 和总水量的 1.05% 跨越毛细血管壁。严重皮肤软组织损伤时,可致创面大量血管断裂和软组织挫伤,液体从创面丢失或聚积于组织间隙形成水肿,即所谓的"无功能性细胞外液"。伤后几分钟以内,水肿形成的最高速率可达 20~40 mL/(min·133.322 Pa·100 g 组织),随着时间的推移而逐渐下降;毛细血管滤过率可从 0.04 mL/(min·133.322 Pa·100 g 组织)逐渐下降至 0.01 mL/(min·133.322 Pa·100 g 组织)。成人皮肤软组织损伤面积超过 30% 者,不仅创伤局部,而且远隔部位的毛细血管通透性都增高。

(三)从肾脏丢失

从肾脏丢失水分的原因是多种多样的,严重皮肤软组织损伤和(或)全身性感染时,分解代谢增强,大量溶质生成,引起溶质性利尿;此外,如失钾性肾炎常伴有肾小管病变,导致尿浓缩功能障碍;非少尿型急性肾衰及少尿型急性肾衰多尿期也可引起肾性失水增多。

(四)从消化道丢失

常见的是严重休克或全身性感染所致的腹胀、呕吐。在小儿,由消化不良所致的腹泻也较多见。其他如急性胃扩张、肠系膜上动脉综合征引起的进行性呕吐,假膜性肠炎所致的频繁腹泻均可引起大量消化液丢失。

应予指出的是,在严重皮肤软组织损伤中,单纯性丢失水虽非少见,但大都在失水的同时伴有其他电解质(特别是钠)的丢失,因此患者在临床上可表现为高渗性脱水、低渗性脱水或等渗性脱水。

二、电解质平衡失调

(一)钠平衡失调

Na^+是血浆中主要的阳离子(占95%),对细胞外液溶质浓度(渗透压)和体内水分分布调节有主导作用。但是,血浆Na^+浓度并不反映全身可交换Na^+的总量,这是因为除血浆Na^+外,细胞内外Na^+交换和人体总水量的变化都影响着全身可交换Na^+的总量。正常血浆Na^+浓度为142 mmol/L(135～144 mmol/L);血浆渗透压为275～290 mOsm/(kg·H_2O)(测定值),而校正后的正常值为260～275 mOsm/(kg·H_2O)。

1.低钠血症

严重皮肤软组织损伤后,低钠血症比较多见。在大面积皮肤撕脱伤患者中,除前面所述的"水过多所致的稀释性低钠血症"外,常见低钠血症的原因尚有:①皮肤撕脱伤后血管通透性增高,大量血管内液漏出,伤后48 h内Na^+丢失量为0.5～0.6 mmol/(kg·%BSA),每天经创面丢失Na^+的量约为0.02 mmol/(cm²·%BSA)。伤后更会由于钠泵机能障碍而引起细胞内Na^+含量显著增加,细胞外钠量减少。②当前普遍采用乳酸盐林格溶液(LR)复苏,含Na^+量为30 mmol/L,属于低张溶液。③长期应用有毒性的药物,如氨基糖苷类抗生素和多黏菌素B,可引起失盐性肾炎,导致Na^+丢失。④钠盐补充不足。严重皮肤软组织损伤后,由于种种原因导致体液丢失,而致同时失钠失水,失钠量超过失水量,而补充钠盐不足,致细胞外液Na^+显著减少。⑤创伤应激还可引起下丘脑功能紊乱,精氨酸血管加压素(arginine vasopressin)分泌减少,大量释放AVP,使血浆AVP浓度升高,水分潴留,血钠被稀释,血浆渗透压降低,此即精氨酸血管加压素分泌失调综合征(SIAVP),又名抗利尿激素分泌失调综合征(SIADH)。

2.高钠血症

严重皮肤软组织损伤后并发高钠血症并不少见,最常见的是大量水分从创面、呼吸道、肾脏(特别是溶质性利尿)等途径丢失而未及时补充,导致高渗性脱水(含高钠血症,表现为血细胞压积升高、少尿而尿比重高等)。另外,严重全身性感染时也可出现高钠血症,除少数患者是由于分解代谢产物增多,发生溶质性利尿(表现为多尿)而致高渗性脱水外,多数患者发生高钠血症的机制不明,可能与伴行发生的非少尿性肾衰竭有关(具体机制尚不明),其中少数经抗醛固酮药物治疗,高钠血症可以缓解。

(二)钾平衡失调

K^+是细胞内的主要阳离子,对维持细胞代谢,参与糖原及蛋白质的合成代谢等均有重要作用。细胞外液中K^+含量较少,总量约65 mmol,正常血清钾浓度为3.5～5.5 mmol/L。

1.低钾血症

严重皮肤软组织损伤后,低钾血症比较常见,主要原因是:①从创面丢失。在伤后4天内,每天经创面丢失K^+约15 mmol/m²创面;部分创面外用药也可增加K^+的丢失。

②从肾脏丢失。严重皮肤软组织损伤后,往往由于醛固酮分泌增多而增加碱中毒倾向,祥性利尿剂、失盐性肾炎或急性肾衰多尿期等都可促使 K^+ 从肾脏排出。③从消化道丢失。由于呕吐、腹泻和胃肠吸引等,可引起大量 K^+ 从消化液丢失。④异常转移。任何原因引起的碱中毒,输注葡萄糖与胰岛素,以及在蛋白质合成代谢(每合成 1 g 蛋白质需要 0.45 mmol 的 K^+)时,均可促使 K^+ 向细胞内转移。⑤钾的补充摄入量不足。上述有异常 K^+ 丢失的患者未能及时补钾,特别是食欲缺乏或禁食的患者。

2.高钾血症

高钾血症较少见,一般来说,如果肾功能及尿量正常,则不致发生高钾血症。创伤患者发生高钾血症的常见原因有:①医源性,即补钾不当,补钾速度过快或患者少尿时补钾。②大量 K^+ 从细胞内释放,如大量组织损伤(肌肉坏死、血肿等)、中毒、溶血等。③钾排出障碍,如急性少尿性肾衰竭等。

(三)镁平衡失调

镁在体内的分布和钾类似,主要存在于细胞内。血浆镁中,55%是游离的,13%与非蛋白质阴离子结合,32%与蛋白质结合。正常血清镁浓度为 0.75~125 mmol/L。

严重皮肤软组织损伤后,损伤组织释放镁,血清镁浓度暂时升高,随后下降至 0.65 mmol/L 以下,伤后 3 天大多恢复正常范围。严重皮肤软组织损伤后常见的是低镁血症,原因是镁丢失后未及时补充。丢失镁的途径有:①创伤后早期,Mg^{2+} 及与蛋白质结合的镁直接从创面大量丢失,或蓄积于创面局部。②醛固酮分泌增多,抑制肾小管对 Mg^{2+} 的重吸收。③氨基糖苷类抗生素损伤肾小管,使其不能重吸收 Mg^{2+}。④呋塞米等利尿剂促使 Mg^{2+} 过多经肾脏排出。⑤消化道丢失、胃肠吸引呕吐、腹泻及吸收不良等,这是最常见的原因。严重皮肤软组织损伤后高镁血症少见,一般发生在急性少尿型肾衰竭患者中。

(四)钙平衡失调

正常血钙浓度为 2.2~2.7 mmol/L,其中 46.9%为游离钙,39.5%与蛋白质(主要是白蛋白)结合,13.6%与非蛋白质阴离子结合。Ca^{2+} 的平衡由甲状旁腺素、维生素 D_3 及甲状腺降钙素(thyrocaleitonin)的相互作用来维持。血浆蛋白的变化可影响血浆钙的水平。与蛋白质结合的 Ca^{2+} 随血 pH 值变化而变化:pH 值下降时 Ca^{2+} 增多,结合钙减少;pH 值升高时 Ca^{2+} 减少,结合钙增加。严重皮肤软组织损伤后早期,可出现低钙血症,其原因有:①Ca^{2+} 和血浆蛋白结合的钙直接从创面丢失或蓄积于水肿液中。②由于应激,肾上腺皮质激素分泌增多,或者急性肾衰竭使 1,25-$(OH)_2$-维生素 D_3 合成减少,从而导致从小肠吸收 Ca^{2+} 减少。③大量输注库存血(枸橼酸保存液可结合钙)。④长期禁食行肠外营养支持或碱中毒等。

(韩夫　陶克)

参考文献

［1］黎鳌.黎鳌烧伤学［M］.上海：上海科学技术出版社，2001.

［2］杨宗城.烧伤治疗学［M］.北京：人民卫生出版社，2006.

［3］肖永安，甘淳，龚菊梅，等.体液内环境与临床［M］.南昌：江西科学技术出版社，1996.

［4］HAUHOUOT-ATTOUNGBRE M L，MLAN W C，EDJEME N A，et al. Disturbances of electrolytes in severe thermal burns［J］. Annales De Biologie Clinique，2005，63(4)：417-421.

［5］RUGG C，STROHLE M，SCHMID S，et al. The link between hypermetabolism and hypernatremia in severely burned patients［J］. Nutrients，2020，12(3)：774.

［6］KLEIN G L，HERNDON D N. Magnesium deficit in major burns：role in hypoparathyroidism and end-organ parathyroid hormone resistance［J］. Magnesium Research，1998，11(2)：103-109.

第四十一章　创烧伤后脓毒血症

　　脓毒血症是一种极为常见的危重症,创烧伤后由于皮肤及软组织大量缺失、医源性感染等原因,常可导致脓毒血症。脓毒血症如不及时处理,常常会给患者造成不必要的损伤,甚至危及生命。

　　每年全球有超过 180 万重症脓毒血症病例。脓毒血症发病速度快,临床病死率高,若并发感染性休克,病死率可高达 80%。身体的任何部位和器官都可能被脓毒血症所感染,临床上常见于肺部感染、消化系统感染、尿路感染、急/慢性肾炎、软组织炎症、神经系统炎症及皮肤深浅部位的各种脓肿等。近年来,由皮肤软组织损伤所导致的脓毒血症发病率有所上升,一些严重皮肤软组织损伤所致的脓毒血症若处理不及时,往往会给患者带来极大的创伤及一些重要脏器的不可逆损伤,甚至危及患者生命。现阶段,严重创伤仍然是全世界一个主要的公共卫生问题。据统计,在所有疾病中,严重创伤是第四大死因。在严重皮肤软组织损伤初始阶段存活下来的患者,由于后期在 ICU 中可发生败血症等相关并发症,死亡率要高得多。因此,加强对严重皮肤软组织损伤后脓毒血症的病因、治疗、预防的探索,并对其治疗的药物和措施加以研究在临床上具有重要意义。

第一节　脓毒血症的病因及发病机制

一、严重皮肤软组织损伤后导致脓毒血症的病因

(一)皮肤及软组织大量缺失

　　皮肤是人体重要的防御器官,其覆盖在人体表面,对人体具有重要的保护作用。真皮中的胶原纤维、弹性纤维与表皮各层细胞紧密连接,使皮肤柔韧、耐摩擦,对外界一些较轻的机械摩擦具有一定的抵抗力。同时,皮肤表面呈弱酸性,不利于细菌的生长繁殖。完整的皮肤可保护人体免受外来有害物质及细菌的侵袭。不仅如此,进入 21 世纪后,随着科学技术的发展,越来越多的研究表明,表皮内有多种细胞因子参与免疫反应,如

IL-1、IL-3 和免疫细胞活化因子等,它们均可通过各种不同的途径参与免疫反应,及时清除侵入皮肤组织的细菌、病毒等。而对于严重皮肤软组织损伤患者来说,皮肤往往都是不完整的,他们常常有严重的皮肤及软组织缺损,这不仅不利于患者的功能恢复,更重要的是失去了皮肤对人体的保护作用,使缺损部位成为细菌良好的培养基。创面常见的感染细菌包括金黄色葡萄球菌、铜绿假单胞菌、肺炎克雷伯杆菌及一些厌氧菌等,这些细菌在缺损创面大量繁殖,使组织液化坏死、机化及渗出增多,更不利于创面的恢复,甚至产生毒素吸收入血导致脓毒血症。

(二)人工治疗管道感染

对于严重损伤及外伤的患者,建立人工管道往往是必不可少的。人工管道感染率在不同年龄、不同病情危重程度者之间有显著性差异,感染率占前三位的是下呼吸道、泌尿道及胃肠道。严重皮肤软组织损伤患者(如大面积烧伤、严重车祸外伤等)常常需要建立呼吸道、尿道、动(静)脉甚至肠道、胸腔、腹腔等管道系统,以便于维持其生命体征、检测病情变化及指导后续治疗等。留置管道为侵入性操作,而侵入性操作本身就会增加患者感染的风险;再加上患者免疫力低下,易发生条件致病菌感染。有文献报道,气管插管患者在各类单项插管患者中医院感染率最高,为 24.66%,最易引起院内感染。建立管道的初衷固然是好的,但是对于危重症患者而言,管道感染也是个棘手的问题,有时甚至难以避免。若发生严重的管道感染又处理不及时,细菌以及毒素可侵袭入血,造成全身感染,甚至引发脓毒血症,最终导致脓毒性休克等,危及患者生命。

(三)肠源性细菌移位

进入 21 世纪以来,国内外许多学者对脓毒血症感染因子的来源做了进一步研究,发现造成脓毒血症的感染因子不仅可以来源于损伤创面、烧伤创面及各种人工管道,也可以来自自身的肠道,于是提出了"肠源性细菌移位"的观点。肠道作为人体重要的消化器官,不仅具备强大的消化功能,而且具有保护机体免受细菌侵袭的功能。在生理状况下,肠道中寄存了各种各样的细菌及内毒素,但由于肠壁屏障的防御功能,可使机体免受这些细菌及内毒素的侵袭。肠黏膜屏障成分较复杂,主要包括机械屏障、生物屏障、免疫屏障三部分。机械屏障主要由肠黏膜上皮细胞、细胞间的紧密连接及菌膜等构成,是限制细菌穿透肠黏膜的物理屏障;生物屏障主要是指肠道常驻菌群与宿主的微空间结构所形成的一个相互依赖并相互作用的微生态环境,在此环境下,外界细菌难以在肠道内定植;免疫屏障是指肠相关淋巴组织(包括肠黏膜间质内的 T 细胞、B 细胞和浆细胞等)及免疫活性产物构成的屏障。在健康状况下,机体肠道同时拥有机械、生物、免疫三大屏障,使肠道细菌及内毒素不易发生移位。但在发生严重皮肤软组织损伤、严重烧伤或其他一些重大创伤时,可使机体产生各种应激反应,造成肠黏膜屏障功能的破坏及肠蠕动功能减退,进而细菌和内毒素移位进入血液循环,进一步发展可能诱发脓毒血症。在形成脓毒血症方面,内毒素的移位比细菌的移位更重要一些。

二、严重皮肤软组织损伤后脓毒血症的发病机制

由严重皮肤软组织外伤所致的脓毒血症发病机制尚未完全阐明,国内外大多数文献

表明,脓毒血症的发生与革兰氏阴性菌的感染及单核细胞的免疫激活相关。脓毒血症最常见的致病菌为大肠埃希菌、克雷伯杆菌和铜绿假单胞菌等革兰氏阴性菌。近年来,以金黄色葡萄球菌为首的革兰氏阳性菌脓毒血症的发病率亦逐年上升。

细菌外膜中的脂多糖(LSP)是革兰氏阴性菌的一种重要组成结构,它是脓毒血症的一种重要致病因素。革兰氏阴性菌感染引起的内毒素释放及肠源性 LSP 易位是导致脓毒血症的重要因素。LSP 通过与单核-巨噬细胞膜上的受体 CD14 结合,进而与受体 TLR4 结合,将信号转入胞内,使细胞活化,释放诸如干扰素 α、白介素等致病物质,从而激活 LSP 诱导的脓毒血症通路。另外,未甲基化的 DNA 及脂蛋白不仅存在于革兰氏阴性菌中,同时也存在于革兰氏阳性菌中。脓毒血症的激发可能与 CD14 受体激活介导的 TLRs 通路有关。

单核细胞是先天免疫的重要细胞,它能激活适应性免疫反应,并在宿主对病原体的反应中起着关键作用。单核细胞在调解炎症反应方面也起着重要作用,是创烧伤后败血症致病的必经过程。尽管对单核细胞及其调解机制在动物模型和人体中的作用开展了大量研究,但败血症和相关异常的具体发病机制目前仍不清楚。

2017 年克拉托菲尔(F. Kratofel)等人及 2018 年达莫塔(F. Damota)等人的研究结果表明,在创烧伤后败血症期间,单细胞子集的行为存在差异,并可能确定之后创烧伤性出血的结果。在患有败血症的创伤失血性休克(THS)患者中,巡逻单核细胞的水平有所提高,在 ICU 住院患者中发现提高程度与感染相关器官功能衰竭(SOFA)评分呈负相关,并可能预测有利的临床结果。然而,在循环中具有较高水平经典单核细胞的 THS 患者更容易在 ICU 中发生败血症并发症,其体内大量分泌免疫抑制细胞因子,并显示出不利的临床结果。

相关研究还证实,创烧伤后败血症患者的炎症单核细胞水平升高,同时也有较高的 IL-10 水平。经典单核细胞和炎症反应也参与心血管疾病患者体内抗炎细胞因子的生成。创烧伤后的败血症期间,单核细胞巡逻水平升高是保护性的,并能显示出良好的效果。患败血症并存活下来的患者大多具有较高的单核细胞巡逻水平,因此在创烧伤后败血症患者中,提高巡逻单核细胞水平是一个有潜在价值的治疗目标。2018 年,盖纳鲁(H. Ganaru)等人的发现支持了这一研究结果。盖纳鲁等人的研究结果表明,与观察期 28 天内败血症患者中的非幸存者相比,幸存者的单核细胞巡逻水平较高,这表明巡逻单核细胞是败血症临床结果良好的指标。

目前的观点认为,创烧伤后败血症患者中,抗炎细胞因子 IL-4 和 IL-10 水平升高。2016 年,古普塔(S. Gupta)等人的发现表明,在出现败血症的创烧伤患者中,T 细胞水平从 Th1 转移到 Th2,THS 患者中 IL-10 的血清水平升高了约 4 倍,这些患者最终会发展成败血症并引发不良预后。此外,用 TLR 拮抗剂刺激单核细胞子集,可以确认创烧伤后败血症期间免疫抑制细胞因子的来源。研究表明,经典单核细胞优先对 TLR-4 激动剂产生抗炎细胞因子;而巡逻单核细胞部分响应 LPS,并产生亲炎细胞因子;此外,巡逻单核细胞受 TLR-7/8 激动剂的影响产生炎症细胞因子。

基于以上结果,可以认为创烧伤后败血症期间,抗炎细胞因子水平升高的主要原因是经典单核细胞和炎症单核细胞,它们可能导致了创烧伤后败血症期间的免疫抑制,并可能决定 THS 患者的预后。虽然单核细胞子集对 TLR 激动剂有不同反应,在创烧伤后败血症患者体内产生炎症和抗炎细胞因子,并表现出与败血症的严重程度和相关后果相关,但单核细胞的哪一个子集导致 T 细胞灭活没有特征,需要进一步研究,以澄清它们与 T 细胞相互作用的功能结果。对单核细胞亚集异质性和功能多样性的研究可能有助于更好地了解脓毒血症的发病机制,也可能有助于了解在稳定状态和病理条件下对先天性和适应性免疫的调节。

第二节 脓毒血症的诊断

由于脓毒血症缺乏特异的临床表现,故确诊有一定的困难,病原学诊断有赖于微生物培养,血培养是当前检测血液感染的"金标准"。微生物可以从血液中分离,通过抗菌治疗,可以用来识别菌种和进行敏感性分析。然而,由于培养结果延迟和只有约 30% 的患者血培养呈阳性,导致血培养在诊断脓毒血症的实际应用方面价值不大。此外,已知的许多微生物生长缓慢,在合成培养基上不易生长,药敏试验的敏感度低,这也限制了血培养的应用。需要注意的是,抗生素滥用、标本量不足或留取方法不当都可能导致假阴性结果,从而延误治疗,造成患者病情恶化甚至死亡。因此,需要敏感性高、特异性强并能准确反映感染严重程度及预后,而且临床取材方便的新感染指标来诊断脓毒血症,这也是一直以来临床和基础医学工作者探究的热点。

一、诊断标准

1991 年,美国胸科医师学会和世界危重病医学协会联席会首次明确定义脓毒血症为"感染所致的全身炎症反应",并阐述了脓毒血症的本质,认为其在临床上不一定存在血培养阳性和局部感染灶。

2001 年,包括世界危重病协会在内的五个学术机构在华盛顿国际会议上提出了更为严格的脓毒血症判断标准,即为由感染所导致的破坏性全身炎症反应,具体标准如下。

(1)一般指标:发热(体温高于 38.3 ℃)或低体温(体温低于 36 ℃),心率超过 90 次/分,气促(超过 3 次/分),出现明显的意识丧失或改变;水肿或液体正平衡超过 20 mL/kg 达 24 h 以上,高血糖症(血糖超过 7.7 mmol/L)而无糖尿病史。

(2)炎症指标:白细胞超过或低于正常范围(4~12)×10^9/L,不成熟粒细胞(即杆状核细胞)超过 10%;血浆 C 反应蛋白(CRP)高于正常值 2 个标准差,降钙素原(PCT)高于正常值 2 个标准差。

(3)血流动力学指标:低血压,收缩压低于 90 mmHg,或平均动脉压(MAP)低于

70 mmHg，或成人收缩压(SBP)下降超过 40 mmHg；混合静脉血氧饱和度高于 70%；心排血指数增加，超过 3.5 L/(min·m²)。

（4）器官功能障碍指标：低氧血症，即 PaO_2/FiO_2 小于 300；急性少尿，尿量低于 0.5 mL/(kg·h)至少 2 h；血肌酐增加不低于 0.5 mg/(dL·d)；出现凝血异常，国际标准化比值(INR)超过 1.5 或活化部分凝血活酶时间(APTT)超过 60 s；腹胀，肠鸣音消失；血小板低于 $1×10^5/μL$；高胆红素血症，总胆红素超过 70 μmol/L。

（5）组织灌注指标：高乳酸血症，血乳酸水平超过 3 mmol/L，毛细血管再充盈时间延长或皮肤出现花斑。CRP 和 PCT 在脓毒血症感染时敏感性较高，当 CRP 超过 10 mg/dL 时患者病死率升高，其指标高低与预后呈负相关，随治疗有效而指标下降者预后良好；PCT 可用于监测革兰氏阴性菌感染和非革兰氏阴性菌感染，随着 PCT 的升高，可及早诊断脓毒血症，而且 PCT 超出正常范围越高，提示脓毒血症感染越严重。

除上述之外，在严重皮肤软组织损伤后诊断脓毒血症的诊疗思路中，患者的原发病灶、发病症状、查体所见体征及实验室检查指标等都应综合参考。

近年来，国内外学者对发生脓毒血症的生物标记物开展了更深层次的研究，综合这些研究，大致可以将发生脓毒血症的生物标记物分为两类：第一类是急性期蛋白生物标记物，即 CRP 和 PCT，这两种生物标记物在临床上使用较多，对脓毒血症的诊治有较大的意义；另一类是细胞表面生物标记物和可溶性受体，包括 $CD4^+/CD25^+$ 调节性 T 细胞(Treg 细胞)、$CD64^+$ T 细胞、可溶性血红蛋白清道夫受体(sCD163)、可溶性髓样细胞触发性受体-1(sTREM-1)、可溶性甘露糖受体(sMR)和高迁移率族蛋白 1(HMGB1)等，这些受体在发生脓毒血症时可有升高或降低的趋势，但因检测手段受限，临床上应用较少，在此不再详述。

二、损伤的分级

皮肤软组织损伤评估主要依靠患者的症状和体征，同时需要一个综合评判指标。主要的评估方法包括 AO 分型、茨切尔内(Tscherne)分型、肢体损伤严重程度评分、古斯蒂洛(Gustilo)分型等。AO 分型针对每一种软组织结构进行评估，把软组织损伤分为闭合损伤和开放损伤两大类，每种类别又根据损伤程度分为五型，肌腱、肌肉、神经、血管等深部结构的损伤再进一步细分为五个亚型。AO 分型较为烦琐复杂，难以在临床上广泛应用。Tscherne 分型是根据皮肤软组织损伤的严重程度分为四型，骨折为开放性或闭合性分别用"O"和"C"标注。这种分型方法比 AO 分型简单，缺点是每种类型难以准确判断，导致研究者间的重复可信性差。肢体损伤严重程度评分是根据相关的量表评估肢体损伤的严重性，对肢体严重创烧伤患者，肢体损伤严重程度评分对决定是否截肢具有重要的参考意义。Gustilo 分型在开放性骨折的治疗中应用最为广泛，其根据开放性骨折软组织损伤情况、开放伤口大小、创面污染严重程度和骨折情况将开放性骨折分为三型，又根据骨外露范围、软组织覆盖状况和有无血管修复要求将第Ⅲ型细分为三个亚型。但是，在临床工作中，Gustilo 分型很难描述和评价损伤的严重程度。

在实践中,针对肢体的软组织损伤,可首先利用肢体损伤严重程度评分评估肢体损伤的严重性,随后利用 Gustilo 分型进一步分型,从而制订治疗方案。术中可根据 AO 分型,从皮肤、肌肉、肌腱到血管、神经做出详细精准的评估和治疗。但目前尚无哪种方法在临床上具有高度精准的指导作用。在实际工作中,应结合诊疗经验并根据患者的具体情况进行判断。当严重皮肤软组织损伤患者出现精神症状、体温过高或过低、炎性指标持续升高、持续低血压等症状时,如果得出了合并脓毒血症的诊断,应尽早进行临床干预。

第三节　脓毒血症的治疗与预防

一、脓毒血症的治疗

(一)早期临床干预

1.抗感染治疗

及早清创引流及使用广谱抗菌药物与抗感染的疗效呈正相关。使用抗生素要做到"早发现、早使用",早期未确定致病菌时可使用广谱抗生素。早期使用广谱抗生素应当足量,一旦明确细菌培养及药敏结果,再进行有针对性的选择用药。

2.容量复苏

一旦患者被诊断为脓毒血症,应尽量在 6 h 内进行液体复苏,以确保建立有效的体液循环,防止器官功能受损。此时,保证有效的血容量和组织灌注可以尽早纠正感染及休克。液体复苏应监测并提高中心静脉压,使其至少达到 8 mmHg,根据中心静脉压及外周血压及时调整输液量,必要时可应用血管活性药物及输入成分血等。在进行容量复苏时,可结合气管插管等进行机械通气,以提高体内的氧饱和度,进而增加血流灌注,改善微循环障碍等引起的组织细胞缺氧,以防治相关器官功能障碍。研究发现,早期容量复苏使微循环血流量增加可以降低器官衰竭的发生率。

(二)药物治疗

1.活化蛋白C

活化蛋白C是一种内源性抗凝物质,主要由肝脏合成,由内皮细胞、角质细胞等产生。活化蛋白C有提高纤溶活性、激发特异性受体、通过调节基因表达而抗炎等作用,有利于维护内皮细胞的稳定性。研究表明,活化蛋白C与脓毒血症患者的生存率存在一定的相关性。活化蛋白C建议用于重症脓毒血症的治疗,特别是高危患者(如 APACHE Ⅱ 评分大于等于 25 分或两个以上器官功能障碍)。活化蛋白C对这类患者效用很大,短期死亡率可降至 13%。然而,活化蛋白C对于低危患者并不是很有效。临床实验结果显示,在最佳时机使用活化蛋白C有利于发挥其对早期脓毒血症和脓毒血症性休克的治疗作用,但目前还没有试验给出使用活化蛋白 C 的最恰当时机。PROWESS(脓毒血症使用人类重组活化蛋白 C 的全球范围内评估试验)研究建议,在重症脓毒血症确诊 24 h 内开始使用活化蛋白 C 可达到较好的治疗效果。

2.糖皮质激素

据相关研究报道,小剂量、长疗程的糖皮质激素治疗方案,可以有效防止脓毒血症引起的休克反应,提高生存率。但临床上不推荐大剂量、短疗程应用糖皮质激素,使用不当时有可能引起继发感染。经研究发现,应用生理剂量的糖皮质激素可改善脓毒血症患者后期的生存质量,提高生存率。

3.他汀类药物

C 反应蛋白作为一种急性炎症反应产物,与脓毒血症的关系密切。炎症因素贯穿于脓毒血症发展的始终,阿托伐他汀能够通过降低患者的 C 反应蛋白水平抑制炎症反应,通过抗炎、抗氧化、免疫调节等起到修复细胞内皮、提高凝血功能的作用,这在降低脓毒血症患者的病死率上有一定效果。

4.胰岛素

高血糖与胰岛素抵抗在脓毒血症中是常见的现象,高血糖是脓毒血症患者死亡的独立危险因素。高血糖症存在潜在的威胁,因为血糖作为一种促凝血物质,可诱导细胞凋亡,破坏中性粒细胞的功能,增加患者发生感染和急性肾衰竭的风险,影响伤口愈合,增加死亡率。胰岛素能控制脓毒血症中的高血糖,提高脂质水平,能够有效降低血糖而提高患者的生存率。胰岛素能够抑制抗细胞凋亡,而且还具有潜在的抑制炎性细胞因子产生炎症介质的作用。将血糖维持在 80～110 mg/dL 时,能明显降低患者的病死率。虽然胰岛素的保护性作用机制尚不十分清楚,但其对脓毒血症患者的疗效已经得到肯定。

5.免疫球蛋白

脓毒血症可造成免疫功能紊乱,患者血浆中 IgG、IgM 等免疫球蛋白含量明显降低,为预后不良的重要因素之一。应用免疫球蛋白可提高脓毒血症患者的生存率,是临床上治疗重症脓毒血症的方法之一。

(三)血液净化技术

脓毒血症患者血液内含有大量炎性介质和细胞因子,对机体可造成严重损害。血液净化技术可通过清除细胞因子并促进体内毒物的排出,维护内皮细胞的稳定,提高体内的含氧量,保护主要脏器。及时净化血液可减少脓毒血症休克的发生,减轻多器官功能损害。

二、原发病的治疗

(一)缺损创面的清创治疗

正确和彻底的清创是皮肤软组织缺损创面修复的前提。情况复杂且较深的创面需要反复清创,为之后的修复创造条件。不仅如此,正确合理的清创也是减少脓毒血症发生的重要因素。清创时应仔细切除污染、坏死和失活的组织,尽可能保留重要的结构。

值得注意的是,现在更多的医院建议清创术由高年资经验丰富的医师来完成。

严重皮肤软组织损伤的重建修复是一项系统工程,一期清创必须由高年资医师本人或由其监督完成,可为之后的重建修复打下坚实的基础。值得一提的是,清创之后产生的软组织及皮肤缺损通常比术前估计的要大得多。清创的范围及次数多年来也是临床上一个棘手的问题,清创的难点在于术中难以判断清创的范围,原因有两点:①由于临床上尚无软组织及骨组织重建技术,因此在清创时坏死组织无法彻底清除干净,医师在清创时往往陷入彻底清创和难以重建的两难境地;②对于部分创伤,其损伤范围和程度为进行性发展状态,术中判断血运良好的组织可能在术后出现坏死,例如组织碾挫伤、撕脱伤等,创面内常存在血液循环复杂的组织,可分为绝对缺血区、部分缺血区和血供正常区,但这些区域的界限在术中难以清晰判断。再者,术后因坏死组织自由基的释放、水肿、微循环闭塞等原因,可出现坏死组织范围的逐渐扩大。

综上,笔者认为,对于严重皮肤及软组织损伤后的创面,应当充分评估清创范围,并分多次清创。目前,临床上多采用清创加负压封闭式引流术(VSD 或 KCI)。负压封闭式引流术能够去除腔隙或创面的分泌物及坏死组织,扩展狭窄或闭塞的毛细血管,恢复血管正常的形态和功能,显著增加创缘毛细血管的数目,降低血管的通透性,减轻炎症反应和组织水肿,从而改善局部微循环。严重皮肤软组织缺损的患者往往需要清创、负压吸引反复多次实施,才能最终将创面清理干净。

(二)血管神经损伤及骨质破坏的处理

软组织损伤中,最严重的为血管损伤,处理不当可以带来严重后果甚至截肢。传统观念认为,肢体主干血管损伤超过 6～8 h,肌肉组织就会坏死而无法修复。但是通过长期的临床观察发现,肢体大血管损伤因其侧支循环的存在,使很多肢体的缺血程度并不明显。不过,若长期如此,远端肢体还是有出现坏死的可能。因此,对于合并血管损伤的创面,应当积极做血管的重建和修复,并用自体皮片覆盖裸露血管,以保证远端肢体血供,降低远期截肢的发生率。

对于神经损伤,一般先修复神经,在神经恢复不理想时后期再行功能重建。对上肢严重创伤后引起肌肉损毁的患者,只能选择功能重建,主要包括带蒂肌肉移位和游离肌肉移植(free functional muscle transfer,FFMT)。功能重建应遵循阶梯理念,能用简单带蒂肌肉移位重建则不考虑用 FFMT。

在一些强大外力下所致的损伤,除了皮肤软组织损伤外,常可致骨质破坏、韧带损伤、关节脱位等。传统的处理方法多为分期治疗,即先进行清创、骨折外固定、负压敷料覆盖软组织创面等,经过一轮或多轮清创后再进行骨质的显微修复重建。传统分期治疗的主要缺点是骨和软组织暴露时间过长,导致组织坏死,整个诊治过程漫长。新的治疗模式多主张一期骨与软组织同时修复。一期修复的优点在于解剖关系清楚,组织新鲜,可供吻合的血管条件好。同时,一期修复手术可明显缩短病程,患者在术后可较早开始进行功能锻炼。对于粉碎性骨折及骨质缺损创面,单纯骨折内固定及植骨往往不能解决长段骨质缺损的问题,且骨折端血运往往较难恢复,可以通过带或不带血管的自体骨移植、牵张成骨、同种异体骨移植等方法进行重建。采用显微外科技术将长段骨及其供养血管转移至受区并进行显微吻合是常用手段,骨瓣的直接搬运减少了后期发生骨不连的风险,并且具有良好的抗感染作用。

（三）皮肤软组织的修复

1.手术治疗

严重皮肤软组织缺损的创面往往难以自愈,常需要自体皮肤移植,现临床上常用的术式有皮片移植术及皮瓣转移术。

对于大面积皮肤软组织缺损的患者,常因自体皮源不足使其治疗成为一项巨大的挑战。因此,临床上出现了点状皮片移植术、邮票状皮片移植术、米克(Meek)植皮术、自体异体混合植皮术、微粒皮片移植术等。点状皮片移植术是最早出现的皮片移植术,但由于其皮片大小及排布的均一性难以把握,创面愈合后外观较差等,现已很少使用。邮票状皮片植皮术是现在临床上使用较为广泛的一种术式,与大张皮相比,邮票状皮片扩展比例可达到1∶9,可以快速实现创面的封闭,并且所需供皮区较少,与米克植皮术相比所需费用较低。近年来,改良后的邮票状皮片移植术将供皮片放在预制成的快速切割板上,具有多重平行刀片的切割轮会将供皮片切割成更小的皮片,扩展比例更是可达到1∶30。米克植皮术虽然也可达到邮票状皮片植皮术的那种疗效,但因其价格昂贵,且需要专用的器械和设备等,因此临床上较少开展。自体异体混合植皮术的提出亦是基于利用有限的自体皮在短期内修复大面积的烧伤或皮肤缺损创面,较为常见的是大张异体皮开洞自体小皮片嵌植术,其不足之处是嵌植过程较为复杂,需要较多人力,且需要多次手术,对患者的身心也有较大影响。微粒皮片移植术是先将自体皮片制成大小约 1 mm^{2}的自体微粒皮,再采用生理盐水漂浮及绸布转移法使微粒皮片转移到同种异体皮上,再移植至创面。微粒皮片移植术的优点在于扩展比例高、操作简单、易于掌握和推广等,但其缺点也较为明显,主要是移植后皮肤外观较差、易起水疱、瘢痕增生较重等。

我国的皮瓣技术发展先后经历了局部旋转皮瓣及远位带蒂皮瓣,随着显微外科技术的诞生,又出现了游离皮瓣、带血管蒂皮瓣及穿支皮瓣等。传统的皮瓣转移术主要用于治疗局部皮肤软组织损伤较重但范围较小者,能够保证移植皮瓣有较高的成活率,在一定程度上保证了治疗效果。但其缺点也较明显,如术后外观及功能会受到较大影响,且存在皮瓣修复率较低、组织浪费、供区无法直接闭合、出现二次损害等问题。于是,随着显微重建技术的日渐成熟,游离皮瓣及穿支皮瓣的应用也越来越广泛。与传统皮瓣相比,穿支皮瓣技术使皮瓣移植实现了供区选择自由化、皮瓣切取微观化,皮瓣供区及受区也更加美观,适用于皮肤软组织缺损范围较大、较深的患者。但游离皮瓣及穿支皮瓣转移不仅对设备要求较高,对术者的资历也有较高的要求。

2.药物治疗

对于严重皮肤软组织损伤的患者而言,药物治疗仅能作为手术治疗的辅助治疗。常用的药物包括一些重组牛碱性或酸性生长因子、纱布创面敷料、液体敷料等,在常规换药时辅助使用。

近年来,血小板浓缩制剂在创面修复中发挥着越来越显著的作用,其为临床上创面的治疗提供了一种经济、方便、有效的选择。浓缩血小板制剂主要用于慢性创面的修复,富血小板血浆(PRP)及其后的改良产品富血小板纤维蛋白(PRF)、浓缩生长因子(CGF)等可提供大量在组织修复中起重要作用的信号细胞因子和生长因子,通过包括调节炎症、血管生成以及新组织合成和重塑在内的多种机制,帮助在体内创造最有利于恢复组织动态平衡的生物环境。对于一些严重皮肤软组织缺损的创面,血小板浓缩制剂作为植皮术后的辅助治疗药物,可产生较为可观的效果及预后。但目前来看,该疗法并不算太成熟,仍在持续研究发展中。

利用生物材料和生长因子复制创面微环境,激活有利于创面愈合的关键再生途径,是治疗皮肤创面(尤其是慢性创面)的一种有前途的策略。如何优化血小板浓缩制剂中生长因子的空间传递效率,如何利用生物材料的空间结构辅助血小板浓缩制剂发挥效用,以及寻找更简便、经济、高效的联合应用方法,仍是现在的研究焦点。

三、严重皮肤软组织损伤后脓毒血症的预防

(一)病因预防

严重皮肤软组织损伤的患者要想预防脓毒血症的发生,一个很重要的点便在于减少感染来源。感染来源可以大致分为以下几类:第一类是原发感染灶细菌的侵入,严重皮肤软组织损伤的患者不仅失去了皮肤良好的保护作用,还为细菌的生长提供了良好的培养基,因此,预防脓毒血症最有效的办法就是进行及时、有效、彻底的清创,以减少感染来源;第二类是人工治疗管道的感染,严重皮肤软组织损伤的患者常常需要建立呼吸道、尿道、动(静)脉甚至胃肠道、胸腔、腹腔等一系列的管道系统,因此,对于这些管道的护理也是预防脓毒血症的一项重要措施,包括管道的及时更换、严格落实消毒隔离制度等;第三类是肠源性细菌的移位,虽然其诱发脓毒血症的概率较小,但也是细菌来源的一个重要途径,临床上可应用一些肠道制菌(如双歧杆菌等)来调节肠道内环境。

(二)有效应用抗生素

严重皮肤软组织损伤的患者难免会有细菌侵入血液,因此,对这类患者应当尽快进行创面细菌培养及药敏菌分析,以准确有效地应用敏感抗生素。应做到"及早发现,及时使用",早期可使用广谱抗生素,初始期广谱抗生素的使用应当足量。"早期足量"与"后期针对性用药"相结合,以尽量减少血液中的细菌等。

(三)提高患者的耐受力

严重皮肤缺损及各种药物、各种治疗手段无疑都是对患者的打击,因此在减少感染来源的同时,提高患者的抵抗力、加强营养支持等也是重要的保护措施。

(张友来)

参考文献

[1] 陈宏.严重开放性上肢软组织损伤早期修复的相关问题[J].中华创伤杂志,2021,37(8):675-678.

[2] 陈林静,江艳芬.脓毒血症诊治进展[J].现代中西医结合杂志,2016,25(11):1244-1247.

[3] 邓小明.脓毒症的发病机制和治疗新进展[J].中国继续医学教育,2010,2(4):122-129.

[4] 董希杰.富血小板纤维蛋白在慢性伤口治疗中的应用研究进展[J].湖北民族学院学报(医学版),2018,35(1):60-62+66.

[5] 金园园.Meek植皮术与邮票植皮术修复大面积烧伤创面的疗效及应用价值的Meta分析[J].河南外科学杂志,2019,25(4):6-9.

[6] 何泠沄,唐顺红.脓毒血症的治疗新进展[J].吉林医学,2012,33(11):2338-2339.

[7] 栗申,郭素娟.邮票皮、meek微型皮与微粒皮三种植皮方式在修复大面积皮肤缺损创面中的疗效对比研究[J].四川解剖学杂志,2018,26(2):81-83.

[8] 李羽霖,陈诺,谢卫国.血小板浓缩制品在创面修复中的应用研究进展[J].中华烧伤杂志,2021,37(10):990-995.

[9] 马杰,郭振存,李天高,等.Meek微型皮片移植技术在大面积深度烧伤中的应用[J].中国医师杂志,2008,10(10):1361-1362.

[10] 潘兴华,张步振,陈志龙.严重创伤后的全身性炎症反应及防治对策[J].西南国防医药,2001,11(1):70-72.

[11] 裴国献.重视肢体软组织损伤的伤情评估与处理[J].中华创伤骨科杂志,2012,14(10):829-830.

[12] 沈余明.复杂软组织缺损的修复策略与功能重建[J].中华创伤杂志,2021,37(6):494-500.

[13] 唐举玉.穿支皮瓣的临床应用进展[J].中华显微外科杂志,2011,34(5):359-362.

[14] 童伟林,唐芙蓉,项舟.负压封闭引流术治疗四肢骨折合并严重软组织损伤的临床效果观察[J].中国医药导报,2013,10(29):62-64+67.

[15] 王泽京,李海航,贲驰,等.微型皮片移植技术的应用研究进展[J].中华烧伤杂志,2021,37(1):93-96.

[16] 王月华,李妍.脓毒血症发病机制研究进展[J].中国病原生物学杂志,2010,5(4):299-300.

［17］杨彪,王珊,张岩,等.负压创面治疗技术联合富血小板血浆治疗慢性难愈性创面:加速创面的再上皮化及愈合率[J].中国组织工程研究,2019,23(26):4181-4186.

［18］翟云霞,张丹芬,龙斌.神经外科监护室留置管道感染的分析及干预[J].广州医科大学学报,2014,42(4):158-160.

［19］郑小鹏,肖仕初.微粒皮移植现状及展望[J].中华损伤与修复杂志(电子版),2016,11(6):462-464.

［20］张世民.穿支皮瓣的类型及其临床应用[J].中华创伤杂志,2017,33(2):97-99.

［21］张文彬,常晓悦,姜翠英.脓毒症的生物标记物的研究进展[J].国际呼吸杂志,2016,36(20):1566-1570.

［22］周芳,郑春兰.加强重症监护室感染预防措施的管理探讨[J].中医药管理杂志,2009,17(3):259-260.

［23］ALESSANDRO A, DAAN D H. A retrospective study on the use of dermis micrografts in platelet-rich fibrin for the resurfacing of massive and chronic full-thickness burns[J]. Stem cells International, 2019, 2019:8636079.

［24］BONE R, BALK R, CERRA F, et al. Definitions for sepsis and organ failure and guidelines for the use of innovative therapies in sepsis[J]. Chest, 1992, 101(6):1644.

［25］GALLEY H F. Oxidative stress and mitochondrial dysfunction in sepsis[J]. British Journal of Anaesthesia, 2011, 107(1):57-64.

［26］VINCENT J L, HABIB A M, VERDANT C, et al. Sepsis diagnosis and management:work in progress[J]. Minerva Anestesiologica, 2006, 72(3):87-96.

第四十二章 创烧伤后多器官功能障碍综合征

多器官功能障碍综合征(multiple organ dysfunction syndrome,MODS)是指由严重创伤、感染、大手术、严重皮肤损伤等不同临床因素引起的,同时或序贯发生两个或两个以上器官或系统功能不全或衰竭的临床综合征。

第一节 MODS 的病因与发病机制

严重皮肤软组织损伤包括急性损伤和慢性损伤;急性损伤包括急性炎症引起皮肤破溃、创伤(大面积脱套伤、碾压伤)、烧伤(电击伤、化学性烧伤、放射性烧伤)、冻伤、吸入性损伤、手术损伤等;慢性损伤包括慢性炎症和慢性皮肤伤口,如压疮、糖尿病足溃疡、静脉曲张性溃疡、动脉粥样硬化闭塞症等。近年来,MODS 的发病率一直在逐步增加,而且在不同的环境中其发病率变化很大。2016 年的调查显示,在英格兰和威尔士,每年有7000多名创伤导致严重皮肤软组织损伤的患者,其中约 3300 名患者并发 MODS,约 750 人死亡。

目前尚无特异性的 MODS 治疗方法,因此 ICU 治疗的主要内容仍然是对出现功能障碍的器官以支持性治疗为主。

一、MODS 的病因

严重皮肤软组织损伤引起 MODS 的病因主要分为感染性因素和非感染性因素。感染性因素主要有皮肤急性损伤和大面积缺损导致细菌、病毒、真菌入侵,发生创面感染,进而引起全身性感染;慢性的皮肤缺损导致皮肤难以愈合,皮肤屏障破坏,也可引起全身性感染。非感染性因素主要见于创烧伤引起大面积皮肤损伤后,患者出现休克或凝血功能障碍等,进而发生 MODS。

二、MODS 的发病机制

MODS 的发病机制目前仍未完全清楚,主要的假说有炎症失控、线粒体功能障碍、细胞凋亡的过度激活、过度氧化应激等。其中,炎症失控假说认为炎症免疫反应的初始目标是血管内皮细胞,随着炎症免疫反应的失控,逐渐累及所有器官的细胞,导致 MODS。

第二节　MODS 的病理生理

一、炎症失控

严重的创伤、烧伤和皮肤感染的刺激可以触发早期炎症反应,组织常驻的巨噬细胞和其他细胞释放多种来源的介质,导致局部血管变化和中性粒细胞聚集,产生一氧化氮,增强血管通透性,引起局部血管扩张。富含蛋白质的液体渗漏到间质,同时细菌产生的内毒素和外毒素可以诱导细胞因子的产生,机体内部产生的细胞因子和炎症介质形成"瀑布效应",使有序的炎症反应失去控制,最终出现以细胞自身破坏为特征的全身炎症反应,甚至可以发展到代偿性抗炎反应综合征,最终导致免疫抑制,发展为 MODS。

二、细胞器功能障碍

能量产生障碍是 MODS 的另一种发生机制。在 MODS 动物模型和患者组织内可观察到氧化磷酸化异常,证明复合物Ⅰ、Ⅱ、Ⅲ、Ⅳ的氧耗减少和活性降低。有研究报道称,发生 MODS 时,受损线粒体的包裹和消除被增强,活跃线粒体数量减少,导致细胞凋亡率增加,且在脓毒血症后期,机体产生线粒体的功能受到损害。

三、细胞凋亡

细胞凋亡是以非炎症方式降解和清除活细胞的一种生理过程。发生 MODS 时,上皮细胞和淋巴细胞凋亡增强,可能导致肠道和内皮屏障功能受损及免疫抑制;而中性粒细胞的凋亡程序延长可促进炎症持续存在。

四、内皮功能障碍和微血管血栓形成

内皮是一种动态结构,可以通过多种方式导致器官功能障碍。内皮细胞上黏附因子表达的改变有利于白细胞的局部转运和进入间质间隙,内皮损伤会促进白细胞黏附、血管内血栓形成和内皮功能的完全丧失,同时可以启动凝血级联系统形成微血管血栓,进一步导致脏器功能障碍。

五、个体基因诱导

目前研究认为,不同个体基因的多态性决定了机体对应激打击的易感性及耐受性,并出现治疗反应的差异性,这可能为 MODS 易感人群的早期识别提供了理论依据。

第三节 MODS 的临床表现与诊断

MODS 的起病大多比较隐匿,有些在原发病之后 1~3 天出现,大部分在 1 周左右发生,甚至更久,但起病后病情发展较为迅速。MODS 脏器功能损伤或衰竭的发生并没有特定顺序,临床表现缺乏特异性,主要表现为广泛的炎症反应。

严重皮肤损伤引起的 MODS 多由原发性皮肤损伤引起的全身炎症反应所致,皮肤软组织感染多表现为皮肤破溃处失活、发黑、恶臭,出现蔓延的红斑等,临床表现为各脏器功能障碍:①循环系统:顽固性低血压、心律失常、心功能不全等;②呼吸系统:急性呼吸窘迫综合征、低氧血症;③泌尿系统:急性肾损伤,主要表现是少尿或无尿,肌酐及尿素氮升高;④血液系统:出现三系细胞减少,凝血功能下降,甚至发生弥散性血管内凝血。

目前尚无国内外公认的 MODS 诊断标准,临床上主要根据这几点综合分析:①MODS发生的病因,特别是严重皮肤软组织损伤,包括急性损伤还有慢性炎症;②MODS的临床表现;③相关临床检验检查结果支持;④患者对相关治疗的反应。

目前常见的 MODS 评分标准是 1995 年提出的(见表 42-3-1),涉及最常发生功能障碍的六大器官系统,并从中选出一个最具代表性的变量,每一器官系统变量的得分不低于 3 分作为该器官系统衰竭的标准。

表 42-3-1 MODS 评分标准

器官/系统	分值				
	0	1	2	3	4
呼吸系统(PaO_2/FiO_2)	>300	226~300	151~226	76~150	<76
肾脏(血清肌酐)	≤100	101~200	201~350	351~500	>500
肝脏(血清胆红素)	≤20	21~60	61~120	121~240	>240
心血管系统(PAHR)	≤10.0	10.1~15.0	15.1~20.0	20.1~30.0	≥30.0
血液系统(血小板计数)	>120	81~120	51~80	21~50	≤20
神经系统(Glasgow 评分)	15	13~14	10~12	7~9	≤6

注:(1)计算 PaO_2/FiO_2 时不考虑是否使用机械通气、通气方式,是否使用 PEEP 及其大小。

(2)血清肌酐的单位为 $\mu mol/L$,不考虑是否接受透析治疗。

(3)血清胆红素的单位为 $\mu mol/L$。

(4)PAHR=HR×RAP(右心房压或 CVP)/MAP。

(5)血小板计数的单位为 $10^9/L$。

第四节　MODS 的治疗及预防

所有 MODS 患者原则上均应进入 ICU 进行脏器支持治疗。目前主要的治疗措施包括病因治疗和支持治疗。

一、病因治疗

积极消除引起 MODS 的病因和诱因，控制原发病是治疗 MODS 的关键。

（1）对于创伤、烧伤等急性皮肤损伤患者，创面处理是最根本的治疗措施，即在外科手术清创的基础上，局部使用外用药物和敷料，根据创面深度，待其自然愈合或移植皮肤修复，包括清创、创面修复和预防感染等。对于烧伤患者，四肢有环形或者接近环形的焦痂且压迫了深层组织时，应切开焦痂，当筋膜间的间隔压超过 30 mmHg 时需要行筋膜切开减压，并注意预防感染，积极应用抗生素抗感染。对于已经引起严重感染的患者，可留取创面标本，根据创面标本的药敏结果，及时调整抗生素，每天更换创口敷料，寻找感染情况的证据（如失活组织、蔓延的红斑），必要时可进行连续的外科清创，清创的频率和次数因感染的侵袭性而异。若炎症坏死情况仍不缓解，必要时可行截肢手术。

（2）对于慢性皮肤损伤患者，应以控制原发病为主。糖尿病患者应首先控制血糖；压疮患者应避免同一部位长时间受压；血管炎所致的皮肤溃疡患者应选用相应药物控制血管炎；感染创面患者需应用敏感抗生素，并对创面处积极清创和换药；对于有明显疼痛的患者，建议充分镇痛。

（3）对于有化学吸入性损伤的患者，由于气道上皮损伤，可能导致气管痉挛。声音嘶哑、碳质痰、喘息和呼吸困难是吸入性损伤的典型症状，需要严格保持患者气道通畅，进行气道湿化、氧疗，若患者胸闷、气促明显，必要时可行气管切开以改善气管痉挛情况。当怀疑或确诊一氧化碳中毒时，应给予患者高流量吸氧至少 6 h。

二、支持治疗

（一）改善氧代谢，纠正组织缺氧

必要时可使用血管活性药物，维持组织器官灌注。

（二）呼吸支持

呼吸支持是提高氧输送和降低氧耗的重要手段之一。在选择呼吸机模式和设置呼吸机参数时，应注意防治呼吸机相关肺损伤、呼吸机相关性肺炎等，尽可能减少机械通气对器官功能的影响。目前机械通气仍为主要的治疗方法，推荐使用不超过 6 mL/kg 的小潮气量保护性通气。

（三）脏器功能保护

（1）循环系统：及早进行有效的液体复苏，并应实时监测心功能变化。

（2）呼吸系统：呼吸窘迫常为 MODS 常见的临床表现，应尽早进行呼吸支持。目前机械通气仍为主要的治疗方法，推荐使用不超过 6 mL/kg 的小潮气量保护性通气。

（3）泌尿系统：应维持和改善肾脏血管灌注，保证尿量，必要时进行血液净化治疗。

（四）营养管理

营养治疗是创面愈合的基础。目前多种指南建议，在创面急性恢复期应予以患者充分的营养支持，肠内营养优先于肠外营养。对于创伤面积超过 20％TBSA 的患者，应给予高蛋白饮食，成人应摄入蛋白质 1.5～2.0 g/(kg·d)。

三、预防

MODS 的预防措施主要有以下几种：

（1）发现可能引起 MODS 的病因，及早进行病因治疗。防治感染对防治 MODS 特别重要，同时，严重的创伤、烧伤、失血等可以引起强烈的应激反应，充分控制应激反应也是预防 MODS 的重要方面。

（2）防止过度的免疫炎症反应。目前有一些针对内毒素的单克隆抗体正在进行临床研究，如 IL-1 受体拮抗剂及 TNF 受体拮抗剂，它们可能会在不久的将来广泛应用于临床。

（3）有效的临床监测。有效的临床监测包括对各系统的有创和无创监测措施。例如，针对循环系统的有动脉血压、中心静脉压、心脏射血分数监测，针对呼吸系统的有动脉血气、氧饱和度、呼吸力学监测。针对肝肾功能及凝血功能的监测也一样重要。

（4）及早进行脏器功能支持。虽然目前对 MODS 的认识不断加深，临床治疗手段有所进步，但是其发病率和死亡率并无明显下降，仍维持在较高水平。目前 MODS 的总死亡率在 50％以上，特别是老年患者及存在慢性基础疾病患者的死亡率更高。

（许永安）

参考文献

[1] CIESLA D J, MOORE E E, JOHNSON J L, et al. A 12-year prospective study of postinjury multiple organ failure：has anything changed？［J］. Archives of Surgery，2005，140(5)：432-438.

[2] MARSHALL J C, DEUTSCHMAN C S. The multiple organ dysfunction syndrome：syndrome, metaphor, and unsolved clinical challenge［J］. Critical Care Medicine，2021，49(9)：1402-1413.

[3] SUN B K, SIPRASHVILI Z, KHAVARI P A.Advances in skin grafting and treatment of cutaneous wounds［J］. Science，2014，346(6212)：941-945.